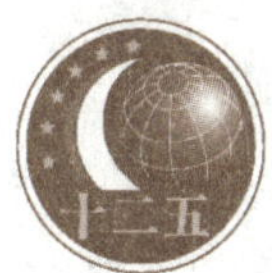

卫生部“十二五”规划教材
全国高等医药教材建设研究会“十二五”规划教材
全国高职高专教材　供五年一贯制护理学专业用

内科护理学

主　编　马秀芬　张　展
副主编　张小来　余江萍
编　者（以姓氏笔画为序）
马秀芬（河北承德护理职业学院）
平　芬（河北省人民医院）
刘淑琴（山东潍坊护理职业学院）
李　萍（辽宁省本溪卫生学校）
肖洪俊（黑龙江护理高等专科学校）
余江萍（安庆医药高等专科学校）
余红梅（湖北襄樊职业技术学院医学院）
张　展（重庆医药卫生学校）
张小来（安徽医学高等专科学校）
张世琴（河北承德护理职业学院）
张立红（河北省承德市中心医院）
张兰青（安徽皖西卫生职业学院）
陈　玲（江苏常州卫生高等职业技术学校）
周肖英（江苏无锡卫生高等职业技术学校）
赵东家（山西职工医学院）
赵修春（广州医学院护理学院）

人民卫生出版社

图书在版编目（CIP）数据

内科护理学/马秀芬等主编. —2版. —北京:人民卫生出版社,2011.8

ISBN 978-7-117-14609-8

Ⅰ. ①内… Ⅱ. ①马… Ⅲ. ①内科学:护理学-高等职业教育-教材 Ⅳ. ①R473.5

中国版本图书馆 CIP 数据核字(2011)第 132833 号

人卫社官网 www.pmph.com 出版物查询，在线购书
人卫医学网 www.ipmph.com 医学考试辅导，医学数据库服务，医学教育资源，大众健康资讯

内 科 护 理 学
第 2 版

主　　编：马秀芬　张　展
出版发行：人民卫生出版社（中继线 010-59780011）
地　　址：北京市朝阳区潘家园南里 19 号
邮　　编：100021
E - mail：pmph @ pmph.com
购书热线：010-59787592　010-59787584　010-65264830
印　　刷：三河市潮河印业有限公司
经　　销：新华书店
开　　本：787×1092　1/16　　印张：39　　插页：1
字　　数：974 千字
版　　次：2004 年 6 月第 1 版　2023 年 8 月第 2 版第 29 次印刷
标准书号：ISBN 978-7-117-14609-8/R·14610
定价（含光盘）：58.00 元
打击盗版举报电话：010-59787491　E-mail：WQ @ pmph.com
（凡属印装质量问题请与本社市场营销中心联系退换）

第二轮全国高职高专五年一贯制护理学专业卫生部规划教材

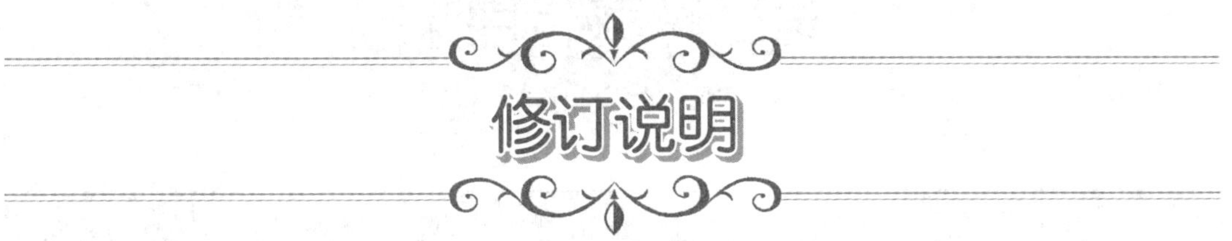

修订说明

第一轮全国高职高专五年一贯制护理学专业卫生部规划教材是由全国护理学教材评审委员会和卫生部教材办公室2004年规划并组织编写的，在我国高职高专五年一贯制护理学专业教育的起步阶段起到了非常积极的作用，很好地促进了该层次护理学专业教育和教材建设的发展和规范化。

全国高等医药教材建设研究会、全国卫生职业教育护理学专业教材评审委员会在对我国高职高专护理学专业教育现状（专业种类、课程设置、教学要求）和第一轮教材使用意见调查的基础上，按照《教育部关于加强高职高专教育人才培养工作的意见》等相关文件的精神，组织了第二轮教材的修订工作。

本轮修订的基本原则为：①体现"三基五性"的教材编写基本原则：基本理论和基本知识以"必须、够用"为度，可适当扩展，强调基本技能的培养。在保证教材思想性和科学性的基础上，特别强调教材的适用性与先进性。同时，教材融传授知识、培养能力、提高素质为一体，重视培养学生的创新能力、获取信息的能力、终身学习的能力，突出教材的启发性。②符合和满足高职高专教育的培养目标和技能要求：本套教材以高职高专护理学专业培养目标为导向，以护士执业技能的培养为根本，力求达到学生通过学习本套教材具有基础理论知识适度、技术应用能力强、知识面较宽、综合素质良好等特点。③注意与本科教育和中等职业教育的区别。④注意体现护理学专业的特色：本套教材的编写体现对"人"的整体护理观，使用护理程序的工作方法，并加强对学生人文素质的培养。⑤注意修订与新编的区别：本轮修订是在上版教材的基础上进行的修改、完善，力求做到去粗存精，更新知识，保证教材的生命力和教学活动的良好延续。⑥注意全套教材的整体优化：本套教材注重不同教材内容的联系与衔接，避免遗漏和不必要的重复。⑦注意在达到整体要求的基础上凸显课程个性：全套教材有明确的整体要求。如每本教材均有实践指导、教学大纲、中英文名词对照索引、参考文献；每章设置学习目标、思考题、知识链接等内容，以帮助读者更好地使用本套教材。在此基础上，强调凸显各教材的特色，如技能型课程突出技能培训，人文课程增加知识拓展，专业课程增加案例导入或分析等。⑧注意包容性：本套教材供全国不同地区、不同层次的学校使用，因此教材的内容选择力求兼顾全国多数使用者的需求。

全套教材共29种，配套教材15种，配套光盘12种，于2011年9月前由人民卫生出版社出版，供全国高职高专五年一贯制护理学专业师生使用，也可供其他学制使用。

第二轮教材目录

序号	教材名称	配套教材	配套光盘	主编	指导评委
1	人体结构学	√	√	杨壮来　牟兆新	赵汉英
2	病理学与病理生理学	√	√	陈命家	姜渭强
3	生物化学			赵汉芬	黄　刚
4	生理学			潘丽萍	陈命家
5	病原生物与免疫学	√		许正敏	金中杰
6	护理药理学	√	√	徐　红	姚　宏
7	护理学导论	√	√	王瑞敏	杨　红
8	基础护理技术	√	√	李晓松	刘登蕉
9	健康评估	√		薛宏伟	李晓松
10	护理伦理学			曹志平	秦敬民
11	护理心理学		√	蒋继国	李乐之
12	护理管理与科研基础	√		殷　翠	姜丽萍
13	营养与膳食			林　杰	路喜存
14	人际沟通			王　斌	李　莘
15	护理礼仪		√	刘桂瑛	程瑞峰
16	内科护理学	√	√	马秀芬　张　展	云　琳
17	外科护理学	√	√	党世民	熊云新
18	妇产科护理学	√	√	程瑞峰	夏海鸥
19	儿科护理学	√		黄力毅　张玉兰	梅国建
20	社区护理学			周亚林	高三度
21	中医护理学	√		陈文松	杨　军
22	老年护理学	√		罗悦性	尚少梅
23	康复护理学			潘　敏	尚少梅
24	精神科护理学		√	周意丹	李乐之
25	眼耳鼻咽喉口腔科护理学			李　敏	姜丽萍
26	急危重症护理学	√		谭　进	党世民
27	社会学基础			关振华	路喜存
28	护理美学基础		√	朱　红	高贤波
29	卫生法律法规			李建光	王　瑾

第一届全国卫生职业教育护理学专业教材

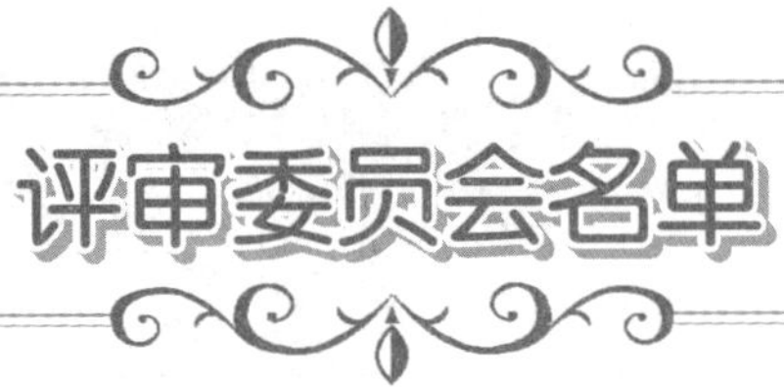

顾　　问：	郭燕红	卫生部医政司
	李秀华	中华护理学会
	尤黎明	中山大学护理学院
	姜安丽	第二军医大学
	涂明华	九江学院
主任委员：	熊云新	柳州医学高等专科学校
副主任委员：	金中杰	甘肃省卫生厅
	夏海鸥	复旦大学护理学院
委　　员：	（按姓名汉语拼音首字母排序）	
	陈命家	安徽医学高等专科学校
	程瑞峰	江西护理职业技术学院
	党世民	西安交通大学附设卫生学校
	高三度	无锡卫生高等职业技术学校
	高贤波	哈尔滨市卫生学校
	黄　刚	甘肃省卫生学校
	姜丽萍	温州医学院护理学院
	姜渭强	苏州卫生职业技术学院
	李春艳	北京朝阳医院
	李乐之	中南大学湘雅二医院
	李晓松	黑龙江护理高等专科学校
	李　莘	广东省卫生职业教育协会
	刘登蕉	福建卫生职业技术学院
	路喜存	承德护理职业学院
	梅国建	平顶山学院
	秦敬民	山东医学高等专科学校

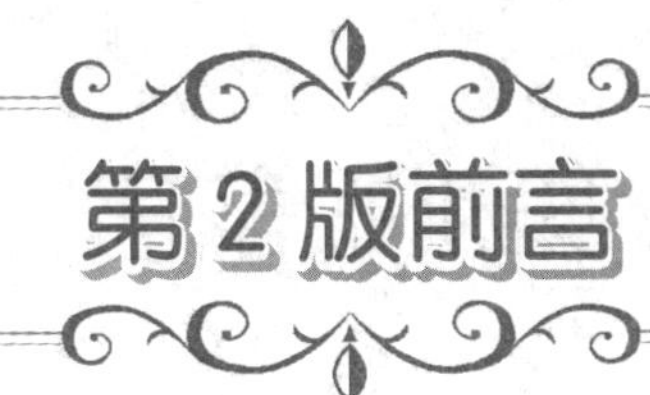

第2版前言

《内科护理学》第1版教材于2004年6月出版，6年间印数达到了13.5万册，在高职高专五年一贯制护理教育的发展中起到了重要的作用。为了适应卫生保健及护理事业发展的需要，全国高等医药教材建设研究会护理学专业教材评审委员会和卫生部教材办公室组织了全国高职高专五年一贯制护理学专业规划教材第2版教材的编写。

第2版教材的编写结构与第1版教材一致，依然按内科各系统疾病及传染病护理编排，但在编写内容及编写体例上做了很大的调整。①根据近年来疾病谱的变化及国家护士执业考试新大纲的要求增加了一些疾病，如急性呼吸窘迫综合征、痛风、骨质疏松症、人禽流感等。②为了避免整套教材内容的重复，删减了急性呼吸道感染、自发性气胸、病毒性心肌炎等。③为使教材内容编排更科学、合理，将第1版教材放在每个病概述内编写的病因及诊治内容调整至护理评估项编写，调整后的护理评估内容包括健康史(病因)、临床表现、实验室及其他检查、心理社会状况及诊治要点；将第1版教材按一般护理、病症护理、用药护理、病情观察编写的护理措施调整为依据护理诊断编写，并将健康教育归入护理措施，不再单独列项。

第2版教材特色：①教材编写指导思想为以服务为宗旨、以岗位需求为导向、以职业技能培养为根本，满足岗位、教学及社会需要，满足高职高专五年一贯制护理教育的培养目标和技能要求。②依据护理岗位需要组织教材内容，强调整体护理理念，体现护理专业特点。③编写体例符合初中毕业高职学生的认知特点，将一个病作为一个学习模块，前有学习目标，后有基于国家护士证考试要求的复习思考题，正文中介绍与本病相关的知识、技能，并适当插入一些提高学习兴趣、拓展知识面的小贴士。正文内容编写力求语言简练、层次分明，避免大段叙述，并增加了图表数量。④突出实用性和实践性，教材编写重点放在每个病的护理评估及护理措施上，要求详细、具体，易于操作和评价。⑤教材编写实现立体化，既有教材又有与之配套的教学光盘及配套教材(即实践指导及习题集)。

本教材主要适用于高职高专护理学专业五年一贯制等学制的教师及学生使用，建议课时为216学时。也可供临床护理工作者参考。

本教材由来自全国15所学校及医院的骨干教师共同编写。编写过程中得到了教材评审专家云琳教授以及河北承德护理职业学院、重庆市医药卫生学校的指导和大力支持，同时也得到了各编者所在院校领导的支持，谨在此深表谢意。尽管各位编者都以认真负责的态度尽最大努力编写，但限于水平有限和时间仓促，难免有欠缺之处，恳请各院校师生和读者在应用中发现问题并指正。

马秀芬　张　展

2011年6月

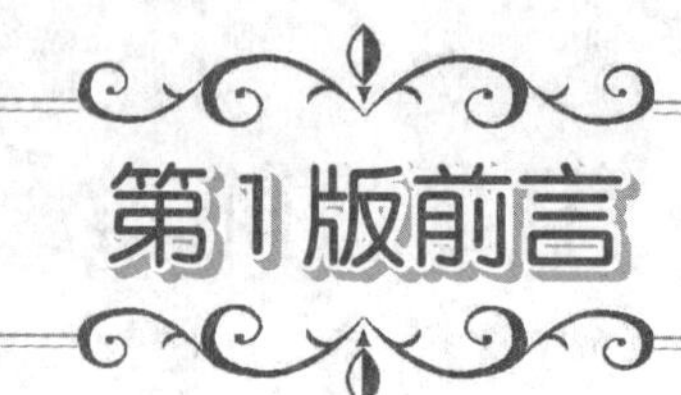

第1版前言

《内科护理学》从培养面向21世纪高素质劳动者和高级护理技术专门人才这一目标出发，全面贯彻第三次全国教育工作会议和《中共中央、国务院关于深化教育改革全面推进素质教育的决定》精神，按照高等职业技术教育五年一贯制护理专业《内科护理学》教学大纲和卫生部规划教材的编写要求组织编写。本教材供全国高等职业技术教育五年一贯制护理专业用。

为了使全套教材达到整体优化的目的，在研讨教学大纲的过程中，与临床其他各科护理学进行了协调，将原发性支气管肺癌、胃癌、原发性肝癌等病人的护理归入外科护理学教材，急性肾小球肾炎病人的护理归入儿科护理学教材，机械通气病人的护理及理化因素所致疾病病人的护理归入急重症护理学教材，避免了教学内容出现不必要的重复、交叉或脱漏。全书共分十章，依次为绪论、呼吸系统疾病病人的护理、循环系统疾病病人的护理、消化系统疾病病人的护理、泌尿系统疾病病人的护理、血液及造血系统疾病病人的护理、内分泌代谢疾病病人的护理、风湿性疾病病人的护理、神经系统疾病病人的护理、传染病病人的护理。内容分讲授和选学或自学（教学大纲中以★号表示）两个模块，以适应我国各地区常见病、多发病的差异性和学生接受能力的差别性，并有利于培养学生的自学能力。书末附有教材中出现的常用护理诊断介绍，常见传染病（成人）的潜伏期、隔离期和观察期，以及《内科护理学》教学大纲。

教材以专业培养目标为导向，以职业技能培养为根本，以适应社会需要为目标，以突出应用性、实践性为原则，按护理程序编写。各系统疾病病人的护理章中，对每章第一节的常见症状、体征的护理和其后各节常见疾病病人的护理，均采用概要、护理评估、护理诊断及合作性问题、护理目标、护理措施、护理评价、健康指导这一体例，以利于强化整体护理的思维方法和工作方法。教材内容坚持“三基”、“五性”，坚持理论与实践相结合，突出护理专业职业教育教材的个性特征，既反映当代护理理论和护理技术的发展方向，又立足于培养目标，加强针对性和应用性，以应用为主旨和特征把握教学内容的深广度，对病人的身心护理详细阐述，并在护理评估项下列出评估重点，在护理诊断项下列出诊断依据，在护理措施中阐述有关的理论依据；书末所附的护理诊断介绍，按护理诊断在本教材中出现的先后顺序依次进行详细的阐述（包括定义、诊断依据、相关因素），以利学生确立“以人的健康为中心”的护理理念和理解整体护理的科学内涵，培养学生成为具有熟练职业技能和高尚职业道德、职业行为习惯的高素质劳动者。

本教材的编者共15人，分别来自全国12个省市的14所高等医药院校或高等职业技术学院或国家级、部省级中等卫生学校，均有从事五年一贯制护理专业《内科护理学》的丰富教学经验。全体编者以高度认真负责的态度和积极饱满的热情，互勉互助，鼎力合作，如期圆满地完成了编写任务，对此表示感谢。在编写过程中，得到了江苏省南通体臣卫生学校、吉林省延边大学护理学院、广西壮族自治区柳州医学高等专科学校和各位编者所在学校的全力支持，在此表示衷心的谢忱。

由于编者能力和水平所限，教材中可能有错误和疏漏之处，敬请读者和同仁不吝赐教和批评指正。

夏泉源

2004年3月

护理技术目录

第一章 绪 论

内科护理学(medical nursing)是研究内科疾病的发生、发展规律及运用护理程序的工作方法对内科疾病病人进行整体护理,以达到减轻痛苦、促进康复、预防疾病、维持和增进健康的目的的一门临床护理学科。内科护理学所阐述的内容在临床护理理论和实践中具有普遍意义,因此,内科护理学是临床各科护理的基础,学好内科护理,是学好临床护理的关键。

一、内科护理学的特色与内容

(一)内科护理学的特色

1. 体现先进的护理理念 "以人的健康为中心"的整体护理观,是随着医学模式由传统的生物医学模式转变为现代的生物-心理-社会医学模式而形成的先进的现代护理理念。此理念将护理服务对象(人),视为生物、心理、社会、文化和成长发展的统一整体,与周围环境保持平衡与协调;"**健康**不仅是没有躯体上的疾病,而且要保持稳定的心理状态和具有良好的社会适应能力以及良好的人际交往能力。"以此为理论指导,内科护理的基本理论和基本知识要满足护理对象生理、心理、社会、发展等各种需要。

(1)**提供良好的护理环境**:护理对象不仅居住环境要舒适、安全,还要使其在接受护理过程中,有良好的心态和和谐的人际关系。

(2)**保持生理完整性**:对患病的人来讲,内科护理理论不仅要求护士通过采取各种评估方法找出病人现存的和潜在的健康问题,还要求护士与医生、理疗师、营养师等其他医务人员共同采取适宜的措施,解决病人的健康问题,尽最大可能恢复其生理健康。

(3)**保持心理-社会完整性**:评估病人及其家庭成员对疾病的认识及疾病所造成的影响,提供指导和帮助;同时评估社会支持系统,如工作单位、同事、朋友、社区组织等的支持程度,调动这些支持系统促进病人康复。

(4)**促进健康成长**:在人的整个生命周期过程中,据不同时期的特点及需要,提供有针对性的咨询和指导,预防疾病,增进健康。

2. 以护理程序为框架 护理程序是护士科学的思维及工作方法,分为五个步骤,即护理评估、护理诊断、护理计划、实施护理计划及护理评价。本教材以护理程序为框架编排各常见疾病病人的护理内容,分为详细及简略两种体例。详细体例内容包括概述(介绍疾病的概念及流行病学资料)、护理评估(内容包括健康史、临床表现、常用实验室及其他检查、心理-社会状况、治疗要点)、常见护理诊断/问题、护理目标及护理措施。简略体例内容包括概述、护理评估、常见护理诊断/问题及护理措施。

3. 体现高等卫生职业教育的培养目标 卫生部"关于加强卫生职业教育的指导意见"

中明确，卫生职业教育要坚持“以服务为宗旨、以岗位需求为导向”的办学方针。本教材内容选取以国家执业护士考试大纲为依据，基本理论和基本知识以满足护士岗位需要、能通过国家执业护士考试为度，不追求学科的系统性及完整性，适当降低知识的难度。而且编写有配套教材《实践指导及习题集》，对常见病及重点病均编写实践内容，体现卫生职业教育教学与临床岗位“零距离”的特点，同时注重培养学生的职业能力、职业道德、临床思维方法及创新精神。习题集内容与国家执业护士考试题型一致。

（二）内科护理学的内容

内科护理学研究的是内科疾病的发生发展规律及内科疾病病人的护理。在临床上，内科是相对于外科而言的，外科疾病主要是指需要手术治疗的疾病，而内科疾病是指以药物治疗为主的疾病。

本教材内容共十章，包括绪论、内科护理和传染病护理。内科护理按人体的解剖系统对内科常见病进行归类，包括呼吸、循环、消化、泌尿、血液、神经、内分泌与代谢疾病、风湿性疾病病人的护理。传染病护理部分分为传染病概论及病毒感染性疾病、细菌感染性疾病、原虫及蠕虫感染性疾病及恙虫病、钩端螺旋体病病人的护理。

内科护理部分各系统的第一节均为概述，包括三项内容：①结构与功能：简要介绍与本系统常见病有关的结构与功能。②常见症状及体征的护理：以护理程序为框架介绍一些共性的症状，对非共性的症状只作简要介绍。③本系统疾病常用的诊疗技术：简要介绍常用诊疗技术的名称及用途。第二节以后为常见病病人的护理，内容以护理程序为框架编排。

二、内科护理学的学习目的与方法

学习内科护理学的目的是使学习者树立“以人的健康为中心”的现代护理理念，理解整体护理的科学内涵，掌握内科常见病、多发病病人的护理知识和技能，具有严谨务实的学习工作态度、良好的职业素质及科学的临床护理思维方法，能运用护理程序为内科常见病病人提供减轻痛苦、促进康复、保持和增进健康的整体护理服务，并能对社区人群进行健康教育，为维护和增进人民健康、发展护理事业作出贡献。而且，毕业后能通过国家护士执业考试，获得护士执业资格证书，成为合格的注册护士。

学习内科护理学时，必须以课程教学目标及教学大纲要求为导向，坚持理论与实践相结合的原则，采用课堂教学、自学、讨论、实验、临床见习和实习等多种教学方法，应用现代化的教学手段开展教学活动。此外，在学习时还应特别注意以下几点。

1. 理论联系实际 特别注重实践教学环节及学生评判性思维能力的培养。教学过程中，采用案例分析、标准化病人及临床情景教学等多种手段，训练学生运用所学知识解决病人临床实际护理问题，同时从实践中验证书本知识，并给予科学的发展与创新。经过实践-认识-再实践-再认识的过程，不断总结经验教训，进一步提高知识水平以及发现问题、分析问题和解决问题的能力。

2. 移情理念 移情理念体现在学习过程中，由所学疾病想到病人的疾苦，病人是具有人性特征及各种需要的个体，要尊重个体，注重人性。即不但要重视疾病知识的学习，还要重视和充分了解病人的心理需求，以高度的责任感和同情心进行护理实践，培养良好的职业道德和人文关怀的职业素质。

3. 整体理念 在学习中自觉地运用整体观思考问题。人即是一个整体，一个部位的病变可能会影响全身；而各局部病变实际上是整体疾病的局部表现。在学习疾病护理时，不仅要着眼于局部病变，更多地要考虑其与全身各系统以及外部环境之间的关系。树立整体护理观，不仅关注病人躯体疾病，还要注重其心理、社会的影响，更好地为病人提高全方位的护理，促进身心康复。

三、内科护理的影响因素及发展趋势

社会的发展，科技的进步，人类的文明，迅速地推动现代医学的发展，也有力地促进了临床护理的发展。

（一）内科护理的影响因素

1. 社会需求变化对内科护理的影响 随着人类文明和科学技术的进步，社会经济发展和人民生活水平的提高，病因和疾病谱发生了很大的变化。研究表明，现代人类疾病约有50%与行为和生活方式有关，20%与生活环境和社会环境有关，20%与衰老、遗传等生物学因素有关。在我国，心脑血管疾病、糖尿病、恶性肿瘤、慢性阻塞性肺疾病等与生活方式、环境因素有关的疾病呈逐年上升的趋势；性病、艾滋病、病毒性肝炎、结核病等感染率和发病率也呈上升趋势。这些变化说明了心理-社会因素对人类健康的影响。另一方面，伴随着物质文化生活水平的迅速提高，人类对生命的珍惜、对健康的追求、对自身生活质量等都将会在更高层面上提出更高的要求。这些变化，对医疗服务提出了新的挑战，促使现代医学模式由“生物医学模式”转变为“生物-心理-社会医学模式”，与之相适应的是，现代护理模式逐步转变为以人的健康为中心的整体护理模式。在内科护理工作中，不仅要注重病人躯体方面的护理和指导，更要注重心理-社会因素对健康的影响，注重病人的心理护理及提高社会适应能力。

2. 医学发展对内科护理的影响 近年来，科技水平的飞速发展，分子生物学技术、计算机技术、信息交流技术等先进科技在医学领域的广泛应用，已经极大地推动了临床医学的进步。很多全新的高科技检查手段、治疗手段、监测系统等相继应用于临床医疗。面对新技术、新设备、新仪器和新方法给病人带来的新反应和新问题，现代内科护理要求护士要不断更新知识，掌握新的护理技术与方法，为病人提供高质量的护理。

（二）内科护理的发展趋势

社会及医学的发展，向临床护理提出了新的更高的要求。展望21世纪的内科护理，必然要顺应社会的需求和医学发展的现状，不断增添新的内涵和拓展新的领域。

1. 提供人性化护理 人性化护理模式提倡“以病人为中心”，将病人视为一个生物、心理、社会的完整的人，并以此作为设计护理工作程序、制定护理管理制度的出发点和归宿，体现了护理对生命的敬畏、对健康的关爱。只有这样才能明确护理服务方向，提高服务质量，促进病人康复，使护理事业向全面、协调、可持续方向发展。人性化服务是现代护理的发展趋势，追求人性化服务是现代医学的新境界。

2. 社区护理将成为内科护理的重要内容 初级卫生保健事业的发展，老龄化社会的到来，慢性康复性疾病的增多，在社区和家庭中希望获得护理的人群会相应增多。护士已经开始走出医院，面向社会，关注每个人和每个人群的健康状况，围绕健康的生理、心理、社会三方面开展工作，为社区老人、妇女、儿童、慢性病病人等重点人群提供诸如中老年人保健、妇幼保健、青少年保健、慢性病护理、职业病防治、疾病普查、心理咨询等健康保健服务，并开放家庭病床、满足院外病人的基本治疗和护理需求；护士还要与医生、社区公共人员、社会性工作者共同合作，开展社会卫生服务。护理工作在医疗保健方面日益显示其特有的作用。由此可见，护理的职能从单纯的护理病人延伸到预防疾病、维持健康的更广阔的领域，这既是时代的挑战，也是护理专业本身发展的要求。

3. 医院护理要求高质量 现代化科学技术应用于医学和护理，促使医学及护理学向微细、快速、精细和高效能发展，促进临床护理向现代化方向发展。护理岗位的知识技术含量大大增加，如各种电子监护仪的使用、ICU的发展，使临床病情观察和危重病人的监护技术向微细、精确的方向发展，从而使护理工作能及时、准确地为疾病的诊断、治疗提供依据。为危重病人提供高质量、高技术护理仍是护士的重要任务。

4. 强化健康教育 健康教育是通过有计划、有组织、有系统的教育活动，促进人们自觉地采用利于健康的行为，消除或降低危险因素，降低发病率、伤残率和死亡率，提高生活质量，并对教育效果做出评价。其目的是减少或消除影响健康的危险因素，预防疾病，促进健康，提高生活质量。全民健康，健康教育先行。在国外，近几十年来健康教育被认为是卫生保健不可或缺的一个方面而受到高度重视，并得到快速发展，不少国家成立了专门的健康教育机构。许多发达国家都把健康教育作为护士的一项基本职业要求。美国要求注册护士把为病人提供必要的医疗知识、指导其促进康复作为主要工作任务之一；英国把培养护士健康教育技能作为继续教育的主要内容；日本更重视把病人对保健服务的满意率作为评价护理质量的标准。健康教育在我国传播和应用的历史并不长，目前护理专业开展健康教育主要是在医院，少量在社区，随着社区卫生服务的不断壮大，护士在健康教育中将发挥更重要的作用。

5. 具有高学历及多学科知识护士的需求增加 随着科学技术的发展，越来越多的新理论、新知识、新技术运用到了护理领域，大大丰富了护理学的内容，加速了护理事业的发展。时代要求护士无论在知识上、技术上还是个人修养上都具有更高的素质。高素质护理人才应具备处理复杂临床问题的能力、健康指导能力、与人有效合作的能力、与人沟通的能力、独立分析和解决问题的能力、评判性思维能力、获得信息和自学的能力、一定的科研能力。

思考题

1. 如何理解内科护理学的概念及地位？
2. 健康的概念？怎样将这一理念运用到内科护理实践中？
3. 社会及医学的发展将会对内科护理产生什么影响？

（马秀芬）

第二章 呼吸系统疾病病人的护理

呼吸系统疾病是危害人民健康的常见病、多发病。2006 年的统计资料显示，呼吸系统疾病为城市居民死亡原因的第四位，农村的第三位。由于呼吸系统与外界相通，有害物质可直接侵入引起损害，最常见的病因是感染。由于工业经济的迅猛发展、吸烟、大气污染、人口老龄化等因素，使呼吸系统疾病如肺癌、支气管哮喘的发病率明显增加，慢性阻塞性肺疾病居高不下，间质性肺疾病和肺血栓栓塞症亦逐渐增加，肺结核虽有所控制，但我国仍属于高流行地区。呼吸系统许多疾病呈慢性病程，肺功能逐渐损害，最终发生呼吸衰竭而使病人丧失劳动、自理能力甚至死亡。护士掌握呼吸系统常见疾病的发生、发展规律，诊断治疗要点，康复训练技术，预防保健措施等知识，对病人实施整体护理，以缓解病情、延缓疾病进展，提高病人的生活质量。

第一节 概 述

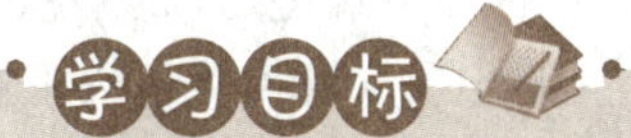

1. 了解呼吸系统疾病的特点及常用的诊疗技术。
2. 熟悉呼吸系统的解剖结构和生理功能。
3. 掌握呼吸系统疾病常见症状体征护理。
4. 具有严谨、认真的学习态度。

一、呼吸系统的解剖结构和生理功能

呼吸系统(respiratory system)主要由**呼吸道**、**肺和胸膜**组成(图 2-1)。其主要功能是进行气体交换，即吸入氧，排出二氧化碳。此外，还有发声、嗅觉、协助静脉血回心等功能。

(一) 呼吸系统结构

1. 呼吸道(airway) 为气体进出肺的通道。以环状软骨为界，分为上、下呼吸道。

(1)**上呼吸道**：包括**鼻**(nose)、**咽**(pharynx)、**喉**(larynx)。鼻由外鼻、鼻腔和鼻窦三部分组成。咽分为鼻咽、口咽、喉咽三部分，是呼吸系统和消化系统的共同通道。喉主要由喉软骨(包括甲状软骨、环状软骨、会厌软骨和杓状软骨)和喉肌构成，是发声的主要器官，在咳嗽中起主要作用。吞咽时，会厌覆盖喉口，防止食物进入下呼吸道。

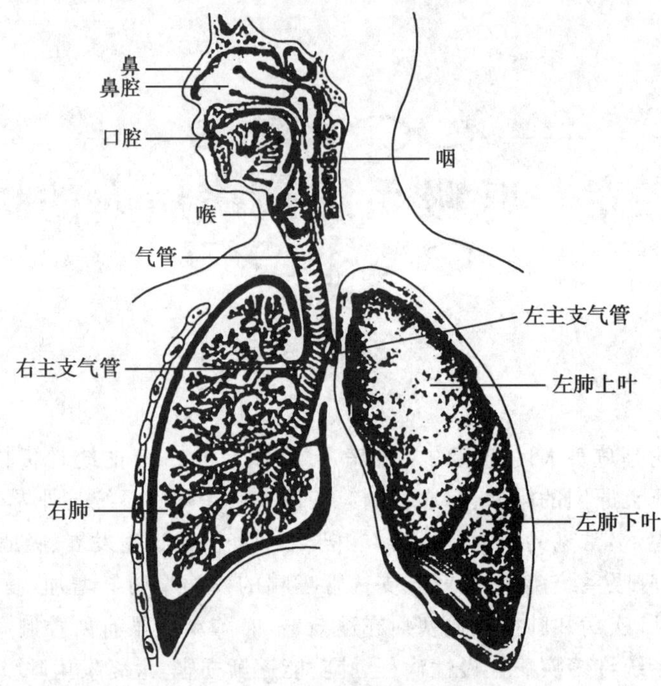

图 2-1 呼吸系统全貌

(2)**下呼吸道**:包括**气管**(trachea)和各级**支气管**(bronchus)。气管位于食管前,长约11～13cm,直径约1.5～2.5cm,由14～17个呈"C"形缺口向后的透明软骨环构成,后壁缺口处由平滑肌和弹性纤维构成的气管肌封闭(称膜壁)。甲状腺峡多位于第2～4气管软骨环前方,**气管切开术**常在第3～5软骨环处施行。气管上平第6颈椎椎体下缘起自环状软骨,向下至胸骨角平面约平第4胸椎椎体下缘处分叉为左、右主支气管。左主支气管细长,走向倾斜,右主支气管短粗且陡直,**异物或气管插管**易进入右肺。

气管和支气管壁组织结构均由黏膜、黏膜下层和外膜构成。①**黏膜**:黏膜由上皮和固有层组成。上皮为**假复层纤毛柱状上皮**,有纤毛细胞和杯状细胞。纤毛向咽部摆动,具有清除呼吸道内异物和分泌物的功能。杯状细胞分泌黏液,黏附空气中的细菌、灰尘和异物。固有层为结缔组织,含有较多的弹性纤维、丰富的血管和淋巴管。②**黏膜下层**:为疏松结缔组织,与固有层没有明显界限,含有较多的胶原纤维、血管、淋巴管及混合性气管腺。气管腺分泌的黏液与杯状细胞分泌的黏液共同形成厚的黏液层,铺在黏膜表面构成黏液屏障,可黏附气体中的尘埃颗粒,溶解有毒气体。浆细胞与腺细胞共同形成分泌性免疫球蛋白A(IgA)直接排入管腔内,有免疫防御作用。③**外膜**:由疏松结缔组织、透明软骨环和平滑肌构成。

2. 肺(lung) 是容纳气体并进行气体交换的器官。

(1)肺的大体结构:肺位于胸腔内,膈肌上方,纵隔两侧,左右各一,呈半个圆锥形,**有一尖、一底、三面和三缘**。肺的上端钝圆称**肺尖**,在锁骨中、内1/3交界处向上伸至锁骨上方达2.5cm处。下端称**肺底**坐落于膈肌之上,亦称**膈面**。**肋面**与胸廓的外侧壁和前、后壁相邻。**纵隔面**即内侧面,其中央为椭圆形凹陷,称**肺门**,为支气管、血管、神经和淋巴管等出入的门户。**前缘**为肋面与纵隔面在前方的移行处,较锐利;**后缘**为肋面与纵隔面在后方的移行处;**下缘**为膈面、肋面与纵隔面的移行处。左肺借斜裂分为上、下两叶,右肺被斜裂和水平裂分为上、中、下3叶。正常肺呈浅红色,质柔软呈海绵状,富有弹性。

(2)肺的组织结构：肺组织分为实质和间质两部分。

1)**肺实质**：由肺内支气管树和肺泡组成(图 2-2)。根据其功能的不同可分为导气部和换气部。

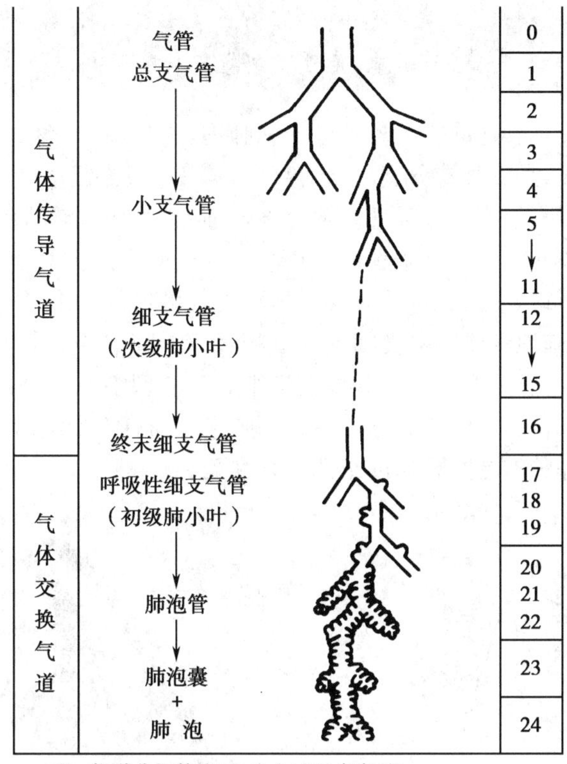

注：气道分级数按 Weibel 1963 年标准

图 2-2　气管-支气管树结构图

导气部：即从主支气管到终末细支气管的肺内**支气管树**。**主支气管**由肺门进入肺内后，分支为**叶支气管**(第 2 级分支)，继而分支为**段支气管**(第 3～4 级分支)，再反复分支为**小支气管**(第 5～11 级分支)，管径为 1mm 左右的分支称为**细支气管**(第 12～15 级分支)。每个细支气管再分出 4～6 个直径为 0.5mm 的**终末细支气管**(第 16 级分支)。肺内支气管的组织结构与气管相似，但随着分支，管径变细，管壁变薄，黏膜上皮由假复层纤毛柱状上皮逐渐变为单层纤毛柱状上皮，杯状细胞逐渐减少直至消失，软骨逐渐变为碎片状直至消失，平滑肌逐渐增多成环形。肺内各级支气管结构的变化见表 2-1。

表 2-1　肺内各级支气管结构的变化

	小支气管	细支气管	终末细支气管
上皮	假复层纤毛柱状	假复层纤毛柱状	单层纤毛柱状
杯状细胞	少量	更少	无
软骨	少量碎片	大多已消失	无
腺体	少	无	无
平滑肌	有，成束	相对增加	形成完整的环形肌层

小 气 道

临床上将吸气状态下直径≤2mm 的支气管称为小气道(small airway),包括 6 级分支以下的细支气管和终末细支气管。小气道管壁弹力纤维呈放射状向外发展,与周围肺泡壁的弹力纤维相连,形成网状结构,因而小气道口径直接受肺容积大小的影响。而且小气道管壁无软骨支撑,易阻塞,是呼吸系统常见的病变部位。

换气部:每一细支气管连同它的各级分支和肺泡,称肺小叶(图 2-3),呈锥体形,尖端朝向肺门,底朝向肺表面,是支气管分支的最后部分(第 17～24 级分支),各段均含有肺泡,是肺进行气体交换的场所,故亦称呼吸部。每个终末细支气管可分支形成 2～3 个以上的呼吸性细支气管,再分支形成 2～3 个肺泡管,与大约 20～60 个肺泡相连。肺泡囊与肺泡管相连,是几个肺泡共同开口处。肺泡(alveolus)是肺支气管树的终末部分,为多面形有开口的囊泡,开口于肺泡囊、肺泡管或呼吸性细支气管的管壁。肺泡壁菲薄,由单层肺泡上皮细胞和基膜组成。肺泡壁上有Ⅰ型和Ⅱ型 2 种上皮细胞。Ⅱ型细胞可分泌肺泡表面活性物质,降低肺泡表面张力,维持肺泡的扩张状态。相邻肺泡之间有少量结缔组织,富含血管和弹性纤维,称肺泡隔。相邻肺泡之间相通的小孔称肺泡孔。

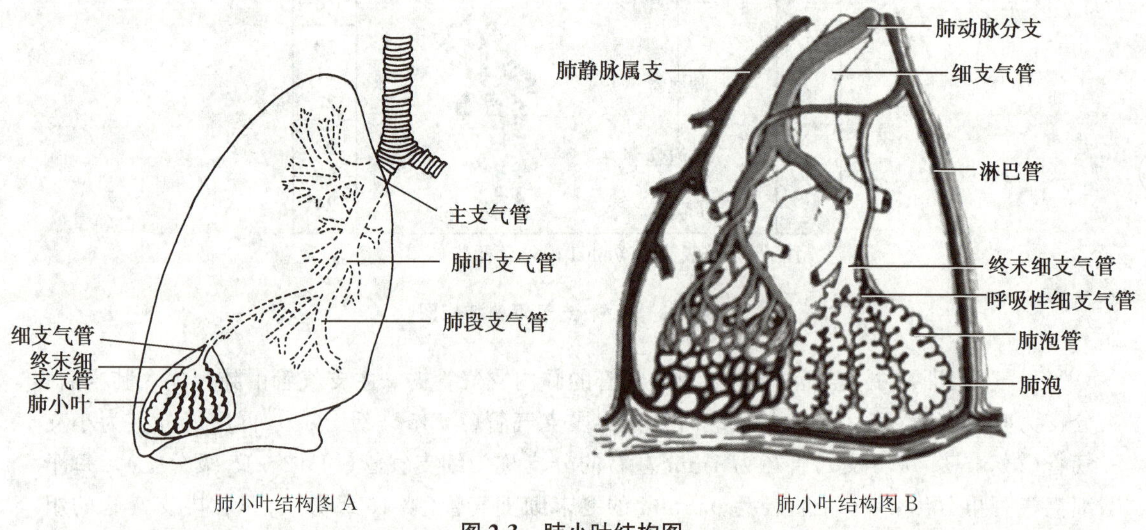

肺小叶结构图 A　　肺小叶结构图 B

图 2-3 肺小叶结构图

肺泡表面活性物质的作用

肺泡表面活性物质的作用是降低肺泡液-气界面的表面张力,具有重要的生理意义。①有助于维持肺泡的稳定性:在小肺泡或呼气时,表面活性物质的密度大,降低表面张力的作用强,肺泡表面张力小,可防止肺泡塌陷;在大肺泡或吸气时,表面活性物质的密度减小,肺泡表面张力增加,可以防止肺泡过度膨胀,这样就保持了肺泡的稳定性。②减少肺间质和肺泡内的组织液生成,防止肺水肿的发生。肺泡表面张力的合力指向肺泡腔内,对肺泡间质产生“抽吸”作用,可促使组织液生成,导致肺水肿。降低表面张力可以防止肺水肿发生。

2)**肺间质**:即肺内结缔组织及其中的血管、淋巴管和神经。肺间质内有较多的弹性纤维和巨噬细胞。进入肺泡腔的巨噬细胞称为肺泡巨噬细胞,来源于单核细胞,有十分活跃的吞噬、免疫和分泌功能,起着重要的防御作用。

(3)**肺的血液供应**:肺由双重血液供应,即肺循环和支气管循环。①**肺循环**:由肺动脉-肺泡毛细血管网-肺静脉组成,主要功能是进行气体交换。②**支气管循环**:由支气管动脉和静脉构成,是支气管、肺泡和胸膜的营养血管。

3. 胸膜(pleura)　为被覆于胸壁内面、膈上面、纵隔两侧和肺表面的浆膜,分脏层和壁层。**脏层**胸膜覆盖在肺的表面,在肺门与壁层胸膜相连,无痛觉神经。**壁层**胸膜覆盖在胸壁内面、膈上面和纵隔两侧,内有感觉神经分布,病变累及壁层胸膜时可引起**胸痛**。脏、壁层胸膜之间密闭的潜在腔隙为**胸膜腔**,内有少量浆液。浆液的作用有两方面,一是起润滑作用,可减少呼吸时脏、壁两层胸膜之间的摩擦;二是浆液分子的内聚力可使两层胸膜贴附在一起,不易分开,保证肺可以随胸廓的运动而运动,维持肺的扩张状态。正常胸膜腔内为负压,平静呼气末为－5～－3mmHg,平静吸气末为－10～－5mmHg,有利于维持肺的扩张状态及促进静脉血回心。

(二) 呼吸系统功能

机体与外界环境之间的气体交换过程称为呼吸。通过呼吸,机体从外界环境摄取新陈代谢所需要的 O_2,排出代谢过程中产生的 CO_2。呼吸过程由三个环节组成(图 2-4):①外呼吸:亦称肺呼吸,是肺与外界环境之间进行气体交换的过程。②气体在血液中的运输。③内呼吸:亦称组织呼吸,是组织细胞与血液之间进行气体交换的过程。其中外呼吸包括肺通气和肺换气。

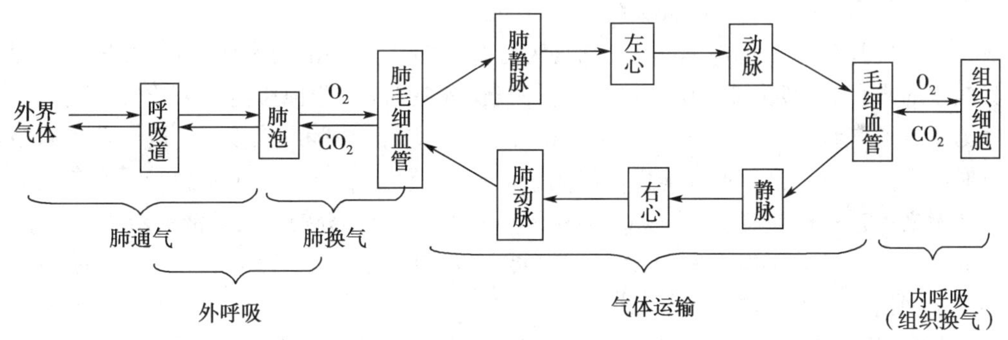

图 2-4　呼吸全过程示意图

1. 肺通气(pulmonary ventilation)　是指肺与外界环境之间进行气体交换的过程,即气体通过呼吸道进出肺泡的过程。参与肺通气的结构包括呼吸道、肺泡和胸廓等。肺通气的直接动力是肺泡与外界环境之间气体的压力差,而呼吸运动是肺通气的原动力。肺通气的阻力主要是呼吸道阻力及肺和胸廓的弹性回缩力。

(1)**呼吸运动**:呼吸肌收缩和舒张引起的胸廓节律性扩大和缩小称为呼吸运动,包括吸气运动和呼气运动。主要的吸气肌是膈肌和肋间外肌,辅助吸气肌有斜角肌、胸锁乳突肌等;主要的呼气肌是肋间内肌和腹肌。安静状态下的呼吸运动称为**平静呼吸**,此时,吸气运动是主动运动,膈肌和肌间外肌收缩使胸廓及肺扩张,肺内压降低低于大气压,外界气体进入肺内,即吸气;呼气运动是被动运动,没有呼气肌参与,膈肌和肋间外肌舒张使胸廓和肺回缩,肺内压增高高于大气压,肺内气体排出,即呼气。用力吸气时,辅助吸气肌也参与收缩,用力呼气时,呼气肌参与收缩,使胸廓进一步扩大或缩小,可以吸入或呼出更多的气体。

(2)**肺通气功能的常用指标**

1)**潮气量**(tidal volume,TV):是指每次呼吸时吸入或呼出的气体量。正常成人平静呼吸时为 400～600ml,一般以 500ml 计算。运动时,潮气量增大。

2)**补吸气量**(inspiratory reserve volume,IRV):指平静吸气末再尽力吸气所能吸入的气体量,正常成人为 1500～2000ml。

3)**补呼气量**(expiratory reserve volume,ERV):指平静呼气末再用力呼气所能呼出的气体量。正常成人为 900～1200ml。

4)**肺活量**(vital volume,VC):指尽力吸气后所能呼出的最大气体量,即潮气量、补吸气量及补呼气量之和。正常成年男性平均约 3500ml,女性约为 2500ml。**用力肺活量**(forced vital capacity,FVC)是指一次最大吸气后,尽力尽快呼气所能呼出的最大气体量,正常时略小于肺活量。**用力呼气量**(forced expiratory volume,FEV)过去称时间肺活量,指一次最大吸气后再尽力尽快呼气时,在一定时间内所能呼出的气体量,通常以它所占用力肺活量的百分数表示。正常时,第 1 秒时间肺活量(FEV_1)约占 FVC 的 80%,3 秒呼尽。超过 3 秒,说明有气道阻塞性通气障碍,不足 3 秒则表明有限制性通气障碍。

5)**残气量**(residual volume,RV):指最大呼气末尚残留在肺内的气体量。正常成人为 1000～1500ml。**功能残气量**(functional residual capacity,FRC)是平静呼气末尚存留于肺内的气体量,等于残气量与补呼气量之和,正常成人约为 2500ml。功能残气量的生理意义在于可以使肺泡和血液内的气体分压不会随呼吸而发生大幅度的波动。

6)**肺总量**(total lung capacity,TLC):是肺所能容纳的最大气体量,等于肺活量与残气量之和。成年男性平均约 5000ml,女性约为 3500ml。

7)**肺通气量**(pulmonary ventilation):为每分钟吸入或呼出的气体总量,等于潮气量与呼吸频率的乘积,一般为 6～9L。在尽力作深、快呼吸时,每分钟所能吸入或呼出的最大气体量为**最大通气量**(maximal breathing capacity,MBC),一般可达 150L。最大通气量反映单位时间内充分发挥全部通气能力所能达到的通气量,是估计一个人能进行多大运动量的生理指标之一。**肺泡通气量**(alveolar ventilation,V_A):为每分钟吸入肺泡的新鲜空气量,是有效通气量,等于潮气量减去生理无效腔量再乘以呼吸频率。生理无效腔量为留在呼吸道内不参加交换的气体量,约为 150ml。

2. 肺换气 指肺泡与血液之间的气体交换,主要通过呼吸膜以弥散的方式进行,气体交换的主要动力为气体在肺泡与血液之间的分压差。影响肺换气的主要因素为呼吸膜的面积及弥散能力、肺通气/血流比值以及呼吸膜两侧的气体分压差。

(1)**呼吸膜**:又称气-血屏障,是肺泡内氧气与血液内二氧化碳气进行交换所通过的结构。由肺泡表面活性物质、肺泡上皮细胞、肺泡上皮基膜、肺间质结缔组织、毛细血管基膜和毛细血管内皮细胞 6 层构成。

(2)**通气/血流比例**:是指每分钟肺泡通气量与每分钟肺血流量之间的比值。正常人安静时肺泡通气量约为 4.2L/min,肺血流量约为 5L/min,通气/血流比约为 0.84。

(三)呼吸运动的调节

呼吸运动是一种节律性的活动,其深度和频率随机体内、外环境的改变而改变,是在神经系统的调节和控制下实现的。

1. 呼吸中枢与呼吸节律的形成 呼吸中枢是指中枢神经系统内产生和调节呼吸运动

的神经细胞群所在的部位，分布于脊髓、脑干和大脑皮质等各级中枢部位，正常呼吸运动是在各级呼吸中枢的相互配合下实现的。脊髓中有支配呼吸肌的运动神经元；**延髓**有产生呼吸节律的基本中枢；脑桥有控制吸气活动的呼吸调整中枢；大脑皮质可控制延髓等低位呼吸中枢的活动，如随意屏气、加深加快呼吸等。

2. 呼吸的反射性调节 呼吸中枢可接受感受器的传入冲动，反射性调节呼吸的深度和频率。

(1)**化学感受性呼吸反射**：动脉血及脑脊液中的 O_2、CO_2 和 H^+ 等化学因素可通过化学感受性反射调节呼吸运动。

1)**化学感受器**：**中枢化学感受器**位于延髓，可感受脑脊液中 H^+ 浓度的变化，不感受缺 O_2 的刺激。**外周化学感受器**位于颈动脉体和主动脉体，在动脉血缺 O_2 或 H^+ 浓度升高时受到刺激，冲动分别沿窦神经和迷走神经传入延髓，影响呼吸中枢的活动。

2)**化学因素对呼吸的调节**：①**CO_2**：CO_2 是调节呼吸运动**最重要**的化学因素，血中一定浓度的 CO_2 是维持呼吸中枢正常兴奋性所必需的生理刺激。CO_2 兴奋呼吸是通过中枢化学感受器和外周化学感受器发挥作用，但以中枢化学感受器为主。当血液中 CO_2 分压升高时，通过血脑屏障进入脑脊液，与其中的 H_2O 结合形成 H_2CO_3，随即解离出 H^+，刺激中枢化学感受器，使呼吸运动增强。但超过一定限度则有抑制和麻醉作用。②**O_2**：低 O_2 主要刺激外周化学感受器，反射性地使呼吸加深加快。但低 O_2 对呼吸中枢的直接作用是抑制。轻度缺 O_2 时，外周化学感受器的兴奋占优势，使呼吸加强；严重缺 O_2 时，呼吸中枢的抑制占主导地位，呼吸将减弱，甚至停止。③**H^+**：因血液中的 H^+ 不易透过血脑屏障，对中枢化学感受器的作用小，所以 H^+ 对呼吸的影响主要是通过刺激外周化学感受器发挥作用，血液中 H^+ 浓度升高可兴奋呼吸，反之，则呼吸减弱。酸中毒时呼吸加深加快。

(2)**肺牵张反射**：包括肺扩张反射和肺萎陷反射。感受器位于气道平滑肌，冲动经迷走神经传入延髓呼吸中枢。肺扩张反射使吸气转为呼气，肺萎陷反射使呼气转为吸气。肺牵张反射与脑桥呼吸调整中枢共同调节呼吸的频率和深度。

（四）呼吸系统的防御机制

呼吸系统具有十分完备的防御机制。①**物理防御**：上呼吸道对吸入气体的加温、加湿及过滤作用，调节和净化吸入的空气；下呼吸道的黏液纤毛运载系统参与净化空气和清除异物。②**咳嗽反射**：是重要的防御性反射。感受器位于喉、气管及支气管的黏膜，冲动经迷走神经传入延髓咳嗽中枢。咳嗽时，先是一次短促或较深的吸气，接着声门紧闭，呼气肌强烈收缩，肺内压急剧上升，然后声门突然开放，肺内气体高速冲出，将呼吸道内的异物或分泌物排出。③**喷嚏反射**：刺激鼻黏膜的感受器，冲动经三叉神经传入延髓，主要是排出鼻腔中的刺激物。④**吞噬细胞防御**：肺泡巨噬细胞、多核粒细胞、嗜酸性粒细胞等对病毒和细菌有抑制及杀伤作用。⑤**免疫防御**：呼吸道分泌的免疫球蛋白（IgA、IgM 等）及溶菌酶等在抵御呼吸道感染方面起着重要的作用。

二、呼吸系统疾病常见症状和体征的护理

咳嗽与咳痰

咳嗽（cough）是机体的一种反射性保护动作，借咳嗽反射以清除呼吸道分泌物和异物。**痰**（sputum）是由支气管黏膜的分泌物、肺泡的渗出物或异物形成。**咳痰**（expectoration）是

通过支气管平滑肌的收缩、支气管黏膜上皮细胞的纤毛运动及咳嗽反射将呼吸道分泌物排出体外的动作。剧烈、频繁、持久的咳嗽使肺泡内压力升高，加重呼吸和循环的负担，对机体极为不利。

【护理评估】

(一) 健康史

咳嗽、咳痰的常见病因有：

1. 呼吸道-肺疾病 急、慢性支气管炎、支气管哮喘、支气管扩张、肺炎、肺结核、肺癌、尘肺、肺纤维化等。

2. 胸膜疾病 气胸、胸膜炎等。

3. 心血管疾病 各种心脏病引起的左心衰竭肺淤血、肺水肿等。

4. 理化刺激 如异物、粉尘、吸烟、刺激性气体、过冷过热的空气、肿瘤压迫等。

5. 其他 胃-食管反流、血管紧张素转换酶抑制剂等。

(二) 临床表现

1. 咳嗽的特点

(1)持续时间：如为短期咳嗽，常为急性上呼吸道感染、急性支气管炎、大叶性肺炎等。咳嗽持续数月，甚至数年，提示有慢性呼吸系统炎症，如慢性支气管炎、支气管扩张、肺结核等。

(2)性质、频度和程度：咳嗽可分为湿性咳嗽(即咳嗽有痰)和干性咳嗽(咳嗽无痰)两种。干性咳嗽及痰量较少的单声轻咳，可见于喉炎、结核早期、气管受压等。多痰而剧烈的咳嗽多见于肺、支气管的严重感染。阵发性或痉挛性咳嗽可见于异物刺激、百日咳、支气管内膜结核或支气管肿瘤。

(3)音色：咳嗽低微、声音嘶哑见于声带炎症、喉炎、喉癌、声带麻痹。咳嗽伴**金属音**见于肺癌、主动脉瘤或纵隔肿瘤压迫气管或支气管。

(4)咳嗽与气候变化的关系：慢性支气管炎多在冬季及气候突变时发病，上呼吸道感染多在受凉后发生。

(5)咳嗽与时间、体位的关系：慢性支气管炎和支气管扩张病人常在清晨起床或夜间刚躺下时咳嗽加剧并咳出大量脓痰，夜间咳嗽伴喘息应考虑左心衰、COPD、哮喘等。

2. 痰的特点 正常痰液呈白色或灰白色，较稀薄，量少，无味。

(1)**痰量**：痰量少时仅数毫升，多者数百毫升，一般将24小时痰量超过100ml称为**大量痰**，多见于支气管扩张、肺脓肿。痰量减少而全身情况不改善，提示支气管阻塞，痰液不能顺利排出。

(2)**痰的性状**：一般分为黏液性、浆液性、脓性、血性和混合性5种。①**黏液性痰**：黏稠、无色透明或略呈灰色，见于支气管炎、支气管哮喘、早期肺炎等炎症性疾病。②**浆液性痰**：稀薄而有泡沫，由毛细血管内液体渗入肺泡所致，见于肺淤血、肺水肿等。③**脓痰**：黄色或黄绿色、黄褐色的脓状，主要由大量脓细胞构成，可见于各种化脓性感染。大量脓痰静置后可分为3层，上层为泡沫黏液，中层为浆液，下层为脓及坏死组织，见于支气管扩张症、肺脓肿等。④**血痰**：痰内带血丝或大量鲜红色带泡沫样血痰，为喉部以下的呼吸器官出血所致，见于肺结核、支气管扩张症、肺癌等。⑤**混合性痰**：由上述两种或三种痰混合而成，如黏液脓性、浆液血性痰等。

(3)**痰的颜色**：①红色或棕红色：可由混有血液或血红蛋白所致。鲜红血丝痰常见于早期肺结核或病灶播散时；**粉红色泡沫样痰**为急性肺水肿特征；**铁锈色痰**多由于血红蛋白变性所致，见于大叶性肺炎、肺梗死等。②黄色或黄绿色：由于含有大量脓细胞所致。铜绿假单胞菌感染或干酪性肺炎时常呈黄绿色。③棕褐色或巧克力色痰：见于阿米巴肺脓肿。④烂桃样灰黄色：由于肺的坏死组织分解所致，见于肺吸虫病。⑤黑色：由吸入大量尘埃或长期吸烟所致，见于煤矿工人、锅炉工人或大量吸烟者。

（4）**痰的气味**：刚排出的痰液一般无味，**恶臭味痰**提示厌氧菌感染。血性痰液呈血腥味。

（三）心理-社会状况

病人可因久咳不愈而产生焦虑、抑郁等不良情绪反应。家属可因病人久病不愈，家庭照顾能力有限而心情焦急。

【常见护理诊断/问题】

清理呼吸道无效　与气道炎症分泌物增多、痰液黏稠、无效咳嗽、年老体弱无力咳嗽、胸痛及意识障碍等有关。

【护理目标】

病人能有效咳嗽清除痰液，呼吸道通畅，表现为呼吸音清晰，无啰音。

【护理措施】

1. 改善环境　保持室内空气新鲜流通，维持适宜的室内温度（18～20℃）与湿度（50%～60%），环境整洁、舒适，减少环境的不良刺激，特别是避免尘埃与烟雾的刺激。注意保暖，避免受凉。

2. 补充营养与水分　给予高蛋白、高维生素饮食，不宜油腻、辛辣等刺激性食物。病人情况允许时，每日保证饮水在1500ml以上，足够的水分可使呼吸道黏膜病变修复和黏膜湿润，增强纤毛的活动能力，防止分泌物干结，有利于痰液的排出。

3. 心理支持　经常巡视，与病人多沟通、多交流，给予心理上的安慰和支持，以缓解紧张不安情绪，建立良好的护患关系，取得病人信任，使其身心舒适。

4. 协助排痰

（1）**指导有效咳嗽**：适用于神志清醒能咳嗽的病人。根据病情需要，教会病人有效呼吸和排痰的方法。①一般病人，尽可能取坐位，先进行5～6次深呼吸，之后于深吸气至膈肌完全下降时屏气3～5秒，继而连续咳嗽数次使痰到咽部附近，再用力咳嗽将痰排出；或病人取坐位，两腿上置一枕头顶住腹部（促进膈肌上升），咳嗽时身体前倾、头颈屈曲、张口咳嗽将痰液排出；亦可嘱病人取俯卧屈膝位，利于膈肌、腹肌收缩和增加腹压，咳出痰液。经常变换体位有利于痰液咳出。②如胸部有伤口，可用双手或枕头轻压伤口两侧，使伤口两侧皮肤及软组织向伤口处皱起，避免咳嗽时胸廓扩张牵拉伤口引起疼痛。③胸痛不敢咳嗽的病人，可遵医嘱给予止痛剂后再有效咳嗽。

（2）**胸部叩击**：适用于长期卧床、久病体弱、排痰无力病人。心血管状态不稳定（如低血压、肺水肿等）、咯血、未经引流的气胸、肋骨骨折以及有病理性骨折病史者禁作胸部叩击。

1）方法：病人取侧卧位，叩击者两手手指并拢，手背隆起，指关节微屈使手呈杯状，以手腕力量，从肺底自下而上、由外向内、迅速而有节律地叩击胸壁，震动气道，边拍边鼓励病人咳嗽，以进一步促进痰液排出。每侧胸部反复叩击1～3分钟。见图2-5。

2）注意事项：①胸部叩击应安排在餐后2小时至餐前3分钟完成；②叩击时宜用单层薄布保护胸廓；③叩击时应避开乳房、心脏、骨突及衣服拉链、纽扣等部位；④叩击力量应适中，以病人不感到疼痛为宜；⑤叩击前及叩击后听诊肺部，评估生命体征。

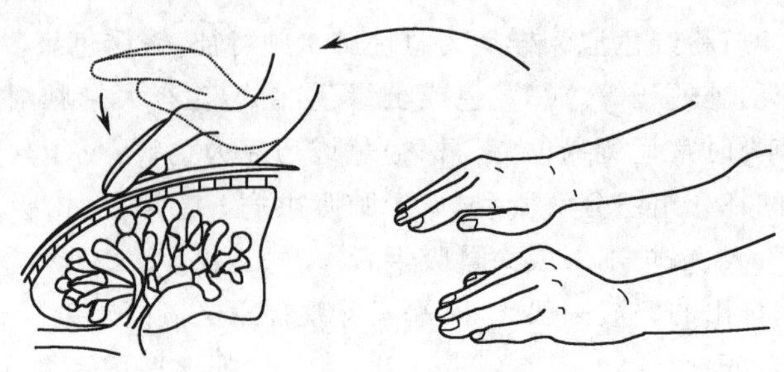

图 2-5 胸部叩击手法

(3)**湿化呼吸道**:适用于痰液黏稠而不易咳出者。常用湿化方法有雾化吸入法、环甲膜穿刺及气管内滴液等,临床常用雾化吸入法,气管内滴液仅适用于昏迷或气管切开的病人。雾化吸入的方法有超声雾化吸入和蒸汽吸入,常用的湿化液有蒸馏水或生理盐水,若在湿化液中加入某些药物如抗生素(庆大霉素)、支气管扩张剂(氨茶碱、沙丁胺醇)、祛痰药(α-糜蛋白酶、乙酰半胱氨酸)、糖皮质激素(地塞米松)等,可达到排痰、平喘、消炎的效果。但长期雾化吸入可引起气道湿化过度,干稠分泌物湿化后膨胀阻塞支气管,雾滴刺激支气管引起支气管痉挛,呼吸道继发感染等。雾化的药液量不宜过多,雾化剂温度在 35～37℃。一般每次雾化吸入时间以 10～20 分钟为宜。

(4)**体位引流:适用于痰液较多的病人**,如支气管扩张、肺脓肿等疾病。参见本章第六节"肺脓肿病人的护理"。

(5)**机械吸痰:适用于意识不清、排痰困难或痰液黏稠无力咳出者**。可经病人的口、鼻腔、气管插管或气管切开处进行负压吸痰。吸痰时应注意负压不宜太大,以免损伤呼吸道黏膜。**每次吸痰时间不超过** 15 **秒**,2 次吸痰间隔时间应在 3 分钟以上。为防止吸痰引起低氧血症,应在吸痰前、中、后适当提高吸入氧的浓度。

5. 遵医嘱用药 应用抗感染、止咳祛痰等药物。

6. 清洁口腔 对咳脓痰者,餐前及排痰后应漱口。

7. 病情观察 密切观察咳嗽、咳痰情况,记录痰液的量、性质、颜色及气味等,正确采集痰标本并及时送检。对痰液排出困难者,注意观察其神志、表情、生命征等,如病人突然出现烦躁不安、神志不清、呼吸困难、发绀、喉部明显痰鸣音,应考虑发生了窒息,立即进行机械吸痰。

【护理评价】

病人是否能有效咳嗽,排痰是否顺畅,听诊呼吸音是否清晰无啰音。

咯 血

咯血(hemoptysis)是指喉部以下呼吸道或肺组织出血,血液随咳嗽经口腔咯出。

【护理评估】

(一) 健康史

咯血常见的原因有:

1. 支气管疾病 常见有**支气管扩张**、支气管内膜结核或支气管黏膜非特异性溃疡等。

2. 肺部疾病 **肺结核**、肺吸虫病、肺阿米巴病、肺动-静脉瘘、**肺癌**等。

3. 心血管疾病 较常见有**二尖瓣狭窄**、肺梗死、左心衰竭、肺淤血等。

4. 全身性疾病　如血液病、急性传染病、子宫内膜异位症等。

5. 医源性　①反复经气管吸痰损伤下呼吸道。②气管插管、气管切开时，导管的气囊充气压力过高或未定时放气可导致局部黏膜溃疡、坏死而出血。③经胸壁或经纤维支气管镜活检。④漂浮导管损伤等。

（二）临床表现

1. 呕血与咯血的鉴别　见表 2-2。

表 2-2　呕血与咯血的鉴别

	咯血	呕血
病因	肺结核、支气管扩张、肺癌、风湿性心脏病二尖瓣狭窄	消化性溃疡、肝硬化食管胃底静脉曲张
出血前症状	喉部痒感、胸闷、咳嗽等	上腹部不适、恶心、呕吐
出血方式	咯出	呕出，可为喷射状
血中混有物	痰、泡沫	食物残渣、胃液
pH	碱性	酸性
黑便	无，如咽下可有	有，呕血停止后仍持续数日
出血后痰性状	痰中带血，常持续数日	无痰

2. 咯血的程度　根据咯血量的多少可分为：①痰中带血：痰内混有少量血丝。②小量咯血：一次出血量＜100ml。③中等量咯血：一次出血量在 100～300ml。④大量咯血：一次出血量＞300ml 或 24 小时出血量＞500ml。咯血量的多少与受损血管的性质及数量有直接关系，而与疾病严重程度不完全相关。

3. 咯血先兆　咯血前常有胸闷、喉痒和咳嗽等先兆。

4. 并发症

（1）窒息

1）窒息原因：极度衰竭无力咳嗽者；急性大咯血者；高度紧张致声门紧闭或支气管平滑肌痉挛者；应用镇静、镇咳药使咳嗽反射受到严重抑制者，均可发生窒息。

2）窒息表现：当大量咯血病人出现咯血不畅、情绪紧张、面色灰暗、胸闷、气促、喉头痰鸣音等，常是**窒息先兆**；若出现表情恐怖、张口瞪目、大汗淋漓、唇指发绀、意识丧失等，提示**窒息**。

（2）失血性休克：大量咯血可导致血容量减少，甚至发生失血性休克。病人可出现头晕、面色苍白、心悸、血压下降、脉搏细速、尿量减少或无尿、意识障碍等。

（三）心理-社会状况

咯血病人无论咯血量多少，均会引起精神紧张，大咯血病人还可能产生恐惧心理。家属因对咯血认识不足而应对无效，表现为焦虑、恐慌。

【常见护理诊断/问题】

1. 组织完整性受损　与各种原因导致血管破裂或通透性增加有关。

2. 有窒息的危险　与大咯血时血液不能排出阻塞气管有关。

【护理目标】

病人咯血量、次数减少或咯血停止,无窒息发生。

【护理措施】

(一) 组织完整性受损

1. 休息与体位 卧床休息,病室内保持安静,避免不必要交谈,以减少肺部活动度。一般静卧休息能使小量咯血自行停止。大量咯血时应绝对卧床休息,减少翻动。病变部位明确者可取患侧卧位,以利于健侧通气,并防止病灶向健侧播散;病变部位不明者平卧位,头偏向一侧。

2. 饮食 大量咯血者应暂禁食,小量咯血者宜进少量凉或温的流质饮食,多饮水,多食含纤维素食物,以保持大便通畅,避免排便时腹压增加而加重咯血。

3. 心理支持及镇静 守护并安慰病人,以增强病人安全感,缓解紧张情绪。及时清理血渍及被血液沾染的物品,以减轻不良心理反应。烦躁不安者可适当选用镇静剂,如地西泮5～10mg 肌肉注射,禁用吗啡等,以免抑制呼吸。

4. 遵医嘱用药

(1)促凝血药:促凝血药氨基已酸、氨甲苯酸(止血芳酸)、氨甲环酸(止血环酸)等可阻抑纤溶酶原在纤维蛋白上吸附,使其不被激活,从而不发挥纤溶作用而达到止血的目的。适用于小量至中等量咯血的病人,可口服或静脉给药。氨基已酸口服者应注意恶心、呕吐等消化道反应,静注可有低血压,偶可致过敏反应。氨甲环酸偶致头痛、头晕、嗜睡等,对心肌梗死倾向者慎用。

(2)垂体后叶素:垂体后叶素可收缩小动脉,使肺循环血量减少而达到较好止血效果。适用于咯血量较大的病人。该药有收缩血管和子宫平滑肌的作用,故冠心病、高血压、妊娠者禁用。用法为5～10U 加入10%葡萄糖液40ml 在15～20 分钟内缓慢静脉推注,或继用10～20U 加入10%葡萄糖液250ml 静脉滴注。用药过程中和用药后需注意观察有无恶心、便意、心悸、面色苍白等不良反应。

5. 协助止血 大量咯血不止者,可配合医生执行纤维支气管镜局部注射凝血酶或行气囊压迫止血,必要时手术。

(二) 有窒息的危险

1. 预防窒息 ①告诉病人咯血时**不能屏气**,以免诱发喉头痉挛使血液引流不畅,形成血块而导致窒息。指导病人轻轻将血块咳出。②禁用呼吸抑制剂、中枢镇咳剂,以免抑制咳嗽反射及呼吸中枢,使血块不能咳出而发生窒息。③准备好抢救用品如吸痰器、鼻导管、气管插管和气管切开包等。④观察大咯血病人有无胸闷、气促、发绀、烦躁、神色紧张、面色苍白、出冷汗、呼吸不畅等窒息先兆表现,如出现上述表现应立即通知医生,并配合处理。

2. 窒息的处理 ①体位:立即置病人于**头低足高位或倒立位**,并轻拍背部以利血块排出。②通畅气道:一旦出现窒息立即用手指套上纱布将咽喉部血块清除,或用鼻导管将气管内血液吸出,或立即作气管插管吸取血块或气管切开吸尽积血,以通畅呼吸道。③恢复呼吸:气道通畅后,若病人自主呼吸未恢复,应行人工呼吸、给高流量吸氧或遵医嘱应用呼吸中枢兴奋剂。④病情观察:监测血气分析和咯血情况,警惕再窒息的发生。

【护理评价】

病人咯血是否停止,是否发生窒息。

胸　　痛

胸痛(chest pain)是由于胸内脏器或胸壁组织病变引起的胸部疼痛，其发生机制为炎症、组织缺氧或坏死、肌张力改变、癌症浸润及理化因素等刺激胸部感觉神经末梢而引起。胸膜性胸痛是指肺或胸膜病变波及壁层胸膜引起的胸痛。

【护理评估】

(一) 健康史

胸痛主要由胸部疾病、少数由其他部位病变所致。

1. 呼吸系统疾病　如胸膜炎、自发性气胸、肺炎、支气管炎、肺癌、肺梗死等。

2. 心脏及大血管疾病　如心包炎、心绞痛、急性心肌梗死、主动脉夹层等。

3. 胸壁疾病　如带状疱疹、肋间神经炎、非化脓性肋软骨炎、胸壁外伤等。

4. 其他　如食管癌、食管炎、纵隔肿瘤、膈下脓肿等。

(二) 临床表现

1. 胸痛的性质　胸痛可呈隐痛、钝痛、刺痛、灼痛、刀割样痛或压榨性疼痛。心绞痛呈压榨样、肺癌呈胸部闷痛，侵及壁层胸膜或肋骨可出现隐痛、进行性加剧甚至刀割样痛、肋间神经痛呈阵发性灼痛或刺痛。

2. 胸痛的部位、影响因素及伴随表现　①胸壁、肋骨、肋间神经痛多限于局部，伴有压痛，当深呼吸、咳嗽或运动时加重。②急性胸膜炎多为单侧性胸痛，深呼吸、咳嗽时疼痛加重，屏气疼痛消失。③自发性气胸在剧烈劳动、深吸气或咳嗽时突然发生剧烈胸痛，屏气时疼痛消失，可伴气急、发绀。④肺结核、肺癌可同时伴咳嗽、咯血。⑤心绞痛常在体力劳动、饱餐、情绪激动时突然发生胸骨后压榨性剧痛，并向左肩部或颈部放射。⑥纵隔肿瘤疼痛位于胸骨后，呈持续性，吞咽时加重，伴吞咽困难。进食后疼痛加重或因摄入过热、过冷、粗糙食物及饮酒而胸痛加剧者，应考虑食管癌。⑦带状疱疹局部皮肤发红，疱疹沿肋间神经分布，不超过前、后正中线。

(三) 心理-社会状况

病人可因疼痛而产生焦虑不安、甚至恐惧等不良心理反应。

【常见护理诊断/问题】

急性疼痛：胸痛　与胸腔脏器或胸壁组织病变有关。

【护理目标】

病人胸痛缓解或消失。

【护理措施】

胸痛的病因不同，护理措施不同。下面是胸膜性胸痛的护理措施。

1. 心理疏导　及时向病人说明胸痛的原因及医护措施，以取得病人信任，保持情绪稳定，消除顾虑，配合治疗。

2. 调整体位　采取舒适的体位如半坐卧位、坐位。胸膜炎病人取**患侧卧位**，以减少局部胸壁与肺的活动，缓解疼痛。

3. 缓解疼痛

(1)放松技术：指导病人使用听音乐、交谈等措施转移注意力以缓解疼痛。

(2)限制胸廓活动：因胸部活动引起剧烈疼痛者，可在呼气末用15cm宽胶布固定患侧胸廓(胶布长度超过前后正中线)，以减低呼吸幅度，缓解疼痛。或在咳嗽、深呼吸、活动时，用手按压疼痛部位制动，达到缓解疼痛的目的。

(3)遵医嘱适当使用镇痛剂，如甲基吗啡等。

【护理评价】

病人胸痛是否缓解。

肺源性呼吸困难

肺源性呼吸困难(pulmonary dyspnea)是指呼吸系统疾病引起病人主观上感觉空气不足、呼吸费力，客观检查有呼吸频率、节律与深度的异常。严重时出现发绀、鼻翼扇动、张口耸肩、端坐呼吸。

【护理评估】

(一) 健康史

常见病因有慢性阻塞性肺疾病、支气管哮喘、肺炎、肺不张、肺结核等支气管-肺疾病及气胸、胸腔积液等胸膜疾病。

(二) 临床表现

1. 分类 肺源性呼吸困难根据病因不同可分为吸气性呼吸困难、呼气性呼吸困难、混合性呼吸困难。

(1)吸气性呼吸困难：以吸气显著困难为特点，病人吸气费力，吸气时间延长。严重者可有三凹征，即胸骨上窝、锁骨上窝、肋间隙在吸气时明显下陷，并伴有干咳及高调的吸气性哮鸣音。其发生与大气道狭窄梗阻有关，见于喉头水肿、喉头痉挛、气管异物、气管及大支气管的炎症等。

(2)呼气性呼吸困难：以呼气明显费力，呼气相延长伴有广泛哮鸣音为特点。其发生与小气道痉挛、狭窄、肺组织弹性减弱，影响肺通气功能有关。常见于支气管哮喘、阻塞性肺气肿等。

(3)混合性呼吸困难：吸气和呼气均感费力，呼吸浅而快。其发生与肺与胸膜病变使呼吸面积减少、肺换气功能受损有关，见于重症肺炎、肺结核、大量胸腔积液、气胸等。

2. 分度 肺源性呼吸困难的分度见表2-3。

表2-3 呼吸困难程度及日常生活自理能力评价

	呼吸困难程度	日常生活自理能力水平
Ⅰ度	日常体力活动无不适，中、重度体力活动时出现气促	正常，无气促
Ⅱ度	与同龄健康人平地行走无气促，但登高或上楼出现气促	满意，有轻度气促，但日常生活可自理，不需要帮助或停顿
Ⅲ度	与同龄健康人以同等速度行走时呼吸困难	尚可，有中度气促，日常生活虽可自理，但必须停下来喘气，费时、费力
Ⅳ度	以自己的步速平地行走100m或数分钟即有呼吸困难	差，有显著呼吸困难，日常生活自理能力下降，需部分帮助
Ⅴ度	洗脸、穿衣甚至休息时也有呼吸困难	困难，日常生活不能自理，完全需要帮助

(三) 心理-社会状况

病人可因呼吸困难而出现情绪紧张、焦虑、烦躁不安，甚至恐惧等心理反应。由于病情逐渐加重，生活和工作能力不断丧失，给病人及其家庭的生活和经济带来沉重的负担，产生一些社会问题。

【常见护理诊断/问题】

气体交换受损　与呼吸系统疾病致肺通气或换气功能障碍有关。

【护理目标】

病人呼吸困难减轻或消失，表现为呼吸的频率、节律、深度改善或正常，血气分析结果改善或正常。

【护理措施】

1. 休息与活动　据呼吸困难的程度合理安排休息与活动。严重呼吸困难病人应卧床休息，采取**半坐位**或**端坐位**，可使用枕头、靠背架等支撑物，以便病人舒适，必要时设置跨床小桌，以便病人伏桌休息，减少体力消耗。尽量减少活动和不必要的谈话，以减少耗氧量，减轻呼吸困难。病情缓解后，有计划地增加活动量。保持环境安静、舒适，空气新鲜，适宜的温、湿度。

2. 心理支持　多安慰、陪伴病人，进行必要的解释，以缓和紧张不安情绪。当病人出现精神不振、焦虑，自感喘憋时，应设法分散病人注意力，指导病人作慢而深的呼吸，以缓解症状，使身心舒适。

3. 合理饮食　呼吸困难消耗体力，应给予营养丰富的饮食，保证每日足够的热量及各种营养物质供应。

4. 通畅呼吸道　根据病人情况采取清除痰液、应用解痉平喘药物，必要时气管插管或气管切开建立人工气道、机械吸痰等，以保证呼吸道通畅。

5. 遵医嘱吸氧　吸氧是纠正缺氧、缓解呼吸困难最有效的方法，能提高动脉血氧分压，避免组织损伤，提高机体运动耐力。据病情选择合适的氧疗方式或机械通气。

6. 保持口腔卫生　张口呼吸者应每日口腔护理2～3次，并根据需要补充因呼吸加快所丧失的水分，一般保证每日摄入量在1.5～2L。

7. 病情观察　密切观察呼吸困难的变化和血气分析结果，判断病情变化。

【护理评价】

病人呼吸困难是否减轻或缓解，呼吸型态及血气分析结果是否正常。

三、呼吸系统疾病常用诊疗技术

(一) 实验室检查

1. 血液检查　白细胞计数增高、中性粒细胞增多常见于肺部感染，嗜酸性粒细胞增多见于支气管哮喘和寄生虫感染，肺癌化疗后常伴有白细胞和(或)血小板减少，血红蛋白降低提示贫血。

2. 痰液检查　是诊断病因、疗效观察和判断预后的重要检查。其中痰培养＋药物敏感实验可指导治疗。

3. 动脉血气分析　可测定呼吸功能及体内电解质与酸碱度的变化；评估给予人工呼吸机治疗者的呼吸功能，以调整呼吸机的参数。

(二) 影像学技术

胸部透视和摄片是发现胸部病变的主要方法之一。造影检查可用于支气管扩张和肺动脉栓塞的诊断和治疗。CT检查可明确病变部位、性质以及有关气管、支气管通畅程度。磁共振检查对纵隔疾病和肺动脉栓塞有较大帮助。支气管动脉造影和栓塞术对咯血有较好的诊治价值。

(三)纤维支气管镜

纤维支气管镜检查是肺癌诊断的重要手段。经纤维支气管镜肺活组织检查对确诊弥漫性肺疾病的病因也有重要价值。经纤维支气管镜作支气管肺泡灌洗术收集肺泡灌洗液，进行微生物、细胞、免疫学检查。经纤维支气管镜可取出气管或支气管的异物，进行激光、微波等治疗。

(四)肺功能检查

肺功能检查是应用肺功能检查仪对呼吸生理功能进行全面评价的一种检查方法，可了解疾病对肺功能损害的性质和程度，对疾病诊断、治疗及判断预后均有重要价值。

(五)胸腔穿刺术

胸腔穿刺术可抽取积液进行检查，以确定病因。还可穿刺放液和排气，减轻压迫症状，通过穿刺向胸膜腔注射药物，以达到治疗目的。

思考题

1. 简述呼吸系统的结构组成及主要功能。
2. 呼吸系统疾病病人的常见症状有哪些？
3. 协助病人排痰的措施有哪些？
4. 如何判断大咯血病人出现窒息？怎样抢救？

第二节 慢性阻塞性肺疾病病人的护理

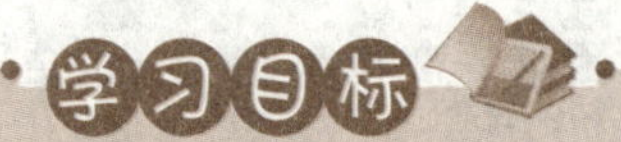

1. 了解慢性阻塞性肺疾病的概念及健康史。
2. 熟悉慢性阻塞性肺疾病的实验室及其他检查。
3. 掌握慢性阻塞性肺疾病病人的临床表现、护理措施及健康教育。
4. 熟练掌握慢性阻塞性肺疾病病人的评估及护理。
5. 具有关心、爱护、尊重病人的职业素质及团队协作精神。

慢性阻塞性肺疾病(chronic obstructive pulmonary disease，COPD)是一组以慢性、持续性**气流受限**为特征的肺部疾病，其支气管和肺组织的损害是**不可逆的**，且呈进行性发展，导致肺功能进行性减退，严重影响病人的劳动能力和生活质量。COPD是呼吸系统疾病中的常见病和多发病，患病率和病死率均居高不下，近年来对我国7个地区20245名成年人进行调查，40岁以上人群的患病率为8.2%。世界卫生组织(world health organization，WHO)资料显示，其死亡率居所有死因的第4位，至2020年将成为世界疾病经济负担的第5位。

世界 COPD 日

经多国呼吸病专家的积极倡议，2002 年 11 月 20 日正式成为首个世界慢性阻塞性肺疾病(COPD)日。为此，全球慢性阻塞性肺疾病创议组织(GOLD)倡议设立世界 COPD 日。自 2002 年起，将在每年 11 月第 3 周的星期三举行世界 COPD 日纪念活动。

临床上 COPD 主要与慢性支气管炎及慢性阻塞性肺气肿密切相关。

慢性支气管炎(chronic bronchitis)简称慢支，是气管、支气管黏膜及其周围组织的慢性非特异性炎症。临床上以**咳嗽、咳痰**或伴有喘息为主要症状，每年发病持续**3 个月以上**，连续**2 年或 2 年以上**，并可除外具有咳嗽、咳痰、喘息症状的其他疾病。多见于中老年人，并随年龄增长患病率增加。本病进展缓慢，长期反复发作可发展为慢性阻塞性肺气肿和肺源性心脏病，是严重危害人民身体健康的常见病。

慢性阻塞性肺气肿(obstructive pulmonary emphysema)简称肺气肿，是指终末细支气管远端(呼吸性细支气管、肺泡管、肺泡囊和肺泡)的弹性减退、过度膨胀充气导致肺容积增大，或同时伴有气道壁破坏的病理状态。

【护理评估】

(一) 健康史

COPD 是多种因素长期反复作用的结果。多种因素长期作用导致呼吸道局部及全身防御功能降低，自主神经功能失调，副交感神经反应性增高，微弱的刺激即可引起支气管平滑肌痉挛，分泌物增多，气道阻力增加。

1. 吸烟 吸烟与 COPD 的发生有密切关系。吸烟者患病是非吸烟者的 2～8 倍，吸烟时间愈长，吸烟量愈大，患病率愈高，戒烟后可使病情减轻。烟草中含有焦油、尼古丁等多种有害化学成分，可使支气管收缩痉挛、呼吸道黏膜上皮细胞纤毛运动受抑制、支气管杯状细胞增生、黏液分泌增多，使气道净化能力减弱，支气管黏膜充血、水肿、黏液积聚，肺泡中吞噬细胞功能减弱，而易引起感染。

2. 感染因素 感染是疾病发生、发展的**重要因素**之一，多为病毒和细菌感染。在病毒感染损伤气道黏膜的基础上继发细菌感染。常见病毒为鼻病毒、流感病毒、副流感病毒、黏液病毒、腺病毒和呼吸道合胞病毒等。常见细菌以流感嗜血杆菌、肺炎球菌、甲型链球菌和奈瑟球菌为多见。

3. 理化因素 刺激性烟雾、粉尘、气体(二氧化硫、二氧化氮、氯气、臭氧等)可损伤支气管黏膜，引起纤毛清除功能降低，黏液分泌增加，使气道防御功能下降，为病原体侵入创造条件。

4. 气候 尤其是气候突变时，冷空气刺激使呼吸道局部小血管痉挛，纤毛运动障碍，呼吸道防御功能降低，净化作用减弱，有利于病毒、细菌入侵和繁殖。

5. 过敏因素 有过敏史者，接触抗原物质如细菌、真菌、花粉、尘埃、某些食物和化学气体等都可引起发病。

6. 其他 少数病人有**α_1-抗胰蛋白酶**(α_1-AT)不足，不能防止肺组织中弹性蛋白酶分解弹力纤维，可诱发肺气肿。此外，慢性支气管哮喘、支气管扩张、肺纤维化、尘肺等也可引起本病。

COPD的病理变化

COPD病人支气管壁充血、水肿、变性坏死和溃疡形成；纤毛倒伏、变短、粘连，部分脱落；杯状细胞增多、肥大，分泌亢进，管腔内分泌物潴留；多种炎症细胞浸润，以中性粒细胞、淋巴细胞为主。炎症导致支气管壁的损伤-修复过程反复发生，进而引起支气管结构重塑、纤维含量增加及瘢痕形成，管腔变窄，气道阻力增加，气体排出受阻，肺泡内积聚大量气体，肺泡内压力增高致肺泡明显膨胀，甚至破裂。肺泡内压力增高致肺泡壁毛细血管受压，供血量减少，肺组织营养障碍，引起肺泡壁弹性减退而促进肺气肿的发生。

（二）临床表现

1. 慢性支气管炎

（1）**症状**：起病缓慢，病程长，反复急性发作而使病情加重。主要症状有**慢性咳嗽、咳痰、喘息**。初期症状轻微，在寒冷季节、吸烟、劳累、感冒后可引起急性发作或症状加重，气候转暖时症状可自然缓解。重症病人四季不断发病，在冬、春季加剧。

1）**咳嗽**：长期、反复、逐渐加重的咳嗽是慢支**最突出的表现**。一般晨间咳嗽较重，白天较轻，睡前有阵咳或排痰。

2）**咳痰**：痰为白色黏液或浆液泡沫痰，偶带血。清晨排痰较多，起床后或体位变动可刺激排痰。急性发作伴有细菌感染时，则变为黏液脓性，痰量亦增加。

3）**呼吸困难**：喘息型慢性支气管炎有支气管痉挛，可引起呼吸困难，严重时有哮喘样发作。

4）**反复感染**：慢支病人由于抵抗力差，常有反复感染，表现为咳嗽加重，痰量增加呈脓性，常伴畏寒、发热等。

（2）体征：早期多无异常体征。急性发作期可在背部或双肺底听到散在干、湿啰音，咳嗽后可减少或消失。喘息型慢性支气管炎可听到哮鸣音和呼气延长。

慢性支气管炎分型

可分为单纯型和喘息型。单纯型的主要表现为咳嗽、咳痰；喘息型除有咳嗽、咳痰外尚有呼吸困难，伴有哮鸣音。

2. 慢性阻塞性肺气肿

（1）**症状**：主要症状是在咳嗽、咳痰的基础上出现逐渐加重的**呼吸困难**。早期仅在体力劳动或上楼等活动时出现，随着病情发展逐渐加重至轻度活动时即可出现，甚至在静息时也感到呼吸困难。感染时呼吸困难明显加重。全身症状有疲劳、食欲减退和**体重减轻**等。

（2）**体征**：早期体征不明显。随着病情发展出现**桶状胸**，肋间隙增宽，呼吸运动减弱，触诊**语颤减弱**，叩诊呈**过清音**，心浊音界缩小或不易叩出，肺下界下降，听诊心音遥远，呼吸音减弱，**呼气延长**，并发感染时肺部可有湿啰音。

3. COPD的分期 按病程可分为**急性加重期**和**稳定期**，前者指在短期内咳嗽、咳痰、气短和（或）喘息加重、脓痰量增多，可伴发热等症状；稳定期指咳嗽、咳痰、气短等症状稳定或轻微。

4. COPD 并发症　可并发慢性呼吸衰竭、自发性气胸、慢性肺源性心脏病。

(三) 实验室及其他检查

1. 呼吸功能检查　是判断气流受限的**主要客观指标**，对 COPD 的诊断、病情评价、预后及治疗反应评估等有重要意义。第 1 秒用力呼气量占用力肺活量的比值(**FEV_1/FVC%**)小于 60%，**残气量**(RV)增加，残气量/肺总量(RV/TLC)超过 40%，对阻塞性肺气肿的诊断有重要意义。

2. 痰液检查　痰涂片或培养可见肺炎球菌、流感嗜血杆菌、甲型链球菌等。涂片中可见大量中性粒细胞、已破坏的杯状细胞等，喘息型者嗜酸性粒细胞增多。

3. X 线检查　慢支早期无异常，反复发作者两肺纹理增粗、紊乱，以下肺野较明显。肺气肿时胸廓扩张，肋骨变平，肋间隙增宽，膈低平。两肺透亮度增加，肺血管纹理减少。心脏狭长，心影缩小。

4. 血液检查　细菌感染时白细胞计数、中性粒细胞增多。喘息型慢支嗜酸性粒细胞增多。肺气肿缺氧时可有红细胞、血红蛋白增多。

5. 动脉血液气体分析　早期无异常。随着病情进展可出现 PaO_2 降低，$PaCO_2$ 正常或升高，当出现失代偿性呼吸性酸中毒时，pH 降低。

(四) COPD 严重程度分级

COPD 的严重程度分级见表 2-4。

表 2-4　COPD 的严重程度分级

分级	分级标准
0 级：高危	有罹患 COPD 的危险因素，肺功能在正常范围，有慢性咳嗽、咳痰症状
Ⅰ级：轻度	FEV_1/FVC<70%，FEV_1≥80%预计值，有或无慢性咳嗽、咳痰症状
Ⅱ级：中度	FEV_1/FVC<70%，50%≤FEV_1<80%预计值，有或无慢性咳嗽、咳痰症状
Ⅲ级：重度	FEV_1/FVC<70%，30%≤FEV_1<50%预计值，有或无慢性咳嗽、咳痰症状
Ⅳ级：极重度	FEV_1/FVC<70%，FEV_1<30%预计值或 FEV_1<50%预计值，伴慢性呼吸衰竭

(五) 心理-社会状况

COPD 在社会、经济、心理各个方面影响病人的生活。因长期患病，社会活动减少、经济收入降低等方面的变化，易使病人产生焦虑和压抑的心理状态，失去自信，躲避生活，由于经济原因，病人可能无法按医嘱常规进行某些治疗，而只能在病情加重时应用。晚期自理能力下降常产生悲观厌世、自卑、抑郁情绪。

(六) 治疗要点

COPD 急性加重期以控制感染及对症治疗(祛痰、平喘、吸氧)为主。稳定期应加强锻炼，增强体质，避免呼吸道感染，预防复发；肺气肿阶段还应进行呼吸功能锻炼及长期家庭氧疗，以提高病人工作、生活能力、改善生命质量、预防并发症。

【常见护理诊断/问题】

1. 气体交换受损　与 COPD 致通气障碍有关。

2. 清理呼吸道无效　与痰液黏稠、咳嗽无力、支气管痉挛等有关。

3. 营养失调：低于机体需要量　与反复呼吸道感染、呼吸困难使能量消耗增加，进食量不足、缺氧致消化吸收功能障碍有关。

4. 潜在并发症:自发性气胸。

5. 知识缺乏:缺乏 COPD 防治知识。

【护理目标】

病人能有效进行呼吸功能锻炼、呼吸功能改善,表现为动脉血氧分压回升,二氧化碳分压下降,呼吸的频率、节律、深度正常;能有效咳嗽、排痰,呼吸道通畅,表现为呼吸音清晰,啰音消失;能合理膳食,补充营养,营养状况改善,表现为进食量和体重增加;不发生气胸或发生后得到及时处理;掌握并运用 COPD 的防治知识,表现为自觉戒烟,能够预防上呼吸道感染、进行家庭氧疗、节省体力和监测病情。

【护理措施】

(一)气体交换受损

除按本章第一节中的肺源性呼吸困难护理措施护理外,还应注意下列内容。

1. 调整体位 卧床时,取半坐或端坐位,利于膈肌下降,增加肺活量。坐位时,可通过支撑病人的手臂和上身,扩张胸廓,增加胸腔容量。站立位时,手臂或后背部要有支撑点,以减轻胸廓对胸腔的压力。见图 2-6。

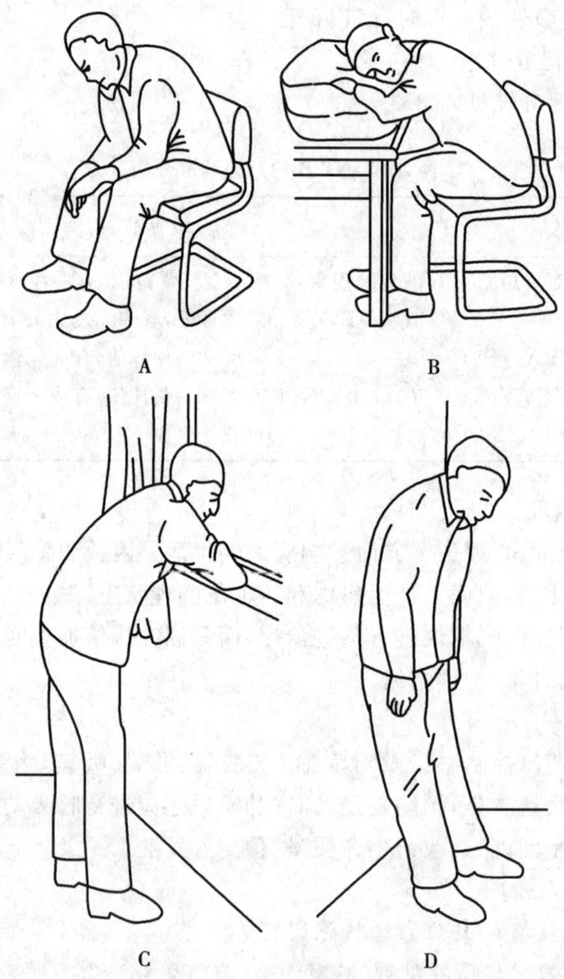

图 2-6 COPD 病人的体位

A. 松弛的坐位 B. 向前倾坐 C. 向前倾站 D. 松弛的站位

2. 吸氧　一般给予鼻导管持续低流量、低浓度吸氧，**氧流量**1～2L/min，**氧浓度**25%～29%，每天**持续** 10～15 **小时**，维持静息状态下 PaO_2 在 60mmHg 以上，或使 SaO_2 升至 90%，既能改善组织缺氧，也可防止因缺氧状态迅速解除而抑制呼吸中枢。吸氧有效的指标为病人呼吸困难减轻、呼吸频率正常、发绀减轻、心率减慢、活动耐力增加。

对 COPD 慢性呼吸衰竭者提倡进行长期家庭氧疗（LTOT），可提高生活质量及生存率。LTOT 指征为：① $PaO_2 \leqslant 55mmHg$ 或 $SaO_2 \leqslant 88\%$，有或没有高碳酸血症。② PaO_2 55～60mmHg 或 $SaO_2 < 89\%$，并有肺动脉高压、心力衰竭水肿或红细胞增多症（血细胞比容＞0.55）。

3. 遵医嘱应用平喘药物　包括短期按需应用以缓解症状及长期规则应用以减轻症状。可吸入 β_2 肾上腺素受体激动剂、抗胆碱能药、糖皮质激素气雾剂，或口服茶碱类药物（详见本章中支气管哮喘的相关治疗）。有研究显示，长期吸入糖皮质激素与长效 β_2 肾上腺素受体激动剂联合制剂，可增加运动耐量，减少急性发作频率，提高生活质量，改善肺功能。

4. 呼吸功能锻炼　主要进行**缩唇-腹式呼吸**锻炼（图 2-7、图 2-8）。锻炼时，病人取立位（体弱者可取半坐位），左、右手分别放在腹部及胸前，全身肌肉放松。吸气时用**鼻吸入**，**深吸**，尽量挺腹，胸部不动；呼气时用**口呼出**，口唇缩拢似吹口哨状，持续**缓慢呼气**，同时收缩腹部，胸廓保持最小活动幅度。缩唇大小程度与呼气流量由病人自行选择调整，以能使距离口唇 15～20cm 水平处蜡烛火焰随气流倾斜而又不熄灭为宜。缩唇缓慢呼气主要目的是增加气道压力，延缓气道塌陷，增加肺泡通气量。**吸与呼时间之比为** 1∶2～1∶3。每分钟呼吸 7～8 次，如此反复训练，每次锻炼 10～20 分钟，每日 2 次，熟练后逐步增加次数和时间，使之成为不自觉的呼吸习惯。

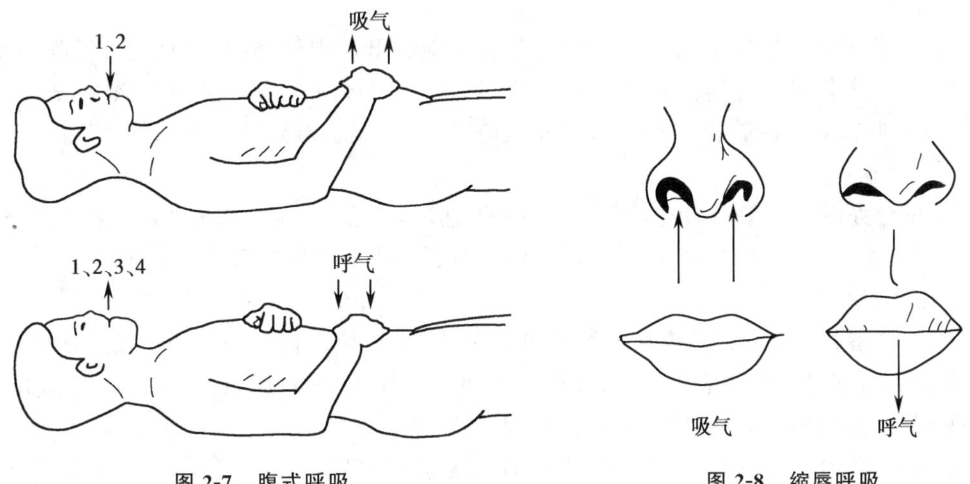

图 2-7　腹式呼吸　　　图 2-8　缩唇呼吸

另外，可以在腹部放置小枕头、书或杂志等锻炼腹式呼吸。

（二）清理呼吸道无效

除按本章第一节中的咳嗽、咳痰护理措施护理外，还应遵医嘱应用有效抗生素（参见本章第四节“肺炎病人的护理”）及祛痰镇咳药物。

祛痰镇咳药适用于痰液黏稠、咳嗽剧烈和喘息明显的病人，可选用下列药物。

1. 溴己新（必嗽平）　8～16mg，每日 3 次。偶有恶心、胃肠不适，个别病人可转氨酶暂时升高，减量或停药可恢复；胃溃疡病人慎用。宜饭后服用。

2. 盐酸氨溴索 30mg，每日3次。不良反应可有上腹部不适、食欲减退、腹泻，偶见皮疹、恶心、胃部不适、食欲缺乏、腹痛、腹泻。宜饭后服用。

3. N-乙酰半胱氨酸 0.2g，每日3次。此药有特殊气味，可引起呛咳、呕吐等，减量后消失；亦可引起支气管痉挛，哮喘病人及老年严重肺功能不全者慎用。

4. 羧甲司坦 0.5g，每日3次。偶有轻度头晕、恶心、胃部不适、腹泻、胃肠道出血和皮疹。

（三）营养失调：低于机体需要量

1. 增进食欲 鼓励病人进食，并经常变换食谱以刺激食欲。指导病人饭前休息至少30分钟，每日正餐应安排在病人最饥饿、休息最好的时间。气道痉挛明显者，可于餐前30分钟使用支气管扩张剂。提供舒适的进餐环境、餐前进行口腔护理均可增加病人的食欲。

2. 合理饮食 一般病人给予高蛋白、高热量、高维生素易消化食物，但对有二氧化碳潴留者，要避免摄入过多的糖类食品，以免产生二氧化碳过多，加重潴留。多食高膳食纤维的蔬菜和水果，促进肠蠕动，保持大便通畅。腹胀的病人应进软食，少量多餐。餐前和进餐时避免饮液体。

3. 营养状况监测 评估营养状况 动态监测病人的实际体重和理想体重的比值，可反映能量代谢的总体情况。通过测量肱三头肌皮褶厚度、上臂中部臂围、肌肉松弛无力程度、血清白蛋白等指标来反映营养状况。

（四）潜在并发症：自发性气胸

1. 避免诱因 航空、潜水作业而无适当防护措施时，从高压环境突然进入低压环境，机械通气压力过高，抬举重物用力过猛、剧烈咳嗽、屏气、大笑等均可诱发气胸发生。指导病人避免以上诱因。

2. 病情监测 监测病人的生命体征，若病人突然出现剧烈胸痛、咳嗽及进行性加重的呼吸困难，应警惕自发性气胸的发生，COPD病人感觉迟钝，应注意胸部体征改变，若一侧胸部隆起，呼吸运动与触觉语颤减弱，叩诊呈鼓音，听诊呼吸音减弱或消失，提示已并发气胸，应立即报告医生。

3. 配合处理 小量气胸病人应严格卧床休息，酌情给予镇静、镇痛药物。若气胸量大，呼吸困难严重，应立即排气减压或胸腔闭式引流（详见外科气胸护理措施）。

（五）健康教育

1. 心理指导 向病人及家属介绍COPD相关知识，使其认识到疾病虽然是不可逆的，但积极治疗和护理可减少急性发作，改善呼吸功能，延缓病情发展，提高生活质量。指导其以积极的心态对待疾病，持之以恒配合治疗和护理。

2. 避免诱因 如戒烟、改善环境卫生、加强劳动保护等。

3. 预防上呼吸道感染 上呼吸道感染是使COPD病情加重的主要因素，教育病人日常生活中注意预防。增加营养及进行体育锻炼和耐寒锻炼（如冷水洗脸、冷水擦身、冷水浴等），增强机体抵抗力；随天气变化及时增减衣物，避免淋雨、受凉、疲劳等降低机体抵抗力的因素；感冒流行季节，尽量少去公共场所，保持居室通风，并可用食醋5～10ml/m^3加等量水稀释后加热熏蒸；必要时应用流感疫苗或饮用中草药预防。

4. 合理休息与活动 急性加重期卧床休息，稳定期坚持力所能及的活动，尽可能生活自理。

5. 坚持长期呼吸功能锻炼及家庭氧疗。

6. 自我病情监测指导　告知病人发现咳嗽、咳痰、呼吸困难加重或出现发热等表现时，应及时就医，以防病情恶化。

【护理评价】

病人是否能进行呼吸功能锻炼，呼吸频率、节律、深度是否正常，动脉血气分析结果如何；能否有效咳嗽，排痰是否顺畅，有无呼吸困难表现，听诊呼吸音是否清晰，啰音是否消失；能否合理膳食，补充营养，营养状况有无改善，进食量和体重有无增加；是否出现自发性气胸，配合抢救效果如何；是否采取戒烟措施，戒烟效果如何；能否预防上呼吸道感染、进行家庭氧疗；是否能自我监测病情。

病人，女，55岁，教师。以咳嗽、咳痰10年，伴喘息2年，加重7天，于2006年5月10日入院。病人慢性咳嗽、咳痰10年，近2年来渐感呼吸急促、胸闷，活动时尤甚。7天前因受凉后咳嗽、咳痰加重，咳大量黄色黏稠痰液，咳痰不畅时，出现明显胸闷气急，不能入睡，食欲明显下降。体格检查：T 37.5℃，P 100次/分，R 26次/分，呼气时间延长伴哮鸣音，BP 120/80mmHg。口唇发绀，自感疲乏无力，说话费力。桶状胸，听诊两中下肺有湿啰音，余查体未见异常。辅助检查：血气 PaO_2：77mmHg，$PaCO_2$：40mmHg。胸部X线检查显示，两肺野透明度增加，横膈下移。

临床诊断：慢性支气管炎、慢性阻塞性肺气肿、肺心病代偿期。入院后给予抗生素控制感染、吸氧、镇咳祛痰及营养支持治疗。请讨论：

1. 引起COPD的病因有哪些？
2. 慢支及肺气肿的主要临床表现。
3. 进行家庭氧疗的指征及要求。
4. 如何指导肺气肿病人进行呼吸功能锻炼？

第三节　支气管哮喘病人的护理

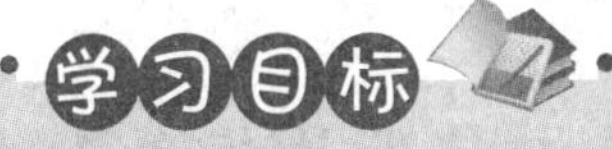

1. 了解支气管哮喘的概念及激发因素。
2. 熟悉支气管哮喘的发病机制、实验室及其他检查。
3. 掌握支气管哮喘病人的临床表现、护理措施及健康教育。
4. 熟练掌握定量雾化吸入器及峰流速仪的使用方法。
5. 具有关心、爱护、尊重病人的职业素质及团队协作精神。

支气管哮喘(bronchial asthma)简称哮喘，是一种由多种炎症细胞(如嗜酸性粒细胞、肥大细胞和T淋巴细胞等)参与的气道慢性炎症性疾病，以气道变应性炎症和气道高反应性为特征。气道炎症导致支气管平滑肌痉挛、黏膜肿胀、分泌物增加引起不同程度的可逆性气道狭窄。临床主要表现为反复发作的伴有哮鸣音的呼气性呼吸困难，症状可自行或经治疗后缓解。如诊治不及时，随病程的延长可产生气道不可逆性缩窄和气道重塑。哮喘是全球性最常见的疾病之一，全球约有1.6亿病人。一般认为儿童患病率高于青壮年，半数在12岁前发病，老年人群的患病率有增高趋势。成人男、女患病率大致相同。约40%的病人有家族史。

世界哮喘日

1998年12月11日为第一个世界哮喘日。自2000年起，为每年5月第2周的星期二。其宗旨是使人们意识到哮喘是一个全球性的健康问题，宣传已经取得的科技进步，并促使公众和有关当局参与实施有效的管理方法。

哮喘的发病机制不完全清楚，可概括为免疫-炎症机制、神经机制和气道高反应性及其相互作用。

1. 免疫-炎症机制 哮喘主要由接触变应原后导致气道炎症和气道高反应性而触发或引起。变应原进入具有特异性体质的机体后，可刺激机体产生大量特异性IgE，IgE与肥大细胞、嗜碱性粒细胞等表面的IgE受体结合。当变应原再次进入体内，即与受体上的IgE交联，使肥大细胞等合成并释放多种活性介质，如组胺、白三烯(LT)、前列腺素(PG)、血小板活化因子(PAF)、嗜酸性/中性粒细胞趋化因子(ECF/NCF)等，导致气道平滑肌收缩、腺体分泌增加、血管通透性增高和炎细胞浸润等，炎症细胞在介质的作用下又可分泌多种介质，使气道病变加重，产生哮喘发作。

根据变应原吸入后哮喘发生的时间，可分为速发型哮喘反应(IAR)、迟发型哮喘反应(LAR)和双相型哮喘反应(OAR)。IAR在吸入变应原的同时立即发生反应，15～30分钟达高峰，2小时逐渐恢复正常。LAR约在吸入变应原6小时后发作，持续时间长，症状重，常呈持续性哮喘表现。

2. 神经机制 哮喘与β-肾上腺素能神经功能低下和迷走神经功能亢进有关。

3. 气道高反应性 表现为气道对各种刺激因子出现过强或过早的收缩反应，是哮喘发生发展的另一个重要因素。

有关哮喘发病机制总结于图2-9。

【护理评估】

(一)健康史

哮喘病因不完全清楚，一般认为是**多基因遗传病**，受遗传和环境因素的双重影响。环境因素中可能引起哮喘的**激发因素**有：

1. 吸入性变应原 如**花粉**、尘螨、真菌孢子、动物毛屑、臭氧、二氧化硫、吸烟、烹调香味等。

2. 感染 细菌、病毒、原虫、寄生虫等感染。

3. 食物 鱼类、虾蟹、蛋类和牛奶等食物。

4. 药物 最常见的有**普萘洛尔**、阿司匹林、抗生素(如青霉素、磺胺类)等。碘造影剂、各种蛋白制剂或血清制剂也可诱发哮喘。

5. 其他 气候变化、运动、妊娠、情绪激动、紧张不安等。

评估时详细询问与哮喘有关的病因和诱因，以及家族中有无类似病人。了解病人的生活起居情况、家庭环境和生活习惯、有无过敏史。

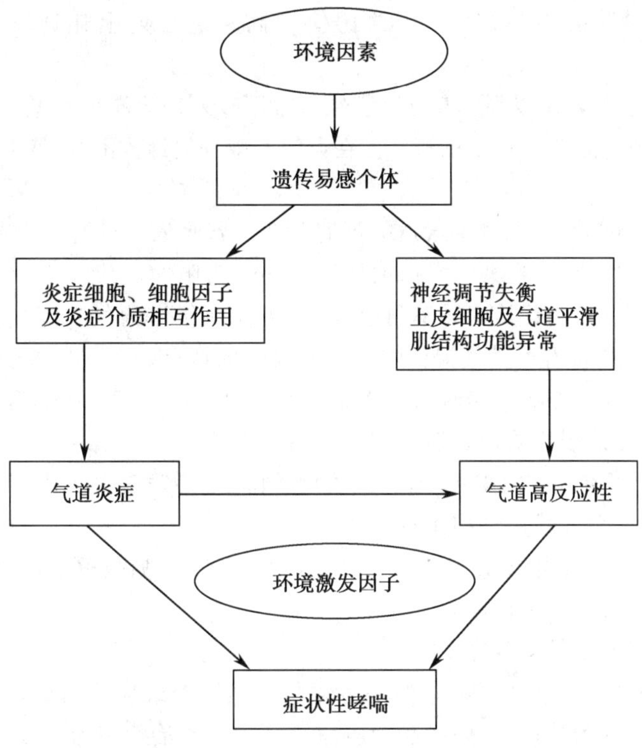

图 2-9 哮喘发病机制示意图

（二）临床表现

1. 症状 哮喘发作前常有先兆症状如干咳、打喷嚏、流清涕、胸闷等，典型的症状为**发作性伴有哮鸣音的呼气性呼吸困难**，或发作性胸闷和咳嗽，干咳或咳大量白色泡沫样痰，严重者被迫采取坐位或呈端坐呼吸。哮喘症状可在数分钟内发作，在夜间及凌晨发作和加重是哮喘的特征之一。接触变应原、吸入冷空气、病毒感染或情绪波动等可诱发或加重，症状可自行缓解或用支气管舒张药后缓解。

2. 体征 哮喘发作时胸廓呈过度充气状态，胸部叩诊呈过清音，听诊双肺可闻及**广泛性哮鸣音**，呼气延长。当气道严重阻塞时哮鸣音可减弱或消失。若伴有感染，则可闻及湿啰音。严重发作时可有颈静脉怒张、发绀、大汗淋漓、脉搏加快、奇脉及意识障碍等。非发作期可无任何体征。

3. 并发症 发作时可出现自发性气胸、急性呼吸衰竭或肺不张。长期反复发作和感染可并发慢支、肺气肿、肺纤维化和肺源性心脏病。

（三）实验室及其他检查

1. 血液常规检查 哮喘发作时**血嗜酸性粒细胞常升高**，合并感染时白细胞总数和中性粒细胞增高。

2. 痰液检查 涂片可见大量嗜酸性粒细胞和黏液栓。

3. 呼吸功能检查

(1)通气功能检测：在哮喘发作时呈**阻塞性通气功能改变**，呼气流速指标均显著下降，如 1 秒钟用力呼气量(FEV_1)、1 秒钟用力呼气量占用力肺活量比值($FEV_1/FVC\%$)及最高呼气流量(PEF)均减少。肺容量指标可见肺活量(VC)减少，残气量(RV)和肺总量

(TLC)增加,残气量与肺总量(RV/TLC)比值增高。缓解期上述通气功能指标可逐渐恢复。

(2)支气管激发试验:用以测定气道反应性。常用吸入剂为醋甲胆碱、组胺。此试验只适用于 FEV_1 在正常预计值70%以上的病人。在设定的激发剂量范围内,若 FEV_1 下降>20%为阳性。

(3)支气管舒张试验:用以测定气道的可逆改变。若吸入支气管舒张剂(如沙丁胺醇)后 FEV_1 较用药前增加>15%,且其绝对值增加>200ml,为阳性。

(4)呼气峰流速(PEF)及其变异率测定:PEF可反映气道通气功能变化,若日内或昼夜PEF变异率≥20%,则符合气道气流受限可逆性改变的特点。

4. 胸部X线检查 哮喘发作时双肺透亮度增高,呈过度充气状态,合并肺部感染时,可见肺纹理增粗及炎症的浸润阴影。缓解期多无明显异常。

5. 血气分析 哮喘发作时 PaO_2 有不同程度下降,重症哮喘气道阻塞严重 $PaCO_2$ 升高,出现呼吸性酸中毒或合并代谢性酸中毒。

6. 变应原检测 ①血清IgE升高。②变应原皮试:在哮喘缓解期用可疑的变应原作皮肤划痕或皮内试验,可呈阳性反应。

(四)哮喘的临床分期及病情评价

1. 急性发作期 是指气促、咳嗽、胸闷等症状突然发作或症状加重,常有呼吸困难伴哮鸣音,以呼气流量降低为特征,常因接触变应原等刺激物或治疗不当所致。其病情可分为轻度、中度、重度、危重度(表2-5)。

表2-5 哮喘急性发作期病情严重度的分级

程度	临床表现	血气分析	SaO_2	支气管舒张剂效果
轻度	对日常生活影响不大,可平卧,说话连续成句,步行、上楼时有气短。呼吸频率轻度增加,呼吸末期散在哮鸣音,脉率<100次/分。可有焦虑	正常	>95%	能控制
中度	日常生活受限,稍事活动便有喘息,喜坐,讲话常有中断,呼吸频率增加,哮鸣音响亮而弥漫。脉率100~120次/分,有焦虑和烦躁	$PaCO_2$<45mmHg PaO_2 60~80mmHg	91%~95%	部分缓解
重度	日常生活受限,喘息持续发作,只能单字讲话,端坐呼吸,大汗淋漓。呼吸频率>30次/分,哮鸣音响亮而弥漫。脉率>120次/分。常有焦虑烦躁	PaO_2<60mmHg $PaCO_2$>45mmHg	≤90%	无效
危重	病人不能讲话,出现嗜睡、意识模糊,哮鸣音明显减弱和消失。脉率>120次/分或不规则	PaO_2<60mmHg $PaCO_2$>45mmHg	<90%	无效

2. 非急性发作期 亦称慢性持续期。许多哮喘病人即使没有急性发作,但在相当长的时间内仍有不同频度和(或)不同程度地出现症状,肺通气功能下降。此期的病情轻重以哮喘控制水平判定,可分为控制、部分控制和未控制3个等级(表2-6)。

表 2-6 哮喘非急性发作期控制水平的分级

临床特征	控制 满足下列所有情况	部分控制 任何一周出现下列 1 种表现	未控制
日间症状	无(或≤2 次/周)	>2 次/周	任何一周出现部分
活动受限	无	任何 1 次	控制表现≥3 项
夜间症状/憋醒	无	任何 1 次	
对缓解药物/急救治疗的需求	无(或≤2 次/周)	>2 次/周	
肺功能(FEV_1)	正常	<80%预计值	
急性发作	无	≥1 次/年	任何 1 周出现 1 次

(五) 心理-社会状况

哮喘反复发作或发作时出现呼吸困难、濒死感,易导致病人精神紧张,甚至恐惧,而不良的情绪常会诱发或加重哮喘发作。哮喘持续发作,病人易对家属、医护人员或药物产生依赖心理。哮喘缓解后,病人又担心反复发作、不能痊愈、影响工作和生活。家庭成员因长期过度经济、体力负荷,可对治疗失去信心。

(六) 治疗要点

目前尚无特效治疗方法。治疗目的为控制症状,减少复发乃至不发作,长期使用最少量或不用药物能使病人活动不受限制,与正常人一样生活、工作和学习。治疗原则为避免诱因,控制急性发作和预防复发。治疗方法有脱离变应原或去除引起哮喘的激发因素、应用治疗哮喘药物、脱敏治疗等。

【常见护理诊断/问题】

1. 低效性呼吸型态 与哮喘发作时气道狭窄有关。

2. 清理呼吸道无效 与无效性咳嗽、痰液黏稠、支气管痉挛和疲乏有关。

3. 焦虑或恐惧 与哮喘发作伴濒死感、呼吸困难反复发作有关。

4. 潜在并发症:自发性气胸、急性呼吸衰竭。

5. 知识缺乏:缺乏支气管哮喘的预防保健知识。

【护理目标】

病人呼吸困难缓解,能进行有效呼吸,表现为呼吸型态正常、血气分析及肺功能结果在正常范围内;咳嗽减轻或消失,呼吸道通畅,表现为呼吸音清晰、无啰音;焦虑或恐惧减轻或消失;无并发症发生;能正确认识疾病,正确使用雾化吸入器及峰流速仪,正确进行自我病情监测及预防保健。

【护理措施】

(一) 低效性呼吸型态

1. 环境与体位 过敏原明确时,尽快脱离过敏环境。提供安静、舒适、温湿度适宜、空气流通的环境。室内不宜摆放花草,避免使用皮毛、羽绒或蚕丝织物。发作时协助病人采取合适的体位,如半卧位或坐位,提供床上桌以作支撑,减少体力消耗。合理安排各种治疗和护理措施,不影响病人的休息和睡眠。病情危重时,协助病人的生活起居和卫生处置,满足病人的需要。

2. 饮食 提供清淡、易消化、高蛋白、高热量、丰富维生素的饮食。避免进食硬、冷、油煎食物；多摄入新鲜蔬菜、水果，保持大便通畅；避免进食易过敏的食物，如鱼、虾、蟹、蛋类和牛奶等；避免刺激性食物，如胡椒、生姜等。

3. 病情观察 重症病人每隔10～30分钟测量呼吸、脉搏、血压一次，并进行血气分析，随时监测病情变化。对严重发作、经一般药物治疗无效时，或因痰液黏稠造成痰栓而加重呼吸困难、出现明显发绀神志不清时，应做好气管插管、气管切开及机械通气准备。

4. 吸氧 重度发作病人遵医嘱给予鼻导管或面罩吸氧，一般吸氧流量为2～4L/min，伴有高碳酸血症者应低流量(1～2L/min)吸氧。

5. 遵医嘱应用平喘药 治疗哮喘的药物主要有2类，即支气管舒张药和抗炎药。**支气管舒张剂**通过舒张支气管平滑肌**缓解哮喘**发作，常用药物有β_2肾上腺素受体激动剂（简称β_2激动剂）、茶碱类药物及抗胆碱药；**抗炎药**通过抑制炎症反应**控制哮喘**发作，常用糖皮质激素等。

(1)**β_2肾上腺素受体激动剂**：是控制哮喘急性发作的**首选药物**。

1)常用药物及其用法：短效制剂有沙丁胺醇、特布他林、非诺特罗等；长效制剂有丙卡特罗、沙美特罗和福莫特罗等。可吸入、口服和静脉注射给药。首选吸入法，包括定量气雾剂(MDI)吸入、干粉吸入、持续雾化吸入等。吸入药物直接作用于呼吸道，局部浓度高且作用迅速，所用剂量小，全身不良反应少。口服法不良反应较多，用于防治反复发作性哮喘和夜间哮喘。注射用药只用在其他疗法无效的重症哮喘。

2)疗效观察：短效制剂吸入后5～10分钟即可见效，可维持4～6小时。长效制剂可维持12～24小时。

3)不良反应及用药注意事项：β_2受体激动剂的不良反应为偶有头痛、头晕、心悸、手指震颤等，停药后症状可消失。药物用量过大可引起严重心律失常，甚至发生猝死。长期使用可产生耐受性使疗效降低，并有加重哮喘的危险，应注意避免。心衰、高血压、甲状腺功能亢进症、糖尿病等病人慎用或禁用。

(2)**茶碱类**：通过抑制磷酸二酯酶和促进内源性肾上腺素释放而松弛气道平滑肌。是目前治疗哮喘的有效药物，其扩张支气管作用优于β_2受体激动剂。

1)常用药物及其用法：氨茶碱、茶碱缓释片(舒弗美)及控释片等。口服给药用于轻、中度哮喘发作，控(缓)释片可用于控制夜间哮喘。静脉给药主要用于重度、极重度哮喘。茶碱与糖皮质激素合用具有协同作用。

2)不良反应及用药注意事项：①主要不良反应是胃肠道、心脏和中枢神经系统的毒性反应。氨茶碱用量过大或静脉注射速度过快可引起恶心、呕吐、头痛、失眠、心律失常，严重者可引起室性心动过速、血压下降、甚至抽搐死亡。**静脉注射**时速度宜慢，不宜超过0.25mg/(kg·min)，静脉滴注维持量为0.6～0.8mg/(kg·min)。用药时监测血药浓度可减少不良反应的发生，其安全浓度为6～15μg/ml。②茶碱与西咪替丁、喹诺酮类、大环内酯类等药物合用可影响其代谢，应减少用药量，并加强观察。③茶碱缓(控)释片内有控释材料，必须整片吞服，不能嚼服。

(3)**抗胆碱药**：可降低迷走神经兴奋性而起舒张支气管作用，并可减少痰液分泌。与β_2受体兴奋剂联合吸入有协同作用，尤其适用于夜间哮喘发作和痰多者。常用异丙托溴铵雾化吸入，约10分钟起效，维持4～6小时，不良反应少，少数病人有口干或口苦感。噻托溴铵作用可达24小时，不良反应更少。

(4)**糖皮质激素**：是目前治疗哮喘**最有效**的药物。主要作用机制是抑制炎症细胞的迁移和活化、细胞因子的生成、炎性介质的释放，增强平滑肌细胞β_2受体的反应性。

1)常用药物及其用法：①吸入药物：常用倍氯米松、氟替卡松、莫米松和布地奈德等，通常需规律吸入1周以上方能生效。激素吸入疗法是目前推荐长期控制哮喘的最常用方法。②口服药物：有泼尼松、泼尼松龙。用于吸入治疗无效或需要短期加强的病人。③静脉用药：重度或极重度哮喘发作时应及早应用氢化可的松或甲泼尼松静脉给药，待病情控制后改用口服或吸入给药维持。

2)不良反应及用药注意事项：①吸入药物的主要副作用为部分病人出现声音嘶哑、口咽部念珠菌感染、呼吸道不适等，应指导病人吸入激素后立即用清水漱口。②静脉滴注或口服激素，尤其长期使用时，应密切观察是否有消化性溃疡、肥胖、糖尿病、高血压、骨质疏松等副作用。注意监测血清电解质，以防止水、电解质紊乱。口服激素宜在饭后服用，以减少对胃肠道的刺激。③应用激素5天以上者应遵医嘱进行阶梯式逐渐减量，病人不得自行停药或减量。

(5)白三烯(LT)拮抗剂：具有抗炎及舒张支气管平滑肌作用。常用药物为口服扎鲁司特或孟鲁司特，主要不良反应是较轻胃肠道症状，少数有皮疹、血管性水肿、转氨酶升高，停药后可恢复正常。

(6)其他药物：色苷酸钠、酮替芬是用于**预防**哮喘最为有效的药物。

6. 遵医嘱应用免疫疗法　分为特异性和非特异性免疫疗法两种。特异性免疫疗法又称脱敏疗法，通常采用特异性变应原(如花粉、猫毛、螨等)做定期反复皮下注射，剂量由低到高，以产生免疫耐受性，使病人脱敏，预防哮喘发作。非特异性免疫疗法为注射卡介苗、转移因子、疫苗等生物制品，以抑制变应原反应过程。

哮喘急性发作期治疗用药选择

轻度发作病人，每日定时吸入糖皮质激素，出现症状时吸入短效β_2受体激动剂，效果不佳时，加用口服β_2受体激动剂控释片或茶碱控释片，或加用异丙托溴铵气雾剂吸入。中度发作病人加大糖皮质激素吸入剂量，规则吸入β_2受体激动剂或联合抗胆碱药吸入或口服长效β_2受体激动剂。若不缓解，可持续雾化吸入β_2受体激动剂，或口服糖皮质激素。必要时氨茶碱静脉注射。重度以上发作病人，持续雾化吸入β_2受体激动剂，或合并抗胆碱药，或静脉滴注氨茶碱或沙丁胺醇。静脉滴注糖皮质激素，待病情控制后(一般3～5天)改为口服。吸氧，如病情恶化，进行无创通气或气管插管机械通气。

(二)清理呼吸道无效

除按本章第一节中的咳嗽咳痰护理措施护理外，特别应注意稀释痰液，促进排痰。无心、肾功能不全者，每天饮水2500～3000ml。重症哮喘应静脉补液，滴速以30～50滴/分钟为宜。**不宜用超声雾化吸入**，因雾滴进入支气管作为异物刺激，引起支气管痉挛导致哮喘症状加重。

(三)焦虑/恐惧

哮喘发作时病人精神紧张、烦躁、焦虑、恐惧等心理反应，而不良情绪常会诱发或加重哮喘发作。医护人员应向病人解释避免不良情绪的重要性，尽量守护在病人床旁，通过语言和非语言沟通，解答病人有关疾病和治疗上的疑问，多安慰病人，提供良好的心理支持，使其产生信任和安全感。哮喘发作时，可采用背部按摩的办法使病人感觉通气轻松，并通过暗示、诱导或现身说法等方式或适当允许病人家属陪伴，使病人身心放松，情绪渐趋稳定，有利于症状缓解。不少有经验的哮喘病人，初感有胸闷时立即放松、静坐可避免发作。

（四）潜在并发症：急性呼吸衰竭

1. 避免诱因 呼吸道感染未控制、持续接触过敏原、严重脱水、酸中毒、精神紧张、突然停用糖皮质激素、合并心肺功能障碍等引起哮喘持续状态。应指导病人积极控制呼吸道感染、避免接触过敏原，及时补充水分，纠正酸中毒，遵医嘱合理用药等。

2. 病情监测 哮喘病人夜间发作较多，因此夜间更应加强巡视。观察病人的呼吸型态、临床表现、血压、脉搏和哮鸣音。病人极度呼吸困难、端坐呼吸，发绀明显、大汗淋漓、心慌、焦虑不安，体检可有颈静脉怒张、胸部呈过度充气状态，叩诊呈过清音，哮鸣音减弱或消失，心率增快、奇脉、胸腹反常运动等提示急性呼吸衰竭。应尽快报告医生。

3. 配合处理 持续雾化吸入 β_2 受体激动剂或合并抗胆碱药，或静滴氨茶碱或沙丁胺醇，静滴糖皮质激素，待病情控制和缓解后改为口服给药。注意维持水、电解质及酸碱平衡；遵医嘱给予鼻导管或面罩吸氧，氧流量 1～3L/min，氧气应温暖湿化。监测 PaO_2 和 $PaCO_2$，若 $PaO_2<60mmHg$，$PaCO_2>45mmHg$ 时应准备进行机械通气。

（五）健康教育

哮喘病人的教育与管理是提高控制率、减少复发、提高生活质量的重要措施。

1. 疾病知识指导 告诉病人哮喘的病因、临床表现、控制目的和治疗效果，使病人对疾病有充分认识，提高病人在治疗中的依从性，增强战胜疾病的信心。指导病人及其家人认识长期防治哮喘的重要性，通过教育使病人了解哮喘虽不能彻底治愈，但通过长期、适当、充分的治疗，完全可以有效控制哮喘发作，能坚持日常工作和学习。

2. 日常生活指导 保持有规律的生活和乐观情绪，据自身情况参加适当的体力活动，最大限度恢复活动能力。合理饮食。

3. 预防发作指导

(1)避免诱因：居住环境要求空气流通、新鲜，温度、湿度适宜。不宜在室内放置花草、地毯，不宜用羽毛枕头及被子，不养宠物。应注意避免房间内尘埃飞扬，或吸入刺激性物质。经常打扫房间，清洗床上用品，保持房间的清洁卫生，减少与空气中过敏原的接触。避免使用可能诱发哮喘的药物，如阿司匹林、普萘洛尔、吲哚美辛等。避免摄入引起过敏的食物。避免冷空气的刺激，戒烟或避免被动吸烟，预防呼吸道感染，保持有规律的生活和乐观情绪，防止情绪激动。教会病人建立良好的生活方式。

(2)药物预防：①**色甘酸钠**：是一种肥大细胞膜稳定剂，对预防运动或过敏原诱发的哮喘最为有效。可雾化吸入或干粉吸入给药，一般在 4 周内见效，如用药 8 周无效应弃用。少数病人吸入后有咽喉不适、胸部紧迫感、偶见皮疹，甚至诱发哮喘。必要时与 β_2 受体激动剂同时吸入。孕妇慎用。②**酮替芬**：能抑制肥大细胞释放介质，对季节性哮喘和轻症哮喘有效。在发作前 2 周开始服用，口服 6 周无效可停用，主要副作用有镇静、头晕、口干、嗜睡等，持续服药数天可自行减轻，慎用于高空作业人员、驾驶员、操纵精密仪器者。

(3)嘱病人随身携带止喘气雾剂，出现哮喘发作先兆时，立即吸入并保持平静，以迅速控制症状。

4. 用药指导　指导哮喘病人遵医嘱正确用药，并了解自己所用药物的药名、用法及使用注意事项、主要不良反应及如何采取措施减少不良反应。指导病人正确使用吸入装置进行吸入治疗。一般**先吸支气管扩张剂，后吸抗炎气雾剂**。

难治性哮喘是如何造成的？

当哮喘急性发作时，大部分病人仅会通过服用激素和氨茶碱暂时控制哮喘，当症状缓解后并未持续正规治疗；还有一些病人对吸入激素怀着莫名的恐惧心理，擅自停药；部分病人乱用口服激素。这些不规范的治疗导致很多病人肺功能受损，形成难治性哮喘。

(1)定量雾化吸入器(MDI)使用方法：取下盖帽，摇晃容器3～5秒。缓慢呼气至不能再呼时立即将喷口放入口中，双唇含住喷口，经口缓慢吸气，在深吸气过程中按压驱动装置，继续吸气至不能再吸时，屏气5～10秒，使较小的雾粒沉降在气道远端，然后缓慢呼气。休息3分钟后可再重复使用一次。吸入药物后漱口以清除残留在口咽部的药物。具体操作方法见图2-10。

(2)干粉吸入器：较常用的有碟式吸入器、都保装置和准纳器。

1)碟式吸入器(图2-11)：配备一个碟式吸纳器，8个由双层箔片保护着的小泡有规律地分布在碟上，每个小泡内盛有药物。使用时将碟片放入旋碟式干粉吸入器内，打开上盖至垂直位置(此时吸纳器上的刺针会刺穿碟片上的一个小泡，将里面的药物粉末放在碟式吸纳器里)，用口含住吸嘴用力深吸气，屏气数秒，重复上述动作3～5次，直到药粉吸尽为止。

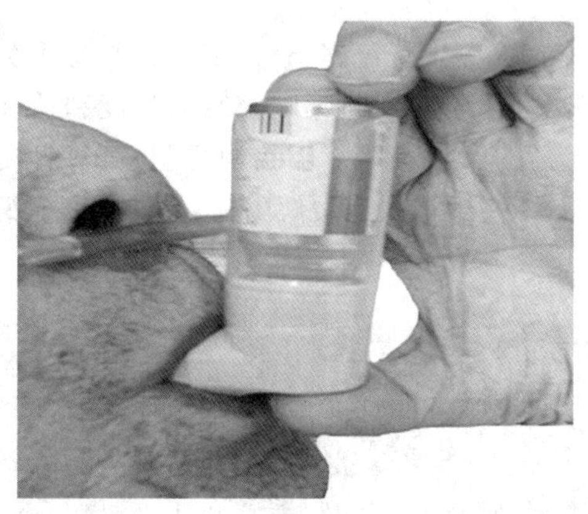

图2-10　定量雾化吸入器

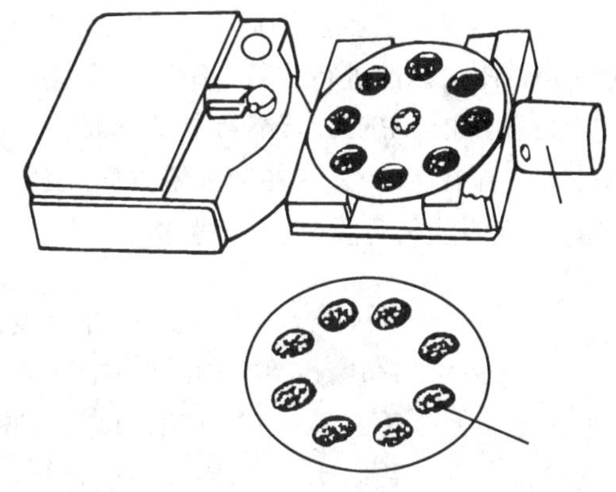

图2-11　碟式吸入器

2)都保干粉吸入器(图2-12)：适用于10岁以上的儿童。①旋转并移去瓶盖。②检查剂量指示窗，看是否还有足够剂量的药物。③一手拿都保，另一手握住底盖，先向右转到底再向左转到底，听到"咔"一声，即完成一次剂量的充填。④吸入之前，先轻轻地呼出一口气(勿对吸嘴吹气)，将吸嘴含于口中，并深深地吸口气，即完成一次吸入动作。⑤吸药后约屏气5～10秒。⑥用完后将瓶盖盖紧。

3)准纳器：适用于8岁左右或以上的孩子。①一手握住准纳器外壳，另一手拇指放在拇指握把处，并向外推动准纳器的滑动杆直至发出"咔哒"声，表明准纳器已做好吸药的

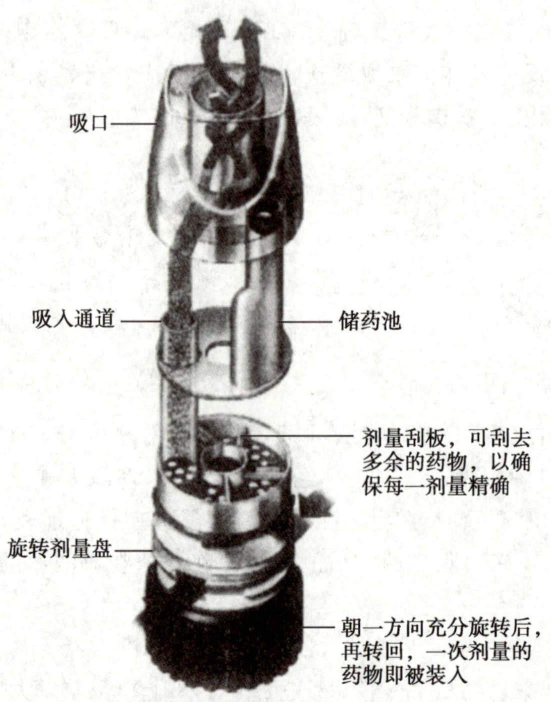

图 2-12 都保干粉吸入器

准备。②握住准纳器并使远离嘴，在保证平稳呼吸的前提下，尽量呼气。③将吸嘴放入口中，经口深吸气，屏气 10 秒。④拿出准纳器，缓慢恢复呼气，关闭准纳器（听到咔哒声表示关闭）。

5. 指导病人自我监测病情 教会病人使用峰流速仪测定峰流速值（PEFR）。将每天测量的 PEFR 与标准进行比较，不仅能早期发现哮喘发作，还能判断哮喘控制的程度和选择治疗措施。如果 PEFR 经常保持在 80%～100%，为安全区，表明哮喘控制理想，可每日使用长期控制药物；50%～79%为警告区，表明病情加重，需增加快速缓解药物；50%或以下为危险区，表明病情危重，需立即就医。

峰流速仪的临床应用

峰流速仪是目前国际上通用、简易、能在家中使用的测定肺功能的仪器。应用峰流速仪主要是测量呼气峰流速（PEF），也就是用力呼气时，气流通过气道的最快速率。正确的使用方法是取站立位，手拿峰流速仪，注意不要妨碍游标移动，并确认游标位于标尺的基底部。深吸气后将峰流速仪放入口中，用嘴唇包住吹气口，尽可能快而用力地呼气，注意不要将舌头放在吹气口内。再重复检查两次，选择三次的最高数值。

【护理评价】

病人呼吸型态是否恢复正常、血气分析及肺功能结果是否在正常范围内；呼吸道是否通畅、呼吸音是否清晰、无啰音；焦虑或恐惧是否减轻或消失；是否无并发症发生；是否能正确认识疾病、正确使用雾化吸入器及峰流速仪、正确进行自我病情监测及预防保健。

女性病人，20 岁，自述因气候变化而出现咳嗽、咳痰、气短不能平卧。检查发现病人烦躁不安，发绀明显，胸廓呈桶状，呼气性呼吸困难伴满布两肺哮鸣音。经吸入沙丁胺醇后症状缓解，诊断为支气管哮喘。回答下面问题：

1. 引起哮喘发作的激发因素有哪些？如何预防？
2. 典型哮喘发作的表现有哪些？
3. 不同程度哮喘发作如何选用药物？
4. 演示定量雾化吸入器的使用方法。

第四节　肺炎病人的护理

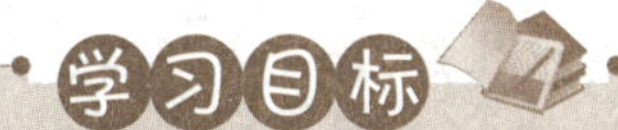

1. 了解肺炎的概念及分类。
2. 熟悉肺炎的常见护理诊断、实验室及其他检查。
3. 掌握肺炎的临床表现、护理措施及健康教育。
4. 熟练掌握肺炎病人的护理。
5. 具有关心、爱护、尊重病人的职业素质及团队协作精神。

肺炎(pneumonia)是指终末气道、肺泡和肺间质的炎症，是呼吸系统最常见的疾病，可由多种因素引起。细菌性肺炎是最常见的肺炎，发病率及病死率高，尤其是老年人或免疫功能低下者，在我国各种致死病因中，肺炎已居第 5 位。

终末呼吸单位

终末细支气管(直径 0.5mm)是最后的传导性气道，其下方即为终末呼吸单位，内含三级呼吸性细支气管，每个呼吸性细支气管均与 2～3 个肺泡管相连，肺泡管与肺泡囊、肺泡相连。参见本章第一节图 2-3。

一、肺炎分类

肺炎可根据病因、解剖特点和患病环境加以分类。其中病因分类更有利于选用合适的抗生素进行治疗。临床诊断时亦可将几种分类结合起来。

(一) 病因分类

1. 感染性肺炎　各种病原体均可引起肺炎，其中细菌感染最常见，约占肺炎的 80%。感染性肺炎依病原体不同可分为：

(1)细菌性肺炎：主要致病菌有：①需氧革兰染色阳性球菌如肺炎球菌、金黄色葡萄球菌、甲型溶血性链球菌等。②需氧革兰染色阴性菌如肺炎杆菌、流感嗜血杆菌、铜绿假单胞菌等。③厌氧杆菌如棒状杆菌、梭形杆菌等。

(2)病毒性肺炎:常见病毒有冠状病毒、腺病毒、呼吸道合胞病毒、流感病毒、巨细胞病毒、单纯疱疹病毒等。

(3)支原体肺炎:病原体为肺炎支原体,常同时有咽炎、支气管炎和肺炎,约占非细菌性肺炎的1/3以上。以儿童和青年人居多。

(4)真菌性肺炎:病原体有白色念珠菌、曲霉菌、放线菌、肺孢子菌等。多发生于长期应用广谱抗生素、糖皮质激素等免疫抑制剂后,也可因插管或体内留置导管而诱发。

(5)其他病原体所致肺炎:如立克次体(Q热立克次体)、弓形虫(鼠弓形虫)、寄生虫(如肺吸虫、肺血吸虫)、衣原体等。

病原体引起肺炎的机制

正常的呼吸道免疫防御机制使气管分叉以下的呼吸道保持无菌。病原体可以通过下列途径引起肺炎:①空气吸入;②血道播散;③邻近感染部位蔓延;④上呼吸道定植菌的误吸;⑤误吸胃肠道的定植菌;⑥通过人工气道吸入环境中的致病菌。病原体抵达下呼吸道后,引起肺泡毛细血管充血、水肿,肺泡内纤维蛋白渗出及细胞浸润。除了金葡菌、铜绿假单胞菌和肺炎克雷伯杆菌等可引起肺组织坏死外,肺炎治愈后多不留瘢痕,肺结构与功能均可恢复正常。

2. 理化性肺炎 吸入有毒气体、液体等化学物质,可引起化学性肺炎;放射线照射可损伤肺引起放射性肺炎。

3. 变态反应性肺炎 变应原引起的机体变态反应或异常免疫反应时可引起变态反应性肺炎。

(二)解剖分类

1. 大叶性肺炎 病原体先在肺泡引起炎症,经肺泡间孔向其他肺泡扩散,致使部分肺段或整个肺段、肺叶的炎症,又称肺泡肺炎。细菌是此型肺炎的主要病因,以肺炎球菌最为多见。典型病理变化为肺实变,通常并不累及支气管。

2. 小叶性肺炎 病原体经支气管侵入,引起细支气管、终末细支气管及其远端肺泡的炎症,又称支气管肺炎。常继发于呼吸道疾病及长期卧床的危重病人,可由细菌、病毒、支原体等引起,无实变体征。

3. 间质性肺炎 以肺间质为主的炎症,病变主要累及支气管壁、支气管周围组织和肺泡壁。由于病变在间质,呼吸道症状比较轻,体征也较少。可由细菌、病毒、支原体、肺孢子菌、理化因素和变应原等引起。

(三)患病环境分类

1. 社区获得性肺炎(community-acquired pneumonia,CAP) 指在医院外罹患的感染性肺实质炎症。主要致病菌为**肺炎球菌**,约占40%;革兰阴性杆菌者约占20%,其中最常见的是肺炎杆菌;非典型病原体有支原体、病毒等。

2. 医院获得性肺炎(hospital-acquired pneumonia,HAP) 指病人在入院时不存在、也不处于感染潜伏期,而于**入院48小时后**在医院内发生的肺炎。我国医院获得性肺炎占院内感染的第一位,多继发于各种原发疾病危重的病人,耐药菌株多,且**革兰阴性杆菌**所占比例高,可达50%,其病死率高达30%~40%,治疗困难。

本节重点讨论肺炎球菌肺炎病人的护理。

二、肺炎球菌肺炎病人的护理

肺炎球菌肺炎(pneumococcal pneumonia)是由肺炎球菌所引起的肺实质急性炎症。约占社区获得性肺炎的半数以上。本病以冬季及初春为高发季节,男性多于女性,临床以起病急骤、寒战、高热、咳嗽、咳铁锈色痰和胸痛为特征。因抗生素及时有效应用,典型病例已日趋减少。

【护理评估】

(一) 健康史

1. 病因 肺炎球菌为革兰染色阳性球菌,多成双排列或短链排列,又称肺炎链球菌。有荚膜,其毒力大小与荚膜中的多糖结构有关。经阳光直射 1 小时,或加热至 52℃ 10 分钟可杀灭,对苯酚等消毒剂也较敏感,但在干燥的痰中可存活数月。机体免疫功能正常时,肺炎球菌是寄居在人体口腔及鼻咽部的一种正常菌群,当呼吸道局部防御能力及全身抗病能力降低时,其向下侵入肺泡引起肺炎。

肺炎球菌肺炎的病理变化

肺炎球菌在肺泡内生长繁殖,引起肺泡壁水肿、白细胞和红细胞渗出,含有细菌的渗出液经肺泡孔扩展,可累及几个肺段甚至整个肺叶。因病变开始于肺的外周,易累及胸膜,引起渗出性胸膜炎。典型的病理改变有充血期、红色肝变期、灰色肝变期及消散期。因肺炎球菌不产生毒素,不引起组织坏死,病变消散后肺组织完全恢复正常。极少数病人由于机体反应性差,纤维蛋白不能完全吸收,可形成机化性肺炎。

2. 诱因 多种因素损伤人体免疫力时,病原菌达到下呼吸道引起肺炎。常见因素有受凉、淋雨、疲劳、醉酒、病毒感染史等。

(二) 临床表现

发病以原先健康的青壮年多见。病前常有诱因,部分病人可有数日上呼吸道感染的前驱症状。典型病例起病急骤。

1. 症状

(1)全身症状:**突起寒战,继之高热**,数小时内体温可高达 39～41℃,多数病人呈**稽留热**;同时伴有头痛、全身肌肉酸痛;部分病人可伴有恶心、呕吐、腹胀、腹泻等消化道症状;严重病例出现烦躁、意识模糊、昏迷等神经精神症状。

(2)呼吸道症状:①**胸痛**:胸痛明显,于深呼吸或咳嗽时加剧,如炎症波及膈胸膜时疼痛可放射至肩部或上腹部。②**咳嗽、咳痰**:初起时为干咳,渐有少量黏液痰,以后痰量增多且变为黏液脓性,咳**铁锈色痰(rusty sputum)为特征性表现**。③**呼吸困难**:当肺炎病变广泛时可表现为呼吸困难。

2. 体征 病人呈急性病容,面颊绯红,鼻翼扇动,口唇周围可有单纯疱疹,严重者可有发绀、心动过速或心律不齐。早期肺部无明显异常,可仅有患侧呼吸运动减弱及呼吸音降低;肺实变时有典型体征,病侧呼吸运动减弱,触觉语颤增强,叩诊呈浊音或实音,可听到**支**

气管呼吸音；消散期可听到湿啰音。

3. 并发症 重症病人可并发感染性休克，称为**中毒性肺炎或休克型肺炎**，尤其易发生于老年人。常发生在病程的72小时内，尤其是第一个24小时内，表现为血压下降至80/50mmHg以下甚至测不出，烦躁、面色苍白、四肢厥冷、意识模糊、出冷汗、脉搏细速、心音低钝、少尿或无尿，消化道可出现肠胀气和肠麻痹等表现，严重病例可出现昏迷，而呼吸道表现可不明显。

常见感染性肺炎的特点见表2-7。

表2-7 常见感染性肺炎的症状、体征和X线特征

病原体	病史、症状和体征	X线表现
肺炎球菌	起病急、寒战、高热、咳铁锈色痰、胸痛、肺实变体征	肺叶或肺段实变，无空洞，可伴胸腔积液
金黄色葡萄球菌	起病急、寒战、高热、脓血痰、气急、毒血症症状、休克	肺叶或小叶浸润，早期空洞，脓胸，可见液气囊腔
肺炎克雷伯杆菌	起病急、寒战、高热、全身衰竭、砖红色胶胨状痰	肺叶或肺段实变，蜂窝状脓肿，叶间隙下坠
厌氧菌	吸入病史，高热、腥臭痰，毒血症症状明显	支气管肺炎、脓胸、脓气胸，多发性肺脓肿
病毒	流行季节发病，起病急、发热、头痛，小儿、老人呼吸系统症状重	肺纹理增多，小片状或广泛浸润
支原体	多见于青少年，起病缓，可小流行、乏力、肌痛、头痛	下叶间质性支气管肺炎，3～4周可自行消散
念珠菌	多见于长期应用抗生素或慢性病者，畏寒、高热、黏痰	双下肺纹理增多，支气管肺炎或大片浸润，可有空洞

（三）实验室及其他检查

1. 胸部X线 早期仅见肺纹理增粗或病变部位模糊阴影，实变期可见大片呈肺叶或肺段分布的密度均匀的阴影，累及胸膜时可见肋膈角少量胸腔积液。消散期显示炎性浸润逐渐吸收，可有片状区域吸收较快，呈现“假空洞”征，多数病例在3～4周后完全消散。见图2-13。

2. 实验室检查

（1）白细胞计数及分类：典型病例血白细胞总数明显增高，中性粒细胞多在80%以上，严重者可见核左移及中毒颗粒。

（2）痰液检查：痰涂片革兰染色或痰培养发现肺炎球菌可确定病原体。

（四）心理-社会状况

由于本病起病急骤，短期内病情严重，病人及家属没有思想准备，常为疾病来势凶猛而焦虑不安，尤其是治疗不及时产生并发症，更加重病人的心理负担，注意评估病人心理反应。

（五）治疗要点

一经诊断应立即给予抗生素治疗，首选**青霉素G**，青霉素过敏者可选用呼吸氟喹诺酮类、头孢菌素类抗生素。抗生素治疗同时给予支持及对症治疗。有感染性休克时按感染性休克处理。

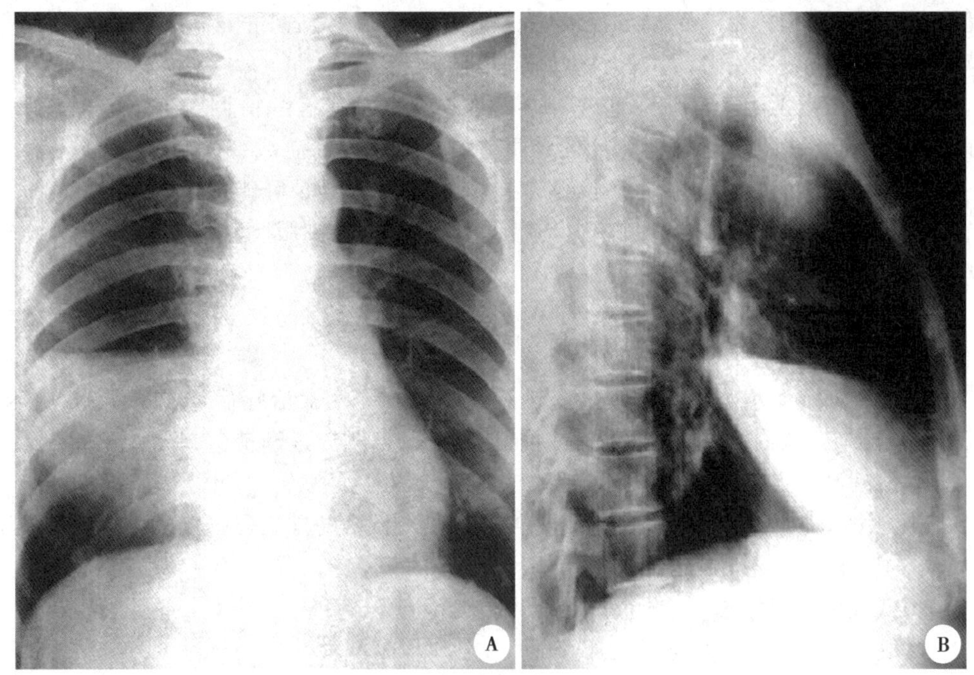

图 2-13　肺炎球菌肺炎胸片表现

A. 后前位　B. 侧位

【常见护理诊断/问题】

1. 体温过高　与感染有关。

2. 清理呼吸道无效　与肺部炎症、痰液黏稠、年老体弱、意识障碍有关。

3. 低效性呼吸型态　与大片肺组织炎症及胸痛有关。

4. 潜在并发症:感染性休克。

5. 知识缺乏:缺乏肺炎的预防保健知识。

【护理目标】

病人体温逐渐下降至正常;能有效咳出痰液,表现为气促减轻,呼吸音清晰,无啰音;不发生休克或发生后得到及时处理;能陈述肺炎的相关知识,并能够预防其发生。

【护理措施】

(一) 体温过高

1. 休息与环境　急性期卧床休息,协助病人满足生活需要。病室应阳光充足、空气新鲜,室内通风每日 2 次,每次 15～30 分钟。病人应注意保暖,避免受凉。环境保持整齐、清洁、安静和舒适。室温保持 18～20℃,相对湿度在 55%～60%为宜。

2. 饮食　及时补充营养和水分。高热时机体消化吸收功能降低、营养物质消耗增加,应给予高热量、高蛋白、高维生素、易消化的流质或半流质饮食。鼓励病人多饮水,每日摄入量在 2000～3000ml。高热暂不能进食者则需静脉补液,滴速不宜过快,以免引起肺水肿。

3. 保暖与降温　病人寒战时注意保暖,适当增加被褥。高热时予以物理降温,如温水、酒精擦浴,头置冰帽,头部或大动脉走行处冰袋冷敷,冷(温)盐水灌肠等。降温措施实施 30 分钟后应观察、记录降温效果。必要时遵医嘱使用退热剂如阿司匹林、对乙酰氨基酚,并注意观察药物副作用。

4. 口腔、皮肤护理　鼓励病人在清晨、餐后及睡前漱口,或协助病人漱口。口唇干裂可涂润滑油保护。口唇疱疹者可局部涂液体石蜡或抗病毒软膏，防止继发感染。大量出汗者应及时更换衣服和被褥，并保持皮肤的清洁干燥。

5. 遵医嘱应用抗生素 肺炎球菌肺炎常首选**青霉素**G，酌情调整剂量及给药途径。轻症每天240万U，分3次肌肉注射；稍重者静脉滴注；重症或并发脑膜炎病人每日剂量1000万～3000万U，分4次静脉滴注。滴注时每次量尽可能在1小时内滴完，以达到有效血药浓度。对青霉素过敏者，轻症可改用红霉素口服，重症用头孢菌素或喹诺酮类药物。

应用抗菌药物后，高热常在3～4天内消退，疗程一般为7～14天，或**退热后3天停药**，或由静脉用药改为口服给药，维持数天。

6. 病情观察 注意监测病人体温变化。一般病人抗生素治疗后体温下降，呼吸困难、胸痛、咳嗽、咳痰改善，白细胞逐渐降低或恢复正常，肺部阴影逐渐消散、吸收。

(二) 清理呼吸道无效

以遵医嘱应用敏感抗生素减轻组织水肿、减少渗出，协助排痰通畅气道为主。参见本章第一节中的咳嗽咳痰护理措施。

(三) 低效性呼吸型态

1. 体位 安置病人采取舒适的半坐卧位。

2. 氧气吸入 气急发绀者用鼻导管或鼻塞法给氧，4～6L/min，纠正组织缺氧，改善呼吸困难。

3. 镇痛与镇静 有明显胸痛者，可用少量止痛剂，如甲基吗啡15mg以缓解疼痛；对烦躁不安、谵妄者可按医嘱给地西泮、水合氯醛等镇静剂。余护理措施参见本章第一节中胸痛的护理。

(四) 潜在并发症：感染性休克

1. 病情观察 密切观察生命体征和病情变化，当出现高热骤降至常温以下、脉搏细速、脉压变小、呼吸浅快、烦躁不安、面色苍白、肢冷出汗、尿量减少(每小时少于30ml)等早期休克征象时，应及时通知医生，准备药品，配合抢救。

2. 配合处理 准确记录出、入液量，估计病人的组织灌流情况。

(1)**环境与体位**：将病人安置在监护室，专人护理。取头胸部与下肢均抬高约30°的体位，以利于呼吸和静脉血回流，增加心输出量。尽量减少搬动，并注意保暖。

(2)**休息与饮食**：尽量将治疗和护理集中在同一时间内完成，以保证病人有足够的休息时间。有明显麻痹性肠梗阻或胃扩张者应暂禁食、禁饮和胃肠减压。

(3)**吸氧**：迅速给予高流量吸氧，有助于改善组织器官的缺氧状态。

(4)**遵医嘱用药**：尽快建立两条静脉通道，遵医嘱输液以扩充血容量，使用抗生素、糖皮质激素、5%碳酸氢钠溶液及血管活性药物等，以恢复正常组织灌注，改善微循环功能。

1)**扩充血容量**：扩容是抗休克最基本的措施。一般先输低分子右旋糖酐，以迅速扩充血容量，降低血液黏稠度，疏通微循环，防止弥散性血管内凝血(DIC)。然后输5%葡萄糖盐水、复方氯化钠溶液、葡萄糖溶液等。可在中心静脉压监测下决定补液量和速度，以中心静脉压不超过10cmH_2O，尿量每小时大于30ml为宜。

2)**纠正酸中毒**：常用5%碳酸氢钠溶液静脉滴注。碱性药物因配伍禁忌较多，可集中先行输入，后给其他药物。

3)**血管活性药物**：在补充血容量和纠正酸中毒后，末梢循环仍无改善时可应用血管活性药物,如多巴胺、间羟胺等。血管活性药物应由单独一路静脉输入,以便随时根据血压的变化调整滴速,**维持收缩压在** 90～100mmHg,保证重要器官的血液供应,改善微循环。滴注时药液不得外溢至组织中,以免局部组织缺血坏死,如不慎漏至血管外周围组织,应立即停止滴注,进行局部封闭或用硫酸镁湿热敷。多巴胺滴速过快时可导致心动过速,甚至诱发心律失常、头痛等,减慢滴速或停用药,上述症状可自行消失。有高血压、心脏病、甲亢、动脉硬化者应慎用间羟胺。使用血管活性药抗休克时必须先扩充血容量。

4)**糖皮质激素**:常用氢化可的松、地塞米松加入葡萄糖液中静滴。

5)**抗菌药物**:应早期使用足量有效抗菌药物,联合用药,静脉给药,并注意疗效及毒副作用,发现异常情况及时报告医师并协助处理。

3. 疗效监测 随时监测病人意识、血压、脉搏、呼吸、体温、皮肤黏膜、尿量的变化,判断病情转归。扩容治疗要求达到收缩压大于 80mmHg,脉压大于 30mmHg,尿量每小时大于 30ml,脉率每分钟小于 100 次。如病人神志逐渐清醒、表情安静、皮肤转红、脉搏有力、呼吸平稳规则、血压回升、尿量增多、皮肤及肢体变暖,提示病情已好转。

(五)健康教育

1. 疾病知识教育 向病人宣传肺炎的基本知识,了解肺炎的病因、诱因、病程和诊疗措施,以便减轻心理反应、配合治疗。

2. 营养、休息与环境 增加营养的摄入,保证充足的睡眠时间,避免过度劳累,生活有规律,劳逸结合;房间应有良好的通风以减少空气污染。

3. 增强抵抗力 平时应注意锻炼身体,尤其要加强耐寒锻炼,并协助制订和实施锻炼计划。

4. 避免诱因 指导慢性病病人要注意天气变化,随时增减衣服。避免受寒、酗酒及吸烟等诱发因素,防止上呼吸道感染。对年老体弱和免疫功能减退者,如糖尿病、慢性肺病、慢性肝病等,按医生的建议注射流感或肺炎免疫疫苗,有感染征象时及时就诊。

【护理评价】

病人体温是否恢复正常,呼吸系统及全身症状是否减轻;咳嗽、咳痰是否顺畅,气促、胸痛有无减轻,呼吸是否平稳,呼吸频率、节律、深度是否正常,呼吸音是否清晰,有无啰音;有无中毒性休克的表现,配合抢救效果如何;病人是否了解肺炎的相关知识,能否预防呼吸道感染。

知识拓展

呼吸系统感染性疾病常用抗生素见表 2-8。

表 2-8 呼吸系统常用抗生素的主要作用、不良反应和注意事项

药名	主要作用	不良反应	注意事项
青霉素 G	G^+球菌、螺旋体感染等	过敏反应、局部刺激	常规过敏试验、临用时配制
苯唑西林	耐青霉素 G 细菌感染	过敏反应	皮试阴性后再用
氨苄西林	G^+和 G^-菌感染	过敏反应	青霉素过敏者禁用
头孢氨苄 头孢噻肟	G^+菌感染	过敏反应、胃肠反应抑制维生素 K 合成,引起出血,肾脏损害	不宜与抗凝剂、氨基苷类合用,观察尿液改变

续表

药名	主要作用	不良反应	注意事项
庆大霉素 卡那霉素 阿米卡星	对多数 G^- 菌有作用，对铜绿假单胞杆菌有特效	听神经损害、肾脏损害	老年人、肾功能不良者慎用或减量，孕妇慎用，监测听力变化及尿液改变
红霉素	G^+ 菌感染	胃肠反应、静滴过快可引起局部疼痛或血栓性静脉炎	肝功能不良者慎用，不能用生理盐水稀释，进食前后 1 小时服药，不宜酸性饮食
林可霉素	G^+ 菌感染	胃肠反应	肝、肾功能不良者慎用
诺氟沙星 氧氟沙星 环丙沙星	对 G^-、G^+ 菌、铜绿假单胞菌、淋球菌有作用	胃肠反应、神经系统症状	肝、肾功能不良者、有惊厥史者慎用，小儿孕妇禁用
磺胺甲噁唑 磺胺异噁唑	对多数 G^+ 菌和 G^- 菌有抑制作用	过敏反应、偏酸性尿液中析出结晶引起血尿、尿闭等，造血系统损害	用药前询问过敏史，服药期间多饮水并碱化尿液，长期用药者定期血液检查
甲硝唑	厌氧菌、滴虫感染	胃肠反应，少数可有皮疹、膀胱炎、肢体麻木	孕妇、哺乳期妇女、中枢神经性疾病、血液病病人禁用
两性霉素 B	全身性深部真菌感染	肝肾损害、贫血等，静脉滴注过快可引起惊厥、心律失常，甚至心跳骤停	不能用生理盐水溶解，饮食中补钙、钾，限钠，溶药时不能过分振荡药液
氟康唑	白色念珠菌、隐球菌感染	胃肠反应、皮疹、肝肾损害、血液系统损害	孕妇、哺乳期妇女、周岁以内小儿禁用

思考题

病人，男性，25 岁，主因寒战高热 2 天，躁动不安 4 小时入院。2 天前病人受凉后突发高热，最高达 39.7℃，伴寒战、咳嗽、胸痛，自服阿司匹林 2 片后体温下降至 38.5℃，伴大汗、头晕、乏力、口渴，24 小时尿量约 500ml。4 小时前出现烦躁不安，四肢厥冷速来急诊。体格检查：T 38℃，P 124 次/分，R 30 次/分，BP 80/50mmHg。意识模糊、烦躁，口唇发绀、颜面苍白，皮肤无黄染及皮疹，咽部充血，气管居中，右胸下部叩诊呈浊音，心界不大，心率 124 次/分，律齐，右下肺可闻及管状呼吸音，胸膜摩擦音(+)，腹部检查无异常，四肢湿冷。辅助检查：血常规白细胞 17.2×10^9/L，中性粒细胞 90%，血红蛋白 130g/L，血小板 206×10^9/L；心电图示窦性心动过速；胸片示右下肺大片高密度阴影，肋膈角可见少量胸腔积液。

临床诊断：右下肺炎合并胸腔积液、休克性肺炎。入院后给予抗感染、扩容、吸氧及对症治疗。请讨论：

1. 该病人的主要护理诊断有哪些？
2. 体温过高的护理措施。
3. 列举中毒性肺炎的抢救原则。

第五节　支气管扩张病人的护理

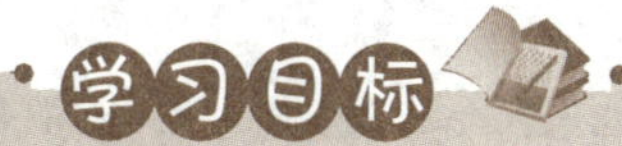

1. 了解支气管扩张的概念。
2. 熟悉支气管扩张的实验室及其他检查、治疗要点及保健指导。
3. 掌握支气管扩张病人的临床表现、护理措施。
4. 熟练掌握体位引流护理。
5. 学会纤维支气管镜检查术的护理。
6. 具有关心、爱护、尊重病人的职业素质及团队协作精神。

支气管扩张症(bronchiectasis)是由于支气管及其周围肺组织的慢性炎症和阻塞,导致支气管管腔扩张及变形的慢性支气管化脓性疾病。多于幼年、青年期起病,常有童年患麻疹、百日咳后继发支气管肺炎的病史。临床表现为慢性咳嗽、咳大量脓痰和反复咯血。本病男性多于女性,随着免疫接种和抗生素的应用,发病率已明显降低。

【护理评估】

(一)健康史

1. 支气管-肺组织感染和阻塞　婴幼儿患麻疹、百日咳后并发支气管肺炎是支气管-肺组织感染和支气管阻塞所致的支气管扩张最常见的原因。支气管、肺组织反复感染破坏了支气管管壁各层组织,削弱了管壁的支撑作用,在咳嗽时管腔内压增高,以及呼吸时胸腔内压的牵引,逐渐形成支气管扩张。总之,感染引起支气管阻塞,阻塞又加重感染,两者互为因果,促使支气管扩张的发生与发展。此外肺结核纤维组织增生和收缩牵引;支气管结核引起管腔狭窄、阻塞;肿瘤、异物吸入也可导致支气管扩张。

左下肺叶支气管细长、与主支气管的夹角大、受心脏及大血管压迫等致引流不畅,因此继发于支气管-肺组织感染的支气管扩张常**好发于左下肺**。肺结核所致的支气管扩张多位于上肺。

2. 支气管先天性发育缺损和遗传因素　较少见,常与鼻窦炎、右位心同时存在。

(二)临床表现

支气管扩张病程呈慢性经过,多在儿童或青年时起病,多数病人童年有麻疹、百日咳或支气管肺炎迁延不愈病史,以后常有反复发作的下呼吸道感染。临床表现的轻重与支气管病变程度有关。

1. 症状

(1)**慢性咳嗽伴大量脓痰**:咳嗽、痰量与体位改变有关,晨起或夜间卧床转动体位时咳嗽加剧、咳痰量增多,若体位不当,则咳嗽频繁而排痰减少。可据痰量估计病情严重程度:轻度＜10ml/d,中度10～150ml/d,重度＞150ml/d。伴急性呼吸道感染时,痰量增多且呈黄绿色脓性痰,每日可达数百毫升。痰液静置后出现分层特征,即上层为泡沫,下悬脓性成分,中层为混浊黏液,下层为坏死组织沉淀物。若混合厌氧菌感染,则痰和呼气有臭味。

(2)**反复咯血**:50%～70%的病人有反复咯血,从痰中带血至大量咯血不等,咯血量与病情的严重程度、病变范围有时并不一致。**窒息**是大量咯血病人最主要的危险。少数病人以反复咯血为唯一症状，称为**“干性支气管扩张”**。

(3)**反复肺部感染**：由于扩张的支气管引流差，反复发生同一肺段的肺炎并迁延不愈是其特征。

(4)**慢性感染中毒症状**：可出现发热、乏力、食欲减退、消瘦、贫血等全身毒性症状。病程迁延反复至慢性重症时，病人稍活动即有气促，营养失调及劳动力明显减退。

2. 体征 支气管扩张病人早期或干性支气管扩张可无异常体征，病情严重或继发感染时，常可闻及**下胸部及背部局限性、固定性粗湿啰音**。由肺结核病引起者，常在肩胛间区闻及湿啰音。部分慢性病人伴有杵状指(趾)。

(三)实验室及其他检查

1. 实验室检查 痰涂片或细菌培养可发现致病菌；继发急性感染时血白细胞计数和中性粒细胞可增多；慢性病人反复咯血可造成红细胞及血红蛋白减少。

2. 胸部X线检查

(1)胸部X线平片(图2-14)：早期无异常或仅见患侧肺纹理增多增粗现象。典型的X线表现为粗乱肺纹理中有多个不规则的环状透亮阴影或沿支气管的卷发状阴影，感染时阴影内出现液平面。

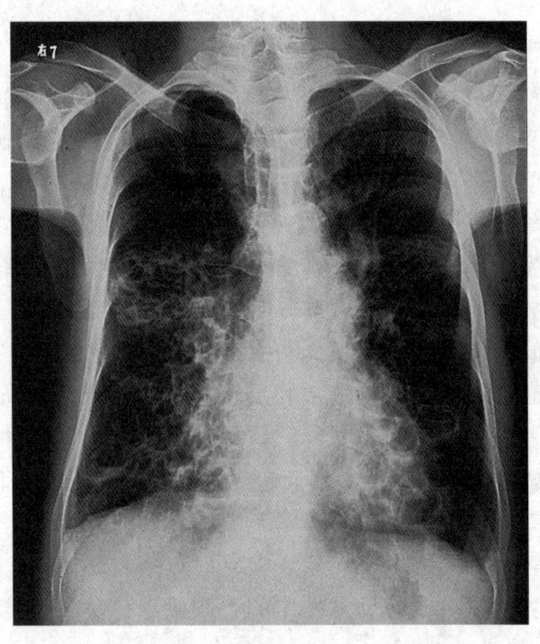

图2-14 支气管扩张胸片表现

(2)胸部CT检查(图2-15)：为目前主要诊断方法。显示管壁增厚的柱状扩张，或成串成簇的囊样改变。

(3)支气管造影：可确诊本病，确定病变部位、性质、范围、严重程度，为治疗或手术切除提供重要参考依据。但由于为创伤性检查，已被CT取代。

3. 纤维支气管镜技术 可明确出血、扩张或阻塞部位，还可进行局部灌洗，取得冲洗液作微生物学检查。

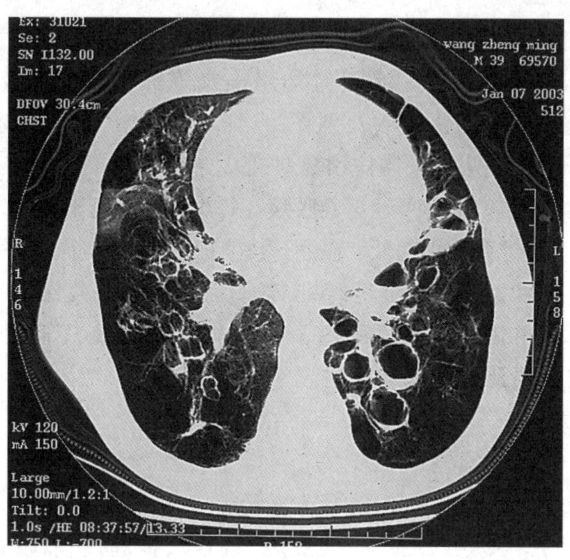

图 2-15　支气管扩张 CT 表现

支气管肺泡灌洗

支气管肺泡灌洗是以纤维支气管镜伸入到肺段或亚段支气管,反复以无菌生理盐水灌洗、回收的一项技术。对其回收液进行细胞学、生化学、酶学和免疫学等一系列检测和分析,是作为研究肺部疾病的病因、发病机制、诊断、评价疗效和判断预后的一项手段。依灌洗范围和应用的不同,可分为全肺灌洗和肺段或亚段灌洗。

(四) 心理-社会状况

支气管扩张病人可因病情反复发生,而产生焦虑、烦躁等不良情绪;大咯血或反复咯血不止时,病人常出现紧张、惧怕等心理反应。

(五) 治疗要点

治疗原则是防治呼吸道反复感染及促进痰液引流,必要时手术治疗。积极使用有效抗生素控制感染,是急性感染期的主要治疗措施,必要时手术切除支气管扩张的肺叶或肺段。

【常见护理诊断/问题】

1. 清理呼吸道无效　与痰多黏稠及无效咳嗽有关。

2. 组织完整性受损　与慢性炎症致支气管壁毛细血管扩张及血管瘤破裂出血有关。

3. 有窒息的危险　与大咯血有关。

4. 知识缺乏:缺乏有关支气管扩张的预防保健知识。

【护理措施】

(一) 清理呼吸道无效

除本章第一节中的咳嗽咳痰的护理措施外,应用下列措施。

1. 遵医嘱应用药物

(1)抗菌药物:一般轻症者可口服阿莫西林,氨苄西林,第一、二代头孢类抗生素,喹诺酮类或磺胺类抗菌药。严重感染时,尤其是假单孢属细菌感染者,常需第三代头孢菌素加氨基糖苷类药联合静脉用药。如有厌氧菌混合感染者加用甲硝唑或替硝唑。注意观察药物疗效及副作用(详见本章中“肺炎“的相关内容)。

(2)祛痰剂和支气管舒张剂:祛痰剂可选用溴己新、复方甘草合剂等;或生理盐水加α-糜蛋白酶超声雾化吸入,使痰液稀释。必要时加用支气管舒张剂喷雾吸入,以缓解支气管痉挛,提高祛痰效果。注意观察药物疗效及副作用(详见本章中“支气管哮喘”的相关内容)。

2. 体位引流 具体方法见本节体位引流护理。

3. 吸痰 痰液黏稠无力咳出者,可经鼻腔吸痰。每次吸引时间不超过15秒,两次抽吸间隔时间一般在3分钟以上。为防止吸痰引起低氧血症,重症病人应在吸痰前、后适当提高吸入氧的浓度。

4. 纤维支气管镜应用 必要时可经纤维支气管镜吸痰,并经纤维支气管镜滴入祛痰剂及抗生素,清除黏膜水肿和减轻支气管阻塞。参见本节“纤维支气管镜检查术护理”。

(二)组织完整性受损及有窒息的危险

护理措施参见本章第一节中的咯血护理。

(三)健康教育

1. 疾病知识指导 向病人及家属介绍支气管扩张的相关知识,如发病原因、临床表现、治疗和护理措施,使病人认识疾病的发生、发展与治疗、护理过程,从而积极配合治疗与护理,控制疾病发展。

2. 培养病人自我保健的意识和能力

1)预防呼吸道感染:指导病人参加体育锻炼,增加营养,增强机体抗病能力;戒烟,避免接触呼吸道感染病人,防止烟尘刺激,注意保暖,以防止发生呼吸道感染。

2)自我护理:指导病人学会有效咳嗽、湿化痰液、体位引流的方法,以及常用药物的用法、不良反应的观察等。学会防止窒息的措施。

3)自我监测病情:学会对感染、咯血等症状的观察,一旦发现症状加重,应及时就医。

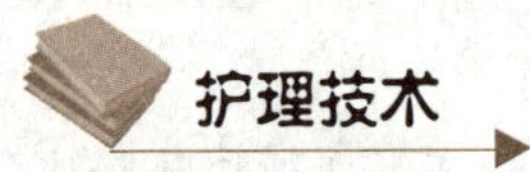

护理技术

体位引流护理

体位引流(postural drainage)是**利用重力作用**,使肺、支气管内分泌物排出体外,又称重力引流。

【适应证】

①支气管扩张、肺脓肿、慢性支气管炎、肺结核等疾病有大量痰液而排出不畅者;②支气管碘油造影术前、术后。

【禁忌证】

①呼吸功能不全,有严重呼吸困难及发绀者;②近2周内有大咯血者;③有严重心血管疾病或年老体弱不能耐受者。

【术前准备】

1. 物品准备 靠背架、小桌、痰杯、纱布、清水。

2. 病人准备 ①向病人及家属解释体位引流的目的、方法和术中注意事项,做好心理护理,缓解病人紧张情绪,以取得病人术中密切配合。②检查病人肺部、X线胸片、CT扫描、支气管碘油造影,明确病变部位。③对痰液黏稠者,引流前15分钟给予超声雾化吸入,雾化液可用生理盐水加α-糜蛋白酶、β_2受体激动剂等药物,以稀释痰液,避免支气管痉挛,便于引流。

【操作过程】

1. 选择引流体位 根据病变部位采取合适的引流体位,**原则上使患部处于高位,引流**

支气管开口处于低处，但不宜刻板执行，以病人能够接受又易于排痰的体位为最佳。病变部位与引流体位见图 2-16。

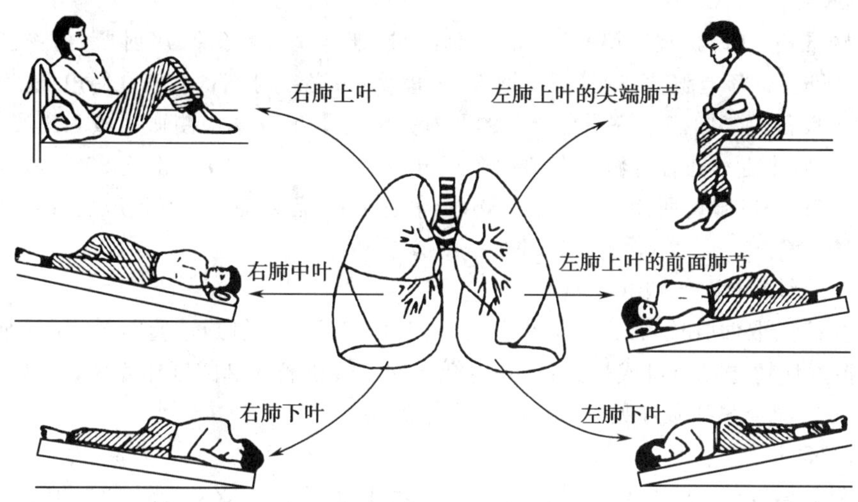

图 2-16　病变部位与引流体位示意图

2. 促进引流措施　术中鼓励病人适当咳嗽、咳痰，对无力咳嗽者，可辅以拍背和胸壁震荡措施，以提高引流效果。

3. 安排引流时间　引流宜在**饭前进行**，根据病情和病人体力情况，每日 1～3 次，每次可从 5～10 分钟逐渐增加至 15～20 分钟。

4. 观察术中反应　引流过程中如病人出现面色苍白、心悸、呼吸困难、发绀、出汗、疲劳等情况，应立即停止引流，并通知医生予以适当处理。

【术后护理】

1. 引流结束后应观察并记录排出的痰量、颜色、气味，必要时取标本送检。
2. 给予病人清水漱口，保持口腔清洁。
3. 安置病人休息。

纤维支气管镜检查术护理

纤维支气管镜（bronchoscopy）技术是利用光学系统或内镜将纤维支气管镜经鼻、口腔、气管导管或气管切开套管插入，对气管、支气管管腔进行检查及治疗的方法。

【适应证】

1. 协助诊断　利用纤维支气管镜采取呼吸道的组织或分泌物帮助疾病的诊断，并可由检查决定采取合适的治疗方案。如①原因不明的 X 线阴影、肺不张、阻塞性肺炎、支气管狭窄或阻塞、胸腔积液等。②原因不明的刺激性咳嗽、咯血，疑为异物或肿瘤时。③原因不明的喉返神经或膈神经麻痹者。

2. 局部治疗　利用纤维支气管镜引流呼吸道分泌物、进行支气管肺泡灌洗、去除异物、摘除息肉、局部止血及用药、扩张狭窄支气管或激光治疗。

【禁忌证】

①严重重要脏器（如心、肺、肝、肾）功能不全、频发心绞痛、全身极度衰竭者；②主动脉瘤

有破裂危险者；③2 周内有支气管哮喘发作或大咯血者；④出、凝血机制严重障碍者；⑤麻醉药过敏而又无其他药物代替者。

【术前准备】

1. 用物准备 纤维支气管镜；吸引器、活检钳、细胞刷、冷光源、注射器；药物：2％盐酸利多卡因、阿托品、肾上腺素、50％葡萄糖液、生理盐水；必要时准备氧气和心电监护仪等。

2. 病人准备 ①向病人说明检查目的及有关配合事项。②检测血小板和出凝血时间、摄胸片，对心肺功能不佳者应做心电图和血气分析。③禁食 4 小时，术前 30 分钟按医嘱肌注阿托品 0.5mg，口服地西泮(安定)5～10mg，静注 50％葡萄糖 40ml(糖尿病者除外)。

【术中配合】

1. 用 2％利多卡因作咽喉喷雾麻醉。

2. 安置病人取仰卧位，帮助病人头部向后仰，使口喉与气管成一直线，以便纤维支气管镜插入。根据病情选择经口或鼻插管，并经纤维支气管镜滴入麻醉剂作黏膜表面麻醉。

3. 按需要配合医师做好吸引、活检、治疗等措施。

【术后护理】

1. 术后禁食 3～4 小时，麻醉消失后方可进食，以温凉流质或半流质饮食为宜。

2. 密切观察病人是否有发热、声嘶或咽喉疼痛、胸痛、呼吸道出血等。呼吸道出血量多时应及时通知医师，发生大咯血时应配合及时抢救。

3. 按医嘱常规应用抗生素，预防呼吸道感染。

4. 鼓励病人轻轻咳出痰液和血液，如有声嘶或咽喉疼痛，可给雾化吸入。

5. 及时留取痰标本送检。

思考题

病人，男，25 岁，反复咳嗽、咳大量脓性痰、咯血 10 年。近 2 天因受凉后出现发热、咳嗽加剧、痰量增多、痰中混有血液就诊。T 39.7℃，P 110 次/分，R 26 次/分，BP 115/80mmHg，消瘦，表情紧张，左下肺可闻及粗湿啰音。实验室检查：WBC 12.5×10^9/L，N 0.9。医生诊断为支气管扩张并发肺炎。

1. 支气管扩张临床表现特点有哪些？

2. 此病人主要护理诊断是什么？如何护理？

3. 此病人痰液引流体位及术中护理注意事项？

第六节 肺脓肿病人的护理

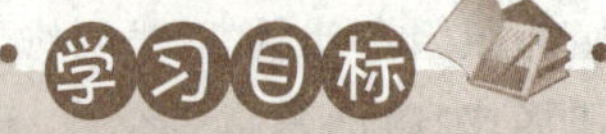

1. 了解肺脓肿的概念、致病因素及分类。
2. 熟悉肺脓肿的实验室及其他检查、治疗要点。
3. 掌握肺脓肿病人的临床表现、护理措施及健康教育。
4. 具有关心、爱护、尊重病人的职业素质及团队协作精神。

肺脓肿(lung abscess)是肺组织坏死形成的脓腔。临床特征为高热、咳嗽、咳大量脓痰。多发生于壮年男性及体弱或原有慢性呼吸系统疾病的老人。

【护理评估】

(一)健康史

肺脓肿的主要病原体是细菌,常为口腔、上呼吸道的定植菌,包括需氧、厌氧及兼性厌氧菌。多为混合感染,90%肺脓肿病人合并厌氧菌感染。免疫力低下者,如接受化疗、白血病或艾滋病病人其病原菌可为真菌。根据感染途径,肺脓肿可分为以下类型。

1. 吸入性肺脓肿　病原体多为**厌氧菌**,经口、鼻、咽腔吸入致病,为主要类型。正常情况下,呼吸道有较完善的防御能力,可防止误吸。在麻醉、醉酒、脑血管意外等引起**意识障碍**或过度疲劳、受凉等诱因,全身抵抗力与呼吸道防御能力降低,可吸入病原菌致病。也可由鼻窦炎、牙龈脓肿等脓性分泌物被吸入致病。脓肿常为**单发**,好发于**右肺**,其部位与体位有关。仰卧位时,好发于上叶后段或下叶背段;坐位时好发于下叶后基底段。

2. 继发性肺脓肿　原有细菌性肺炎、支气管扩张、支气管肺癌、肺结核空洞等继发感染所致;或肺部邻近器官化脓性病变(如膈下脓肿等)穿破至肺引起。

3. 血源性肺脓肿　肺外感染所致的败血症及脓毒菌栓经血道播散到肺形成。原发灶常为皮肤感染、骨髓炎等。致病菌以金黄色葡萄球菌、表皮葡萄球菌及链球菌为常见。

(二)临床表现

1. 症状

(1)**全身症状**:多数(70%~90%)起病急骤,畏寒、发热,体温达39~40℃,多为弛张热。病变范围大者可有乏力、食欲减退等全身中毒症状。在咳出大量脓痰后,体温明显下降,全身中毒症状随之减轻。

(2)**呼吸道症状**:①**咳嗽、咳痰**:咳黏液痰或黏液脓性痰,当感染不能及时控制,于发病的10~14天,突然咳出大量脓臭痰和坏死组织,每日可达300~500ml,静置后分3层。②**咯血**:约有1/3病人有不同程度的咯血,常有中、大量咯血,可突然窒息死亡。③**胸痛和呼吸困难**:炎症累及胸膜及病变范围大时可有胸痛和呼吸困难。若肺脓肿破溃到胸膜腔,则有突发性胸痛、呼吸困难等脓气胸表现。

血源性肺脓肿多先有原发病灶引起的畏寒、高热等全身脓毒血症的表现,经数日或数周后才出现咳嗽、咳痰,痰量不多,极少咯血。

肺脓肿如治疗不彻底或支气管引流不畅,病程迁延达3个月以上者称慢性肺脓肿。可有贫血、消瘦等慢性中毒症状。

2. 体征　与肺脓肿的大小、部位有关。初始肺部可无阳性体征,或于患侧出现湿啰音,随后出现实变体征,病变累及胸膜可闻及摩擦音。血源性肺脓肿体征大多不明显。慢性肺脓肿常有杵状指(趾)。

(三)实验室及其他检查

1. 血液检查　病人血白细胞总数可达$(20\sim30)\times10^9/L$,中性粒细胞可达90%以上,核左移明显,常有中毒颗粒。慢性病人有红细胞和血红蛋白减少。

2. 病原体检查　痰涂片和痰培养有厌氧菌和需氧菌存在。

3. 胸部X线(图2-17)　早期表现大片浓密模糊浸润阴影;当咳出大量脓痰后,可见圆形透亮区及液平面;经脓液引流和抗生素治疗后,仅残留纤维条索状阴影。如脓肿转为慢性,空洞壁变厚,周围纤维组织增生,邻近胸膜肥厚,纵隔向患侧移位。血源性金黄色葡萄球菌肺脓肿有多个脓肿,周围可见气囊样变,具有特征性。

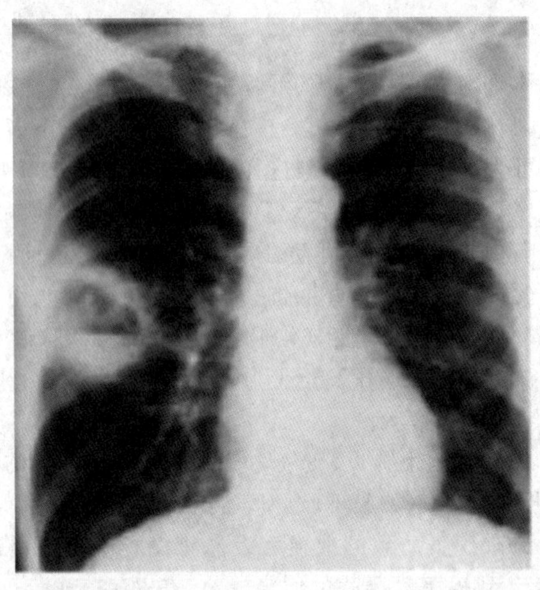

图 2-17 肺脓肿 X 线胸片表现

(四)心理-社会状况

由于急性发病,症状凶猛,加之治疗时间长,病人常出现紧张、焦虑甚至恐惧等心理反应。咳脓臭痰者,可因难闻的气味而产生自卑或社会隔绝感。慢性病人病情反复发作,治疗周期长,加重家庭经济负担。

(五)治疗要点

治疗原则是抗菌治疗和引流痰液。主要采用抗生素、祛痰剂及支气管扩张剂进行药物治疗,必要时进行手术治疗。

【常见护理诊断/问题】

1. 体温过高 与肺组织化脓性炎性有关。

2. 清理呼吸道无效 与大量脓痰聚积有关。

3. 知识缺乏:缺乏肺脓肿预防保健知识。

【护理措施】

(一)体温过高

除参照本章肺炎病人体温过高护理措施外,遵医嘱应用抗生素。

1. 吸入性肺脓肿 多为厌氧菌感染,一般首选**青霉素** G,轻症用 80 万 U 每日肌肉注射 2 次,重症宜 800 万～1200 万 U,分次静滴。有效者用药**8～12 周**。对青霉素不敏感者可用克林霉素每日 0.6～1.8g 静滴,或甲硝唑 0.4g,每日 3 次口服或静脉滴注。

2. 血源性肺脓肿 可选用耐 β-内酰酶的青霉素类、第 2 代或第 3 代头孢菌素及喹诺酮类药物,如甲氧西林(新青霉素Ⅰ)、头孢呋辛、头孢噻肟、环丙沙星,可联用氨基糖苷类抗生素。

首选青霉素治疗的感染

①溶血性链球菌感染，如咽炎、扁桃体炎、猩红热、丹毒、蜂窝织炎和产褥热等。②肺炎链球菌感染如肺炎、中耳炎、脑膜炎和菌血症等。③不产青霉素酶葡萄球菌感染。④炭疽。⑤破伤风、气性坏疽等梭状芽胞杆菌感染。⑥梅毒（包括先天性梅毒）。⑦钩端螺旋体病。⑧回归热。⑨白喉。⑩青霉素与氨基糖苷类药物联合用于治疗草绿色链球菌心内膜炎。

（二）清理呼吸道无效

除参见本章第一节中的咳嗽咳痰护理措施，还应注意下列各项。

1. 定时开窗通风　病人常有厌氧菌感染，痰有臭味，应保持室内空气新鲜，定时开窗通风，同时注意保暖。

2. 口腔护理　肺脓肿病人由于高热、咳大量脓臭痰以及大量使用抗生素等，易发生口腔炎、口腔黏膜溃疡或真菌感染，应加强口腔护理，在晨起、临睡前、餐后以及体位引流后应协助病人漱口。

3. 遵医嘱合理应用抗生素、祛痰剂、支气管扩张剂，注意观察药物疗效和副作用。

4. 实施体位引流排痰，必要时协助医师经纤维支气管镜吸痰和给药，给药后静卧 1 小时。

5. 密切观察病人的体温、咳嗽、咳痰、咯血、呼吸困难及胸痛的性质等症状，尤其注意观察痰液的颜色、性质、气味、量和静置后是否分层，如有咯血应立即报告医师，并作相应处理。

（三）健康教育

1. 防止吸入病原体　①彻底治疗口腔及上呼吸道慢性感染，以防止污染分泌物吸入下呼吸道诱发感染。重视口腔清洁，经常漱口，多饮水，预防口腔炎发生。②对口腔和胸腹手术的病人，须认真做好术前准备；术中及时清除口腔、呼吸道血块和分泌物；术后加强口腔护理，鼓励病人咳嗽，及时吸出呼吸道异物，保持呼吸道引流通畅，可有效地防止吸入性感染。③加强对昏迷病人和全身麻醉病人的护理，预防肺部感染，注意口腔清洁，要经常翻身、拍背，疑有异物吸入时要及时清除。

2. 积极治疗皮肤感染，痈、疖等化脓性病灶，不挤压痈疖，防止血源性肺脓肿的发生。

3. 为防止复发，抗菌治疗时间需 8～12 周，必须向病人解释，使之遵从治疗计划。

4. 提倡健康的生活方式，不过度劳累、吸烟、酗酒，积极锻炼身体，提高抗病能力。

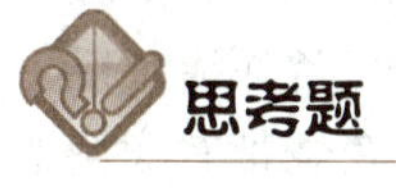

思考题

1. 吸入性肺脓肿的主要症状、体征有哪些？

2. 如何对肺脓肿病人进行预防保健指导？

第七节 肺结核病人的护理

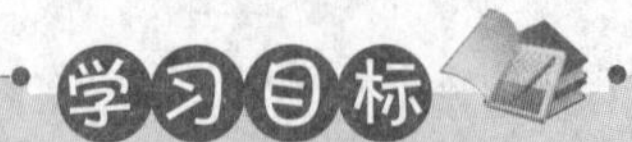

1. 了解结核分枝杆菌的特点及肺结核的流行病学资料。
2. 熟悉肺结核的实验室及其他检查、临床分型、护理诊断及治疗要点。
3. 掌握肺结核的临床表现、护理措施及预防措施。
4. 熟练掌握肺结核的化疗及预防。
5. 培养严谨的工作态度及耐心、细致的职业素质。

肺结核(pulmonary tuberculosis,TB)是由结核杆菌引起的传染性疾病,属于我国法定乙类传染病。结核菌侵入人体可累及全身多个脏器,但以肺部受累形成肺结核最为常见。临床常有低热、乏力、盗汗、消瘦等全身症状和咳嗽、咯血等呼吸系统表现。肺结核在21世纪仍然是严重危害人类健康的主要传染病,是全球关注的公共卫生和社会问题,也是我国重点控制的主要疾病之一。

世界防治结核病日

世界防治结核病日为每年的3月24日。1882年3月24日德国微生物学家罗伯特·科赫在德国柏林宣读了他发现结核病病原菌的论文。1982年由国际防痨协会和世界卫生组织倡议举办的纪念罗伯特·科赫发现结核菌100周年活动时倡议确立世界防治结核病日,希望加强对防治结核病的宣传,以唤起各国对控制结核病疫情的高度重视。

【护理评估】

(一)健康史

1. 病原体 引起TB的病原菌是**结核分枝杆菌**,包括人型、牛型、非洲型和鼠型4类。人肺结核的致病菌90%以上为人型菌,少数为牛型和非洲型。结核分枝杆菌有如下生物学特性。

(1)**抗酸性**:结核分枝杆菌涂片抗酸染色呈红色、细长稍弯曲、两端圆形的杆菌,可抵抗盐酸酒精的脱色作用,故称**抗酸杆菌**。以此与其他细菌区别。

(2)生长缓慢:为需氧菌,生长缓慢,增殖一代需14~20小时。培养时间一般为2~8周。

(3)**抵抗力强**:其对干燥、冷、酸、碱等抵抗力较强,在干燥或阴暗潮湿环境中可存活数月或数年。但阳光暴晒2~7小时,煮沸5分钟,或70%酒精接触2分钟,10W紫外线灯照射(灯距照射物0.5~1m)30分钟,均可将之杀灭。最简便的灭菌方法是**直接焚烧**带有病菌的痰纸。

(4)**菌体成分复杂**:结核分枝杆菌含有类脂质、蛋白质及多糖等复合成分。细菌侵入人体后,脂质成分激发人体**细胞免疫**,使细胞吞噬作用增强,可杀灭结核杆菌,或引起变态反应、干酪样坏死及液化、空洞形成;蛋白质是结核菌素的主要成分,在4~8周后引起机体发生皮肤**变态反应**,可通过结核菌素试验来测定;多糖类则参与某些体液免疫反应。

(5)**耐药性**:结核菌在繁殖过程中由于染色体基因突变而产生耐药性,是其重要的生物学特性。病人过去从未用过某药,但对该药产生的耐药称为原发耐药;长期不合理用药产生的耐药称为继发耐药。**耐药是导致治疗失败的主要原因**,因此避免或减少结核菌耐药性的产生,是保证结核病治疗成功的关键。

2. 流行病学资料

(1)**传染源**:主要是**继发性肺结核病人**,尤其是痰涂片阳性、未经治疗者。直接涂片法查出细菌属于大量排菌,涂片阴性而培养出细菌者属于微量排菌。

(2)**传播途径**:主要通过**飞沫**经呼吸道传播。健康人吸入病人咳嗽、喷嚏、说话时喷出的带菌飞沫,可引起肺部感染。生活在拥挤而**空气不流通环境**的人们易患肺结核。经消化道或皮肤等其他途径传播现已罕见。

(3)**易感人群**:人体对结核菌的免疫力分为非特异性免疫力和特异性免疫力两种。特异性免疫力通过接种卡介苗或感染结核菌后获得,主要是细胞免疫,表现为淋巴细胞的致敏和吞噬细胞功能增强,其免疫力较非特异性免疫力强。无特异性免疫力及非特异性免疫力低下的人群为结核病的易感人群。如高年龄、营养不良、过度劳累、艾滋病、使用免疫抑制剂如糖皮质激素、患糖尿病等慢性疾病等,使人体免疫力低下,容易受感染而发病,或引起原已稳定的病灶重新活动。山区及农村居民自然感染率低,移居到城市后由于缺乏特异性免疫力而成为易感人群。

(4)**流行病学特征**:肺结核是全球流行的传染病之一,全球有 1/3 的人曾受到结核分枝杆菌的感染。我国被世界卫生组织列为高负担、高危险性的 22 个国家之一,疫情呈现感染率及患病率高、死亡率高、耐药率高、年递减率低的特点。2000 年统计结果显示,全国有近半人口曾感染结核菌,现有肺结核病人约 500 万人,每年因结核病死亡的人数高达 13 万,是全国十大死亡病因之一。

肺结核的病理变化及转归

肺结核好发于上肺,尤其是右上肺。基本病理变化为渗出、增生和干酪样坏死,坏死物质液化后可形成空洞。渗出为主的病变主要出现在结核炎症初期或病情恶化时;增生为主的病变为典型的结核结节,发生在机体抵抗力较强的病变恢复阶段;干酪样坏死为主的病变多发生在感染菌量多、机体变态反应剧烈、抵抗力低下的情况下。经抗结核治疗或人体抵抗力增强时,细菌被杀死,渗出病灶可完全吸收消散,增生病变或干酪样病变可纤维化或钙化,空洞闭合,病情好转或痊愈。机体抵抗力低下时病灶可恶化和播散。

(二)临床表现

1. 症状

(1)**全身结核毒性症状**:发热为最常见表现,多为长期**午后低热**,即下午或傍晚体温开始升高,翌日晨降到正常。同时有倦怠乏力、食欲减退、体重减轻、消瘦、盗汗等。当肺部病灶急剧进展播散时,可有高热。女性病人可有月经失调或闭经。

(2)**呼吸系统症状**

1)**咳嗽、咳痰**:是**最常见**症状。多为干咳或有少量黏液痰,有空洞形成或继发感染时痰液呈黏液脓性且量增多。

2)**咯血**:约 1/3～1/2 病人有不同程度咯血。炎性病灶的毛细血管扩张引起痰中带血;空洞内血管瘤破裂时有中等量咯血;空洞壁上大血管和动脉瘤破裂引起大咯血,甚至发生失血性休克。大咯血时若血块阻塞大气道可引起窒息。

3)**胸痛**:病变累及壁层胸膜时有胸痛,随呼吸和咳嗽而加重。

4)**呼吸困难**:重症肺结核或病变范围较大时,可出现渐进性呼吸困难甚至发绀,如并发气胸或大量胸腔积液可急骤出现呼吸困难。

2. 体征 病灶小或位置深者,多无异常体征。病灶范围较大者有肺实变体征,如患侧呼吸运动减弱、语颤增强、叩诊浊音、听诊可听到异常支气管呼吸音及湿啰音。病变广泛纤维化或胸膜增厚粘连时,病侧胸廓塌陷、肋间隙变窄、气管向病侧移位,对侧可有代偿性肺气肿征。

3. 并发症 靠近胸膜部位病灶破溃可致自发性气胸、脓气胸,肺组织纤维化可致支气管扩张,重症病人肺组织损害严重可致呼吸衰竭及肺心病。结核分枝杆菌随血道播散可并发脑膜、心包、泌尿生殖系统及骨结核等全身结核病。

(三) 实验室及其他检查

1. 结核分枝杆菌检查 痰中找到细菌是**确诊肺结核**的主要依据,并说明具有传染性。初诊病人要留取清晨、夜间和即时 3 份痰标本。检查方法有涂片(简单、快速)和培养法(金标准),或用 PCR、核酸探针检测特异性 DNA 片段,采用免疫学方法检测特异性抗原和抗体等。

2. 胸部 X 线检查 是**早期诊断肺结核**的重要方法,并能判断病灶部位、范围、性质、发展情况和治疗效果,也是肺结核临床分型的主要依据。常用方法有普通胸片、CT 检查等。

3. 结核菌素试验 简称结素试验,可确定人体**是否感染结核菌**,帮助结核病诊断。目前国际上常用结核纯蛋白衍生物(PPD)皮试液。

(1)**方法**:选择左前臂屈侧中上部 1/3 处,取 0.1ml(5IU)结素进行皮内注射,试验后 **48～72 小时**测量硬结并记录结果。

(2)**结果判断**:如硬结直径≤4mm 为阴性,5～9mm 为弱阳性,10～19mm 为阳性,≥20mm 或局部出现水疱、组织坏死为强阳性反应。

(3)**临床意义**

1)**阴性**:①机体未感染结核分枝杆菌。②感染后未足 4～8 周。③应用糖皮质激素等免疫抑制剂者、营养不良和年老体弱者结素反应可暂时消失,亦可表现为阴性。④严重结核病和危重病人,由于免疫力下降和变态反应暂时受抑制,结素试验可暂时呈阴性,待病情好转可转为阳性。

2)**阳性**:①**婴幼儿**:结素试验对婴幼儿的诊断价值较高,因年龄越小,自然感染率越低,3 岁以下强阳性反应者应考虑有新近感染的活动性结核病变。②**成人**:结素试验阳性反应仅表示受过结核菌感染或接种过卡介苗,并不表示一定患病。高稀释度呈强阳性,则常提示体内有活动性结核病灶。

4. 其他检查 结核病人血象一般无异常,严重病例可有贫血,白细胞减少或类白血病反应。病灶活动时血沉增快。纤维支气管镜检查可帮助诊断支气管结核,或取活检标本及采集分泌物或冲洗液标本作病原体检查。

(四) 结核病的分类、活动性与治疗状况判断

1. 结核病分类 2004 年我国实施新的结核病分类标准,突出了对痰结核分枝杆菌检查和化疗史的描述,取消按活动性程度及转归分期分类,使分类方法更符合现代结核病控制的概念和实用性。各类结核病 X 线示意图见图 2-18。

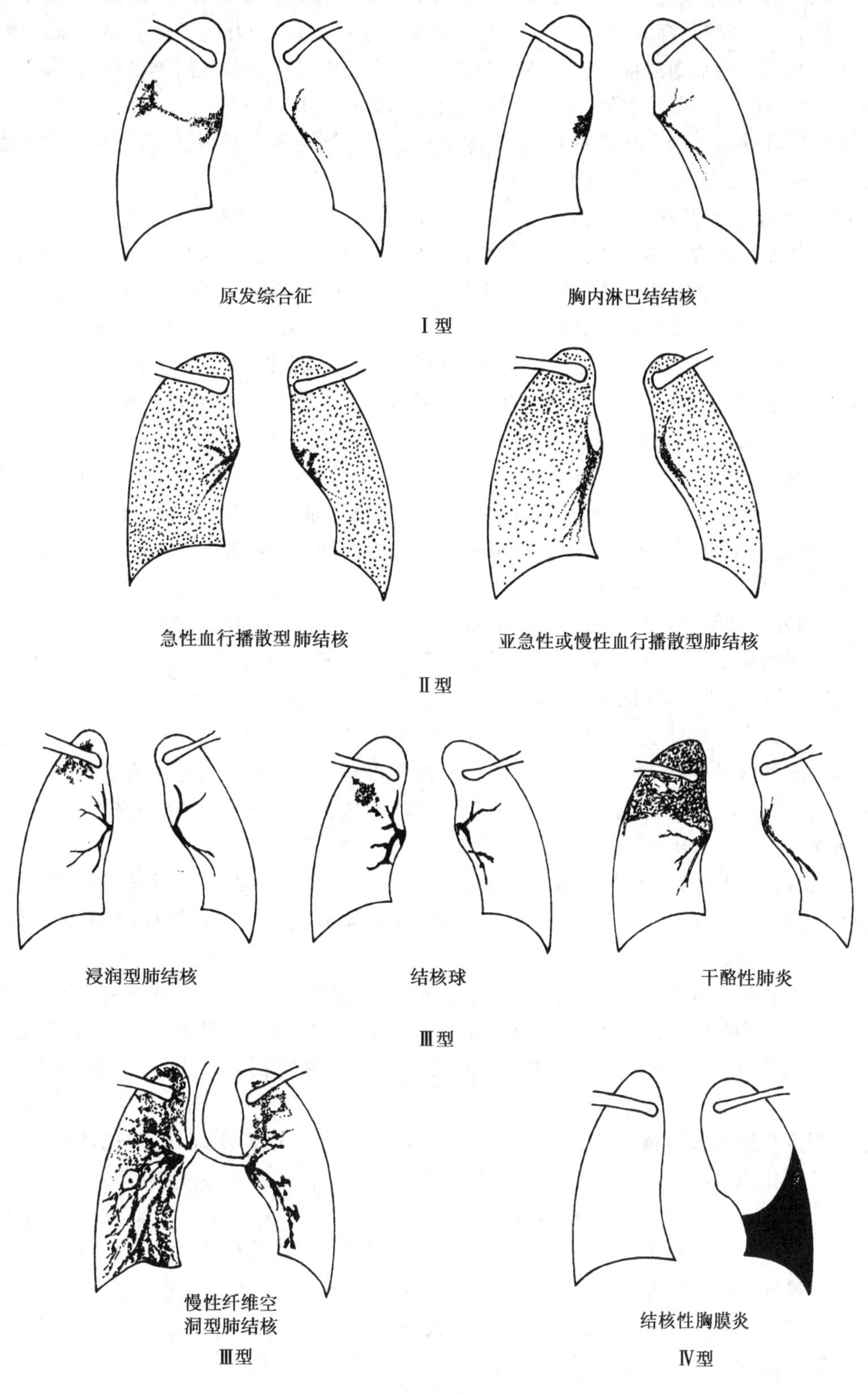

图 2-18　结核病分类的 X 线表现示意图

(1)**原发型肺结核**:多发生于儿童或边远山区、农村初次进城的成人。无症状或症状轻微而短暂,类似感冒样症状,数周好转。X线可见肺上叶底部、中叶或下叶上部有原发病灶,结核菌可从原发病灶通过淋巴管到达肺门淋巴结,引起淋巴管炎和肺门淋巴结炎,称为原发综合征(参见图2-18)。本型肺结核多数预后良好,病灶逐渐自行吸收或钙化。少量结核菌进入血液循环并播散到身体各脏器,因人体抵抗力强而逐渐愈合,但其中结核菌可在体内存活数年之久,具有潜在复发的可能。

(2)**血行播散型肺结核**:包括急性、亚急性和慢性血行播散型肺结核三种。

1)急性血行播散型肺结核:亦称急性粟粒型肺结核。多见于婴幼儿和青少年,特别是营养不良、患传染病和长期应用免疫抑制剂导致抵抗力下降的小儿,多同时伴有原发型肺结核。成人也可发生急性粟粒型肺结核,可由病变和淋巴结内的细菌侵入血管所致。是指一次性或短期内大量细菌入侵引起的血行播散型肺结核。起病急,全身毒性症状严重,可有高热、盗汗、气急、发绀、虚弱等,常可并发结核性脑膜炎。X线胸片和CT显示两肺满布细小(直径2mm左右)如粟粒状阴影,大小及密度均匀(参见图2-18)。

2)亚急性或慢性血行播散型肺结核:当机体免疫力较强,少量细菌分批经血道进入肺部时,则血道播散病灶大小不均匀、新旧不等,较对称地分布在两肺上中部,可无明显中毒症状,病程较长。X线显示两肺上中肺野常有大小不均、新旧不等、密度不一的斑点阴影(参见图2-18)。

(3)**继发型肺结核**:多发生在成人,病程长、易反复,痰结核菌检查常为阳性。

1)**浸润性肺结核**:为临床最常见的继发性肺结核。轻者可有低热、盗汗等,若机体敏感性高、肺内的细菌量大,病灶呈干酪样坏死、液化,最后可形成空洞或沿病灶的支气管播散。X线检查在肺尖和锁骨下有小片状或斑点状阴影,可有空洞(参见图2-18)。

2)**空洞性肺结核**:空洞形态不一。多由干酪渗出病变溶解形成洞壁不明显的、多个空腔的虫蚀样空洞;多有支气管播散病变。临床症状较多,发热、咳嗽、咳痰及咯血等。病人痰中经常排菌。

3)**结核球**:是由干酪样病变吸收和周围纤维包裹或干酪空洞阻塞性愈合而形成的球状病灶,直径在2～4cm。球内可有钙化灶或液化坏死形成空洞,球周围多有卫星病灶(参见图2-18)。

4)**干酪样肺炎**:多发生在机体免疫力低下时,病灶可呈大片干酪样坏死、液化,形成空洞,向支气管播散。病情呈急性进展,出现高热、呼吸困难等明显症状。X线检查显示上肺野有边缘模糊、片状或絮状阴影,有的表现为大片密度较高、浓密不一的阴影(参见图2-18)。

5)**纤维空洞性肺结核**:由于治疗不及时、不彻底、空洞长期不愈,洞壁逐渐增厚,病灶出现广泛纤维化,病灶吸收、修复与恶化交替出现而引起。病人长期咳嗽、咳痰、反复咯血、活动后气促,严重者可发生呼吸衰竭。痰中常有结核菌,为结核病的重要传染源,是肺结核晚期类型。X线表现为一侧或两侧上、中肺野有广泛纤维化病灶,有单个或多个厚壁空洞,肺纹理呈垂柳状,气管和纵隔向患侧移位,健侧呈代偿性肺气肿。重者因肺部组织广泛破坏,纤维组织增生,导致肺叶或全肺收缩,形成毁损肺(参见图2-18)。

肺结核的发生发展过程见图2-19。

(4)**结核性胸膜炎**:见本章第八节中的胸膜炎病人护理。

(5)**其他肺外结核**:按部位和脏器命名,如骨关节结核、肾结核、肠结核、颈淋巴结核等。

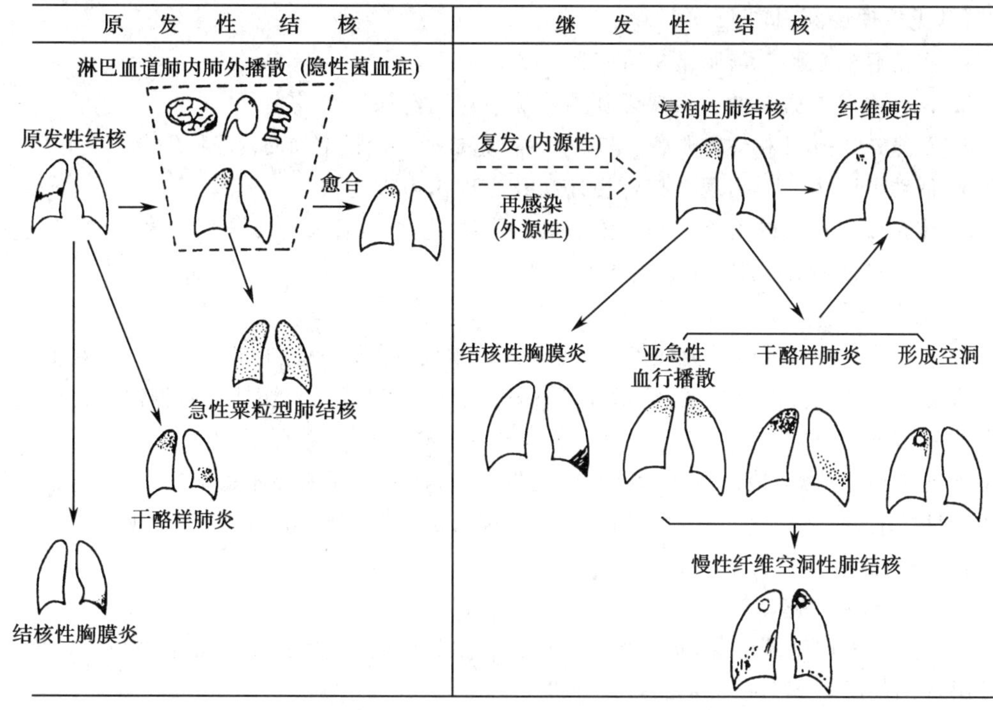

图 2-19 肺结核发生发展过程示意图

(6)**菌阴肺结核**:菌阴肺结核为三次痰涂片及一次培养阴性的肺结核,其诊断标准为:①典型肺结核临床症状和胸部 X 线表现;②抗结核治疗有效;③临床可排除其他非结核性肺部疾患;④PPD(5IU)强阳性,血清抗结核抗体阳性;⑤痰菌 PCR 和探针检测呈阳性;⑥肺外组织病理证实结核病变;⑦支气管灌洗液中检出抗酸分枝杆菌;⑧支气管或肺组织病理证实结核病变。具备①～⑥中 3 项或⑦～⑧中任何 1 项可确诊。

2. 结核病活动性 活动性病变在胸片上表现为边缘模糊的斑片状阴影,可有中心溶解或空洞,或出现播散病灶;无活动性肺结核胸片表现为钙化、硬结或纤维化,痰检查菌阴性,无任何症状。活动性结核必须治疗,非活动性结核为初步临床治愈,需随访观察。

3. 结核病治疗状况

(1)初治:尚未开始抗结核治疗者;正进行标准化疗方案用药而未满疗程者;不规则化疗未满 1 个月者。

(2)复治:初治失败者;规则治疗满疗程后痰菌又复阳者;不规则化疗超过 1 个月者;慢性排菌者。

(五)心理-社会状况

肺结核病人常由于病程长、经济负担重、具有传染性、医疗性限制等原因而情绪不稳定,产生自卑感、孤独感。病情变化如大咯血时,产生焦虑不安、恐惧感等。家人也可因长期照顾病人或支持能力受限而忽视病人的心理感受。

(六)治疗要点

抗结核化学药物治疗(简称化疗)对结核病的控制起决定性作用,传统的休息和营养疗法仅起辅助作用。凡是活动性肺结核病人均需进行抗结核药物治疗,在此基础上针对结核中毒症状、咯血等进行对症治疗。

【常见护理诊断/问题】

1. 有窒息的危险 与肺结核大咯血有关。

2. 执行治疗方案无效 与缺乏肺结核的治疗用药知识有关。

3. 营养失调:低于机体需要量 与结核感染造成机体消耗增加而营养物质摄入不足有关。

4. 活动无耐力 与出现结核毒性症状及心理压力大有关。

5. 焦虑或有孤独的危险 与对疾病缺乏了解、担心预后及需要隔离有关。

6. 知识缺乏:缺乏肺结核的预防保健知识。

【护理目标】

病人能及时清除呼吸道内血液,表现为咯血顺畅、呼吸平稳、神情安逸等,未发生窒息;严格遵医嘱正确执行治疗方案,病情控制良好,表现为症状消失、病灶吸收消散或钙化;营养状况改善,表现为食欲增加,能合理地摄入营养素,体重增加;病情得到有效的控制,活动耐力逐渐增加,表现为结核毒性症状减轻或消失,日常活动时无明显不适;焦虑感减弱或消失,在隔离期间能合理安排个人生活;病人及家属能够叙述肺结核的预防保健知识。

【护理措施】

(一) 有窒息的危险

大咯血病人取**患侧卧位**,防止病灶向健侧扩散,清除气道内血块和分泌物是预防窒息的主要措施。参见本章第一节中的咯血护理。

(二) 执行治疗方案无效

督导病人遵医嘱正确应用抗结核药物治疗肺结核(即结核化疗)。WHO积极推行全程督导化疗,即肺结核病人在化疗过程中,每次用药都必须在医务人员的直接监督下进行,因故未用药时必须采取补救措施,以保证按医嘱规律用药。督导化疗,可提高治疗依从性,保证规律用药,从而显著提高治愈率,降低复发率和减少耐药病例的发生。

1. 常用化疗药物 常用的一线抗结核药物有异烟肼(INH)、利福平(RFP)、链霉素(SM)、乙胺丁醇(EMB)、吡嗪酰胺(PZA)、对氨基水杨酸(PAS)。INH和RFP为全杀菌剂,即对吞噬细胞内外的结核菌均有杀灭作用。SM和PZA为半杀菌剂,SM只杀吞噬细胞外的结核菌,而PZA主要杀灭吞噬细胞内的结核菌。PAS和EMB为抑菌剂。其使用方法有口服、静脉或肌内注射,以口服为主。口服时依化疗阶段不同可每日分次口服、每日顿服和间歇给药。临床研究已经证实顿服的效果优于分次口服。常用抗结核药物用法及主要不良反应见表2-9。

表2-9 常用抗结核药物用法及主要不良反应

药名	缩写	每日剂量(g)	间歇剂量	主要不良反应
异烟肼	H,INH	0.3	0.6～0.8	周围神经炎、偶有肝功能损害
利福平	R,RFP	0.45～0.6	0.6～0.9	肝功能损害、过敏反应
链霉素	S,SM	0.75～1.0	0.75～1.0	听力障碍、眩晕、肾功能损害
吡嗪酰胺	Z,PZA	1.5～2.0	2～3	胃肠道不适、肝损害、高尿酸血症、关节痛
乙胺丁醇	E,EMB	0.75～1.0	1.5～2.0	视神经炎
对氨基水杨酸	P,PAS	8～12	10～12	胃肠道反应、过敏反应、肝功能损害
丙硫异烟肼	1321Th	0.5～0.75	0.5～0.75	胃肠道反应、肝功能损害
卡那霉素	K,KM	0.75～1.0	0.75～1.0	听力障碍、眩晕、肾功能损害
卷曲霉素	Cp,CPM	0.75～1.0	0.75～1.0	听力障碍、眩晕、肾功能损害

2. 化疗原则　化疗的原则为早期、联合、适量、规律和全程。①**早期**:对所有检出和确认病人均应立即给予化疗。早期化疗有利于迅速发挥杀菌作用,促使病变吸收和降低传染性。②**联合**:同时使用多种药物,以延缓耐药性产生,并有协同杀菌作用,以确保疗效。③**适量**:是指根据不同病情及不同个体给予适当药物剂量。药量不足达不到有效浓度影响疗效,还易导致继发性耐药。滥用药物或剂量过大,易产生毒、副作用。④**规律**:即病人必须严格按照化疗方案规定的用药方法定时、定量服药,不漏服,不停药,以避免耐药性的产生。⑤**全程**:保证完成规定的治疗期是提高治愈率和减少复发的重要措施。

3. 化疗方案　标准短程化疗方案全程一般为6～9个月,分强化和巩固2个阶段。中国疾病预防控制中心推荐的化疗方案如下。

(1)初治痰涂片阳性病人:①**每日用药方案**:强化期用异烟肼、利福平、吡嗪酰胺和乙胺丁醇,顿服,2个月;巩固期用异烟肼、利福平,顿服,4个月。简写为2HRZE/4HR。②**间歇用药方案**:强化期用异烟肼、利福平、吡嗪酰胺和乙胺丁醇,隔日一次或每周3次,2个月;巩固期用异烟肼、利福平,隔日一次或每周3次,4个月。简写为$2H_3R_3Z_3E_3/4H_3R_3$。

(2)复治痰涂片阳性病人:①**每日用药方案**:强化期用异烟肼、利福平、吡嗪酰胺、链霉素和乙胺丁醇,顿服,2个月;巩固期用异烟肼、利福平和乙胺丁醇,顿服,4～6个月。简写为2HRZSE/4～6HRE。②**间歇用药方案**:强化期用异烟肼、利福平、吡嗪酰胺、链霉素和乙胺丁醇,隔日1次或每周3次,2个月;巩固期用异烟肼、利福平和乙胺丁醇,隔日1次或每周3次,6个月。简写为$2H_3R_3Z_3S_3E_3/6H_3R_3E_3$。

(3)初治痰涂片阴性病人:①**每日用药方案**:强化期用异烟肼、利福平、吡嗪酰胺,顿服,2个月;巩固期用异烟肼、利福平,顿服,4个月。简写为2HRZ/4HR。②**间歇用药方案**:强化期用异烟肼、利福平、吡嗪酰胺,隔日1次或每周3次,2个月;巩固期用异烟肼、利福平,隔日1次或每周3次,4个月。简写为$2H_3R_3Z_3/4H_3R_3$。

(4)耐药病人:最好依据药物敏感试验结果,详细询问既往用药史,选择至少2～3种敏感或未曾使用过的药物,强化期5药联用,巩固期至少3种药物,并实施全程治疗,一般在痰菌阴转后,继续治疗18～24个月左右。可供选择的药物有氧氟沙星、左氧氟沙星、丙硫异烟肼、对氨基水杨酸、卷曲霉素等。

4. 疗效观察　多数肺结核病人的毒性症状在有效的抗结核治疗1～2周内即可消退,2～3周后肺组织阴影逐渐消退,6～8周痰菌转阴。注意观察结核毒性症状及咳嗽、咳痰的转归,定期检查痰结核菌、胸部X线及血沉。

5. 不良反应及用药注意事项　抗结核药物常见不良反应参见表2-9。用药注意事项如下。

(1)口服对消化道有刺激作用的药物时,可在餐中给药。

(2)使用INH者,指导病人遵医嘱服用维生素B_6,以减少周围神经炎发生。用药期间应避免酒精、奶酪等饮食;不与抗酸药同时服用;合并糖尿病者应注意观察糖尿病有无恶化表现。

(3)RFP应空腹口服,不与米汤、牛奶同服。服用后体液及分泌物会呈橘红色,使隐形眼镜永久变色。服药期间监测肝功能。

(4)应用对肾有损害的药物期间,保证足够的液体补充,以减少药物在肾小管聚集损害肾脏,并定期检查尿常规及肾功能。老年人及有肾脏病的病人慎用。

(5)应用损害听力药物期间,第1～2个月测试1次听力。

(6)EMB用药前测视力及颜色分辨力，特别是对绿色的分辨力，并每1～2个月复查1次。

6. 督导病人全程化疗 ①向病人及家属介绍抗结核药物的治疗知识，并指出按医嘱合理用药、坚持全程的重要性。②在解释药物不良反应时，更应强调药物的治疗效果，增强病人治愈疾病的信心，积极配合治疗。③采用板式组合药或复合固定剂量组合药，可提高病人治疗的依从性。④督促病人按医嘱服药和建立按时服药的习惯，嘱病人一旦出现药物不良反应，不能自行停药，应及时与医生沟通后按医嘱进行调整。

耐药结核病

凡对抗结核药物有耐药(一种或一种以上)的结核病即为耐药结核病。判断肺结核病人有无耐药主要通过病人痰培养阳性标本送实验室做药物敏感性测定来决定。耐(多)药结核病产生的主要原因是不合理化疗及化疗管理不善，如药物组成方案不当、不规律服药、过早停药等。目前全球及我国实施直接面视下短程化疗(DOTS)，其目的之一就在于控制耐药结核病的发生。

(三) 营养失调:低于机体需要量

1. 向病人及家属宣传饮食营养的重要性，使其了解在坚持药物治疗的同时，辅以营养支持的意义。

2. 制定全面的饮食营养摄入计划 ①**蛋白质**:如鱼、肉、蛋、牛奶、豆制品等动、植物蛋白，成人每日蛋白质总量为90～120g。因蛋白质除产生热量外，还能增加机体的抗病能力及机体修复能力。②**维生素**:每天摄入一定量的新鲜蔬菜和水果，食物中的维生素C有减轻血管渗透性的作用，可以促进渗出病灶的吸收;维生素B对神经系统及胃肠神经有调节作用。③注意食物合理搭配，保证色、香、味以增加进食的兴趣及促进消化液的分泌，保证摄入足够的营养。④创造一个整洁、安静、舒适的进餐环境，消除疼痛、焦虑等干扰因素，使病人在轻松、愉快的气氛中享受进食的乐趣。

3. 保持体内水、电解质平衡 由于机体代谢增加、盗汗，使体内的水分消耗量增加，应补充足够的水分。鼓励病人每日饮水不少于1.5～2L，以保证机体代谢的需要和体内毒素的排泄，必要时遵医嘱进行静脉补充。

4. 监测体重变化 每周测体重1次并记录，判断病人营养状况有无改善。

(四) 活动无耐力

1. 休息与活动 ①保持病室环境安静、整洁、舒适。②结核中毒症状明显，或合并咯血、伴大量胸腔积液时，应绝对卧床休息至病情好转;病情轻、症状不典型的病人，也应注意休息，每日不得少于10小时睡眠。生活规律，避免劳累和重体力劳动。③恢复期适当增加户外活动、加强体育锻炼，如散步、打太极拳、做保健操等，充分调动机体内在的康复能力，增进机体免疫功能，提高机体的抗病能力。

2. 减轻结核毒性症状 ①注意室内通风，保持病房适宜的温、湿度。②发热者应多饮水，必要时给予物理降温或小剂量解热镇痛药。③高热者可按医嘱在使用有效抗结核药物的同时加用糖皮质激素，一般每日口服泼尼松20mg，顿服，1～2周后每周递减5mg，疗程4～8周。④盗汗病人睡眠时被盖不宜太厚，应及时用温毛巾帮助病人擦干身体和更换汗湿的衣服、被单等。

（五）焦虑或有孤独的危险

1. 充分理解和尊重病人，主动与病人沟通，了解不良心态产生的原因。

2. 介绍结核病的有关知识及肺结核是可治性疾病，指导病人做到既重视疾病，树立战胜疾病的信心，又乐观对待生活。

3. 选择力所能及并适合自己身体状态的娱乐、锻炼、学习方式和内容，注意劳逸结合，建立健康的生活方式，以最佳的心理状态接受治疗。

4. 同时做好病人家属和亲友的工作，不能冷淡或歧视病人，既要注意消毒隔离，又要关心爱护病人，给病人以精神支持。

（六）健康教育

1. 疾病知识指导　包括发病因素、临床表现与疾病经过、治疗、护理等，使病人及家属了解疾病的发生、发展与预后，正确对待疾病，密切配合治疗与护理，促进康复。

2. 日常生活指导　①合理安排休息与活动：有症状时应卧床休息，恢复期适当增加户外活动，如散步、打太极拳等，以增强体质、提高抗病能力并促进康复。②合理饮食：保证足够营养，促进疾病康复。③注意环境舒适、心情愉悦。

3. 用药指导　向病人及家属讲解遵医嘱规律、全程用药的重要性，坚持全程规律化疗。自我观察药物副作用，如有不适及时就医，不可私自停药或减少剂量。

4. 定期复查　定期到医院复查胸片、痰菌检查、肝肾功能检查等，以了解病情变化，及时调整治疗方案。

5. 预防肺结核知识指导

(1)**控制传染源**：是预防结核传播最主要的措施。①**病例报告**：按《中华人民共和国传染病防治法》乙类传染病管理规定，及时、准确报告肺结核疫情，并指导病人到结核病防治机构进行检查，特别是痰结核分枝杆菌检查。②**病例管理**：对肺结核病人做到及时诊断，登记管理，督导化疗。做到查出必治，治必彻底。痰涂片阳性者需住院治疗，进行呼吸道隔离，有条件者，病人应单居一室，室内保持良好通风，每日用紫外线消毒。

(2)**切断传播途径**：①向痰涂片阳性、具有传染性的病人及其家属阐明结核病的传播途径及消毒、隔离的重要性。②指导病人不面对他人打喷嚏或咳嗽，在咳嗽或打喷嚏时用多层纸巾遮住口鼻，然后将纸放入污物袋中焚烧处理，以防飞沫传播。③教育病人严禁随地吐痰，可将痰吐在纸上用火焚烧；容器中的痰液需经灭菌处理，如用5%～12%的甲酚皂溶液浸泡2小时以上，然后再弃去。接触痰液后双手须用流水清洗。餐具应煮沸消毒或用消毒液浸泡消毒，与他人同桌共餐时应使用公筷，以预防传染。被褥书籍可在烈日下暴晒6小时以上进行消毒灭菌。④教育病人尽量避免与健康人接触，尤其是不要与儿童频繁接触，外出时戴口罩，直到痰菌检查阴性不再具有传染性为止。

(3)**保护易感人群**：提高机体免疫力可以预防发病和减轻病情。①加强营养及体育锻炼，戒烟、戒酒，避免疲劳、呼吸道感染等，以增强非特异性免疫力。②凡未接种过卡介苗(Bacillus Calmette-Guérin，BCG)的新生儿、儿童及青少年应主动接受卡介苗的接种，以获得特异性免疫力。③易感的高危人群进行预防性化疗，如用异烟肼成人300mg/d，儿童用量为4～8mg/kg，顿服，疗程6～8个月；或利福平和异烟肼3个月，每日顿服或每周3次。

【护理评价】

病人能否及时清除呼吸道内血液，表现为咯血顺畅、呼吸平稳、神情安逸等，消除发生窒息的危险。能否获得结核病有关治疗方面的知识，全程治疗是否顺利进行。食欲有无增进，营养是否合理，体重有无增加。结核毒性症状是否减轻或消失，病情是否得到有效的控制，情绪稳定否，活动耐力有无提高，参与日常活动时有无不适。焦虑感有无减弱或消失，在隔离期间能否合理安排个人生活，是否出现孤独感。能否获得有关结核病的预防保健知识，包括休息与活动、消毒与隔离、药物治疗及提高机体免疫力方面的知识。

思考题

黄先生，52岁，职员。因低热、乏力、咳嗽2个月，咯血3天入院。病人于2个月前无明显诱因出现发热，体温37.5～38.2℃，多为午后发热，伴乏力、盗汗、食欲减退、咳嗽，咳少量白色黏痰，口服感冒胶囊及抗生素不见好转。3天前咳嗽加剧，并咯鲜血约100ml，门诊以"咯血原因待查"收住院。体格检查：T 38.2℃，P 86次/分，R 20次/分，BP 130/80mmHg。慢性病容，神清合作，左锁骨上叩诊浊音，可闻及湿啰音，余无异常。病人既往有糖尿病病史。辅助检查：血常规白细胞 8.8×10^9/L，其中淋巴细胞占64%。结核菌素试验阳性。胸片示左上肺片状阴影，中间有一透亮区。临床诊断肺结核，拟进行抗结核治疗。请讨论：

1. 哪些人与其接触易感染结核病？
2. 简述肺结核病人的症状和体征。
3. 叙述结核菌素试验的方法、结果判断及临床意义。
4. 制定此病人的化疗方案并简述肺结核化疗的原则、方法及常用抗结核药物的副作用。
5. 如何指导病人进行消毒隔离？
6. 此病人咯血存在"有窒息的危险"应如何护理？

第八节 胸膜炎及胸腔积液病人的护理

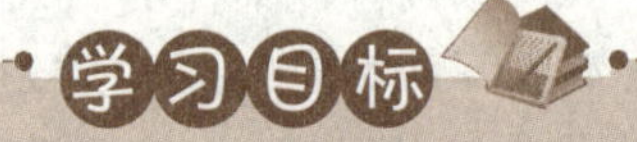

1. 了解胸膜炎及胸腔积液的概念、健康史。
2. 熟悉胸膜炎及胸腔积液的实验室及其他检查、护理诊断及治疗要点。
3. 掌握胸膜炎及胸腔积液的临床表现、护理措施及健康教育。
4. 熟练掌握胸腔穿刺术护理。
5. 具有严谨的学习和工作态度及关心、爱护、尊重病人的职业素质。

胸膜炎(pleurisy)是指脏、壁层胸膜的炎症。按病变性质可分为纤维蛋白性胸膜炎(又称干性胸膜炎)和渗出性胸膜炎。胸腔积液(pleural effusion)是指胸膜腔内液体形成过快或吸收过缓的一种病理状态。按积液性质的不同分为渗出性、漏出性、血性、脓性和乳糜性5种，以渗出性胸腔积液最多见。渗出性胸膜炎常伴胸腔积液。

【护理评估】

(一) 健康史

1. 胸膜炎 感染(细菌、病毒、真菌、阿米巴、肺吸虫等)、肿瘤、变态反应、化学性和创伤性等因素均可引起胸膜炎。其中以感染最多见,尤其是**结核分枝杆菌**所致的结核性胸膜炎最为常见。

2. 胸腔积液 各种胸膜炎均可引起胸腔积液,另外心力衰竭、肝硬化、肾病综合征等也可引起胸腔积液。偶因胸导管受阻,形成乳糜胸。

临床上以**结核性胸膜炎及胸腔积液**最多见,本节重点介绍。

(二)临床表现

结核性胸膜炎一般起病较急,症状轻重不一,多见于青年人。

1. 症状 常有午后低热、盗汗、食欲下降、体重减轻、乏力等结核毒性症状。早期干性胸膜炎阶段突出表现为**胸痛**,多为单侧刺痛,并随深呼吸及咳嗽加剧。常伴有干咳。发展至渗出性胸膜炎时,随着胸腔积液量的增多,胸痛逐渐消失,出现**呼吸困难**,且随积液量的增多呼吸困难加重。

2. 体征 **胸膜摩擦感和胸膜摩擦音**是早期最重要的体征。随着渗出液的增多出现胸腔积液体征,即患侧胸廓饱满,触觉语颤减弱,叩诊浊音或实音,听诊呼吸音减低或消失,可伴有气管、纵隔向健侧移位。

(三)实验室及其他检查

1. 胸液检查 胸腔穿刺抽液检查有助于确定胸腔积液的性质和病原体,对诊断和治疗有重要意义。渗出液与漏出液的鉴别见表2-10。

表2-10 渗出液与漏出液鉴别表

指标	漏出液	渗出液
颜色	淡黄	可为黄色、血色、脓样、乳糜样
透明度	透明、偶见微混	多为混浊
比重	<1.018	>1.018
凝固	不自凝	常凝固
粘蛋白定性	阴性	阳性
pH	>7.4	<6.8
蛋白质定量	<25g/L	>30g/L
积液/血清总蛋白比值	<0.5	>0.5
葡萄糖定量	>3.3mmol/L	可变化,常<3.3mmol/L
乳酸脱氢酶(LD)	<200U/L	>200U/L
积液/血清LD比值	<0.6	>0.6
细胞总数	常<100×10^6/L	常>500×10^6/L
白细胞分类	以淋巴细胞及间皮细胞为主	不一定,急性期以中性粒细胞为主,慢性期以淋巴细胞为主
癌细胞	不一定	可找到癌细胞或病理性核分裂
细菌	未找到	可找到病原菌

结核性胸液外观呈草黄色,透明或混浊,比重>1.018,细胞总数>500×10^6/L,以淋巴细胞为主,蛋白含量>30g/L,糖含量<3.35mmol/L,胸腔积液结核分枝杆菌培养阳性率约为30%。中老年胸腔积液,尤其是血性积液应慎重考虑恶性病变。

2. X线检查(图2-20) 干性胸膜炎胸片可无异常;少量积液时可见肋膈角变钝或消

失；中等量积液时可见外高内低的弧形积液线；大量积液时病变胸腔呈普遍性密度增高影，并可见纵隔被推向健侧，病侧膈肌下降。平卧时积液散开，使整个肺野透亮度降低。

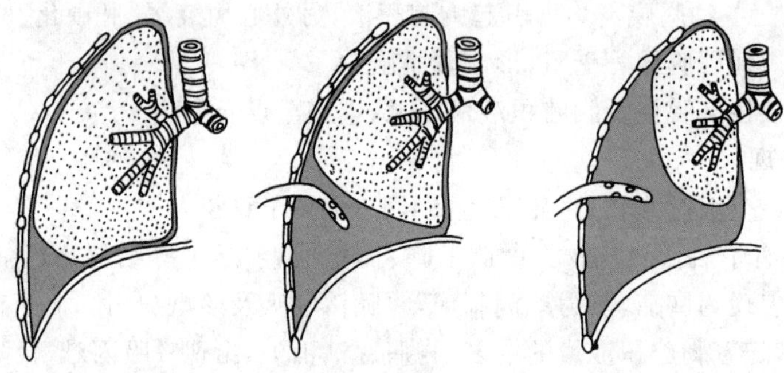

图 2-20 胸腔积液 X 线表现示意图

3. 结核菌素试验 结核性胸膜炎及胸腔积液病人结核菌素试验多为阳性或强阳性。

4. B 型超声检查 可见液平段，对包裹性积液可提供较准确的定位诊断，有助于胸腔穿刺抽液。

5. 其他 胸膜活检可发现肿瘤、结核和其他胸膜肉芽肿性病变，具有简单、易行、损伤性较小的优点。对有咯血或疑有气道阻塞者可行纤维支气管镜检查。

（四）心理-社会状况

胸膜炎多急性起病，且胸痛明显，常使病人产生紧张、焦虑情绪。大量胸腔积液呼吸困难明显时，病人易因严重憋闷感而恐惧。周围人因害怕传染结核分枝杆菌而不敢与病人接触，易使病人产生孤独感。

（五）治疗要点

胸膜炎及胸腔积液的治疗主要是病因治疗和解除压迫症状。针对病因抗结核、抗感染、抗肿瘤治疗等。中等量以上的胸腔积液病人须多次抽液，直至胸液完全吸收。结核性胸膜炎按肺结核治疗。

【常见护理诊断/问题】

1. 急性疼痛：胸痛 与胸膜炎症有关。

2. 低效性呼吸型态 与胸腔积液致肺组织受压有关。

3. 知识缺乏：缺乏胸膜炎及胸腔积液的诊治及预防保健知识。

【护理措施】

（一）急性疼痛：胸痛

遵医嘱应用抗结核药物参见本章第七节“肺结核病人的护理”，胸痛护理措施参见本章第一节中的胸痛的护理。

（二）低效性呼吸型态

1. 休息 对胸液量大、全身症状重的病人可取患侧卧位休息，以减少患侧胸壁和肺部的活动，利于健侧呼吸。

2. 协助胸腔穿刺抽液 由于结核性胸膜炎胸水蛋白含量高，容易引起胸膜粘连，原则上应尽快抽尽胸腔内积液，以解除肺及心血管受压，缓解呼吸困难，使肺功能免受损伤。大量胸腔积液者每周抽液 2～3 次，直至胸水完全消失。每次抽液后，可注入链激酶等防止胸膜粘连，但没必要注入抗结核药物。详见本节中的胸腔穿刺术护理。

3. 遵医嘱应用糖皮质激素　全身结核毒性症状较重、胸水量较大者，可在足量抗结核药物治疗的同时应用糖皮质激素，以减轻全身毒性症状、促进胸液吸收、减少胸膜粘连。常用泼尼松每日 30mg/d，分 3 次口服。待体温正常、全身毒性症状减轻、胸水明显减少时，逐渐减量至停药。停药速度不宜过快，否则易出现反跳现象，一般疗程为 4～6 周。注意不良反应或结核播散，应慎重掌握适应证。

（三）健康教育

1. 介绍疾病知识　包括发病因素、临床表现与疾病经过、治疗及护理等，使病人及家属了解疾病的发生、发展与预后，正确对待疾病，尤其是了解坚持用药的重要性，定期复查的必要性，密切配合治疗与护理，促进康复。

2. 指导休息与活动　对结核毒性症状较重、胸液量较大的病人应卧床休息，随病情的好转逐渐增加活动量，但应避免过度劳累。注意环境舒适、心情愉悦。

3. 指导合理膳食　讲解支持治疗的重要性，嘱病人加强营养，进高热量、高蛋白及富含维生素的食物。

4. 治疗及预防知识参见本章第七节“肺结核病人的护理”。

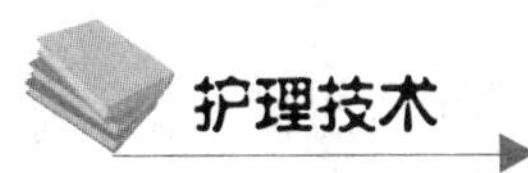

胸腔穿刺术护理

胸腔穿刺术（thoracentesis）是自胸腔内抽取胸腔积液（或积气）的有创性操作。

【适应证】

①对胸腔积液性质不明者，抽取胸腔积液检查，明确积液性质，协助病因诊断。②对大量胸腔积液和积气者，通过胸腔穿刺放液或排气，缓解压迫症状，避免胸膜粘连。同时可进行胸腔灌洗、注射药物等。

【禁忌证】

出血性疾病、病情危重、体质极其虚弱不能耐受者。

【术前准备】

1. 作普鲁卡因皮试，并将结果记录于病历上。

2. 用品准备　弯盘、无菌试管、无菌洞巾、12 号和 16 号穿刺针、2ml、5ml、50ml 注射器、小药碗、血管钳 2 把、细胶管、玻璃接管、7 号针头、纱布、无菌手套、2%盐酸利多卡因注射液或 1%盐酸普鲁卡因注射液、胶布等。

3. 病人准备　向病人及家属解释胸腔穿刺术的目的、方法及术中注意事项，做好心理护理，缓解病人紧张情绪，以取得病人配合。签知情同意书。

【术中配合】

1. 安置体位　嘱病人反坐于靠背椅上，双手平放于椅背上缘，头伏于臂上。重病人亦可以采取侧卧位或半卧位。见图 2-21。

2. 选择穿刺部位　胸腔积液穿刺部位一般在肩胛线第 7～8 肋间隙或腋中线第 6～7 肋间隙；气胸者选患侧锁骨中线第 2 肋间隙或腋前线第 4～5 肋间隙进针。

3. 协助局部消毒、铺洞巾、麻醉　以穿刺点为中心常规消毒穿刺部位（范围直径 15cm），术者铺洞巾后护士用胶布固定洞巾两上角以防滑脱。护士将已准备好的麻醉药瓶口面对术者，术者用 5ml 注射器抽吸麻醉药后，对穿刺点进行麻醉。

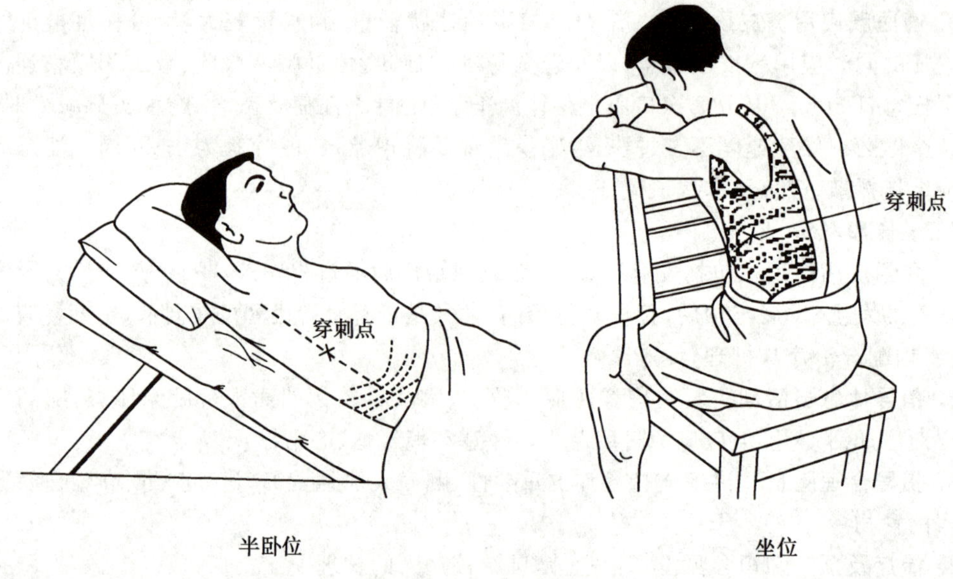

图 2-21 胸腔穿刺体位

4. 配合穿刺抽吸 ①术者用血管钳夹闭穿刺针尾部的胶管，然后沿下位肋骨上缘穿刺（因肋间神经和血管沿肋骨下缘走行）。②当穿刺针被确认进入胸膜腔时，护士用另一把血管钳固定穿刺针，术者将 50ml 注射器与胶管连接。③护士松开夹闭胶管的血管钳，术者用注射器抽液或抽气。④注射器抽满后，为防止空气进入胸膜腔，护士先用止血钳夹闭胶管，术者再取下注射器排液或排气。如此反复，直至抽吸完毕。⑤拔出穿刺针，局部覆盖无菌敷料，压迫 1～2 分钟后胶布固定。

5. 整理并记录 穿刺完毕及时整理好所用物品，并记录抽取物的量及性状。抽液者留取标本及时送检。

6. 术中观察 ①**胸膜反应**：若抽吸过程中病人出现头晕、面色苍白、出冷汗、心悸、脉细速、四肢发凉、血压下降、胸闷、胸痛、刺激性咳嗽等胸膜反应，应立即停止抽液，使病人平卧，必要时遵医嘱皮下注射 0.1%肾上腺素 0.5ml，并密切观察血压变化，防止发生休克。②**复张后肺水肿或循环衰竭**：或抽液过多、过快，可使胸腔内压骤降，发生复张后肺水肿或循环衰竭，表现为剧烈咳嗽、呼吸困难、咳大量泡沫样痰，双肺布满湿啰音等。应立即吸氧，遵医嘱应用糖皮质激素和利尿剂等。避免其发生，首次抽液不超过 700ml，以后每次抽液量不超过 1000ml，控制抽液速度。

【术后护理】

1. 嘱病人取卧位或半卧位休息。

2. 观察呼吸、脉搏、血压等情况。

3. 注意穿刺局部有无渗血或液体渗出。

4. 术中向胸腔注入药物者，应嘱其转动体位，以便药液在胸腔内混匀，并观察病人对注入药物的反应。

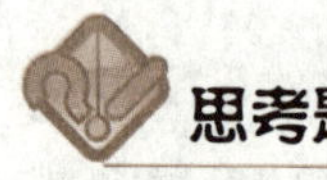

思考题

1. 简述结核性胸膜炎不同时期主要的临床表现。

2. 如何配合医生进行胸腔穿刺术？

第九节 呼吸衰竭病人的护理

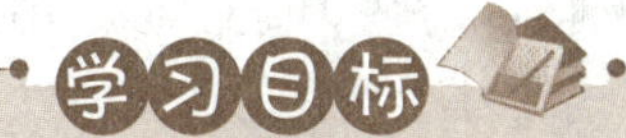

1. 了解呼吸衰竭的概念、分类及健康史。
2. 熟悉呼吸衰竭的实验室及其他检查、护理诊断及治疗要点。
3. 掌握呼吸衰竭的临床表现、护理措施及健康教育。
4. 熟练掌握血气分析动脉血采集技术。
5. 培养严谨的学习和工作态度及临危不乱、紧张有序抢救病人的职业素质。

呼吸衰竭（respiratory failure）是指各种原因引起肺通气和（或）换气功能严重障碍，以致在静息状态下亦不能进行有效的气体交换，造成机体缺氧伴（或不伴）二氧化碳潴留，引起一系列生理功能和代谢紊乱的临床综合征。判断标准为：在海平面大气压下，静息时呼吸室内空气，**动脉血氧分压（PaO_2）＜60mmHg**（8kPa），伴（或不伴）**二氧化碳分压（$PaCO_2$）＞50mmHg**（6.67kPa），并排除心内解剖分流和原发于心排血量降低等因素。

【分类】

（一）按血气分析分类

1. Ⅰ型呼吸衰竭 即缺氧性呼吸衰竭，血气分析结果是 PaO_2＜60mmHg，$PaCO_2$降低或正常。主要由于肺换气功能障碍所致。

2. Ⅱ型呼吸衰竭 即高碳酸性呼吸衰竭，血气分析结果为 PaO_2＜60mmHg，同时伴有 $PaCO_2$＞50mmHg。主要由肺泡通气不足引起。

（二）按发病缓急分类

1. 急性呼吸衰竭 由于某些突发的致病因素，如严重肺疾病、重症哮喘、急性气道阻塞、胸廓或颅脑外伤、脑血管病等，使肺功能迅速出现严重障碍，在短时间内引起呼吸衰竭。因机体不能很快代偿，如不及时抢救，将危及病人生命。

2. 慢性呼吸衰竭 指一些慢性疾病，如 COPD、肺结核、间质性肺疾病、神经肌肉疾患等，造成呼吸功能损害逐渐加重，经过较长时间发展为呼吸衰竭。早期机体通过代偿适应，个体仍能从事个人日常生活活动，动脉血气分析 pH 在正常范围。另一种较常见的情况是在慢性呼吸衰竭的基础上，因并发呼吸道感染等原因进一步加重呼吸功能负担，病情急性加重，在短时间内出现严重缺 O_2、CO_2 潴留和酸中毒等临床表现，称为慢性呼吸衰竭急性加重。

（三）按发病机制分类

1. 泵衰竭 驱动或制约呼吸运动的中枢神经系统、外周神经系统、神经肌肉组织（包括神经-肌肉接头和呼吸肌）以及胸廓统称为呼吸泵，这些部位的功能障碍引起的呼吸衰竭称为泵衰竭。通常泵衰竭主要引起通气功能障碍，表现为Ⅱ型呼吸衰竭。

2. 肺衰竭 肺组织、气道阻塞和肺血管病变引起的呼吸衰竭，称为肺衰竭。肺组织和肺血管病变常引起换气功能障碍，表现为Ⅱ型呼吸衰竭；严重的气道阻塞性疾病（如 COPD）

影响通气功能，造成Ⅱ型呼吸衰竭。

【发生机制】

各种病因引起呼吸衰竭的机制主要为肺泡通气不足、弥散障碍、通气/血流比例失调。①**通气不足**：正常成人在静息状态下有效肺泡通气量约为4L/min，才能维持正常肺泡O_2分压和CO_2分压，肺泡通气不足会引起O_2分压下降和CO_2分压升高，从而导致缺氧和二氧化碳潴留。②**弥散障碍**：是指O_2、CO_2通过呼吸膜进行交换发生障碍。因为O_2的弥散能力仅为CO_2的1/20，故在弥散障碍时以低氧血症为主。③**通气/血流比例失调**：正常比值为0.8。导致失调的原因有肺部病变导致部分肺泡通气不足使血液得不到充分氧合，或肺血管病变造成部分肺泡血流不足肺泡气不能被充分利用（无效腔样通气）。通气/血流比例失调通常仅导致低氧血症。

【护理评估】

（一）健康史

引起呼吸衰竭的病因很多，以COPD**最常见**。

1. 呼吸道疾病 气管-支气管的炎症（如COPD）、痉挛（如支气管哮喘）、异物、肿瘤、纤维化瘢痕等，引起气道阻塞、肺通气不足。

2. 肺组织病变 各种累及肺泡和（或）肺间质的病变，如肺炎、肺气肿、重症肺结核、弥漫性肺纤维化、肺水肿等，使有效呼吸面积减少、肺顺应性降低、通气/血流比例失调。

3. 肺血管疾病 肺栓塞等引起通气/血流比例失调。

4. 胸廓及胸膜病变 脊柱畸形、胸部外伤造成的连枷胸、严重气胸、大量胸腔积液或广泛胸膜增厚等，均可影响胸廓活动和肺扩张，造成通气不足。

5. 神经肌肉疾病 脑血管病、脑炎、脑损伤、脑肿瘤及镇静催眠药中毒等，可直接或间接抑制呼吸中枢。脊髓灰质炎、多发性神经炎、重症肌无力、有机磷农药中毒等，可累及呼吸肌，造成呼吸肌麻痹，引起肺通气不足。

呼吸道感染是引起失代偿性慢性呼吸衰竭最常见的诱因。

（二）临床表现

除引起呼吸衰竭原发病的表现外，主要是缺氧和二氧化碳潴留所致的呼吸困难及全身各系统器官功能紊乱的表现。

1. 呼吸困难 是呼吸衰竭**最早、最突出的症状**，常表现为呼吸频率、节律和深度的改变。早期表现为呼吸频率增快，病情加重时呼吸困难，辅助呼吸肌活动加强，表现为点头或提肩呼吸、三凹征等。并发CO_2麻醉时，则出现浅慢呼吸或潮式呼吸。

2. 发绀 **是缺氧的典型表现**。当动脉血氧饱和度（SaO_2）低于90%时，可在口唇、指甲出现发绀。因发绀程度与还原血红蛋白含量有关，所以红细胞增多者发绀明显，而贫血病人则不明显。

3. 精神神经症状 由缺O_2和CO_2潴留导致的神经精神综合征称为肺性脑病（pulmonary encephalopathy），又称CO_2麻醉。①**缺O_2**：脑细胞对缺氧最敏感，通常完全停止供氧4～5分钟即可引起不可逆的脑损害。当$PaO_2 < 60$mmHg时，病人有注意力不集中、智力和视力减退；当PaO_2降至40～50mmHg时，可出现头痛、烦躁不安、嗜睡、定向力与记忆力障碍、精神错乱；低于30mmHg时昏迷。②**CO_2潴留**：轻度表现为烦躁、白天嗜睡而夜间失眠（昼夜颠倒现象）等症状；随着CO_2潴留的加重发生肺性脑病。③**肺性脑病**：表现为神志淡漠、肌肉震颤或扑翼样震颤、间歇抽搐、昏睡，甚至昏迷等。

4. 循环系统症状 早期反射性兴奋心血管引起心率增快、血压升高、心排血量增加；严重缺氧、CO_2潴留直接抑制心血管中枢引起循环衰竭、血压下降、心律失常、心脏停搏。CO_2潴留使体表血管扩张，表浅静脉充盈、皮肤潮红、温暖多汗，严重时球结膜水肿。

5. 消化道症状 呼吸衰竭时胃肠道黏膜屏障功能损伤，胃肠黏膜充血水肿、糜烂或应激性溃疡，引起上消化道出血，大出血常提示预后不良。

6. 其他 可有黄疸、转氨酶升高、蛋白尿、血尿、血尿素氮升高等肝、肾功能损害的表现及酸碱失平衡和电解质紊乱。

上述症状随着缺O_2和CO_2潴留的纠正可好转或消失。

（三）实验室及其他检查

1. 动脉血气分析 可以**确诊呼吸衰竭和酸碱失衡**，并判定其性质及程度，还可以指导治疗。$PaO_2 < 60mmHg$，伴或不伴$PaCO_2 > 50mmHg$，为呼吸衰竭的诊断标准。$pH < 7.35$为失代偿性酸中毒，$pH > 7.45$为失代偿性碱中毒。

2. 肺功能测定 有助于判断原发病的种类和气道阻塞的严重程度。

3. 胸部影像检查 有助于分析引起呼吸衰竭的原因。

（四）心理-社会状况

病人长期受原发疾病的折磨，发生呼吸衰竭后常表现出对预后感到绝望；当病情恶化，用力呼吸仍不能满足机体对氧的需要时，会感到死亡的威胁而产生恐惧；在建立人工气道、使用呼吸机时，因影响与他人进行情感交流，可出现情绪低落、烦躁不安；而在撤离呼吸机时，又可出现紧张、焦虑和依赖心理。

（五）治疗要点

呼吸衰竭的治疗原则是在保持呼吸道通畅的前提下，迅速纠正缺氧和二氧化碳潴留，纠正酸碱失衡和代谢紊乱，防止多器官功能受损，积极治疗原发病，消除诱因，预防和治疗并发症。具体措施：①保持呼吸道通畅、改善通气，这是纠正缺氧和二氧化碳潴留的先决条件。②氧疗。③增加通气量改善CO_2潴留。④纠正酸碱平衡失调和电解质紊乱。⑤抗感染治疗。⑥防治并发症。⑦营养支持。

呼吸衰竭的预后

呼吸衰竭的预后不仅取决于其严重程度、是否发生并发症和抢救是否及时、恰当，还取决于原发病或诱因能否去除。急性呼吸衰竭如处理及时、恰当，病人可完全康复。慢性呼吸衰竭病人度过危险期后，重要的是预防和控制呼吸道感染等诱因，以减少急性发作，尽可能延缓肺功能恶化的进程，使病人能够在较长时间内保持生活自理能力，提高生命质量。

【常见护理诊断/问题】

1. 气体交换受损 与呼吸衰竭有关。

2. 清理呼吸道无效 与呼吸道分泌物增多、无效咳嗽或无力咳痰有关。

3. 语言沟通障碍 与脑组织缺氧和二氧化碳潴留致意识改变及使用呼吸机有关。

4. 知识缺乏：缺乏慢性呼吸衰竭的预防保健知识。

【护理目标】

病人呼吸衰竭纠正,表现为呼吸困难等症状减轻或消失,血气分析结果正常;呼吸道感染得到控制,能有效排痰,呼吸道通畅;在意识清醒的情况下能以语言或非语言方式表达自己的意愿和进行情感交流;能避免诱因预防呼吸衰竭的发生。

【护理措施】

(一)气体交换受损

1. 休息与活动 呼吸衰竭病人应安排在呼吸监护病房或单人病室,便于观察、抢救及防止交叉感染;给病人摆放舒适的**端坐位或半坐位**,以利于呼吸;指导病人节省体力,协助病人完成日常生活活动。对代偿性慢性呼吸衰竭病人可根据其肺功能情况合理选择体力活动方式并掌握适当的体力活动量,以防止增加心肺负担。

2. 饮食 鼓励神志清醒的病人自行进食,给予**高蛋白、高脂肪、低碳水化合物**和适量多种维生素、微量元素的流质饮食。高碳水化合物饮食能产生大量二氧化碳和消耗大量的氧气,从而增加肺通气负担。昏迷病人给予鼻饲提供营养,必要时静脉补充营养,以补充机体消耗,提高抗病能力,促进康复。

3. 心理支持 多与清醒病人交流,解释各种仪器设备的作用及应用必要性,治疗和护理措施有序进行,忙而不乱,不给病人及家属造成心理压力。关心病人,鼓励其家属多与病人沟通,使病人获得更多的心理支持。

4. 保持呼吸道通畅 是纠正呼吸衰竭**最基本、最重要**的措施。

(1)清除气道内痰液:清醒病人协助排痰,昏迷病人机械吸痰。具体措施参见本章第一节中咳嗽咳痰的护理。

(2)遵医嘱应用支气管扩张药物:急性呼吸衰竭时静脉给药,可选择 β_2 肾上腺素受体激动剂、糖皮质激素或茶碱类药物,具体药物及用法参见本章第三节“支气管哮喘病人的护理”。

(3)建立人工气道:若清除痰液和舒张支气管后气道仍不通畅,必要时建立人工气道。有 3 种方法,即简便人工气道、气管插管和气管切开。简便人工气道只在病情危重又不具备插管条件时应用,待病情允许后再行气管插管或切开。

5. 合理给氧 氧疗能提高 PaO_2 和 SaO_2,减轻组织损伤,恢复脏器功能,提高机体耐受力。

(1)**给氧指征**:**一般将 $PaO_2<60mmHg$ 为氧疗的指征**。$PaO_2<55mmHg$ 为必须氧疗。

(2)**给氧方法**:常用方法有鼻导管、鼻塞、面罩、气管内机械给氧等。

1)**鼻导管和鼻塞法**:使用简单、方便,不影响病人咳痰和进食,但吸入氧浓度不稳定,易受病人呼吸的影响,且高流量时对局部黏膜有刺激,氧流量不能大于 7L/min。一般适用于Ⅱ型呼吸衰竭病人。

2)**面罩法**:包括普通面罩(图 2-22A)、带储气囊无重复呼吸面罩(图 2-22B)和文丘里面罩(图 2-22C)。优点是吸氧浓度稳定,可按需要调节,对鼻黏膜刺激小,缺点为在一定程度上影响病人咳痰和进食。①**普通面罩**:以 5～8L/min 流量给氧时,氧浓度分别达到 40%(5L/min)、45%～50%(6L/min)和 55%～60%(8L/min),适用于低氧血症较严重的Ⅰ型呼吸衰竭病人。②**带储气囊无重复呼吸面罩**吸入氧浓度最高,可达 90%以上,用于呼吸状态不稳定的严重Ⅰ型呼吸衰竭病人。③**文丘里面罩**能够按需要调节吸入氧浓度,对于 COPD 引起的呼吸衰竭最适用。

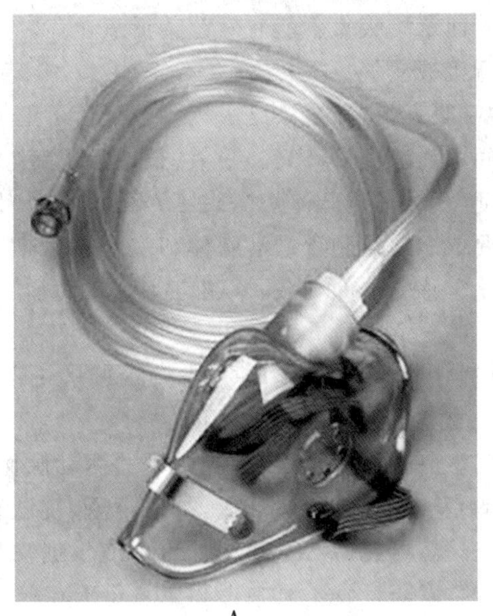

A

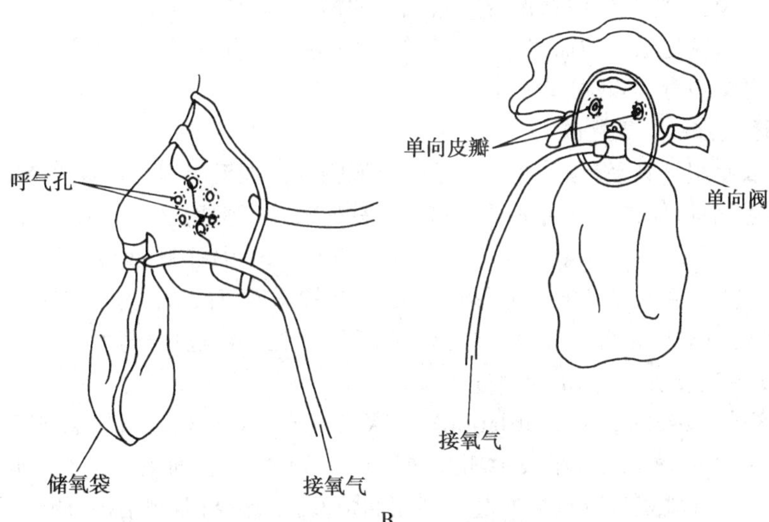

B

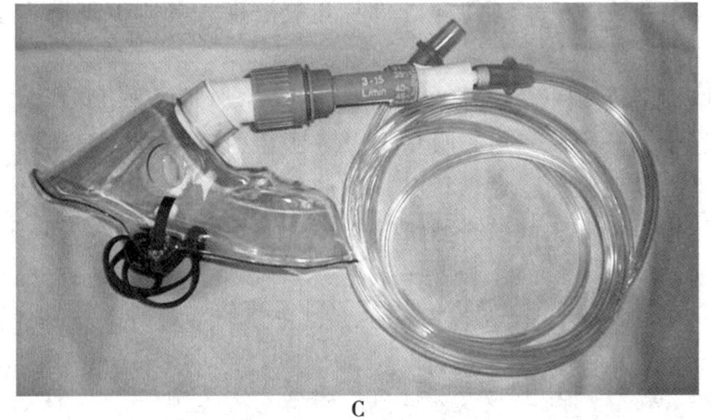

C

图 2-22 常用给氧面罩

A. 普通面罩 B. 无重复呼吸面罩 C. 文丘里面罩

3)**气管内机械给氧**:若面罩法吸氧不能有效改善低氧血症,应做好气管插管或切开机械通气的准备,配合医生进行机械通气。

(3)**给氧浓度**:①**Ⅰ型呼吸衰竭**:较高浓度吸氧(>35%)可迅速纠正低氧血症,如果严重低氧血症者,可短时间内间歇高浓度(>50%)吸氧,长期吸入高浓度氧可引起氧中毒。②**Ⅱ型呼吸衰竭**:应持续低浓度(<30%)、低流量(1~2L/min)吸氧。因为此时呼吸中枢对 CO_2 的反应性差,病人呼吸主要依靠缺氧刺激颈动脉体和主动脉体外周化学感受器维持,如果缺氧纠正过快,解除对外周化学感受器的刺激,抑制自主呼吸而加重二氧化碳潴留,导致肺性脑病。

(4)**氧疗目标**:通常急性呼吸衰竭应使 PaO_2 维持在近于正常范围,慢性呼吸衰竭病人 PaO_2 维持在 60~80mmHg 或 SaO_2 90%以上即可。

(5)**疗效观察**:氧疗实施过程中,应专人负责监护,监测动脉血气分析变化;密切观察疗效,如吸氧后呼吸困难缓解、发绀减轻、心率减慢、神志清醒、皮肤转暖,表示氧疗有效;如果意识障碍加深或呼吸过度表浅、可能为 CO_2 潴留加重。应根据动脉血气分析结果及临床表现及时调整吸氧流量或浓度,以防止发生氧中毒和二氧化碳麻醉。

(6)**注意事项**:氧疗时应注意保持吸入氧气的湿化,以免干燥的氧气对呼吸道刺激及气道黏液栓的形成;输送氧气的面罩、导管、气管导管等应妥善固定,使病人舒适,并保持清洁与通畅,定时更换消毒,防止交叉感染。

6. 改善通气排出二氧化碳

(1)**遵医嘱使用呼吸兴奋剂**:必须在**呼吸道通畅**的前提下应用。呼吸兴奋剂通过兴奋呼吸中枢,增加通气量,促进二氧化碳排出和提高氧的摄入。常用尼可刹米 0.375~0.750g 静脉注射,然后以 1.875~3.750g 加入 5%葡萄糖 500ml 中静脉滴注;或阿米三嗪 50~100mg,每日 2 次口服。若用药后病人生命征稳定、神志转清醒表示治疗有效。若出现血压升高、心悸、恶心、呕吐、烦躁不安、肌肉震颤等,提示滴注速度过快、药物用量过大。因此,静脉滴注时速度不宜过快,以防止药物过量。

(2)**机械通气**(mechanical ventilation):呼吸衰竭病人若昏迷逐渐加深,呼吸不规则或出现暂停,呼吸道分泌物多而咳嗽反射明显减弱或消失时,应行面罩无创正压通气或气管插管、气管切开使用呼吸机进行机械通气。根据病情和血气分析监测结果,调整呼吸机工作参数(潮气量、压力、呼吸频率、呼与吸时间比例)和氧浓度。具体护理措施参见"急救护理教材"机械通气之内容。

7. 病情监测 呼吸衰竭病人均需在 ICU 进行严密监护。监测项目包括:①**呼吸**:呼吸频率、节律及深度,辅助呼吸肌参与呼吸情况及呼吸困难程度。②**循环**:心率、心律及血压,必要时进行血流动力学监测。③**意识状况**。④**液体平衡**:观察和记录液体出入量。⑤**实验室检查**:血气分析、血电解质和酸碱平衡情况。

镇静安眠药与呼吸衰竭

慢性呼吸衰竭病人多存在 CO_2 潴留,而且在出现中枢抑制症状之前常表现兴奋症状,如失眠、烦躁、躁动,但此时切忌用镇静或安眠药。因为,长期的 CO_2 潴留已经使呼吸中枢的兴奋性降低,若再应用镇静或安眠药,容易抑制呼吸中枢,加重 CO_2 潴留,诱发肺性脑病。

(二) 清理呼吸道无效

呼吸衰竭病人因病情危重常有意识障碍或使用机械通气,因此,除参见第一节中的咳嗽咳痰护理外,还应注意下面各项。

1. 人工气道护理　因建立人工气道后可出现一系列气道并发症,如人工气道阻塞、气管狭窄、气管导管脱出等。

(1)气道湿化:①利用呼吸机进行无菌蒸馏水加温(一般加热至35～37℃)后,将蒸汽混入吸入气中吸入。②直接向气管内滴入生理盐水或蒸馏水,间断滴入每次不超过3～5ml,每20～60分钟一次;直接滴入的滴速为4～6滴/分,若使用输液泵滴速为15～20ml/h。③也可利用呼吸机进行雾化吸入,雾滴直径3～5μm。

(2)机械吸痰:机械通气时,通常经过人工气道吸痰。在吸痰前应适当增加氧浓度和通气量,防止因吸痰而加重缺氧和通气不足;吸痰时应注意无菌操作、手法正确,防止发生肺部感染、支气管黏膜损伤及支气管痉挛等不良后果。

2. 预防窒息　失代偿性呼吸衰竭病人常因缺氧及二氧化碳潴留而出现神志改变,加上呼吸道感染及病人年老体弱,极易发生痰液排出不畅。因此,密切观察病人排痰情况、神志、表情、面色、生命征等,以及时发现窒息先兆及窒息,并做相应处理。

3. 遵医嘱应用抗生素　呼吸道感染是呼吸衰竭病人病情恶化最主要的诱因,应联合、大剂量、静脉应用广谱高效抗生素及时控制感染(参见本章第四节"肺炎病人的护理")。

(三) 语言沟通障碍

根据病人语言沟通障碍的不同原因,通过语言及非语言交流方式与病人沟通。对病情危重的病人语言要清晰、简要、易懂,配合非语言沟通。对使用呼吸机的病人要教会病人理解及使用非语言沟通,如手势、肢体语言、书写等,以及时了解病人的需求及心理状态,以便提供必要的帮助,协助病人克服不良的心理反应。

(四) 健康教育

1. 介绍疾病知识　向病人及家属讲解疾病的发生、发展和转归,对听力减退及文化程度不高的老年病人,讲解更应注意语言清晰、通俗易懂,使病人理解康复的意义与转归,正确对待疾病,密切配合治疗与护理,促进康复。

2. 指导自我护理的技能　教病人及家属学会呼吸运动锻炼的方法,如缩唇呼吸、腹式呼吸,提高呼吸功能,延缓肺功能恶化;掌握排痰及氧疗技术,如有效咳嗽、咳痰、体位引流、拍背和家庭氧疗等,以加速康复。

3. 提供药物治疗知识　告知病人及家属遵医嘱正确用药,熟悉药物的用法、剂量、不良反应和注意事项,使之更好地配合治疗,提高治疗效果。

4. 指导增强体质的方法　根据肺功能的状况制定合理的休息与运动计划,掌握减少氧耗量的活动与休息方法,劳逸结合;加强营养、合理膳食;加强耐寒训练,坚持用冷水洗脸。

5. 指导病人避免诱因　少去人群拥挤的公共场所,尽量避免与呼吸道感染病人接触,以减少感染机会,预防上呼吸道感染;避免吸入刺激性气体,对吸烟病人制定戒烟计划并按计划戒烟。

6. 指导自我监测　若有痰量增多、颜色变黄、咳嗽加剧、气急加重及神志改变等病情变化,应及时发现、及早就医。

【护理评价】

呼吸型态是否正常,呼吸困难、发绀有无减轻或消失。呼吸道感染是否已控制,痰液能否有效咳出，呼吸道是否通畅。意识障碍是否减轻，能否以语言或非语言方式表达自己的意愿和进行情感交流。病人及家属能否说出慢性呼吸衰竭的各项预防保健措施。

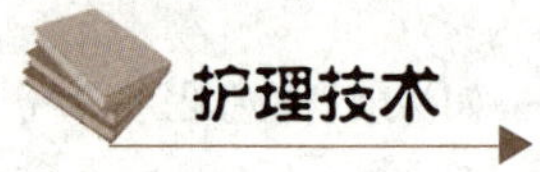

动脉血采集与血气分析

动脉血液气体分析(arterial blood gas analysis)能客观反映呼吸衰竭的性质和程度，是判断病人有无缺 O_2 和 CO_2 潴留的可靠方法。对指导氧疗、调节机械通气的各种参数以及纠正酸碱和电解质失衡有重要意义。

【适应证】

1. 各种疾病、创伤或外科手术发生呼吸衰竭者。

2. 心肺复苏及危重病人。

3. 急、慢性呼吸衰竭及进行机械通气的病人。

【采血前准备】

1. 病人准备 向病人说明穿刺的目的和配合的注意事项，使病人在平静状态下接受穿刺。

2. 用物准备 2ml 无菌注射器，肝素溶液(1250U/ml)，软木塞，静脉穿刺盘。

【采血过程】

1. 先用 2ml 注射器抽吸肝素溶液 0.5ml，来回推动针芯，使肝素溶液涂布针筒内壁，然后针尖朝上，排弃针筒内的空气和多余的肝素溶液。

2. 一般可选择桡动脉、肱动脉、股动脉为穿刺点进针。先用手摸清动脉的搏动、走向和深度。常规消毒穿刺部位的皮肤及操作者的左手示指和中指，然后，左手示指和中指固定动脉，右手持注射器将针头刺入动脉，血液将借助动脉压推动针芯后移，采血 1ml。

3. 拔出针头后，立即用消毒干棉签压迫穿刺处，排出针筒内气泡之后将针头刺入软木塞内，以隔绝空气，并用手转动针筒数次使血液与肝素溶液充分混匀，以防凝血。

【采血后护理】

1. 穿刺处需按压 2～5 分钟，以防局部出血或形成血肿。

2. 详细填写化验单，注明采血时间，采集标本时有无吸氧，吸氧方法及浓度、机械通气参数等。

3. 将标本及针筒一起放入冰筒内，以降低针筒内血液新陈代谢的速度，立即送检。

【正常值】

动脉血氧分压(PaO_2)：80～100mmHg(10.7～13.3kPa)

动脉血二氧化碳分压($PaCO_2$)：35～45mmHg(4.7～6.0kPa)

动脉血氧饱和度(SaO_2)：95%～100%

血液酸碱度(pH)：7.35～7.45

标准碳酸氢盐(SB)：21～27mmol/L

碱剩余(BE)：(0±3)mmol/L

缓冲碱(BB)：45～55mmol/L

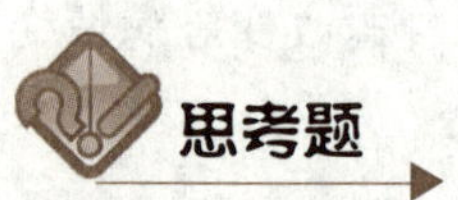

病人，男，68 岁，退休教师。慢性咳嗽、咳痰 15 年，每年秋冬季发作，持续 3 个月以上，

间断治疗。5 年前渐感呼吸急促、胸闷，活动时尤甚，遂在医师指导下进行家庭氧疗，日常生活尚可自理。7 天前因受凉后咳嗽、咳痰加重，咳大量黄色黏稠痰液，咳痰不畅时，出现明显胸闷气急，不能入睡，2 天前出现烦躁不安，昼睡夜醒，1 天前开始嗜睡，食欲明显下降。亲属异常焦虑。护理体检：T 39.5℃，P 100 次/分，R 26 次/分，呼气时间延长伴哮鸣音，BP 90/60mmHg。口唇发绀，桶状胸，嗜睡状态。两中下肺有湿啰音。血气分析 PaO_2：55mmHg，$PaCO_2$：55mmHg。

1. 此病人呼吸衰竭的病因是什么？引起呼吸衰竭的病因有哪些？
2. 呼吸衰竭有哪些主要临床表现？
3. 此病人的氧疗护理。
4. 如何改善通气促进二氧化碳排出？
5. 如何对此病人进行健康教育。

第十节　急性呼吸窘迫综合征病人的护理

急性呼吸窘迫综合征（acute respiratory distress syndrome，ARDS）是指原心肺功能正常，由于肺内、外严重疾病而引起肺微血管通透性增加，肺泡渗出富含蛋白质的液体，进而导致**肺水肿**及透明膜形成，可伴有肺间质纤维化。临床表现为急性呼吸窘迫和难治性低氧血症。

【护理评估】

1. 健康史　引起 ARDS 发病的原因或高危因素很多。包括：

（1）肺内因素：如吸入毒气、烟尘、胃内容物、氧中毒、肺挫伤、放射性挫伤、重症肺炎等。

（2）肺外因素：如严重休克、严重感染、严重非胸部创伤、大面积烧伤、大量输血、急性胰腺炎、药物或麻醉品中毒等。

2. 临床表现　ARDS 多于原发病起病后 5 天内发生，约半数发生于 24 小时内。除原发病的临床表现外，最早出现的症状是呼吸加快，并呈**进行性加重的呼吸困难、发绀**。常伴有烦躁、焦虑、出汗等。呼吸困难的特点是频率＞28 次/分，深而费力，病人常感到胸廓紧束、严重憋气，即呼吸窘迫，不能用通常的吸氧疗法改善。早期可无异常体征，中期可闻及细湿啰音，后期可闻及明显湿啰音及管状呼吸音。

3. 心理-社会状况　因病情突然加重及出现严重呼吸困难，病人常出现濒死而产生恐惧心理，家属亦表现紧张不安。

4. 实验室及其他检查

（1）X 线胸片：早期可无异常，典型改变为斑片状以至融合成大片状的浸润阴影。

（2）动脉血气分析：典型改变为 PaO_2 降低，$PaCO_2$ 降低，pH 升高。目前临床上将氧合指数 PaO_2/FiO_2 降低（≤200）作为诊断 ARDS 的必要条件。PaO_2/FiO_2 即 PaO_2 的 mmHg 数与吸入氧浓度的比值。ARDS 与慢性呼吸衰竭的比较见表 2-11。

【抢救配合】

1. 休息　将病人安置于 ICU 实施特别监护。保持病室空气清新，定时进行通风换气和空气、地面消毒。做好病人的保暖工作，防止受凉。

2. 给氧　迅速纠正低氧血症是抢救 ARDS 最重要的措施。轻症可通过面罩给氧，绝大多数病人采用机械通气给氧。给予**高浓度**（＞50％）、**高流量**（4～6L/min）吸氧，以提高氧分压，使 **PaO_2≥60mmHg 或 SaO_2≥90％**。

表 2-11 ARDS 与慢性呼吸衰竭特征比较

项目	ARDS	慢性呼吸衰竭
起病	急	慢且呈进行性发展
原有心、肺疾病	无	常有 COPD 病史
病理生理改变	肺水肿及透明膜形成	肺通气、换气障碍
临床表现	进行性加重呼吸困难	呼吸困难伴全身性脏器损害表现
血气分析	单纯严重低氧血症	低氧血症常伴二氧化碳潴留
吸氧方法	呼吸机高浓度正压吸氧	鼻塞法持续低浓度吸氧

3. 心理支持 对神志清醒的使用机械通气的病人，应通过语言或非语言的方式加强沟通，守护、安慰、解释，给予心理支持。在抢救时保持镇静、从容，操作迅速而熟练，工作忙而不乱，给病人以信任、安全感。避免在病人面前讨论病情，以免病人误解。

4. 饮食 通过鼻饲或静脉高营养及时补充热量和高蛋白、高脂肪。

5. 病情观察 密切观察生命征和意识状态，尤其是呼吸困难和发绀的变化；观察每小时尿量变化，准确记录 24 小时出、入液量。遵医嘱正确采取血气分析和生化检测标本并及时送检。

1. ARDS 的基础疾病主要有哪些？
2. ARDS 的临床表现特点是什么？如何进行氧疗？

(马秀芬 平 芬)

第三章　循环系统疾病病人的护理

循环系统疾病(circulatory system disease)包括心脏和血管的疾病,亦称心血管病(cardiovascular disease,CVD),是危害人民健康和影响社会劳动力的重要疾病。WHO发布的《2002年世界卫生报告》指出,心血管病的死亡率最高,全球每年因心血管病死亡约1700万人。近几十年来,随着我国经济的发展、人民生活水平的提高、饮食结构的改变及人口老龄化,心血管病的发病率和死亡率呈上升趋势,目前我国每年约有300万人死于心血管病。因此,积极开展心血管病的防治至关重要。近年来,心血管疾病分子和细胞生物学研究取得了较大进展,促进了心血管病的防治工作。许多新的诊断手段如三维超声显像、多普勒超声、螺旋CT、数字减影心血管造影等技术,提高了心血管病的诊断水平;溶栓、介入、起搏和电复律治疗、基因重组技术在心血管药物研发中的运用等治疗手段不断推陈出新,使心血管病的治疗水平得到不断提高。随着护理程序的应用、冠心病监护病房的建立和心血管专科护理技术的推广,心血管病人的护理水平也得到了显著提高。

第一节　概　　述

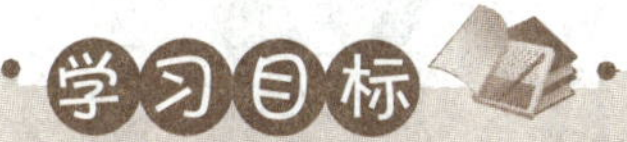

1. 了解心源性呼吸困难、心源性水肿、心悸的概念。
2. 熟悉循环系统的解剖结构和生理功能、常见症状和体征的健康史。
3. 掌握循环系统各种常见症状和体征的临床表现及护理措施。
4. 具有严谨、科学的学习及工作态度耐心、细致的职业素质。

一、循环系统的解剖结构和生理功能

循环系统(circulatory system)亦称心血管系统(cardiovascular system),由心脏、血管和调节血液循环的神经体液组成。其主要功能是为全身组织器官运输血液,通过血液将氧、营养物质和激素等供给组织细胞,并将组织细胞的代谢废物运送到排泄器官,以保证人体新陈代谢的正常进行,维持生命活动。

(一)心脏

1. 心脏的解剖结构

(1)**心脏的外形**:心脏(heart)是一个中空的肌性器官,形似倒置而前后略扁的圆锥体,

大小与本人拳头相似，位于胸腔中纵隔内，约 2/3 位于正中线左侧，1/3 位于正中线右侧。上部为**心底**朝向右后上方，连接出入心的大血管；下方邻膈（**膈面**），**心尖**朝向左前下方；前面（**胸肋面**）对向胸骨体和第 2～6 肋软骨，大部分被胸膜和肺遮盖，只下部一小三角形区域借心包与胸骨体下半和左第 4～5 肋软骨相邻，临床进行**心内注射**多在胸骨左缘第 4 肋间进针，可不伤及胸膜和肺。心脏表面有 4 条沟可作为 4 个心腔的表面分界，即**冠状沟**（房室沟）、**前室间沟**和**后室间沟**（左右心室分界）、**后房间沟**（左右心房分界）。见图 3-1 和图 3-2。

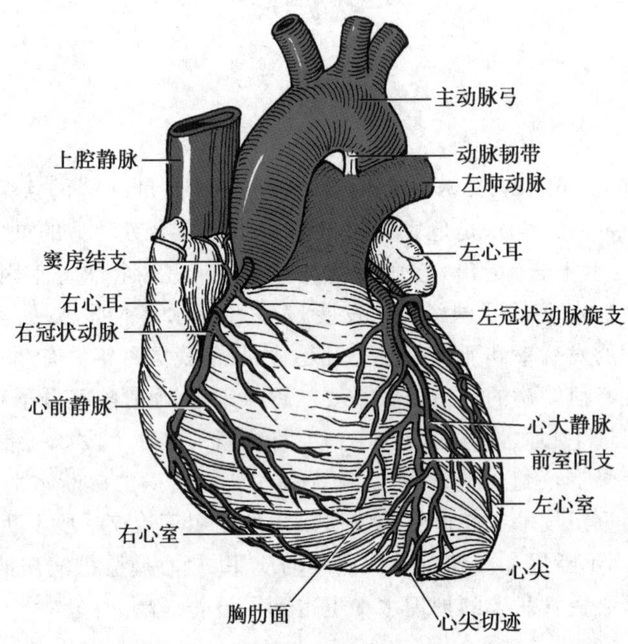

图 3-1　心的外形和血管（前面）

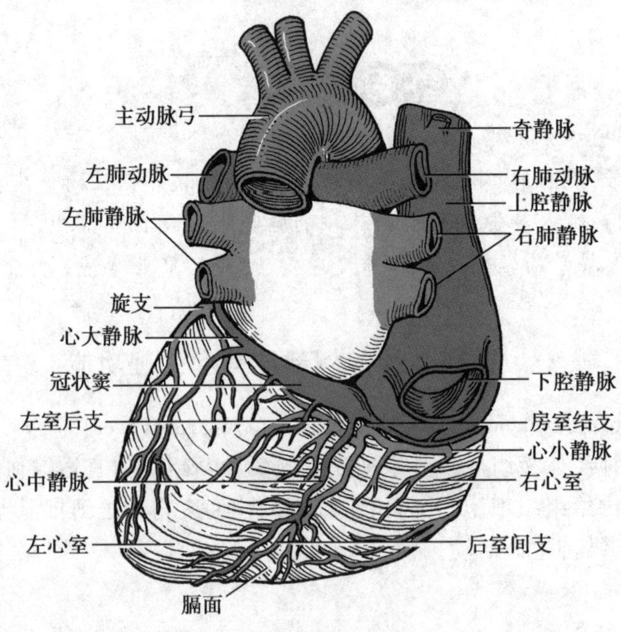

图 3-2　心的外形和血管（后面）

（2）**心腔及瓣膜**

1）**心腔**：心脏内部被心间隔分为互不相通的左、右两半，每半又各分为心房（atrium）和心室（ventricle），故心脏有**4个心腔**，即左心房、左心室及右心房、右心室。**右心房**位于心的右上部，接收上、下腔静脉及冠状静脉回心血液。**右心室**位于胸骨后方，接肺动脉，构成心脏前面大部分。在胸骨旁第4肋间作心内注射多注入右心室。**左心房**位于右心房的左后方，构成心底的大部，回收肺静脉回心血液。**左心室**位于右心室的左后方，接主动脉，左室壁约为右室壁的3倍。

2）**心脏瓣膜**（valve）：同侧心房和心室借房室口相通，并有心脏瓣膜相隔。左心房、室之间的瓣膜称**二尖瓣**（mitral valve），被两个深陷的切迹分为前尖和后尖，前尖呈半卵圆形，后尖似长条形。右心房、室间的瓣膜称**三尖瓣**（tricuspid valve），被3个深陷的切迹分为3片近似三角形瓣叶。二、三尖瓣统称**房室瓣**，两侧房室瓣均有腱索与心室乳头肌相连。左、右心室与大动脉之间各有3个半月形的瓣膜相隔，称**半月瓣**。位于左心室与主动脉之间的瓣膜为**主动脉瓣**（aortic valve），位于右心室与肺动脉之间的瓣膜为**肺动脉瓣**（pulmonary valve）。心脏瓣膜的功能颇似泵的阀门，可顺流开启，逆流关闭，保证血液定向流动。

左、右心室的流入及流出道

左、右心室流入道的入口为房室口，其周围主要结构有房室瓣的瓣环及瓣叶、腱索和乳头肌，它们共同保证血液的单向流动，其中任何一部分结构损伤，将会导致血流动力学上的改变。左、右心室流出道口为主、肺动脉口，周围有半月瓣的瓣环、瓣叶及动脉窦。心室收缩时，血液冲开动脉瓣进入动脉干；心室舒张时，动脉窦被倒流的血液充盈，使瓣膜关闭，阻止血液反流入心室。冠状动脉口一般位于主动脉窦内，可以保证心肌在心室舒张和收缩期均有足够的血液供应。

（3）**心壁及心包**：心壁可分为3层，由内向外依次为**心内膜**（endocardium）、**心肌**（myocardium）和**心外膜**（epicardium）。心内膜是由内皮及结缔组织构成的一层光滑的薄膜，与血管内膜相延续，心脏瓣膜即是由心内膜向心腔折叠而成。心肌是心壁最厚的一层，由心肌纤维构成，心室肌较心房肌厚，左心室肌最厚。心外膜即浆膜心包的脏层，紧贴于心肌表面。

心包（pericardium）是包裹心脏和大血管根部的圆锥形纤维浆膜囊，分内、外2层，外层为**纤维心包**（坚韧的纤维结缔组织），内层为**浆膜心包**。浆膜心包又分脏、壁2层，在出入心的大血管根部互相移行，两层之间的潜在性腔隙称**心包腔**，内含少量浆液起润滑作用。

（4）**心脏传导系统**：心脏传导系统由特殊心肌细胞构成，包括窦房结、结间束、房室交界区（房室结）、房室束（希氏束）、左、右束支和普肯野纤维网（图3-3）。窦房结是心脏的正常起搏点，位于上腔静脉与右心房交界处界沟上1/3的心外膜下。

（5）**心脏的血液供应**：心脏的血液供应来自冠状动脉（coronary artery），起源于主动脉根部，有左、右2支。左冠状动脉起始于主动脉根部的左冠状动脉窦，分为前室间支和左旋支。前室间支为左冠状动脉的直接延续，主要供应左室前壁、乳头肌、心尖、室间隔前2/3及右室前壁的一部分；左旋支主要供应左心房、左室侧壁、左室前壁的一部分、左室后壁的大部分及窦房结（约40%的人）。右冠状动脉起始于主动脉的右冠状动脉窦，供应右心房、右室前壁大部分、右室侧壁和后壁的全部、左室后壁的一部分、室间隔后1/3、房室交界区（93%

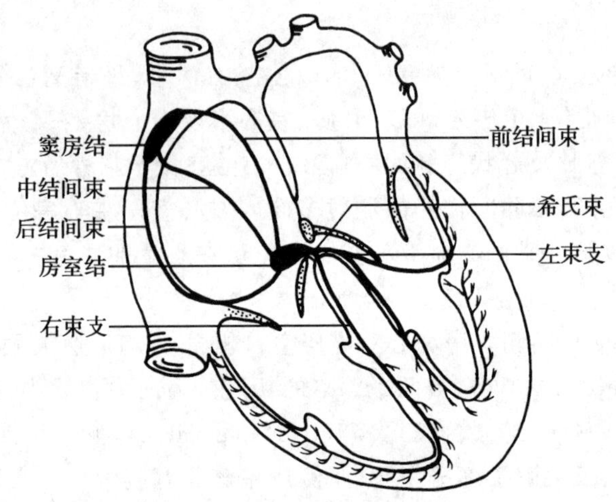

图 3-3 心脏传导系统示意图

的人)及窦房结(60%的人)。参见图 3-1 和图 3-2。

2. 心脏的生理功能

(1)**心肌细胞**:心肌细胞按形态和功能可分为 2 类,即普通心肌细胞和特殊心肌细胞。**普通心肌细胞**具有兴奋性、传导性和收缩性,但不具有自律性,主要功能是收缩,故又称**工作细胞**。**特殊心肌细胞**构成心脏传导系统,不具有收缩性,除了具有兴奋性、传导性外,还具有自动发生节律性兴奋的特性,称为自律性,又称**自律细胞**,主要功能是产生和传导兴奋,控制心脏的节律性活动。**窦房结**的自律性最高,因此,正常人心脏的活动由窦房结控制,称之为正常**心脏起搏点**(pacemaker)。正常情况下,窦房结以 60～100 次/分的频率、规律地发出冲动,并以一定的速度沿着传导系统顺序传到心房、心室,使心脏规律地收缩和舒张。

(2)**心脏泵血功能**

1)**心动周期**:心脏一次收缩和舒张,构成一个机械活动周期,称为**心动周期**。在一个心动周期中,心房和心室的活动都可分为**收缩期**和**舒张期**。左、右两个心房和左、右两个心室的活动基本是同步进行的,心房和心室的收缩期都短于舒张期。左、右心房首先收缩,此时心室处于舒张期;继而心房舒张,心室收缩。由于心室在心脏泵血活动中起主要作用,故心动周期通常是指心室的活动周期。

2)**心输出量**:心脏的主要功能是泵血。一次心搏中由一侧心室输出的血量称为**每搏输出量**,简称搏出量。在安静状态下,正常成年人左心室舒张末期的容积约为 125ml,收缩末期容积约为 55ml,两者的差值即搏出量,为 70ml。搏出量占心室舒张末期容积的百分比称为**射血分数**,正常时维持在 55%～65%。每分钟由一侧心室输出的血量称为每分心输出量,即**心输出量**,等于每搏输出量与心率的乘积。左、右两心室的心输出量基本相等。一般健康成年男性在安静状态的心输出量为 4.5～6.0L/min,女性比同体重男性约低 10%。以单位体表面积计算的心输出量称为**心指数**,中等身材的成年人约为 3.0～3.5L/(min·m^2)。在安静和空腹情况下测定的心指数称为**静息心指数**,可作为比较不同个体心功能的评定指标。

3)**影响心输出量的因素**:心输出量的多少取决于每搏输出量和心率,因此,凡能影响搏出量和心率的因素均可影响心输出量,主要包括心肌收缩力、前负荷、后负荷和心率。

心肌收缩力:心肌收缩力增强,心输出量增加;反之,心输出量减少。

前负荷:是调节搏出量的主要因素。心室前负荷即心室舒张末期容纳的血量(心室舒张末期容积)，主要由静脉回心血量决定。在一定范围内，前负荷增大，心肌收缩的初长度增大，心肌收缩力随之增强，心输出量增多。但超过一定限度，心肌收缩力反而减弱，使心输出量减少。故临床静脉输液时，要严格控制**输液量**和**输液速度**，防止因前负荷过大而引起急性心力衰竭。

后负荷：心室后负荷即心室收缩排血时遇到的阻力，主要是动脉压。因此，动脉压的变化可影响心输出量，临床上对因后负荷增大引起的心力衰竭，可用降压药治疗，以降低心室后负荷，增加心输出量。

心率：在一定范围内，心率加快，心输出量增加。但心率过快，超过 160～180 次/分后，心室舒张期显著缩短，使心室充盈量显著减少，搏出量亦明显减少，心输出量下降；心率过慢，低于 40 次/分，尽管心舒期延长，但心室容积有限，充盈血量并不能随时间的延长而增加，导致心输出量减少。

(二) 血管

血管分动脉、毛细血管和静脉 3 类。**动脉**的主要功能是由心脏输送血液到组织器官，其管壁含平滑肌和弹性纤维，能在各种血管活性物质的作用下收缩或舒张，影响局部的血流量，改变血流阻力，又称**“阻力血管”**。**毛细血管**数量多、管壁薄、通透性大、管内血流缓慢，是血液与组织液进行物质交换的场所，故又称**“功能血管”**。**静脉**管壁薄、管腔大、弹性小、容量大，主要功能是汇集从毛细血管来的血液，将血液送回心脏，其容量大，故又称**“容量血管”**。

动　脉

动脉是运送血液离心的管道。管壁较厚，可分内膜、中膜和外膜 3 层。内膜菲薄，腔面为一层内皮细胞，能减少血流阻力；中膜较厚，含平滑肌、弹性纤维和胶原纤维，大动脉以弹性纤维为主，中、小动脉以平滑肌为主；外膜疏松结缔组织构成，含胶原纤维和弹性纤维，可防止血管过度扩张。动脉壁的结构与其功能密切相关。大动脉中膜弹性纤维丰富，有较大的弹性，心室射血时，管壁被动扩张，心室舒张时，管壁弹性回缩，推动血液继续向前流动。中、小动脉，特别是小动脉中膜平滑肌可收缩或舒张，调节局部血流和血管阻力。

(三) 血液循环

血液在神经体液调节下，自心室进入动脉，到达毛细血管后，再经静脉回到心房，这种周而复始的循环流动，称**血液循环**。根据循环途径的不同，将其分为两个部分(图 3-4)。

1. 体循环　动脉血从**左心室**搏出，经**主动脉**及其各级分支到达全身**毛细血管**，在此血液与组织细胞进行物质和气体交换后动脉血变成静脉血，再经各级**静脉**回流，最后经上、下腔静脉流回**右心房**。体循环的功能是以动脉血滋养全身各组织器官，并将含代谢产物和二氧化碳的静脉血运回心。其特点是路径长、流经范围广，因此又称**大循环**。

2. 肺循环　静脉血从**右心室**搏出，经**肺动脉**及其各级分支，到达肺泡壁的**毛细血管**，在此进行气体交换后静脉血变成动脉血，再经**肺静脉**返回**左心房**。肺循环的功能是将静脉血输送至肺进行气体交换。其特点是只经过肺、路径短，因此又称**小循环**。

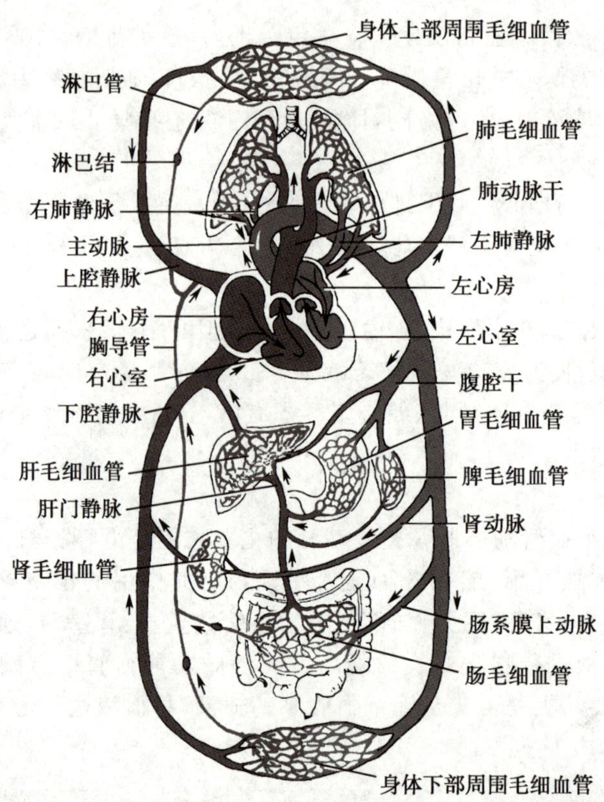

图 3-4 血液循环示意图

微 循 环

微循环是微动脉和微静脉之间的部分，是血液和组织进行物质交换的场所。典型的微循环由微动脉、后微动脉、毛细血管前括约肌、真毛细血管、通血毛细血管、动-静脉吻合支和微静脉等组成。微动脉管壁有环行平滑肌，可控制微循环内的血流量。毛细血管前括约肌一般没有神经支配，其舒缩活动主要受局部体液因素调节，其收缩或舒张决定其后的真毛细血管关闭或开放，从而决定局部组织血液灌流量。动-静脉吻合不参与物质交换，而是在体温调节中发挥作用。在感染中毒性休克时，其大量开放可加重组织缺氧。

（四）调节循环系统的神经-体液因素

1. 调节循环系统的神经 主要包括**交感神经**和**副交感神经**。交感神经兴奋时，通过肾上腺素能 α 和 β 受体，使心率加快，心肌收缩力增强，外周血管收缩，血管阻力增加，血压升高；副交感神经兴奋时，通过胆碱能受体，使心率变慢，心肌收缩力减弱，外周血管扩张，血管阻力减小，血压下降。

2. 调节循环系统的体液因素 包括肾素-血管紧张素-醛固酮系统、血管内皮因子、电解质及某些激素和代谢产物等。肾素-血管紧张素-醛固酮系统对调节钠钾平衡、血容量和血压起重要作用。血管内皮因子由血管内皮细胞生成，其中内皮素、血管收缩因子等能收缩血管，而前列环素、内皮依赖舒张因子则可舒张血管，两者的平衡对维持正常的循环功能起重要作用。电解质、某些激素和代谢产物等也是调节循环系统的体液因素。

二、循环系统疾病常见症状和体征的护理

循环系统疾病常见的症状和体征包括心源性呼吸困难、心源性水肿、心悸、心源性晕厥、心前区疼痛等。

心源性呼吸困难

心源性呼吸困难(cardiogenic dyspnea)是指由各种心血管疾病引起的呼吸困难，病人自觉空气不足、呼吸费力，并伴有呼吸频率、深度和节律异常，严重时出现张口呼吸、鼻翼扇动、端坐呼吸，甚至发绀。其发生主要由于左心衰竭时肺循环淤血造成，也可由于右心衰竭、心包积液时的体循环淤血引起。

【护理评估】

(一) 健康史

心源性呼吸困难最常见的病因是各种心脏病引起的左心衰竭，如冠状动脉粥样硬化性心脏病、高血压性心脏病、风湿性心瓣膜病等，其次是右心衰竭。常由于感染、体力活动、精神紧张等诱发。

(二) 临床表现

心源性呼吸困难依病情轻重可有 3 种表现形式。

1. 劳力性呼吸困难　为左心衰竭**最早**出现的症状。呼吸困难在体力活动时发生或加重，休息后缓解。因活动时回心血量增加，左房压力升高，加重了肺淤血。开始多发生在较重体力活动时，随着病情进展，轻微体力活动即可出现。

2. 夜间阵发性呼吸困难　病人入睡后突然因憋气而惊醒，被迫采取坐位，呼吸深快，重者可有哮鸣音，两肺底有较多湿啰音，称之为“心源性哮喘”。大多于端坐休息后可自行缓解，为左心衰竭的**典型表现**。其发生机制主要为因睡眠平卧血液重新分配而使肺血量增加，同时夜间迷走神经张力增加、小支气管收缩、膈肌抬高、肺活量减少等也是促发因素。心源性哮喘与支气管哮喘的鉴别见表 3-1。

表 3-1　心源性哮喘与支气管哮喘的鉴别

	心源性哮喘	支气管哮喘
发病年龄	中老年	青少年
病史	冠心病、高血压等心血管疾病病史	有过敏史
症状	原发心脏病的症状的基础上出现劳力性呼吸困难、夜间阵发性呼吸困难等，严重者端坐呼吸、咳粉红色泡沫样痰	发作性呼气性呼吸困难伴咳嗽、咳黏痰
体征	双肺底湿啰音为主	以哮鸣音为主
治疗反应	呋塞米、去乙酰毛花苷等有效	激素、茶碱类药物有效

3. 端坐呼吸　病人休息时也感气急，不能平卧，被迫采取半卧位或端坐位，使回心血量减少、膈肌下降以减轻呼吸困难。病情进一步发展，可出现“**急性肺水肿**”，是左心衰竭**最严重**的表现形式(详见本章第二节中的急性心力衰竭)。

(三) 心理-社会状况

病人常有紧张、焦虑和忧郁,严重者可出现恐惧感。

【常见护理诊断/问题】

1. 气体交换受损 与肺淤血、肺水肿或体循环淤血有关。

2. 活动无耐力 与呼吸困难致能量消耗增加、机体缺氧有关。

【护理目标】

病人能维持良好的气体交换状态,呼吸困难明显减轻或消失;活动耐力增加。

【护理措施】

(一) 气体交换受损

1. 休息 病人有明显呼吸困难时应卧床休息,以减少组织耗氧,减轻心脏负荷。劳力性呼吸困难者,应减少活动量,以不引起症状为度;夜间阵发性呼吸困难者,应加强夜间巡视,协助病人坐起;端坐呼吸者需加强生活护理,注意口腔清洁,协助大、小便。此外,病人应衣着宽松,被服轻软,以减轻憋闷感。保持病室安静、整洁,适当开窗通风。

2. 体位 根据呼吸困难的程度采取适当的体位,抬高床头或取半卧位、端坐位,使用床上小桌,让病人伏桌休息,必要时让病人双腿下垂,以利肺的扩张,增加肺通气量,减少回心血量,减轻肺淤血,改善呼吸。注意体位的安全与舒适,可用软垫托肩、臂、骶、膝部,以防受压和下滑,必要时加用床栏防止坠床。

3. 心理疏导 与家属一起安慰、鼓励病人,帮助病人树立战胜疾病的勇气,保持良好心态,避免情绪激动,以免诱发或加重呼吸困难。

4. 遵医嘱吸氧 根据病人情况不同决定吸氧流量和方法。一般病人采用鼻导管或鼻塞给氧,流量为2～4L/min;急性左心衰竭病人应**高流量**(4～6L/min)鼻导管或鼻塞给氧,必要时面罩加压给氧;慢性肺心病病人则宜**低流量**(1～2L/min)鼻导管或鼻塞持续给氧。

5. 遵医嘱用药 注意观察药物疗效及不良反应。

6. 控制输液量和速度 防止输液过多过快诱发急性肺水肿,**输液速度20～30滴/分钟。**

7. 病情观察 密切观察生命体征、意识状态、皮肤黏膜色泽、咳嗽、咳痰及肺部湿啰音情况,监测血氧饱和度和血气分析,备好气管插管和呼吸器,必要时配合抢救。

(二) 活动无耐力

1. 评估病人的活动耐力水平 询问病人活动后是否出现不适,哪些活动后出现不适,如是在快步行走、上楼梯或提重物时出现,还是在穿衣、沐浴、洗漱时出现,还是休息状态下出现,以判断其心功能状态。

2. 制定康复锻炼计划 与病人及家属一起确定活动量和持续时间,循序渐进增加活动量,病人可遵循卧床休息、床边活动、病室内活动、病室外活动、上、下楼梯的活动步骤。并根据病人身体状况和活动时的反应,适当调整活动持续时间和频度。避免过度劳累加重心脏负担。详见本节中的心输出量减少的护理措施。

床边坐椅子法

病人下床,坐在床边的椅子上,开始时10～20分钟/次,每天2次,逐渐增加时间及次数。

3. 教会病人省力技巧　床上活动时抬高床头以助于起身，床边及室内活动时使用房中的辅助设施，如床栏杆、椅背及走廊、厕所、浴室内的扶手等。将经常使用的物品放在容易拿到的地方，以恒定而慢的速度进行活动，或两项活动之间穿插休息，洗漱等活动坐着进行等。

4. 监测活动过程中反应　若病人活动过程中出现心前区不适、呼吸困难、头晕眼花、面色苍白、疲乏时，应立即停止活动，就地休息，并调整康复锻炼计划。休息后症状仍不缓解应报告医生，及时处理。

【护理评价】

病人呼吸困难是否减轻或消失，夜间能否平卧入睡，皮肤发绀有无减轻，肺部啰音有无减少或消失，血气分析结果是否正常；能否按活动计划进行适当活动，活动耐力有无提高。

心源性水肿

水肿是指机体组织间隙有过多的液体积聚。心源性水肿（cardiogenic edema）是指由于右心衰竭和全心衰竭引起的体循环静脉淤血所致的水肿。其发生机制主要是体循环静脉压增高，毛细血管静水压增高，组织液回吸收减少。同时，有效循环血量不足，肾血流量减少，肾小球滤过率降低，水、钠潴留亦起一定作用。

【护理评估】

（一）健康史

心源性水肿最常见的病因是心脏病引起的右心衰竭和全心衰竭，如慢性肺源性心脏病、风湿性心脏瓣膜病、心肌病等；也可见于渗出性或缩窄性心包炎。钠、水摄入过多是常见诱因。

（二）临床表现

心源性水肿的表现特征为：①首先出现在**身体低垂部位**，如卧床病人的腰骶部、会阴或阴囊部，非卧床病人的足踝部、胫骨前。水肿进展缓慢，严重者可发生全身性水肿，并可有胸水、腹水和心包积液。②水肿呈**对称性、凹陷性**，水肿部位皮肤发绀。③活动后出现或加重，休息后减轻或消失，呈晨轻暮重。④水肿区皮肤感觉迟钝，易发生溃破、压疮及感染。

（三）心理-社会状况

病人常因水肿引起形象改变、躯体不适而烦躁不安，因病情长期反复发作导致焦虑甚至悲观绝望。

【常见护理诊断/问题】

1. 体液过多　与体循环淤血及水钠潴留有关。

2. 有皮肤完整性受损的危险　与水肿所致组织营养不良有关。

【护理目标】

病人水肿明显减轻或消失；皮肤保持完整，未发生压疮。

【护理措施】

（一）体液过多

1. 休息与活动　休息可增加肾血流量，提高肾小球滤过率，促进水、钠排出，减轻水肿。轻度水肿者应限制活动；重度水肿者应卧床休息，伴胸水、腹水者宜半卧位。

2. 饮食　向病人及家属说明**低盐饮食**的重要性，提高病人的依从性。给予低盐、高蛋白、易消化饮食，少食多餐。限制钠盐摄入，每天食盐摄入量≤5g为宜，同时限制含钠高的食物，如烟熏制品、香肠、海产品、发酵食品、苏打饼干、罐头食品、味精、酱油、碳酸饮料等。

可根据病人口味适量使用一些调味品如醋、葱、蒜、香料、柠檬等，以促进病人食欲。

3. 控制液体摄入量 严格记录液体出入量，“量出为入”。心衰病人每日进液体总量为前一日的**尿量加** 500ml，一般每日入液体总量限制在 1500ml 以内。尽量避免静脉补液，必须输液时，严格控制输液速度，一般为20 ～30 **滴/分钟**，或根据血压、心率、呼吸利用输液泵调整输液速度。静脉补液一般选用葡萄糖，**避免输注氯化钠溶液**。

4. 遵医嘱用药 利尿剂的使用见本章第二节中慢性心力衰竭病人的护理。

5. 病情观察 每天在同一时间、着相同服装、用同一体重计测量体重，时间安排在晨起排尿后、早餐前。有腹水者应每天测量腹围。观察水肿的部位、范围及压陷程度，询问病人有无厌食、恶心、腹部不适，注意颈静脉充盈程度和肝脏大小，以判断病情进展和药物疗效。

（二）有皮肤完整性受损的危险

1. 保护皮肤 保持床褥平整、干燥，内衣宽松、柔软。定时协助或指导病人变换体位、按摩骶、踝、足跟等部位，骨隆突处可垫软枕，以减轻局部压力，严重水肿者可使用气垫床。帮助病人变换体位或使用便盆时，动作宜轻巧，避免强行推、拉、拖，以免擦伤皮肤。**慎用热水袋**，防止烫伤。保持皮肤清洁卫生，防止感染和外伤。保持会阴部清洁干燥，男病人可使用阴囊托。

2. 病情观察 观察水肿部位及受压处皮肤有无发红、水疱或破溃现象。

【护理评价】

病人水肿是否减轻或消失；皮肤有无破损、有无压疮的发生。

心　　悸

心悸（palpitation）是一种自觉心脏跳动的不适感或心慌感。

【护理评估】

（一）健康史

常见病因为：①心律失常：如心动过速、心动过缓、期前收缩、心房扑动或颤动等；②心搏增强：各种器质性心血管病及全身性疾病（如发热、贫血、甲状腺功能亢进症、低血糖等）；③心血管神经症。此外，生理性因素如剧烈运动、精神紧张、情绪激动及过量吸烟、饮酒、饮浓茶或咖啡，应用某些药物如肾上腺素、阿托品、氨茶碱、甲状腺素片等可引起心率加快、心肌收缩力增强而出现心悸。

（二）临床表现

心悸严重程度与病情不一定成正比，初发者较敏感，安静、紧张、注意力集中时心悸明显，持续较久者因逐渐适应而减轻。心悸一般无危险性，但少数由严重心律失常所致者可发生猝死，因此需对其原因和潜在危险性作出判断。

（三）心理-社会状况

病人因突然出现心悸、心悸长期不消失或反复发作，常有紧张、焦虑。

【常见护理诊断/问题】

焦虑 与心悸发作时心前区不适、胸闷有关。

【护理目标】

病人能叙述心悸的原因及诱因、心悸明显减轻或消失。

【护理措施】

1. 休息与活动 严重心律失常病人应绝对卧床休息，避免**左侧卧位**，以减轻心悸感，协助病人日常生活。睡眠障碍者可遵医嘱给予适量镇静剂。

2. 饮食　饮食宜清淡，少量多餐，避免过饱及刺激性食物，戒烟，禁饮浓茶、酒及咖啡，以免诱发心悸。

3. 心理疏导　向病人解释心悸产生的原因、诱因、控制方法及预后，减轻病人的紧张和焦虑。指导病人学会自我放松，如深呼吸、放松肌肉、听轻音乐、看电视、与病友聊天等，保持情绪稳定，以减轻或避免心悸发作。

4. 遵医嘱用药　嘱病人定时、定量使用抗心律失常药物，观察疗效及不良反应，发现异常及时与医护人员联系。

5. 病情观察　密切观察心率、心律变化，必要时进行心电监护，备好急救药品和器材，发现严重心律失常或晕厥、抽搐时，立即报告医生，并配合抢救。

【护理评价】

病人能否正确认识疾病，焦虑或恐惧是否减轻或消失。

心源性胸痛

心源性胸痛亦称心前区疼痛（precordial pain），是因各种理化因素刺激支配心脏、主动脉或肋间神经的传入纤维而引起的心前区或胸骨后疼痛。

【护理评估】

（一）健康史

最常见的病因是**心绞痛**、心肌梗死，梗阻性肥厚型心肌病、主动脉夹层、心包炎、心血管神经症等亦可引起。器质性心血管病引起的心前区疼痛发作常有诱因，如体力活动、情绪激动等，而心血管神经症病人的心前区疼痛发作常与精神紧张、环境刺激等因素有关。

（二）临床表现

不同原因引起的心前区疼痛各有其特点，见表 3-2。

表 3-2　常见心源性胸痛特点比较

病因	特点
心绞痛	位于胸骨体中、上段后，为阵发性压榨样或紧缩样痛，活动或情绪激动时发作，休息或含硝酸甘油后缓解
急性心肌梗死	位于胸骨体中、上段后，但疼痛程度重，持续时间长，伴心律、血压的改变，多无明显诱因，休息或含硝酸甘油后不缓解
主动脉夹层	心前区或胸骨后撕裂样剧痛或烧灼痛，向背部放射
急性心包炎	呈刺痛，呼吸或咳嗽时加剧，持续时间长
心血管神经症	心前区针刺样疼痛，部位不定，与活动无关，伴神经症症状

（三）心理-社会状况

因疼痛反复发作，病人常有焦虑、抑郁或恐惧感。

【常见护理诊断/问题】

急性疼痛：心前区疼痛　与心肌缺血、缺氧或炎症累及心包等有关。

【护理目标】

病人心前区疼痛减轻或缓解。

【护理措施】

1. 休息与活动 器质性心血管病病人心前区疼痛发作时，立即停止活动，就地休息，减少心肌耗氧量，防止病情加重。

2. 心理疏导 向病人解释心前区疼痛产生的原因和诱因，指导病人避免诱因，减少发作。陪伴病人，以减轻其紧张和恐惧。

3. 遵医嘱用药 器质性心血管病病人可吸氧，使用硝酸酯类和β受体阻滞剂等缓解疼痛，减少发作；对心血管神经症病人，适量应用镇静剂、β受体阻滞剂。

4. 病情观察 密切观察病情变化，尤其是疼痛发作时的心率与心电图变化，发现异常，及时报告医生并处理。

【护理评价】

病人能否采取合理措施，减轻心前区疼痛、减少或避免发作。

心源性晕厥

心源性晕厥(cardiogenic syncope)是由于心排血量突然减少、中断引起一过性脑缺血、缺氧所致的短暂意识丧失状态。心脏供血暂停5秒以上可发生晕厥，超过10秒则可出现抽搐，称阿-斯综合征(Adams-Stokes syndrome)。

【护理评估】

(一) 健康史

心源性晕厥常因**严重心律失常**引起，如病窦综合征、房室传导阻滞、室性心动过速等；某些器质性心脏病，如严重主动脉瓣狭窄、梗阻性肥厚型心肌病、心肌梗死、急性主动脉夹层、心脏压塞、左房黏液瘤等也可导致晕厥。活动或用力是常见的诱发因素。

(二) 临床表现

晕厥发生的特点为突然发作，意识丧失时间短，一般1～2分钟左右，很少超过30分钟，常不能保持原有姿势而晕倒在地，在短时间内苏醒和少有后遗症。部分病人发作前可有心悸、乏力、出冷汗、黑蒙等先兆症状。反复发生的晕厥是病情严重和危险的征兆。

(三) 心理-社会状况

因晕厥反复发作，病人常出现紧张、焦虑或恐惧。

【常见护理诊断/问题】

有受伤的危险 与晕厥发作时意识丧失有关。

【护理目标】

病人无受伤发生。

【护理措施】

1. 休息与活动 晕厥频繁发作者应卧床休息，加强生活护理。晕厥发作时，立即将病人平卧，置于通风处，头部略低，松开衣领，保持气道畅通，以改善脑供血，促使病人苏醒。

2. 心理疏导 告知病人避免剧烈活动、情绪激动，以减少发作；尽量避免独自外出，一旦出现头晕、黑蒙等先兆症状，立即平卧，以防摔伤。

3. 治疗配合 遵医嘱使用抗心律失常药物，配合医生做好心脏起搏器、电复律、射频消融术等治疗的术前、术后护理。

【护理评价】

病人有无意外伤害发生。

三、循环系统疾病常用诊疗技术

1. 心电图检查　心电图(electrocardiogram,ECG)检查常用的有普通心电图、动态心电图、运动心电图、食管导联心电图及起搏电生理检查、心电监护等。主要用于各种心血管疾病、电解质紊乱的诊断和监测,还可用于了解某些药物对心脏的影响。

2. 动态血压监测　动态血压监测主要用于轻型高血压、阵发性高血压和假性高血压的检测,还可用来评价抗高血压药的降压效果。

3. 影像学检查

(1)X线检查:胸部X线片可显示心脏、大血管的外形,有助于先天性心脏病、肺动脉高压、肺淤血和肺水肿等的诊断。电子计算机X线体层摄影(CT)、数字减影心血管造影(DSA)等亦可用于心血管疾病的诊断。

(2)心脏超声检查:用于了解心脏结构、心瓣膜的形态和活动度、瓣口面积、心室收缩和舒张功能等。

(3)放射性核素检查:用于评价心肌缺血的范围及严重程度、了解冠状动脉血流和侧支循环情况、检测存活心肌等。

4. 实验室检查　包括常规、生化检查、微生物和免疫学检查等,如细菌和病毒的DNA、RNA测定、血脂检查、肌钙(肌红)蛋白测定、心肌酶测定等。

5. 心导管技术　心导管技术包括心导管检查术、冠状动脉造影术、经皮冠状动脉介入治疗和心导管射频消融术等,主要用于心脏和血管疾病的诊断及治疗。

6. 心脏起搏　心脏起搏器主要用于各种原因引起的严重心动过缓和心脏停搏的治疗。

7. 心脏电复律　包括同步电复律和非同步电复律。同步电复律主要用于除心室颤动以外的快速型心律失常。非同步电复律主要用于心室颤动。

1. 描述从左手背静脉输入的青霉素是如何到达阑尾的。
2. 解释心源性呼吸困难、心源性水肿、心悸的概念。
3. 心源性呼吸困难有哪几种表现形式?
4. 心源性水肿有何特点?
5. 心脏传导系统有哪些组成部分?正常心脏活动节律是如何形成的?

第二节　心力衰竭病人的护理

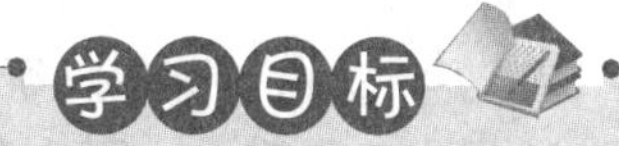

1. 了解心力衰竭的概念、分类及检查。
2. 熟悉急、慢性心力衰竭的病因及治疗要点。
3. 掌握急、慢性心力衰竭的诱因及临床表现。
4. 熟练掌握急、慢性心力衰竭的护理措施。
5. 关心、尊重病人,有耐心,能进行团队协作。

心力衰竭(heart failure,HF)简称心衰,是指由于各种心脏疾病导致心室舒、缩功能障碍(泵血功能障碍),引起心排血量减少,造成静脉系统淤血、动脉系统缺血,从而出现相应表现的一组临床综合征。其主要表现是因肺循环系统和(或)体循环系统淤血而引起的呼吸困难和(或)水肿。心功能不全或心功能障碍理论上是一个更广泛的概念,伴有临床症状的心功能不全称之为心力衰竭,而有心功能不全者不一定全是心力衰竭。

心力衰竭按发展速度可分为急性心力衰竭和慢性心力衰竭,以慢性居多;按发生的部位可分为左心、右心和全心衰竭;按左室射血分数是否正常可分为射血分数降低和射血分数正常两类,替代了以往收缩性心力衰竭和舒张性心力衰竭的分类。

心力衰竭的病理生理改变十分复杂。各种病因的作用导致心排血量减少,为了保证正常的心排血量,机体通过增加回心血量(心腔扩大)、心肌肥厚及神经体液的代偿机制(如交感神经兴奋、肾素-血管紧张素-醛固酮系统激活等)等多种机制进行代偿。在心腔扩大、心肌肥厚的过程中,心肌细胞、胞外基质、胶原纤维网等均有相应变化,也就是心室重塑过程。目前大量的研究表明,心力衰竭发生发展的基本机制是**心室重塑**。心脏功能从代偿到失代偿,除了因为代偿能力有一定限度及各种代偿机制的负面影响之外,心肌细胞的能量供应相对及绝对不足及能量的利用障碍导致心肌细胞坏死、纤维化也是重要的因素。心肌细胞减少使心肌整体收缩力下降,纤维化的增加使心室的顺应性下降,心室重塑更趋明显,心肌收缩力不能发挥其应有的射血效应,如此形成恶性循环,最终导致不可逆转的终末阶段。

一、慢性心力衰竭病人的护理

慢性心力衰竭(chronic heart failure,CHF)是大多数心血管疾病的最终归宿,也是最主要的死亡原因。引起慢性心力衰竭的基础心脏病,西方国家以高血压、冠心病为主;我国过去以心瓣膜病为主,近年来高血压、冠心病的比例明显上升,已成为心力衰竭的最常见原因。

【护理评估】

(一)健康史

慢性心力衰竭是在各种心脏病的基础上,加之一定诱发因素的作用,使心功能逐渐减退直至衰竭。

1. 基本病因 为各种心脏病。

(1)心肌病变:冠心病心肌缺血和(或)心肌梗死、心肌炎和心肌病、心肌纤维化、心肌代谢障碍(如糖尿病心肌病、维生素 B_1 缺乏、心肌淀粉样变性)等均可引起心衰。

(2)心脏负荷过重

1)压力负荷(后负荷)过重:左心室压力负荷过重的原因有高血压、主动脉瓣狭窄等;右心室压力负荷过重的常见原因有肺动脉高压(肺气肿、二尖瓣狭窄)、肺动脉瓣狭窄、肺栓塞等。

2)容量负荷(前负荷)过重:左心室容量负荷过重常见于主动脉瓣或二尖瓣关闭不全等;右心室容量负荷过重主要见于肺动脉瓣或三尖瓣关闭不全及房、室间隔缺损、动脉导管未闭等。甲状腺功能亢进症、严重贫血、妊娠等使血流速度加快,回心血量增多,因而使全心容量负荷过重。

2. 诱发因素 慢性心脏病病人发生心衰绝大多数由一些增加心脏负荷的因素所诱发。常见的诱发因素有:

(1)感染:**呼吸道感染**是最常见、最重要的诱因。其次如感染性心内膜炎、全身感染等。

(2)心律失常:主要为快速室率的心房颤动和其他各种快速性心律失常,其次为严重的缓慢性心律失常。

(3)过度体力劳累和情绪激动:如竞技运动、暴怒、精神紧张等。

(4)血容量增加:如输血或输液过量或过快、摄入钠盐过多等。

(5)妊娠和分娩:妊娠晚期机体代谢率和血容量显著增加、分娩时用力及分娩后子宫收缩使回心血量增加,均可加重心脏负荷诱发心衰。

(6)其他:治疗不当如不恰当过量使用或停用洋地黄类药物等;原有心脏病变加重或并发其他疾病,如冠心病发生心肌梗死,风湿性心瓣膜病风湿活动,严重贫血或大出血等。

(二)临床表现

临床上左心衰竭最为常见,单纯右心衰竭较少见。左心衰竭后继发右心衰竭而致全心衰竭,或由于严重而广泛心肌疾病导致左、右心室同时衰竭在临床上更为多见。

1. 左心衰竭 以**肺淤血**和**心排血量降低**表现为主。

(1)**症状**

1)**呼吸困难**:程度不同的呼吸困难是左心衰竭**最主要**的症状。可表现为劳力性呼吸困难、夜间阵发性呼吸困难或端坐呼吸,严重时出现急性肺水肿。

2)**咳嗽、咳痰、咯血**:咳嗽、咳痰是肺泡和支气管黏膜淤血所致。开始常发生在夜间,坐位或立位时可减轻或消失,白色浆液性泡沫状痰为其特点,偶可见痰中带血丝。长期慢性肺淤血,肺静脉压力升高,导致肺循环和支气管血液循环之间形成侧支循环,在支气管黏膜下形成扩张的血管,一旦破裂可引起大咯血。

3)**心排血量降低表现**:有乏力、疲倦、头晕、心慌,是由于组织器官血液灌注不足及代偿性心率加快所致。

4)**少尿及肾功能损害表现**:严重的左心衰竭血液进行再分配时,首先是肾血流量明显减少,病人可出现少尿。长期慢性肾血流量减少可出现血尿素氮、血肌酐升高并可有肾功能不全的相应症状。

(2)**体征**

1)**心血管体征**:除原有心脏病体征外,常有**交替脉**、左心室增大、心率增快、心尖部**舒张期奔马律**和肺动脉瓣区第二心音亢进。

2)**肺部体征**:左心衰时由于肺毛细血管压增高,液体可渗出到肺泡而出现湿啰音。湿啰音的分布可随体位改变而变换位置,**两肺底湿啰音**是肺淤血重要体征之一,病人如取侧卧位,则下垂的一侧湿啰音较多。随病情加重,湿啰音可从局部扩展至全肺。**急性肺水肿**时满布两肺湿啰音并伴有哮鸣音。

2. 右心衰竭 以**体循环静脉淤血**表现为主。

(1)**症状**:胃肠道及肝脏淤血引起腹胀、食欲减退、恶心、呕吐等,是右心衰最常见的症状。继发于左心衰的右心衰有呼吸困难,由分流性先天性心脏病或肺部疾患所致的单纯性右心衰,也均有明显的呼吸困难。肾淤血可引起夜尿增多、少尿等。

(2)**体征**

1)**水肿**:体静脉压力升高使皮肤等软组织出现水肿,其特征为首先出现于身体低垂的部位,为对称性、压陷性水肿,严重时可出现双侧或单侧胸腔积液。

2)**颈静脉征**:颈静脉充盈、怒张是右心衰的主要体征,肝颈静脉反流征阳性则更具特征性。

3)**肝脏增大**:肝脏因淤血而增大,伴压痛。持续慢性右心衰竭可致心源性肝硬化,晚期可出现黄疸、肝功能受损及大量腹水。

4)**心脏体征**:除基础心脏病的相应体征之外,右心衰竭时可因右心室显著扩大而出现三尖瓣关闭不全的反流性杂音。心率增快,胸骨左缘第3、4肋间可闻及舒张期奔马律。

3. 全心衰竭 右心衰继发于左心衰而形成全心衰时,因右心衰竭出现之后,右心排血量减少,使原有的呼吸困难等肺淤血症状减轻,但因机体缺氧加重,导致发绀加重。

(三)心力衰竭的分期与分级

根据心脏结构是否改变及心功能状况对心脏病病人进行分期、分级,可大体上反映病情严重程度,对治疗措施的选择、劳动能力的评定、预后的判断等有实用价值。

1. 心力衰竭的分期 2001年美国心脏病学会及美国心脏学会(AHA/ACC)提出了心力衰竭分期的概念,根据客观的检查手段如心电图、负荷试验、X线、超声等来评价心脏病的严重程度,分为A、B、C、D 4期(表3-3)。

表3-3 心力衰竭分期(ACC/AHA,2001年)

分期	特点
A期	有发生心力衰竭的高危因素但无心脏结构异常或心衰表现
B期	有心肌重塑或心脏结构异常,但无心力衰竭表现
C期	目前或既往有心力衰竭表现,包括射血分数降低和射血分数正常两类
D期	需要特殊干预治疗的难治性心力衰竭

2. 心力衰竭的分级 目前通用的是1928年美国纽约心脏病学会(NYHA)提出的分级方案。据诱发心力衰竭症状的活动程度将心功能受损状况分为4级(表3-4)。这种分级方案的优点是简便易行,缺点是仅凭病人的主观陈述,有时症状与客观检查有很大差距,同时病人个体之间的差异也较大。

表3-4 心功能分级(NYHA,1928年)

心功能级别	特点
Ⅰ级	病人患有心脏病,但日常活动不受限制,一般活动不引起疲乏、心悸、呼吸困难或心绞痛
Ⅱ级	体力活动轻度受限,休息时无自觉症状,但平时一般活动可出现疲乏、心悸、呼吸困难或心绞痛,休息后很快缓解
Ⅲ级	体力活动明显受限,小于平时一般活动即引起上述症状,休息较长时间后症状方可缓解
Ⅳ级	不能从事任何体力活动。休息状态下也可出现心衰症状,体力活动后加重

6分钟步行试验

是一项简单易行、安全、方便的用于评定慢性心衰病人运动耐力的方法。要求病人在平直走廊里尽可能快的行走,测定6分钟的步行距离。若6分钟步行距离<150m,表明为重度心衰,150～425m为中度心衰,426～550m为轻度心衰。本试验除用以评价心脏的储备功能外,常用以评价心衰治疗的疗效。

(四) 实验室及其他检查

1. 胸部X线检查　右心衰时可见右心室增大及肺动脉段膨出。左心衰可见左心室增大;肺淤血时肺门血管影增强,间质性肺水肿可使肺野模糊,Kerley-B线是在肺野外侧清晰可见的水平线状影,是慢性肺淤血的特征性表现。**急性肺水肿**时肺门呈蝴蝶状,肺野可见大片融合的阴影。

2. 心脏超声　超声多普勒是临床上最实用的判断心脏舒张功能的方法,并且通过计算左室射血分数评价其收缩功能,而且比X线更准确地提供各心腔大小变化、心瓣膜结构及功能情况。

3. 放射性核素检查　有助于判断心室腔大小及心脏舒张功能。

4. 有创性血流动力学检查　对急性重症心力衰竭病人必要时采用漂浮导管在床边进行。经静脉插管至右心房、右心室、肺动脉及肺小动脉,测定各部位的压力及血液含氧量,计算心脏指数(CI)、中心静脉压(CVP)及肺小动脉楔压(PCWP),其中PCWP反映左心功能,CVP反映右心功能。正常时CI>2.5L/(min·m^2),PCWP为6～12mmHg,CVP为6～10cmH_2O。

(五) 心理-社会状况

慢性心力衰竭多是心血管病发展至晚期的表现。长期疾病折磨、心衰反复出现,病人体力活动受限,甚至不能从事任何的体力活动,常出现焦虑不安、内疚、绝望或恐惧,家属和亲友可因长期照顾病人而忽视病人的心理感受,或长期高昂的医疗费用而导致家庭陷入经济危机。

(六) 治疗要点

慢性心力衰竭的治疗原则为改善血流动力学和修复病变心脏的生物学性质。治疗目的为缓解症状,提高活动耐力,改善生活质量,阻止或延缓心室重塑的发展,降低死亡率和住院率。采取综合治疗措施,方法有病因治疗(包括基础心脏病治疗及消除诱因)、药物治疗、运动锻炼,必要时使用埋藏式心脏复律除颤器或心脏移植治疗难治性终末期心衰。

【常见护理诊断/问题】

1. 心输出量减少　与心肌收缩力减弱、心脏负荷过重致心衰有关。

2. 气体交换受损　与左心衰竭致肺淤血有关。

3. 体液过多　与右心衰竭致体循环淤血、水、钠潴留有关。

4. 活动无耐力　与心排血量下降有关。

5. 知识缺乏:缺乏心衰的预防保健知识。

【护理目标】

病人心衰纠正,表现为呼吸困难等左心衰的表现缓解,或水肿等右心衰表现消失;能遵循活动计划,活动耐力增加;能在日常生活中采取相应措施预防心力衰竭复发。

【护理措施】

(一) 心输出量减少

通过采取措施减轻心脏负荷及增强心肌收缩力以控制心力衰竭。减轻心脏负荷的措施包括休息、饮食、保持大便通畅、吸氧、控制液体入量、遵医嘱应用利尿剂及血管扩张剂;增强心肌收缩力的措施主要是遵医嘱应用正性肌力药物。

1. 休息　**包括体力和精神两个方面**。良好的休息能减少组织耗氧量,降低心率、血压,减少静脉回流,从而减轻心脏负荷。

(1)**根据心功能情况安排休息与活动**:①心功能Ⅰ级:不限制体力活动,日常活动与正常人一样，适当参加体育锻炼。②心功能Ⅱ级：适当限制体力活动，增加午睡时间，强调下午休息，可不影响轻体力劳动或家务劳动。③心功能Ⅲ级：严格限制一般的体力活动，以卧床休息为主，但日常生活可以自理或在他人协助下自理。将病人所需用物如餐具、茶杯、书报等，放于其伸手可及之处，协助病人在床上或床旁大、小便。④心功能Ⅳ级：绝对卧床休息，日常生活完全由他人照顾。

长期卧床心力衰竭病人并发症预防

长期卧床易发生**静脉血栓形成**甚至肺栓塞，同时也使消化功能减低、肌肉萎缩。因此，对于需长期卧床的心衰病人，应进行适量运动以避免这些并发症的发生。绝对卧床阶段可由他人进行四肢被动运动，如轻微的屈伸运动及翻身，并定时温水泡足及局部按摩。病情好转后，尽早作适量主动运动，如开始在床上翻身、坐起、活动四肢，逐渐过渡到床边活动及室内行走等。

(2)**心理调节**：提供安静、舒适、空气流通的休养环境，心功能Ⅳ级者**谢绝探视**，陪伴、安慰、鼓励病人，利于其情绪稳定。必要时遵医嘱给予适量的镇静安眠药物。

2. 饮食 应选择**低热量**、**低钠**、清淡、易消化、**不胀气**、富含维生素的食物，**少量多餐**。低热量饮食一般105～167kJ/(kg·d)，可降低基础代谢率，减轻心脏负荷，但时间不宜过长，以防导致营养不良。由于病人胃肠道淤血，食欲减退，应给予清淡、易消化食物。少量多餐可避免因消化食物而增加心脏负担。避免产气食物(如大豆、萝卜等)以免加重呼吸困难。控制水、钠摄入详见本章第一节“概述”中心源性水肿护理措施。

3. 保持大便通畅 由于肠道淤血、进食减少、长期卧床及焦虑等因素使病人肠蠕动减弱，又因排便方式的改变，病人常有便秘现象。而**用力排便**可增加心脏负荷和**诱发心律失常**，故必须保持大便通畅，防止便秘发生。饮食中增加**粗纤维食物**(如蔬菜、水果等)，适量饮蜂蜜水，给予腹部按摩，必要时应用缓泻剂(如番泻叶代茶饮)，或肛塞开塞露。不可使用大剂量液体**灌肠**。对不习惯床上使用便器的病人，若病情允许，可扶起病人使用床旁便椅，但要陪伴病人，以防意外发生。

4. 遵医嘱应用利尿剂 利尿剂可通过排除过多的钠盐和水分，减少循环血容量，减轻心脏的前负荷而改善心功能。所有心衰有液体潴留者均应给予利尿剂。

(1)常用利尿剂及其用法：见表3-5。

表3-5 常用利尿剂的作用和用法

种类	药物	剂量及用法
排钾类	氢氯噻嗪	轻度：25mg，每日1次或隔日1次
		较重：每日75～100mg，分2～3次口服
	呋塞米	轻度：20mg，每日1～2次口服
		重度：每日100mg，每日2次口服或静注
保钾类	螺内酯	20mg，每日3次口服
	氨苯蝶啶	50～100mg，每日2次口服
	阿米洛利	5～10mg，每日2次口服

(2)疗效观察:准确记录24小时液体出入量,每日晨起早饭前测量体重(体重增减1kg相当于潴留或排出1L液体),观察水肿及呼吸困难的变化,以了解利尿效果。若病人尿量增加,水肿及呼吸困难减轻,活动耐力加强,表明利尿有效。

(3)不良反应及用药注意事项:①袢利尿剂及噻嗪类利尿剂的主要不良反应为**低血钾**,并可致低血镁。病人发生低血钾时可出现乏力、腹胀、心悸,心电图表现U波增高及心律失常。可联合应用保钾利尿剂避免发生低血钾,若单独应用排钾利尿剂时需补钾,口服补钾时间宜在饭后或将水剂钾与果汁同服。用药过程中定期检测血电解质,饮食中增加含钾高的食物,如柑橘、深色蔬菜、蘑菇等。②噻嗪类利尿剂还可引起尿酸及血糖升高,应定期检测。③长期应用螺内酯可致血钾升高,不能与钾盐合用。④过度利尿并饮食限盐可致低钠血症,加重心衰,应用利尿剂的病人饮食中适当增加盐的摄入。⑤利尿剂宜在早晨或日间给予,以免夜间频繁起床排尿而影响睡眠或受凉。⑥慢性心衰病人利尿剂应**长期使用**,水肿消失后,以最小剂量无限期维持。

5. 遵医嘱应用血管紧张素转换酶抑制剂　血管紧张素转换酶抑制剂为目前临床控制心衰最常用的药物之一,其作用不仅可扩张血管减轻心脏的前、后负荷,更重要的是可以改善和延缓心肌及血管的重塑,以达到维护心肌功能、推迟心衰进展、降低远期死亡率的目的。慢性心衰病人需**终生维持用药**。

(1)常用药物及用法:卡托普利12.5～25mg,每日2次;贝那普利5～10mg,每日1次;培哚普利2～4mg,每日1次。不能耐受血管紧张素转换酶抑制剂的病人可改用血管紧张素Ⅱ受体拮抗剂,如氯沙坦、缬沙坦等,或考虑应用小静脉扩张剂硝酸异山梨酯(消心痛)等。

(2)不良反应及用药注意事项:①此类药物均易引起血压骤降甚至休克,应用时需密切观察血压及心率变化,当血压下降超过原有的20%或心率增加20次/分时应及时停药,并与医生联系。向病人说明在用药过程中,起床动作宜缓慢,以防直立性低血压发生。②还可导致肾功能一过性恶化、高血钾及干咳,因此,无尿性肾衰竭病人、妊娠哺乳期妇女及对本药不能耐受者禁用。

6. 遵医嘱应用正性肌力药物　主要为**洋地黄类药物**。不能耐受洋地黄的病人可短时间应用非洋地黄类正性肌力药物,常用的有肾上腺素能受体兴奋剂和磷酸二酯酶抑制剂。前者常用多巴胺和多巴酚丁胺,后者常用氨力农和米力农。

(1)洋地黄类药物的药理作用及适应证:洋地黄主要通过**增强心肌收缩力**、**减慢心率**、**改善病人的血流动力学**而有效缓解心衰的症状。

(2)洋地黄类药物的适应证及禁忌证:对心腔扩大伴舒张期容积明显增加的心力衰竭效果好,如同时伴有心房颤动则是应用洋地黄的最好指征。洋地黄对于高排血量心衰如贫血性心脏病、甲亢性心脏病及心肌炎、心肌病效果不好。肺源性心脏病心衰常伴有低氧血症,洋地黄效果不好且易于中毒,应慎用。**肥厚型心肌病**心衰禁用洋地黄。

(3)常用洋地黄制剂及其用法:见表3-6。地高辛适用于中度心衰的维持治疗,目前多用维持量的给药法。去乙酰毛花苷(毛花苷丙)适用于急性心衰或慢性心衰加重时。毒毛花苷K适用于急性心衰。

(4)洋地黄的疗效观察:用药后如出现心率减慢、呼吸困难缓解、肝脏缩小、尿量增加、体重下降、水肿消退、食欲增加等表示洋地黄应用有效。

表 3-6 常用洋地黄制剂及其用法

药品名称	剂型	药物作用时间			有效治疗量(mg)及给药途径	维持量(mg/d)
		开始(min)	高峰(h)	半衰期(d)		
地高辛	每片 0.25mg	60～120	3～6	1.5	0.75～1.5 (口服)	0.25～0.5
去乙酰毛花苷	每支 0.4mg	10～30	1～2	1.5	1.0～1.6 (静脉)	0.2～0.4
毒毛花苷 K	每支 0.25mg	5～10	0.5～2	1	0.25～0.5 (静脉)	0.5～1.0

(5)洋地黄中毒及处理

1)**洋地黄中毒表现**:①**心律失常**:是**最严重**、**最危险**的不良反应,可致病人死亡。最常见的是**室性期前收缩**,多呈二联律,而快速性房性心律失常伴有传导阻滞则为洋地黄中毒的特征性改变。②**胃肠道反应**:是**最早**的中毒表现,常表现为厌食、恶心、呕吐及腹泻。③**中枢神经系统反应**:主要表现有眩晕、头痛、失眠、幻觉及视觉障碍,如视力模糊、黄视、绿视。

2)**影响洋地黄中毒的因素**:老年人、心肌缺血、**低氧血症**、**低血钾**等易致洋地黄中毒,肝或肾功能不全、应用某些药物(如胺碘酮、维拉帕米、阿司匹林等)因降低洋地黄的排泄率亦可致其中毒。

3)**洋地黄中毒的处理**:①立即停药。②抗心律失常:对快速性心律失常,如血钾低则静脉补氯化钾,若血钾不低可给予苯妥英钠或利多卡因,**禁用电复律**,因其易致心室颤动。对缓慢性心律失常,**禁补钾**,可静脉应用阿托品或临时起搏。

(6)洋地黄应用注意事项

1)**严格掌握剂量**:洋地黄治疗量与中毒量接近,易发生中毒,应严格按时、按医嘱剂量给药。若漏服一次,不能自行随意加服一次或下一次服药时加倍,以免中毒。

2)**静脉注射给药**:去乙酰毛花苷及毒毛花苷 K 用葡萄糖溶液稀释后**缓慢静脉注射**,一般需 15 分钟,并边注射边监测心率、心律。

3)**用药前评估**:询问病人是否用过洋地黄类药物(具体的药名、剂型、剂量和用药时间),有无胃肠道和神经系统症状;测量心率及心律,测量时间不少于 1 分钟;检查心电图、血电解质和肝、肾功能。

4)**用药后评估**:密切观察疗效及中毒反应。若病人出现消化道或神经症状,或成人心率＜60 次/分,或心率突然明显增快,或节律由规则变为不规则或由不规则突然变为规则,应考虑洋地黄中毒,要立即停药,并通知医生配合处理。

5)**注意药物配伍禁忌**:洋地黄不与钙剂、奎尼丁、维拉帕米、硝苯地平、抗甲状腺药物等同用,以免增加毒性。

6)**监测**:遵医嘱定期监测心电图、血钾及血中地高辛浓度。

7)与排钾利尿剂同时应用时**注意补钾**。

按心力衰竭分期合理选用治疗方法及药物

A期积极治疗高血压、糖尿病、高血脂等高危因素。B期除A期措施外，有适应证的病人使用血管紧张素转换酶抑制剂或β受体阻滞剂。C期及D期按心功能分级进行相应治疗。Ⅰ级控制危险因素及应用血管紧张素转换酶抑制剂；Ⅱ级血管紧张素转换酶抑制剂、利尿剂及β受体阻滞剂，用或不用地高辛；Ⅲ级血管紧张素转换酶抑制剂、利尿剂、β受体阻滞剂及地高辛；Ⅳ级血管紧张素转换酶抑制剂、利尿剂、地高辛、螺内酯，病情稳定后，谨慎应用β受体阻滞剂。

(二) 气体交换受损

参见本章第一节中心源性呼吸困难的护理措施。

(三) 体液过多

参见本章第一节中心源性水肿的护理措施。

(四) 活动无耐力

参见本章第一节中心源性呼吸困难的护理措施。

(五) 健康教育

1. 疾病知识指导　向病人及家属介绍慢性心力衰竭的相关知识，如发病原因、临床表现、治疗和护理措施及预后，使病人及家属对疾病有正确认识，积极配合医护人员控制疾病发展。指导病人积极治疗各种心脏病，避免呼吸道感染等各种诱发因素，育龄女性心脏病病人要在医护人员的指导下依据心功能状态决定是否可以妊娠，并做好孕期监护。

2. 饮食指导　强调低钠饮食对控制心衰病情的重要性，严格按医嘱安排食谱，戒烟酒。

3. 活动与休息指导　指导病人及家属依据心功能状况制定活动目标和计划，维持心脏功能。即使心功能恢复，也应尽量从事轻体力工作，避免重体力劳动和过度疲劳。建议病人进行有利于提高心储备力的活动如平地散步、打太极拳、练气功等，避免精神紧张、兴奋，保证足够的睡眠时间。

4. 用药指导　强调继续严格遵医嘱用药，不得随意增减或撤换药物。可通过口头或文字的形式教会病人所用药物的名称、剂量、用法、服药时间、可能出现的不良反应与预防处理措施。

5. 指导自我监护　教会病人及家属观察判断病情，及时发现病情变化。①每周测量体重，若体重增加，即使无水肿也应警惕心衰。②每日检查踝部有无水肿。③若出现活动后气短，或食欲减退、夜尿增多等，常提示心衰复发。④夜间平卧位出现气短、咳嗽，表明心衰加重，应立即就医。

6. 定期随访　嘱病人定期门诊随访，根据病情及时调整药物剂量并及早发现病情变化，防止病情发展。

【护理评价】

评价病人是否呼吸正常、肺部无啰音、血气分析指标正常；是否水肿消退、皮肤无破损；是否活动耐力增加、活动后无心衰症状；是否能说出心衰的各项预防保健措施。

二、急性心力衰竭病人的护理

急性心力衰竭(acute heart failure)是指由于针对性急性心脏病变而引起心排血量显

著、急骤降低，导致组织器官灌注不足和急性淤血综合征。临床上以**急性左心衰竭**最常见，多表现为急性肺水肿或心源性休克，是临床常见急危重症，需及时抢救。

心脏解剖或功能的突发异常，使心肌收缩力突然减弱或左室瓣膜急性反流，心排血量急剧减少，左室舒张末压迅速升高，肺静脉回流受阻，导致肺静脉压快速升高，肺毛细血管压随之升高，使血管内液体渗入肺间质或肺泡内，引起急性肺水肿。肺水肿早期，交感神经激活，血压升高，随着病情持续进展，血管反应减弱，血压逐步下降，严重时可发生心源性休克。

【护理评估】

1. 健康史 急性左心衰在原本正常的心脏或已有病变的心脏均可发生。常见原因有：

(1)急性弥漫性心肌损害：如广泛的急性心肌梗死、急性心肌炎、心肌病等。

(2)严重而突发的心脏排血受阻：如严重二尖瓣狭窄、左房黏液瘤、主动脉瓣狭窄者突然过度体力活动，或高血压心脏病者血压突然急剧升高等。

(3)急性瓣膜反流：如感染性心内膜炎或心肌梗死引起的瓣膜穿孔或乳头肌断裂功能不全等。

(4)急性心室舒张受限：如急性大量心包积液或积血、严重心律失常(尤其是快速型心律失常)等。

(5)快速或过量静脉输液。

2. 临床表现 突发严重呼吸困难，呼吸频率可达30～40次/分，端坐呼吸，频繁咳嗽、咳粉红色泡沫痰，有窒息感，极度烦躁不安、恐惧。面色灰白或发绀，大汗淋漓。肺水肿早期血压可一过性升高，如不及时纠正，血压持续下降，严重时可发生心源性休克。听诊两肺满布湿啰音和哮鸣音，心率加快，心尖部可闻及舒张期奔马律，肺动脉瓣第二心音亢进。

3. 心理-社会状况 因病情突然加重及严重呼吸困难，病人常产生濒死恐惧心理，家属亦表现紧张不安。

【抢救配合】

1. 体位 立即协助病人取坐位，双腿下垂，以减少静脉回流，减轻心脏负担。

2. 遵医嘱吸氧 立即给予6～8L/min的高流量鼻导管吸氧，病情特别严重者可予面罩给氧，必要时机械通气辅助呼吸，采用呼气末正压(PEEP)通气。氧气湿化瓶内加入30%～50%酒精，可使肺泡内泡沫的表面张力降低而破裂，有利于改善通气。

3. 缓解恐惧 鼓励病人说出内心感受，向病人说明恐惧对病情不利，指导病人采用放松技术，如深呼吸等。医护人员守护在病人身边，在抢救时保持镇静、从容，操作迅速而熟练，工作忙而不乱，给病人以信任、安全感。避免在病人面前讨论病情，以免病人误解。

4. 遵医嘱用药 迅速开放2条以上静脉通道，遵医嘱正确使用药物，并观察疗效与不良反应。

(1)**吗啡**：立即静注吗啡3～5mg，必要时可重复应用1次。吗啡可使病人镇静，减慢心率，同时扩张小血管、减轻心脏负荷。注意观察病人有无呼吸抑制、心动过缓。

(2)**利尿剂**：如呋塞米20～40mg静脉注射，4小时后可重复1次。

(3)**血管扩张剂**：可选用硝普钠、硝酸甘油或酚妥拉明。使用时需定时监测血压，根据血压调整剂量，维持**收缩压在100mmHg**左右，有条件者使用输液泵控制滴速。①**硝普钠**：为动、静脉血管扩张剂，一般剂量12.5～25μg/min，硝普钠见光易分解，应现配现用，避光使用；连续**使用不得超过24小时**，以免引起氰化物中毒。②**硝酸甘油**：可扩张小静脉，减少回心血量，一般从10μg/min开始，每10分钟调整1次，每次增加5～10μg。③**酚妥拉明**：以扩张小动脉为主，从 0.1mg/min 开始，每 5～10 分钟调整一次，最大可增至 1.5～2.0mg/min。

(4)**洋地黄制剂**：可用毛花苷 C 0.4～0.8mg 稀释后缓慢静注，2 小时后可酌情再给 0.2～0.4mg。

(5)**氨茶碱**：可解除支气管痉挛、增加心肌收缩力、扩血管、利尿，稀释后缓慢静注。

(6)**糖皮质激素**：地塞米松 10～20mg 静脉注射，可降低周围血管阻力、减少回心血量和解除支气管痉挛。

5. 病情监测　严密监测血压、呼吸、心率、心电图及血氧饱和度，记录 24 小时出入量，注意观察意识、精神状态、皮肤颜色、温度及肺部啰音情况，必要时安置漂浮导管，严密监测血流动力学指标，准确判断病情变化。

思考题

王女士，58 岁，既往有“风心病”病史 20 余年，2 周前受凉后出现发热、咳嗽，近 5 天来逐渐出现乏力、心慌、呼吸困难，伴咳嗽、咳白色泡沫样痰，双下肢水肿。入院体检：T 38.3℃，P 115 次/分，R 24 次/分，BP 100/75mmHg。神志清楚，端坐位，两肺底闻及湿啰音，心率 115 次/分，律不齐。心电图示：频发室性期前收缩，二联律。医疗诊断为心力衰竭。

1. 心力衰竭的诱因有哪些？

2. 左心衰有哪些主要症状？右心衰有哪些体征？

3. 病人入院第 2 天输液时突发极度呼吸困难，呼吸 34 次/分，大汗淋漓，面色发绀，频繁咳嗽，咳大量粉红色泡沫痰。如你是值班护士，你应采取哪些救护措施？

4. 用洋地黄等药物治疗后气急、水肿减轻，尿量增多，但近 2 天来出现恶心、呕吐和心悸，心率 50 次/分，请问该病人可能发生了什么情况？洋地黄中毒表现有哪些？应如何处理？

第三节　心律失常病人的护理

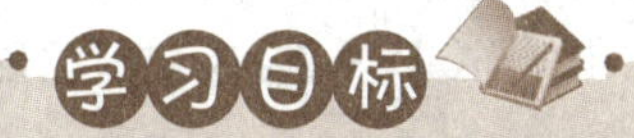

学习目标

1. 了解心律失常的概念、分类及健康史。
2. 熟悉心律失常的临床表现及治疗要点。
3. 掌握常见心律失常的心电图特征、护理措施及健康教育。
4. 熟练掌握电复律技术的护理。
5. 学会人工心脏起搏及心律失常介入治疗技术的护理。
6. 关心、尊重病人，工作细心、严谨，动作轻柔，操作熟练。

正常心脏兴奋起源于窦房结，并沿传导系统按顺序以一定的速度传导到心房、心室，以保证其每分钟以 60～100 次的频率有规律的收缩与舒张。心律失常(cardiac arrhythmia)是指心脏兴奋起源或传导异常导致心脏活动的频率及节律改变。

【分类】

心律失常按发生机制可分为**冲动形成异常**和**冲动传导异常**2 类。前者包括窦性心律失常和异位心律失常，后者分为生理性传导异常（干扰及房室分离）和病理性传导异常（传导阻滞及预激综合征）。另外，按照心律失常发生时心率的快慢，可将其分为**快速性心律失常**（>100 次/分）与**缓慢性心律失常**（<60 次/分）2 类。前者包括期前收缩、心动过速、扑动和颤动等；后者包括窦性心动过缓、房室传导阻滞等。本节主要讨论常见心律失常。

（一）窦性心律失常

心脏的正常起搏点位于窦房结，其兴奋的频率为 60～100 次/分（成人），产生的心律称为窦性心律。

1. 窦性心动过速（sinus tachycardia） 成人窦性心律的频率超过 100 次/分，为窦性心动过速。窦性心动过速通常逐渐开始和终止，其频率大多在**100～150 次/分**。刺激迷走神经可使频率逐渐减慢，停止刺激后又加速至原先水平。

2. 窦性心动过缓（sinus bradycardia） 成人窦性心律的频率低于 60 次/分，称为窦性心动过缓。窦性心动过缓常同时伴有窦性心律不齐。

3. 窦性心律不齐（sinus arrhythmia） 窦性心律节律不规则。多与呼吸有关，吸气时心率加快，呼气时心率减慢。

4. 窦性停搏或窦性静止（sinus pause or sinus arrest） 是指在规律的窦性心律中，窦房结在一段时间内停止发放冲动，由低位起搏点发出逸搏或逸搏心律控制心室。

5. 病态窦房结综合征（sick sinus syndrome，SSS） 简称病窦综合征，是由窦房结病变导致功能减退，产生多种心律失常的综合表现。

（二）异位心律失常

1. 期前收缩（premature beats） 又称过早搏动，简称早搏，是临床上**最常见**的心律失常。是由于窦房结以外的异位起搏点兴奋性增高，过早发生兴奋控制心脏收缩所致。根据异位起搏点部位不同，可分为房性、房室交界区性（简称交界区性）和室性期前收缩。

期前收缩可表现为：①**偶发**（<5 次/分），或**频发**（>5 次/分）。②**联律**：期前收缩与窦性搏动联在一起规律出现，称为联律。如果每个窦性搏动后出现一个期前收缩，称为**二联律**；每两个窦性搏动后出现一个期前收缩，或每个窦性搏动后出现二个期前收缩，称为三联律，或成对期前收缩。③单源性期前收缩是指在同一导联心电图上各期前收缩的形态相同，若形态不同称为**多源性**期前收缩。④**R on T 现象**：指期前收缩心动周期的 R 波落在前一个心动周期的 T 波上。

2. 阵发性心动过速（paroxysmal tachycardia） **3 个或3 个以上**的期前收缩以较高频率、连续而规律的发生即称为阵发性心动过速。**频率在 150～250 次/分**。根据异位起搏点的不同，可分为房性、房室交界区性和室性阵发性心动过速。前两者临床上难以区别，统称为阵发性室上性心动过速，简称室上速。

3. 扑动和颤动 异位起搏点以 250～350 次/分的频率、规律兴奋形成的异位心律失常，称扑动，分为心房扑动（atrial flutter）与心室扑动（ventricular flutter），简称房扑与室扑。如果频率在 350～600 次/分、节律不规则，称颤动（fibrillation），可分为心房颤动和心室颤动，简称房颤与室颤。

心房扑动与颤动起搏点在心房。房扑时，心房冲动常以一定的比例下传至心室，使心室搏动节律规则，频率约 150 次/分；房颤时，心房不协调的乱颤，房室传导系统仅能传导部分心房兴奋，故心室律不规则，频率常为 100～160 次/分。**房颤**是仅次于期前收缩的常见心律失常。

心室扑动与颤动起搏点在心室，心室肌如此活动导致心脏无排血，心、脑等器官和周围组织血液灌注停止，可发生阿-斯综合征或猝死，是**最危重心律失常**。

（三）房室传导阻滞

房室传导阻滞（atrioventricular block，AVB）是指窦房结兴奋自心房传入心室的过程中发生传导延迟或中断。阻滞可发生在房室结、希氏束及束支等不同部位，按阻滞程度可分为三度。第一度房室传导阻滞只有传导速度变慢，所有窦房结冲动均可传到心室，第二度房室传导阻滞有部分窦性冲动不能下传心室，第三度房室传导阻滞所有窦性冲动均不能下传心室。

【护理评估】

（一）健康史

1. 基本病因

（1）各种器质性心脏病：如冠心病、高血压性心脏病、风心病、心肌炎、心肌病、肺心病等。

（2）心外病理因素：如发热、贫血、休克、缺氧、甲状腺功能亢进、颅内疾病、电解质及酸碱平衡失调等。

（3）某些药物影响：如洋地黄、肾上腺素、阿托品、抗心律失常药物、麻醉药等。

2. 诱发因素

常见的诱发因素有过度劳累、情绪激动、精神紧张、剧烈运动、饱餐、大量饮酒或咖啡、浓茶、吸烟等。

（二）临床表现

心律失常的表现主要取决于心律失常的类型、心室率的快慢、发作持续时间的长短及对血流动力学的影响等。轻症者可无任何症状，最早的症状是**心悸**。当引起心排血量减少时，轻者出现乏力、头晕、黑蒙、低血压、胸闷等，严重者可诱发心绞痛、心力衰竭、晕厥，甚至发生阿-斯综合征或猝死。

1. 窦性心律失常　窦性心动过速病人可无症状或有心悸；窦性心动过缓病人多无自觉症状，心率过慢时心排血量不足，可有头晕、乏力、胸闷、胸痛甚至猝死等症状。病态窦房结综合征，轻者有发作性眩晕、头痛、乏力、心绞痛等心脑供血不足的表现，重者可出现阿-斯综合征。

2. 期前收缩　偶发期前收缩一般不引起症状，部分病人可产生漏搏或心跳暂停感，频发或连续出现使心输出量减少，出现重要器官供血不足症状，如头晕、晕厥、心悸、胸闷、心绞痛等症状。听诊时，期前收缩的第二心音减弱或消失，仅能听到第一心音，其后出现较长间歇。桡动脉搏动减弱或消失。

3. 阵发性心动过速

（1）**阵发性室上性心动过速：突然发作、突然终止**，持续时间长短不一。发作时病人常有心悸、胸闷、头晕、乏力，严重时可晕厥、心绞痛、心力衰竭和休克。听诊心率绝对规则，心尖部第一心音强度恒定。

（2）**阵发性室性心动过速**：非持续性室速（发作持续时间短于30秒，能自行终止）的病人通常无症状，持续性室速（发作持续时间超过30秒，需药物或电复律方能终止）常引起明显血流动力学障碍，病人可有气促、少尿、低血压、晕厥、心绞痛等。听诊心律轻度不规则，第一心音强弱不等。

4. 扑动和颤动

（1）**心房扑动**：心室率不快时，病人可无症状，心室率过快时可诱发心绞痛与充血性心力衰竭。检查可见快速的颈静脉扑动。房扑往往有不稳定倾向，可恢复为窦性心律或进展为心房颤动，部分可持续数月或数年。

(2)**心房颤动**：轻重受心室率快慢的影响。心室率不快时可无症状，心室率超过 150 次/分时可诱发心绞痛与充血性心力衰竭。房颤发生时心房无法有效排血，血流淤滞，导致左心房(左心耳部多见)形成**附壁血栓**，栓子脱落后，可引起体循环动脉栓塞，临床上以**脑栓塞**最常见。心脏听诊时，**第一心音强弱不等**，**心律**极不规则，当心室率快时可有**脉搏短绌**。

(3)**心室扑动和心室颤动**：心室扑动或心室颤动一旦发生，病人迅速出现意识丧失、抽搐、呼吸停止甚至死亡。听诊心音消失、脉搏触不到、血压无法测量。

(三) 实验室及其他检查

1. 心电图检查 是诊断心律失常最重要的一项无创性检查，应记录 12 导联心电图。

(1)**窦性心律失常**：心电图显示**窦性心律**，P 波在Ⅰ、Ⅱ、aVF 导联直立，aVR 倒置，PR 间期 0.12～0.20 秒。PP 间期＜0.6 秒为窦性心动过速(图 3-5)。PP 间期＞1.0 秒为窦性心动过缓(图 3-6)。PP 间期不等、最长与最短的 PP 间期之差＞0.12 秒为窦性心律不齐(参见图 3-6)。

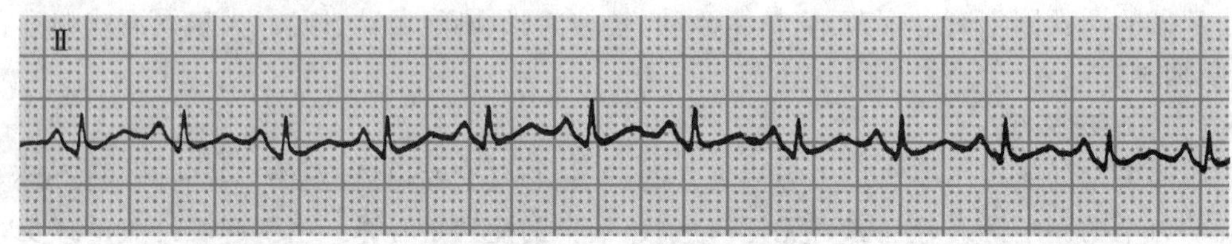

图 3-5 窦性心动过速

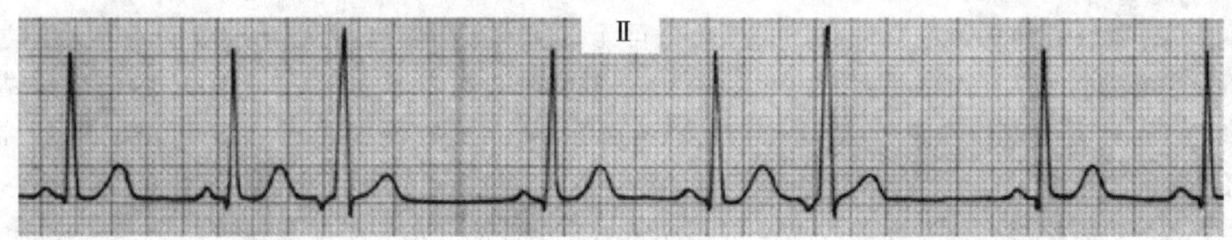

图 3-6 窦性心动过缓及窦性心律不齐

(2)**期前收缩**

1)**房性期前收缩**：①P 波提前出现，形态与窦性 P 波不同。②提前 P 波的 PR 间期大于 0.12 秒。③提前 P 波后的 QRS 波群的形态基本正常。④期前收缩后常见不完全性代偿间歇(图 3-7)。

2)**房室交界区性期前收缩**：①提前出现的 QRS 波群，形态与窦性者基本相同。②出现逆行 P 波(Ⅱ、Ⅲ、aVF 导联 P 波倒置)，逆行 P 波可在 QRS 波群之前(PR 间期＜0.12 秒)或之后(RP 间期＜0.20 秒)。③QRS 波群形态正常，当发生室内差异性传导时，QRS 波群形态可有变化(图 3-8)。

3)**室性期前收缩**：①提前发生的 QRS 波群，宽大、畸形，时限通常大于 0.12 秒，其前无相关的 P 波。②ST 段与 T 波方向与 QRS 波群主波方向相反。③期前收缩后有一完全性代偿间歇。④室性期前收缩可孤立或规律出现(图 3-9)。

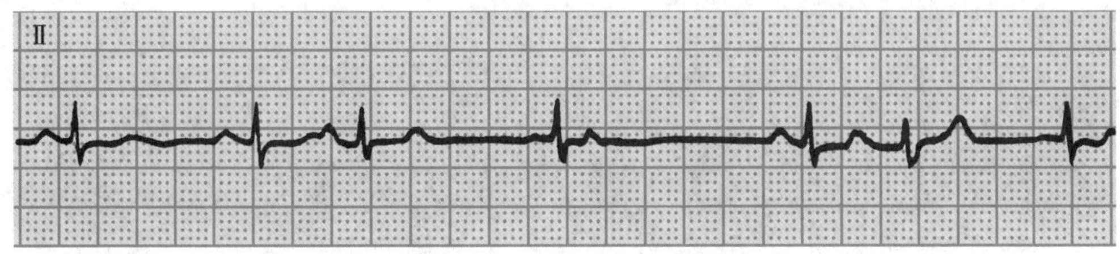

图 3-7　房性期前收缩

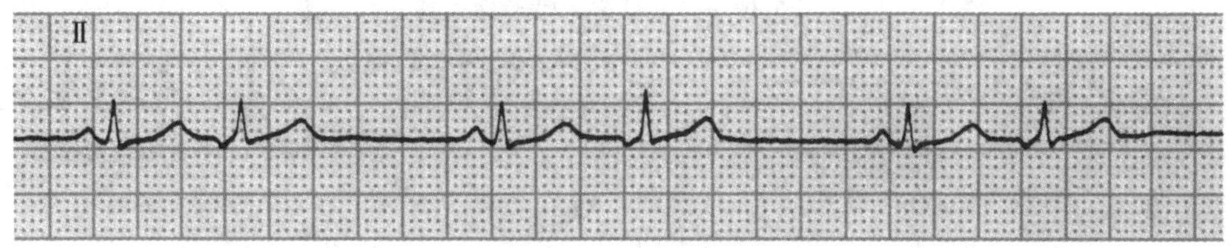

图 3-8　房室交界区性期前收缩

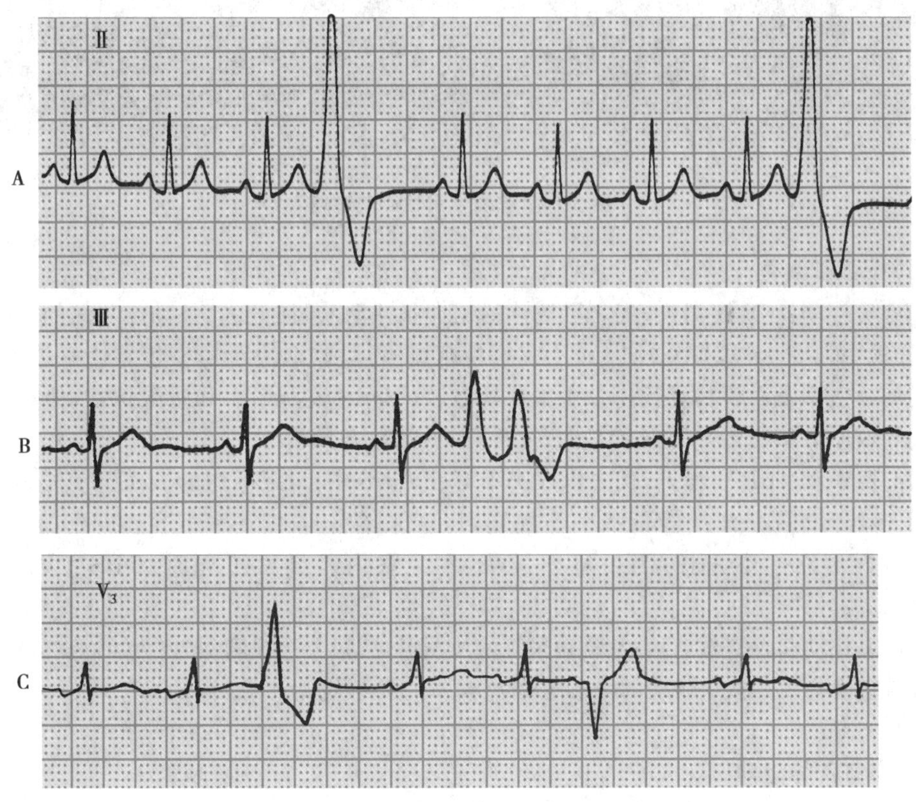

图 3-9　室性期前收缩

（3）**阵发性心动过速**

1）**阵发性室上性心动过速**：①心率 150～250 次/分，节律规则。②QRS 波群形态与时限基本正常。③P 波为逆行性（Ⅱ、Ⅲ、aVF 导联倒置），常埋藏于 QRS 波群内或位于其终末部位，与 QRS 波群保持恒定关系。④起始突然，通常由一个房性期前收缩触发(图 3-10)。

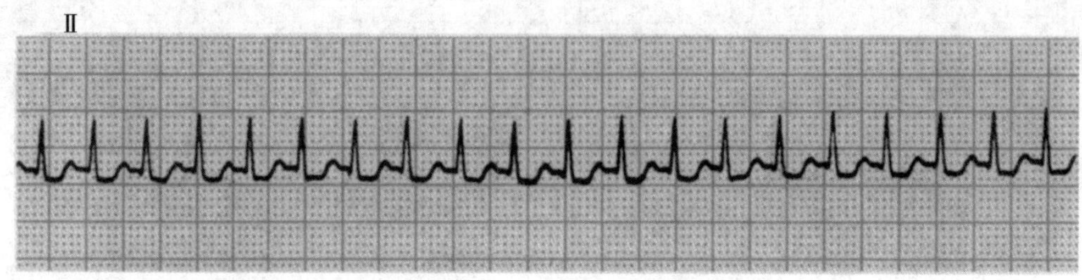

图 3-10 阵发性室上性心动过速

2)**阵发性室性心动过速**：①3 个或 3 个以上的室性期前收缩连续出现，通常起始突然。②QRS 波群宽大、畸形，时限>0.12 秒，ST-T 波方向与 QRS 波群主波方向相反。③心室率一般为 100～250 次/分，心律规则或略不规则。④心房独立活动与 QRS 波群无关，形成房室分离。⑤心室夺获(室上兴奋下传心室)或室性融合波是确立室速的重要依据(图 3-11)。

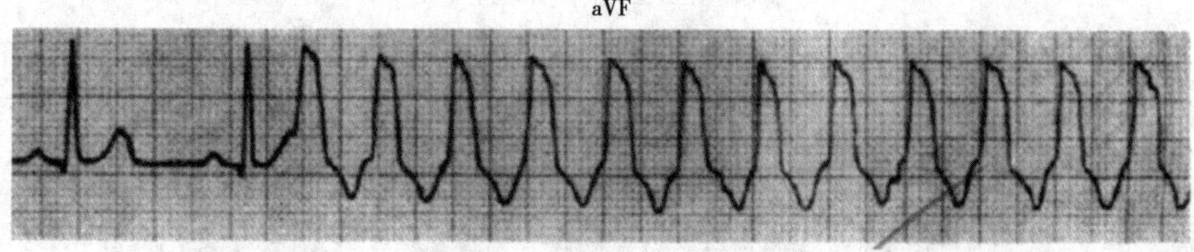

图 3-11 阵发性室性心动过速

(4)**扑动和颤动**

1)**心房扑动**：①P 波消失，代之以规律的锯齿状扑动波，称 F 波，扑动波之间的等电位线消失，心房率为 250～350 次/分。②心室率规则或不规则，取决于房室传导比率是否恒定，不规则的心室率是由于传导比率发生变化所致。③QRS 波群形态和时限正常，伴有室内差异性传导或原有束支传导阻滞者 QRS 波群可增宽、形态异常(图 3-12)。

2)**心房颤动**：①P 波消失，代之以大小不等、形态不一、间距不均的心房颤动波，称 f 波，频率约 350～600 次/分。②心室率不规则，房颤未治疗时心室率多在 100～160 次/分。③QRS波群形态基本正常，当心室率过快，发生室内差异性传导时，QRS 波群增宽变形(图 3-13)。

3)**心室扑动和心室颤动**：心室扑动呈正弦波图形，波幅大而规则，频率为 150～300 次/分，有时难与室速鉴别。心室颤动的波形振幅与频率均极不规则，无法辨认 QRS 波群、ST 段与 T 波(图 3-14)。

(5)**房室传导阻滞**

1)**第一度房室传导阻滞**：每个冲动都能传导至心室，但 PR 间期超过 0.20 秒(图 3-15)。

2)**第二度房室传导阻滞**：①Ⅰ型：PR 间期进行性延长，相邻 RR 间期进行性缩短，直至一个 P 波受阻不能下传至心室。包含受阻 P 波在内的 RR 间期小于正常窦性 PP 间期的 2 倍，最常见的房室传导比例为 3∶2 或 5∶4(图 3-16A)。②Ⅱ型：PR 间期恒定，可正常亦可延长，部分 P 波后无 QRS 波群，常见比例为 2∶1 或 3∶2(图 3-16B)。

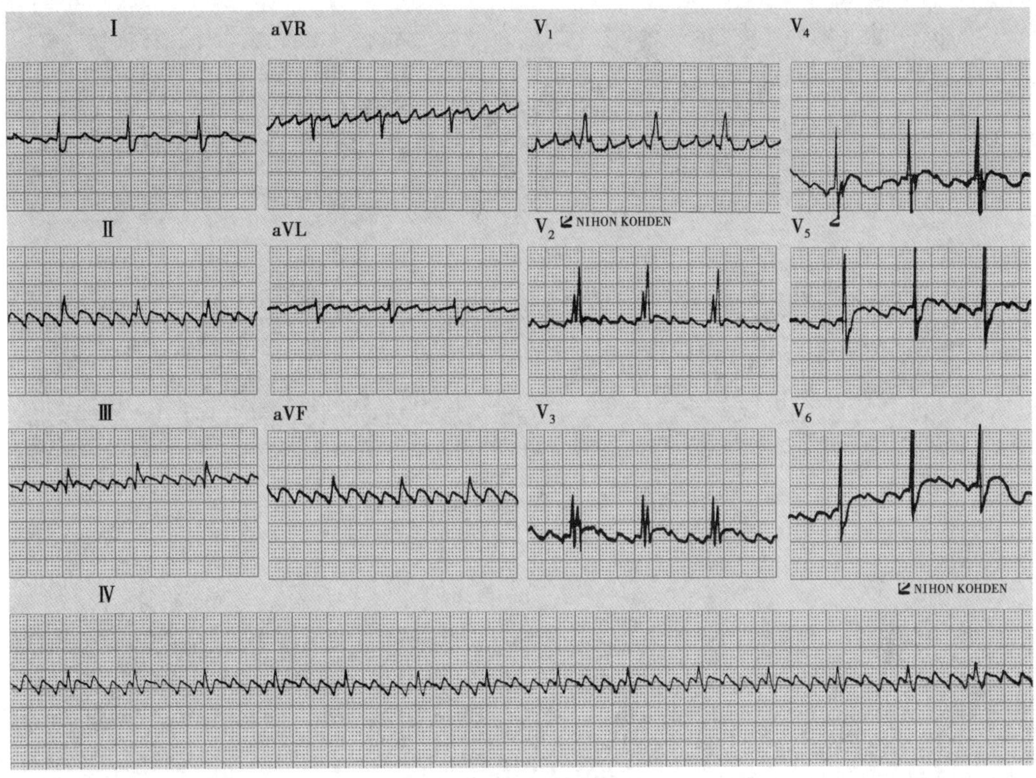

图 3-12　心房扑动

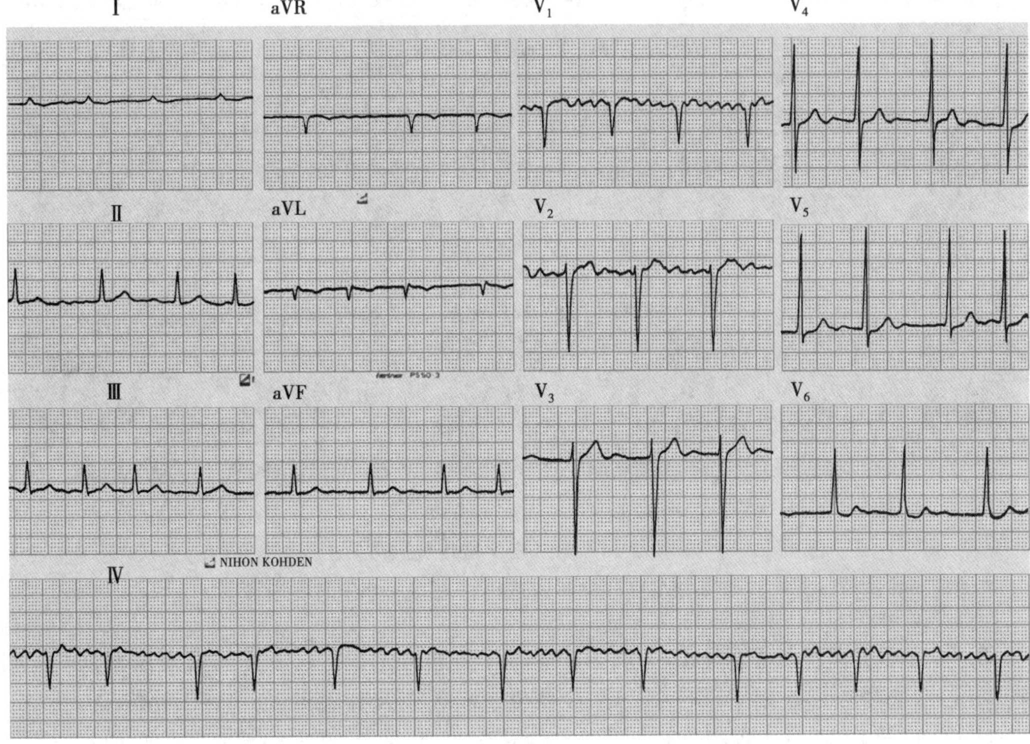

图 3-13　心房颤动

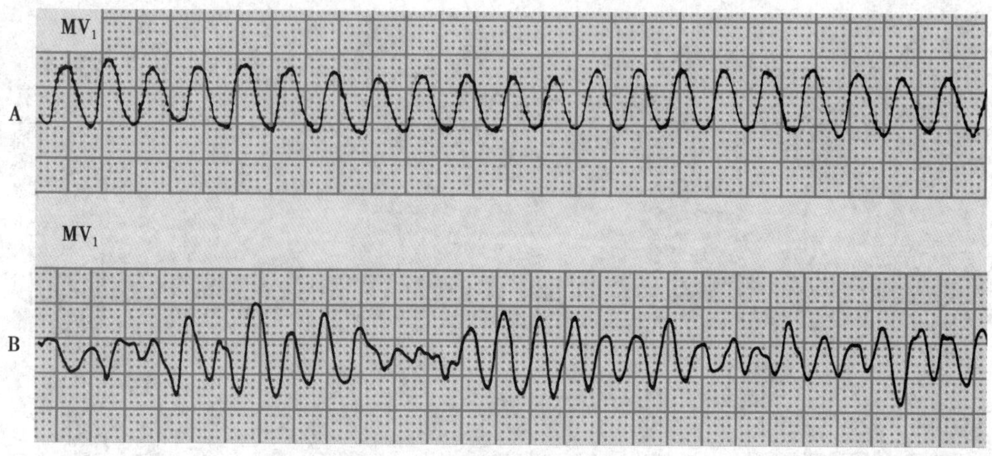

图 3-14 心室扑动与心室颤动

A. 心室扑动 B. 心室颤动

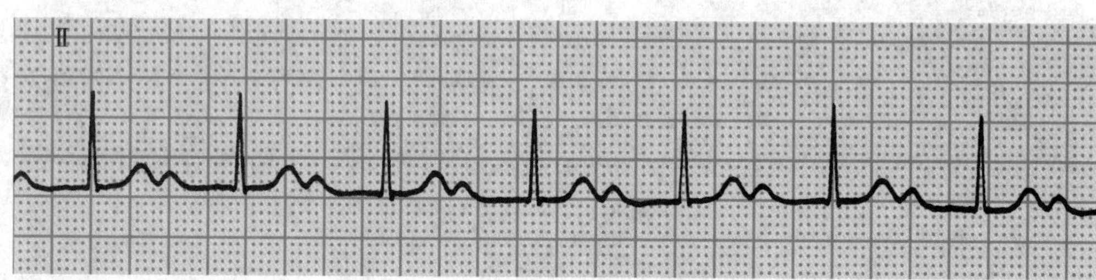

图 3-15 第一度房室传导阻滞

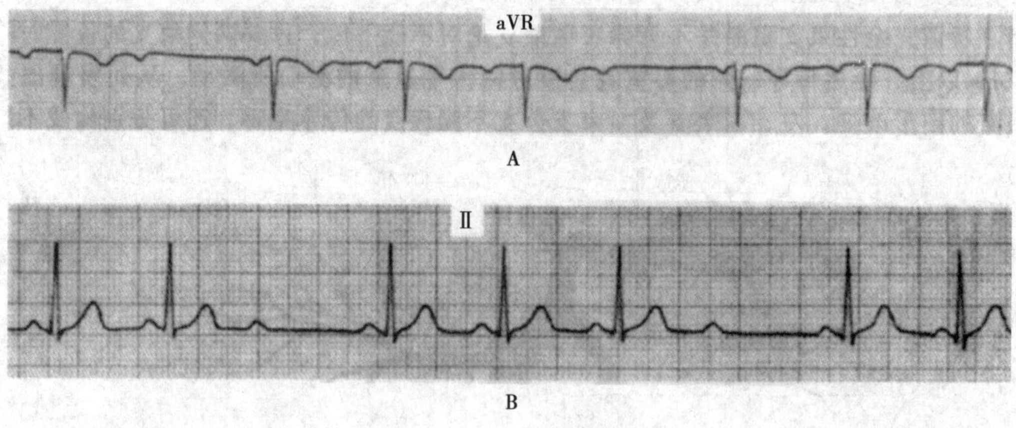

图 3-16 第二度房室传导阻滞

A. 二度Ⅰ型房室传导阻滞 B. 二度Ⅱ型房室传导阻滞

3)**第三度房室传导阻滞**:①心房与心室活动各自独立,互不相关。②心房率快于心室率。③心室起搏点常在阻滞部位稍下方。如位于希氏束及其附近,心室率约40～60次/分,QRS波群形态正常,心律较稳定;如位于室内传导系统的远端,心室率可在40次/分以下,

QRS 波群增宽，心室率常不稳定(图 3-17)。

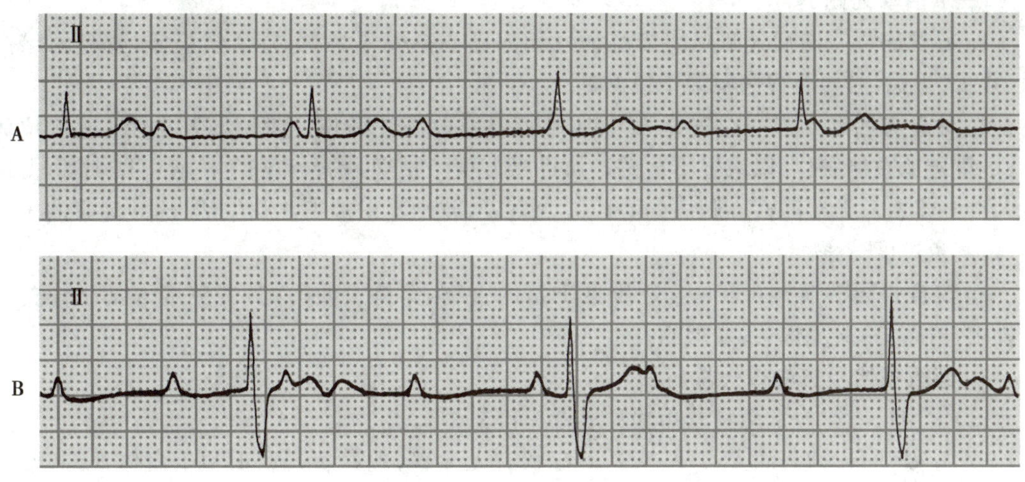

图 3-17　第三度房室传导阻滞

2. 其他检查　必要时可作动态心电图、运动试验、食管心电图、临床电生理检查等，对进一步明确诊断有一定的意义。

(四) 心理-社会状况

由于心律失常反复发作，病人经常出现心悸、胸闷、乏力等不适，易导致病人紧张、焦虑。当需进行电复律、心导管介入及人工心脏起搏等治疗时，由于对治疗方法、自我保健缺乏认识，加之经济因素的影响，病人易出现多疑、信心不足。

(五) 治疗要点

无症状者通常不需治疗，应严密观察，严重时需加强病因治疗，去除各种诱发因素，合理使用抗心律失常药物，必要时采取心脏电复律、心脏起搏或心脏介入治疗如射频消融术等。

射频消融术治疗阵发性室上性心动过速

邢先生，50 岁，"室上速"反复发作 4 年，经常阵发性心慌、胸闷，每天用药，效果不佳，药物副作用亦让他不堪重负，严重影响了他的生活和工作。经食管心脏超声检查显示，病人无手术禁忌证，医生为其进行了射频消融术。术后观察 1 周，病人未再发生心慌、胸闷等不适症状；再进行动态心电图检查，未出现心律失常。射频消融治疗的效果巩固而稳定，病人的生活质量和预后均得到了明显改善。

【常见护理诊断/问题】

1. 活动无耐力　与心律失常导致心排血量减少有关。

2. 潜在并发症：猝死。

3. 有受伤的危险　与心律失常引起的头晕、晕厥有关。

4. 焦虑　与心律失常反复发作、疗效欠佳有关。

5. 知识缺乏：缺乏心律失常的预防保健知识。

【护理措施】

(一)活动无耐力

1. 心理疏导 向病人解释情绪可诱发和加重心律失常,应保持情绪稳定,避免情绪激动、紧张、焦虑,必要时遵医嘱给予镇静剂。

2. 休息与活动 当心律失常发作时嘱病人采取高枕卧位、半卧位或其他舒适体位休息,**尽量避免左侧卧位**,以减轻不适感。协助做好生活护理,减少和避免任何不良刺激,促进病人身心休息。无器质性心脏病的心律失常病人,鼓励其正常工作和生活,建立健康的生活方式,避免过度劳累。

3. 饮食指导 嘱病人多食含纤维素丰富的食物,保持大便通畅,避免摄入刺激性食物如咖啡、浓茶等,避免饱餐,戒烟酒。

4. 遵医嘱给予抗心律失常药物

(1)常用抗心律失常药物及用法见表 3-7 和表 3-8。

(2)疗效观察:询问病人心悸、头晕等症状有无改善,观察病人意识和生命体征,必要时监测心电图。注意用药前、用药过程中及用药后的心率、心律、PR 间期、QT 间期等的变化,以判断疗效。

(3)用药注意事项:严格遵医嘱按时按量给予抗心律失常药物,**静脉滴注时速度宜慢**(腺苷除外),一般 5~15 分钟内注完;静滴药物时尽量用输液泵调节速度。注意观察药物副作用(参见表 3-7 和表 3-8)。

表 3-7 常用抗快速心律失常药物

药物	适应证	常用剂量	给药途径	不良反应
奎尼丁	房颤、心动过速	每次 0.2g,<1.5g/d	口服	恶心、呕吐、腹痛、腹泻、耳鸣失听、意识模糊、皮疹、血小板减少、窦性停搏、房室传导阻滞、QT 间期延长与室速、晕厥、低血压
普鲁卡因胺	房颤、心动过速	每次 0.5~0.75g,每天 4 次	口服、肌注、静滴	恶心、呕吐、药物热、皮疹、粒细胞减少、药物性狼疮、低血压、传导阻滞、QT 间期延长与室速
利多卡因	室性期前收缩、室速、室颤	先每次 50~100mg 静注,见效后以 1~2mg/min 静滴	静注或静滴	眩晕、感觉异常、嗜睡、抽搐、昏迷、少数引起窦房结抑制、室内传导阻滞
腺苷	心动过速	每次 3~6mg,静注,2~5 分钟无效后,再次 6~12mg 静注	静注	偶有胸闷、恶心、气促、窦性停搏。病窦综合征、房室传导阻滞、哮喘者禁用
美西律	室性期前收缩、室速	每次 150~300mg,每天 3 次	口服、静注、静滴	恶心、呕吐、眩晕
普萘洛尔	室速、室上速	每次 10mg,每天 3 次	口服或静滴	心动过缓、低血压、支气管痉挛、心衰、房室传导阻滞、恶心、呕吐

续表

药物	适应证	常用剂量	给药途径	不良反应
胺碘酮	房颤、心动过速、房早	每次 0.2g，每天 3 次，维持量 0.1g/d	口服、静滴、静注	甲状腺功能亢进或减退、恶心呕吐、心动过缓，低血压偶有室速
维拉帕米	房早、室上速	每次 40～80mg，每天 3 次	口服、静注	恶心呕吐、眩晕、皮疹、低血压、心动过缓、房室传导阻滞、心搏停顿

表 3-8　常用抗缓慢心律失常药物

药物	适应证	常用剂量	给药途径	不良反应
异丙肾上腺素	窦性静止、窦房阻滞、高度或完全性房室传导阻滞、心脏骤停	舌下含服，10～15mg，1～3μg/min 静滴	舌下含服或静滴	头痛、眩晕、心悸、震颤
肾上腺素	心脏骤停	每次 3～5mg	静注、气管内滴入	头痛、心悸、震颤、高血压
阿托品	窦性心动过缓、窦性停搏、窦房阻滞、房室传导阻滞	0.3～0.6mg，每天 3 次	口服、静注或皮下注射	口干、皮肤潮红、腹胀、排尿困难、视力模糊、心动过速

5. 配合及使用非药物抗心律失常措施

(1)**兴奋迷走神经**：可终止**阵发性室上性心动过速**发作。方法有：①用压舌板刺激病人悬雍垂，诱发恶心反射。②嘱病人深吸气后屏气，再用力作呼气动作(Valsalva 动作)。③按摩颈动脉窦：病人取仰卧位，先按摩右侧约 5～10 秒，如无效再按摩左侧，两侧不可同时进行。按摩时听心率，当心率减慢，立即停止。④压迫眼球：病人平卧，闭眼并眼球向下，用拇指压迫眼球，每次 10 秒，**青光眼**或高度近视者禁用。

(2)**电复律和人工心脏起搏**：参见本节中的“心脏电复律术护理”和“人工心脏起搏术护理”。

(3)**心导管射频消融术**：参见本节中的“心导管射频消融术护理”。

三维电生理标测指导下射频消融术

自 20 世纪 80 年代末开展射频消融术治疗心律失常以来，全球电生理学科发展迅速，已进入三维时代。目前三维电生理标测系统临床应用最多的是三维电磁导管定位系统(CARTO)和 Ensite 系统，两者均能帮助医生进一步了解目标心腔的解剖特征及其与快速型心律失常的关系，有利于确定心动过速的发生机制和有效的导管消融部位，并可评价消融结果，增加了消融治疗方案的针对性和合理性，对提高导管消融治疗快速型心律失常的成功率有重要意义。

(二) 焦虑

参见本章第一节中心悸的护理措施。

(三) 有受伤的危险

1. 休息与活动 有头晕、晕厥发作或曾有跌倒病史者,应卧床休息,加强生活护理。嘱病人避免单独外出,防止意外。

2. 避免诱因 询问病人晕厥发作前有无诱因及先兆症状,了解晕厥发作时的体位、晕厥持续时间、伴随症状等,嘱病人避免剧烈活动、情绪激动或紧张、快速改变体位等,一旦有头晕、黑蒙等先兆时立即平卧,以免跌伤。

3. 遵医嘱用药 遵医嘱正确使用抗心律失常药物,如心率显著缓慢者可予阿托品、异丙肾上腺素等药物,必要时配合医生进行心脏起搏治疗。

(四) 潜在并发症:猝死

1. 病情观察 评估引起心律失常的原因,如有无冠心病、心力衰竭、心肌病、心肌炎等,有无电解质紊乱、酸碱平衡失调、低氧血症、药物中毒等。

2. 心电监护 对急性心肌梗死、扩张型心肌病、重症心肌炎等病人出现心律失常时须进行心电监护,密切观察并记录有无引起猝死的危险征兆。

(1)**潜在引起猝死危险的心律失常**:包括频发、多源性、联律或 R on T 现象的室性期前收缩及阵发性室上性心动过速、房颤、第二度Ⅱ型房室传导阻滞。一旦发现应立即报告医生,并协助处理。

(2)**随时有猝死危险的心律失常**:包括阵发性室性心动过速、窦性停搏、第三度房室传导阻滞、心室颤动等,一经发现立即报告医生并积极采取抢救措施。

3. 配合处理 一旦出现猝死危险的心律失常作如下处理。

(1)**休息**:立即卧床休息。阵发性室性心动过速、二度Ⅱ型及三度房室传导阻滞等严重心律失常发作时,病人应绝对卧床休息。

(2)**吸氧**:2～4L/min 流量鼻导管吸氧。

(3)**遵医嘱抗心律失常**:

1)**危险的室性期前收缩**:首选**利多卡因**静注,并持续静脉滴注维持以避免发生室速及室颤。

2)**阵发性室上性心动过速**:首选**兴奋迷走神经**措施,若无效静脉注射维拉帕米。

3)**室性阵发性心动过速**:首选利多卡因静注,若病人已发生低血压、休克、心绞痛等危急表现时,应迅速施行同步直流电复律。

4)**持续房颤**:可应用**洋地黄**类药物控制心室率。

5)**室颤**:立即进行**非同步直流电复律**,并配合胸外按压、人工呼吸等心肺复苏措施。

6)**二度Ⅱ型及三度房室传导阻滞**:应用阿托品、异丙肾上腺素提高心室率,若心室率低于 40 次/分钟,首选**心脏起搏器**。

(五) 健康教育

1. 疾病知识指导 向病人及家属介绍心律失常的有关知识,指导病人积极治疗原发病,避免各种诱发因素,如劳累、感染、情绪激动或紧张等。

2. 饮食指导 戒烟戒酒,避免摄入刺激性食物如咖啡、浓茶等,避免饱餐。多食富含纤维素的食物,保持大便通畅。

3. 休息与运动 嘱病人劳逸结合、生活规律,保证充足的休息与睡眠。避免剧烈运动,以免诱发心律失常。心动过缓者避免排便时过度屏气,以免兴奋迷走神经加重心动过缓。

4. 用药指导 嘱病人继续按医嘱使用抗心律失常药物,不得随意增减药物剂量或擅自停药，向病人说明药物的名称、剂量、用法、作用及不良反应，如有异常及时就诊。

5. 指导病人自我病情监测　教会病人自测脉搏，对反复发生严重心律失常可危及生命者，教会家属心肺复苏术以备应急。定期复查心电图，病情发生变化时及时就诊。

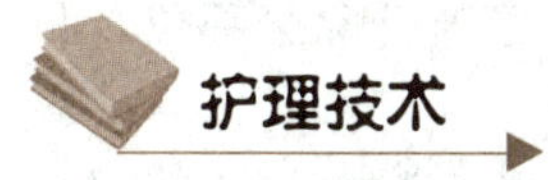

护理技术

心脏电复律术护理

心脏电复律(cardioversion)是将一定强度的电流通过心脏，使全部或大部分心肌瞬间除极，消除异位性快速心律失常，使之转复为窦性心律的方法。最早用于消除心室颤动，故亦称为**心脏电除颤**。心脏电复律分为**同步**和**非同步**。同步电复律时，除颤器的同步触发装置能利用病人心电图中的**R波**来触发放电，使电流刺激落在心室肌的绝对不应期，避免诱发心室颤动，用于转复除心室颤动以外的各类快速性心律失常；非同步电复律则不启用同步触发装置，可在任何时间放电，用于转复**心室颤动**。

【适应证】

1. 心室颤动和扑动是电复律的绝对适应证。

2. 心房颤动和扑动伴血流动力学障碍者。

3. 药物及其他治疗无效或有严重血流动力学障碍的阵发性室上性心动过速、室性心动过速。

4. 预激综合征合并快速心律失常者。

【禁忌证】

1. 伴高度或完全性房室传导阻滞的心房颤动或扑动。

2. 病史多年，心脏(尤其是左心房)明显增大及心房内有新鲜血栓形成或近3个月有栓塞史。

3. 伴病态窦房结综合征的异位性心律失常。

4. 有洋地黄中毒、低钾血症时，暂不宜电复律。

【术前准备】

1. 环境准备　环境清洁、安静，温度适宜。

2. 用物准备

(1)除颤器、生理盐水或导电糊、纱布垫。

(2)地西泮、心电图机、心电监护仪。

(3)气管插管包、呼吸机、氧气。

(4)急救车：内有各种急救药品和器材。

(5)临时起搏器等。

3. 病人准备

(1)向择期复律的病人介绍电复律的目的、必要性、大致过程、可能出现的不适及并发症，取得合作。

(2)遵医嘱作术前检查(血电解质等)，**停用洋地黄类**药物24～48小时，纠正低血钾、酸中毒，改善心功能。

(3)复律前1～2天**口服奎尼丁**，预防转复后复发，服药前**描记心电图**，观察QRS波时限及QT间期变化。

(4)复律术当日禁食，排空膀胱。

【术中配合】

1. 病人平卧于绝缘的硬板床上，松开衣领，取下义齿，开放静脉通路，给予氧气吸入。术前常规描记12导联心电图。

2. 清洁电击处皮肤，连接心电监护仪，贴放心电监护电极片时注意避开除颤部位。测血压，吸氧。

3. 连接电源，打开除颤器开关，选择R波高大的导联进行示波观察。选择“同步”或“非同步”按钮。

4. 遵医嘱用地西泮0.3～0.5mg/kg缓慢静注，至病人睫毛反射开始消失、意识不清的深度。麻醉过程中**严密观察呼吸**，如有呼吸抑制，给予面罩吸氧。非同步电复律无需使用镇静剂。

5. 充分暴露病人前胸，将两电极板上均匀涂满导电糊或包以生理盐水浸湿的纱布垫，分别置于**胸骨右缘第2～3肋间和心尖部**，两电极板之间距离不应小于10cm，与皮肤紧密接触。按充电按钮充电到所需功率，嘱任何人避免接触病人及病床，两电极板**同时放电**，此时病人身体和四肢会抽动一下。

6. 立即通过心电示波器观察病人的心律是否转为窦性，根据情况决定是否需要再次电复律。

【术后护理】

1. 术后卧床休息24小时，清醒后2小时内避免进食，以防恶心、呕吐。

2. 持续心电监护24小时，注意心律、心率变化。

3. 严密观察病情变化，如神志、瞳孔、呼吸、血压、皮肤及肢体活动情况，及时发现有无因电击而致的各种心律失常、栓塞、局部皮肤灼伤、肺水肿等并发症，并协助医生给予处理。

4. 遵医嘱继续服用奎尼丁、洋地黄或其他抗心律失常药物，以维持窦性心律。

人工心脏起搏术护理

人工心脏起搏(artificial cardiac pacing)是一种医用电子仪器，它通过发放一定形式的电脉冲刺激心脏，使之激动和收缩，即模拟正常心脏的冲动形成和传导，以治疗由于某些心律失常所致的心脏功能障碍。心脏起搏器简称起搏器，由脉冲发生器、起搏电极导线和电源3部分组成。

【起搏器的功能及类型】

1. 起搏器命名代码 目前多采用1987年北美心脏起搏电生理学会与英国心脏起搏和电生理学组专家委员会制定的NBG代码命名不同类型的起搏器。常用的代码命名如表3-9。

表3-9 NBG起搏器代码

第一位 起搏心腔	第二位 感知心腔	第三位 感知后反应方式	第四位 程控功能	第五位 其他
	O无	O无	O无	略
A心房	A心房	I抑制	P简单程控	
V心室	V心室	T触发	M多项程控	
D心房＋心室	D心房＋心室	D双重(I＋T)	C遥控	
S心房或心室	S心房或心室		R频率调整	

2. 起搏器种类

(1)根据起搏器电极导线植入的部位分为三种类型。①单腔起搏器:常见的有 VVI 起搏器(电极导线植入右心室)和 AAI 起搏器(电极导线植入右心房)。②双腔起搏器:两电极导线分别置于右心耳(心房)和右心室心尖部(心室),进行房室顺序起搏。③三腔起搏器:主要有双房+右室三腔起搏器和右房+双室三腔起搏器,分别治疗房室传导阻滞合并阵发性心房颤动和心力衰竭。

(2)根据起搏器的应用方式分为临时心脏起搏和植入式心脏起搏。①临时心脏起搏:将电极导线经外周静脉(股静脉或锁骨下静脉)送至右心室,电极接触到心内膜,起搏器置于体外。用于急需起搏救治或需“保护”病人的应用,放置时间一般不超过 1 个月,以免发生感染。②植入式心脏起搏:起搏器一般埋植于病人胸部的皮下组织内。适用于需长期起搏的病人。根据病情可选择单腔起搏、双腔起搏或三腔起搏。

【适应证】

1. 临时心脏起搏　适用于急需起搏、房室传导阻滞有可能恢复者;超速抑制治疗异位快速性心律失常或需“保护性”应用的病人。

2. 植入式心脏起搏

(1)二度Ⅱ型以上的房室传导阻滞有临床症状者。

(2)病态窦房结综合征或房室传导阻滞,有明显症状或虽无症状,但逸搏心律<40 次/分或心脏停搏时间>3 秒。

(3)反复发生的颈动脉窦晕厥和血管迷走性晕厥,以心脏反应为主者。

(4)有窦房结功能障碍或房室传导阻滞的病人,须采用减慢心率的药物治疗时,应植入起搏器。

(5)药物治疗效果不佳的顽固性心力衰竭可行心脏同步起搏治疗。

【术前准备】

1. 环境准备　心导管室安静、整洁,温度适宜。

2. 用物准备

(1)临时或植入式起搏器全套装置。

(2)心电图机。

(3)无菌手术包、套管针、5ml 注射器、无菌手套等。

(4)急救车:内备有急救药品和器材。

3. 病人准备

(1)心理疏导:向病人及家属介绍手术的必要性和安全性,手术的方法、过程和注意事项,以消除病人的紧张情绪。必要时术前应用地西泮,保证充足的睡眠。

(2)皮肤准备:术前 1 日**常规备皮**,临时起搏备皮范围为会阴部及双侧腹股沟,植入式起搏备皮范围是左上胸部包括颈部和腋下。

(3)**训练床上大、小便**,停用抗血小板凝集药物。

(4)**青霉素皮试**。

(5)术前建立静脉通路。

【术中配合】

1. 严密监测心率、心律、呼吸及血压的变化,发现异常立即通知医生。

2. 协助医生测定有关起搏参数,做好抢救准备。

3. 了解病人术中有无疼痛及其他不适，做好安慰、解释工作。

【术后护理】

1. 休息与活动 将病人平移至床上，嘱病人保持**平卧位**1～3天，适当抬高床头30°～60°。**限制置管侧肢体活动**，避免用力咳嗽，防止电极脱落及移位。协助做好生活护理。术后第1次活动动作宜缓，防止跌倒。

2. 监测 术后常规描记12导联心电图，进行24小时心电图监护，严密监测**起搏器的起搏和感知功能**，观察有无腹壁肌肉抽动、心脏穿孔等并发症。监测脉搏、心率、心律、心电变化及病人自觉症状，及时发现有无电极移位及起搏、感知功能障碍，一旦发生，立即报告医生并协助处理。

3. 伤口护理与观察 伤口局部**沙袋加压6小时**，定期更换敷料，观察伤口有无渗血、红肿、疼痛，局部皮肤有无变暗发紫、波动感等，及时发现出血、感染等并发症。监测体温变化，常规应用抗生素，预防感染。

4. 告知病人安装起搏器后的注意事项

(1)起搏器知识指导：告知病人起搏器的**设置频率**及**使用年限**。指导其妥善**保管好起搏器卡**，外出时随身携带。告知病人应**避免强磁场**和**高电压的场所**(如核磁、激光、变电站等)，将移动电话放置在离起搏器至少15cm的地方，在起搏器对侧拨打或接听电话。

(2)病情自我监测指导：教会病人**自测脉搏、心率**，每日2次，出现脉率比设置低10%或再次出现安装起搏器前的症状时，应及时就医。不要随意抚弄起搏器植入部位，定期检查该部位有无红、肿、热、痛及出血，如有不适立即就医。

(3)活动指导：**避免剧烈运动**，装起搏器的一侧上肢应避免过度用力、大幅度动作，以免起搏电极移位。

(4)定期随访：出院后半年内每1～3个月随访1次以测试起搏器功能，情况稳定后每半年随访1次。接近起搏器使用年限时应缩短随访间隔时间，在电池耗尽之前及时更换起搏器。

心导管检查术护理

心导管术(cardiac catheterization)是通过心导管插管术进行心脏各腔室、瓣膜、血管的构造及功能的检查，包括右心导管检查与选择性右心造影、左心导管检查与选择性左心造影，其目的是明确诊断心脏和大血管病变的部位与性质、病变对血流动力学的影响及其程度，为采用介入性治疗或外科手术治疗提供依据。其方法是：一般采用Seldinger经皮穿刺法，局麻后自股静脉或锁骨下静脉(右心导管术)、股动脉或肱动脉(左心导管术)，插入导管到达相应部位。整个检查均在X线引导下进行，连续进行心电和压力监测。插入造影导管至相应部位，注入造影剂进行造影。

【适应证】

1. 先天性心脏病，特别是有心内分流的先心病诊断。
2. 需作血流动力学检测者，从静脉置入漂浮导管至右心及肺动脉。
3. 心内电生理检查。
4. 选择性冠状动脉造影术。
5. 静脉及肺动脉造影。
6. 室壁瘤需了解瘤体大小与位置，以决定手术指征。

7. 心肌活检术。

【禁忌证】

1. 严重出血性疾病。

2. 感染性疾病。

3. 严重肝肾损害者。

4. 电解质紊乱、洋地黄中毒。

5. 外周静脉血栓性静脉炎。

6. 严重心律失常、严重的高血压未加控制者。

【术前准备】

1. 环境准备 心导管室安静、整洁,温度适宜。

2. 用物准备

(1)心电监护仪、除颤器、临时起搏器、高压注射器。

(2)静脉穿刺针、血管鞘、右心导管、导引钢丝及无菌注射器。

(3)气管插管包、呼吸机、氧气。

(4)其他用物如无菌手术包、套管针、5ml 注射器、无菌手套、聚维酮碘(碘伏)、1%利多卡因、肝素盐水、造影剂等。

(5)急救车:内备急救药品和器材。

3. 病人准备

(1)心理疏导:向病人及家属介绍心导管检查的方法和意义、手术的必要性和安全性,以解除病人的紧张心理。必要时术前应用地西泮,保证充足的睡眠。

(2)完成术前各种检查,如肝肾功能、出、凝血时间、胸片、超声心动图等。

(3)皮肤准备:术前 1 日常规备皮,范围为会阴部及双侧腹股沟或上肢、锁骨下静脉穿刺区。

(4)青霉素皮试、**碘过敏试验**,训练病人床上排尿。

(5)穿刺股动脉者应检查**两侧足背动脉搏动情况**并标记,便于术中、术后对照观察。

(6)指导病人衣着舒适,术前**排空膀胱**。

【术中配合】

1. 严密监测生命体征、心率、心律变化,准确记录压力数据,出现异常立即通知医生并配合处理。

2. 保持静脉通路通畅,准确及时给药。

3. 尽量陪伴病人,与病人交谈,分散其注意力,以减轻其紧张、焦虑。告知病人出现不适,及时告诉医护人员。

4. 准确传递术中所需各种器械,及时完成术中记录。

【术后护理】

1. 卧床休息,穿刺侧肢体制动 10~12 小时,协助做好生活护理。

2. 静脉穿刺者伤口以 1kg 沙袋加压 4~6 小时;动脉穿刺者伤口先**加压**包扎止血,再以 1kg 沙袋加压 6 小时。观察穿刺点有无出血与血肿,发现异常及时通知医生。

3. 定期检查足背动脉搏动情况,比较两侧肢端的颜色、温度、感觉及运动情况。

4. 常规使用抗生素,预防感染。

5. 严密观察生命体征,及时发现术后并发症,如心律失常、空气栓塞、出血、热原反应、感染、心脏压塞、心脏穿孔等。

心导管射频消融术护理

心导管射频消融术(radio frequency catheter ablation，RFCA)是通过心导管将射频电流引入心脏内以消融特定部位的心肌细胞，消除病灶，治疗心律失常的方法。操作的基本步骤为：①明确心律失常的类型。②进行电生理检查以确定消融靶点。③根据不同的靶点位置，经股静脉或股动脉置入消融导管(消融左侧房室旁路，导管经股动脉逆行或股静脉经房间隔置入；消融右侧房室旁路或改良房室结时，导管经股静脉置入)，并使之到达靶点。④根据消融部位及心律失常类型不同放电消融，能量5～30W，时间持续或间断10～60秒。⑤重复电生理检查，确认异常传导途径或异位兴奋灶消失。

【适应证】

1. 伴有心房颤动且心室率快的预激综合征。
2. 发作频繁和(或)药物治疗无效的室上性、室性心动过速。
3. 无器质性心脏病、反复发作的室性期前收缩。
4. 顽固性心房扑动。
5. 特发性心房颤动。

【禁忌证】

同“心导管检查术”。

【术前准备】

基本同“心导管检查术”，同时应注意以下几点。

1. 术前停用抗心律失常药物5个半衰期以上。
2. 必须进行常规12导联心电图检查，必要时进行食管调搏、Hotel等检查。

【术中配合】

1. 严密监测生命体征、心率、心律变化，密切观察有无心脏压塞、心脏穿孔、房室传导阻滞或其他严重心律失常等并发症，并协助医生及时处理。
2. 向病人做好解释，如术中药物与放电引起的不适症状，或由于术中靶点选择困难导致手术时间长等，以减轻其紧张与不适，帮助病人顺利配合手术。

【术后护理】

基本同“心导管检查术”，同时应注意以下几点。

1. 常规描记12导联心电图。
2. 严密观察术后并发症，如房室传导阻滞、血栓与栓塞、气胸、心脏压塞等。

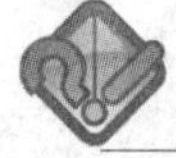

思考题

1. 解释心律失常、期前收缩、阵发性心动过速、扑动、颤动的概念。
2. 试比较3种期前收缩的异同(用表格表示)。
3. 哪些类型心律失常危险性较大？应如何护理？
4. 什么是心脏电复律及同步电复律？
5. 演示心脏电复律操作并叙述心脏电复律后护理要点。
6. 人工心脏起搏术后护理要点有哪些？

王女士，38 岁，反复发作心慌、胸闷 3 个月余，诊断为“室上速”，拟进行“射频消融术”。病人非常紧张，十分担心预后。

7. 你应如何对病人进行术前护理？

8. 心导管检查术术后护理要点。

第四节　心脏瓣膜病病人的护理

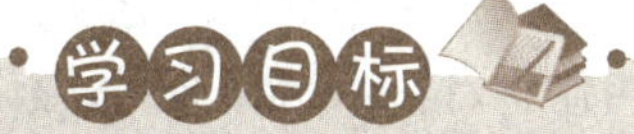

1. 了解心脏瓣膜病的病因及病理生理变化。
2. 熟悉心脏瓣膜病的实验室及其他检查、治疗要点。
3. 掌握心脏瓣膜病病人的临床表现、护理措施及健康教育。
4. 具有关心、爱护、尊重病人的职业素质及团队协作精神。

心脏瓣膜病(valvular heart disease)是由炎症、缺血性坏死、退行性改变、黏液瘤样变性、先天性畸形、创伤等原因引起的单个或多个瓣膜的功能或结构异常，导致瓣膜口狭窄和(或)关闭不全。临床上最常见的心瓣膜病为**风湿性心脏瓣膜病**(rhematic valvular heart disease)(简称风心病)，其次见于老年退行性变、动脉硬化及感染性心内膜炎、乳头肌功能不全等。本节主要介绍风心病，其多见于 20～40 岁女性。

【风心病常见临床类型及其病理生理改变】

由于慢性、反复发作的风湿性心瓣膜炎症和结缔组织增生，使瓣叶增厚、变形、瓣叶间粘连，导致瓣膜口狭窄。早期呈隔膜型，晚期瓣叶明显增厚、纤维化、钙化，腱索及乳头肌粘连、缩短，整个瓣膜口呈漏斗型，常伴有关闭不全。**二尖瓣最常受累**，其次为主动脉瓣，三尖瓣和肺动脉瓣病变者少见。临床最常见的风心病类型为**二尖瓣狭窄**。如果 2 个或 2 个以上瓣膜同时受累称多瓣膜病，又称联合瓣膜病，以二尖瓣狭窄合并主动脉瓣关闭不全最常见。

瓣膜口狭窄和(或)关闭不全，可引起血流动力学和心脏的变化。

1. 二尖瓣狭窄　正常人二尖瓣口面积为 4～6cm^2。当瓣口面积减少至 2cm^2 以下时，左房压力升高，**左房**代偿性扩大、肥厚。此时病人多无症状，临床表现为代偿期；当瓣口面积<1.5cm^2 时，左房压力升高，导致**肺循环**淤血、肺循环压力增高，临床上出现劳力性呼吸困难，称左房失代偿期；长期肺循环压力增高，右室压力负荷过重，引起**右心**肥厚、扩大，最终导致右心衰竭。

2. 二尖瓣关闭不全　由于二尖瓣关闭不全，左室收缩时血液从左心室返回左房，**左房**容量负荷增加，左房内增多的血液，在心室舒张期又流入左室，使左室容量负荷过重，引起**左室**扩大、肥厚，最终发生左心衰竭。

3. 主动脉瓣狭窄　主动脉瓣狭窄使左室射血阻力增加，**左室**代偿性肥厚，失代偿时，左室射血减少而心肌耗氧增加，引起**心肌缺血**、纤维化，导致左心衰竭。同时主动脉瓣狭窄左心室排血减少，导致**全身动脉缺血**及冠状动脉灌注不足。

4. 主动脉瓣关闭不全　主动脉瓣关闭不全时**左室**容量负荷增加，使左室扩大、肥厚，同时由于舒张期主动脉内压降低，冠状动脉灌注减少，导致**心肌缺血**，两者最终引起左心衰竭。

同时主动脉瓣关闭不全，使主动脉舒张压降低，收缩压增高，**脉压增大**。

【护理评估】

（一）健康史

1. 基本病因 风湿热、慢性咽炎、慢性扁桃体炎等链球菌感染史。

2. 诱发因素 风湿活动、呼吸道感染、心律失常、过度劳累、情绪激动等。

（二）临床表现

1. 二尖瓣狭窄

（1）症状

1）呼吸困难：是**最常见**的早期症状，精神紧张、劳累、感染或心房颤动为常见诱因。早期为劳力性呼吸困难，随着病情进展，出现夜间阵发性呼吸困难和端坐呼吸，甚至发生急性肺水肿。

2）咯血：可表现为痰中带血、咯鲜血，突然咯大量鲜血，常见于严重二尖瓣狭窄，可为首发症状。急性肺水肿时咯大量粉红色泡沫痰。

3）咳嗽：常见，冬季尤其明显。多在夜间睡眠时及劳动后出现，伴白色黏痰或泡沫样痰。

4）声音嘶哑：较少见，由扩大的左心房和肺动脉压迫左喉返神经所致。

（2）体征：①**“二尖瓣面容”**，口唇轻度发绀，双颧绀红，见于重度二尖瓣狭窄者。②**心尖区局限的舒张期隆隆样杂音**是二尖瓣狭窄的**特征性体征**，常伴舒张期震颤。③心尖区可闻及第一心音亢进和开瓣音，提示瓣膜弹性尚好。④肺动脉瓣区第二心音亢进或伴分裂，提示肺动脉高压、右心受累。⑤右心室扩大伴三尖瓣关闭不全时，在三尖瓣听诊区可闻及全收缩期吹风样杂音。

（3）并发症

1）心力衰竭：是晚期**常见**并发症，也是风心病**主要的**死亡原因。

2）心律失常：以**心房颤动最多见**。突发快速心房颤动常为左房衰竭和右心衰竭甚至急性肺水肿的常见诱因。

3）急性肺水肿：为重度二尖瓣狭窄的严重并发症，如不及时救治可致死。

4）血栓栓塞：**最常见**于二尖瓣狭窄伴心房颤动时，以**脑栓塞**最多见，外周动脉和内脏动脉亦可栓塞。

5）肺部感染：较常见，可诱发或加重心力衰竭。

6）感染性心内膜炎：较少见。

2. 二尖瓣关闭不全

（1）症状：轻度关闭不全者可终身无症状，严重反流时心排血量减少，可有疲乏无力、心悸、胸闷；晚期则有呼吸困难，系肺淤血所致。

（2）体征：心尖搏动向左下移位，第一心音减弱，心尖区可闻及全收缩期高调一贯性**吹风样杂音**，向左腋下和左肩胛下区传导，可伴震颤。

（3）并发症：与二尖瓣狭窄相似，但感染性心内膜炎较二尖瓣狭窄多见，而血栓栓塞比二尖瓣狭窄少见。

3. 主动脉瓣狭窄

（1）症状：典型主动脉狭窄，常见**呼吸困难、心绞痛**和**晕厥**三联征。

（2）体征：胸骨右缘第2肋间可闻及粗糙而响亮的**吹风样收缩期杂音**，向颈动脉传导，常伴震颤。

(3)并发症:可有心房颤动、房室传导阻滞、室性心律失常、左心衰竭等,感染性心内膜炎、血栓栓塞少见。

4. 主动脉瓣关闭不全

(1)症状:早期可无症状或有心悸、心前区不适、头部强烈搏动感等,晚期出现左心衰竭症状,常有体位性头晕,心绞痛较少见。

(2)体征:心尖搏动向左下移位,呈抬举性搏动。特征性体征为胸骨左缘第3、4肋间可闻及**高调叹气样舒张期杂音**,坐位前倾和深呼气时易听到。重度反流者,常在心尖区听到舒张中晚期隆隆样杂音(Austin-Flint 杂音)。收缩压升高,舒张压降低,脉压增大,出现**周围血管征**,包括点头征、水冲脉、毛细血管搏动征、股动脉枪击音等。

(3)并发症:感染性心内膜炎、室性心律失常较常见。

(三)实验室及其他检查

1. X线检查　中、重度二尖瓣狭窄左心房显著增大时,心影呈**梨形**,是肺动脉总干、左心耳和右心室扩大所致;重度二尖瓣关闭不全常见左心房、左心室增大;单纯主动脉瓣狭窄时,心影正常或轻度增大,主动脉根部常见狭窄后扩张;主动脉瓣关闭不全时,左心室增大,升主动脉扩张明显。

2. 心电图检查　二尖瓣狭窄时左心房扩大,可出现"**二尖瓣形P波**",P波>0.12秒,伴切迹;二尖瓣关闭不全,部分有左心室肥厚及继发性ST-T改变;主动脉瓣狭窄和关闭不全,均可出现左心室肥厚伴继发性ST-T改变。

3. 超声心动图　①二尖瓣狭窄:M型超声示二尖瓣前叶活动曲线EF斜率降低,双峰消失,前、后叶同向运动,呈"**城墙样**"改变;二维超声心动图可显示狭窄瓣膜的形态和活动度,测量瓣口面积;彩色多普勒血流显像可实时观察二尖瓣狭窄的射流;经食管超声心动图有利于左心房附壁血栓的检出。②二尖瓣关闭不全:脉冲多普勒超声和彩色多普勒血流显像可在左心房内探及明显收缩期反流束,诊断本病敏感性几乎达100%,且可判断反流程度;二维超声可显示二尖瓣的形态特征,有助于明确病因。③主动脉瓣狭窄:二维超声心动图对探测主动脉瓣异常十分敏感,有助于显示瓣膜结构;多普勒超声可测出主动脉瓣口面积及跨瓣压差。④主动脉瓣关闭不全:二维超声可显示瓣膜和主动脉根部的形态改变;脉冲多普勒和彩色多普勒血流显像在左心室内可探及全舒张期反流束,为最敏感的方法,并可判断其严重程度。

4. 其他　放射性核素检查有助于判断心腔大小、心脏各腔室的舒张功能,评估反流程度。心导管检查可同步测定左心室与主动脉内压力并计算压差。

(四)心理-社会状况

风湿性疾病受环境因素和社会因素影响明显,好发于低收入的女性和寒冷潮湿的季节。病人因病程长,反复发作,出现并发症,社会支持差等,常有焦虑、压抑、敏感多疑。

(五)治疗要点

早期主要进行内科治疗,其原则是:防止风湿活动,控制病情进展,改善心功能,减轻症状,防治并发症。必要时可进行介入或外科手术治疗,如经皮球囊瓣膜成形术或分离术、瓣膜修补术和人工瓣膜置换术等。

【常见护理诊断/问题】

1. 体温过高　与风湿活动、并发感染有关。

2. 焦虑　与病程漫长、病情反复、长期住院等有关。

3. 潜在并发症:心力衰竭、血栓栓塞、感染性心内膜炎、心律失常等。

4. 知识缺乏:缺乏风湿性心脏病的预防保健知识。

【护理措施】

(一) 体温过高

1. 环境与休息 保持室内清洁、舒适,卧床休息,限制活动量,协助生活护理,病情好转后逐渐增加活动。出汗多的病人应勤换衣裤、被褥,防止受凉。

2. 饮食 给予病人高热量、高蛋白、高维生素、清淡易消化饮食,少食多餐,避免过饱,有心力衰竭者应低盐饮食。多食新鲜蔬菜、水果,保持大便通畅。

3. 遵医嘱用药 预防风湿热复发常用药物有**苄星青霉素**、**阿司匹林**;慢性心房颤动者如无禁忌证应长期服用**华法林**,预防血栓栓塞;防治感染性心内膜炎药物见本章第八节"感染性心内膜炎病人的护理"。

(1)苄星青霉素:有风湿活动的病人应长期甚至终生应用苄星青霉素,**每月1次肌内注射120万U**。苄星青霉素溶解后为白色乳剂,若按一般的肌注方法针头易堵塞,天气寒冷时尤其如此。操作时应选择9号针头,用8～10ml生理盐水稀释后,更换注射针头,勿排气,**快速肌注**。

(2)阿司匹林:主要不良反应有胃肠道反应、牙龈出血、血尿、柏油样便等,应**饭后**服药并观察有无出血。

(3)华法林:用药过程中注意观察有无**出血倾向**,观察有无皮肤黏膜出血,定期检查凝血酶原时间,必要时使用维生素K对抗。

4. 病情观察 测量体温,每4小时1次,注意热型,以协助诊断。观察有无风湿活动的表现,如**皮肤环形红斑**、**皮下结节**、**关节红肿**及**疼痛不适**等。体温超过38.5℃予物理降温或遵医嘱给予药物降温,半小时后测量体温并记录降温效果。

(二) 焦虑

1. 心理疏导 向病人解释风心病的原因、诱因及预后,告诉病人情绪稳定、积极配合治疗、加强自我保健可控制病情进展,提高生活质量,以消除病人的疑虑。鼓励家属与病人多交流、多陪伴,减轻病人心理负担。

2. 活动指导 与病人及家属讨论、制定活动计划,鼓励病人积极活动,改善生活质量,增强自信。

(三) 潜在并发症

1. 休息与活动 风湿活动期应卧床休息,左房内有巨大**附壁血栓**者应绝对卧床休息,以防脱落造成栓塞。病情允许时应鼓励并协助病人翻身、活动下肢、按摩及用温水泡脚或下床活动,防止**下肢深静脉血栓**形成。

2. 遵医嘱用药 如洋地黄、利尿剂、抗心律失常、抗血小板聚集药等,密切观察药物疗效及不良反应。

3. 病情观察 监测生命体征,评估病人有无呼吸困难、乏力、食欲减退、少尿等症状,检查有无肺部湿啰音、肝大、下肢水肿等心衰体征;观察有无附壁血栓及心房颤动,是否长期卧床等,防止发生血栓栓塞,密切观察有无栓塞征象,详见本章第八节"感染性心内膜炎病人的护理"。

(四) 健康教育

1. 疾病知识指导 向病人及家属介绍本病的基本知识,鼓励病人树立信心。告诉病人坚持按医嘱用药，定期门诊复查。有手术适应证者尽早择期手术，提高生活质量。

2. 预防感染 改善居住环境，避免潮湿、阴暗，保持室内空气流通、温暖干燥，阳光充足。适当锻炼，加强营养，提高机体抵抗力。注意防寒保暖，避免感冒，避免与上呼吸道感染病人接触，一旦发生感染应立即用药。在拔牙、内镜检查、导尿术、分娩、人工流产等手术操作前，应告诉医生自己有风心病史，以预防性使用抗生素。劝告扁桃体炎反复发作者在风湿活动控制后2～4个月手术摘除扁桃体。

3. 避免诱因 避免重体力劳动、剧烈运动或情绪激动。告知病人长期坚持使用青霉素能控制链球菌感染、预防风湿活动。育龄妇女应根据心功能情况，在医师指导下选择妊娠与分娩的时机，做好孕期监护；病情较重不能妊娠与分娩者，应做好病人及家属的思想工作。

思考题

1. 风心病二尖瓣狭窄有哪些主要表现？
2. 风心病主动脉瓣关闭不全有哪些主要体征？
3. 风心病的并发症有哪些？
4. 李女士，30岁，反复发作心慌、胸闷、气促3月余，加重2天。既往有“风湿性关节炎”病史。体格检查：T 37.5℃，血压测不清，神清，口唇发绀，心界向左扩大，心尖区第一心音强弱不等，心率快慢不一，可闻舒张期隆隆样杂音，下肢轻度水肿，余无异常。

(1)该病人的临床诊断可能是什么？如何确诊？

(2)病人的血压为什么不能准确测出？

(3)应采取哪些护理措施？

第五节 慢性肺源性心脏病病人的护理

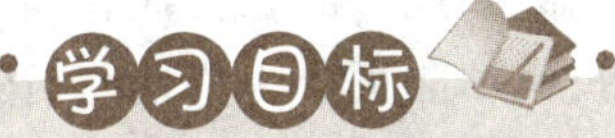

1. 了解慢性肺心病的概念。
2. 熟悉慢性肺心病的病因、发病机制、实验室及其他检查。
3. 掌握慢性肺心病病人的临床表现、护理措施及健康教育。
4. 熟练掌握慢性肺心病的氧疗方法。
5. 具有关心、爱护、尊重病人的职业素质及团队协作精神。

慢性肺源性心脏病(chronic pulmonary heart disease)简称慢性肺心病，是由于支气管-肺、肺血管或胸廓的慢性病变引起肺组织结构和(或)功能异常，导致肺血管阻力增加，肺动脉压力增高，使右心室扩张和(或)肥厚，伴或不伴右心功能衰竭的心脏病，并排除先天性心脏病和左心病变引起者。慢性肺心病是常见病，患病年龄多在40岁以上，且患病率随年龄增长而增高，北方地区患病率高于南方地区，农村高于城市。吸烟者比不吸烟者患病率明显增高。

肺心病发病的关键环节是**肺动脉高压**，而肺功能和结构的不可逆改变是肺动脉高压的先决条件。反复发生的气道感染和低氧血症，导致一系列体液因子和肺血管的变化，使肺血管阻力增加，肺动脉血管的结构重塑，产生肺动脉高压。肺心病的发病机制为：

1. 肺动脉高压的形成 ①**肺血管阻力增高的功能性因素**：缺氧、二氧化碳潴留和呼吸性酸中毒，可使肺血管收缩、痉挛，其中**缺氧**是形成肺动脉高压的最重要因素。②**肺血管阻力增加的解剖学因素**：慢性阻塞性肺疾病长期反复发作，累及邻近小动脉，引起血管炎，管壁增厚、管腔狭窄甚至完全闭塞。且随着肺气肿的加重，肺泡壁破坏，造成毛细血管网的毁损，这些因素使肺血管结构重塑，是肺血管阻力增加的解剖学因素。③**血容量增多和血液黏稠度增加**：慢性缺氧产生继发性红细胞增多，血液黏稠度增加，血流阻力随之增高。缺氧可使醛固酮增加，水、钠潴留，并使肾小动脉收缩、肾血流量减少而加重水钠潴留，血容量增多，肺动脉压升高。

2. 心脏病变和心力衰竭 肺循环阻力增加时，右心发挥代偿作用而引起右心室肥大。随着病情进展，肺动脉压持续升高，超过右心代偿能力，右心失代偿而致右心衰竭。

【护理评估】

(一) 健康史

慢性肺心病的病因很多，按原发病的不同部位，可主要分为3类。

1. 支气管、肺疾病 最多见为**慢性阻塞性肺疾病**，约占80%～90%，其次为支气管哮喘、支气管扩张、重症肺结核、肺尘埃沉着病、特发性肺间质纤维化等。

2. 胸廓运动障碍性疾病 较少见。包括严重脊椎侧后凸、脊椎结核、类风湿关节炎、胸膜广泛粘连及胸廓成形术后造成的严重胸廓或脊椎畸形，以及神经肌肉疾患如脊髓灰质炎等。

3. 肺血管疾病 慢性血栓性肺动脉高压、肺小动脉炎，以及原因不明的原发性肺动脉高血压等。

4. 其他 原发性肺泡通气不足、先天性口咽畸形、睡眠呼吸暂停综合征等亦可引起肺动脉高压导致慢性肺心病。

(二) 临床表现

本病病程缓慢，临床上除原有肺、胸疾病的各种症状和体征外，主要是逐步出现肺、心功能衰竭及其他器官受累的表现。按其功能可分为代偿期与失代偿期。

1. 肺、心功能代偿期

(1)症状：咳嗽、咳痰、气促，活动后可有心悸、呼吸困难、乏力和活动耐力下降。急性感染可加重上述症状。

(2)体征：可有不同程度的发绀和肺气肿体征。偶有干、湿性啰音，心音遥远。**肺动脉瓣区第二心音亢进**，提示肺动脉高压。三尖瓣区可闻及收缩期杂音和剑突下心脏搏动，提示右心室肥大。部分病人因肺气肿使胸廓内压升高，阻碍腔静脉回流，可有颈静脉充盈。

2. 肺、心功能失代偿期

(1)呼吸衰竭：常见诱因为**急性呼吸道感染**，表现为呼吸困难加重，常有头痛、失眠、食欲下降，严重者出现嗜睡、神志恍惚、谵妄等肺性脑病的表现。明显发绀、球结膜充血水肿，皮肤潮红、多汗。

(2)右心衰竭：食欲减退、腹胀、恶心等。发绀更明显，颈静脉怒张，心率增快，肝大并有压痛，肝颈静脉回流征阳性，下肢水肿，重者可有腹水。

3. 并发症 肺性脑病、酸碱失衡及电解质紊乱、心律失常、休克、消化道出血和弥散性血管内凝血(DIC)等。

（三）实验室及其他检查

1. 实验室检查

（1）**血液检查**：红细胞及血红蛋白可升高，全血黏度及血浆黏度增加；合并感染时白细胞计数增高，中性粒细胞增加。部分病人可有肝肾功能的改变；以及电解质紊乱。

（2）**血气分析**：慢性肺心病代偿期可出现低氧血症或高碳酸血症。呼吸衰竭时 PaO_2＜60mmHg、$PaCO_2$＞50mmHg。

2. 影像学检查

（1）**X线检查**：除原有肺、胸基础疾病及急性肺部感染的特征外，尚可有肺动脉高压症，如右下肺动脉干扩张，其横径≥15mm；横径与气管横径比值≥1.07；肺动脉段明显突出或其高度≥3mm；右心室增大等。

（2）**超声心动图检查**：右心室流出道内径≥30mm、右心室内径≥20mm、右心室前壁厚度≥5mm、左、右室内径比值＜2、右肺动脉内径或肺动脉干及右心房增大等，对诊断有参考价值。

3. 其他　肺功能检查对早期或缓解期慢性肺心病病人有意义。痰细菌学检查可指导抗生素选用。

（四）心理-社会状况

病人因病程长，反复发作，社会支持差，劳动力下降、生活不能自理等，常有焦虑、压抑。

（五）治疗要点

急性加重期的治疗原则是积极控制感染，保持呼吸道通畅，改善呼吸功能，纠正缺氧和二氧化碳潴留，控制呼吸衰竭和心力衰竭，防治并发症。缓解期原则上采用中西医结合的综合治疗措施，以增强免疫功能、去除诱发因素，减少或避免急性加重期的发生，如长期家庭氧疗、营养疗法和调节免疫功能等。

【常见护理诊断/问题】

1. 气体交换受损　与呼吸衰竭有关。

2. 体液过多　与右心衰竭有关。

3. 活动无耐力　与心肺功能减退有关。

4. 知识缺乏：缺乏慢性肺心病的预防保健知识。

【护理措施】

（一）气体交换受损

护理措施参见第二章第九节“呼吸衰竭病人的护理”。

（二）体液过多

除参见本章第一节心源性水肿的护理措施外，遵医嘱用药。可根据痰菌培养及药敏试验结果，选择有效抗生素联合静脉滴注。**慎用镇静剂、麻醉药、催眠药**，必要时可选择**地西泮**，以免抑制呼吸和咳嗽反射，诱发和加重肺性脑病。一般经积极控制感染，改善呼吸功能后心力衰竭便可缓解，如未缓解，可适当选用利尿剂、正性肌力药和血管扩张药。

1. 利尿剂　要**短疗程**、**小剂量**使用，常用氢氯噻嗪、呋塞米等，使用排钾利尿剂时要及时补钾。

2. 正性肌力药　由于慢性缺氧和感染，病人对洋地黄类药物耐受性差，易发生毒性反应。应选用**作用快**、**排泄快**的洋地黄类药物，**剂量宜小**、一般为常规剂量的1/2或2/3量，如毒毛花苷K 0.125～0.25mg或去乙酰毛花苷 0.2～0.4mg加于10％葡萄糖溶液内缓慢静注。

（三）活动无耐力

1. 休息与活动 心肺功能失代偿期，应绝对卧床休息，协助采取舒适体位，如半卧位或坐位，以减少机体耗氧量，促进心肺功能的恢复，减慢心率，减轻呼吸困难；应协助病人定时翻身、更换姿势，保持舒适体位；指导病人在床上进行缓慢的肌肉松弛活动。代偿期鼓励病人适量活动，活动量以不引起疲劳、不加重症状为度。鼓励病人进行呼吸功能锻炼，提高活动耐力。

2. 减少体力消耗 指导病人采取既有利于气体交换又能节省能量的姿势，如站立时背倚墙，坐位时身体稍向前倾，两手放在双腿上或趴在小桌上，卧位时抬高床头，并略抬高床尾，使下肢关节轻度屈曲。

3. 病情观察 观察生命体征及意识状态，注意有无发绀和呼吸困难及其严重程度，观察有无心悸、胸闷、腹胀、尿量减少、下肢水肿等右心衰竭表现。

（四）健康教育

1. 疾病知识指导 向病人及家属介绍疾病发生、发展过程，积极治疗原发病，避免各种诱发因素，以减少发作、延缓病情进展。

2. 饮食指导 加强饮食营养，指导病人摄入高纤维素、清淡易消化饮食，保持大便通畅，避免含糖高、产气多的食物，少食多餐，保持口腔清洁，促进食欲。

3. 预防发作指导 适当进行体育锻炼，如散步、打太极拳、气功等，以提高机体免疫力和抵抗力；坚持呼吸功能锻炼，如缩唇呼吸、腹式呼吸，以改善呼吸功能。鼓励病人戒烟，避免吸入尘埃、刺激性气体，避免接触上呼吸道感染者，尽量不到空气污浊的公众场所。注意保暖，防止受凉。

4. 用药指导 指导病人遵医嘱使用药物，注意观察药物的不良反应，保持呼吸道通畅，坚持长期家庭氧疗，以改善呼吸功能，提高病人生活质量。

5. 指导病人自我监测病情 告知病人及家属病情变化的征象，如体温升高、呼吸困难加重、咳嗽剧烈、咳痰不畅、尿量减少、水肿等，发现病人意识、睡眠形态改变，需及时就医。

思考题

1. 慢性肺心病最常见的病因、发病的关键环节各是什么？

2. 慢性肺心病肺、心功能失代偿期有哪些主要表现？

3. 张先生，68岁。反复咳嗽、咳痰20余年，2周前受凉后出现上述症状加重，并出现双下肢水肿，尿量减少。入院检查：病人神志清楚，烦躁不安，口唇发绀，皮肤潮红、多汗。T 38.1℃，P 102次/分，R 24次/分，BP 136/86mmHg，半坐位，颈静脉充盈明显，肝肋下3cm。X线检查：右下肺动脉干横径＞15cm。

(1)该病人目前主要的护理诊断/问题是什么？

(2)该病人为什么双下肢水肿？如必须使用利尿剂，要注意哪些问题？

(3)请对病人进行饮食指导。

(4)入院后病人一直睡眠较差，你应采取哪些护理措施？

第六节 原发性高血压病人的护理

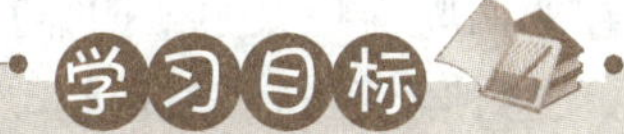

1. 了解高血压的发病机制及诊断检查。
2. 熟悉高血压的病因、临床表现及治疗要点。
3. 掌握高血压病人的护理措施及保健指导。
4. 熟练掌握血压测量、动态血压监测方法。
5. 具有关爱、尊重病人的职业素质及团队协作精神。

原发性高血压(primary hypertension)是指以体循环动脉血压升高为主要表现的临床综合征,简称为高血压。高血压的判断标准为**收缩压≥140mmHg和(或)舒张压≥90mmHg**。高血压是多种心、脑血管疾病的重要病因和危险因素,主要影响心、脑、肾等重要器官的结构与功能,最终导致这些器官的功能衰竭,迄今为止仍是危害人类健康的常见病,致残率、病死率极高,是心血管疾病死亡的主要原因之一。

流行病学资料显示,不同国家、地区或种族之间高血压的患病率及发病率不同。工业化国家较发展中国家高;美国黑人约为白人的2倍。高血压的患病率、发病率及血压水平随年龄增加而升高,老年人高血压较为常见,尤以单纯收缩期高血压居多。我国在1959年、1979年和1991年进行了3次成人血压的普查,高血压的患病率分别在5.11%、7.93%、11.88%。2002年卫生部组织的全国27万人群营养与健康状况调查显示,我国18岁以上高血压患病率已达到18.8%,估计全国患病人群约1.6亿,呈明显上升趋势。但是,我国人群高血压知晓率、治疗率、控制率仅为30.2%、24.7%、6.1%。我国高血压患病率和流行存在区域、城乡和民族差异,城市高于农村,北方高于南方,沿海高于内地,高原少数民族地区患病率较高。性别差异不大,青年期男性略高于女性,中年后女性稍高于男性。

【高血压的分类及发病机制】

1. 分类 高血压分为原发性高血压和继发性高血压2类。临床上绝大多数为原发性高血压,继发性高血压约占5%。继发性高血压是指有明确而独立的病因,其血压升高是某些疾病的临床表现之一。其中最常见的是肾性高血压,见于肾小球肾炎、肾动脉狭窄等;其次见于嗜铬细胞瘤和多发性大动脉炎等。

2. 高血压的发病机制 目前认为是**遗传因素和环境因素**长期作用下,使血压调节功能失调所致。

(1)**交感神经活性亢进**:各种致病因素使大脑皮质下神经中枢功能发生变化,神经递质浓度和活性异常,包括去甲肾上腺素、肾上腺素、多巴胺、血管加压素和中枢肾素-血管紧张素系统等,导致交感神经系统活性亢进,循环血中儿茶酚胺浓度升高,阻力小动脉收缩增强。

(2)**肾素-血管紧张素-醛固酮系统激活**。

(3)**肾性水钠潴留**:多种因素可引起肾性水钠潴留,如交感神经功能亢进使肾血管阻力增加;肾小球微小结构病变;肾脏排钠激素分泌减少,或潴钠激素释放增多。

(4)**细胞膜离子转运异常**:包括钠泵活性降低、钠-钾离子协同转运缺陷、细胞膜通透性增强、钙泵活性降低等，导致细胞内钠、钙离子浓度升高，膜电位降低，激活平滑肌细胞兴奋-收缩偶联，使血管收缩反应性增强，平滑肌细胞增生、肥大，血管阻力增加。

(5)**胰岛素抵抗**：原发性高血压病人50%有不同程度的胰岛素抵抗，在肥胖、血甘油三酯升高、高血压与糖耐量减退同时并存的四联症病人中最明显。胰岛素抵抗产生继发性高胰岛素血症使肾脏水、钠的重吸收增强，交感神经系统活性亢进，动脉弹性减弱，使血压升高。

【护理评估】

(一)健康史

原发性高血压是遗传易感性和环境因素相互作用的结果。一般认为遗传因素约占40%，环境因素约占60%。

1. 遗传因素 目前认为高血压是一种**多基因遗传**疾病。流行病学研究提示高血压具有明显的家族聚集性。父母双亲无高血压、一方高血压或双亲均有高血压，其子女的发病概率分别为3%、28%和46%。约60%高血压病人有高血压家族史。

2. 环境因素

(1)饮食习惯：流行病学调查与临床研究显示，**钠盐摄入量**与高血压的发生密切相关。不同地区人群血压水平和高血压患病率与钠盐平均摄入量有显著关系，摄盐越多，血压水平和患病率越高，而同一地区人群个体间血压水平与摄盐量并无关系。**钾**的摄入量与血压呈负相关。**低钙、高蛋白质**饮食与高血压的发生有关。饮酒量与血压水平呈线性正相关，尤其是收缩压，每天饮酒乙醇量超过50g者高血压发病率明显增高。

(2)**精神应激**：脑力劳动者高血压患病率高于体力劳动者，驾驶员、飞行员等高度**精神紧张**的职业发生高血压的可能性较大，长期生活在**噪声环境**听力敏感性减退者高血压也较多。

3. 其他因素

(1)**体重**：**超重或肥胖**是血压升高的重要危险因素。体重是衡量肥胖程度的指标，常用体重指数(BMI)测量(BMI＝体重kg/身高m^2)，正常范围为20～24。BMI与血压呈显著正相关。流行病学调查表明血压常随体重指数的增大而升高。腰围反映向心性肥胖程度。高血压病人约1/3有不同程度肥胖，其中**腹型肥胖**者容易发生高血压。

(2)**避孕药**：服避孕药的女性血压升高发生率及程度与服用时间长短有关。35岁以上女性容易出现血压升高。口服避孕药引起的高血压一般为轻度，并且可逆转；终止避孕药后3～6个月血压常恢复正常。

(3)**睡眠呼吸暂停低通气综合征**：此类病人50%有高血压，且血压升高程度与其病程有关。

睡眠呼吸暂停低通气综合征

睡眠呼吸暂停低通气综合征(sleep apnea hypopnea syndrome，SAHS)是指各种原因导致睡眠状态下反复出现呼吸暂停和(或)低通气的临床综合征。病人每晚睡眠过程中呼吸暂停反复发作30次以上或睡眠呼吸暂停低通气指数(AHI)≥5次/小时并伴有嗜睡等。呼吸暂停是指睡眠过程中口鼻呼吸气流完全停止10秒以上；低通气是指睡眠过程中呼吸气流强度(幅度)较基础水平降低50%以上，并伴有血氧饱和度较基础水平下降≥4%或微醒觉。SAHS有中枢性和阻塞性两种，后者主要是上呼吸道特别是鼻咽部有狭窄的病理基础，如腺样或扁桃体组织增生、软腭松弛、腭垂过长、舌根部脂肪浸润后垂以及下腭畸形等。

（二）临床表现

1. 症状　多数病人**起病隐匿、缓慢**，缺乏特征性的临床表现，约1/5病人无症状，仅在体检时或发生心、脑、肾等并发症时才被发现。常见症状可有**头晕、头痛**、心悸、后颈项疼痛或僵硬感等，呈轻度持续性，常在紧张、情绪激动或劳累后出现或加重，多数症状可自行缓解，也可出现视力模糊、鼻出血等症状。典型的高血压头痛在血压下降后即可消失。随病情进展高血压病人还可以出现受累器官的症状，如胸闷、气短、心绞痛、多尿等。

2. 体征　高血压初期血压呈波动性，可暂时升高，但仍可自行下降、恢复正常。血压可随季节、昼夜、情绪等因素有较大波动。冬季血压较高，夏季较低；血压昼夜波动明显，夜间血压较低，清晨起床活动后血压迅速升高，形成清晨血压高峰。

3. 恶性或急进型高血压　少数病人病情急骤发展，病人血压明显升高，**舒张压持续≥130mmHg**，头痛、视力模糊、眼底出血渗出和乳头水肿，肾脏损害突出，持续蛋白尿、血尿与管型尿。病情进展迅速，如不及时有效降压治疗，**预后很差**，常死于肾衰竭、脑卒中或心力衰竭。病理上以肾小动脉纤维样坏死为特征。发病机制尚不清楚，部分病人继发于严重肾动脉狭窄。

4. 并发症

（1）**高血压危象**（hypertensive crisis）：是指高血压病程中，因紧张、疲劳、寒冷、嗜铬细胞瘤发作、突然停服降压药等诱因，**小动脉发生强烈痉挛**，短期内血压明显升高，舒张压升高达120mmHg或130mmHg，影响重要脏器血液供应而产生的危急症状。在高血压早期与晚期均可发生。危象发生时，病人出现头痛、烦躁、眩晕、恶心、呕吐、心悸、气急及视力模糊等严重症状，以及伴有动脉痉挛（椎-基底动脉、颈内动脉、视网膜动脉、冠状动脉等）累及相应的靶器官缺血症状。血压升高伴靶器官病变者可发生心绞痛、肺水肿或高血压脑病。发作一般历时短暂，控制血压后病情可迅速好转，但易复发。

（2）**高血压脑病**（hypertension encephalopathy）：发生在重症高血压病人，由于过高的血压突破了脑血流自动调节范围，脑组织血流灌注过多引起**脑水肿**和颅内压升高而产生的临床征象。病人表现为弥漫性严重头痛、呕吐、意识障碍，精神错乱，甚至昏迷、局灶性或全身抽搐。

（3）**脑血管病**：包括脑出血、脑血栓形成、腔隙性脑梗死、短暂性脑缺血发作。

（4）**心脏病变**：高血压可引起左心室肥厚和冠状动脉粥样硬化。血压长期持续升高，使心脏尤其是左心室后负荷过重，左心室肥厚扩张，导致**高血压心脏病**。高血压心脏病常合并冠状动脉粥样硬化和微血管病变，最终可致心力衰竭或严重心律失常、心肌梗死，甚至猝死。

（5）**慢性肾损害**：长期持续高血压导致肾小球囊内压力升高，**肾小球纤维化**、萎缩，**以及肾动脉硬化**，导致肾实质缺血、肾单位不断减少，最终肾衰竭。

（6）**主动脉夹层**：血液渗入主动脉壁中层形成夹层血肿，并沿着主动脉壁延伸剥离。表现为突发剧烈胸痛，是猝死的病因之一。

主动脉夹层

又称主动脉夹层动脉瘤或主动脉夹层血肿，是指主动脉内的循环血液通过内膜的破裂口进入主动脉中层形成血肿，随血流压力的驱动，逐渐在主动脉中层内扩展，是主动脉中层的解离过程。血流动力对主动脉壁的冲击，并使主动脉营养血管处于受压状态，引起中层平滑肌缺血、变性、坏死和弹力纤维断裂、纤维化及内膜破裂，最后形成夹层血肿。血肿破裂常可致命，是极为严重的大动脉疾病。临床特点为急性起病，突发剧烈疼痛、休克和血肿压迫相应的主动脉分支血管时出现的脏器缺血症状。

（三）血压分级及高血压危险度分层

1. 血压水平分级 见表3-10。

表3-10 血压水平的定义和分级

类别	收缩压(mmHg)	舒张压(mmHg)
正常血压	＜120	＜80
正常高值	120～139	80～89
高血压	≥140	≥90
1级高血压	140～159	90～99
2级高血压	160～179	100～109
3级高血压	≥180	≥110
单纯收缩期高血压	≥140	＜90

注：当收缩压和舒张压分属于不同分级时，以较高的级别作为标准

2. 高血压心血管危险分层 高血压的预后不仅与血压升高水平有关，而且与其他心血管危险因素存在以及靶器官损害程度有关。因此，从指导治疗和判断预后的角度，现主张根据血压水平、其他心血管危险因素、糖尿病、靶器官损害以及并发症情况对高血压病人作心血管危险分层(表3-11)。低、中、高和极高危组在随后10年中发生一种主要的心血管事件的危险性分别是15％以内、15％～20％、20％～30％或30％以上。

表3-11 高血压病人心血管危险分层标准

危险因素和病史	血压水平		
	1级	2级	3级
无其他危险因素	低危	中危	高危
1～2个危险因素	中危	中危	极高危
≥3个危险因素，或靶器官损害，或糖尿病	高危	高危	极高危
有并发症	极高危	极高危	极高危

(1)**用于分层的心血管危险因素**：包括吸烟、高脂血症、男性＞55岁、女性＞65岁、早发心血管疾病家族史(一级亲属发病年龄＜50岁)、腹型肥胖、缺乏体力活动等。

(2)**用于分层的靶器官损害**：左心室肥厚(心电图或超声)、颈动脉超声证实有粥样硬化、肾功能检查有血肌酐升高等。

(3)**用于分层的并发症**：心脏疾病(心绞痛、心肌梗死、既往曾接受冠状动脉旁路手术、心力衰竭)、脑血管疾病(脑卒中或短暂性脑缺血发作)、肾脏疾病(糖尿病肾病或肾衰竭)、血管疾病(主动脉夹层、周围血管病)、高血压性视网膜病变(出血或渗出、视乳头水肿)。

（四）心理-社会状况

高血压为常见的心身疾病，发病年龄多在中年期。现代的快节奏生活，学习、就业、工

作、住房等多重压力，中年人又面临赡养老人，抚养、教育子女的经济压力，使人长期处于精神压抑、紧张、焦虑状态，特别是确诊的高血压病人，情绪不够稳定，常会因压力排解不当而出现情绪波动，紧张、焦虑，若治疗不当或治疗效果不佳，可能出现烦躁、抑郁、失眠等，尤其是已经存在心、脑、肾等血管损害者会诱发脑出血、心肌梗死等严重心血管事件。

（五）常用实验室及其他检查

1. 常规项目　常规检查的项目有尿常规、肾功能、血糖、血胆固醇、血甘油三酯、血尿酸和心电图等。上述检查有助于发现相关的危险因素和靶器官损害。部分病人可根据需要和条件进一步检查眼底、超声心动图、血电解质、低密度脂蛋白胆固醇与高密度脂蛋白胆固醇等。

动态血压监测

动态血压监测（ambulatory blood pressure monitoring，ABPM）是利用动态血压监测仪每隔15～30分钟自动测压，连续24小时或更长，可测定白昼与夜间各时段血压的平均值和离散度，能较敏感、客观地反映实际血压水平，判断高血压的严重程度、排除假性高血压，有效制订治疗方案，药物评价，平稳地控制病人血压。监测项目包括收缩压、舒张压、平均动脉压，心率以及最高值和最低值等。

2. 特殊检查　为更进一步了解高血压病人病理生理状况和靶器官结构与功能变化，可有目的地选择一些特殊检查，如24小时动态血压监测、踝/臂血压比值、颈动脉内膜中层厚度、动脉弹性功能测定、血浆肾素活性（PRA）等。

（六）治疗要点

目前对原发性高血压尚无根治方法，必须坚持**长期**、**个体化**治疗的原则，将血压降到病人能最大耐受的水平，以降低心脑血管疾病等并发症发生率。高血压治疗方法包括：①改善生活行为：适用于所有病人。②应用降压药物：适用于高血压2级或以上病人、高血压合并糖尿病或已有心、脑、肾靶器官损害和并发症病人及血压持续升高改善生活行为后血压仍未获得有效控制病人。

【常见护理诊断/问题】

1. 急性疼痛：头痛　与血压升高有关。

2. 有受伤的危险　与高血压时眩晕、视力模糊或意识障碍、降压药引起低血压反应有关。

3. 潜在并发症：高血压急症。

4. 知识缺乏：缺乏高血压的预防保健知识。

【护理目标】

病人自述头痛减轻或缓解；能向医生、护士倾诉焦虑感受，焦虑减轻，表现情绪平稳；血压平稳下降，维持正常水平，不出现并发症；能说出高血压的危害及预防保健措施。

【护理措施】

（一）急性疼痛：头痛

1. 改善生活方式　适用于所有高血压病人。

（1）**合理饮食**：高血压病人应选择**低脂肪**、**低胆固醇**、**低盐**、**高维生素**、**高纤维素**、**高钙**、**高钾饮食**。合理的膳食原则是在限制总热量的前提下保持营养均衡，即碳水化合物占总能量的60％～70％，蛋白质占10％～15％，脂肪占20％～25％。碳水化合物食物主要选择谷类、薯类和淀粉类；脂肪类要以植物油为主；蛋白质食物中应含有 1/3 以上的优质蛋白。尤其注意的是：①减少钠盐摄入量：严格限制钠盐摄入，每日食盐摄入量以不超过 6g 为宜。②补充钙和钾盐：每日食用新鲜蔬菜 400～500g，牛奶 500ml，可补充钾 1000mg 和钙 400mg。③减少脂肪摄入：膳食中脂肪量应控制在总热量的 25%以下。

(2)**适当运动降低体重**：高血压病人减轻体重对改善胰岛素抵抗、糖尿病、高血脂和左心室肥厚均有益。病人应将体重指数控制在＜25。根据年龄及身体状况选择有氧运动，如散步、慢跑、太极拳、健身操、骑自行车和游泳等，避免竞技性、力量型的运动。一般每周 3～5 次，每次 20～60 分钟，循序渐进增加运动量。但注意如出现头晕、心慌、气短、极度疲乏等症状时应立即停止运动。

(3)**保持健康心态**：保持生活有规律、心态平和。避免劳累、精神紧张、情绪激动、环境嘈杂等不良因素。使用放松技术如听音乐、缓慢呼吸等。

(4)**戒烟限酒**：吸烟者要戒烟，去除香烟中尼古丁的缩血管作用。饮酒量每日不可超过相当于 50g 乙醇的量。

2. 遵医嘱应用降压药物

(1)**常用降压药物**：目前临床常用的降压药有 5 类，用法及主要不良反应见表 3-12。

表 3-12 常用降压药物名称、剂量、用法及副作用

药物分类	药物名称	剂量及用法	副作用
利尿剂 (diuretic)	吲哒帕胺	1.25～2.5mg，每天 1 次	低血钾，尤以噻嗪类和呋塞米明显，乏力、尿量增多
	氢氯噻嗪	12.5～25mg，每天 1 次	
	氯噻酮	12.5～25mg，每天 1 次	
	氨苯蝶啶	25～50mg，每天 1 次	
	阿米洛利	5～10mg，每天 1 次	
	呋塞米	20～40mg，每天 1～2 次	
	螺内酯	20～40mg，每天 1～2 次	
β受体阻滞剂 (beta blocker)	普萘洛尔	10～30mg，每天 1～2 次	常见疲乏、胃肠功能不良、心动过缓、四肢发冷，突然停药可有反跳现象
	美托洛尔	25～50mg，每天 1～2 次	
	阿替洛尔	12.5～50mg，每天 1～2 次	
	倍他洛尔	10～20mg，每天 1 次	
	比索洛尔	5～10mg，每天 1 次	
	卡维洛尔	12.5～25mg，每天 1～2 次	
	拉贝洛尔	100mg，每天 2～3 次	
钙拮抗剂 (calcium channel blocker，CCB)	硝苯地平	5～10mg，每天 3 次	反射性交感活性增强，引起心率增快、面部潮红、头痛、下肢水肿等
	硝苯地平控释剂	30～60mg，每天 1 次	
	尼卡地平	40mg，每天 2 次	
	尼群地平	10mg，每天 2 次	
	非洛地平缓释剂	5～10mg，每天 1 次	
	氨氯地平	5～10mg，每天 1 次	
	拉西地平	4～6mg，每天 1 次	
	乐卡地平	10～20mg，每天 1 次	
	维拉帕米缓释剂	240mg，每天 1 次	
	地尔硫䓬缓释剂	90～180mg，每天 1 次	

续表

药物分类	药物名称	剂量及用法	副作用
血管紧张素转换酶抑制剂(angiotensin-converting enzyme inhibitor,ACEI)	卡托普利	12.5～50mg,每天2～3次	最常见刺激性干咳,干咳发生率约10%～20%,停用后可消失。其他还有血管神经性水肿、低血压、高钾血症、皮疹等
	依那普利	10～20mg,每天2次	
	贝那普利	10～20mg,每天1次	
	赖诺普利	10～20mg,每天1次	
	雷米普利	2.5～10mg,每天1次	
	福辛普利	10～20mg,每天1次	
	西拉普利	2.5～5mg,每天1次	
	培哚普利	4～8mg,每天1次	
血管紧张素受体拮抗剂(angiotensin receptor blocker,ARB)	氯沙坦	50～100mg,每天1次	不良反应轻微且短暂,多为头晕、与剂量有关的直立性低血压、皮疹、血管神经性水肿、腹泻等
	缬沙坦	80～160mg,每天1次	
	厄贝沙坦	150～300mg,每天1次	
	替米沙坦	40～80mg,每天1次	
	坎地沙坦	8～16mg,每天1次	
	奥美沙坦	20～40mg,每天1次	

(2)**降压目标**:一般病人至少降至140/90mmHg以下;糖尿病或肾病病人降至130/80mmHg以下;老年收缩期高血压应使收缩压降至140～150mmHg,舒张压<90mmHg,但不低于65～70mmHg。

(3)**用药注意事项**

1)**坚持长期规律用药**:高血压病人降压的益处主要是通过长期控制血压达到的,因此,必须嘱病人**按时按量长期**服药,不可随意增减药量,或漏服、补服上次剂量,或自行停药。特别是β受体阻滞剂长期应用突然停药可发生反跳现象,即原有的症状加重、恶化或出现新的表现。因此,嘱病人不能突然停药,减量也要缓慢。

2)**适量**:降压药物应从小剂量开始,逐步递增剂量,以防止低血压发生。

3)**联合用药**:目前主张2级以上高血压开始应用降压药物就可以采用2种药物联合应用,一方面可以在短期内达到降压效果,也有利于减少不良反应。比较合理的2药联合方案有利尿剂与β受体阻滞剂、利尿剂与ACEI或ARB、钙拮抗剂与β受体阻滞剂、钙拮抗剂与利尿剂或ACEI或ARB。如果三药联合必须包含利尿剂。

4)**有并发症者的降压**:①**脑血管病**:病人不能耐受血压下降过快或过大,降压应缓慢、平稳,不减少脑血流量。②**心血管病**:宜联合应用β受体阻滞剂、利尿剂与ACEI等,防止心室重构,改善预后。③**慢性肾衰竭**:通常需3种或3种以上降压药,ACEI或ARB在早、中期能延缓肾损害进程,但要注意在晚期有可能使肾功能恶化。④**糖尿病**:2种以上降压药联合,ACEI或ARB、长效钙拮抗剂和小剂量利尿剂是较合理的选择。ACEI或ARB能有效减轻和延缓糖尿病肾病的进展,改善血糖控制。

(4)**疗效观察**:用药后,每天测量血压并准确记录,了解血压变化,以判断药物的疗效。一般合理应用降压药物后3～6个月内达到血压控制目标。

3. 观察病情变化　监测血压并记录。一旦出现心悸、气短、夜间阵咳、不能平卧等,提示心力衰竭;出现血压急剧升高、剧烈头痛、呕吐、烦躁不安、视力模糊、意识障碍、及肢体瘫痪、失语、感觉障碍、瞳孔改变等征象,提示高血压急症或脑血管意外,应及时就医。

(二)有受伤的危险

1. 休息与活动 病人有头晕、眼花、耳鸣、视力模糊等症状时,嘱病人卧床休息,上厕所或外出时有人陪伴,若头晕严重,应协助在床上大、小便。

2. 加强防护 ①病室、走廊、厕所应有照明,病人活动范围内应无障碍物,地面保持干燥,厕所有扶手。②意识不清的病人加用床栏防止坠床,抽搐时用牙垫置于上、下磨牙之间,防止唇舌咬伤,同时加强皮肤和口腔护理,避免口腔溃疡和压疮的发生。③伴恶心、呕吐的病人,应将痰盂放在病人伸手可及的地方,呼叫器也应放在病人手边,防止取物时摔倒。

3. 直立性低血压的预防和处理 ①应指导病人起床或改变体位、姿势时动作宜缓慢,尤其从坐、卧位起立时。②避免长时间站立,尤其在服药后最初几小时。③服药后卧床休息一段时间再下床活动。④避免用过热的水洗澡或蒸汽浴。⑤不宜大量饮酒。⑥当发生头晕时,嘱病人立即平卧,头低足高位,以促进下肢血液回流。

(三)潜在并发症:高血压急症

高血压急症是指短时期内(数小时或数天)血压迅速升高,舒张压>130mmHg 和(或)收缩压>200mmHg,伴有重要器官组织如心脏、脑、肾脏、眼底、大动脉等严重功能障碍或不可逆的损害。

1. 迅速降压 建立静脉通路,遵医嘱给予速效降压药物,**首选硝普钠**。开始以 50mg/500ml 浓度 10~25μg/min 静脉滴注,立即发挥降压作用。用药期间必须密切观察血压变化,每 5~10 分钟测血压一次或无创性血压监测,根据血压水平调节滴注速率,使血压缓慢下降并维持在安全范围。其他药物还有硝酸甘油、酚妥拉明等。用药中要注意根据血压情况调节滴速及药量,而且不能降压幅度过大、过快,以防脑供血不足。

2. 体位 安置高血压急症或脑血管意外病人于半卧位,绝对卧床休息,避免一切不良刺激和不必要的活动。

3. 吸氧 保持呼吸道通畅,持续吸氧 4~5L/min。

4. 病情观察 严密观察脉搏、呼吸、意识、瞳孔、尿量等变化,做好生活护理。

5. 血压监控 高血压急病时短时间内血压急速下降,有可能使重要器官的血流灌注明显减少,应采取逐步控制性降压,即开始 24 小时内将血压降低 20%~25%,48 小时内血压不低于 160/100mmHg。在 1~2 周内,再将血压逐步降到正常水平。

(四)健康教育

1. 宣传、普及高血压知识 向病人和家属宣传高血压的相关知识和危害性,解释引起高血压的生物、心理、社会因素,使病人及家属重视。强调坚持长期的饮食、运动及药物治疗可使血压控制在正常范围,可预防或减轻靶器官损害。

2. 指导病人改善饮食结构,健康饮食 坚持低盐、低脂、低胆固醇饮食。每日食盐量降低至 4~5g,可使收缩压平均降低 4~6mmHg。饮食要清淡,摄入足量的钾、镁、钙,多食用蔬菜和水果。减少热量、胆固醇、脂肪的摄入,补充适量蛋白质,避免过饱;戒烟酒及刺激性饮料,少食多餐,预防便秘,减轻心脏负荷。

3. 鼓励病人坚持运动,减轻体重 运动有利于减轻体重和改善胰岛素抵抗,提高心血管适应调节能力,稳定血压水平。因此,最好将体重指数(BMI)控制在 25 以内。较好的运动方式是低或中等强度的有氧运动,可根据年龄及身体状况选择慢跑、游泳或步行,每周 3~5次,每次 30~40 分钟。

4. 劝导病人改变不良的生活方式 **戒烟、限制饮酒**,饮酒量每日不可超过相当于 50g

乙醇的量。合理安排工作和休息，保持情绪平稳，避免过度劳累和精神紧张，保持生活规律，保证充分的睡眠，参加轻松有趣的活动，养成乐观、豁达的性格，防止便秘、用力屏气、剧咳等，以免加重心脏负荷或诱发高血压及颅压骤升。冬季外出时注意保暖以防寒冷诱发血压升高，避免在嘈杂环境中久留。

5. 保证病人的安全　病室、走廊、厕所应有照明，病人活动范围内应无障碍物，地面保持干燥，厕所有扶手。

6. 教会病人自我管理、按时就医　用降压药物治疗的病人，要详细告知药物的名称、剂量、用法，作用与副作用的观察及应对方法，强调遵医嘱规律用药的重要性，不可随意增减用药剂量或突然撤换药物。教会病人和家属正确测量血压的方法，嘱定时测压和记录，长期监测血压的变化，定期门诊复查，血压升高或病情变化及时就医。

【护理评价】

病人头痛是否减轻或缓解；能否倾诉焦虑的感受，焦虑是否减轻或缓解；血压是否下降并接近或维持正常水平，是否有出现并发症；能否认识高血压的危害，是否学会健康饮食、合理运动等预防保健措施；能否坚持遵医嘱用药。

冯先生，55 岁。患高血压病 10 年，未予重视，头痛、头晕明显时服药，症状消失时停药，近 2 日由于劳累，出现剧烈头痛、头晕。急诊入院，测血压 190/120mmHg。心脏超声示左室肥厚，该病人糖尿病病史 5 年。

1. 根据最新的高血压分类，该病人属哪一级高血压？病人高血压的危险性分层如何？
2. 该病人主要的护理诊断是什么？
3. 护士指导病人应用降压药时嘱病人要注意哪些问题？
4. 护士要对病人进行哪些方面的健康教育？

第七节　冠状动脉粥样硬化性心脏病病人的护理

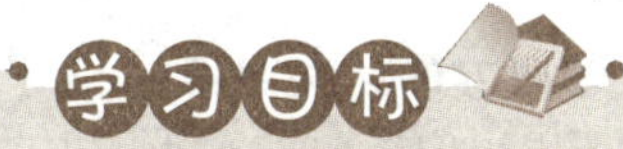

1. 了解冠心病的发病机制及诊断检查。
2. 熟悉心绞痛、心肌梗死的病因和临床表现及治疗原则。
3. 掌握心绞痛、心肌梗死病人的护理措施。
4. 学会心导管介入诊疗术的术前准备、术中配合及术后护理。
5. 熟练掌握心电监护仪及心电图机的使用。
6. 具有关爱、尊重病人的职业素质及争分夺秒、抢救病人的团队协作精神。

一、概　　述

冠状动脉粥样硬化性心脏病(coronary atherosclerotic heart disease)是指冠状动脉粥样

硬化使血管腔狭窄或阻塞，导致心肌缺血缺氧、甚至坏死而引起的心脏病，其和冠状动脉功能性改变（痉挛）所致者统称为冠状动脉性心脏病，简称冠心病。冠状动脉粥样硬化性心脏病是动脉粥样硬化导致器官病变的最常见类型，也是严重危害人类健康的常见病。冠心病在欧美发达国家常见，美国约有700万人患病，每年死于冠心病者约50余万人，占人口死亡数的1/3～1/2，占心脏病死亡数的50%～75%。在我国近年来呈增长趋势，20世纪70年代北京、上海、广州的冠心病人口死亡率分别是21.7/10万、15.7/10万、4.1/10万；80年代分别增至62.0/10万、37.4/10万、19.8/10万；20世纪90年代我国城市冠心病死亡率男性为49.2/10万，女性为32.2/10万。

【危险因素】

冠状动脉粥样硬化的病因迄今尚未完全确定，研究表明，是多种危险因素作用于不同环节所致。主要的危险因素为：

1. 年龄、性别　年龄和性别属于不可改变的危险因素。临床上多见于40岁以上的中、老年人，49岁以后进展较快。近年来，临床发病年龄有年轻化趋势。男性与女性相比，女性发病率较低，但在更年期后发病率增加，可能与雌激素水平下降、高密度脂蛋白减少等有关。

2. 血脂异常　脂质代谢异常是动脉粥样硬化**最重要**的危险因素。目前认为与动脉粥样硬化形成关系最密切的血脂异常是高胆固醇、高甘油三酯、高低密度脂蛋白和高极低密度脂蛋白、低高密度脂蛋白。

3. 高血压　血压升高与本病关系密切。高血压者动脉粥样硬化的发生率明显升高，60%～70%的冠状动脉粥样硬化病人有高血压，高血压病人患本病较血压正常者高3～4倍。收缩压和舒张压升高都与本病密切相关。

4. 吸烟　吸烟可造成动脉壁氧含量不足，促使动脉粥样硬化的形成。吸烟者与不吸烟者比较，本病的发病率和病死率增高2～6倍，且与每日吸烟的数量呈正比。被动吸烟也是危险因素。

5. 糖尿病和糖耐量异常　糖尿病多伴有高脂血症、血Ⅷ因子增高及血小板活力增高，使动脉粥样硬化的发病率明显增加，比非糖尿病者高两倍。

6. 肥胖　体重超过正常的20%，尤其在短期内体重明显增加者，动脉粥样硬化可急剧恶化。

7. 遗传因素　家族中有年龄<50岁的患冠心病者，其近亲患病的机会可5倍于无这种情况的家族。

8. 其他　①**缺乏体力活动**。②**西方的饮食习惯**：经常摄入较高热量、较多动物性脂肪、胆固醇及糖和盐的食物。③**A型性格**：性情急躁、好胜、喜竞争、不善于劳逸结合。

【发病机制及病理生理改变】

关于冠状动脉粥样硬化的发病机制，近年多数学者支持“内皮损伤反应学说”。认为本病各种主要危险因素最终都损伤动脉内膜，而粥样硬化病变的形成是动脉对内膜损伤作出的炎症-纤维增生性反应的结果。正常动脉壁由内膜、中膜和外膜构成（图3-18），动脉粥样硬化时相继出现脂质点和条纹、粥样和纤维粥样斑块及出血、坏死、溃疡、钙化和附壁血栓（图3-19a、图3-19b）。

【临床分型】

1979年WHO将冠心病分为5型。

1. 无症状型冠心病　又称**隐匿型**，临床无症状，心电图有心肌缺血的改变，心肌无明显组织形态学改变。

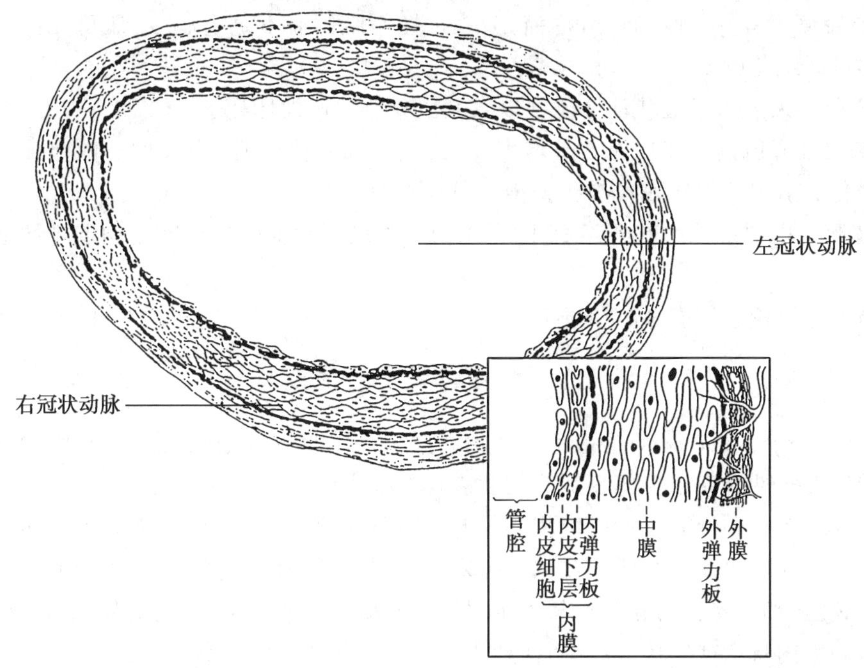

图 3-18　动脉壁结构示意

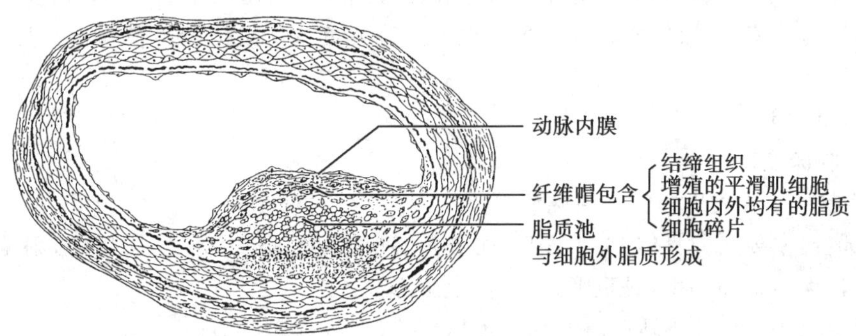

图 3-19a　动脉粥样硬化斑块结构示意图

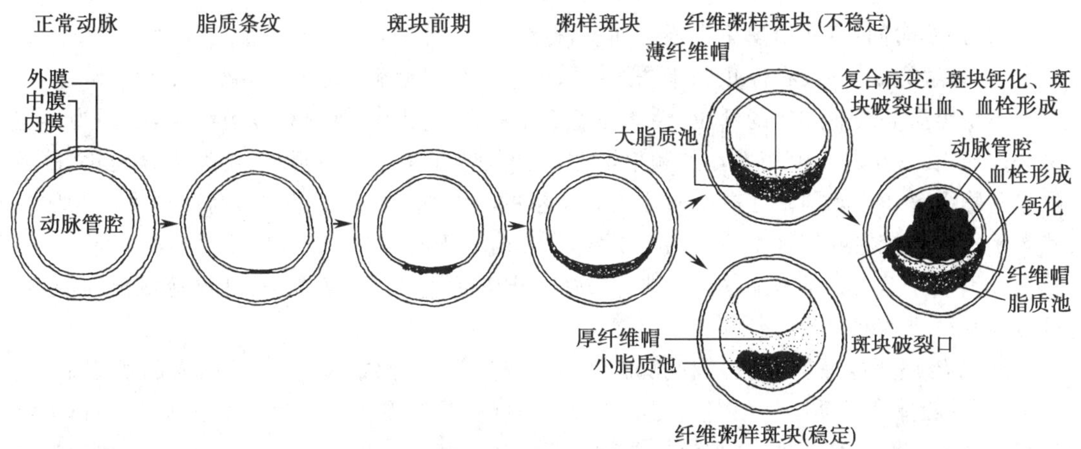

图 3-19b　动脉粥样硬化进展过程血管横切面结构示意图

2. 心绞痛 有发作性胸骨后疼痛，为一过性心肌供血不足引起，心肌可无组织形态学改变或伴有纤维化改变。

3. 心肌梗死 由于冠状动脉闭塞以致心肌急性缺血性坏死。

4. 缺血性心肌病 表现为心脏增大、心力衰竭和心律失常，为长期心缺血或坏死导致心肌纤维化而引起。临床表现与扩张型心肌病类似。

5. 猝死 因原发性心脏骤停而死亡，多为心脏局部发生电生理紊乱引起严重心律失常所致。

本节重点讨论心绞痛和心肌梗死。

二、心绞痛病人的护理

心绞痛(angina pectoris)是指由于冠状动脉供血不足导致心肌急剧、短暂的缺血、缺氧所引起的以发作性胸痛或胸部不适为主要表现的临床综合征。

目前临床上将心绞痛分为稳定型心绞痛和不稳定型心绞痛。稳定型心绞痛的发生是由于冠状动脉粥样硬化使管腔狭窄或部分阻塞，使冠状动脉血流量减少，当心脏负荷突然增加或冠状动脉痉挛时，冠状动脉供血量不足以满足心肌代谢的需求，引起心肌缺血、缺氧，代谢产物刺激心脏内自主神经传入纤维，而产生心绞痛。临床上常因劳累、情绪激动、寒冷、饮食不当或便秘诱发。不稳定型心绞痛主要是由于冠脉内不稳定的粥样斑块继发斑块内出血、斑块纤维帽出现裂隙、表面上有血小板聚集和(或)刺激冠状动脉痉挛等病理改变，使局部心肌血流量明显下降，导致缺血加重。虽然也可因劳力负荷诱发但劳力负荷终止后胸痛并不缓解。

【护理评估】

(一) 临床表现

1. 症状 主要表现为发作性胸痛。

(1)**部位**：主要在胸骨体上、中段后，可波及心前区，范围有手掌大小。常放射至左肩背、左臂内侧达无名指和小指，或至咽、颈、背、上腹部。

(2)**性质**：为压迫性不适、发闷、堵塞或压榨感，也可有烧灼感。

(3)**诱因**：常由体力活动或情绪激动诱发，疼痛发生于体力活动或情绪激动当时，而不是其后。饱食、寒冷、吸烟等亦可诱发。

(4)**持续时间**：疼痛出现后常逐步加重，持续3～5分钟，一般不超过15分钟。

(5)**缓解方式**：一般在停止原来诱发症状的活动后可缓解，或含化硝酸甘油后缓解。

不稳定型心绞痛胸痛的部位、性质与稳定型心绞痛相似，但具有以下特点：①原为稳定型心绞痛，在1个月内疼痛发作的频率增加，程度加重、疼痛时限延长、诱发因素变化，硝酸酯类药物缓解作用减弱。②一个月之内新发生的心绞痛，并因较轻的负荷所诱发。③休息状态下发作心绞痛或较轻微活动即可诱发，发作时表现有ST段抬高的变异型心绞痛。

2. 体征 发作时常见病人心率加快、血压升高、面色苍白、焦虑、皮肤湿冷或出汗，心尖区可闻及短暂收缩期杂音。

3. 心绞痛严重程度分级 根据加拿大心脏病学会分级，其依据是病人的主观症状。①Ⅰ级：一般体力活动不受限，仅在强、快或长时间劳累时发生心绞痛。②Ⅱ级：一般体力活动轻度受限。③Ⅲ级：一般体力活动严重受限。④Ⅳ级：一切体力活动均引起心绞痛，静息时也发生。

（二）心理-社会状况

心绞痛是严重危害人们身心健康的常见疾病，长期的疾病折磨和病情的反复发作，病人体力活动受到限制，生活和工作受到了一定影响，使病人焦虑、烦躁、悲观失望，甚至绝望。疾病缓解期症状不明显，病人及家属容易忽视病情。家人可因长期照顾病人或支持能力有限而忽视病人的心理感受；或长期高昂的医疗费用而导致家庭陷入经济危机。

（三）实验室及其他检查

1. 心电图　是诊断心绞痛最常用的检查方法。

（1）静息时 ECG：约半数在正常范围，也可有陈旧性心肌梗死的改变或非特异性 ST 段和 T 波异常，有时出现房室或束支传导阻滞或室性、房性期前收缩等心律失常。

（2）心绞痛发作时 ECG：多数病人可出现暂时性心肌缺血引起的 ST 段移位。因心内膜下心肌更容易缺血，故常见反映心内膜下心肌缺血的 ST 段压低（≥0.1mV），发作缓解后恢复。有时出现 T 波倒置，见图 3-20。

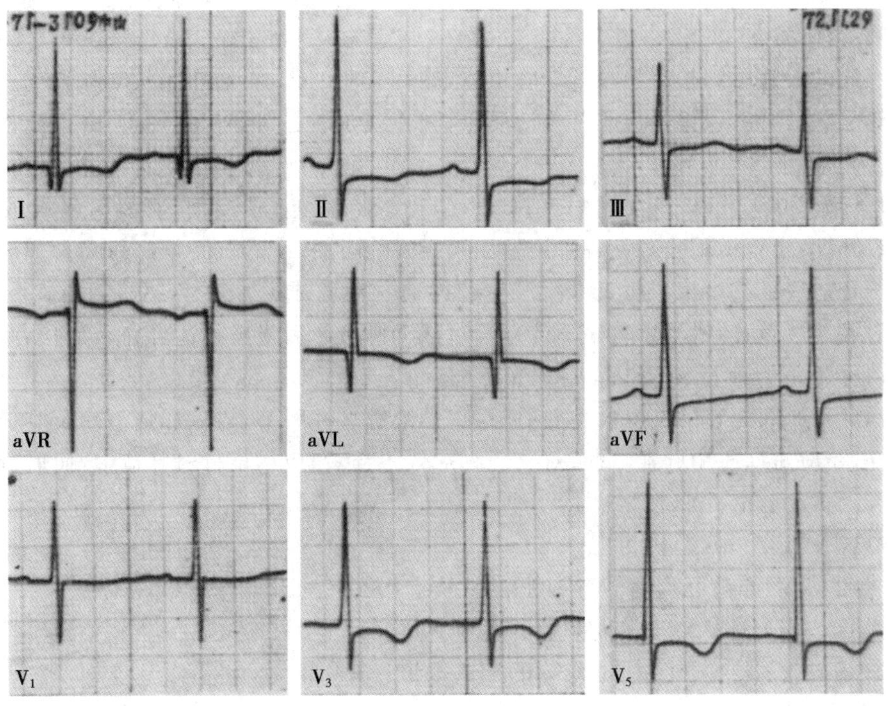

Ⅰ、Ⅱ导联 ST 段压低 T 波倒置，Ⅲ导联 ST 段压低，aVF 导联 ST 段压低，T 波平坦，aVR 导联 ST 段抬高，aVL 导联 T 波倒置，V_3、V_5 导联 ST 段压低，T 波倒置

图 3-20　心绞痛发作时的心电图

（3）心电图负荷试验：最常用的是运动负荷试验，运动可增加心脏负荷以激发心肌缺血，心电图改变主要以 ST 段水平型或下斜型压低≥0.1mV（J 点后 60～80ms）持续 2 分钟为阳性标准。

（4）心电图连续动态监测（Holter）：通过心电监测，连续记录≥24 小时的心电图，重点记录 ST 段、T 波及各种心律失常，将记录的结果同病人的症状、活动状况结合进行对照分析。

2. 放射性核素^{201}TI-心肌显像检查　^{201}TI（铊）随冠脉血流很快被正常心肌摄取，在冠状动脉供血不足时，则明显的灌注缺损仅见于运动后心肌缺血区。当心肌缺血严重时，呈现缺血区的灌注缺损，为心肌缺血提供重要客观依据。

3. 冠状动脉造影 为诊断冠状动脉硬化最可靠指标。可直接显示病变程度和部位，通常管腔直径狭窄达50%～70%者都有意义，≥75%则会严重影响供血。

X 综合征

"X"综合征是指有典型的劳力型心绞痛症状或心电图运动试验阳性而冠状动脉造影正常者，同时需除外合并冠状动脉痉挛者。其可能的发病机制是由于冠状动脉小于200μm的微血管及其微循环的结构和功能发生异常所致，因此又将其命名为"微血管性心绞痛"。本病以反复发作胸闷、胸痛，冠状动脉造影或冠脉CT正常而运动平板试验阳性作为临床诊断的标准。胸痛可以是劳累后发生，也可以在安静休息时发作，胸痛可以持续短暂几秒钟，也可以持续长达数小时，且以女性病人为多见，特别是更年期后的女性。

（四）治疗要点

心绞痛的治疗原则是改善冠状动脉供血，减轻心肌的氧耗，治疗冠状动脉硬化。治疗目的为缓解症状，提高活动耐力，改善生活质量，阻止或延缓心肌梗死的发生，降低死亡率和住院率。

治疗措施为：①发作期：安置病人休息、舌下含服硝酸甘油制剂，必要时吸氧或用镇静剂。②缓解期：主要措施是避免各种诱发因素，使用作用持久的抗心绞痛药物。

对符合适应证的心绞痛病人可行经皮腔内冠状动脉成形术（PTCA）、冠脉内支架置入术等。对病情严重、药物治疗效果不佳且经冠状动脉造影后显示不适合介入治疗者，应及时行冠状动脉旁路移植手术（冠状动脉搭桥术）。

不稳定型心绞痛容易发生急性心肌梗死、猝死等恶性后果，故应加强治疗及监护。除药物治疗外，还应短期应用肝素治疗；对于药物疗效不佳者，应尽早行冠脉造影，而后行内科介入治疗或冠状动脉搭桥手术。

【常见护理诊断/问题】

1. 急性疼痛：心前区疼痛 与冠脉供血不足，导致心肌缺血、缺氧有关。

2. 焦虑 与心前区疼痛及对预后的忧虑有关。

3. 知识缺乏：缺乏冠心病、心绞痛的相关知识。

【护理目标】

病人疼痛减轻或缓解；焦虑减轻或缓解，情绪稳定；了解冠心病心绞痛的相关知识，能遵医嘱用药。

【护理措施】

（一）急性疼痛：心前区疼痛

1. 稳定型心绞痛

（1）休息：疼痛发作时嘱病人立即停止活动，安静坐下或半卧位休息。病人在停止活动后症状即可消除。

（2）缓解疼痛：遵医嘱选用作用较快的硝酸酯制剂，这类药物除扩张冠状动脉，降低阻力，增加冠脉循环的血流量外，还通过对周围血管的扩张作用，减少静脉回流心脏的血量，降低心室容量、心腔内压、心排血量和血压，降低心脏前后负荷和心肌的需氧量，从而缓解心绞痛。①硝酸甘油：立即舌下含化硝酸甘油 0.3～0.6mg，迅速被唾液溶解而吸收，1～2 分钟即开始起作用，约半小时后作用消失。约 92%的病人对硝酸甘油有效，其中 76%在 3 分钟内见效。延迟见效或完全无效时提示并非冠心病或为严重冠心病，也可能药物失效或未溶解，如属未溶解可嘱病人轻轻嚼碎后继续含化。长期反复应用可由于产生耐药性而效力减低，停用 10 小时以上即可恢复有效。②硝酸异山梨酯：可用 5～10mg，舌下含化，2～5 分钟见效，作用维持 2～3 小时。或选用供喷雾吸入用的制剂。在应用上述药物的同时，可考虑用镇静药。

2. 不稳定型心绞痛

(1)休息：卧床休息 1～3 天，床边 24 小时心电监测。有呼吸困难、发绀者应给氧吸入，维持血氧饱和度达到 90%以上，烦躁不安、剧烈疼痛者可给以吗啡 5～10mg，皮下注射。

(2)缓解疼痛：不稳定型心绞痛单次含化或喷雾吸入硝酸酯类制剂往往不能缓解症状，一般建议每隔 5 分钟一次，共用 3 次，后再用硝酸甘油或硝酸异山梨酯持续静脉滴注或微泵输注，以 10μg/min 开始，每 3～5 分钟增加 10μg/min，直至症状缓解或出现血压下降。硝酸酯类制剂静脉滴注疗效不佳，而无低血压等禁忌证者，应及早开始用 β 受体阻滞剂，口服 β 受体阻滞剂的剂量应个体化。少数情况下，如伴血压明显升高，心率增快者可静脉滴注艾司洛尔 250μg/(kg・min)，停药后 20 分钟内作用消失。也可用非二氢吡啶类钙拮抗剂，如地尔硫䓬 1～5μg/(kg・min)持续静脉滴注，常可控制发作。治疗变异型心绞痛以钙通道阻滞剂的疗效最好。本类药也可与硝酸酯同服，其中硝苯地平还可与 β 受体阻滞剂同服。停用这些药时宜逐渐减量然后停服，以免诱发冠状动脉痉挛。

3. 观察用药反应　硝酸酯类的副作用有头昏、头胀痛、头部跳动感、面红、心悸等。用药后可出现上述副作用，一般不影响治疗。偶有血压下降，故含化硝酸甘油药物时应平卧片刻，必要时吸氧。疗效不佳应报告医生，以免病情加重，延误治疗。监测生命体征变化，直至胸痛缓解。

(二)焦虑

心绞痛发作时要及时稳定病人情绪，向病人解释焦虑可加重心脏负荷和心肌缺血，加重病情，对治疗不利。要与病人共同讨论引起焦虑的原因，与心绞痛发作有关的危险因素，指导病人学会放松技术，缓解焦虑和恐惧心理。

(三)健康教育

1. 介绍心绞痛的诱发因素，调整日常生活与工作　生活中应尽量避免各种已知的并能足以诱导发作的诸多因素，如情绪激动、精神紧张，饱餐或高脂餐，饮酒、浓茶或浓咖啡，吸烟，便秘，寒冷刺激，过度劳累(搬抬重物、负重登楼、重体力劳动、参加激烈的体育竞赛、快步或逆风行走、追赶车辆)等。日常活动以不感疲倦、胸部不适、气短为度，注意保暖，保证充足的睡眠。调节饮食，戒烟禁酒。

2. 指导病人缓解期要遵医嘱用抗心绞痛药物，教会病人自我保健　随身携带"保健盒"(内装硝酸甘油片等急救药)以备发作时急救。一旦心绞痛发作频繁、程度加重、持续时间延长，疗效差，应警惕心肌梗死，立即护送就医。

(1)稳定型心绞痛：缓解期药物治疗应选用作用持久的抗心绞痛药物，以防心绞痛发作，可单独应用、交替或联合应用下列药物。

1)硝酸酯制剂：硝酸异山梨酯片剂或胶囊口服，5～20mg，每天 3 次；缓释剂药效可维持 12 小时，20mg，每天 2 次。长效硝酸酯类药物如 5-单硝酸异山梨酯，无肝脏首过效应，生物利用度几乎100%，20～40mg，每天2次。长效硝酸甘油制剂2.5mg，每天3次。用2%硝酸甘油油膏或橡皮膏贴片(含5～10mg)涂或贴在胸前或上臂皮肤缓慢吸收，适于预防夜间心绞痛发作。

2)β受体阻滞剂：阻断拟交感胺类对心率和心肌收缩力受体的刺激作用，减慢心率，降低血压，降低心肌收缩力和耗氧量，从而缓解心绞痛发作。用药时注意：①与硝酸酯类合用有协同作用，剂量应减小，开始剂量尤其要减小，以免引起直立性低血压等副作用。②停用时应逐步减量，如突然停用有诱发心肌梗死的可能。③低血压、支气管哮喘以及心动过缓、二度或以上房室传导阻滞者不宜应用。目前常用的制剂是美托洛尔25～100mg，每天2次；缓释片95～190mg，每天1次。阿替洛尔12.5～25mg，每天1次。比索洛尔2.5～5mg，每天1次。塞利洛尔200～300mg，每天1次。

3)钙拮抗剂：抑制钙离子进入细胞内，也抑制心肌细胞兴奋-收缩偶联中钙离子的利用，因而抑制心肌收缩，减少心肌氧耗；扩张冠状动脉，解除冠状动脉痉挛，改善心内膜下心肌的供血；扩张周围血管，降低动脉压，减轻心脏负荷；降低血黏度，抗血小板聚集，改善心肌的微循环，更适用于同时有高血压的病人。常用制剂有：①维拉帕米，40～80mg，每天3次或缓释剂240mg/d，副作用有头晕、恶心、呕吐、便秘、心动过缓、P-R间期延长、血压下降等。②硝苯地平，缓释制剂20～40mg，每天2次，副作用有头痛、头晕、乏力、血压下降、心率增快、水肿等，控释剂(拜新同)30mg，每天1次，副作用较少；同类制剂有尼索地平10～40mg，每天1次；氨氯地平5～10mg，每天1次等。③地尔硫䓬(硫氮䓬酮)，30～60mg，每天3次，其缓释制剂90mg，每天1次，副作用有头痛、头晕、失眠等。抑制心肌收缩，减少氧耗；扩张冠状动脉，解除冠脉痉挛；扩张周围血管，降低动脉压，减轻心脏负荷。是治疗变异型心绞痛的首选。

(2)不稳定型心绞痛(UA)：①抗凝：阿司匹林、氯吡格雷和肝素(包括低分子量肝素)是不稳定型心绞痛的重要治疗措施，其目的在于防止血栓形成，阻止病情向心肌梗死方向发展。②对于个别病情严重者，保守治疗效果不佳，心绞痛发作时ST段压低>1mm，持续时间>20分钟，或血肌钙蛋白升高者，在有条件的医院可行急诊冠脉造影，考虑PCI治疗。UA经治疗病情稳定，出院后应继续强调抗凝和调脂治疗，特别是他汀类药物的应用以促使斑块稳定。

3. 合理饮食，控制体重 选用低脂、低胆固醇、丰富蛋白质(动物蛋白、植物蛋白及其制品)、维生素C等食物，少量多餐，一日三餐要均衡，饭后2小时内不宜体力活动。40岁以上者尤其要预防肥胖，控制膳食总热量，以维持正常体重。正常体重是指体重指数在18.5～24之间，体重指数BMI=体重(kg)/身高(m^2)，或以腰围为标准，女性≥80cm、男性≥85cm为超标。超过正常标准体重者，应减少每日进食的总热量，食用低脂(脂肪摄入量不超过总热量的30%，其中动物性脂肪不超过10%)、低胆固醇(每日不超过200mg)膳食，食用油宜选择豆油、菜籽油、麻油、玉米油、茶油、米糠油、红花油等。避免食用过多的动物性脂肪和高胆固醇食物，如肥肉、肝、脑、肾、肺等内脏，鱿鱼、墨鱼、鳗鱼、骨髓、猪油、蛋黄、蟹黄、鱼子、奶油及其制品，并限制酒和蔗糖及含糖食物的摄入。提倡饮食清淡，多食用如新鲜蔬菜、瓜果和豆类及其制品的食物。年过40岁者即使血脂无异常，也应避免经常食用过多的动物性脂肪和含胆固醇较高的食物。以食用如鱼、禽肉、各种瘦肉、蛋白、豆制品等为宜。肥胖病人应控制热量摄入，多食粗纤维食物以保持大便通畅，避免饮用过量的咖啡、可乐等以免加快心率，已确诊有冠状动脉粥样硬化者，严禁暴饮暴食，以免诱发心绞痛或心肌梗死。合并有高血压或心力衰竭者，应同时限制食盐。

4. 戒烟限酒，改善不良生活习惯　向病人宣传吸烟酗酒的危害，吸烟可增加血中一氧化碳浓度，限制了对心脏的供氧；烟中尼古丁可促进儿茶酚胺释放引起血管收缩；此外吸烟还可直接作用于冠状动脉内膜，降低高密度脂蛋白和增加血小板黏稠度，加速动脉粥样硬化和血管阻塞，故应耐心劝阻病人戒烟。少量低浓度酒能提高血 HDL，HDL 具有抗动脉粥样硬化作用，故应告知不饮烈性酒，长期饮酒会引起其他问题，因此不宜提倡。

5. 适当运动，合理安排生活起居　适当的体力劳动和体育活动对预防肥胖，锻炼循环系统的功能和调整血脂代谢有益，是预防本病的一项积极措施。指导病人保持适当的体力劳动或运动，体力活动量应根据身体情况、体力活动习惯和心脏功能状态而定，以不过多增加心脏负担和不引起不适感觉为原则，以不发生疼痛症状为度，选择散步、慢跑、太极拳等有氧运动有助于促进侧支循环的发展。保证充足睡眠。体育活动要循序渐进，不宜勉强作剧烈活动，对老年人提倡散步（每日 1 小时，可分次进行），做保健体操，打太极拳等。若活动时出现呼吸困难、脉搏加快、心前区疼痛，应立即停止活动、就地休息，并积极处理。洗澡不宜在饱餐或饥饿时，水温不宜过冷过热，时间不宜过长、洗澡时门不要上锁。

6. 积极控制危险因素，调整日常生活与工作　积极控制与本病有关的危险因素，包括高血压、糖尿病、高脂血症、肥胖症等。本病的预防应从儿童开始，饮食上不宜进食高胆固醇、高动物性脂肪的食物，避免摄食过量，预防肥胖。保持乐观、愉快情绪，生活规律，减轻精神负担，避免过劳和情绪激动，劳逸结合。

【护理评价】

病人疼痛是否减轻或缓解；焦虑是否减轻或消除，情绪稳定；不出现并发症；了解冠心病心绞痛的相关知识。

三、急性心肌梗死病人的护理

心肌梗死（myocardial infarction，MI）是心肌缺血性坏死。是在冠状动脉粥样硬化狭窄的基础上，某些原因使冠状动脉供血急剧减少或中断，而侧支循环未充分建立，相应心肌严重而持久地缺血达 20～30 分钟以上，发生心肌坏死。临床表现为持久的胸骨后剧烈疼痛、发热、白细胞计数和血清心肌坏死标记物增高以及心电图进行性改变。可发生心律失常、休克或心力衰竭而死亡，属急性冠脉综合征的严重类型。

急性冠脉综合征

急性冠脉综合征（acute coronary syndromes，ACS）是不稳定的冠状动脉粥样硬化斑块侵蚀、破裂及伴随的血小板聚集、血栓形成，从而导致急性、亚急性心肌缺血、坏死的一组严重进展性疾病，包括不稳定型心绞痛、非 ST 段抬高性心肌梗死和 ST 段抬高性心肌梗死。

研究证明，多数的急性心肌梗死是由于不稳定的粥样斑块溃破，继而出血和管腔内血栓形成，而使管腔闭塞。少数情况下粥样斑块内或其下发生出血或血管持续痉挛，也可使冠状动脉完全闭塞。

促使粥样斑块破裂出血及血栓形成的诱因有：①晨起 6～12 时交感神经活动增加，机体应激反应性增强，心肌收缩力、心率、血压增高，冠状动脉张力增高。②饱餐尤其是进食多量脂肪后，血脂增高，血黏稠度增高。③重体力活动、情绪过分激动、血压剧升或用力大便时，致左心室负荷明显加重。④休克、脱水、出血、外科手术或严重心律失常，致心排血量骤降，冠状动脉灌流量锐减。

【护理评估】

(一) 临床表现

急性心肌梗死病人的表现与梗死面积的大小、部位、侧支循环等有关。

1. 先兆 50%～80%病人发病前数日有乏力、胸部不适、心绞痛等前驱症状，其中以新发生心绞痛或原有心绞痛加重最多见。心绞痛发作较以往频繁、程度较重、持续较久、硝酸甘油疗效差、诱发因素不明显。心电图示 ST 段一时性明显抬高(变异型心绞痛)或压低，T 波倒置或增高。

2. 症状

(1)**胸痛**：为**首发**症状，多发生于清晨，常无明显诱因，且常发生于安静时。疼痛部位和性质与心绞痛相同，但**程度较重**，持续时间较长，可达数小时或更长，休息和含服硝酸甘油片多不能缓解。病人烦躁不安、出汗、恐惧或濒死感。部分病人疼痛位于上腹部，被误认为胃穿孔、急性胰腺炎等急腹症。少数病人尤其是老年人无疼痛，一开始即表现为休克或急性心力衰竭。部分病人疼痛放射至下颌、颈部、背部上方，常误认为骨关节痛。

(2)**全身症状**：病人有**发热**，由坏死物质吸收引起。一般在疼痛 24～48 小时后出现，程度与梗死范围呈正相关，体温一般在 38℃左右，很少超过 39℃，持续约一周。

(3)**胃肠道症状**：疼痛剧烈时常伴有频繁的恶心、呕吐和上腹胀痛，与迷走神经受坏死心肌刺激和心排血量降低组织灌注不足等有关。部分病人表现肠胀气。重症者可发生呃逆。

(4)**心律失常**：见于 75%～95%的病人，多发生于起病 1～2 天内，尤以**24 小时内最多见**。可伴乏力、头晕、晕厥等症状。各种心律失常中以室性心律失常最多，尤其是**室性期前收缩**。如室性期前收缩频发(每分钟 5 次以上)，成对出现或呈短阵室性心动过速，多源性或落在前一心搏的易损期时(R on T)，常为心室颤动的先兆。**室颤**是急性心肌梗死早期，特别是入院前主要的死因。房室传导阻滞和束支传导阻滞也较多见，室上性心律失常则较少，多发生在心力衰竭者。前壁心肌梗死如发生房室传导阻滞表明梗死范围广泛，情况严重。

(5)**低血压和休克**：疼痛时常有血压下降，但未必是休克。如疼痛缓解而收缩压仍低于 80mmHg，病人烦躁不安、面色苍白、皮肤湿冷、脉搏细数、大汗淋漓、尿少、反应迟钝、甚至昏厥者，则为休克。因心肌广泛坏死，心排血量急剧下降，故主要为心源性休克，其次是神经反射引起的周围血管扩张，有些病人尚有血容量不足的因素参与。休克多在起病后数小时至数日内发生，约占 20%。

(6)**心力衰竭**：冠状动脉病变常见于左冠状动脉前降支，梗死部位常在左心，所以主要是急性左心衰，可在起病最初几天内发生，或在疼痛、休克好转阶段出现，为梗死后心脏舒缩力显著减弱或不协调所致。发生率约为 32%～48%。病人表现为呼吸困难、咳嗽、发绀、烦躁等，严重者可发生肺水肿，随后可有颈静脉怒张、肝大、水肿等右心衰竭表现。若梗死部位在右心室，则开始即出现右心衰竭表现，伴血压下降。

3. 体征

(1)**心脏体征**：心脏浊音界可轻度至中度增大；心率增快，少数可减慢；心尖区第一心音减弱；可出现第四心音奔马律，少数有第三心音奔马律；在发病第 2～3 天 10%～20%病人可出现心包摩擦音，为反应性纤维性心包炎所致；心尖区可出现收缩期杂音或伴收缩中晚期喀喇音，为二尖瓣乳头肌功能失调或断裂所致；可有各种心律失常。

(2)**血压**:除极早期血压可升高,几乎所有病人都有血压下降。起病前有高血压者,血压可降至正常,且可能不再恢复到起病前的水平。

(3)其他:可有与心律失常、休克、心衰相关的其他体征。

4. 并发症

(1)**乳头肌功能失调或断裂**:发生率高达50%。二尖瓣乳头肌收缩功能障碍造成不同程度的二尖瓣脱垂并关闭不全,心尖区出现收缩期杂音,可引起心力衰竭。轻度者,可以逐渐恢复,如发生乳头肌断裂,则心衰明显,且不易纠正。

(2)**心脏破裂**:少见,常在起病一周内发生,多为心室游离壁破裂,造成心包填塞而猝死;偶有室间隔穿孔,出现胸骨左缘3、4肋间的收缩期杂音,可引起心衰和休克而在数日内死亡。

(3)**栓塞**:多为左室附壁血栓脱落造成,引起脑、肾、四肢动脉等处的栓塞。

(4)**室壁瘤**:主要见于左室,局部室壁运动消失,形成矛盾运动。其内易形成血栓,易引起室性心律失常,同时对心功能影响巨大。心电图ST段持续抬高为其判断依据。

(5)**心肌梗死后综合征**:在急性心肌梗死后数周至数月内出现,表现为心包炎、胸膜炎或肺炎,可能为机体对心肌坏死物质的过敏反应。发生率约10%。

(二)心理-社会状况

急性心肌梗死因突然、剧烈的胸痛使病人产生恐惧、濒死感;监护病房的环境和一系列的检查、治疗和病情监护等,会加重病人的焦虑、恐惧情绪;病人家属及亲友因对疾病的认识程度有限及担心预后常表现情绪激动,焦虑不安。家庭及社会支持系统的作用会直接影响病人的预后,故应评估对病人的关注、支持度。

(三)实验室及其他检查

1. 心电图检查

(1)**特征性改变**:①宽而深的Q波(**病理性Q波**),在面向透壁心肌梗死区的导联上出现。②**ST段弓背向上抬高**,在面向梗死区周围心肌损伤区的导联上出现。③**T波倒置**,在面向损伤区周围心肌缺血区的导联上出现。见图3-21及图3-22。

(2)**动态性改变**:起病数小时内可无异常或出现异常高大T波,数小时后ST段弓背向上抬高,与T波形成单相曲线,而后出现病理性Q波,这是急性期改变;数日后,ST段逐渐回到等电位水平,T波则倒置,此为亚急性期改变;数周至数月后,T波倒置,病理性Q波持续存在,此为慢性期改变。

(3)**定位和范围**:心电图可反映梗死区的位置及范围,见表3-13。

表3-13　心肌梗死定位诊断

梗死部位	出现梗死图形的导联
前间壁	V_1 V_2 V_3
前壁(局限)	V_3　V_4　V_5
前侧壁	V_5　V_6　Ⅰ aVL
高侧壁	Ⅰ aVL
下壁	Ⅱ　Ⅲ　aVF
广泛前壁	V_1～V_6　Ⅰ aVL
广泛前壁伴下壁	V_1～V_6　Ⅰ Ⅱ　Ⅲ aVL　aVF

2. 超声心动图　急性心肌梗死病人几乎都有室壁运动异常,二维超声心动图可以协助诊断;同时,二维超声结合多普勒技术可以准确测量心功能及确定瓣膜反流。

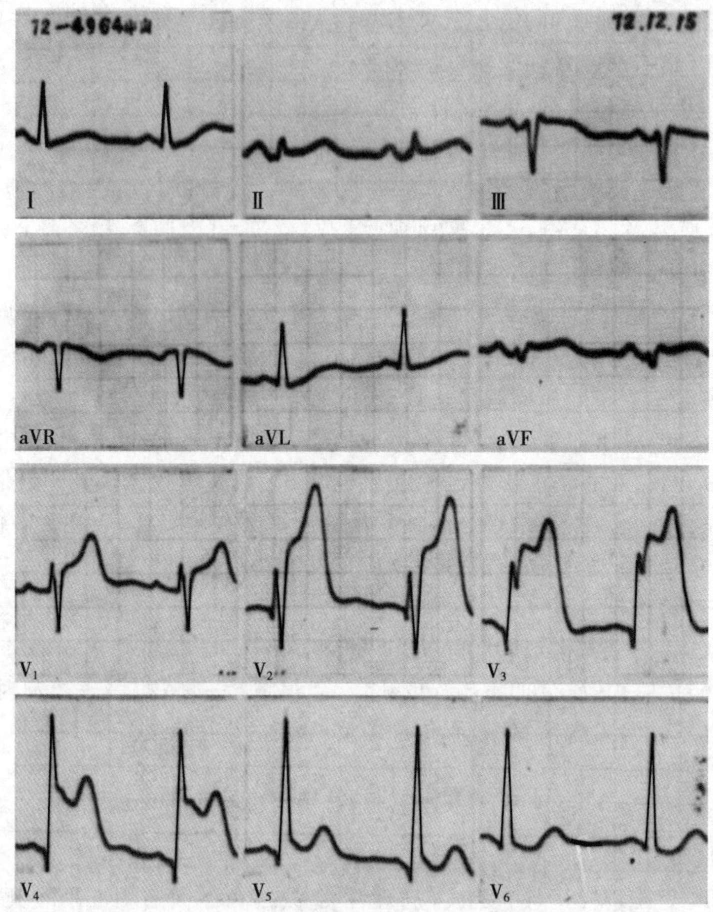

图示 V_3、V_4 导联 QRS 波群呈 qR 型，ST 段明显抬高，V_2 导联 QRS 波群呈 qRs 型，ST 段明显抬高，V_5 导联 QRS 波群呈 qR 型 ST 段抬高，V_1 导联 ST 段亦抬高

图 3-21 急性前壁心肌梗死的心电图

3. 实验室检查

(1)血清心肌坏死标记物及心肌酶测定：心肌损伤标记物增高水平与心肌梗死范围及预后明显相关。对心肌坏死标记物的测定应进行综合评价，如肌红蛋白在 AMI 后出现最早，也十分敏感，但特异性不很强。cTnT 和 cTnI 出现稍延迟，而特异性很高。CK-MB 虽不如 cTnT、cTnI 敏感，但对早期(＜4 小时)AMI 的诊断有较重要价值，其高峰出现时间是否提前有助于判断溶栓治疗是否成功。见表 3-14。

表 3-14 血清心肌坏死标记物及心肌酶测定

酶	开始升高(h)	高峰(h)	恢复正常
肌红蛋白	2	12	24～48 小时
肌钙蛋白 I(cTnI)	3～4	11～24	7～10 天
肌钙蛋白 T(cTnT)	3～4	24～48	10～14 天
肌酸激酶同工酶(CK-MB)	4	16～24	3～4 天
肌酸激酶(CK)	6～10	12	3～4 天
天门冬氨酸氨基转移酶(AST)	8～12	24～48	3～6 天
乳酸脱氢酶(LDH)	8～10	72	7～14 天

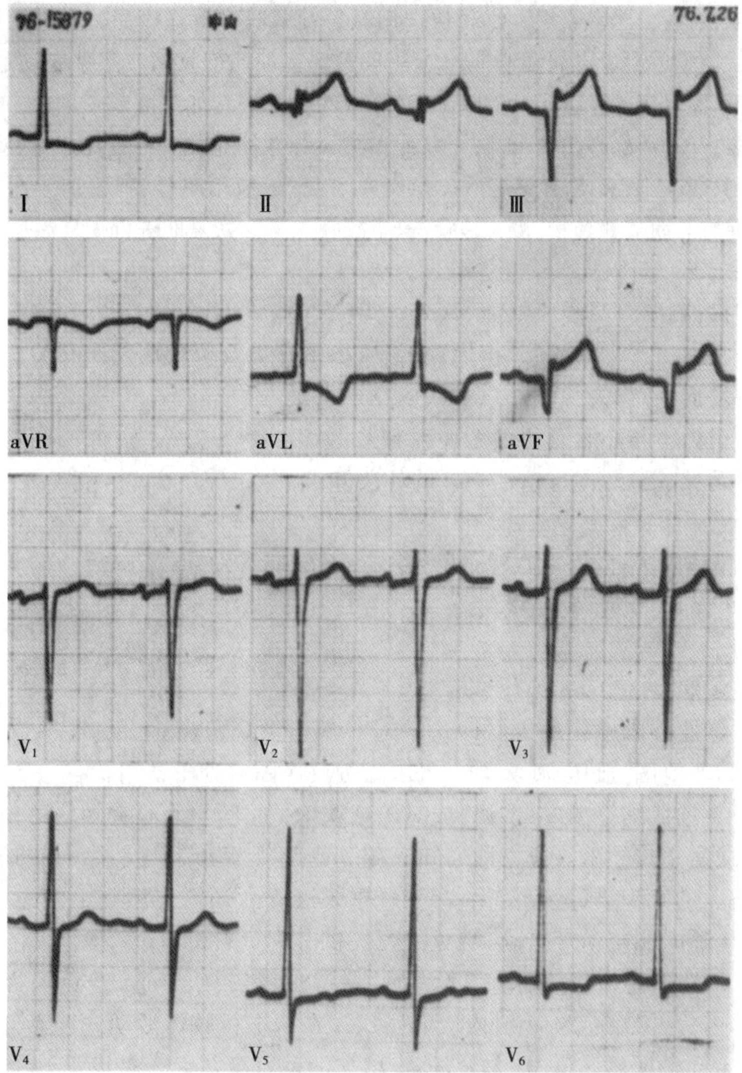

图示Ⅲ、aVF 导联 QRS 波群呈 Qr 型，Q 波深、宽，ST 段抬高，Ⅱ导联 QRS 波群呈 qRsr 型，ST 段抬高。Ⅰ、aVL 导联 ST 段压低，T 波倒置，此外，$V_{1,2}$ 导联 S 波深，V_5、V_6 导联 R 波高，ST 段压低，T 波低双相，尚有左心室肥大和劳损

图 3-22　急性下壁心肌梗死的心电图

(2)**其他**：起病 24～48 小时后白细胞可增至$(10～20)\times10^9/L$，中性粒细胞增多，嗜酸性粒细胞减少或消失；红细胞沉降率增快；C 反应蛋白(CRP)增高均可持续 1～3 周。起病数小时至 2 日内血中游离脂肪酸增高。

4. 放射性核素检查　利用坏死心肌细胞中钙离子能结合放射性锝焦磷酸盐或坏死心肌细胞的肌凝蛋白可与其特异抗体结合的特点，显示心肌梗死的部位和范围。

(四) 治疗要点

心肌梗死的预后与梗死范围的大小、侧支循环的建立及治疗是否及时有关。应强调及早发现，及早住院，并强调住院前的就地处理。治疗原则是尽快恢复心肌的血液再灌注(到达医院后 30 分钟内开始溶栓治疗或 90 分钟内开始介入治疗)以挽救濒死的心肌、防止梗死面积扩大或缩小心肌缺血范围，及时处理严重心律失常、休克、心力衰竭等并发症，防止猝死。治疗措施急性期包括：①严密监护。②尽快选用哌替啶或吗啡解除疼痛。③应用尿激酶等溶栓或经皮腔内冠状动脉成形术再灌注心肌。④一旦发现室性期前收缩或室性心动过速，立即用利多卡因静脉注射，发生室颤时应尽快电除颤，对缓慢性心律失常如二度或三度房室传导阻滞宜用人工心脏起搏器，及时消除心律失常，防止猝死。⑤心源性休克及时补充血容量、应用升压药、血管扩张剂等控制。⑥心力衰竭主要是治疗急性左心衰竭，应用吗啡、利尿剂或血管扩张剂等治疗。⑦其他如促进心肌代谢药物、极化液疗法、抗凝疗法等。恢复期进行康复治疗。

【常见护理诊断/问题】

1. 急性疼痛：胸痛 与心肌缺血、缺氧、坏死有关。

2. 恐惧 与胸痛产生濒死感、担忧预后、监护室环境及抢救性创伤有关。

3. 潜在并发症：心律失常、心力衰竭、休克。

4. 活动无耐力 与心肌氧的供需失调有关。

5. 知识缺乏：缺乏冠心病、急性心梗的相关知识。

【护理目标】

病人疼痛减轻或缓解；恐惧减轻，情绪稳定；不出现并发症；了解冠心病相关知识，能积极配合治疗。

【护理措施】

（一）急性疼痛：胸痛

1. 监护 急性心肌梗死病人立即送入冠心病监护病房（coronary care unit，CCU），根据病情连续监护心电图、血压、呼吸 3～7 日，除颤仪应随时处于备用状态。及时发现各种心律失常，如室性期前收缩呈频发、多源、成对出现或 R on T，常为心室颤动的先兆，一旦发现室性期前收缩或房室传导阻滞应立即通知医生。密切观察心率与心律、心功能及血流动力学变化，注意病人的意识、尿量等变化，对于严重泵衰竭者还需监测肺毛细血管楔压和中心静脉压。为医生适时制定治疗措施，避免猝死提供客观资料。

2. 休息 急性期绝对卧床休息 12 小时，保持环境安静、舒适，避免探视，防止不良刺激，解除焦虑。若无并发症，24 小时内应鼓励病人在床上行肢体活动。若无低血压，第 3 天就可在病房内走动。梗死后第 4～5 天，逐步增加活动直至每天 3 次步行 100～150m。病情严重或有并发症者应适当延长卧床时间。向病人解释急性期卧床休息可减轻心脏负荷、减少心肌耗氧量、限制或缩小梗死范围，病情稳定后渐增活动量可促进心脏侧支循环的建立和心脏功能的恢复，防止失用性肌肉萎缩、关节僵硬、深静脉血栓形成及便秘。密切观察病人活动后的反应，如出现呼吸困难、脉搏过快且休息后 3 分钟仍未恢复、血压异常、胸痛、眩晕等，应停止活动，并以此作为限制活动量的指征。

3. 合理饮食 给予低钠、低脂、低胆固醇、无刺激、易消化的清淡饮食，少量多餐，避免进食过快、过饱而加重心脏负荷。

4. 预防便秘 向病人解释便秘的原因、不良后果及预防措施，指导病人多食富含维生素的蔬菜、水果，每日清晨用温开水冲服 20ml 蜂蜜，遵医嘱用缓泻剂如番泻叶、镁乳、（酚酞）果导等。每日腹部按摩数次，刺激肠蠕动，促进排便。解释床上排便对控制病情的重要意义，说服病人床上排便，定时给便器。病情允许可让病人增加活动量以促进肠蠕动，或协助下床排便。便秘时用开塞露、低压灌肠或人工取便，嘱病人排便时勿用力屏气，以免发生意外，必要时在排便前预防性给予硝酸异山梨酯舌下含化。

5. 吸氧 对有呼吸困难和血氧饱和度降低者，最初几日间断或持续通过鼻管或面罩吸氧。给予 2～4L/min 流量的氧气吸入，提高氧分压，改善心肌缺氧，缓解疼痛。

6. 解除疼痛 遵医嘱选用下列药物尽快解除疼痛：①**哌替啶** 50～100mg 肌内注射或**吗啡**5～10mg 皮下注射，必要时 1～2 小时后再注射一次，以后每 4～6 小时可重复应用。注意防止对呼吸功能的抑制。②疼痛较轻者可用甲基吗啡或罂粟碱 0.03～0.06g 肌内注射或口服。③或再试用硝酸甘油 0.3mg 或硝酸异山梨酯 5～10mg 舌下含服或静脉滴注，要注意心率增快和血压降低。④心肌再灌注可极有效地解除疼痛。

7. 心肌再灌注 起病 3～6 小时最多在 12 小时内，使闭塞的冠状动脉再通，心肌得到再灌注，濒临坏死的心肌可能得以存活或使坏死范围缩小，减轻梗死后心肌重塑，改善预后。

(1)溶栓

1)适应证：①两个或两个以上相邻导联 ST 段抬高(胸导联≥0.2mV，肢导联≥0.1mV)，或病史提示 AMI 伴左束支传导阻滞，起病时间＜12 小时，病人年龄＜75 岁。②ST 段显著抬高的 MI 病人年龄＞75 岁，慎重考虑。③ST 段抬高性 MI，发病时间已达 12～24 小时，但如仍有进行性缺血性胸痛，广泛 ST 段抬高者也可考虑。

2)禁忌证：①既往发生过出血性脑卒中，1 年内发生过缺血性脑卒中或脑血管事件。②颅内肿瘤。③近期(2～4 周)有活动性内脏出血。④未排除主动脉夹层。⑤入院时严重且未控制的高血压(＞180/110mmHg)或慢性严重高血压病史。⑥目前正在使用治疗剂量的抗凝药或已知有出血倾向。⑦近期(2～4 周)创伤史，包括头部外伤、创伤性心肺复苏或较长时间(＞10 分钟)的心肺复苏。⑧近期(＜3 周)外科大手术；⑨近期(＜2 周)曾有在不能压迫部位的大血管行穿刺术。

3)溶栓药物及用法：以纤溶酶原激活剂激活血栓中的纤溶酶原而溶解冠状动脉内的血栓。①**尿激酶**：30 分钟内静脉滴注 150 万～200 万 U。②**链激酶**：60 分钟内静脉滴注 150 万 U。使用前应先做皮试，并于治疗前半小时用异丙嗪 25mg 肌内注射，与地塞米松 2.5～5mg 合并静注可防药物副作用。③**重组组织型纤溶酶原激活剂**(rt-PA)：先静脉注射 15mg，继之 30 分钟内静脉滴注 50mg，然后 60 分钟内再静脉滴注 35mg。用 rt-PA 前先用肝素 5000U 静脉注射，用药后继续以肝素每小时 700～1000U 持续静脉滴注共 48 小时，以后改为每 12 小时皮下注射 7500U，连用 3～5 天。

4)疗效观察：前两种药物的再通成功率为 50%～60%，而 rt-PA 再通率为 80%以上。溶栓成功的判断可直接根据冠状动脉造影判定或根据下列指标判定。①心电图上抬高的 ST 段 2 小时内回降＞50%；②胸痛 2 小时内基本消失；③2 小时内出现再灌注心律失常；④血清 CK-MB 酶峰值前移(14 小时内)。具备任意两条(①和③组合除外)可作为临床再通标准。

5)不良反应及用药注意事项：①用药前注意询问有无禁忌证。②溶栓前检查血常规、出凝血时间、血型，配血备用。③使用链激酶时注意观察有无寒战、发热等过敏现象。④用药过程中注意**监测凝血时间**，一般维持在正常的 2 倍左右(CT 20～30 分钟，APTT 60～80 秒)；并注意有无出血(皮肤黏膜出血、血尿、便血、咯血、颅内出血等)、低血压(收缩压低于 90mmHg)等不良反应，一旦发现应通知医生并配合处理。

(2)协助医生行介入治疗及手术治疗：有条件的医院对具备适应证的病人应尽快实施经**皮冠状动脉介入治疗**(percutaneous coronary intervention，PCI)(参见本节中经皮冠状动脉介入技术)。介入治疗失败时或溶栓治疗无效有手术指征者，宜协助医生争取在 6～8 小时内行**主动脉-冠状动脉旁路移植术**。

8. 遵医嘱应用其他药物

(1)**抗凝和抗血小板聚集**:无禁忌证者立即口服水溶性阿司匹林或嚼服肠溶阿司匹林150～300mg,然后每日1次,3日后改为75～150mg每日1次长期服用。

(2)**β受体阻滞剂及钙通道阻滞剂**:可以减低心率和血压,平衡心肌氧供,而且可以减少心律失常的发生,降低死亡率。如无低血压、心脏传导阻滞等禁忌,应常规应用。在急性期,应给予静脉制剂,之后长期口服(详见本章中“高血压”的相关内容)。

(3)**血管紧张素转换酶抑制剂(ACEI)**:ACEI早期用于急性心梗,可以改善血流动力学、减少心衰、改善心室重构,降低病人死亡率(详见本章中“高血压”的相关内容)。

(4)**极化液**:氯化钾1.5g,普通胰岛素8～12U,加入10%葡萄糖液500ml内静脉滴注,每天1次,7～14天为一疗程。对恢复心肌细胞膜极化状态、改善心肌收缩功能、减少心律失常有益。

(二) 恐惧

急性心梗病人因剧烈胸痛而焦虑、恐惧,应及时向病人解释不良情绪会增加心脏负荷和心肌耗氧量,影响预后。适时介绍本病的知识和监护室的环境。关心、尊重、鼓励、安慰病人,耐心回答病人提出的问题,帮助其树立战胜疾病的信心。各项抢救操作应沉着、冷静、正确、熟练,给病人以安全感。操作前要简要地将操作过程和不适感告知病人,以利其配合。稳定病人家属情绪,不在病人面前流露绝望情绪。指导病人放松技术,分散注意力,必要时遵医嘱给予镇静剂。

(三) 潜在并发症

1. 心律失常、猝死

(1)**密切观察**:是否出现严重心律失常,如出现频发的、多源性室性期前收缩,二联律、成对出现、R on T或严重房室传导阻滞,应立即通知医生,及时消除,以免演变为严重心律失常甚至猝死。准备除颤器、起搏器和各种急救药品,随时配合医生抢救。

(2)**配合抢救**

1)发现室性期前收缩或室性心动过速,遵医嘱立即用利多卡因50～100mg静脉注射,每5～10分钟重复1次,至期前收缩消失或总量已达300mg,而后以1～3mg/min静脉滴注维持48～72小时(100mg加入5%葡萄糖液100ml)。如室性心律失常反复可用胺碘酮治疗。

2)发生心室颤动或持续多形性室性心动过速时,尽快采用非同步直流电除颤或同步直流电复律。

3)对缓慢性心律失常可用阿托品0.5～1mg肌内或静脉注射。房室传导阻滞发展到第二度或第三度,伴有血流动力学障碍者宜用人工心脏起搏器作临时的经静脉心内膜右心室起搏治疗,待传导阻滞消失后撤除。

4)室上性快速心律失常选用维拉帕米、地尔硫䓬、美托洛尔、洋地黄制剂或胺碘酮等。药物不能控制时,可考虑用同步直流电复律。

2. 心力衰竭

(1)**密切观察**:急性心梗合并心衰主要是急性左心衰竭,注意观察病人有无咳嗽、咳痰、气急等表现,随时监测电解质和酸碱平衡状况,备好急救药品和仪器,维持静脉通路的畅通。

(2)**配合抢救**:避免一切可能加重心脏负担的因素,严格控制输液的速度和输入液体量,防止心脏负荷加重。遵医嘱用吗啡(或哌替啶)和利尿剂,或选用血管扩张剂减轻左心室的负荷，或用多巴酚丁胺 10μg/(kg・min)静脉滴注或用短效血管紧张素转换酶抑制剂从小剂量开始治疗。由于最早期出现的心力衰竭主要是坏死心肌间质充血、水肿引起顺应性下降所致，而左心室舒张末期容量尚不增大，因此在梗死发生后 24 小时内宜尽量避免使用洋地黄制剂，以免诱发室性心律失常。右心室梗死的病人应慎用利尿剂。

3. 休克　密切观察病人的生命体征，备好急救药品和仪器，维持静脉通路的畅通。必要时进行血流动力学监测，及时发现心输出量减少，外周血管灌注不足的症状。遵医嘱处理。①补充血容量：低分子右旋糖酐或 5%～10%葡萄糖液静脉滴注，输液后如中心静脉压上升＞18cmH_2O，肺小动脉楔压＞15～18mmHg，则应停止。②升压药：补充血容量后血压仍不升，而肺小动脉楔压(PCWP)和心排血量正常时，提示周围血管张力不足，可用多巴胺，或去甲肾上腺素，或多巴酚丁胺静脉滴注。③血管扩张剂：经上述处理血压仍不升，肺动脉楔压升高，心排血量低或周围血管显著收缩出现四肢厥冷、发绀，遵医嘱用硝普钠 15μg/min 开始静脉滴注，每 5 分钟逐渐增量至 PCWP 降至 15～18mmHg；硝酸甘油 10～20μg/min 开始静脉滴注，每 5～10 分钟增加 5～10μg/min 直至左室充盈压下降。

（四）活动无耐力

1. 康复训练前评估　主要根据病人的年龄、病情进展、心肌梗死的面积及有无并发症等进行评定。如病人生命体征平稳，无明显疼痛，安静时心率低于 100 次/分，无严重心律失常、心力衰竭和心源性休克，可进行康复训练。经有效的再灌注治疗(溶栓或急诊 PTCA＋支架植入)使闭塞的血管及时再通者，可根据病情提早活动，尤其是早发冠心病(年龄 55 岁以下)者。

2. 解释康复训练重要性　向病人说明活动耐力恢复是一个循序渐进的过程，既不能过早或过度活动也不能因担心病情而不敢活动。急性期卧床休息可减少梗死范围，有利于心功能的恢复，病情稳定后逐渐增加活动量，可促进侧支循环的形成，提高活动耐力，防止便秘、深静脉血栓形成、肺感染等并发症。目前主张早期活动，实现早期康复。

3. 制定个体化运动方案　急性期 24 小时内绝对卧床休息，若病情稳定无并发症，24 小时后可允许病人床上活动，如指导病人作腹式呼吸、关节主动与被动运动，协助病人洗漱、进餐，在病人活动耐力范围内，鼓励病人自理部分生活活动，之后逐渐过渡到床边活动。心肌梗死后第 1～2 周后开始在室内走动，逐步过渡到室外走廊散步，在帮助下如厕、洗澡、试着上或下一层楼梯等。如有并发症，则应适当延长卧床时间。第 3～4 周可试着上、下楼或出院。

4. 康复训练的监测　开始进行康复训练时，必须在护士的监测下进行，以不引起任何不适为度，心率增加 10～20 次/分为正常反应，＜10 次/分可增加运动量，＞20 次/分或收缩压降低 15mmHg，出现心律失常或心电图 ST 段缺血型下降≥0.1mV 或上升≥0.2mV则应退回到前一运动水平。出现下列情况应减缓运动进程或停止运动：①胸痛、心悸、气喘、头晕、恶心、呕吐等；②心肌梗死 3 周内活动时，心率变化超过 20 次/分或血压变化超过 20mmHg；③心肌梗死 6 周内活动时，心率变化超过 30 次/分或血压变化超过 30mmHg。

（五）健康教育

1. 向病人和家属宣传如何预防动脉粥样硬化和冠心病，对已患有冠心病和 MI 者还应预防再次梗死和其他心血管事件。说明远期存活除与年龄、性别、心肌梗死的部位、范围有关外，还与生活方式密切相关。对重体力劳动、驾驶员、高空作业及精神紧张的工种应予以更换。

2. 饮食宜低盐、低脂、适量蛋白质，控制总热量，预防肥胖，以维持正常体重。超过标准体重者，应减少每日进食的总热量，选用低脂、低胆固醇食物，并限制酒和蔗糖及含糖食物的摄入。清淡饮食，多食富含维生素C的新鲜蔬菜、瓜果和植物蛋白如豆类及其制品的食物。以花生油、豆油、菜籽油等植物油为食用油。避免经常食用过多的动物性脂肪和含胆固醇较高的食物，严禁暴饮暴食，以免诱发心绞痛或心肌梗死。合并有高血压或心力衰竭者，应同时限制食盐摄入量。防止便秘，忌浓茶、浓咖啡等刺激性饮料。

3. 适当的体力劳动和体育活动 对预防肥胖，锻炼循环系统的功能和调整血脂代谢均有益，是预防本病的一项积极措施。活动量应根据病人原来身体情况、活动习惯和心脏功能状态而定，以不过多增加心脏负担和不引起不适感觉为原则。体育活动要循序渐进，对老年人提倡散步，保健体操，太极拳等。

4. 合理安排工作和生活 生活要有规律、保持乐观、愉快的情绪，避免过度劳累和情绪激动，注意劳逸结合，保证充分睡眠。寒冷季节应注意保暖。

5. 不吸烟，不饮烈性酒。积极控制与本病有关的一些危险因素，包括高血压、糖尿病、高脂血症、肥胖症等。

6. 随身携带保健盒，坚持遵医嘱服用药物，定期复查。教会病人及家属识别病情变化和紧急自救措施，有危急征兆时立即护送就医。

冠心病的三级预防

一级预防是针对健康人群和未发病的危险人群的预防，就是对多种危险因素在源头的综合控制，重点有3个即干预血糖、干预血脂、干预血压。最基本的措施是改变不健康的生活方式。二级预防是指对已经患有冠心病者采用药物或非药物措施以预防复发或病情加重。三级预防是预防或延缓冠心病慢性并发症的发生和发展，冠心病如果不注意保健很容易发生心肌梗死和心力衰竭而危及生命。

【护理评价】

病人疼痛是否减轻或缓解；恐惧是否减轻或消除；活动耐力是否增强，有否出现并发症；是否了解冠心病预防保健的相关知识。

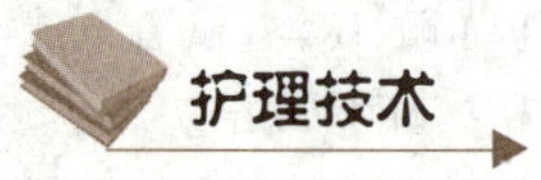

护理技术

冠状动脉造影术护理

冠状动脉造影(coronary arterial angiography)是从周围动脉(常用股动脉)插入导管送到冠状动脉后注入造影剂(如76%泛影葡胺)使其显影，从而评估冠状动脉病变的程度。是目前**诊断冠心病最可靠的方法**，它可提供冠状动脉病变的部位、性质、范围、侧支循环状态等的准确资料，有助于选择最佳治疗方案。

【适应证】

1. 对药物治疗中心绞痛仍较重者，或准备介入性治疗或旁路移植手术的冠心病病人。
2. 胸痛似心绞痛而不能确诊者。
3. 中老年病人，心脏增大、心力衰竭、心律失常疑有冠心病而无创性检查未能确诊者。

【禁忌证】

除心导管术禁忌证外，对造影剂过敏者。严重心动过缓的病人应在临时起搏保护下手术。

【术前准备、术中配合及术后护理】

术前请病人签署知情同意书。余同心导管术护理。

经皮冠状动脉介入治疗术护理

经皮冠状动脉介入治疗(percutaneous coronary intervention,PCI)是应用心导管技术疏通狭窄甚至闭塞的冠状动脉管腔,从而改善心肌血液灌注的方法。临床常用经皮冠状动脉腔内成形术(percutaneous transluminal coronary angioplasty,PTCA)、冠状动脉内支架置入术(intracoronary stent implantation)及冠状动脉内旋切术、旋磨术和激光成形术等。PTCA是经皮穿刺周围动脉将带球囊的导管送入冠状动脉狭窄处,扩张球囊使狭窄管腔扩大,冠状动脉血流畅通,是最常用的PCI。冠脉内支架置入术是将不锈钢或合金材料刻制成或绕制成管状而其管壁呈网状带有间隙的支架,置入冠状动脉内已经或未经PTCA扩张的狭窄段支撑起血管壁,达到维持血流畅通,是弥补PTCA的不足特别是术后再狭窄发生的PCI。PTCA与冠状动脉内支架置入术是目前治疗冠心病最常用的手段。

【适应证】

1. 稳定型心绞痛经药物治疗后仍有症状,病变位于冠状动脉近端、管腔狭窄程度>50%,一般在75%以上,病变范围长度<15mm的无钙化向心性狭窄。

2. 急性心肌梗死发作时的血管再通。

3. 有临床症状的PTCA术后再狭窄或主动脉-冠状动脉旁路移植术后血管再狭窄复发心绞痛者。

4. 新近发生的单支冠状动脉完全性狭窄。

【禁忌证】

无保护的左主干病变、慢性完全阻塞性伴有严重钙化的病变、多支广泛性弥漫性病变、病变狭窄程度≤50%或仅有冠状动脉痉挛。

【术前准备】

术前5日停用口服抗凝剂,术前晚饭后口服阿司匹林300mg和氯吡格雷75mg,术前10小时禁食。余同心导管术护理。

【术中配合】

1. 告知病人如术中有心悸、胸闷等不适,应立即通知医生。球囊扩张时,病人可有胸闷、心绞痛发作的症状,应做好安慰解释工作,并给予相应处理。

2. 重点监测导管定位时、造影时、球囊扩张时及有可能出现再灌注心律失常时心电图及血压的变化,发现异常,及时报告医生并采取有效措施。

余同心导管检查术。

【术后护理】

除按心导管术护理外,还应注意:

1. 持续监测心电图、血压及保持静脉输液通道24小时,即刻作12导联心电图,与术前对比。

2. 停用肝素4~6小时后测定ACT<150秒,即可拔除动脉鞘管。

3. PTCA术后绝对卧床48小时,支架安置术后卧床72小时。卧床期间加强生活护理,满足病人生活需要。以后逐渐增加运动量,起床、下蹲应缓慢,不可突然用力,术后一周内避免抬重物。

4. 鼓励病人多饮水，以加速造影剂的排泄。饮食清淡易消化，但不宜饱餐；应保持大便通畅。

5. 常规给予低分子肝素皮下注射，注意观察有无伤口渗血、牙龈出血、鼻出血、血尿、血便、呕血等出血表现。

6. 常规使用抗生素3～5天，预防感染。

7. 遵医嘱继续服用抗血小板聚集药物、硝酸酯制剂、钙通道阻滞剂、ACEI制剂等。

8. 术后负性效应的观察和处理

(1)腰酸、腹胀：与术后体位要求有关，下地活动后即消失，经按摩、热敷可减轻。

(2)穿刺局部损伤：表现为穿刺局部的出血或血肿。术后严格按要求制动；严密观察伤口；出血停止后对局部瘀血可用50%硫酸镁湿热敷或理疗。

(3)栓塞：栓子来源于导管内血栓或粥样斑块脱落。术后注意观察双下肢足背动脉搏动、皮肤颜色、温度、感觉有无异常，病人下床后有无疼痛、跛行。出现异常立即通知医生。

(4)尿潴留：与病人不适应床上排尿有关。术前训练床上排尿；做好心理疏导；热敷、按摩或诱导排尿；必要时导尿。

(5)低血压：与迷走神经刺激及硝酸甘油滴注速度有关，表现为恶心、呕吐、冷汗、心率减慢。应密切观察病人，出现反应立即通知医生，协助处理。

(6)造影剂反应：因造影剂过敏引起，表现为皮疹或寒战。使用地塞米松可缓解。

(7)心肌梗死：与病变处血栓形成导致冠状动脉急性闭塞有关。应密切观察病人有无胸闷、胸痛，并注意有无心肌缺血的心电图表现。

9. PTCA术后半年内约有30%左右的病人可能发生再狭窄，支架置入后半年内再狭窄率约为20%，故应定期门诊随访。

病人，48岁，冠心病病史8年。午饭后突然感到左前胸压榨样闷痛，向左前臂放散，伴上腹饱胀，出冷汗，烦躁不安。查体：体温37℃，血压80/50mmHg，心音低钝，节律整齐。心电图示：Ⅱ，Ⅲ，aVF导联ST段明显提高，有宽深Q波。诊断是急性心肌梗死。

1. 试分析该病人心梗的病变部位。病人测血清酶，特异性最高的是什么？
2. 目前病人的主要护理问题有哪些？
3. 为该病人制订护理计划及健康教育计划。

第八节 感染性心内膜炎病人的护理

1. 了解感染性心内膜炎的分类及诊断检查。
2. 熟悉感染性心内膜炎的病因、临床表现及治疗要点。
3. 掌握感染性心内膜炎病人的护理措施及保健指导。
4. 熟练掌握动态体温的观察、记录方法，准确绘制体温曲线。
5. 具有耐心、细致、关爱病人的职业素质。

感染性心内膜炎(infective endocarditis,IE)是微生物感染所致的心内膜和邻近的大动脉内膜炎症,其特征是心瓣膜上形成赘生物,赘生物为大小不等、形状不一的血小板和纤维素团块,内含大量微生物和少量炎症细胞。致病微生物以细菌、真菌多见。根据临床病程分为急性和亚急性两类,后者远较前者多见。急性感染性心内膜炎的特征:①中毒症状明显。②病程进展迅速,数天至数周引起瓣膜破坏。③感染迁移多见。④病原体主要为金黄色葡萄球菌。亚急性感染性心内膜炎的特征:①中毒症状轻。②病程数周至数月。③感染迁移少见。④病原体以草绿色链球菌多见,其次为肠球菌。感染性心内膜炎又可分为自体瓣膜心内膜炎、人工瓣膜心内膜炎和静脉药瘾心内膜炎。

【护理评估】

(一) 健康史

1. 亚急性感染性心内膜炎(subacute infective endocarditis)　主要发生于心脏瓣膜病变(尤以二尖瓣狭窄和主动脉瓣关闭不全多见)的病人,其次是先天性心血管畸形如室间隔缺损、动脉导管未闭和法洛四联症等病人。最常见的病原体为**草绿色链球菌**,其次为D族链球菌,其他较少见。少数病例可有两种或两种以上致病菌的混合感染。细菌可在咽炎、扁桃体炎、上呼吸道感染或拔牙、扁桃体摘除术、泌尿系器械检查或心脏手术时侵入血流。在心瓣膜或血管损害或缺陷时,细菌即在损害部位黏着,继之血小板和纤维蛋白附着,成为微生物滋生的基础,使细菌在局部滋生繁殖。当赘生物破裂时,细菌又被释放进入血流。

2. 急性感染性心内膜炎(acute infective endocarditis)　常因化脓性细菌侵入心内膜引起。常见致病菌有**金黄色葡萄球菌**、溶血性链球菌,因病原菌多具有强烈毒性,故病程短,若不积极治疗,多在6周内死亡。60%病人心脏原无异常,而由致病菌直接侵入后形成赘生物。

(二) 临床表现

1. 全身感染的表现　发热是早期最常见的症状。亚急性者起病隐匿,体温多在37.5～39℃之间,呈弛张热,午后和晚上体温较高,伴有寒战和盗汗。并有全身不适、软弱无力、食欲减退、面色苍白、体重减轻等。也常见头痛、背痛和肌肉关节痛。急性者起病急骤,进展迅速,突发心力衰竭较为常见。主要为败血症表现,病人高热、寒战。

2. 心脏受累的表现　主要取决于原发心脏病和感染病程中赘生物所引起的新的瓣膜病变的程度。绝大多数(90%)病人有病理性杂音,**杂音强度与性质易改变**是本病的特征性表现,如变得粗糙、响亮或出现新的杂音,与赘生物的生长和破裂、脱落有关,腱索断裂或瓣叶穿孔是迅速出现新杂音的重要因素。充血性心力衰竭是病人主要并发症。

3. 周围体征　多为非特异性,已不多见。由微血管炎或微栓塞所引起。①**瘀点**:可出现于任何部位,以锁骨以上皮肤、口腔黏膜和睑结合膜常见,中心呈白或黄色,常成群出现,持续数天后可消失,又可重新出现。②**指甲下出血**:呈条纹状,较少见。③**Janeways 损害**:分布于手掌或足底的无痛性出血性红斑,主要见于急性者。④**Osler 结节**:于手指或足趾末端的掌面可见红色或紫色略高于皮肤并有明显压痛的结节,较常见于亚急性者。⑤**杵状指、趾**:20%病人病程达6周以上者可见,无特异性。⑥**Roth 斑**:视网膜的卵圆形出血斑块,中心呈白色。

4. 脾大　见于病程>6周15%～50%的病人。

5. 贫血 较常见,多为轻、中度贫血。主要由于感染抑制骨髓所致。

6. 栓塞 赘生物引起动脉栓塞占 20%~40%,可发生在机体的任何部位。脑、心脏、脾、肾、肠系膜和四肢为临床所见的体循环动脉栓塞部位。脑栓塞的发生率为 15%~20%。在有左向右分流的先天性心血管病或右心内膜炎时,肺循环栓塞常见。

(三) 心理-社会状况

感染性心内膜炎病情重,治疗时间长,可累及多个器官,甚至出现严重的并发症,长期病痛折磨使病人及家属丧失治疗信心,抑郁、悲观、沮丧。一旦出现并发症,则可因不能预测疾病的预后而焦虑不安。

(四) 实验室及其他检查

1. 血培养 为诊断感染性心内膜炎的最重要方法,并可作药敏试验为治疗提供依据。近期内未经抗生素治疗的病人血培养阳性率可高达 95%以上。

2. 红细胞沉降率 90%以上病人红细胞沉降率增快。

3. 血液检查 进行性贫血较常见,60%~70%病人属正色素正细胞性贫血;白细胞计数轻度升高或正常,或偏低,常有核左移。

4. 尿检查 可见镜下血尿和轻度蛋白尿,肉眼血尿提示肾栓塞。

5. 超声心动图检查 约 50%以上病人能检出有赘生物(一般为大于 3mm 赘生物)。发病前后的超声心动图检查可显示原发心脏病变及赘生物所引起的瓣膜和心脏功能损害。

(五) 治疗要点

1. 抗微生物药物治疗 用药原则为早期用药,血培养后应及早应用杀菌性抗生素。充分用药,剂量要足,疗程要长,静脉用药为主。病原微生物不明选用广谱抗生素,联合用药,药敏试验选用抗生素。

2. 手术治疗 若在抗生素治疗过程中出现主动脉瓣狭窄或二尖瓣组织结构断裂的征象应及早进行人工瓣膜置换手术。

【常见护理诊断/问题】

1. 体温过高 与感染有关。

2. 潜在并发症:栓塞。

3. 知识缺乏:缺乏血培养标本采集、预防、自我保健知识。

【护理措施】

(一) 体温过高

除参见第二章中肺炎病人体温过高护理措施外,应注意:

1. 正确采集血标本

(1)告诉病人及家属为提高血培养结果的准确率,需反复多次采血,在必要时甚至需停用抗生素,希望其给予理解和配合。

(2)对于未用抗生素者,于第 1 日至少每间隔 1 小时采静脉血 3 次做培养,如第 2~3 天均阴性者,再取 2 次以上静脉血和 1 次动脉血作培养,之后再应用抗生素。

(3)对于已用抗生素者,应在停药后 1 周内取 3 次以上的静脉血做培养,培养基作相应的处理。

(4)急性病人应立即每隔 30~60 分钟采 4~6 次静脉血做培养,之后开始经验性用药。

(5)本病的菌血症为持续性,无需在体温升高时采血。采血前要严格消毒,每次抽血 10~20ml,同时做需氧、厌氧和真菌培养,培养基至少保留 3 周,并定期做革兰染色和次代培养。

2. 遵医嘱应用抗生素　用药原则为：①早期应用：在连续送3～5次血培养后即可开始治疗。②充分用药：选用杀菌性抗微生物药物，大剂量和长疗程，旨在完全消灭藏于赘生物内的致病菌。③静脉用药。

首选**青霉素**，常用剂量为1200万～1800万U/d，分次静脉滴注或肌内注射。或青霉素与氨基糖苷类抗生素，如庆大霉素、阿米卡星等联合应用以增强杀菌力。青霉素过敏者可选择头孢类抗生素。所有病例均至少用药4周。

3. 病情观察　每4～6小时测体温一次，准确绘制体温曲线。观察皮肤黏膜的变化，有无皮肤瘀点、指(趾)甲下线状出血、Osler结节、Roth斑和Janeway损害等感染毒素引起的皮肤黏膜损害。评估心脏杂音部位、性质、强度、杂音有无改变。

(二) 潜在并发症：栓塞

1. 心脏超声发现有巨大赘生物的病人，应绝对卧床休息，避免赘生物脱落。

2. 观察病情

(1)病人突然出现胸痛、气急、发绀和咯血等症状，要考虑肺栓塞的可能。

(2)病人出现腰痛、血尿等症状，要考虑肾栓塞的可能。

(3)病人出现神志和精神改变、失语、吞咽困难、肢体功能障碍、瞳孔大小不对称，甚至昏迷，警惕脑血管栓塞的可能。

(4)出现肢体突发剧烈疼痛、局部皮肤温度下降，动脉搏动减弱或消失要考虑外周动脉栓塞的可能。

3. 一旦发现可疑征象，及时报告医生并协助处理。

(三) 健康教育

1. 向病人及家属介绍本病的病因与诱因，解释遵医嘱坚持足够疗程抗生素治疗的重要意义。交代病人若实施口腔手术如拔牙、扁桃体摘除术或侵入性检查及其他手术前应预防性应用抗生素。

2. 给予高热量、高蛋白、高维生素、易消化的半流食或软食，以补充发热带来的机体消耗。做好口腔护理，多变换烹调口味，以增进病人食欲。

3. 教育病人平时注意防寒保暖，保持口腔和皮肤清洁，减少病原体入侵的机会。

4. 教会病人及家属学会自我监测体温变化，有无栓塞表现，定期门诊随访。

5. 教育家属在生活上照顾病人，精神上支持病人，经济上尽最大努力为病人提供治疗经费。

思考题

病人，女性，25岁，原有风心病史主动脉瓣狭窄，20天前行妇科检查，近1周持续发热，38℃，查体：皮肤上有少量瘀斑，主动脉区可闻及SM和DM，脾肋下可及，Hb 80g/L，该病人诊断为风心病合并感染性心内膜炎。

1. 试述该病人目前的护理要点。

2. 为病人制订健康教育计划。

第九节 心肌疾病病人的护理

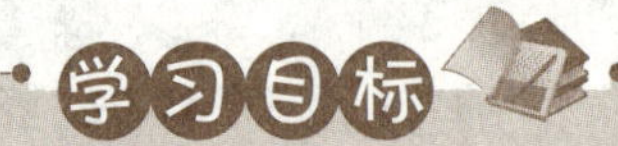

1. 了解心肌病的分类及诊断检查。
2. 熟悉心肌病的临床表现；治疗要点。
3. 掌握心肌病病人的护理措施。
4. 学会心肌病介入治疗或手术治疗的术前准备、术中配合及术后护理。
5. 具有关爱、细心照顾病人的职业素质。

心肌疾病(cardiomyopathy)是指除心脏瓣膜病、冠状动脉粥样硬化性心脏病、高血压性心脏病、肺源性心脏病、先天性心血管病和甲状腺功能亢进性心脏病等以外的以心肌病变为主的一组疾病。病因明确或与系统疾病相关的心肌疾病称为特异性心肌病；而病因不明确的心肌疾病称为原发性心肌病，即心肌病。

1995 年 WHO 和国际心脏病学会(WHO/ISFC)工作组公布了专家委员会关于心肌病的定义及分类报告。心肌病定义为伴有心肌功能障碍的心肌疾病；将心肌病分为 4 型，即扩张型心肌病、肥厚型心肌病、限制型心肌病及致心律失常型右室心肌病。本节主要介绍扩张型心肌病和肥厚型心肌病。

扩张型心肌病(dilated cardiomyopathy，DCM)主要特征是单侧或双侧心腔扩大，心肌收缩功能减退，常伴有心律失常，伴或不伴有充血性心力衰竭，病死率较高，男性多于女性。肥厚型心肌病(hypertrophic cardiomyopathy，HCM)是以左心室或右心室肥厚为特征，常为不对称肥厚并累及室间隔，左心室血液充盈受阻、舒张期顺应性下降，后期可出现心力衰竭，常为青年人猝死的原因。

【护理评估】

(一) 健康史

1. 扩张型心肌病 病因不明，病毒性心肌炎被认为是主要原因之一。病毒对心肌的直接伤害，或是体液、细胞免疫反应的存在，致使心肌炎后发展为扩张型心肌病。此外，围生期、酒精中毒、抗癌药物、心肌能量代谢紊乱和神经激素受体异常等多因素也可引起本病。

2. 肥厚性心肌病 本病有明显家族史者约占 1/3。还有人认为儿茶酚胺代谢异常、高血压、高强度运动等均可作为本病发病的促进因子。

(二) 临床表现

1. 扩张型心肌病

(1)症状：男性多见，中年发病。起病缓慢，症状为充血性心力衰竭，以左心衰的症状为主，晚期发生右心衰。表现为气急，端坐呼吸，水肿和肝大等，部分病人可发生栓塞或猝死。

(2)体征：主要体征为心脏扩大、左心衰和右心衰的体征，75%的病人可闻及第三心音或第四心音奔马律，常合并各种心律失常。

2. 肥厚型心肌病

(1)症状：大部分人无症状或有轻微症状。但其首发症状可能就是猝死。多在 30～40

岁时发病。最常见症状为呼吸困难，因舒张功能受损引起；心绞痛、晕厥及先兆晕厥多见；心衰少见。

(2)体征：无流出道梗阻者，仅有左室抬举搏动和第四心音；有流出道梗阻者，还可有胸骨左缘第3、4肋间的收缩期杂音，凡能影响心肌收缩力，改变左室容量及射血速度的因素，均可使杂音的响度有明显变化。

(三) 心理-社会状况

心肌疾病病程长，疗效差，症状明显，反复出现心悸、气促甚至心功能不全，逐渐丧失劳动能力使病人烦躁不安，抱怨，严重者悲观、绝望。

(四) 实验室及其他检查

1. 扩张型心肌病

(1)心电图：可见多种心律失常，左胸导联可见Q波，有ST-T改变。

(2)超声心动图：可见心腔扩大、心室壁变薄、室壁动度减弱，可有瓣膜反流。

(3)放射性核素：心肌显像可见灶性瘢痕；血池扫描可见舒张末期和收缩末期左心室容积大，心搏量降低。

2. 肥厚型心肌病

(1)X线：无明显异常，如有心衰，可有心影增大。

(2)心电图：有左室肥厚的表现，胸前导联ST-T异常，有病理性Q波，可有室性心律失常或房颤等。

(3)超声心动图：对诊断有重要意义。舒张期室间隔/左室后壁≥1.3；可以有二尖瓣收缩期前向运动；如有流出道狭窄，可以测定跨狭窄处压差。

(五) 治疗要点

1. 扩张型心肌病　因本病原因未明，故除行心脏移植术外，尚无彻底的治疗方法。治疗原则是针对充血性心力衰竭和各种心律失常。本病易发生洋地黄中毒，应慎用。近年发现长期持续使用β受体阻滞剂可延缓病情进展。

2. 肥厚性心肌病　治疗原则是弛缓肥厚的心肌，减轻左心室流出道狭窄和抗心律失常。目前主张应用β受体阻滞剂和钙拮抗剂治疗，避免使用增强心肌收缩力的药物，如洋地黄。对重症梗阻者可作介入或手术治疗以消融或切除肥厚的心肌。

【常见护理诊断/问题】

1. 急性疼痛：胸痛　与肥厚心肌耗氧量增加、冠状动脉供血相对不足有关。

2. 潜在并发症：栓塞、晕厥、猝死。

3. 知识缺乏：缺乏相关的疾病预防、保健知识。

【护理措施】

(一) 急性疼痛：胸痛

1. 病情观察　评估疼痛的部位、性质、程度、持续时间、诱因和缓解的方式，注意心率、心律、血压及心电图的变化。

2. 缓解疼痛　发作时立即停止活动，卧床休息；持续吸氧，氧流量3～4L/min；安慰病人消除紧张情绪；遵医嘱使用β受体阻滞剂或钙拮抗剂，不宜用硝酸酯类药物。

3. 避免诱因：嘱病人避免劳累、突然屏气或站立、提取重物、情绪激动、饱餐、寒冷刺激等，戒烟酒。疼痛加重或伴有冷汗、恶心、呕吐时告诉医生。

（二）潜在并发症：心力衰竭。

扩张型心肌病病人对洋地黄耐受性差，易发生中毒，使用时注意。肥厚性心肌病使用β受体阻滞剂或钙拮抗剂，注意有无引起心动过缓等不良反应。护理措施参见本章第二节“心力衰竭病人的护理”。

（三）知识缺乏

1. 疾病知识指导 症状明显者应卧床休息；症状轻者可参加轻体力工作，但要避免劳累；防寒保暖，预防感冒和上呼吸道感染；肥厚性心肌病应避免情绪激动、持重、屏气及剧烈运动等，以减少晕厥和猝死的危险。有晕厥史或有猝死家族史者应避免单独外出活动，以免发作时无人在场而发生意外。

2. 合理饮食 给予高蛋白、高维生素、富含纤维素的清淡饮食。心力衰竭时，给予低盐饮食。

3. 用药指导 遵医嘱坚持服用抗心力衰竭、抗心律失常的药物或β受体阻滞剂、钙拮抗剂等，以提高生存率。向病人介绍常用药物的名称、剂量、用法，教会病人及家属观察药物疗效和不良反应。

4. 定期随访 症状加重时立即就诊。

思考题

1. 心肌病分为几型？
2. 扩张型心肌病的特点？

第十节 心包炎病人的护理

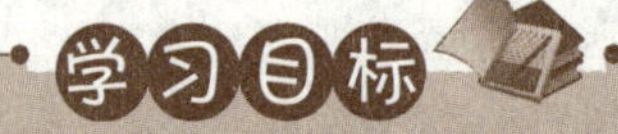

1. 了解心包炎的分类及诊断检查。
2. 熟悉心包炎的病因、临床表现及治疗原则。
3. 掌握心包炎病人的护理措施及保健指导。
4. 学会心包穿刺术的术前准备、术中配合及术后护理。
5. 具有耐心、细致、关爱病人的职业素质。

心包炎除原发感染性外，尚有肿瘤、代谢性疾病、自身免疫性疾病、尿毒症等所致非感染性心包炎。心包炎常是某种疾病表现的一部分或为其并发症，故常被原发疾病所掩盖，但也可以单独存在。按病情进展，可分为急性心包炎（伴或不伴心包积液）、慢性心包积液、粘连性心包炎、亚急性渗出性缩窄性心包炎、慢性缩窄性心包炎等。临床上以急性心包炎和慢性缩窄性心包炎为最常见。本节主要讨论最常见的急性心包炎和慢性缩窄性心包炎。

一、急性心包炎病人的护理

急性心包炎（acute pericarditis）是浆膜心包脏层和壁层的急性炎症，根据病理变化可分为纤维蛋白性和渗出性2种。早期心包上有纤维蛋白、白细胞等渗出，随后液体渗出增多，液体量可由100ml至2～3L不等。积液如在短时间内大量积聚，即可引起心脏受压，心室充盈受限，并使周围静脉压升高，最终使心排血量降低，血压下降，造成急性心脏压塞。积液一般在数周至数月内吸收，但也可伴随发生壁层与脏层粘连、增厚及缩窄。

【护理评估】

（一）健康史

急性心包炎过去常见病因为风湿热、结核及细菌感染。近年来，病毒感染、肿瘤、尿毒症性及心肌梗死或某些药物引起的心包炎发病率明显增多。见表3-15。

表3-15 急性心包炎的病因

1. 急性非特异性
2. 感染：病毒、细菌、真菌、寄生虫、立克次体
3. 肿瘤：原发性、继发性
4. 自身免疫：风湿热及其他结缔组织疾病，如系统性红斑狼疮，结节性多动脉炎、类风湿关节炎、艾滋病；心肌梗死后综合征、心包切开后综合征，及药物性：普鲁卡因胺、青霉素等
5. 代谢疾病：尿毒症、痛风
6. 物理因素：外伤、放射性
7. 邻近器官疾病：急性心肌梗死、胸膜炎、主动脉夹层、肺梗死等

（二）临床表现

1. 纤维蛋白性心包炎

（1）**症状：心前区疼痛**为主要症状。疼痛性质可尖锐，与呼吸运动有关，常因咳嗽、深呼吸、变换体位或吞咽而加重。位于心前区，可放射到颈部、左肩、左臂及左肩胛骨，也可达上腹部。疼痛也可呈压榨样，位于胸骨后。本病所致的心前区疼痛可能与心肌梗死疼痛类似，需注意鉴别。

（2）**体征**：典型体征为在心前区可听到**心包摩擦音**，多位于心前区，以胸骨左缘第3、4肋间最为明显。坐位时身体前倾、深吸气或将听诊器胸件加压可更容易听到。心包摩擦音可持续数小时或持续数天、数周。当积液增多将两层心包分开时，摩擦音即消失，但如有部分心包粘连则仍可闻及。

2. 渗出性心包炎

（1）**症状**：临床表现取决于积液对心脏的压塞程度，轻者仍能维持正常的血流动力学，重者则出现循环障碍或衰竭。**呼吸困难**是心包积液时最突出的症状，可能与支气管、肺受压及肺淤血有关。呼吸困难严重时，病人呈端坐呼吸，身躯前倾、呼吸浅速、面色苍白，可有发绀。也可因压迫气管、食管而产生干咳、声音嘶哑及吞咽困难。

（2）**体征**：当心包积液量超过300ml以上时，心尖搏动可消失。心脏排血量显著减少可发生休克。心脏舒张受限，使**静脉压增高**可产生颈静脉怒张、肝大、腹水、下肢水肿、**奇脉**等。心脏叩诊浊音界向两侧增大，皆为绝对浊音区；心尖搏动弱，位于心浊音界左缘的内侧或不能扪及；心音低而遥远；在有大量积液时可在左肩胛骨下出现浊音及左肺受压迫所引起的支气管呼吸音，称心包积液征（Ewart征）。大量渗液可使收缩压降低，而舒张压变化不大，故脉压变小。

3. 心脏压塞 快速心包积液时可引起急性心脏压塞，出现明显心动过速、血压下降、脉压变小和静脉压明显上升，如心排血量显著下降，可产生急性循环衰竭、休克等。如积液积聚较慢，可出现亚急性或慢性心脏压塞，表现为体循环静脉淤血、奇脉等。

复发性心包炎

急性非特异性心包炎和心脏损伤后综合征病人在其初次发作后，可有心包炎症反复发作，称为复发性心包炎，发生率大约是20%～30%，是急性心包炎最难处理的并发症。临床表现与急性心包炎相似，在初次发病后数月至数年反复发病并伴严重的胸痛。首选秋水仙碱0.5～1mg/d，用药至少1年。顽固性复发性心包炎伴严重胸痛者可考虑心包切除术。

（三）心理-社会状况

病人常因住院影响工作和生活，心前区疼痛、呼吸困难等症状使病人紧张、焦虑，急性心脏压塞时病人出现晕厥，更易感恐惧。

（四）实验室及其他检查

1. 胸部X线检查 对纤维蛋白性心包炎诊断价值不大。心包积液时，可见心影向两侧扩大，而肺部无明显充血现象。

2. 超声心动图 诊断心包积液迅速、简单、可靠。提示液性暗区、心包增厚、心室腔缩窄、室间隔矛盾运动等。

3. 心电图 常规导联(除aVR外)表现为ST段呈弓背向下的抬高。渗出性心包炎时可有QRS波群低电压。

4. 心包穿刺(pericardiocentesis) 穿刺指征是心脏压塞和未能明确病因的渗出性心包炎。抽取心包积液可进行常规涂片、细菌培养和寻找肿瘤细胞等。

5. 其他 如感染性者有外周血白细胞计数增加、血沉增快等。

6. 磁共振显像 能清晰地显示心包积液的容量和分布情况，并可分辨积液的性质。

（五）治疗要点

急性心包炎的治疗与预后取决于病因，也与是否早期诊断及正确治疗有关。①病因治疗：如应用抗生素、抗结核药物、化疗药物及非甾体类抗炎药物等。②对症治疗：如呼吸困难者给予半卧位、吸氧，疼痛者应用镇痛剂等。③心包穿刺：可解除心脏压塞和大量渗液引起的压迫症状，必要时在心包腔内注射抗菌药或化疗药。④心包切除术：顽固性复发性心包炎伴严重胸痛的病人可考虑外科心包切除术治疗。

【常见护理诊断/问题】

1. 低效性呼吸型态 与心包积液有关。

2. 急性疼痛：胸痛 与心包炎症渗出有关。

3. 焦虑、恐惧 与疼痛、呼吸困难有关。

4. 知识缺乏：缺乏心包炎的预防保健知识。

【护理措施】

（一）低效性呼吸型态

1. 休息 急性心包炎病人应卧床休息，给予氧气吸入，并保持情绪稳定，以免因增加心肌耗氧量而加重病情。休息时可采取半卧位以减轻呼吸困难；出现心包填塞的病人往往采取强迫前倾坐位，应给病人提供可趴伏的床尾小桌，并加床栏保护病人，以防坠床。

2. 合理营养　饮食上给予高热量、高蛋白、高维生素、易消化的半流食或软食；如有水肿，应限制钠盐摄入。

3. 遵医嘱用药　药物治疗时，观察药物的疗效及可能出现的毒副作用。

(1)结核性心包炎给予抗结核治疗，用药方法及疗程与结核性胸膜炎相同。

(2)风湿免疫性者应加强抗风湿治疗，症状较重者可考虑给予糖皮质激素。

(3)化脓性心包炎除选用敏感抗菌药物治疗外，在治疗过程中应反复抽脓，或通过套管针向心包腔内安置细塑料导管引流，必要时还可向心包腔内注入抗菌药物。如疗效不佳，仍应尽早施行心包腔切开引流术，及时控制感染，防止发展为缩窄性心包炎。

(4)尿毒症性心包炎则应加强透析疗法或腹膜透析改善尿毒症，同时可服用吲哚美辛25～50mg，每日2～3次。

(5)放射损伤性心包炎可给予泼尼松10mg口服，每日3～4次，停药前应逐渐减量，以防复发。

4. 病情观察　密切观察呼吸、血压、脉搏、心率、面色等变化，如出现面色苍白、呼吸急促、烦躁不安、发绀、血压下降、刺激性干咳、心动过速、脉压小、颈静脉怒张加重、静脉压持续上升等心包填塞的症状，应立即帮助病人取坐位，身躯前俯，并及时通知医生，备好心包穿刺用品，协助医生心包穿刺抽液。如不能缓解症状，应考虑心包切开引流。

5. 配合医生行心包穿刺术或心包切开引流　以缓解压迫症状或向心包腔内注射药物达到治疗的目的。

(1)术前准备：解释说明手术的意义，打消病人顾虑，必要时遵医嘱用镇静剂、镇咳剂。开放静脉通路，备抢救药品如阿托品。进行心电、血压监测。协助术前超声检查，以确定积液量和穿刺部位。

(2)术中配合：嘱病人取坐位，于左第五肋间心浊音界内侧约1～2cm处，或心尖搏动以外1～2cm处进针，穿刺针应向内、向后推进，指向脊柱。病人术中勿咳嗽或深呼吸；抽液时随时夹闭胶管防止气体进入心包腔；抽液时速度宜缓慢，第一次抽液量不宜超过100～200ml，若液体中有鲜血，应立即停止抽液，密切观察病人有无心脏压塞征出现；记录液体量、性质、按要求留取标本送检；抽液后观察病人的反应和主诉，如面色、脉搏、呼吸、血压、心率及心电图等，一旦出现改变，协助处理。

(3)术后护理：协助拔出穿刺针，穿刺部位覆盖无菌纱布、胶布固定。穿刺后2小时内继续心电、血压监测。心包引流者做好引流管护理，待心包引流液＜25ml/d时拔除导管。

(二)疼痛：胸痛

1. 病情观察　观察疼痛部位、性质及其影响因素等。

2. 休息　指导病人卧床休息，勿用力咳嗽、深呼吸或快速改变体位，以免引起疼痛加重。

3. 遵医嘱用药　遵医嘱使用解热镇痛剂，注意观察病人的胃肠道反应、出血等不良作用。剧痛者可用吗啡类药物镇痛。

(三)焦虑、恐惧

病人发生呼吸困难后，常常精神紧张，甚至是恐惧，陪护人员应守护在旁，给予解释和安慰，消除不良心理因素，取得病人的配合。在行心包穿刺抽液治疗前，向病人做好解释工作，通过讲解此项治疗的意义、过程、术中配合事项等，减轻恐惧不安情绪。护士可在手术中陪伴病人,给予支持、安慰。

(四) 健康教育

1. 心包炎病人的机体抵抗力减弱,应注意充分休息,加强营养。

2. 继续进行药物治疗,教会病人如何正确服药及观察疗效、副作用。

3. 大多数心包炎可以治愈。结核性心包炎病程较长,鼓励病人坚持治疗。急性非特异性心包炎则易复发,部分病人可演变为慢性缩窄性心包炎。

4. 定期复查。

二、缩窄性心包炎病人的护理

缩窄性心包炎(constrictive pericarditis)是指心脏被致密厚实的纤维化或钙化心包所包围,使心室舒张期充盈受限而产生一系列循环障碍的病征。

【护理评估】

(一) 健康史

缩窄性心包炎继发于急性心包炎,其病因在我国仍以结核性为最常见,其次为急性非特异性心包炎、化脓性或创伤性心包炎后演变而来。放射性心包炎和心脏直视手术后引起者逐渐增多。少数与心包肿瘤等有关。也有部分病人其病因不明。心包缩窄多于急性心包炎后1年内形成,少数可长达数年。

(二) 临床表现

1. 症状 常见症状为呼吸困难、疲乏、食欲减退、上腹胀满或疼痛;呼吸困难为劳力性;主要与心搏量降低有关。

2. 体征 颈静脉怒张、肝大、腹水、下肢水肿、心率增快,可见 Kussmaul 征。病人腹水常较皮下水肿出现得早且明显,可能与心包的局部缩窄累及肝静脉的回流以及与静脉压长期持续升高有关。心脏体征有心尖搏动不明显,心浊音界不增大,心音减低,通常无杂音,可闻及心包叩击音;心律一般为窦性,有时可有心房颤动。脉搏细弱无力,收缩压降低,脉压变小。

(三) 心理-社会状况

缩窄性心包炎病程长,病人症状、体征明显,严重影响生活质量,生活不能自理,使其丧失治疗信心。病情严重需要手术的病人因难以预知预后而焦虑、恐惧。

(四) 实验室及其他检查

1. X线检查 可示心影偏小、正常或轻度增大,左、右心缘变直,主动脉弓小或难以辨认;上腔静脉常扩张,有时可见心包钙化。

2. 心电图 QRS 低电压、T 波低平或倒置。

3. 超声心动图 对缩窄性心包炎的诊断价值远较对心包积液为低,可见心包增厚、室壁活动减弱、室间隔矛盾运动等,但均非特异而恒定的征象。

4. 右心导管检查 特征性表现是肺毛细血管压力、肺动脉舒张压力、右心室舒张末期压力、右心房压力均升高且都在同一高水平。

(五) 治疗要点

早期施行心包切除术以避免发展到心源性恶病质、严重肝功能不全、心肌萎缩等。通常在心包感染被控制、结核活动已静止即应手术,并在术后继续用药1年。

【常见护理诊断/问题】

1. 营养失调:低于机体需要量 与食欲减退及大量腹水蛋白丢失有关。

2. 活动无耐力　与心排血量减少有关。

3. 知识缺乏:缺乏心包炎的预防保健知识。

【护理措施】

(一) 营养失调

1. 给予病人高蛋白、高热量、高维生素、易消化的食物,少食多餐。遵医嘱输入少量新鲜血,补充白蛋白。

2. 协助医师治疗并消除影响食欲的相关因素,如给利尿剂,以减轻胃肠道水肿等。

3. 积极完善术前准备,早日进行心包剥离术,解除心脏受压情况,消除水肿。

(二) 活动无耐力

1. 增加营养,进食高蛋白、高维生素饮食,必要时给予静脉高营养。对大量腹水、胸水者,协助医师抽放腹水、胸水,以改善呼吸情况。协助病人的生活护理,接送病人做各种检查,减轻病人体力的消耗。

2. 配合医师治疗各种原因所致的活动无耐力,如利尿减轻水肿。观察病人活动情况,活动量、次数、耐受程度。

(三) 健康教育

1. 向病人及家属宣传有关心包炎的常见病因及预防保健知识。

2. 指导病人及家属做好日常护理,尽量避免接触与本病有关的病原体及诱发因素。

3. 教会病人及家属观察病情变化,症状加重及时就医。

思考题

病人,男性,50岁,近期消瘦,昨日突然出现呼吸困难,下肢水肿,颈静脉怒张,心界向两侧扩大,心音遥远,心脏超声提示心包积液,急诊行心包穿刺,抽出血性液体400ml,症状缓解,今日下午又发生呼吸困难,心脏超声提示中等量的心包积液。

1. 根据该病人目前的状况主要护理问题有哪些?

2. 如何配合医生做好心包穿刺术的护理?

(余红梅　肖洪俊　张立红)

第四章　消化系统疾病病人的护理

消化系统疾病(gastrointestinal disease)是常见病,包括食管、胃、肠、肝、胆、胰及腹膜、肠系膜、网膜等脏器的病变,可为器质性或功能性疾病。病变可局限于消化系统或累及其他系统,其他系统或全身性疾病也可引起消化系统疾病或症状。消化系统疾病病因较复杂,某种消化系统疾病可由多个病因引起,而某种病因又可能引起多种消化系统疾病。常见的病因有感染、外伤、理化因素、营养缺乏、代谢紊乱、吸收障碍、大脑皮质功能失调、肿瘤、自身免疫、遗传和医源性因素等,还与病人的心理状态和行为方式关系密切。目前,消化性溃疡是我国最常见的消化系疾病之一,慢性乙型病毒性肝炎和肝炎后肝硬化也相当普遍。在我国恶性肿瘤病死率排名中,胃癌和肝癌的病死率分列第二和第三位,大肠癌、胰腺癌患病率明显上升。在西方国家常见的酒精性肝病和酒精性肝硬化,近年来在我国亦见增多。多数消化系统疾病是慢性病程,易造成严重的消化、吸收功能障碍,随病情发展也可发生急性变化,如出血、穿孔、肝功能衰竭等危及病人的生命。因此,对于消化系统疾病的防治和护理,应特别强调整体观念和综合措施,要注意观察病人的精神心理状况,耐心向病人解释病情,必要时给予心理治疗;另外,饮食对消化系统疾病具有治病及致病的不同作用,故饮食和营养在治疗中也占有相当重要的地位。

第一节　概　　述

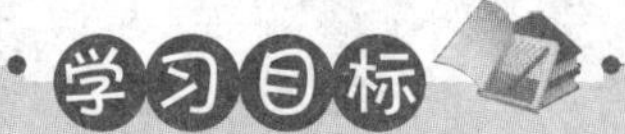

1. 了解消化系统结构和功能。
2. 掌握消化系统疾病常见症状和体征护理。
3. 学会消化系统常用诊疗技术护理。
4. 具有关心、爱护、尊重病人的职业素质及团队协作精神。

一、消化系统的解剖结构和生理功能

消化系统(digestive system or gastrointestinal system)**由消化管和消化腺组成**(图 4-1)。消化管是指从口腔到肛门的管道,包括口腔、咽、食管、胃、小肠(十二指肠、空肠和回肠)和大肠(盲肠、阑尾、结肠、直肠和肛管)。临床上以**屈氏韧带**为标志,把消化管分为上、下两部分,从

口腔到十二指肠称为**上消化道**，空肠以下称为**下消化道**。消化腺包括唾液腺、肝、胰腺和消化道的黏膜腺。

消化系统的主要功能是**摄取**、**运送**、**消化**食物，**吸收**营养物质和**排泄**粪便。人体所需的营养物质，包括蛋白质、脂肪、糖类、维生素、无机盐和水，都来自食物。蛋白质、脂肪、糖类物质的结构复杂分子量大，不能直接被吸收，必须经过消化系统**消化**，即将大块的、不溶于水和大分子的食物变成小块、溶于水和分子较小的物质。将大块变成小块过程称为**机械消化**，主要是通过消化管的运动对食物进行咀嚼、研磨、搅拌等完成；将大分子物质分解成小分子物质的过程称为**化学消化**，主要通过消化腺所分泌消化酶的作用完成。食物经过消化后的小分子物质，以及维生素、无机盐和水，透过消化管黏膜进入血液和淋巴的过程，称为**吸收**。

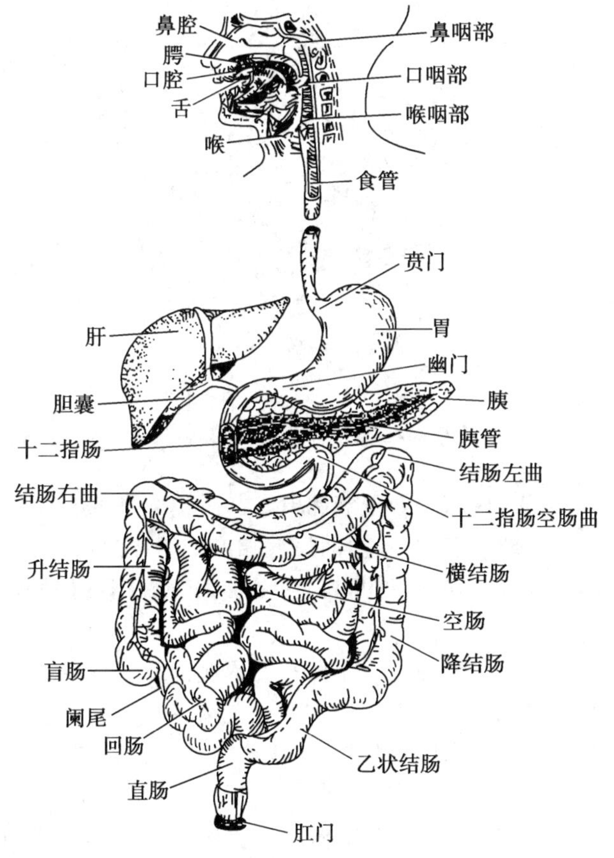

图 4-1　消化系统模式图

（一）消化管

1. 口腔　是消化管的起始部，其前壁为口唇，侧壁为颊，上壁为腭，下壁为口腔底，内有牙齿和舌，周围有唾液腺。消化过程从口腔开始，主要是机械消化。食物经过咀嚼被磨碎，并经过咀嚼运动和舌的搅拌使食物与唾液混合，形成食团。唾液中的淀粉酶对食物有较弱的化学消化作用。

2. 咽　是消化管与呼吸道的共同通道，呈上宽下窄、前后略扁、前壁不完整的漏斗形肌性管道,长约 12cm。咽壁肌为骨骼肌,吞咽时收缩将食团推向食管,并使会厌封闭喉口。

3. 食管 食管为中空肌性管道,全长约 25cm,是连接咽和胃的通道。食管起始部、与左主支气管交叉处和穿越膈处有**3 个生理性狭窄**,是异物滞留和食管癌的好发部位。食管壁由黏膜、黏膜下层和肌层组成,没有浆膜层,故食管病变易扩散至纵隔。食管肌层为平滑肌,通过蠕动将食团送入胃。

4. 胃 胃是消化管中最膨大的部分,大部分位于左季肋部,小部分位于上腹部(图 4-2)。成人胃的容量约 1500ml,一餐混合性食物由胃完全排空约需 4～6 小时。

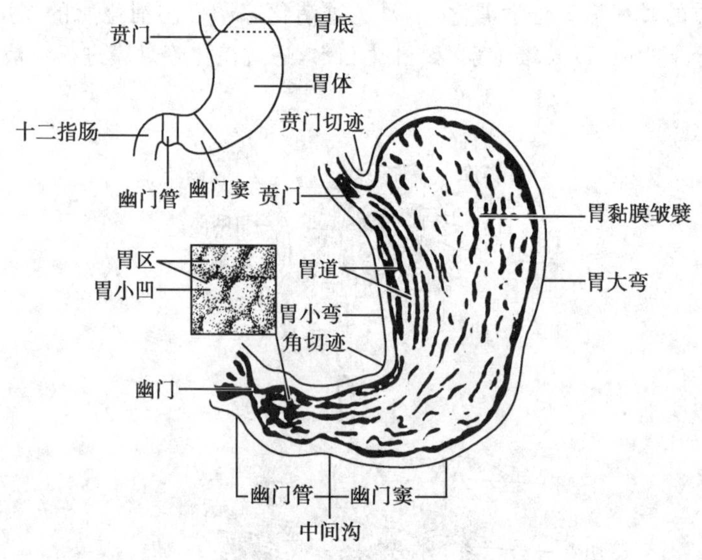

图 4-2 胃的形态、分部及黏膜

(1)**胃的形态及分部**:胃有两口、两壁和两弯。胃的入口叫**贲门**,与食管相接;出口叫**幽门**,与十二指肠相通。两壁即前壁和后壁,前后壁相连处呈弯曲状。上缘较短,凹向右上方,称**胃小弯**,胃小弯近幽门处有一切迹,称**角切迹,是溃疡和肿瘤的好发部位之一**;下缘长,凸向左下方,称**胃大弯**。

胃分四部:①**贲门部**是紧接贲门的一小段。②**胃底部**位于贲门左侧,是贲门以上的膨隆部分。③**胃体部**是胃腔最大的部分,介于胃底和角切迹之间。④**幽门部**又称幽门窦、胃窦,是角切迹以下至幽门之间的部分。一般**慢性胃炎多发生于幽门部**或以此处为重,**幽门螺杆菌**也常寄生于幽门部。

(2)**胃壁的结构**:胃壁由外向内分为外膜、肌层、黏膜下层和黏膜四层。胃的**外膜**为浆膜。**肌层**较厚,由外纵、中环、内斜三层平滑肌构成。胃的环行肌在幽门处较厚称为**幽门括约肌**,可控制胃内容物进入十二指肠的速度,并能阻止十二指肠内容物反流入胃。黏膜下层由疏松结缔组织构成,内有丰富的血管、淋巴管和神经丛。胃黏膜柔软,胃空虚时形成许多皱襞,充盈时变平坦,沿胃小弯处有 4～5 条较恒定的纵行皱襞。

(3)**胃的功能**:胃有贮存和消化食物两方面的功能。食物在胃内经过机械和化学消化,形成**食糜**,然后被逐渐排入十二指肠。

1)**胃黏膜腺**:胃黏膜中有 3 种外分泌腺。①**泌酸腺**:分布在胃底和胃体部,是分泌胃液的主要腺体,由 3 种细胞组成。**壁细胞**分泌盐酸和内因子,**主细胞**分泌胃蛋白酶原,**黏液细**

胞分泌黏液。②**贲门腺**分泌黏液。③**幽门腺**:含有3种细胞,**黏液细胞**分泌黏液、HCO_3^-及胃蛋白酶原,G**细胞**分泌促胃液素,D**细胞**分泌生长抑素。

2)**胃液**:主要由胃黏膜腺分泌,纯净的胃液是无色酸性液体,pH为0.9～1.5,正常成人每日分泌量为1.5～2.5L。空腹时,胃只分泌少量(每小时数毫升)含黏液和少量蛋白酶但几乎无酸的胃液,称为基础胃酸分泌;进食后,在神经和激素(兴奋迷走神经和刺激促胃液素、组胺释放)调节下,胃液大量分泌。强烈的情绪刺激可使基础胃酸分泌明显增加,且为高酸、高胃蛋白酶的胃液,这可能是产生应激性溃疡的一个因素。此外,钙、低血糖、咖啡因和酒精也可刺激胃液分泌。

胃液成分除水外,主要有盐酸、胃蛋白酶、黏液、HCO_3^-和内因子。①**盐酸**:激活胃蛋白酶原使其成为具有活性的胃蛋白酶,并且为其生物活性提供必要的酸性环境,此外盐酸还有杀菌作用及促进钙、铁吸收的作用。②**胃蛋白酶原**:被盐酸或已活化的胃蛋白酶激活后参与蛋白质的消化。③**黏液和HCO_3^-**:形成黏液-碳酸氢盐屏障,可中和胃酸、保护胃黏膜。④**内因子**:与食物中的维生素B_{12}结合,使维生素B_{12}易于被回肠末端吸收。慢性萎缩性胃炎时内因子缺乏,可导致恶性贫血。⑤**促胃液素和生长抑素**:前者促使壁细胞分泌盐酸,后者抑制胃酸分泌。

3)**胃的运动**:从功能上通常将胃分为头区和尾区(参见图4-2),头区包括胃底和胃体的上端,胃体的下端和胃窦合称为尾区。①**头区**:胃壁较薄,收缩力弱,且很少发生收缩,所以食物入胃后不会很快与胃液混合,而是逐层地分布于胃的内表面,即先入胃的在外层,后入胃的在胃的中央,暂时不与胃黏膜接触,因此,饭后服药可减少药物对胃黏膜的直接刺激。胃头区的主要功能是暂时贮存食物。②**尾区**:胃壁可收缩**蠕动**,收缩始于胃体的中部,并向幽门处推进。空胃时,每隔90分钟发生1次,每次持续3～5分钟,作用是将上次进食后遗留的食物残渣和积聚的黏液送到十二指肠。进食后,每分钟约发生3次,且力度增大,有利于胃内食糜与胃液的充分混合及对食物进行机械与化学消化。

食物由胃排入十二指肠的过程称为**胃排空**。胃排空的速度因食物的种类、性状和胃的运动情况而异。液体食物比固体食物排空快,固体食物排空速度取决于在胃内分解成小颗粒的速度。在3种主要食物成分中,糖类排空最快,蛋白质次之,脂类最慢。普通的混合食物,每餐从胃内完全排空需4～6小时。

5. 小肠　小肠是消化道中最长的一段,长约5～7m,分为**十二指肠**、**空肠**和**回肠**,**是消化、吸收的主要场所**,小肠内的消化主要是由消化酶参与的化学消化。十二指肠始于幽门,下端与空肠相连,全长约25cm,呈"C"形包绕胰头,分为球部、降部、横部、升部4部分(图4-3),**球部为十二指肠溃疡好发处**。降部内后侧壁有一乳头状突起称**十二指肠大乳头**,胆总管与胰管分别或汇合开口于此,胆汁和胰液由此进入十二指肠。升部与空肠相连,连接处被屈氏韧带固定,此处为上、下消化道的分界处。空肠长约2.4m,回肠长约3.6m,空肠上接十二指肠下连回肠,回肠接续盲肠,两者之间无明显分界,盘曲于脐周,空肠偏左,回肠偏右。

6. 大肠　大肠包括**盲肠**、**阑尾**、**结肠**、**直肠**、**肛管**五部分,全长约1.5m,终于**肛门**。盲肠是大肠起始部,位于右下腹部,下端为盲端,附有阑尾。回肠和盲肠交界处的**回盲瓣**,具有使回肠内容物间歇进入结肠和阻止大肠内容物逆流入小肠的作用。大肠的主要功能是吸收水分、维生素和无机盐,将消化后的食物残渣暂时贮存并形成粪便排出体外。大肠内的细菌能利用肠内物质合成维生素B复合物和维生素K,吸收后对人体有营养作用。

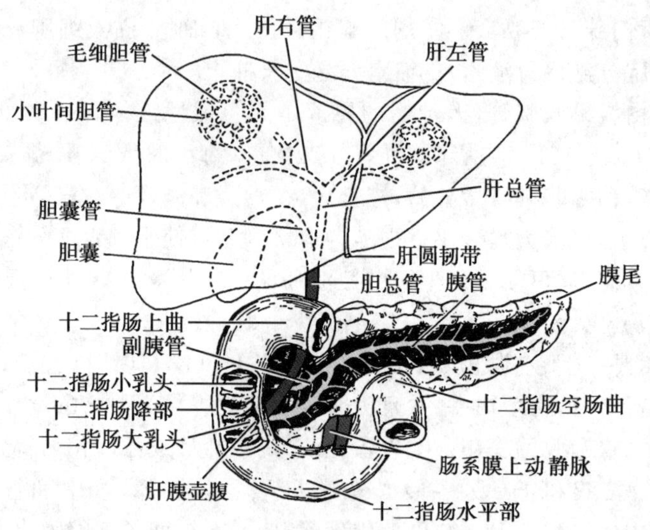

图 4-3 肝、胆、胰腺和十二指肠

饮食与消化道肿瘤

经常食用高盐、霉变食品、腌制烟熏食品、缺乏新鲜蔬菜水果与胃黏膜萎缩及胃癌的发生密切相关；食物粗糙、进食过烫，咀嚼槟榔或烟丝等习惯造成对食管黏膜的慢性理化刺激，使食管癌发生率增高；粮食受到黄曲霉毒素污染严重的地区，人群肝癌发病率高；高脂肪低纤维，烧烤、油炸食品可诱发大肠癌。

（二）消化腺

消化腺分为大消化腺和小消化腺两种。大消化腺位于消化管壁外，成为一个独立的器官（如肝和胰），所分泌的消化液经导管流入消化管腔内；小消化腺分布于消化管壁内，位于黏膜层或黏膜下层，如胃腺和肠腺等。

1. 肝 肝是人体内最大的腺体，位于右季肋部和上腹部。肝由门静脉和肝动脉双重供血，血流量约为心输出量的 1/4，其中 75%血供来自门静脉，内含从胃肠道吸收的营养物质和有害物质，它们将在肝内进行物质代谢或被解毒；25%血供来自肝动脉，其血液是肝营养的来源。肝脏表面覆以厚而致密的结缔组织被膜，在肝门处的结缔组织沿着肝门管道伸入肝实质内，将肝分隔为许多**肝小叶**，肝小叶是肝的结构和功能单位，主要由肝细胞组成。小叶之间以少量结缔组织分隔。每个肝小叶都有一条静脉穿过其长轴，称为**中央静脉**。在中央静脉的周围有肝细胞排列成放射状称为**肝板**。

肝脏的功能：①**参与物质代谢**：糖、蛋白质、脂质、维生素等的合成代谢在肝内进行。肝是合成白蛋白和某些凝血因子的唯一场所，肝功能减退时可出现低白蛋白血症和凝血功能障碍。②**解毒**：肝脏将进入人体内的各种异物（药物、毒物等）、某些生物活性物质（如雌激素、醛固酮和抗利尿激素等）和代谢产物（如氨、胆红素等）进行生物转化，使其毒性减弱或水溶性增高，随胆汁或尿液排出体外。③**生成胆汁**：胆汁可促进脂肪在小肠内的消化和吸收。

2. 胆囊及胆道系统 胆囊位于肝下面的胆囊窝内，呈梨形，分为**胆囊底**、**胆囊体**、**胆囊颈**、**胆囊管**四部分。胆道系统开始于肝细胞间的毛细胆管，毛细胆管在肝内逐渐汇合成小叶间胆管，然后汇合成左、右肝管自肝门出肝。左右肝管出肝后汇合成肝总管，并与胆囊管汇合成胆总管，开口于十二指肠大乳头（参见图 4-3）。**胆囊的功能**主要是贮存、浓缩、排泄胆汁。

3. 胰腺　胰腺为腹膜后器官，横向位于上腹部和左季肋部，分**胰头**、**胰体**、**胰尾**三部分。胰的输出管为胰管，自胰尾至胰头纵贯胰的全长，穿出胰头后与胆总管合并或分别开口于十二指肠大乳头（参见图 4-3）。胰腺的功能包括外分泌功能和内分泌功能。

胰的外分泌结构为腺泡细胞和小导管管壁细胞，分泌胰液。胰液中的消化酶主要有**胰淀粉酶**、**胰脂肪酶**、**胰蛋白酶和糜蛋白酶**，能对三大营养物质（淀粉、脂肪和蛋白质）进行消化、分解。胰液分泌不足时，营养物质的消化吸收受到影响；胰液分泌受限或过多时，会发生胰腺组织自身消化的化学性炎症。

胰的内分泌结构为散在于胰腺组织中的胰岛，胰岛中重要的细胞有 A 细胞和 B 细胞。A 细胞分泌胰高血糖素使血糖升高；B 细胞分泌胰岛素使血糖降低。

二、消化系统疾病常见症状和体征的护理

消化系统疾病病人常见症状及体征包括食欲减退、恶心、呕吐、反酸、嗳气、吞咽困难、腹痛、腹胀、腹泻、便秘、呕血、便血、黄疸、腹水等。

恶心、呕吐

恶心是一种欲将胃内容物经口吐出的特殊不适感，是延髓呕吐中枢受到刺激的结果。**呕吐**指胃内容物或部分肠内容物通过胃的强烈收缩经食管、口腔排出体外的现象。两者均为复杂的反射动作，可单独发生，但多数病人先有恶心，继而呕吐。

【护理评估】

（一）健康史

1. 消化系统疾病　①胃源性呕吐：因胃黏膜炎症或受各种理化因素刺激所致。常见于急慢性胃肠炎、消化性溃疡、急性胃扩张、幽门梗阻等。②反射性呕吐：常见于腹腔脏器病变如胆囊炎、腹膜炎、胰腺炎、阑尾炎、肠梗阻、急慢性肝炎等。

2. 中枢神经系统疾病　如各种脑炎、脑膜炎、脑出血、脑梗死、脑外伤、脑肿瘤等。

3. 其他　①药物或化学毒物：如洋地黄、吗啡、有机磷杀虫药、某些抗生素、抗癌药等。②内源性中毒：各种代谢障碍如尿毒症、肝性脑病、酮症酸中毒、低钠血症、甲状腺危象、妊娠呕吐等。③前庭功能障碍：如梅尼埃病、晕动病。④神经性呕吐，如胃肠神经症。

（二）临床表现

1. 恶心的特点　恶心时病人可有上腹不适及胀满感，可伴有迷走神经兴奋的表现，如面色苍白、出汗、血压降低、心动过缓等。

2. 呕吐的特点

（1）呕吐的时间：妊娠呕吐多发生在清晨；幽门梗阻呕吐常发生在晚上或夜间；前庭功能障碍呕吐常发生在头部位置改变时；晕动病则与乘车、乘船有关。

（2）呕吐与进食的关系：胃源性呕吐常与进食有关，集体发病者多由食物中毒所致。餐后即刻呕吐见于神经症；餐后 1 小时以上呕吐，提示胃张力下降或胃排空延迟；餐后较久或数餐后呕吐，见于幽门梗阻。

（3）呕吐物的性状：**呕吐大量酸酵宿食见于幽门梗阻**；**带粪臭味**，**提示低位小肠梗阻**；伴

有胆汁提示高位肠梗阻；**米泔样呕吐物见于霍乱**；**有蒜臭味见于有机磷中毒**；上消化道出血时呕吐物咖啡色甚至鲜红色。

(4)伴随症状：伴眩晕、耳鸣、眼球震颤，见于梅尼埃病；伴腹痛、腹泻多见于细菌性食物中毒；伴剧烈头痛、视神经乳头水肿见于颅内高压症。持久、剧烈的呕吐可引起水、电解质及酸碱平衡紊乱和营养障碍。

(三) 心理-社会状况

长期频繁、剧烈呕吐，病人易产生紧张、恐惧、焦虑等不良心理反应。

【常见护理诊断/问题】

1. 恶心 与消化系统疾病或全身性疾病有关。

2. 有体液不足的危险 与大量呕吐致失水及摄入不足有关。

【护理目标】

病人无恶心、无失水、电解质紊乱和酸碱失衡，生命体征正常。

【护理措施】

(一) 恶心

1. 休息与体位 病人呕吐时应帮助其坐起或侧卧，头偏向一侧，以免误吸。吐毕将病人口鼻腔内的呕吐物清理干净，用温开水或生理盐水漱口，更换污染衣物，开窗通风以除去异味。指导病人坐起时动作应缓慢以避免直立性低血压的发生。

2. 心理疏导 耐心解答病人及家属提出的问题，消除紧张情绪，特别是与精神因素有关的呕吐病人，焦虑还会影响食欲和消化能力。运用深呼吸法(用鼻吸气，然后张口缓慢呼出，反复进行)、听音乐、交谈等转移病人注意力，可减轻恶心。必要时使用镇静剂。

3. 遵医嘱用药 遵医嘱使用颠茄合剂、硫酸阿托品、甲氧氯普胺、多潘立酮等药物，注意观察用药后病情变化和药物副作用，如阿托品可引起口干、心动过速等反应，甲氧氯普胺可出现直立性低血压。另外，镇吐药服后多有嗜睡，要勤观察，防止掩盖病情，门诊病人避免从事驾驶等风险较高的工作。

4. 病情观察 观察和记录恶心与呕吐的方式、时间、次数；呕吐物的量、性质、颜色、气味；每日液体出入量、体重、皮肤弹性及有无酸碱平衡失调等并发症。

(二) 有体液不足的危险

参见本章本节之腹泻内容。

【护理评价】

病人恶心、呕吐是否减轻或已停止，生命体征是否正常、实验室检查结果是否在正常范围内，体重是否恢复。

腹　　痛

腹痛是指腹部感觉神经纤维受到某些因素(如消化器官的膨胀、肌肉痉挛、腹膜刺激、血供不足等)刺激后产生的一种疼痛和不适感。临床上按起病急缓、病程长短分为**急性腹痛和慢性腹痛**。

【护理评估】

(一) 健康史

1. 病因

(1)腹部疾病所致腹痛：①急性腹痛：多由腹腔脏器的急性炎症、扭转或破裂，空腔脏器梗阻或扩张，腹腔内血管阻塞等引起。②慢性腹痛：多由腹腔脏器的慢性炎症、腹腔脏器包膜张力增加、消化性溃疡、胃肠神经功能紊乱、肿瘤压迫及浸润等引起。

(2)腹外脏器疾病所致腹痛：如急性心肌梗死、胸膜炎、下叶肺炎、铅中毒、糖尿病酮症酸中毒、过敏性紫癜、肠寄生虫病、恶性肿瘤等。

(3)功能性胃肠病：如肠易激综合征、功能性消化不良等。

2. 诱发因素　酗酒、暴饮暴食可诱发急性胰腺炎引起的腹痛；高脂饮食可诱发胆囊炎或胆石症引起的腹痛；右侧卧位可诱发胃黏膜脱垂引起的腹痛；进食与消化性溃疡病人腹痛有关，胃溃疡多为餐后痛，十二指肠溃疡多为饥饿痛。

(二)临床表现

1. 腹痛的部位　一般腹痛部位多为病变部位所在。如胃、十二指肠疾病腹痛多位于上腹部，肝胆疾病腹痛多位于右上腹，小肠疾病腹痛多位于脐周，阑尾炎疼痛多位于右下腹麦氏点，结肠疾病腹痛多位于左下腹，盆腔疾病腹痛多位于下腹部，弥漫性腹痛见于腹膜急慢性炎症。

2. 腹痛的性质　腹痛可为阵发性或持续性疼痛，表现为绞痛、锐痛、隐痛、钝痛、灼痛或胀痛等。剧烈、阵发性绞痛，常为胆石症或泌尿系结石；**阵发性剑突下钻顶样疼痛，常为胆道蛔虫症**；隐痛或钝痛，常由胃张力变化或轻度炎症引起；胀痛，可能为实质脏器的包膜牵张所致。

3. 放射痛情况　急性胰腺炎引起的上腹部剧烈疼痛向腰背部呈带状放射；急性胆囊炎、胆石症引起的疼痛常向右肩背部放射；尿路结石引起的疼痛向下腹、会阴部、同侧腹股沟放射；子宫、直肠疾病引起的疼痛向腰骶部放射等。

(三)心理-社会状况

急性腹痛起病急、疼痛剧烈，病人易恐惧；慢性腹痛持续存在或反复出现，影响病人生活，易产生烦躁、悲观等心理。癌性腹痛病人可有沮丧、愤怒、绝望等心理。

【常见护理诊断/问题】

急性疼痛/慢性疼痛：腹痛　与腹腔脏器或腹外脏器的炎症、缺血、梗阻、溃疡、肿瘤或功能性疾病等有关。

【护理目标】

病人腹痛逐渐减轻或消失。

【护理措施】

1. 休息　急性腹痛病人应卧床休息，减少疲劳感和体力消耗，提高对疼痛的耐受力。体位以病人舒适为原则，**一般取仰卧或侧卧位、下肢屈曲**，以免腹肌紧张。对烦躁不安者应采取防护措施，以防坠床等意外发生。

2. 饮食　急性腹痛病人，**诊断未明时宜禁食**，必要时胃肠减压。慢性腹痛病人，应进食营养丰富、易消化、富含维生素的饮食。溃疡性结肠炎以摄取低纤维食物为宜，且忌乳制品；急、慢性胆囊炎及胆石症者应禁食油腻饮食；消化性溃疡病人禁食酸性食物。

3. 非药物止痛方法　对于一些因慢性腹痛而产生明显焦虑的病人，可以通过非药物方法达到缓解疼痛、减轻焦虑的目的。①行为疗法：深呼吸、冥想、音乐疗法、**指导式想象**(利用一个人对某特定事物的想象达到特定的正向效果，如回忆一些有趣的往事可转移对疼痛的注意力)等。②心理疏导：对病人进行有效和有针对性的心理疏导，减轻其紧张恐惧心理，放松精神，稳定情绪，有利于增强病人对疼痛的耐受性。③局部热疗法：除急腹症外，疼痛局部可用热水袋热敷。④针灸止痛。

4. 遵医嘱用药 遵医嘱使用镇痛药物，如盐酸吗啡、盐酸哌替啶等药物，应密切观察疗效与副作用。癌性疼痛要遵循按需给药的原则。急性剧烈腹痛诊断不明时，**切忌盲目使用镇痛药**，以免掩盖症状，延误病情。

5. 病情观察 ①密切观察并记录腹痛部位、性质、程度、伴随症状、生命体征、持续时间及检查结果的变化。如发生病情加重，经一般处理无效或反而加重时，应警惕发生某些并发症。②观察非药物和(或)药物止痛治疗的效果。

【护理评价】

病人腹痛是否减轻或消失，表现为呼吸平稳，无痛苦表情。

腹　　泻

腹泻是指排便次数超过平日习惯的频率，粪质稀薄，水分增加，或含未消化食物、脓血、黏液。腹泻的发生机制主要为肠蠕动过快、肠分泌增多或吸收障碍。腹泻可分为急性和慢性两种，病程超过2个月者属**慢性腹泻**。

【护理评估】

(一) 健康史

1. 急性腹泻 起病急骤，病程较短，多为感染或食物中毒所致。①消化系统疾病：如各种肠炎、细菌性痢疾、阿米巴痢疾、血吸虫病及克罗恩病或溃疡性结肠炎急性发作、急性肠道缺血等。②急性中毒：如细菌性食物中毒，毒蕈、河豚、鱼胆中毒、化学药物如砷、磷、铅、汞、有机磷、抗癌药等中毒。③全身性感染：如败血症、霍乱、伤寒、副伤寒、钩端螺旋体病等。

2. 慢性腹泻 起病缓慢，病程较长，可见于消化系统疾病(如肠结核、慢性细菌性痢疾、阿米巴痢疾、溃疡性结肠炎、慢性胰腺炎、胆囊炎、肝硬化、肠道肿瘤、胃大部切除术后等)及神经功能紊乱。

(二) 临床表现

1. 起病情况 急性腹泻，常有进食不洁食物、聚餐等病史，每天排便可达10次以上，并引起脱水、电解质紊乱，甚至危及生命。慢性腹泻，常有原发性疾病史，可呈持续性或呈间歇性，一般每天排便数次，长期腹泻可致营养缺乏、贫血、体重减轻。

2. 粪便的量及性状 急性细菌感染性腹泻，常有黏液血便或脓血便；**阿米巴痢疾病人大便呈暗红色或果酱样；霍乱病人大便呈大量水样或米泔样**。慢性腹泻，常为稀便，也可带黏液、脓血，常见于慢性痢疾、炎症性肠病、结肠癌、直肠癌。粪便中有黏液而无脓血，常见于肠易激综合征。

3. 腹泻与腹痛的关系 急性腹泻常有腹痛，以感染腹泻为主。小肠疾病腹泻，腹痛常在脐周，便后腹痛缓解不明显。结肠性疾病，腹痛常在下腹，便后腹痛可缓解。

4. 伴随症状 伴体重减轻，见于肠道恶性肿瘤、甲状腺功能亢进；伴发热，多见于肠道感染性疾病；伴里急后重感，多见于乙状结肠下段或直肠病变。

(三) 心理-社会状况

急性腹泻病人没有心理准备，常感恐慌；慢性腹泻影响病人工作、社交，易产生焦虑、自卑心理。

【常见护理诊断/问题】

1. 腹泻 与胃肠道疾病或全身性疾病有关。

2. 有体液不足的危险　与大量腹泻导致失水有关。

【护理目标】

病人的腹泻及其引起的不适感减轻或消失；无失水、电解质紊乱和酸碱失衡，表现为生命体征、尿量、血生化检查正常。

【护理措施】

（一）腹泻

1. 休息与活动　急性严重腹泻病人应卧床休息，注意腹部保暖，可用热水袋热敷腹部。慢性轻症腹泻适当增加休息时间，按需要留取粪便标本送检。对肠道传染病所致腹泻，应严格执行消化道隔离。

2. 饮食　腹泻病人饮食应以营养丰富、**少纤维**、低脂肪、易消化为宜，适当补充水分和食盐，忌食生冷、产气及刺激性食物，以免刺激肠黏膜引起肠蠕动亢进而加重腹泻。急性腹泻根据病情和医嘱给予禁食、流质、半流质或软食，待病情好转后鼓励病人逐渐增加食量。

3. 保护肛周皮肤　排便频繁时，因粪便刺激，可致肛周皮肤损伤，引起糜烂及感染。告知病人排便后宜用软纸擦拭，擦拭动作应轻柔，便后用温水坐浴或肛门热敷，并轻轻拭干局部皮肤，保持清洁干燥，涂布凡士林或抗生素软膏以保护肛周皮肤，促进损伤处愈合。

4. 遵医嘱用药　腹泻以病因治疗为主。①细菌感染性腹泻按医嘱给予**抗生素**，杀灭或抑制肠内细菌。②**止泻药**如鞣酸蛋白、蒙脱石、药用炭等，应用时注意观察病人排便情况，腹泻控制后及时停药。③**解痉止痛药**如阿托品，可抑制肠蠕动而止痛、止泻，用药时注意视力模糊、口干、心动过速等副作用。④液体、电解质、营养物质，多采用口服补液，腹泻严重时需静脉补液。口服补液时应注意液体温度，少量多次给予；静脉补液时，要注意调节输液速度，特别是老年人输液时速度不宜过快，以免诱发肺水肿。

5. 病情观察　观察并记录腹泻次数、量、性状、气味、伴随症状，监测血电解质及酸碱平衡情况。发现脱水、代谢性酸中毒等并发症及时报告医生，并协助处理。

6. 心理疏导　某些腹泻与精神因素有关，慢性腹泻病人多担心预后，结肠镜等检查有一定痛苦，因此应注意评估病人心理状况，稳定病人情绪。

（二）有体液不足的危险

1. 病情观察　①定时测量和记录生命体征直至稳定，准确记录出入量、体重。血容量不足时可有血压降低、心率加快、呼吸急促。持续性腹泻而发生代谢性酸中毒时，病人呼吸深而稍快。②观察失水征象，如口渴、口唇干燥、皮肤弹性下降、尿量减少，甚至出现神志不清以至昏迷等。③有无肌肉无力、肠鸣音减弱、腹胀、心律失常等低钾血症的表现。④动态观察血生化。

2. 补液　及时发现并发症并协助处理。积极补充水、电解质及营养物质，非禁食者应少量多次口服补液，剧烈腹泻或严重水、电解质失衡时，应静脉输液。

【护理评价】

病人排便次数是否减少，大便性状是否恢复正常，伴随症状是否消失；是否无并发症发生。

便　　秘

便秘指排便次数减少，每周排便少于3次，排便困难，粪便干结。便秘常用以下几种分类方法：按病程或起病方式分为急性便秘和慢性便秘，按有无器质性病变分为器质性便秘和功能性便秘，按粪块积留的部位分为结肠便秘和直肠便秘，按结肠、直肠平滑肌功能状态分为弛缓性便秘和痉挛性便秘。

【护理评估】

(一) 健康史

1. 功能性便秘 可见于：①进食量少或食物缺乏纤维素或水分。②生活习惯改变，精神因素干扰或抑制排便习惯。③滥用泻药产生泻药依赖。④结肠运动功能减弱，如年老体弱、活动少，特别是长期卧床者。⑤腹肌和盆肌张力不足。⑥药物，如吗啡类、抗胆碱能药、钙通道阻滞剂、抗抑郁药以及含钙、铝的制酸药等致肠肌松弛。

2. 器质性便秘 可见于：①直肠和肛门病变引起括约肌痉挛，排便疼痛造成惧怕排便，如痔疮、肛裂、肛周脓肿和溃疡、直肠炎等。②结肠肿瘤、肠梗阻、肠黏连、克罗恩病、先天性巨结肠症等。③腹腔或盆腔的肿瘤压迫，如子宫肌瘤等。④全身性疾病使肠肌松弛排便无力，如尿毒症、糖尿病、甲状腺功能减退等。血卟啉病、铅中毒等引起肠肌痉挛，也可导致便秘。

(二) 临床表现

1. 功能性便秘 多为慢性便秘，病人粪便干硬伴腹痛、腹胀、食欲减退、口苦、下腹不适，或有头昏、头痛、疲乏等神经症状，腹部可触及包块。

2. 器质性便秘 常为急性便秘，可有原发疾病的表现。病人多有腹痛、腹胀、恶心呕吐。

(三) 心理-社会状况

心理因素是影响排便的重要因素，长期便秘者易紧张、焦虑，担心预后而悲观失望。

【常见护理诊断/问题】

便秘 与各种原因致排便减少或停止有关。

【护理目标】

病人的便秘及其引起的不适感减轻或消失，能按时排便，大便形态正常。

【护理措施】

1. 心理疏导 焦虑、恐惧和悲观失望等情绪均可造成便秘。因此，护士要关心、安慰病人，向病人讲解有关疾病知识，使病人能正确对待，安心休养，配合治疗与护理。

2. 休息与活动 适当增加运动量，如散步、做操等可促进肠蠕动有利于排便。卧床病人可床上活动，定时给予**腹部按摩**，由护士操作或指导病人自己进行，按摩时可用双手示指、中指、无名指轻贴在腹部，按结肠走行方向做顺时针环行按摩，每日2～3次，每次15～20分钟，可起到刺激肠蠕动、帮助排便的作用。指端轻压肛门后端也可促进排便。

3. 饮食 首先向病人及家属说明饮食与排便、饮食与疾病康复的关系，根据病情制定合理的饮食计划。**增加脂肪、高纤维素食物和水的摄入**，睡前喝一杯蜂蜜水或清晨空腹饮一杯淡盐水均有助于通便。多食水果(如香蕉)、蔬菜(如芹菜、韭菜等)或笋类、麦片、麸皮等多纤维食物有促进排便的作用。忌饮烈酒、浓茶、咖啡，忌食蒜、辣椒等刺激性食物。

4. 排便环境及姿势 提供病人单独隐蔽的环境及充裕的排便时间，如拉床帘或屏风遮挡，避开治疗、进餐时间。床上用便盆时，最好采取坐姿或抬高床头，利用重力增加腹内压促进排便。

5. 定时排便 指导病人规律起居，养成定时排便习惯。嘱病人尽可能在每日**早餐后排便**，因早餐后易引起胃-结肠反射，此时训练排便易建立条件反射。即使无便意，也应坚持每日早餐后如厕 10～20 分钟，日久便可建立定时排便的习惯。排便时要注意力集中，忌看书报、抽烟或思考问题，平时有便意时不要克制和忍耐。

6. 遵医嘱用药　必要时遵医嘱给予硫酸镁、液状石蜡、开塞露、麻仁丸，或泡服番泻叶通便。密切观察用药后排便次数、量、性状，一旦病情改善，应及时停药，以免出现药物依赖。

7. 辅助排便　对于直肠内有硬结样粪块时，应用灌肠、人工取便等方法辅助排便。取便时动作要轻柔以免损伤肠黏膜。灌肠常用溶液为 0.1％或 0.2％肥皂水、甘油等。不可长时间滥用泻药或灌肠，否则可引起结肠痉挛性便秘。

【护理评价】

病人的便秘及其引起的不适感是否减轻或消失，是否能按时排便，大便形态是否正常。

消化系统疾病其他症状

1. 食欲减退　食欲减退是指没有进食的欲望，多见于消化系统疾病如消化系统肿瘤、慢性胃炎、肝炎等。也可见于全身其他疾病如结核、尿毒症、垂体功能减退等。

2. 吞咽困难　吞咽困难是指食物咽下不畅的一种感觉，多见于咽、食管疾病如咽部脓肿、食管癌、腐蚀性食管炎、胃食管反流病、食管裂孔疝、贲门失弛缓症等。亦可见于神经损伤及主动脉瘤压迫食管。

3. 嗳气　嗳气是胃内气体溢出口腔的现象，多提示胃内气体较多或食管下段括约肌较松弛，见于胃食管反流病、及胃、十二指肠、胆道疾病。频繁嗳气多因精神因素、吞咽动作过多或进食过急过快等引起。

4. 反酸和烧心　反酸是指酸性胃内容物在无恶心和不用力的情况下经食管反流至口腔的现象，多因食管括约肌功能不全所致。烧心是一种胸骨后或剑突下的烧灼感，常由胸骨下段向上延伸，主要由于酸性或碱性反流物刺激有炎症的食管黏膜引起，多提示胃食管反流和消化性溃疡。

5. 腹胀　腹胀是一种腹部胀满不适感，可由腹水、胃肠胀气、腹内肿物、胃肠道运动功能紊乱等引起，也可由低血钾症所致。

6. 呕血和便血　呕血是指血液随呕吐从口腔排出，多由消化系统疾病或全身性疾病所致的上消化道出血引起。便血是指消化道出血血液由肛门排出，一般提示下消化道出血。上消化道或小肠出血时，血红蛋白的铁质在肠道经硫化物作用形成黑色硫化铁，粪便呈黑色而发亮，称为黑便，又称柏油样便。上消化道出血超过 50ml 即可出现柏油样便。

7. 黄疸　各种原因造成血液中胆红素增高时可出现巩膜、皮肤黄染称黄疸。按病因可分为溶血性、肝细胞性和阻塞性黄疸(鉴别见健康评估教材)。

8. 腹水　腹水是指腹腔内液体积聚的现象，常见于肝硬化、腹腔细菌性感染等疾病。腹水可分为渗出液和漏出液(两者鉴别见健康评估教材)。

三、消化系统疾病常用诊疗技术

(一) 实验室检查

1. 粪便检查　包括粪便外观的肉眼观察，以及显微镜、细菌学、寄生虫检查和隐血试验等，对腹泻与肠道感染的病原学和消化道隐性出血有重要诊断价值。

2. 血液、尿液检查　常用的检查有：①肝功能检查如血清酶学、血白蛋白、凝血酶原时间等用于肝胆疾病的诊断。②血、尿胆红素检查可提示黄疸的性质。③血沉可反映炎症性肠病、肠结核、腹膜结核的活动性。④血清、尿液淀粉酶测定用于急性胰腺炎的诊断。⑤各型肝炎病毒标志物的测定用于确定病毒性肝炎的类型。⑥肿瘤标志物检测,如甲胎蛋白(AFP)用于原发性肝细胞癌的诊断,癌胚抗原(CEA)用于胃癌、结肠癌和胰腺癌的诊断和疗效估计。⑦血液常规检查可反映有无脾功能亢进、有无恶性贫血。

3. 腹水检查 用于鉴别肝硬化、腹腔细菌性感染、腹膜结核、腹内癌肿等。

(二) 内镜检查

内镜检查是20世纪消化病学革命性的进展,常用胃、十二指肠镜,结肠镜和腹腔镜等。可以直接观察消化道管腔和腹腔的情况,在直视下采取活组织进行病理检查,还可将之摄影、录像留存以备分析。新近发明了胶囊内镜,受检者吞服胶囊大小的内镜后,内镜在胃肠道进行拍摄并将图像经过无线电发送到体外接收器进行图像分析,对诊断小肠病变有特殊价值。

(三) 活组织检查和脱落细胞检查

1. 活组织检查 取活组织做组织病理学检查具有确诊价值,对诊断有疑问者尽可能做活检。临床上活组织检查常用取材方法有:①各种经皮穿刺,包括超声或CT引导下细针穿刺,对肝、胰或腹腔肿块取材。肝穿刺活组织检查是诊断慢性肝病最有价值的方法之一。②在消化道内镜直视下,用活检针或活检钳,采取食管、胃、肠黏膜的病变组织,或通过腹腔镜取肝、腹膜等组织。③外科手术时取材。

2. 脱落细胞检查 在内镜直视下冲洗或擦刷消化管腔黏膜,收集脱落细胞作病理检查,有利于发现该处的癌瘤;收集腹水查找癌细胞也属于此范畴。

(四) 影像学检查

1. B超 B超因无创性和检查费用低廉的特点,在我国被用作首选的初筛检查。腹部B超可检查肝、脾、胰、胆囊等脏器,发现这些脏器的肿瘤、脓肿、囊肿、结石等病变;了解有无腹水及腹水量;对腹腔内肿块定位、大小、性质等的判断也有一定价值。

2. X线检查

(1)腹部平片:可观察腹腔内游离气体,肝、脾、胃等脏器的轮廓,钙化的结石或组织,以及肠曲内气体和液体。

(2)胃肠造影:胃肠钡餐和钡灌肠检查可发现食管、胃、小肠或结肠的静脉曲张、炎症、溃疡、肿瘤、结构畸形、运动异常等。

(3)胆囊及胆道碘剂造影:可显示结石、肿瘤及其他胆囊、胆道病变。

(4)电子计算机X线体层显像(CT):CT扫描对肝、胆囊、胰的囊肿、脓肿、肿瘤、结石等占位性病变,对脂肪肝、肝硬化、胰腺炎等弥漫性病变的诊断,对消化道肿瘤的临床分期均很有价值。应用螺旋CT图像后处理可获得类似内镜在管腔脏器观察到的三维动态图像,称仿真内镜。

3. 磁共振显像(MRI):MRI因能反映组织的结构而不仅是密度的差异,对占位性病变的定性诊断尤其有价值。MRI图像后处理可进行磁共振胰胆管造影术(MRCP),临床上可代替侵入性的逆行胰胆管造影(ERCP)用于胆、胰管病变的诊断。

(五) 腹腔穿刺术

腹腔穿刺抽取少量腹水做检验,可明确腹腔积液的性质协助病因诊断;给大量腹水病人进行腹腔穿刺放液,可减轻压迫症状;可腹腔内注入药物进行治疗(详见本章第七节中腹腔穿刺术的护理)。

(六) 双气囊三腔管

对肝硬化食管胃底静脉曲张破裂所致大出血病人需用双气囊三腔管压迫止血(详见本章第十节中双气囊三腔管压迫止血术护理)。

病人李先生,男,23 岁,2 小时前吃大餐后出现上腹部绞痛,向肩背部放射,面色苍白,大汗淋漓,于凌晨 3 点急诊入院,怀疑为急性胰腺炎,请回答以下问题:

1. 李先生此时做哪项实验室检查最具有诊断意义?

2. 病人母亲见儿子腹痛难耐,欲买止痛片给儿子服用,请问:其母的做法可行吗? 为什么?

3. 依据病人目前情况护士可采取哪些方法减轻病人的疼痛?

4. 病人病情缓解后护士如何对其进行健康教育?

第二节　胃食管反流病病人的护理

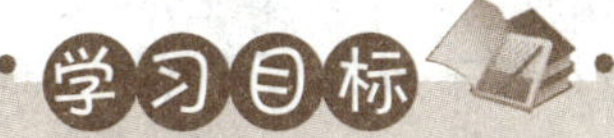

1. 了解胃食管反流病的概念。
2. 熟悉胃食管反流病的发病机制、实验室及其他检查。
3. 掌握胃食管反流病的临床表现、护理措施及保健指导。
4. 具有关心、爱护、尊重病人的职业素质及团队协作精神。

胃食管反流病(gastroesophageal reflux disease,GERD)是指胃、十二指肠内容物反流入食管引起烧心等症状,可引起反流性食管炎(reflux esophagitis,RE),以及咽喉、气管等食管邻近的组织损害。在西方国家,人群中约 7%～15%有胃食管反流症状且发病率随年龄增加而上升;我国低于西方国家且病情较轻,北京、上海两地胃食管反流病的患病率为 5.77%。相当部分胃食管反流病病人内镜下无食管炎表现,这类胃食管反流病称为内镜阴性的胃食管反流病或称非糜烂性反流病(non-erosive reflux disease,NERD)。

【护理评估】

(一) 健康史

胃食管反流病是由多种因素造成的消化道动力障碍性疾病,发病与**抗反流防御机制减弱**和**反流物对食管黏膜攻击作用**有关。

1. 抗反流防御机制减弱　食管和胃交接的解剖结构是天然的抗反流屏障,包括食管下端括约肌(LES)、膈肌脚、膈食管韧带等,以上各部结构及功能缺陷均可致胃食管反流,其中以 LES 的功能最重要。LES 是食管末端约 3～4cm 长的环形肌束,正常人静息状态下为一高压带可防止胃内容物反流入食管。**一些因素可使 LES 压降低:**①某些激素(如胆囊收缩素、胰高血糖素、血管活性肠肽等)。②食物(如高脂肪、巧克力、吸烟、饮酒等)。③药物(如钙通道阻滞剂、地西泮、吗啡等)。④腹内压增高(如妊娠、腹水、呕吐、负重劳动、便秘、紧束腰带等)。⑤胃排空延迟、胃扩张等使胃内压增高的因素均可致 LES 压相对降低。一过性 LES 松弛是 LES 静息压正常的胃食管反流病病人的主要发病机制,也是正常人生理性胃食管反流的主要原因。

2. 反流物对食管黏膜攻击作用 **胃酸和胃蛋白酶**是反流物中损害食管黏膜的主要成分,胃食管反流病病人多存在胆汁反流,非结合胆盐和胰酶参与食管黏膜的损害。反流物导致食管黏膜受损,其程度与反流物的质和量、与黏膜接触时间和部位有关。

(二) 临床表现

胃食管反流病表现多样,轻重不一,主要表现有:

1. 症状、体征 **反流和烧心**是典型症状,常发生在餐后 1 小时,卧位、弯腰或腹压增高时加重。反流是指胃内容物在无恶心和不用力的情况下涌入咽部或口腔的感觉,含酸味或仅为酸水时称反酸。烧心是指胸骨后或剑突下烧灼感,常由胸骨下段向上延伸。反流物刺激食管引起的胸痛是非心源性胸痛的常见病因,部分病人可见吞咽困难。反流物损伤食管外组织引起慢性咳嗽、哮喘、咽喉炎等。

2. 并发症

(1)上消化道出血:胃食管反流病病人,因食管黏膜炎症、糜烂及溃疡可导致上消化道出血,临床表现可见呕血和(或)黑便以及不同程度的缺铁性贫血。

(2)食管狭窄:食管炎反复发作致纤维组织增生,最终导致瘢痕狭窄。

(3)Barrett 食管:Barrett 食管内镜下表现为正常呈现均匀粉红带灰白的食管黏膜出现胃黏膜的橘红色,分布可为环形、舌形或岛状。**Barrett 食管**是食管腺癌的主要癌前病变。

(三) 实验室及其他检查

1. 内镜检查 是反流性食管炎最准确的诊断方法,并能判断反流性食管炎的严重程度和有无并发症。

2. 24 小时食管 pH 监测 通过便携式 pH 记录仪监测病人生理状态下食管内 pH 的变化可判断食管内是否存在酸反流,并了解酸反流的程度及与症状发生的关系。

3. 食管吞钡 X 线检查 对不愿接受或不能耐受内镜检查者进行,对诊断反流性食管炎敏感性不高,主要是排除食管癌等其他食管疾病。

4. 食管测压 LES 静息压为 10～30mmHg,LES 压<6mmHg 易反流。

(四) 心理-社会状况

胃食管反流病病人可因病程长、反复发作或出现并发症而易产生焦虑、急躁情绪或紧张、恐惧心理。

(五) 治疗要点

胃食管反流病的治疗目的是控制症状、治愈食管炎、减少复发和防治并发症。治疗措施是改变生活方式与饮食习惯,应用促胃肠动力药和抑酸药。病程长者可根据病人意愿行抗反流手术,即不同术式的胃底折叠术。

【常见护理诊断/问题】

1. 慢性疼痛 与胃食管反流致食管炎有关。

2. 知识缺乏:缺乏有关胃食管反流病病因及预防保健知识。

【护理措施】

(一) 慢性疼痛

1. 心理疏导 疼痛发作时可以通过转移注意力,稳定病人的情绪,消除病人恐惧焦虑、忧郁等心理，使病人情绪放松，增强对疼痛的耐受性。

2. 遵医嘱用药

(1)促胃肠动力药：可能通过增加 LES 压力、改善食管蠕动功能、促进胃排空，从而达到减少胃内容物食管反流及减少其在食管的暴露时间。如莫沙必利、多潘立酮(吗丁啉)等。这类药物疗效有限且不确定，只用于轻症病人或作为与抑酸药合用的辅助治疗。

(2)抑酸药：抑酸治疗是目前治疗本病的**主要措施**。

1)H_2受体拮抗剂：能减少 24 小时胃酸分泌 50%～70%，但不能有效抑制进食刺激引起的胃酸分泌，用于轻、中症病人。如西咪替丁(甲氰咪胍)、雷尼替丁、法莫替丁等，可按治疗消化性溃疡常规剂量分次服用，增加剂量可提高疗效，同时亦增加不良反应。疗程 8～12 周。西咪替丁可通过血脑屏障，偶见精神异常。

2)质子泵抑制剂：抑酸作用强，对本病疗效优于 H_2受体拮抗剂，特别适用于症状重、有严重食管炎的病人。常用奥美拉唑、兰索拉唑、泮托拉唑等，一般按治疗消化性溃疡常规用量，疗程需 4～8 周。对个别疗效不佳者可剂量加倍，也可与促胃肠动力药联合使用，并应适当延长疗程。对初次接受治疗或有食管炎的病人，选用这类药物可以迅速控制症状、治愈食管炎。

3)抗酸药：只用于轻症、间歇发作者临时缓解症状用。

(二) 健康教育

1. 介绍相关知识　如发病原因、临床表现、处理措施及预后，使病人及家属对疾病有正确认识，积极配合医护人员控制疾病。

2. 改变生活方式　①抬高床头 15～20cm 左右可减少卧位及夜间的反流。②尽量减少引起腹压增高的因素：如紧束腰带、餐后负重劳动、弯腰等，故衣着应宽松，不穿紧身衣，肥胖者应减轻体重。③因餐后易致反流，应避免睡前 2 小时内进食，白天进餐后亦不宜立即卧床。④戒烟禁酒。

吸烟与胃食管反流病

吸烟虽然不是胃食管反流性疾病的主要危险因素，但它却能加重该病的症状。相反，戒烟加上药物治疗可以改善胃食管反流的症状。吸烟能够降低食管下括约肌的压力，使人在紧张和疲劳时容易发生胃食管反流。吸烟同样也能增加与深吸气和咳嗽相关的发生反流的次数。吸烟能够减少唾液的分泌，从而延长了食管对酸清除的时间。另外，尼古丁能影响酸清除和食管下括约肌的紧张度。上述所有效应加起来表明，吸烟可能是胃食管反流性疾病的中等危险因素，吸烟能加重胃食管反流性疾病的症状。

3. 饮食指导　病人应规律进餐，忌饱餐，避免进食使 LES 压降低的食物：如高脂肪、巧克力、咖啡、浓茶等。对有食管炎、食管溃疡的病人应避免粗糙及刺激性食物。

4. 用药指导　维持治疗是预防胃食管反流病复发的重要方法，即有症状时用药，症状消失时停药。质子泵抑制剂是维持治疗效果最好的药物，教会病人识别药物的不良反应，不得随意停药或换药。避免应用使 LES 压降低的药物及使胃排空延迟的药物。

5. 随时就诊　病人如出现呕血、黑便等异常情况时应及时就诊，以免延误病情。

预　　后

本病易反复发作，病程较长，不少病人改变生活方式可使病情得到改善，护士应耐心细致地做好健康教育，使病人坚持配合治疗，调整和改变不良生活方式，避免发生并发症。

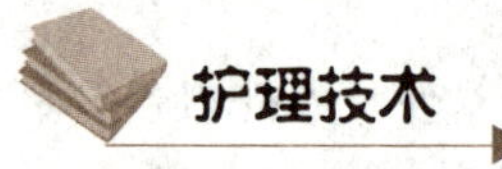

护理技术

纤维胃、十二指肠镜检查术的护理

【适应证】

1. 有明显消化道症状或上消化道出血需查明原因者。

2. 疑有上消化道肿瘤但X线钡餐检查不能确诊者。

3. 需作内镜治疗者，如摘取异物、急性上消化道出血的止血、食管静脉曲张的硬化剂注射与结扎、食管狭窄的扩张治疗等。

4. 需要随访观察的病变，如溃疡病、萎缩性胃炎、反流性食管炎等。

5. 药物治疗前后对比观察或胃手术后随访。

【禁忌证】

1. 严重心、肺疾病，如严重心律失常、心力衰竭、呼吸衰竭、支气管哮喘发作等。

2. 昏迷、休克等危重状态及神志不清、精神失常不能配合检查者。

3. 急性食管、胃、十二指肠穿孔及腐蚀性食管炎的急性期。

4. 严重咽喉部疾病、主动脉瘤及严重的颈胸段脊柱畸形。

5. 严重凝血障碍、活动性肝炎。

【术前准备】

1. 环境准备　检查室安静、整洁，温度适宜。

2. 用物准备

(1)纤维胃、十二指肠镜检查仪器一套。

(2)喉头麻醉喷雾器、无菌注射器及针头。

(3)2%利多卡因、地西泮(安定)、阿托品、肾上腺素等药物。

(4)其他如无菌手套、弯盘、牙垫、润滑剂、酒精棉球、纱布、甲醛固定液标本瓶、细胞刷等。

(5)急救车：内备有急救药品和器材。

3. 病人准备

(1)详细了解病史和体格检查，以排除检查禁忌证，减少并发症，提高检查效果。检测乙、丙型肝炎病毒标志，对阳性者用专门胃镜检查。

(2)向病人介绍检查的目的、方法、安全性、如何配合、注意事项及可能出现的不适，使病人消除紧张情绪，主动配合检查。

(3)检查前禁食、禁烟8小时。禁烟可防止检查时咳嗽影响插管，禁烟还可减少胃酸分泌，便于医生观察；重症及体质虚弱禁食后体力难以支持者，检查前应静脉注射高渗葡萄糖液；估计有胃排空延缓者，需禁食更长时间。具体做法是：①上午做胃镜检查者，前一天晚上8时以后，不进食物及饮料，前一天晚饭吃少渣易消化的食物。②下午做胃镜检查者，当天早8点前喝些糖水，至检查前禁食。③幽门梗阻者在检查前一天晚上需先洗胃，直到冲洗的回流液澄清为止，在洗胃后胃管抽出以前，病人采取头低足高仰卧姿势，使胃内残留液完全排出，不能在当天洗胃，因为洗胃后能使胃黏膜颜色改变。

(4)病人如有活动性义齿应取下，防止检查时误吸；已做钡餐检查者须在钡餐检查3天后再做胃镜检查。

(5)如病人过分紧张，可遵医嘱给予地西泮5～10mg术前30分钟肌注或静注；为减少胃蠕动和胃液分泌，可于术前半小时遵医嘱给予山莨菪碱10mg，或阿托品0.5mg静注。

(6)检查前5～10分钟进行咽喉部麻醉。先询问有无麻醉药过敏史。然后用2%～4%的利多卡因喷雾麻醉，将喷雾器头部放在舌根部，让病人发“啊”音，这时咽部暴露清楚，对准病人舌根、软腭后缘及咽后壁喷雾，第一次用少量，以后每次喷0.5～1ml，每次间隔3～5分钟，共3次，并嘱病人于每次喷药后做吞咽动作，借以麻醉咽喉下部，减少呕吐反射及疼痛。

【术中配合】

1. 病人排空膀胱，取左侧卧位，头下垫枕，头稍后仰，两腿屈曲，放松腰带和领扣。也要根据检查中的需要而调整体位，以利于观察。

2. 将牙垫置于病人口中，并嘱其咬住，告诉病人检查过程中牙垫要固定，以避免损伤镜子，口边置弯盘。

3. 协助医生将润滑油涂于胃镜弯曲部，插镜过程中保持病人头部位置不动，当胃镜插入15cm到达咽喉部时，嘱病人做吞咽动作，但不可将唾液咽下以免呛咳，如有呛咳，说明可能有唾液流入气管，应将病人的左嘴角轻轻压下，让唾液流入弯盘或用吸管吸出。

4. 病人出现恶心不适，护士应适时做些解释工作，嘱病人深呼吸，肌肉放松，如恶心较重，可能是麻醉不足，应重新麻醉。

5. 在医生直视检查同时，护士应配合医师摄影、取活体组织标本及止血等工作。

6. 密切观察病人面色、脉搏、呼吸等改变，由于插镜刺激迷走神经及导致低氧血症，病人可能发生心跳骤停、心肌梗死、心绞痛等，一旦发生应立即停止检查并积极抢救。

【术后护理】

1. 术后因病人咽喉部麻醉作用尚未消退，嘱其不要吞咽唾液，以免呛咳。检查后2小时麻醉作用消失后可先饮少量水，如无呛咳可进饮食。当天饮食以流质、半流质为宜，行活检的病人应进食温凉饮食。

2. 检查后少数病人出现咽痛、咽喉部异物感，嘱病人不要用力咳嗽，以免损伤咽喉部黏膜。

3. 检查后如果病人出现腹痛、腹胀，系因检查时反复胃内注气，部分气体进入小肠所致，可嘱病人坐起哈气，亦可进行按摩，促进排气。

4. 检查后数天内应密切观察病人有无消化道穿孔、出血、感染等并发症，一旦发现及时协助医生进行处理。

5. 按医院感染有关要求彻底清洁、消毒内镜及有关器械，妥善保管，避免交叉感染。

6. 标本及时送检。

思考题

王女士50岁，反酸伴烧心5年，近1周反酸烧心加重，特别是餐后更为严重，今日出现呕吐咖啡色液体3口，内镜下可见食管黏膜水肿、潮红、糜烂。诊断为胃食管反流病。请回答以下问题：

1. 王女士在生活中应注意哪些问题？
2. 可选哪些药物缓解症状？

第三节 胃炎病人的护理

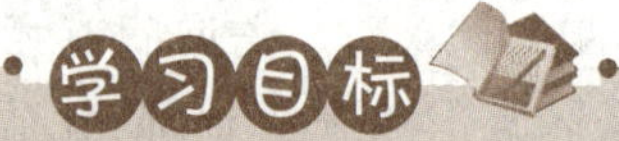

1. 了解胃炎的概念及发病机制。
2. 熟悉胃炎的病因、实验室检查、治疗要点。
3. 掌握胃炎的临床表现、心理-社会状况、护理措施、保健指导。
4. 具有关心、爱护、尊重病人的职业素养及团队协助精神。

胃炎(gastritis)主要指不同病因引起的胃黏膜炎症。胃炎是最常见的消化道疾病之一。临床按起病急缓和病程长短，将胃炎分为急性胃炎和慢性胃炎两大类型。

一、急性胃炎病人的护理

急性胃炎(acute gastritis)是指各种原因引起的急性胃黏膜炎症。临床上急性发病，常表现为上腹部症状。**急性糜烂出血性胃炎**临床最常见，是由各种原因引起的以胃黏膜多发性糜烂为特征的急性胃黏膜病变，常伴有胃黏膜出血，或一过性浅溃疡形成，需要积极治疗，以下对此型胃炎进行重点讨论。

【护理评估】

(一) 健康史

1. 药物 非甾体抗炎药(non-steroid anti-inflammatory drug，NSAID)、某些抗肿瘤药、口服氯化钾或铁剂等直接损伤胃黏膜上皮层而发病。

2. 应激 严重创伤、大手术、大面积烧伤、颅内病变、败血症及其他严重脏器病变或多器官功能衰竭等使机体处于应激状态，引起胃黏膜糜烂、出血，严重者发生急性溃疡伴大量出血(应激性溃疡)。

3. 乙醇 乙醇具有亲脂性和溶脂性，高浓度乙醇可直接破坏胃黏膜屏障。

(二) 临床表现

多数病人症状轻微或无症状，仅有上腹不适、腹胀、食欲减退等消化功能不良的表现，或症状被原发病掩盖。临床上急性糜烂出血性胃炎病人常以突然发生呕血和(或)黑粪等**上消化道出血**症状而就诊，约占上消化道出血病因的 10%～25%，大量出血可引起休克。体检可有不同程度的上腹部压痛。

(三) 实验室及其他检查

1. 胃镜检查 是确诊的依据。因病变可在短期内消失，**胃镜检查**宜在出血发生后 24～48 小时内进行。镜下可见胃黏膜充血、水肿、出血、糜烂等一过性病变。

2. 粪便检查 粪便隐血试验阳性。

(四) 心理-社会状况

急性糜烂出血性胃炎病人常以突然发生消化道出血症状而就诊，病人常表现出紧张、恐惧心理。

（五）治疗要点

主要是针对病因采取防治措施：对处于应激状态者，在积极治疗原发病的同时，使用抑制胃酸分泌和具有胃黏膜保护作用的药物；药物引起者须立即停药；积极抢救上消化道大出血病人。

【常见护理诊断/问题】

1. 潜在并发症：上消化道大出血。

2. 知识缺乏：缺乏急性胃炎预防保健知识。

【护理措施】

（一）潜在并发症：上消化道大出血

具体护理措施参见本章第十节"上消化道大出血病人的护理"相关内容。

（二）健康教育

1. 疾病知识指导　指导病人及家属了解引起本病的病因，并加以避免或去除。如避免使用对胃黏膜有刺激的药物，嗜酒者应戒酒等。

2. 休息与活动　一般病人应注意休息，劳逸结合。处于应激状态的病人或伴上消化道大出血者，应卧床休息。

3. 饮食　养成有规律饮食习惯，避免过冷、过热、辛辣刺激食物及浓茶、咖啡等饮料，不可暴饮暴食。发病期间，给予少渣、温凉半流质饮食；若有少量出血，可给予温凉米汤、牛奶等流质饮食，以中和胃酸利于胃黏膜修复；急性大出血时应禁食。

4. 心理疏导　告知病人紧张、焦虑情绪不利于疾病恢复，帮助病人放松心情，保持良好的心理状态，积极配合治疗护理。

5. 遵医嘱用药　根据病因、病人具体情况指导正确使用药物，具体护理措施参见本章第四节"消化性溃疡病人的护理"相关内容。若必须使用对胃黏膜有刺激的药物，应同时服用制酸剂或胃黏膜保护剂。

6. 病情观察　指导病人注意大便颜色及有无反酸、烧心等胃肠道症状，若有异常及时就诊，定期门诊复查。

思考题

病人，女，55岁，患类风湿关节炎长期服用阿司匹林，因今晨解黑便前来就诊。表情焦虑，检查生命体征无异常。胃镜检查见胃窦部黏膜有糜烂、出血和浅表溃疡。初步诊断为急性胃炎。

1. 导致该病人急性胃炎的病因有哪些？如何避免？
2. 该病人胃镜检查结果的意义是什么？最好在什么时间进行胃镜检查？
3. 你如何对病人进行饮食指导？

二、慢性胃炎病人的护理

慢性胃炎（chronic gastritis）是由各种病因引起的胃黏膜慢性炎症，与**幽门螺杆菌**感染密切相关。我国属幽门螺杆菌高感染国家，因此慢性胃炎发病率在各种胃病中居首位。本病男性多于女性，随年龄增长发病率逐渐增高。若慢性胃炎的炎细胞浸润仅在黏膜固有层的表层，腺体没有被损害，称为**慢性浅表性胃炎**；若累及到胃的腺体并发生萎缩、消失，胃黏膜变薄，称为**慢性萎缩性胃炎**；若胃的腺细胞发生肠腺化或假性幽门腺化生、增生，增生的上皮和肠化的上皮发育异常，形成中度以上不典型增生，称为癌前病变。

【护理评估】

(一) 健康史

1. 幽门螺杆菌感染 是慢性胃炎最主要的病因。

2. 自身免疫反应 以富含壁细胞的胃体和胃底部黏膜萎缩为主。

3. 理化因素影响 如吸烟、浓茶、烈酒、咖啡、过冷、过热、粗糙食物、药物等。

4. 其他因素 如饮食、环境、年龄因素等。

幽门螺杆菌感染

幽门螺杆菌是一种单极、多鞭毛、末端钝圆、螺旋形弯曲的细菌，革兰染色阴性，有动力。研究表明，幽门螺杆菌在黏稠的环境下具有极强的运动能力，强动力性是其致病的重要因素。幽门螺杆菌进入胃后，借助菌体一侧的鞭毛提供动力穿过黏液层，到达上皮表面后，通过黏附素牢牢地与上皮细胞连接在一起，避免随食物一起被胃排空，并分泌过氧化物歧化酶(SOD)和过氧化氢酶，以保护其不受中性粒细胞的杀伤作用。幽门螺杆菌富含尿素酶，通过尿素酶水解尿素产生氨，在菌体周围形成“氨云”保护层，以抵抗胃酸的杀灭作用。幽门螺杆菌感染是慢性胃炎、消化性溃疡、胃黏膜相关淋巴组织淋巴瘤和胃癌的主要致病因素。

(二) 临床表现

慢性胃炎病程迁延，进展缓慢，大多数病人无症状或有程度不等的消化不良症状，表现为上腹饱胀不适，无规律性上腹隐痛、食欲减退、反酸、嗳气等。自身免疫性胃炎病人可伴有恶性贫血、舌炎等。

(三) 实验室及其他检查

1. 胃镜检查是最可靠的确诊方法

(1)慢性浅表性胃炎：可见红斑、黏膜粗糙不平、出血点、黏膜水肿、渗出等表现。

(2)慢性萎缩性胃炎：可见黏膜红白相间，血管显露，色泽灰暗，皱襞细小，或表现为黏膜呈颗粒状或结节状。

2. 其他 幽门螺杆菌检测、自身免疫性胃炎相关检查均有助于病因诊断。

(四) 心理-社会状况

慢性胃炎症状不典型，反反复复，病程较长，易使病人焦虑不安、情绪不稳，甚至产生恐惧心理。

(五) 治疗要点

根除幽门螺杆菌、去除其他可能的致病因素、对症处理。

【常见护理诊断/问题】

1. 营养失调：低于机体需要量 与食欲减退、消化吸收不良有关。

2. 知识缺乏：缺乏有关本病的病因及防治知识。

【护理措施】

(一) 营养失调：低于机体需要量

1. 休息与活动 急性发作期，卧床休息。恢复期，生活要有规律，适当锻炼，促进食欲，增强体质，避免过度劳累。

2. 饮食

(1)急性发作期给予无渣、半流质温热饮食，若病人有少量出血可给予牛奶、米汤等中和胃酸，利于黏膜修复。

(2)剧烈呕吐、呕血时应禁食，进行静脉补充营养。

(3)恢复期给予高热量、高蛋白、高维生素、易消化的饮食，避免食用粗糙、过冷、过热、过咸、过甜、辛辣等刺激性食物。定时进餐、少量多餐、细嚼慢咽，忌暴饮暴食，戒烟酒。

(4)胃酸缺乏时给予浓肉汤、鸡汤、山楂、食醋等刺激胃酸分泌。对胃酸多的病人应避免酸性、多脂肪食物。

(5)进行营养状况评估，观察并记录病人每日进餐次数、量、种类，了解每日所摄入的营养是否能满足机体需要。定期测量体重，监测有关营养指标的变化。

(二)健康教育

1. 病因知识指导　帮助病人寻找并避免发病因素。

(1)避免幽门螺杆菌感染：人是幽门螺杆菌的唯一传染源，主要通过口-口或粪-口途径传播，要帮助病人养成良好的卫生习惯。

(2)避免粗糙、刺激性饮食及损伤胃黏膜的药物。对有烟酒嗜好者，应劝其戒除。

2. 心理疏导　安慰病人，告知其本病的病因、疾病过程及转归，说明经过正规治疗病情是可以好转的，即使是不典型增生，通过严密随访也能够早期发现癌变，早期手术。使病人精神放松，情绪稳定，消除恐惧心理。

3. 遵医嘱用药

(1)让病人了解治疗目的、用药方法、药物作用，以便主动配合治疗。

(2)幽门螺杆菌感染引起的慢性胃炎，应遵医嘱给予灭菌治疗。常用三联疗法，药物用法和护理措施参见本章第四节“消化性溃疡病人的护理”相关内容。

(3)根据病因遵医嘱给予相应处理。①有胆汁反流者，用氢氧化铝凝胶吸附，并用胃黏膜保护剂。②因服用药物或其他刺激性饮食引起的，应立即停止，必要时用抑制胃酸药和保护胃黏膜药。③有消化不良时，可用多潘立酮或西沙必利等胃肠动力药，加速胃排空。胃肠动力药应在饭前服用，不宜与阿托品等解痉药合用。

(4)有恶性贫血的病人，可遵医嘱注射维生素 B_{12}。

(5)腹痛时遵医嘱给予局部热敷、按摩、针灸或给止痛药物等缓解疼痛。

4. 观察病情　指导病人观察腹痛等消化道症状，留意是否有呕血、黑便等情况。

思考题

病人，男，45 岁，近 2 年反复有上腹部胀痛，反酸嗳气，食欲减退等。平时嗜酒和咖啡。2 天前上述症状加重，检查：生命体征无异常，消瘦，大便隐血试验(＋)，胃镜见胃黏膜血管显露，色泽灰暗，皱襞细小，幽门螺杆菌检测阳性。初步诊断为：慢性浅表性胃炎。

1. 该病人患胃炎的病因是什么？如何避免？
2. 如何对他进行饮食指导？
3. 如何遵医嘱对他进行治疗护理？

第四节 消化性溃疡病人的护理

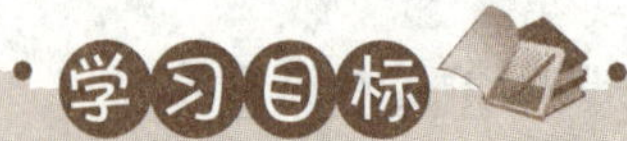

1. 了解消化性溃疡的概念及发病机制。
2. 熟悉消化性溃疡的病因、实验室检查、治疗要点。
3. 掌握消化性溃疡的临床表现、心理-社会状况、护理措施、保健指导。
4. 具有关心、爱护、尊重病人的职业素养及团队协助精神。

消化性溃疡(peptic ulcer)主要指发生在胃和十二指肠的慢性溃疡,即胃溃疡(gastric ulcer,GU)和十二指肠溃疡(duodenal ulcer,DU)。本病黏膜缺损超过黏膜肌层,不同于糜烂,与胃酸和胃蛋白酶的消化作用有关。临床主要表现为**慢性**、**周期性**、**节律性**上腹部疼痛。消化性溃疡是常见的消化系统疾病,呈世界性分布,男性患病比女性多,十二指肠溃疡较胃溃疡多。十二指肠溃疡可见于任何年龄,尤其青壮年多见;胃溃疡多见于中老年,发病高峰比前者约迟10年。年轻、无并发症的病人死亡率几乎为零,年长者的死亡原因主要为并发大出血和急性穿孔。自20世纪50年代以后,消化性溃疡发病率呈下降趋势。

【护理评估】

(一)健康史

消化性溃疡是一种多因素疾病,发病基本原理是黏膜**防御因素**(黏液、碳酸氢盐、黏膜屏障、黏膜血流量、细胞更新、前列腺素、表皮生长因子等)和**侵袭因素**(胃酸、胃蛋白酶、幽门螺杆菌、胆盐、胰酶、乙醇等)失去平衡的结果。其中**幽门螺杆菌**感染和服用**非甾体抗炎药**(non-steroidal anti-inflammatory drug,NSAID)是已知的主要病因。

1. 幽门螺杆菌感染 幽门螺杆菌破坏了胃、十二指肠的黏膜屏障,幽门螺杆菌分泌的空泡毒素蛋白和细胞毒素相关基因蛋白可造成胃、十二指肠的黏膜上皮细胞受损和炎症反应,损害黏膜防御修复机制。幽门螺杆菌还可使胃酸分泌增加,促使溃疡形成。

2. NSAID 如阿司匹林、布洛芬、吲哚美辛等,除具有直接损伤胃黏膜的作用外,还能抑制前列腺素的合成,减弱黏膜的保护作用。NSAID引起的溃疡以胃溃疡多见。

3. 胃酸/胃蛋白酶 其中**胃酸**在溃疡形成中占主导地位。

4. 肾上腺皮质激素 也与溃疡形成和再活动有关。

5. 不良饮食 粗糙和刺激性饮食可引起黏膜的理化损伤;不定时的饮食习惯会破坏胃酸分泌规律;刺激性饮料、烈性酒除直接损伤黏膜外,还能促使胃酸分泌过度。

6. 精神因素 持久和过度精神紧张、情绪激动等可引起大脑皮质功能紊乱,影响胃十二指肠分泌、运动和黏膜血流的调节。

7. 吸烟 可增加消化性溃疡的发病率,影响溃疡愈合,促进溃疡复发。

8. 遗传 研究表明,消化性溃疡与遗传因素有关。O型血者十二指肠溃疡发病率比其他血型者高1.4倍。家族中有患消化性溃疡者,其亲属患病机会比没有家族史者高3倍。

（二）临床表现

1. 症状

（1）上腹痛：慢性、周期性、节律性**上腹痛**是消化性溃疡的主要症状。①慢性病程：历时几年、十几年，甚至更长。②周期性发作：溃疡活动期与缓解期交替，一般春秋季节易复发。③节律性上腹痛：上腹痛与饮食之间有明显的相关性和节律性，如胃溃疡疼痛多在餐后半小时到1小时出现，至下次餐前消失，呈**进食-疼痛-缓解**的规律；十二指肠溃疡疼痛多在餐后2～4小时出现，进食后缓解，呈**疼痛-进食-缓解**的规律，称**空腹痛或午夜痛**。④疼痛性质：多为灼痛，亦可为钝痛、胀痛、剧痛或饥饿样不适感。⑤疼痛部位：胃溃疡位于剑突下正中，十二指肠溃疡位于上腹中部，偏右。

（2）胃肠道症状：表现为反酸、嗳气、恶心、呕吐等消化不良症状，以胃溃疡多见。

（3）全身症状：表现为失眠、多汗等自主神经功能失调的症状，也可有消瘦、贫血等症状。

2. 体征　发作期上腹部可有局限性压痛，缓解期无明显体征。

3. 并发症

（1）**出血**：是消化性溃疡最常见的并发症，十二指肠溃疡比胃溃疡更易发生。出血量大表现为呕血、黑便，甚至排鲜血便；出血量小，粪便隐血试验阳性。

（2）**穿孔**：常发生于十二指肠溃疡。当溃疡病人腹部疼痛变为持续性，进食或用抑制胃酸药物后疼痛仍长时间不能缓解，并向背部或两侧上腹部放射时，常提示可能出现穿孔。急性穿孔常于饮食过饱和饭后剧烈运动后发生，主要表现为腹部剧痛和急性腹膜炎体征。慢性穿孔时因与邻近组织或器官发生粘连，胃肠内容物不易流入腹腔，症状较急性穿孔轻，常表现为顽固而持续的腹痛，且常放射至背部。

（3）**幽门梗阻**：表现为餐后加重的上腹胀痛，伴有频繁呕吐，呕吐物为发酵酸性宿食，大量呕吐后症状可以改善。严重时可引起水和电解质紊乱，并有营养不良和体重下降。体检可有胃蠕动波、振水音。做胃镜或X线钡餐检查可确诊。

（4）**癌变**：少数胃溃疡可发生癌变，十二指肠溃疡少见。有慢性胃溃疡病史，年龄在45岁以上，上腹痛节律消失，粪便隐血试验持续阳性，经严格内科治疗无效，应警惕癌变。在胃镜下取多点活检做病理检查，积极治疗后定期复查胃镜，直到溃疡完全愈合。

（三）实验室及其他检查

1. 胃镜检查　是确诊消化性溃疡首选的检查方法。胃镜检查可以直接观察病变部位、大小、性质，同时进行摄像，在直视下取活组织病理检查及幽门螺杆菌检测。胃镜下可见消化性溃疡多呈圆形或椭圆形，边缘光滑，溃疡底部覆盖厚白苔，周围黏膜明显充血、水肿，皱襞向溃疡集中。

2. X线钡餐检查　适用于对胃镜检查有禁忌或不愿意接受胃镜检查者。**龛影**是直接征象，是诊断消化性溃疡的重要依据。

3. 幽门螺杆菌检测　是消化性溃疡常规检查项目，检测结果决定治疗方法。幽门螺杆菌检测分两类：

（1）侵入性检测：是通过胃镜取胃黏膜活组织进行快速尿素酶试验、组织学检查及幽门螺杆菌培养，其中快速尿素酶试验操作简单、费用低，是首选方法。

（2）非侵入性检测：非侵入性检测无需胃镜检查。包括^{13}C或^{14}C尿素呼气试验、粪便幽门螺杆菌抗原检测及血清抗幽门螺杆菌IgG抗体检查，其中^{13}C或^{14}C尿素呼气试验是首选方法。

4. 胃液分析 胃溃疡病人胃酸分泌正常或稍低于正常，十二指肠溃疡病人则常有胃酸分泌过高情况。

5. 粪便隐血试验 活动性溃疡常有少量渗血，粪便隐血试验阳性，一般经治疗 1～2 周内转阴，若胃溃疡病人粪便隐血试验持续阳性，应考虑有癌变可能。

（四）心理-社会状况

消化性溃疡病人常有长期精神紧张、争强好胜、情绪不稳定、易激动或惯于自我克制、性格内向、事无巨细、井井有条等特点，易因病程长、反复发作或出现并发症而产生焦虑、急躁、紧张、恐惧心理。

（五）治疗要点

消化性溃疡治疗目的是消除病因、缓解疼痛、促进溃疡愈合、减少复发、避免并发症。①一般治疗：去除病因及诱因，注意休息、饮食、心理治疗。②药物治疗：根除幽门螺杆菌、抗溃疡治疗。③手术治疗：大量出血经内科治疗无效、急性穿孔、瘢痕性幽门梗阻、癌变、顽固性溃疡等。

【常见护理诊断/问题】

1. 慢性疼痛 与消化道黏膜溃疡有关。

2. 潜在并发症：出血、穿孔、幽门梗阻、癌变等。

3. 焦虑 与疼痛、症状反复出现、病程迁延不愈有关。

4. 知识缺乏：缺乏消化性溃疡相关知识。

【护理目标】

病人腹痛缓解或明显减轻；出现并发症能及时发现；情绪稳定，对治疗有信心；能叙述并自觉避免本病病因或诱因，能描述合理饮食、规律生活的方法，能配合用药，自我监测病情。

【护理措施】

（一）慢性疼痛

1. 去除病因和诱因 遵医嘱停用 NSAID 等削弱黏膜防御功能的药，稳定情绪、规律生活。

2. 休息与活动 病情较重或大便隐血试验阳性者卧床休息 1～2 周，病情较轻者可以边工作边治疗，注意劳逸结合，避免过度劳累、紧张。

3. 饮食

(1)选择富含营养、高热量、清淡、易消化食物，以面食为主食，或软饭、米粥。①避免粗糙、过冷、过热、过酸、过辣等刺激性食物或饮料，如油煎食物、咖啡、浓茶、酒类、辛辣调味品、韭菜、芹菜等。②因豆浆、牛奶含钙和蛋白较高，可刺激胃酸分泌增加，不宜多饮。③不宜多食高脂肪食物，如红烧肉、猪蹄等，以免食物在胃内停留时间过长，使胃过度扩张，胃酸分泌增加。

(2)定时进餐，少量多餐，细嚼慢咽，不宜过快、过饱。溃疡活动期病人每天可进 5～6 餐。

(3)戒除烟酒。

(4)备碱性食品：指导十二指肠溃疡病人随身备苏打饼干等碱性食物，以便腹痛时食用。

保养胃肠十忌

忌精神紧张、忌过度疲劳、忌酗酒无度、忌嗜烟成癖、忌饥饱不均、忌饮食不洁、忌晚餐过饱、忌狼吞虎咽、忌咖啡浓茶、忌滥用药物。

4. 遵医嘱用药　用药期间要特别注意药物的不良反应、配伍禁忌及注意事项。见表 4-1。

表 4-1　消化性溃疡常用药物及用法

药物种类		常用药物	常规治疗剂量
抑制胃内酸度的药	制酸药	氢氧化铝、铝碳酸镁复方制剂	
	H_2RA	西咪替丁	800mg,qn 或 400mg,bid
		雷尼替丁	300mg,qn 或 150mg,bid
		法莫替丁	40mg,qn 或 20mg,bid
	PPI	奥美拉唑	20mg,qd
		兰索拉唑	30mg,qd
保护胃黏膜的药物	硫糖铝	硫糖铝	1g,qid
	前列腺素类药物	米索前列醇	200μg,qid
	胶体铋	枸橼酸铋钾	120mg,qid

(1)降低胃酸的药物:包括抗酸药和抑制胃酸分泌药两类。

1)抗酸药(制酸剂):①作用机制:中和胃酸,迅速缓解症状。②常用药物:氢氧化铝、铝碳酸镁、碳酸氢钠等。③不良反应及注意事项:应在**餐后 1 小时**及**睡前**服用抗酸药;避免与奶制品同时服用,因两者相互作用可形成络合物,也不宜与酸性食物及饮料同服;抗酸药和 H_2受体拮抗剂同时服用,两药应**间隔 1 小时以上**;服用抗酸药片剂时应嚼服,服用乳剂前应充分摇匀;氢氧化铝凝胶能阻碍磷的吸收,引起磷缺乏症,甚至可导致骨质疏松,长期大量服用还可引起严重便秘、代谢性碱中毒,甚至造成肾损害。④疗程:6～8 周。

2)H_2受体拮抗剂(H_2RA):①作用机制:阻断组胺与壁细胞膜上的 H_2受体结合,使壁细胞分泌胃酸减少。②常用药物:西咪替丁、雷尼替丁、法莫替丁等。③不良反应及注意事项:主要不良反应为乏力、头昏、嗜睡和腹泻;静脉给药速度过快可引起低血压和心律失常;哺乳期妇女禁用。④疗程:DU 4～6 周,GU 8～12 周。

3)质子泵抑制剂(PPI):①作用机制:使壁细胞分泌胃酸时所需要的关键酶 H^+-K^+-ATP 酶(质子泵)失活,减少胃酸分泌。PPI 是目前最强的胃酸分泌抑制剂,作用时间长,促进溃疡愈合速度快,不良反应少。②常用药物:奥美拉唑、兰索拉唑等。③不良反应及注意事项:奥美拉唑可引起头晕,特别是用药初期,应嘱病人用药期间避免开车或做其他必须高度集中注意力的工作,奥美拉唑还有延缓地西泮及苯妥英钠代谢和排泄的作用,联合应用时需慎重。兰索拉唑的主要不良反应包括荨麻疹、皮疹、瘙痒、头痛、口苦、肝功能异常等,轻度不良反应不影响继续用药,较为严重时应及时停药。④疗程:4 周。

(2)保护胃、十二指肠黏膜药物

1)硫糖铝:①作用机制:是一种硫酸化蔗糖的氢氧化铝盐,不仅能与溃疡面上带阳电荷的渗出蛋白质相结合,还能刺激局部内源性前列腺素的合成,对黏膜起保护作用。②不良反应及注意事项:应在**餐前 1 小时或睡前**服用硫糖铝。硫糖铝可有便秘、口干、皮疹、眩晕、嗜睡等不良反应;硫糖铝不能与多酶片同服,以免降低两者的效价;硫糖铝在酸性环境中能起到保护作用,故不宜与碱性药物合用。③疗程:4～6 周。

2)米索前列醇:①作用机制:是一种合成的前列腺素 E_1 的类似物,主要抑制胃酸及胃蛋白酶分泌,同时能增加胃黏膜表面黏液分泌,增加黏膜血流,起到保护胃黏膜的作用。②不良反应及注意事项:米索前列醇会引起子宫收缩,孕妇禁用;与抗酸药合用时会加重本药所致的腹泻、腹痛等不良反应。③疗程:4～8 周。

3)胶体铋:①作用机制:可形成一层防止胃酸和胃蛋白酶侵袭的保护屏障,并有抗幽门螺杆菌的作用。②常用制剂:枸橼酸铋钾(CBS)。③不良反应及注意事项:服用胶体铋前后1 小时内不宜进食(尤其是牛奶);不宜与制酸剂同服;服药过程中易使齿、舌变黑,可用吸管直接吸入;部分病人服药后出现便秘和粪便变黑,停药后可自行消失;少数病人有恶心,一过性血清转氨酶升高等。④疗程:4 周。

(3)抗菌药物:①作用机制:杀灭幽门螺杆菌。②常用药物:克拉霉素、阿莫西林、甲硝唑等。③不良反应及注意事项:服用阿莫西林前应询问病人有无青霉素过敏史,应用过程中注意有无迟发型过敏反应的出现,如皮疹等;服用甲硝唑可引起恶心、呕吐等胃肠道反应,应在餐后半小时服用。

(4)根除幽门螺杆菌用药方案:常用**“三联疗法”**即 PPI 或胶体铋,加上两种抗生素,其中以 PPI 加克拉霉素再加阿莫西林或甲硝唑的方案根除率最高。见表 4-2。

表 4-2 根除幽门螺杆菌的三联治疗方案

PPI、胶体铋(选 1 种)	抗菌药物(选 2 种)
奥美拉唑 40mg/d	克拉霉素 500mg/d bid
枸橼酸铋钾 480mg/d	阿莫西林 1000mg/d bid
	甲硝唑 400mg/d bid

注:国内多采用 7 天疗程

(5)抗胆碱能药及胃动力药:如多潘立酮、西沙必利等应在餐前 1 小时及睡前 1 小时服用。

(6)鼓励病人遵医嘱坚持用药:提高病人服药依从性是避免幽门螺杆菌根除失败的重要手段。告知病人根除幽门螺杆菌治疗结束后还要再进行 4～6 周的抗溃疡治疗。抗溃疡治疗结束 4 周后要常规复查幽门螺杆菌是否已被根除,且在检查前停用 PPI 或胶体铋 2 周,以免假阴性。

5. 病情观察

(1)观察腹痛部位、性质、程度、开始时间、持续时间、诱发因素,与饮食关系,有无放射痛、有无恶心、呕吐等伴随症状。

(2)观察有无并发症。

(二) 潜在并发症

1. 出血 参见本章第十节“上消化道大出血病人的护理”。

2. 穿孔 ①禁食,建立静脉通路,抬高床头,胃肠减压;②密切观察生命体征、尿量、肢体温度、腹痛变化情况,必要时做好术前准备。

3. 幽门梗阻 ①病情轻者进流食,重者禁食、胃肠减压、静脉补充营养,防止水、电解质、酸碱平衡紊乱;②记录呕吐物量、性状、气味,内科治疗无效者积极做好术前准备。

(三) 焦虑

鼓励病人说出心中的顾虑与疑问。引导病人正确面对现实和挫折,减少人际冲突,用适当的方式宣泄不良情绪。避免过度紧张与劳累，调整工作和生活方式，减轻或消除来自工作、家庭等各方面的不良刺激。使病人心理放松，情绪稳定。向病人解释疾病原因、过程及治疗目的，告知治疗成功的案例及预后，树立战胜疾病的信心。

（四）健康教育

1. 疾病知识指导　告知病人导致消化性溃疡发病和病情加重的相关因素，指导病人如何避免病因及诱因。

2. 指导休息、活动、饮食及心理疏导　同上述护理措施相应内容。

3. 教会病人正确用药　强调按医嘱坚持治疗，不能随便停药或减量，以防溃疡复发。介绍常用药物的不良反应及预防，忌用或慎用对胃黏膜有损害的药物，如阿司匹林、吲哚美辛、糖皮质激素等。

4. 指导病人自我监测及保健

(1)指导病人使用松弛技术、局部热敷、针灸、理疗等方法，以减轻腹痛。

(2)告知病人消化性溃疡常见并发症表现，若上腹痛节律发生变化，或出现腹痛加剧、呕血、黑便等情况，应立即就诊。对于年龄偏大的胃溃疡病人，应嘱其定期到门诊复查，及早发现癌变。

【护理评价】

病人腹痛是否缓解或明显减轻；是否能及时发现并发症；是否情绪稳定，对治疗有信心；是否能叙述并自觉避免本病病因或诱因，是否能描述合理饮食、规律生活的方法，是否能配合用药，是否能进行自我病情监测。

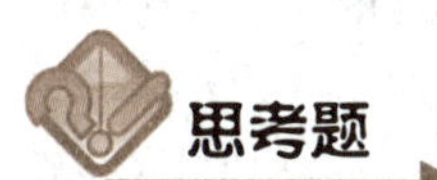

病人，男，50岁，反复中上腹疼痛三年余。疼痛呈烧灼感，常有午夜痛，进食后疼痛缓解，并伴有反酸、嗳气、食欲减退等。近日来症状有所加重。检查：生命体征无异常。纤维胃镜见十二指肠球部黏膜潮红水肿，球腔变形变小，前壁近大弯处有一椭圆形溃疡，边缘光滑，溃疡底部覆盖厚白苔，周围黏膜明显充血、水肿。初步诊断为：十二指肠溃疡。

1. 导致该病人十二指肠溃疡的因素可能有哪些？如何避免？
2. 医生对该病人可能会用哪些药物进行治疗？如何进行用药护理？
3. 您认为消化性溃疡与饮食有什么关系？应如何进餐？

第五节　溃疡性结肠炎病人的护理

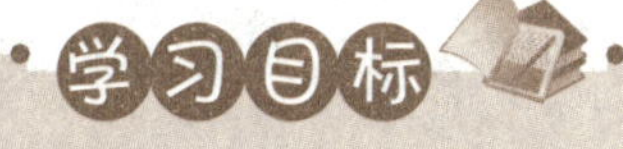

1. 了解溃疡性结肠炎的概念及发病机制。
2. 熟悉溃疡性结肠炎的病因、实验室检查、治疗要点。
3. 掌握溃疡性结肠炎的临床表现、心理-社会状况、护理措施、保健指导。
4. 具有关心、爱护、尊重病人的职业素养及团队协助精神。

溃疡性结肠炎(ulcerative colitis,UC)是一种病因尚不十分清楚的直肠和结肠慢性非特异性炎症性疾病。病变主要限于大肠黏膜与黏膜下层,范围从肛端直肠开始,逆行向近段发展,甚至累及全结肠。起病多缓慢,感染、精神刺激、劳累、饮食失调多为本病的诱因,病程长,可迁延数年,常有发作期与缓解期交替。临床主要表现为**腹泻、黏液脓血便、腹痛及里急后重**,病情轻重不等,多呈反复发作的慢性病程。本病可发生在任何年龄,多见于青壮年,我国较欧美少见。

本病按病程、程度、范围及病期分型如下。

1. 临床类型 初发型、慢性复发型(最多见)、慢性持续型、急性暴发型(少见)。

2. 临床严重程度 轻度(腹泻每日 4 次以下)、中度、重度(腹泻每日 6 次以上,有明显黏液脓便血,体温升高、脉搏增快、血沉加快,血红蛋白减少)。

3. 病变范围 分为直肠炎、直肠乙状结肠炎、左半结肠炎、广泛性或全结肠炎。

4. 病情分期 活动期(急性发作期)、缓解期。

【护理评估】

(一) 健康史

1. 病因 溃疡性结肠炎的病因尚未完全明确,可能是下列因素相互作用所致。

(1)免疫因素:研究认为溃疡性结肠炎病人的肠黏膜存在异常的上皮细胞,分泌异常黏液糖蛋白,削弱正常防御功能,影响肠黏膜屏障的完整性,使一般不易通过正常肠黏膜的抗原(如对人体无害菌群、食物等),进入肠黏膜,激发一系列免疫反应与炎症变化。

(2)氧自由基损伤:在肠内黄嘌呤氧化酶等作用下,大量氧自由基形成,损伤肠黏膜。

(3)遗传因素:有研究表明本病的遗传性与Ⅱ类组织相容复合物 HLA-DR2 区的基因组有关。

(4)感染因素:本病可能与痢疾杆菌或溶组织阿米巴感染有关,但迄今未检出某一特异微生物病原与溃疡性结肠炎有恒定关系,可能是溃疡性结肠炎病人存在对菌丛的免疫耐受缺失。

(5)精神因素:病人常有焦虑、抑郁等精神心理异常表现。应激事件、重大精神创伤后可诱发本病。

(6)环境因素:有研究表明本病发病率有明显的地域差异。

2. 诱因 感染、过度劳累、饮食失调、精神刺激等。

(二) 临床表现

1. 症状

(1)腹泻和黏液脓血便:**黏液脓血便**是本病活动期的重要表现,大便次数及血便的程度反映病情轻重。轻者每日排便 2～3 次,重者可达每日 10 余次,粪质亦与病情轻重有关,轻者多数为糊状,重者可有稀水样便,常有里急后重症状。

(2)腹痛:轻度、中度腹痛,常局限于左下腹或下腹部,便后腹痛减轻或缓解。若并发中毒性巨结肠可有持续性剧烈腹痛。

(3)全身症状:活动期常有发热,重型病人常有高热、贫血、消瘦、水与电解质平衡失调、低蛋白血症及营养不良。

(4)肠外症状:可有外周关节炎、结节性红斑、脾大、口腔黏膜溃疡等症状。

(5)其他症状:腹胀、食欲减退、恶心、呕吐等。

2. 体征 病人呈慢性病容,精神差,重者呈消瘦、贫血貌。轻、中度病人仅有左下腹轻压痛，重度病人压痛明显，甚至有腹膜刺激征。若出现反跳痛、腹肌紧张、肠鸣音减弱等，应警惕中毒性结肠扩张、肠穿孔的发生。

3. 并发症

(1)中毒性巨结肠：表现为病情急剧恶化，毒血症明显。常因低钾、钡剂灌肠、使用抗胆碱能药物或阿片类制剂而诱发。中毒性巨结肠预后差。

(2)其他并发症：直肠结肠癌变、直肠结肠大量出血、肠梗阻、肠穿孔等。

(三) 实验室及其他检查

1. 血液检查　红细胞、血红蛋白减少、血清白蛋白降低、凝血酶原时间延长、电解质紊乱。活动期的标志是白细胞计数增高，红细胞沉降率增快、C反应蛋白增高。

2. 粪便检查　肉眼观常有黏液血便，显微镜检查见红细胞和脓细胞，**病原学检查**阴性。

3. 结肠镜检查　全结肠或乙状结肠镜检查对本病诊断、确定病变范围有重要价值。

4. X线钡剂灌肠检查　应用气钡双重对比造影，对诊断有一定意义，当有息肉形成时，可见多发性充盈缺损。重度或暴发型病例不宜做钡剂灌肠检查，以免加重病情或诱发中毒性巨结肠。

(四) 心理-社会状况

本病病程长，反复发作，需长期用药，无特效治疗方法，易使病人对治疗失去信心，产生抑郁、焦虑、抵触心理，甚至不配合治疗、护理。

(五) 治疗要点

治疗原则：控制急性发作，缓解病情，减少复发，防止并发症。治疗方法：强调休息、饮食和营养，应用氨基水杨酸制剂、糖皮质激素、免疫抑制剂等。必要时手术治疗。

【常见护理诊断/问题】

1. 腹泻　与炎症导致肠蠕动增加，肠内水、钠吸收障碍有关。

2. 慢性疼痛　与肠道黏膜的炎性浸润、溃疡有关。

3. 营养失调：低于机体需要量　与长期腹泻、吸收障碍有关。

【护理措施】

(一) 腹泻

1. 找出并避免诱因　告知病人本病常见诱因是感染、过度劳累、饮食失调、精神刺激，与病人共同讨论如何避免诱因。

2. 休息与活动　活动期嘱病人卧床休息，缓解期注意劳逸结合。规律生活，减少病人胃肠蠕动及体力消耗。

3. 饮食

(1)饮食以高热量、高蛋白、富含维生素、少纤维、易消化为原则。少食多餐。

(2)活动期给予**无渣**流质或半流质饮食，待病情好转后，改为富含营养的少渣饮食。病情严重时禁食，并予以完全胃肠外营养治疗，使肠道得以休息，利于减轻炎症，控制症状。必要时给予输血、输白蛋白等营养支持疗法。

(3)避免食用冷饮、水果、多纤维的蔬菜及其他刺激性食物。忌食牛乳和乳制品。戒烟酒。

(4)评估病人营养状况，观察进食情况，定期测体重，监测血红蛋白、血清电解质和白蛋白的变化。

4. 病情观察　观察腹泻次数，粪便性质、量及伴随症状等。

5. 协助排便　尽量将病人床位安排在离卫生间较近处，或室内留置便器。协助病人做好肛门及周围皮肤的护理，如手纸要柔软，擦拭轻柔，便后清洗肛门，必要时给予护肤软膏涂搽，以防皮肤破损。

（二）慢性疼痛

1. 遵医嘱用药

（1）氨基水杨酸制剂

1）柳氮磺吡啶（SASP）是治疗本病常用药物。该药口服后在结肠经肠菌分解为5-氨基水杨酸（5-ASA）与磺胺吡啶，前者滞留在结肠内发挥作用。SASP 4g/d，分4次口服。适用于轻、中、重度（用激素后已有缓解者）。病情缓解后仍要治疗至少3年。SASP不良反应较多，如恶心、呕吐、食欲减退、头痛、皮疹、粒细胞减少等，应嘱病人餐后服药，服药期间定期复查血象。

2）5-ASA可直接在结肠内发挥药效，不良反应少，其灌肠剂适用于病变局限在直肠乙状结肠者，栓剂适用于病变局限在直肠者。灌肠时注意要低压、缓慢，灌肠液要恒温。

（2）糖皮质激素：对急性发作期有较好的疗效，特别适用于重度病人及急性暴发型病人。一般给予口服泼尼松40～60mg/d，或静脉滴注氢化可的松300mg/d，病情缓解后逐渐减量，减量期间加用氨基水杨酸制剂逐渐接替激素治疗。病变局限在直肠乙状结肠者，可保留灌肠。用药期间要注意激素的不良反应，不可随意停药，防止反跳现象。

（3）免疫抑制剂：硫唑嘌呤或巯嘌呤可试用于对激素疗效不佳或对激素依赖者。用药期间要注意监测白细胞计数，观察是否有骨髓抑制现象。

2. 病情观察 观察生命体征，注意腹痛部位、性质、程度、时间、规律、伴随症状等，观察有无脱水等并发症，观察腹泻、腹部压痛、肠鸣音情况，若出现鼓肠、肠鸣音消失、腹痛加剧等情况，要考虑中毒性巨结肠的发生，及时报告医生，积极抢救。

（三）心理疏导

1. 帮助病人放松心理 告知病人不良的心理状态不利于本病的康复，指导病人以平和的心态面对疾病，树立治疗信心，积极配合治疗，尽量保持疾病处于缓解期。

2. 稳定病人情绪 避免过度紧张与劳累，指导病人调整工作和生活方式，减轻或消除来自工作、家庭等各方面的不良刺激。

（四）健康教育

1. 疾病知识指导 让病人了解如何避免本病常见病因及诱因。如避免感染，避免劳累，放松心理，合理饮食等。

2. 饮食 同上述护理措施。

3. 用药指导 教育病人遵医嘱服药，不能随便停药或减量。学会观察药物疗效及不良反应，发现异常及时就诊。

4. 指导自我监测病情，定期复查。

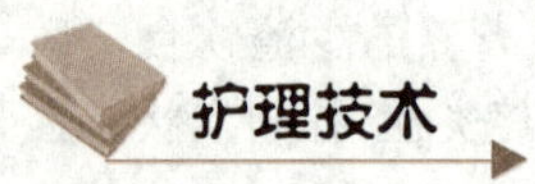

纤维结肠镜检查术护理

【适应证】

1. 不明原因的下消化道出血。
2. 不明原因的慢性腹痛、腹泻或便秘。
3. 不明原因的低位肠梗阻，不能排除来自结肠的腹部包块。

4. 大肠或回肠末端肿瘤的诊断。

5. 大肠息肉、肿瘤、出血等病变需在肠镜下治疗。

6. 大肠癌普查。药物或手术治疗后复查和随访。

【禁忌证】

1. 妊娠期和月经期及肠道准备不完全者。

2. 急性弥漫性腹膜炎及腹腔脏器穿孔。

3. 大肠炎症急性活动期。肠道大出血血压不稳定。

4. 有严重心肺疾病和生命处于危险状态。

5. 精神或心理因素不能合作者。

6. 肛门、直肠严重狭窄者。

【术前准备】

1. 用物准备

(1)仪器准备:结肠镜、电凝电刀治疗设备、钢丝支架、洞巾、手套、纱布、弯盘、甲基硅油、生理盐水、注射器、长臂活检钳、组织吸附小纸片、细胞刷、甲醛固定液标本瓶、8%硝酸银或止血粉、干棉球、利多卡因棉球等。

(2)急救车:内备急救药品和器材。

2. 病人准备

(1)解释:向病人及家属介绍操作目的、注意事项,家属签字同意。

(2)了解病情:问病史,做腹部检查,查阅病人临床资料(病程记录、各种检查结果、治疗经过等)。

(3)检查前 2～3 天进少渣饮食,检查前一日进流质,当日空腹。

(4)术前晚服番泻叶,术前 2 小时温水灌肠,直至流出液体无粪渣为止。

(5)遵医嘱术前 5～10 分钟肌注阿托品、地西泮、哌替啶等,起到镇静、抑制肠蠕动的作用,有利于操作。有青光眼或明显前列腺肥大者忌用阿托品。

(6)建立静脉通道。

【术中配合】

1. 在插镜过程中,根据需要协助病人变换体位。

2. 注气、进镜时,病人会感到腹胀,嘱其做深慢呼吸。

3. 检查过程中,密切观察病人反应,如脉搏、面色、皮肤温度、是否有汗、是否烦躁等,倾听病人有无腹痛等主诉,发现异常随时报告医生,立即停止插镜,进行相应处理。

【术后护理】

1. 检查结束后,病人稍事休息,观察 15～30 分钟后方可离去。

2. 给予少渣饮食 3 天。

3. 卧床休息,做好肛门清洁护理。

4. 观察

(1)观察病人腹胀、腹痛、排便、黑便、大便隐血试验、腹膜刺激征情况。若腹胀明显者,可行内镜下排气;腹痛未缓解或排血便者,应留院观察;若发现有剧烈腹痛、腹胀、面色苍白、心率/脉率增快、血压下降、大便次数增多呈黑色,提示并发肠出血、肠穿孔,应及时报告医生,协助处理。

(2)密切观察生命体征。

病人，女，20岁，消瘦，左下腹隐痛伴脓血便每日2～3次已2年，3个月前开始疼痛加重，每天排便次数增加到7次以上，脓血增多，里急后重。检查生命体征无异常，结肠镜检查提示："乙状结肠多发性浅溃疡"，大便细菌培养阴性。病人情绪低落，焦躁不安。初步诊断为：溃疡性结肠炎。

1. 该病人是否有溃疡性结肠炎的典型临床表现？如何与细菌性痢疾鉴别？
2. 如何判断病人病情的严重程度及分几期？
3. 该病人可能会用哪些药物进行治疗？如何进行用药护理？

第六节　肠结核和结核性腹膜炎病人的护理

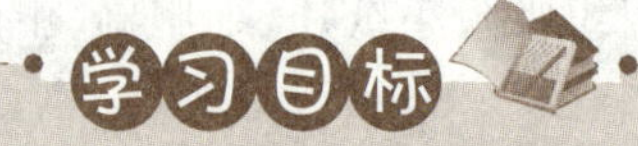

1. 了解肠结核和结核性腹膜炎的概念及发病机制。
2. 熟悉肠结核和结核性腹膜炎的病因、实验室检查、治疗要点。
3. 掌握肠结核和结核性腹膜炎的临床表现、心理-社会状况、护理措施、保健指导。
4. 具有关心、爱护、尊重病人的职业素养及团队协助精神。

肠结核(intestinal tuberculosis)和结核性腹膜炎(tuberculous peritonitis)均由结核分枝杆菌感染所致，前者是由于结核分枝杆菌侵犯肠道引起的慢性特异性感染，后者则是由于结核分枝杆菌侵犯腹膜引起的慢性弥漫性腹膜感染。随着生活及卫生条件改善，结核患病率下降，这两个病已逐渐减少。但由于肺结核仍然常见，故在临床上仍须继续提高警惕。肠结核、结核性腹膜炎都多见于中青年，女性多于男性。

一、肠结核病人的护理

肠结核以腹痛、腹胀、排便异常、腹部肿块和全身毒血症状为主要特点。**消化道**是最主要的感染途径。因含结核分枝杆菌的肠内容物在回盲部停留较久，且回盲部有丰富的淋巴组织便于结核分枝杆菌侵犯，所以，**回盲部**是肠结核的好发部位，其次是与其相邻的升结肠。

【护理评估】

(一) 健康史

肠结核主要由人型结核分枝杆菌引起，与开放性肺结核有一定的关系。少数地区有饮用未经消毒的带菌牛奶或乳制品而发生牛型结核分枝杆菌肠结核。

(二) 临床表现

1. 症状

(1)腹痛：多位于右下腹或脐周，间歇性发作，于进餐后加重，排便或肛门排气后缓解。腹痛亦可由部分或完全性肠梗阻引起。

(2)腹泻与便秘：腹泻是溃疡型肠结核的主要临床表现之一，粪便呈糊状或水样，不含黏液和脓血，无里急后重。有时病人会出现腹泻与便秘交替，与病变引起的肠功能紊乱有关。增生型肠结核以便秘为主要表现。

(3)全身症状：溃疡型肠结核多有结核毒血症，表现为低热、盗汗、贫血、消瘦。

2. 体征　腹部肿块常位于右下腹，质地中等、伴压痛。

3. 并发症　见于晚期病人，以肠梗阻多见，可有瘘管形成或肠出血。

(三) 实验室及其他检查

1. 血沉快、结核菌素试验呈强阳性。
2. 小肠钡剂造影对本病诊断具有重要价值。
3. 结肠镜可以对全结肠和回肠末端进行直接观察，也对本病诊断具有重要价值。
4. 镜下取活体组织送病理检查具有确诊价值。

(四) 心理-社会状况

因病程迁延，病人长期被疾病折磨，接受治疗时间长，经济负担重，病人常有焦虑心理，易对治疗失去信心。

(五) 治疗要点

治疗原则：早期诊断、早期采用规范抗结核化疗为主的综合治疗，达到消除症状，改善全身情况，促进病灶愈合，防止并发症的目的。治疗方法：加强营养、休息，**抗结核化疗**，对腹痛、腹泻、便秘进行对症治疗。必要时手术治疗。

【常见护理诊断/问题】

1. 慢性疼痛　与病变肠道炎症刺激，肠梗阻有关。

2. 腹泻　与病变肠道炎症刺激，肠蠕动加快有关。

3. 知识缺乏：缺乏肠结核相关知识。

【护理措施】

(一) 慢性疼痛

1. 遵医嘱用药

(1)抗结核化学药物治疗：是本病治疗的关键，治疗方案参见第二章第七节“肺结核病人的护理”。

(2)对症治疗：腹痛时用抗胆碱能药物治疗；腹泻时可补充水、电解质，纠正酸碱平衡紊乱。

2. 病情观察　观察腹痛部位、性质、程度、时间、规律、伴随症状等。观察有无并发症。

(二) 腹泻

具体护理措施参见本章第五节“溃疡性结肠炎病人的护理”。

(三) 健康教育

1. 疾病知识指导　让病人了解如何避免本病常见病因及诱因。如积极治疗肺结核及肺外结核，不吞咽痰液，不与开放性肺结核病人共餐；饮用消毒乳制品，加强餐具消毒、粪便消毒等。

2. 休息与活动　指导病人保证充足的休息，规律生活，劳逸结合，保持良好的心态，增强机体抵抗力。

3. 饮食　避免摄入刺激性饮食，戒烟酒。给予高营养、高热量、高蛋白、富含维生素、少渣饮食，少食多餐。

4. 遵医嘱用药　教育病人遵医嘱坚持抗结核治疗，不能随便停药或减量。指导病人学会观察药物疗效及不良反应，发现异常及时就诊。

5. 指导自我监测病情 嘱病人定期复查，发现异常随时就诊。

思考题

病人，女，34岁，低热、盗汗、贫血、消瘦，右下腹痛2年，间歇性发作，于进餐后加重，排便或肛门排气后缓解。每日排便3次左右，粪便呈糊状或水样，无肉眼黏液和脓血，无里急后重。查右下腹部肿块，质地中等、伴压痛。结核菌素试验呈强阳性。结肠镜检查可见回盲部肠黏膜充血、水肿，溃疡形成。初步诊断为：肠结核。

1. 请问该病人患肠结核的病因是什么？病变主要在什么部位？
2. 该病人哪些临床表现提示是肠结核？
3. 如何预防肠结核？

二、结核性腹膜炎病人的护理

结核性腹膜炎主要是腹腔脏器如肠系膜淋巴结结核、肠结核、输卵管结核等活动性结核病灶直接蔓延侵及腹膜引起，少数病例可由血道播散引起腹膜感染，常见的原发病灶有粟粒型肺结核、关节、骨、睾丸结核等。根据病理解剖特点结核性腹膜炎可分为三型，渗出型、粘连型比较多见，干酪型常由渗出型或粘连型演变而来，是本病的重型，常伴有并发症。本病起病缓慢，由于病理类型不同，临床表现各异。

【护理评估】

（一）健康史

结核性腹膜炎主要继发于体内其他部位的结核病。

（二）临床表现

1. 症状

(1)全身症状：结核毒血症状。

(2)腹部症状：脐周、下腹或全腹腹痛、腹胀，与腹膜炎症、肠梗阻有关；腹泻与腹膜炎有关；便秘与肠梗阻有关。

2. 体征

(1)腹部触诊：**腹壁柔韧感**是结核性腹膜炎的临床特征，与腹膜慢性炎症、增厚、粘连有关。

(2)腹水：多为少量至中等量**腹水**。

(3)腹部肿块：多见于粘连型或干酪型。多位于脐周，大小不一，边缘不整，表面粗糙，不易推动。

3. 并发症 以并发肠梗阻最常见。

（三）实验室及其他检查

血沉快、结核菌素试验呈强阳性。腹水为**草黄色渗出液**，腹部B超有助于腹水诊断，胃肠X线钡餐检查有辅助诊断的价值。腹腔镜活组织检查具有确诊价值。腹膜广泛粘连者禁做腹腔镜检查。

（四）心理-社会状况

因病程迁延，病人长期被疾病折磨，接受治疗的时间长，经济负担重，病人常有焦虑心理，易对治疗失去信心。

（五）治疗要点

治疗原则：早期诊断、早期采用规范抗结核化疗为主的综合治疗，达到消除症状，改善全身情况，促进病灶愈合，防止并发症的目的。治疗方法：加强营养、休息，**抗结核化疗**，腹腔穿刺**放腹水**，对腹痛、腹泻、便秘进行对症治疗。手术治疗。

【常见护理诊断/问题】

1. 慢性疼痛　与病变刺激腹膜有关。

2. 腹泻　与病变刺激，肠蠕动加快有关。

3. 体液过多　与腹膜炎症致腹水形成有关。

4. 知识缺乏：缺乏结核性腹膜炎相关知识。

【护理措施】

（一）慢性疼痛

1. 遵医嘱用药

（1）抗结核化学药物治疗：是本病治疗的关键，治疗方案参见第二章第七节“肺结核病人的护理”。

（2）对症治疗：腹痛用抗胆碱能药物治疗，腹泻可补充水、电解质，纠正酸碱平衡紊乱。

2. 病情观察　观察腹痛部位、性质、程度、时间、规律、伴随症状等。观察有无并发症。

（二）腹泻

具体护理措施参见本章第五节“溃疡性结肠炎病人的护理”。

（三）体液过多

配合放腹水及相应护理，参见本章第七节中腹腔穿刺术的护理。

（四）健康教育

1. 疾病知识指导　让病人了解如何避免本病常见病因及诱因。如积极治疗肺结核及肺外结核，尤其是腹腔脏器结核。不吞咽痰液。不与开放性肺结核病人共餐。饮用消毒乳制品。加强餐具消毒及粪便消毒。

2. 休息与活动　指导病人保证充足的休息，规律生活，劳逸结合，保持良好的心态，增强机体抵抗力。

3. 饮食　避免摄入刺激性饮食，戒烟酒。给予高营养、高热量、高蛋白、富含维生素、少渣饮食，少食多餐。

4. 遵医嘱用药　教育病人遵医嘱坚持抗结核治疗，不能随便停药或减量。指导病人学会观察药物疗效及不良反应，发现异常及时就诊。

5. 指导自我监测病情　嘱病人定期复查，发现异常随时就诊。

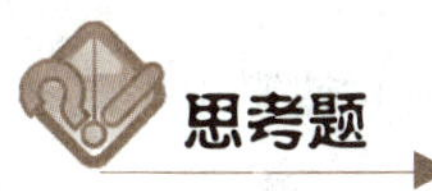

思考题

病人，女，28 岁，低热、盗汗、贫血、消瘦，全腹腹痛、腹胀 2 年，查腹部膨隆，腹部触诊有腹壁柔韧感，血沉快、结核菌素试验呈强阳性。腹水为草黄色渗出液，结核分枝杆菌阳性。腹部 B 超提示：大量腹水。初步诊断为：结核性腹膜炎。

1. 该病人的原发病灶可能有哪些？可能通过什么途径传播而来？

2. 该病人哪些临床表现提示是结核性腹膜炎？

第七节　肝硬化病人的护理

1. 了解肝硬化的概念及发病机制。
2. 熟悉肝硬化的病因、实验室检查、治疗要点。
3. 掌握肝硬化的临床表现、心理-社会状况、护理措施、保健指导。
4. 具有关心、爱护、尊重病人的职业素养及团队协助精神。

肝硬化(hepatic cirrhosis)是各种慢性肝病发展的晚期阶段。临床上以**肝功能损害**和**门静脉高压**为主要表现，常伴有消化道出血、肝性脑病、感染等严重并发症，伴有并发症时死亡率较高。肝硬化是常见疾病，发病高峰年龄在 35～50 岁，男性多见。临床上将肝硬化分为肝功能代偿期和肝功能失代偿期，但两者界限常不清楚。

本病病理变化有广泛的肝细胞变性、坏死、结节再生、结缔组织增生、纤维化及假小叶形成，使肝脏血管受到挤压，肝内门静脉、肝静脉和肝动脉三者之间失去正常关系，肝脏血液循环紊乱，肝细胞缺血缺氧，功能丧失，肝脏逐渐变硬、变形而发展为肝硬化。早期肝纤维化是可逆的，到晚期假小叶形成后是不可逆的。

【护理评估】

(一) 健康史

引起肝硬化的病因很多，在我国以**病毒性肝炎**为主，欧美国家以慢性酒精中毒多见。

1. 病毒性肝炎　主要是乙型、丙型或丁型肝炎重叠感染，经慢性活动性肝炎逐渐发展而来，称为肝炎后肝硬化，甲型、戊型病毒性肝炎不演变为肝硬化。

2. 慢性酒精中毒　长期大量饮酒(一般每日摄入酒精 80g 达 10 年以上)，乙醇及其中间代谢产物(乙醛)的毒性作用，是引起酒精性肝炎、肝硬化的病因。

3. 胆汁淤积　持续肝内淤胆或肝外胆管阻塞时，高浓度胆酸和胆红素可损害肝细胞，使肝细胞发生变性、坏死，引起胆汁性肝硬化。

4. 循环障碍　多见慢性充血性心力衰竭、缩窄性心包炎、肝静脉和(或)下腔静脉阻塞等，使肝脏长期淤血、缺氧、坏死和结缔组织增生，逐渐发展为心源性肝硬化。

5. 日本血吸虫病　反复或长期感染血吸虫病者，由于虫卵沉积在汇管区，虫卵及其毒性产物的刺激引起大量纤维组织增生，导致肝纤维化和门静脉高压症，称之为血吸虫性肝纤维化。

6. 化学毒物或药物　长期反复接触化学毒物如四氯化碳、磷、砷等，或长期服用甲基多巴、双醋酚丁、异烟肼等，可引起中毒性或药物性肝炎而演变为肝硬化。

7. 营养障碍　慢性肠道炎症、长期食物中缺乏蛋白质、维生素等物质，可引起吸收不良和营养失调，降低肝对其他有害因素的抵抗力，久之可发展为肝硬化。

8. 遗传和代谢性疾病　先天性酶缺陷疾病，致某些物质不能被正常代谢而沉积在肝脏，如肝豆状核变性(铜沉积)、血色病(铁沉积)、半乳糖血症(半乳糖沉积)等，引起肝细胞坏死、结缔组织增生。

9. 自身免疫性肝炎 可演变为肝硬化。

饮酒与肝病

长期大量饮酒可使肝内血管收缩、血流减少以及酒精代谢氧耗增加，导致肝功能恶化。有长期饮酒史一般超过5年，折合酒精量男性≥40g/d，女性≥20g/d；或2周内有大量饮酒史，折合酒精量>80g/d即可发生酒精性肝损害。乙醇摄入量计算公式：乙醇的克数＝饮酒量(ml)×0.8×酒精度数(%)，单纯饮酒不进食或同时饮用不同的酒易发生酒精性肝病，每天摄入乙醇80g达10年以上者，可因慢性酒精中毒发展为酒精性肝硬化。

(二) 临床表现

起病隐匿，病程发展缓慢，可隐伏数年至10年以上。各型肝硬化可因出现并发症、大量饮酒、手术等因素，促进病情加重和发展。

1. 代偿期肝硬化 症状轻、无特异性，可有疲乏无力、食欲减退、腹胀、恶心、轻微腹泻等症状。肝轻度增大，质偏硬，无或轻度压痛，脾轻度增大。肝功能正常或仅有轻度酶学异常。

2. 失代偿期肝硬化

(1)肝功能减退表现

1)全身表现：营养状况较差，早期表现为乏力，随后体重下降逐渐明显。可有不规则低热、消瘦、精神不振等，重者面色晦暗无光泽(**肝病面容**)、皮肤干枯、卧床不起。

2)消化道表现：与胃肠道淤血水肿、消化吸收障碍和肠道菌群失调、腹水、肝、脾大有关。常表现为食欲减退、恶心、腹胀、腹泻、呕吐。病人对脂肪、蛋白质耐受性差，稍进油腻食物易引起腹泻。大量腹水时，腹胀是病人最难忍受的症状。当肝储备胆红素功能明显下降时，部分病人可有黄疸表现。若有明显腹痛，要警惕合并肝癌、原发性腹膜炎、胆道感染、消化性溃疡等情况。

3)出血倾向和贫血：与肝脏合成凝血因子减少及脾功能亢进使血小板、红细胞减少有关，也与肠道吸收障碍、营养不良、毛细血管脆性增加等因素有关。表现为皮肤紫癜、牙龈、鼻腔、胃肠道、皮肤黏膜等处出血，月经过多及不同程度的贫血。

4)内分泌紊乱：①由于肝对雌激素灭活减少，男性病人性功能减退、男性乳房发育、睾丸萎缩、毛发脱落；女性病人月经失调、闭经、不孕；病人面部、颈、上胸、肩背、上肢等上腔静脉引流部位可见**蜘蛛痣**；血管扩张，在手掌大小鱼际及指端腹侧有红斑，称之为**肝掌**。②面部和其他暴露部位皮肤色素沉着，与雌激素增多通过负反馈抑制垂体分泌促肾上腺皮质激素的功能有关。③腹水形成，与肝脏对醛固酮、抗利尿激素灭活功能减退，继发性醛固酮和抗利尿激素增多，使钠、水潴留有关。④糖尿病患病率增加，与肝对胰岛素灭活减少有关。

(2)门静脉高压表现：肝纤维化及再生结节对肝窦及肝静脉的压迫导致门静脉阻力升高是门静脉高压的起始动因。门静脉高压的后果包括：

1)**侧支循环的建立和开放**：当门静脉高压达到200mmH_2O以上时，消化器官和脾的回心血液流经肝脏受阻，导致门静脉与腔静脉之间建立许多侧支循环。常见侧支循环有(图4-4)：①**食管下段和胃底静脉曲张**：是门静脉系的胃左、胃短静脉与腔静脉系的奇静脉等沟通开放。曲张静脉破裂时,可发生呕血、黑便及休克症状。②**腹壁和脐周静脉曲张**:门静脉高压时脐静脉重新开放,通过腹壁静脉进入腔静脉。表现为以脐为中心向上及向下延伸,外观呈水母头状。③**痔静脉曲张**:是门静脉系的直肠上静脉与下腔静脉系的直肠中、下静脉交通。可扩张形成痔核,破裂时引起便血。

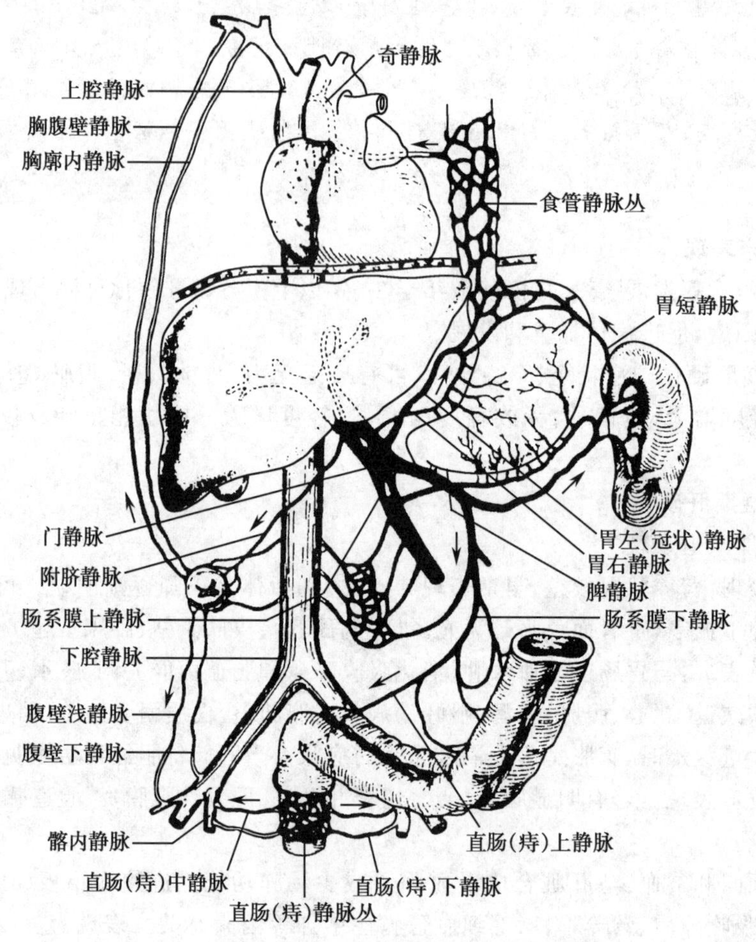

图 4-4 门静脉回流受阻时侧支循环示意图

2)**脾大**:由于脾脏淤血、脾功能亢进,使白细胞、血小板和红细胞计数减少,表现为出血、贫血和感染。

3)**腹水**:是肝硬化最突出的临床表现。其原因为:①门静脉压力增高:造成肝脏淋巴液生成增加,部分淋巴液从肝包膜直接漏入腹腔而形成腹水,或门静脉压力增高,使血管内液体渗入腹腔形成腹水。②血浆胶体渗透压下降:肝合成白蛋白减少,导致低蛋白血症、血浆胶体渗透压下降,使血管内液体渗入腹腔形成腹水。③有效血容量不足:肝功能减退及各种因素导致多种血管活性因子失调,形成心输出量增加、低外周血管阻力的高动力循环状态,由于大量血液滞留于扩张的血管内,使有效血容量不足,肾小球滤过率下降及钠、水重吸收增加,促使腹水形成。腹水形成后病人常有腹胀感,尤其饭后显著,大量腹水使横膈抬高,可出现呼吸困难、脐疝、下肢水肿。腹壁皮肤紧张发亮,膨隆呈蛙腹,叩诊有移动性浊音。部分病人伴有胸腔积液,以右侧多见。

3. 并发症

(1)上消化道出血:为**最常见**的并发症,常突然发生大量呕血及黑便,甚至发生出血性休克,易诱发肝性脑病。

(2)肝性脑病:是本病**最严重**的并发症,也是最常见的死亡原因。主要表现为在肝病基础上发生神志改变,如性格行为异常、意识障碍、昏迷等。

(3)感染:肝硬化病人免疫功能低下,常并发肺炎、大肠杆菌败血症、胆道感染等细菌感染。有腹水的病人常并发自发性腹膜炎,自发性腹膜炎病原菌常是来自肠道的革兰阴性杆菌,表现为发热、腹痛、短期内腹水迅速增加,全腹压痛、腹膜刺激征,血常规、腹水检查白细胞升高,重者出现中毒性休克。

(4)肝肾综合征(功能性肾衰竭):指发生在严重肝病基础上的肾衰竭,但肾脏本身并无器质性损害。由于内脏血管扩张,**有效循环血容量**不足,肾素-血管紧张素-醛固酮系统和交感神经系统被进一步激活,引起肾皮质血管强烈收缩、肾小球滤过率下降。表现为少尿或无尿、氮质血症、稀释性低钠血症等。

(5)肝肺综合征:指发生在严重肝病基础上的低氧血症,且过去无心肺疾病基础。临床特征为严重的肝病、肺内血管扩张、低氧血症三联症。表现为呼吸困难、低氧血症,检查显示肺血管扩张。目前,内科治疗效果不明显。

(6)电解质和酸碱平衡紊乱:由于病人摄入不足、长期应用利尿剂、大量放腹水、呕吐、腹泻等因素所致,常表现为低钠血症、低钾低氯血症、酸碱平衡紊乱,其中最常见的是呼吸性碱中毒或代谢性碱中毒。

(7)原发性肝细胞癌:表现为短期内肝脏增大,肝表面有肿块,持续性肝区疼痛、血性腹水、发热,血清甲胎蛋白增高,B超或CT提示肝占位性病变等。

(三)实验室及其他检查

1. 血常规 失代偿期有程度不同的红细胞、白细胞、血小板减少。

2. 尿常规 有黄疸时尿胆红素阳性,尿胆原增加。并发肝肾综合征时可有血尿、管型尿、蛋白尿等。

3. 大便常规 消化道出血时可见黑便或隐血试验阳性。

4. 肝功能检查 失代偿期:转氨酶升高,以ALT(GPT)增高显著,肝细胞严重坏死时AST(GOT)增高比ALT增高更明显;白蛋白降低、球蛋白增高,A/G倒置;凝血酶原时间延长;胆红素升高等。

5. 血清免疫学检查 免疫球蛋白IgG、IgA增高,以IgG增高显著;约有50%的病人T细胞数量低于正常,部分病人可出现非特异性自身抗体;病毒性肝炎血清标记物可呈阳性反应;甲胎蛋白(AFP)明显升高提示合并原发性肝细胞癌。

6. 腹水检查 一般为漏出液,并发自发性细菌性腹膜炎、结核性腹膜炎或癌变时,腹水可呈渗出液。腹水呈血性时,考虑癌变,需做细胞学检查。

7. 影像学检查

(1)食管吞钡X线检查:若显示食管黏膜呈虫蚀样或蚯蚓状**充盈缺损**,提示食管下段静脉曲张;若显示胃底菊花瓣样充盈缺损,提示胃底静脉曲张。

(2)腹部B超、CT、MRI检查:提示肝硬化、脾大、门静脉扩张、腹水等。

8. 肝穿刺活组织检查 具有**确诊价值**。

9. 腹腔镜检查 直接观察肝、脾等腹腔脏器及组织,并可在直视下进行活检,对诊断困难者的确诊及鉴别诊断有一定价值。

(四)心理-社会状况

肝硬化是慢性病，进入失代偿期后，病人不但精神、躯体遭受很大的痛苦，而且逐渐丧失工作能力，易产生焦虑、悲观、愤怒、怨恨等不良心理。

(五)治疗要点

治疗原则:肝硬化代偿期关键在于早期诊断，针对病因给予相应处理，进行保肝和支持治疗，阻止肝硬化进一步发展；失代偿期应对症治疗，改善肝功能，积极防治并发症；终末期只能依赖肝移植。

【常见护理诊断/问题】

1. 营养失调:低于机体需要量 与肝硬化所致的摄食量少及营养吸收障碍有关。

2. 体液过多 与肝硬化所致门静脉高压、低蛋白血症及水、钠潴留有关。

3. 潜在并发症:上消化道出血、感染、肝性脑病、水、电解质和酸碱平衡紊乱。

4. 焦虑 与病程迁延不愈、经济负担沉重有关。

5. 知识缺乏:缺乏肝硬化相关知识。

【护理目标】

病人能认识到合理营养对疾病康复的重要性，自觉遵守饮食计划，保证各种营养物质的摄入，主动配合治疗；腹水和水肿减轻，身体舒适感增加；能自觉避免并发症的诱因，知晓常见并发症表现；情绪稳定，对治疗有信心；能配合医护人员进行病情监护。

【护理措施】

(一)营养失调:低于机体需要量

1. 休息与活动 代偿期病人适当减少活动，但仍可参加轻体力工作。失代偿期病人则应以卧床休息为主。尽量减少机体对营养的消耗，有利于肝细胞修复。避免劳累是肝硬化治疗的重要措施之一。

2. 饮食 向病人及家属说明导致营养状况下降的有关因素及饮食治疗的意义，与病人共同制订符合治疗需要又为其接受的饮食计划。饮食治疗原则:高热量、高蛋白质、高维生素、易消化的饮食，并根据病情变化及时调整。

(1)高热量:每日供给300～400g糖，以利于肝糖原合成，保证肝细胞能量供给。

(2)高蛋白质:每日每千克体重供给蛋白质1.0～1.5g，以选用豆制品、鸡蛋、牛奶、鱼肉等为主，促使肝细胞修复，维持血浆白蛋白正常水平，减轻腹水和水肿。肝功能损害显著或有肝性脑病先兆者，应限制蛋白质饮食，待病情好转后再逐渐增加蛋白质摄入量。

(3)高维生素:给予富含维生素的新鲜蔬菜和水果，促进肝细胞修复，保护肝功能。

(4)易消化:尽量采用蒸、煮、炖、熬、烩的方法烹调食物，避免粗糙、坚硬食物，进食时细嚼慢咽，食团宜小且表面光滑，以免摩擦曲张的食管-胃底静脉，导致出血。

(5)低盐限水:限制腹水病人钠、水摄入，氯化钠限制在每日1.0～2.0g，进水量限制在每日1000ml左右。含钠较少的食物有粮谷类、瓜茄类、水果等。为增加食欲，可酌情在就餐时添加柠檬汁、食醋等，也可以在烹调时不用钠盐，而另外每日给盐1.2～2.0g，让病人进餐时随意加在菜上。

(6)其他:忌烟酒，禁用损害肝脏药物。

3. 静脉补充营养 对剧烈恶心、呕吐、进食甚少或不能进食的病人，可遵医嘱给予静脉补充足够的营养，如高渗葡萄糖液、复方氨基酸、白蛋白或新鲜血等。

4. 监测营养状况　定期评估病人的饮食和营养状况，包括每日食品营养成分、进食量、体重、实验室检查有关指标等，根据营养状况及时调整饮食。

（二）体液过多

1. 适宜体位　一般取平卧位，有利于增加肝、肾血流量，增加尿量；下肢水肿时可抬高下肢；阴囊水肿时可用托带托起阴囊；大量腹水时取半卧位，使膈肌下降，有利于呼吸运动，减轻心悸和呼吸困难。

2. 饮食　同上述饮食护理。

3. 遵医嘱用药

（1）药物治疗：为避免增加肝细胞负担，药物种类不宜过多，适当选用保肝药物，如葡醛内酯、维生素及助消化药物。中药能改善症状和肝功能，可采用中西药联合治疗。

（2）腹水治疗

1）限制钠、水的摄入及卧床休息是腹水的基础治疗。

2）增加钠、水的排泄：①利尿：主要用螺内酯 20mg 每日 4 次，无效时加用氢氯噻嗪或呋塞米，低钾时及时补充氯化钾。利尿治疗以每天体重减轻不超过 0.5kg 为宜。利尿剂使用不宜过猛，避免诱发肝性脑病、肝肾综合征等。②导泻：利尿剂治疗无效可用导泻药，如甘露醇 20mg，每天 1～2 次，通过肠道排出水分。③腹腔穿刺放腹水：为减轻症状可行穿刺放腹水，但会丢失蛋白质，且短期内腹水又会复原，若同时给白蛋白静脉滴注，可提高疗效。

3）腹腔穿刺及放腹水：参见本节中腹腔穿刺术的护理。

4）提高血浆胶体渗透压：每周输新鲜血、白蛋白、血浆，对改善病人一般情况、恢复肝功能和消退腹水均有帮助。

5）腹水浓缩回输：放出腹水，通过浓缩处理后再静脉回输，可消除水、钠潴留，提高血浆白蛋白浓度及有效循环血容量，并能改善肾血液循环，对顽固性腹水是一种较好的治疗方法。

6）经静脉肝内门体分流术（TIPS）：门静脉分支与肝静脉分支之间建立分流通道，能有效降低门静脉压，治疗门静脉压增高明显的难治性腹水，但易诱发肝性脑病，不宜作为首选治疗。

7）肝移植：顽固性腹水是肝移植优先考虑的适应证。

4. 病情观察　观察腹水、水肿消长情况。准确记录出入量，定期测量腹围、体重，观察水肿消退情况。

5. 避免增加腹压　大量腹水时，应避免剧烈咳嗽、用力排便等使腹内压突然剧增的因素。

6. 保护皮肤　每日温水擦浴，保持皮肤清洁，沐浴时水温不宜过高，避免使用有刺激的皂液及沐浴液，避免用力搓擦。病人衣服柔软、宽大、吸汗，床铺平整、干燥、清洁，定时更换体位，预防压疮。皮肤瘙痒时，嘱病人勿用手抓挠，可根据医嘱给予止痒处理。

（三）潜在并发症

1. 告知病人常见并发症表现及诱因　如食管-胃底静脉曲张破裂出血常与粗糙饮食有关，表现为呕血、黑便；感染常与免疫功能低下有关；肝性脑病常与血氨升高有关，表现出性格、行为改变；电解质和酸碱平衡紊乱常与大量利尿、放腹水有关；肝肾综合征与有效循环血容量下降有关；原发性肝细胞癌常见于乙型肝炎病人，早期表现为血清甲胎蛋白增高等。指导病人配合早期识别、早期预防、早期治疗。

2. 病情观察

(1)观察有无出血情况:如鼻、牙、皮肤黏膜等处是否有出血。

(2)观察排泄物:注意呕吐物、粪便、尿的量、颜色,注意有无呕血及黑便,准确记录出入量。

(3)注意有无生命体征、神志、性格、行为改变。

(4)注意有无发热、咳嗽、腹痛、血白细胞增高等感染征象。

(5)密切监测血清电解质和酸碱度的变化。

(6)观察腹围、体重。

(7)注意有无短期内肝脏迅速增大,持续性肝区疼痛,血性腹水等。

3. 积极配合医生治疗并发症

(四)焦虑

关爱病人,了解病人心中感受,耐心解答病人提出的问题,告知病人良好的心态及积极的治疗护理有助于控制疾病发展。提醒病人遇事豁达开朗,保持身心愉快。指导家属理解和关心病人,注意给予病人心理安慰和生活照顾,尽量不让病人涉及经济问题。积极寻求多方面经济和精神支持,树立病人及家属战胜疾病的信心和勇气。

(五)健康教育

1. 疾病知识指导 让病人了解如何避免本病常见病因及诱因。如积极治疗病毒性肝炎,避免酗酒、滥用药物,注意保暖,避免感染,加强营养,避免劳累等。

2. 休息与活动、饮食、保护皮肤 同上述有关内容。

3. 遵医嘱用药 介绍所用药物名称、剂量、给药时间、给药方法、疗效及不良反应。提醒病人不擅自加用药物,以免加重肝脏负担。

4. 教会病人及家属如何识别病情变化,如何及时发现并发症先兆,发现异常及时就诊。

5. 指导病人定期门诊复查、检测肝功能,监测病情变化。

【护理评价】

病人是否能认识合理营养对疾病康复的重要性,自觉遵守饮食计划,保证各种营养物质的摄入;是否能主动配合治疗,腹水和水肿有所减轻,身体舒适感增加;是否能自觉避免并发症的诱因,知晓常见并发症表现;是否情绪稳定,对治疗有信心;是否能配合医护人员进行病情监护。

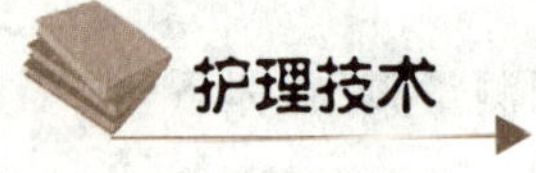

腹腔穿刺术的护理

【适应证】

1. 抽腹水做化验和病理检查,以协助诊断。
2. 大量腹水引起严重胸闷、气短时,适量放腹水以缓解症状。
3. 腹腔内注射药物。
4. 进行诊断性穿刺,以明确腹腔内有无积脓、积血。

【禁忌证】

1. 严重肠胀气。
2. 妊娠、卵巢囊肿。
3. 腹腔内有广泛粘连。
4. 躁动、不能合作或有肝性脑病先兆者。

【术前准备】

1. 用物准备

(1)常规消毒用品。

(2)无菌腹腔穿刺包(穿刺针、注射器、橡皮管、血管钳、输液夹、洞巾、纱布、弯盘)。

(3)其他用物:无菌手套、局麻药、生理盐水、治疗用药、胶布、腹带、油布、治疗巾、软尺、大量杯、水桶、血压计等。

2. 病人准备

(1)解释:向病人及家属介绍操作目的、注意事项,家属签字同意。

(2)了解病情:问病史,测量生命体征、腹围、体重,检查腹部体征,查阅病人临床资料(病程记录、各种检查结果、治疗经过等)。

(3)做麻醉药过敏试验。

(4)操作前,嘱病人排空尿液,避免损伤膀胱。

(5)若在病房做穿刺,用屏风遮挡病人。

【术中配合】

1. 安置体位　病人取坐位、半卧位、平卧位或侧卧位,或在B超引导下取特殊体位,尽量使其舒适,暴露腹部,注意保暖。见图4-5和图4-6。

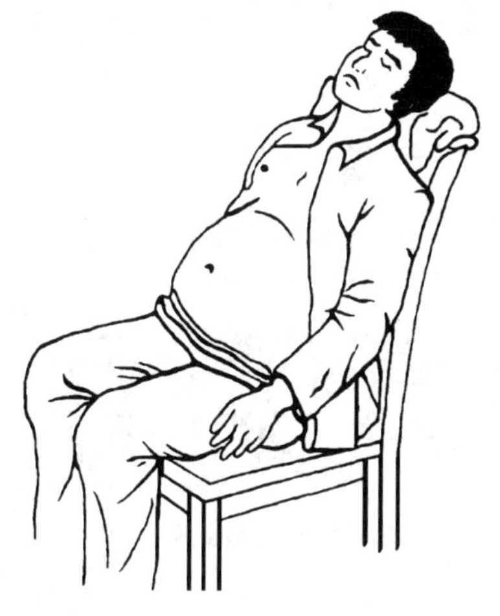

图4-5　腹腔穿刺体位示意图

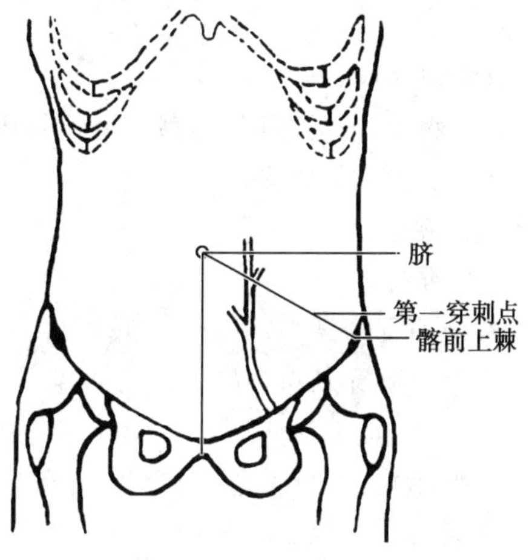

图4-6　腹腔穿刺穿刺点示意图

2. 术中密切观察病人反应　如脉搏、呼吸、血压、面色、皮肤温度、是否有汗等,倾听病人有无头晕、心悸、恶心等主诉,发现异常随时报告医生,立即停止操作,进行相应的处理。

3. 配合大量放腹水　可用8号或9号针头穿刺,针座接一橡胶管,用消毒血管钳夹持胶管,输液夹调整放腹水速度,将腹腔积液引入容器中计量,送检。每次放腹水在4000～6000ml,同时静脉滴注白蛋白40～60g。肝硬化病人一次放液量一般不超过3000ml,以免诱发肝性脑病或水电解质紊乱。

4. 穿刺后处理　拔出穿刺针,碘酒消毒针眼后盖上无菌纱布,用力按压局部,防止腹水外渗,无渗血、渗液后贴胶布。大量放腹水后束紧腹带,以防腹压骤降、内脏血管扩张,引起血压下降或休克。

5. 记录放腹水量、颜色、性状,根据需要留标本送检。

【术后护理】

1. 术后平卧休息至少 8～12 小时，或卧向对侧，使穿刺针孔位于上方以免腹水持续漏出。

2. 穿刺针眼若有液体渗漏，可用火棉胶涂抹，用碘酒消毒针眼处，及时更换敷料，防止伤口感染。

3. 大量放腹水后需注意观察血压、脉搏、神志、尿量、腹痛、穿刺点有无渗液及有无其他不良反应，对于肝硬化病人要警惕诱发肝性脑病。

4. 对比放腹水前、后病情变化情况。放腹水前后均应测量腹围、脉搏、血压，检查腹部体征，以了解放腹水效果，了解病情变化情况。

肝穿刺活组织检查术的护理

【适应证】

1. 不明原因的肝大、肝功能异常、黄疸、门脉高压者。

2. 用于各型肝炎的诊断、疗效和预后判断。

3. 某些血液系统疾病。

【禁忌证】

1. 全身状况较差。

2. 严重贫血。

3. 有出血倾向。

4. 大量腹水、肝外梗阻性黄疸、肝血管瘤、肝周化脓感染等。

5. 肝功能严重异常者。

【术前准备】

1. 用物准备

(1)常规消毒物品。

(2)无菌肝脏穿刺包(穿刺针、穿刺锥、钢针芯活塞、注射器、橡皮管、血管钳、洞巾、纱布、弯盘)。

(3)其他用物：无菌手套、局麻药、无菌生理盐水、胶布、腹带、小沙袋、标本瓶、载玻片、推玻片、血压计等。

2. 病人准备

(1)解释：向病人及家属介绍操作目的、注意事项，家属签字同意。

(2)了解病情：①问病史，测量生命体征。②遵医嘱进行胸部 X 线检查，了解有无肺气肿、胸膜增厚等。测定病人血小板计数、出凝血时间、凝血酶原时间，若有异常遵医嘱肌注维生素 K，连续 3 日后复查，若仍不正常，则不宜穿刺。③测定血型，以备必要时输血。④查阅病人临床资料(病程记录、各种检查结果、治疗经过等)。

(3)做麻醉药过敏试验。

(4)训练病人吸气-呼气-憋气动作。

【术中配合】

1. 协助病人取适当体位，并嘱病人保持固定体位。

2. 术中密切观察病人反应，如脉搏、呼吸、血压、面色、皮肤温度、是否有汗等，倾听病人有无心悸、胸闷、恶心等主诉，发现异常随时报告医生，立即停止操作，进行相应的处理。

3. 嘱病人术中要控制咳嗽与深呼吸，以免针头划伤肝组织引起出血。

4. 拔针后穿刺部位压上小沙袋并以多头腹带束紧，防止穿刺后出血。

5. 将吸得的肝组织制成玻片，或置于95%乙醇或10%甲醛固定液中送检。

【术后护理】

1. 卧床休息　术后平卧休息至少24小时，若无不适可于手术后12小时去除沙袋和腹带。24小时后逐渐恢复活动。

2. 观察病情　术后4小时内每15分钟测1次血压、脉搏，此后每2小时测1次，至术后24小时。若血压下降、脉搏细速、面色苍白、出冷汗、烦躁不安，则为内出血征象，应通知医生紧急处理。

3. 警惕并发症　若病人穿刺部位疼痛，应仔细检查原因，若为伤口渗血、红肿，给予换药、消炎处理；若为一般组织创伤性疼痛，可给予止痛剂；若发现气胸、胆汁性腹膜炎时，应及时通知医生进行处理。

病人，女，57岁。乙型肝炎病史20年，肝功能反复有异常。乏力、食欲减退2个月，腹胀、少尿半个月。体检：生命体征无异常。消瘦，神志清楚，肝病面容，巩膜轻度黄染，肝掌（+），左颈部可见3枚蜘蛛痣，腹部明显膨隆，未见腹壁静脉曲张，移动性浊音（+），双下肢轻度水肿。病人精神紧张，担心癌变。初步诊断为：肝硬化（肝功能失代偿期）。

1. 请分析该病人肝脏可能会有哪些病理特征？这些病理特征与门静脉高压有什么关系？

2. 为什么诊断病人是肝硬化失代偿期？

3. 病人为什么会有腹水，怎样治疗护理？

第八节　肝性脑病病人的护理

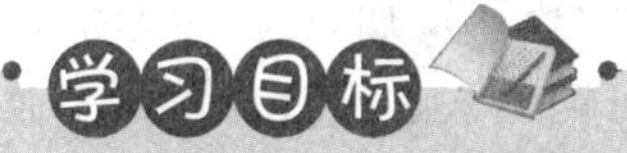

1. 了解肝性脑病的概念及发病机制。
2. 熟悉肝性脑病的病因、实验室检查、治疗要点。
3. 掌握肝性脑病的临床表现、心理-社会状况、护理措施、保健指导。
4. 具有关心、爱护、尊重病人的职业素养及团队协助精神。

肝性脑病(hepatic encephalopathy，HE)又称肝昏迷，是由于严重肝病引起的以代谢紊乱为基础的中枢神经系统功能失调的综合征，其主要临床表现是**意识障碍、行为失常和昏迷**。氨是促发肝性脑病最主要的神经毒素。对于有严重肝病尚无明显的肝性脑病的临床表现，而用精细的智力测验或电生理检测可发现异常情况者，称之为轻微肝性脑病，是肝性脑病发病过程中的一个阶段。

关于HE的发病机制主要有如下假说：

1. 氨中毒学说 是肝性脑病的重要发病机制。氨主要在肠道产生，尿素经肠道细菌的尿素酶分解产生氨。食物蛋白质被肠道细菌的氨基酸氧化酶分解产生氨。当结肠内 pH>6 时，非离子型氨(NH_3)大量弥散入血，透过血-脑屏障，干扰脑能量代谢。结肠内 pH<6 时，NH_3从血液转至肠腔，随粪排泄。

2. 假神经递质学说 主要指肝功能衰竭时，可产生一种类似神经递质的物质，如苯乙醇胺、β羟酪胺等，它们取代了正常的神经递质，如多巴胺、去甲肾上腺素等，使传导障碍，兴奋冲动不能传至大脑皮质而产生抑制，出现意识障碍与昏迷。

γ-氨基丁酸(GABA)是哺乳动物大脑的主要抑制性神经递质，由肠道细菌产生，在门体分流和肝功能衰竭时，绕过肝进入体循环。因为 GABA 受体不仅能与 GABA 结合，也能与巴比妥类和苯二氮䓬类结合，故称为 γ-氨基丁酸/苯二氮䓬(GABA/BZ)复合体学说。

3. 正常人的芳香氨基酸在肝脏代谢分解，故肝硬化病人芳香氨基酸增多。芳香氨基酸与支链氨基酸竞争进入大脑，芳香氨基酸入脑后形成假性神经递质，参与肝性脑病的发生，故称之为氨基酸代谢失衡学说。

【护理评估】

(一) 健康史

1. 病因 常见病因有重症病毒性肝炎、中毒性肝炎、药物性肝炎、原发性肝癌、妊娠期急性脂肪肝等。各种严重肝病或广泛的门体分流是引起肝性脑病最常见的原因，其中**病毒性肝炎后肝硬化**最多见。

2. 诱因

(1)上消化道出血：肠道内血液被细菌分解作用后，产生大量的氨，吸收入血，引起血氨升高。

(2)大量排钾利尿剂、放腹水：可引起低钾性碱中毒，有利于 NH_3吸收入脑。此外，大量排钾利尿、放腹水还可以引起血容量减少及肾功能减退，造成水、电解质紊乱而诱发肝性脑病。

(3)高蛋白饮食：增加氨的产生、吸收及进入大脑，加重已经衰竭的肝脏负担。

(4)感染：机体感染时组织分解代谢增加，氨产生增加，毒性增加，肝脏吞噬、免疫及解毒功能负荷增加。若伴有发热，又可因失水加重肾前性氮质血症。

(5)药物：利尿剂可导致水、电解质平衡失调，诱发肝性脑病；安眠药(如地西泮)、镇静药、麻醉药可直接抑制大脑和呼吸中枢，造成缺氧使肝脏损害加重；含氮药物可引起血氨增高，诱发肝性脑病；乙醇、抗结核药等损害肝脏的药物也可诱发肝性脑病。

(6)便秘：使氨与肠黏膜接触时间延长，有利于氨的吸收。

(7)其他：腹泻、手术、尿毒症、分娩等均可增加肝、脑、肾负担，诱发肝性脑病。

评估时详细询问病人有无肝病病史，尤其是肝硬化病史，有无门体静脉分流手术史等。有无进食少、呕吐、腹泻、大量排钾利尿、放腹水、摄入过多的含氮食物(高蛋白饮食)或药物、消化道出血、感染、便秘、应用镇静安眠药、麻醉药及手术等诱发因素。

(二) 临床表现

根据意识障碍程度、神经系统表现和脑电图改变，将肝性脑病分为四期(见下表)。各期的分界不很清楚，可有重叠。见表 4-3。

表 4-3　肝性脑病的临床分期及其主要表现

	前驱期	昏迷前期	昏睡期	昏迷期	
主要表现	轻度性格改变和行为异常	意识模糊、睡眠障碍、行为异常	昏睡、严重精神错乱	浅昏迷	深昏迷
扑翼样震颤	有	有	有	无	无
腱反射亢进	无	有	有	有	无
锥体束征阳性	无	有	有	有	无
脑电图改变	无	有	有	有	有

轻微肝性脑病可无明显症状和体征；急性肝炎所致的急性肝性脑病，诱因多不明显，可无前驱症状，常很快进入昏迷至死亡；肝硬化、门体分流手术后为原因的慢性肝性脑病，常有明显的诱因，以慢性反复发作性木僵与昏迷为突出表现，如能去除诱因及恰当治疗可能恢复；肝硬化晚期肝性脑病，起病缓慢，反复发作，逐渐转入昏迷至死亡；肝功能严重损害的肝性脑病常有明显黄疸、出血倾向、肝臭，易并发各种感染。

（三）实验室及其他检查

1. 血氨　慢性肝性脑病升高，急性多正常。

2. 脑电图　典型改变为节律变慢，Ⅱ～Ⅲ期病人表现为 δ 波或三相波，每秒 4～7 次。Ⅳ期病人表现为高波幅 δ 波，每秒 1～3 次。脑电图检查特异性不强，尿毒症、呼吸衰竭、低血糖亦可有类似改变。

3. 简易智力测验　对于诊断早期肝性脑病、亚临床肝性脑病最有价值，但测验结果受年龄、教育程度的影响。

4. 其他　诱发电位、磁共振波谱分析、临界视觉闪烁频率等也有助于诊断，甚至可以用于早期或轻微肝性脑病诊断。

（四）心理-社会状况

本病往往是在慢性肝病的基础上发生，病程长，易使病人及家属出现焦虑、厌倦等各种心理问题。本病病人常有乙型肝炎病史，照顾者及家属常表现出紧张、恐惧、惧怕被传染、不知所措的心理。

（五）治疗要点

肝性脑病目前尚无特效疗法，应立足于早期，采取综合治疗措施。消除诱因、减少肠内毒物的生成和吸收、促进有毒物质的代谢清除，纠正氨基酸代谢紊乱、调节神经递质。有条件可使用人工肝，或进行肝移植。

【常见护理诊断/问题】

1. 慢性意识障碍　与血氨增高、大脑处于抑制状态有关。

2. 有受伤的危险　与肝性脑病致精神异常、烦躁不安有关。

3. 知识缺乏：缺乏肝性脑病相关知识。

【护理措施】

（一）慢性意识障碍

1. 去除和避免诱发因素　积极协助医生迅速去除本次发病的**诱发因素**，同时注意避免其他诱发因素。

(1)合理饮食:①**限制蛋白质**:昏迷者应禁食蛋白质,神志清醒后,从小量逐渐恢复,20g/d以内,病情好转后每隔3～5天增加10g,但短期内不能超过40～50g/d,以**植物蛋白**为好。植物蛋白含支链氨基酸较多,含蛋氨酸、芳香氨基酸较少,含非吸收性纤维素较多,易被肠菌酵解产酸有利于氨的清除,并有利于排便。②足量的葡萄糖:可口服蜂蜜、葡萄糖、果汁、面条、稀饭等。昏迷病人给予鼻饲25%的葡萄糖溶液。足量的葡萄糖除提供热量和减少蛋白质的分解外,还有利于氨转变为谷氨酰胺,从而降低血氨。③少食脂肪类食物,以免影响胃的排空。

(2)谨慎**用药**:避免应用催眠、镇静、镇痛及麻醉药,避免应用损伤肝功能的药。若临床确实需要,可遵医嘱试用地西泮、异丙嗪、氯苯那敏(扑尔敏)等药的1/3～1/2量。

(3)避免快速利尿和大量放腹水:及时处理呕吐、腹泻等情况,防止有效循环血量减少、水电解质紊乱和酸碱失衡。低血容量可导致肾前性氮质血症,使血氨增高。**低钾碱中毒**是诱发或加重肝性脑病的常见原因之一。

(4)防止大量进液或输液:以免引起稀释性低钠血症、脑水肿、低血钾等,加重肝性脑病。显著腹水病人应限制钠、水摄入,钠入量250mg/d,水入量一般为尿量加1000ml/d。

(5)防治感染:失代偿期肝硬化病人容易合并感染,应高度警惕,要注意观察生命体征,加强皮肤黏膜清洁,预防呼吸道感染。若有感染症状出现应及时报告医师,给予对肝损害小的广谱抗生素静脉给药治疗。

(6)清除肠道积血、粪便:**消化道出血**是肝性脑病的重要诱因之一。积血、粪便与结肠黏膜接触,有利于氨的吸收,清除肠道积血、粪便可减少氨的吸收。常口服或鼻饲33%硫酸镁30～50ml导泻,也可用生理盐水或弱酸液(如稀醋酸溶液)清洁灌肠,保持肠内pH 5～6,有利于血液中NH_3逸出进入肠腔随粪便排出。忌用**肥皂水灌肠**,因其可使肠腔内呈碱性,使NH_3弥散入肠黏膜进入血液循环至脑组织,加重肝性脑病。对急性门体分流性肝病昏迷病人以33.3%乳果糖500ml灌肠作为首选治疗。

(7)避免低血糖:低血糖时脑能量生成减少,脑去氨活动停滞,使氨的毒性增加。

2. 遵医嘱用药

(1)口服抗生素:口服抗生素抑制**肠道细菌**生长,促进乳酸杆菌繁殖,使肠内呈酸性不利于氨的形成和吸收,同时肠道产尿素酶的细菌减少,也使氨生成减少。常用新霉素2～8g/d,分4次口服,疗程不超过1个月,长期使用有可能致耳毒性和肾毒性。甲硝唑0.8g/d,疗效与新霉素相似,但胃肠道反应较大。

(2)口服乳果糖:乳果糖在结肠中被细菌分解为乳酸和醋酸,使肠内呈酸性,减少氨的生成和吸收。常30～60g/d,分3次口服,保持病人每天排出2～3次软便为宜。其不良反应为饱胀、腹痛、恶心、呕吐等。

(3)降氨药物:①谷氨酸钾或谷氨酸钠:能与**游离氨结合**形成谷氨酰胺,经肾脏排出,降低血氨。常根据电解质情况选用钾盐或钠盐,每天1～2次,每次用4支,加入葡萄糖液中静脉滴注。滴注速度不宜过快,以免引起呕吐、流涎及面部潮红等症状。该药偏碱性,使用前可先用3～5g维生素C,碱中毒时要慎用。②精氨酸:可促进尿素循环,从而降低血氨,该药偏酸性,适用于碱中毒者。③L-鸟氨酸-L-门冬氨酸:促进体内的鸟氨酸循环而降低血氨,常20g/d静脉注射。

(4)支链氨基酸:能纠正氨基酸代谢的不平衡,同时能**竞争性抑制**芳香族氨基酸进入大脑，抑制大脑中假性神经递质的形成。使用时要控制静脉输注速度，以免发生恶心、呕吐等不良反应。

(5)GABA/BZ 复合受体拮抗剂：氟马西尼可以拮抗内源性苯二氮䓬所致的神经抑制，常用 0.5～1mg 静脉注射，或 1mg/h 持续静脉滴注。

(6)其他：对症治疗如纠正水、电解质紊乱和酸碱失衡，防治脑水肿和继发性感染、休克、出血等。

3. 病情观察　密切注意肝性脑病的早期征象，如**思维和认知**程度改变、轻度行为异常等，若有异常应高度重视，及时报告，协助医生早期诊断。加强对病人生命体征、意识及瞳孔等监测并做好记录，识别病人意识障碍的程度。定期抽血，复查肝、肾功能及电解质的变化，为及时处理、控制病情恶化提供依据。

4. 用冰帽降低颅内温度　使脑细胞代谢降低，保护脑细胞功能。

5. 加强基础护理　如口腔护理、皮肤护理，保持床单位整洁，协助病人翻身，防止感染、压疮，给予肢体被动运动，防止血栓形成和肌肉萎缩等。

(二) 有受伤的危险

1. 休息与活动　轻微肝性脑病，可从事日常生活和工作，这些病人反应能力降低，应避免有危险的工作；肝性脑病症状明显时应注意平卧休息；昏迷病人头偏向一侧，保证病人呼吸道通畅，必要时给予吸氧。

2. 对于躁动不安者须加床挡，必要时宜用保护带，以防坠床。要经常帮助病人剪指甲，以防抓伤皮肤。

3. 加强巡视，确保病人安全。

(三) 健康教育

1. 疾病知识指导　向病人及其照顾者介绍肝性脑病的有关知识。

(1)告知导致肝性脑病的诱发因素及避免的办法，如合理饮食，避免进食过量蛋白质及粗糙食物，避免使用镇静催眠药、含氮药和对肝功能有损害的药，保持大便通畅，避免各种感染，戒除烟酒等。根据病情和体力，适当休息。

(2)告知肝性脑病发生时的早期征象及如何识别。若出现性格行为异常、睡眠异常等，应及时到医院就诊。

(3)告知药物名称、剂量、服药方法及不良反应，必要时提供书面资料。请病人遵医嘱按时用药。

不要将肝性脑病误认为是精神病

有不少病人家属把肝性脑病病人当作精神病病人送精神科就诊，对于肝病病人的家属来讲最重要的是要早期发现病人的异常精神症状，不要将其误认为是精神病。

2. 心理疏导　鼓励病人树立战胜疾病的信心，保持乐观情绪，积极配合治疗；向同室病友、家属做好解释工作，让他们正确对待病人，不能嘲笑病人的异常行为；了解照顾者的基本情况如年龄、受教育程度、对有关医学知识的了解、经济状况、心理承受能力、身体状况，以及需要护士帮助解决的问题等。与照顾者一起讨论病人的护理问题，让其了解本病的特点，做好心理准备，指导照顾者对病人进行生活护理，告知消毒隔离常识，合理安排照顾病人的时间等。

3. 指导病人定期随访复诊。

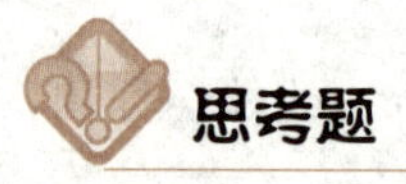

病人，男性，56 岁，有乙肝病史多年，双下肢水肿、腹胀、腹水、皮肤黏膜出血 2 年。一周前出现夜间失眠，白天昏睡。昨天食鸡蛋后出现言语含糊，答非所问。体检：T 36℃，P 80 次/分，R 18 次/分，Bp 100/70mmHg，嗜睡，构音困难，对答不切题，注意力及计算力减退，定向力差。消瘦，慢性肝病面容，巩膜黄染，扑翼样震颤（+），腹壁可见静脉曲张，脾肋下 2cm，腹部移动性浊音（+），双下肢可见瘀斑。初步诊断为：肝硬化、肝性脑病（昏迷前期）。

1. 诱发肝性脑病的因素是什么？肝性脑病还有哪些诱因？
2. 该病人为什么是肝性脑病昏迷前期？
3. 如何减少肠内毒物的生成与吸收？

第九节 急性胰腺炎病人的护理

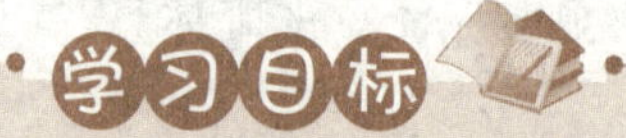

1. 了解急性胰腺炎的概念及发病机制。
2. 熟悉急性胰腺炎的病因、实验室检查、治疗要点。
3. 掌握急性胰腺炎的临床表现、心理-社会状况、护理措施、保健指导。
4. 具有关心、爱护、尊重病人的职业素养及团队协助精神。

急性胰腺炎（acute pancreatitis）是多种病因导致胰酶在胰腺内被激活后引起胰腺组织**自身消化**、水肿、出血甚至坏死的**化学性炎症反应**。临床以急性上腹痛、恶心、呕吐、发热、血、尿胰酶增高为特点。多见于青壮年，女性多于男性，是常见的消化系统急症。轻症急性胰腺炎（mild acute pancreatitis，MAP）又称水肿型，临床多见，以胰腺水肿为主，病情较轻，数日可自愈。重症急性胰腺炎（severe acute pancreatitis，SAP）又称出血坏死型，比较少见，以胰腺出血坏死为主，病情较重，易继发感染、腹膜炎和休克等多种并发症，病死率高。

据统计约 2/3 人群中胆总管和胰管共同开口于十二指肠壶腹部，当病变使壶腹部发生梗阻，加之胆囊收缩，胆管内压力升高，胆汁易反流入胰管，激活胰酶原，导致胰腺自身消化而引起胰腺炎。此外，Oddi 括约肌功能障碍、胰腺内压力增高、十二指肠内压力增高也会导致胆汁或肠激酶或组织液流到胰腺，激活胰蛋白酶原，使胰腺自身消化，胰腺细胞和间质水肿或出血、坏死，胰淀粉酶、胰脂肪酶、胰蛋白酶渗入组织、血液，引起一系列临床表现。

【护理评估】

（一）健康史

1. 胆道疾病 急性胰腺炎约 50％由胆石症、胆道感染或胆道蛔虫等引起，其中**胆石症**最为常见。

2. 酗酒、暴饮暴食 刺激胰腺外分泌增加，Oddi 括约肌痉挛、十二指肠乳头水肿使胰液排出受阻，导致胰管和胰腺腺泡破裂，胰液被组织液激活，引起胰腺自身消化。胰管结石、蛔虫、肿瘤等也可引起胰管阻塞，导致胰管和胰腺腺泡破裂。

3. 十二指肠乳头邻近部位的病变 十二指肠乳头水肿或松弛导致胆汁逆流入胰管或十二指肠液反流入胰管。

4. 其他 急性传染病、手术、创伤、内分泌与代谢障碍、感染、药物等都与急性胰腺炎发病有关。

胆囊切除术后胰腺炎会不会再复发

如果是胆源性胰腺炎，而且没有变成慢性，那么只要切除胆囊，应当不会复发。当然，胰腺炎的原因有很多，胆结石引起的胰腺炎不会发生了，不等于其他原因的胰腺炎也不会发生。

（二）临床表现

1. 症状

（1）腹痛：为本病的主要表现和**首发症状**，突然起病，程度轻重不一，可为钝痛、刀割样痛、锐痛或绞痛，呈持续性，可有阵发性加剧，不能用一般胃肠解痉药缓解，进食可加剧。疼痛多在中上腹，向腰背部呈**带状放射**，取弯腰抱膝位可减轻疼痛。轻症急性胰腺炎腹痛 3～5 天即缓解，重症急性胰腺炎腹痛剧烈，且持续时间较长。当发生腹膜炎时，疼痛可波及全腹。进食后疼痛加重，且不易被解痉剂缓解。极少高龄体弱病人可轻微腹痛或无腹痛。

（2）恶心、呕吐及腹胀：重症急性胰腺炎恶心、呕吐、腹胀症状尤为明显，可吐出胆汁或咖啡样液体，且呕吐后腹痛不减轻。

（3）发热：一般中度以上发热，持续 3～5 天。若发热一周以上不退或逐日升高，伴有白细胞升高，应怀疑有继发感染。

（4）低血压或休克：常见于重症急性胰腺炎。由于胰腺发生大片坏死，病人烦躁不安、皮肤苍白、湿冷，少数病人可在起病数小时突然出现休克，甚至发生猝死。这与胰蛋白酶激活各种血管活性物质（如缓激肽）等，使血管扩张、有效血容量不足有关。

（5）水、电解质、酸碱平衡及代谢紊乱：①呕吐频繁病人常有代谢性碱中毒。②重症急性胰腺炎常有明显的脱水、低血钾、低血镁、低血钙。低血钙引起手足抽搐，是预后不佳的表现。③部分病人伴血糖增高，可发生糖尿病酮症酸中毒、高渗性昏迷。

（6）其他：部分病人发病后 1～2 天可出现一过性黄疸。重症急性胰腺炎病人可出现呼吸衰竭、胰性脑病等表现。

2. 体征

（1）轻症急性胰腺炎：腹部体征较轻，往往与主诉腹痛程度不十分相符。

（2）重症急性胰腺炎：①上腹部压痛明显：并发急性腹膜炎时，可有全腹压痛及腹膜刺激征等。②肠鸣音减弱或消失：可伴有血性腹水，出现移动性浊音。③皮下青紫：两侧腰部皮肤呈暗灰蓝色，称 Grey-Turner 征，或出现脐部周围皮肤青紫，称 Cullen 征。与胰酶、坏死组织及出血沿腹膜间隙渗入腹壁下有关。④黄疸：与胆总管受压有关。⑤手足搐搦：与大量脂肪组织坏死分解出的脂肪酸与钙结合，导致低血钙有关。

3. 并发症 多见于重症急性胰腺炎病人。

(1)局部并发症:胰腺脓肿、假性囊肿等。

(2)全身并发症:DIC、急性呼吸衰竭、急性肾衰竭、心力衰竭、心律失常、消化道出血、胰性脑病、败血症、高血糖等。

(三)实验室及其他检查

1. 血液检查 白细胞计数增多,中性粒细胞明显增高,核左移。

2. 淀粉酶测定 **血清和尿液淀粉酶**常明显升高。

(1)血清淀粉酶:在起病后6~12小时开始升高,48小时下降,持续3~5天,血清淀粉酶超过正常值3倍即可确诊。血清淀粉酶高低**不一定反映病情轻重**,重症急性胰腺炎病人淀粉酶值可正常或低于正常。有的急腹症如胆石症、胆囊炎等都可有血清淀粉酶升高,但一般不超过正常值2倍。

(2)尿淀粉酶:在起病后12~14小时开始升高,持续1~2周。

(3)胰源性腹水和胸水中的淀粉酶值亦明显增高。

3. 血清脂肪酶测定 在起病后24~72小时开始升高,持续7~10天。对病后就诊较晚的病人有诊断价值。

4. C-反应蛋白(CRP) 在胰腺坏死时明显升高。

5. 其他生化检查 低血钙程度与临床严重程度平行,若低于1.5mmol/L预后不良;持续空腹血糖高于10mmol/L反映胰腺坏死;此外,急性胰腺炎还可有血清AST、LDH增加,高胆红素血症、高甘油三酯血症等。

6. 影像学检查 腹部B超、CT检查有助于诊断。腹部平片可提示肠麻痹。

(四)心理-社会状况

由于腹痛剧烈及病情进展急骤,病人常表现出紧张、恐惧和痛苦,就医求治心情迫切,希望医护人员满足安全需要。

(五)治疗要点

治疗原则:减轻疼痛,减少胰腺外分泌,补足血容量,维持水、电解质和酸碱平衡,防治并发症。治疗方法:减少胰腺外分泌、减轻疼痛、抑制胰酶活性、抗感染、抗休克、纠正水、电解质、酸碱平衡紊乱,必要时手术治疗。轻症急性胰腺炎经3~5天治疗多可治愈,重症急性胰腺炎必须采取综合性治疗措施,积极抢救。

【常见护理诊断/问题】

1. 急性疼痛 与胰腺及其周围组织炎症、水肿、坏死有关。

2. 恐惧 与起病急、腹痛剧烈有关。

3. 有体液不足的危险 与发热、恶心、呕吐、禁食、胃肠减压有关。

4. 知识缺乏:缺乏急性胰腺炎相关知识。

【护理目标】

病人腹痛缓解或明显减轻。情绪稳定,对治疗有信心。能及时得到水和电解质的补充,未发生脱水及酸碱平衡紊乱。能叙述并自觉避免本病诱发因素,能描述合理饮食、规律生活的方法。

【护理措施】

(一)慢性疼痛

1. 休息与活动 保证睡眠,充分休息,有利于减轻胰腺负担和增加脏器血流量,增进组织修复和体力恢复。选择使病人感到舒适的体位，如弯腰、屈膝侧卧等。病人辗转不安时，要防止坠床、保证安全。

2. 饮食

(1)禁食和胃肠减压：**是最基本的治疗方法**。急性期严格禁食、禁水 1～3 天，以便减轻呕吐、腹胀，减少胃酸和食物进入十二指肠，刺激胰腺分泌消化酶。向病人及家属解释禁食的意义，病人口渴时可含漱或湿润口唇，做好口腔护理，及时更换胃肠减压引流袋。

(2)恢复进食：腹痛和呕吐基本消失后，可恢复进食，从少量流质到半流质，逐渐过渡到普通饮食。先给予对胰腺刺激小的米汤，然后慢慢增加蛋白质，每日供 25g 左右，但仍忌油脂食品，以减少胰腺分泌。

(3)避免暴饮暴食，戒除烟酒。

3. 遵医嘱用药

(1)抑制或减少胰液分泌

1)禁食、禁水、胃肠减压：同上述。

2)直接减少胃酸分泌，使胰腺分泌减少：常用 H_2受体拮抗剂(西咪替丁、雷尼替丁等)或质子泵抑制剂(奥美拉唑等)。

3)间接减少胃酸分泌，使胰腺分泌减少：肌注抗胆碱能药如阿托品或盐酸消旋山莨菪碱注射液，通过抑制胃肠分泌，减少胃酸分泌。但有肠麻痹、严重腹胀病人不宜使用抗胆碱能药。

4)抑制胰液和胰酶分泌，抑制胰酶合成：常用生长抑素，持续静脉点滴，疗程 3～7 天。多用于重症急性胰腺炎。

(2)解痉镇痛：可用阿托品或盐酸消旋山莨菪碱注射液肌注，疼痛剧烈病人可用哌替啶 50～100mg 肌肉注射。**禁用吗啡**，以防引起 Oddi 括约肌痉挛，加重疼痛。注意病人用药后疼痛有无减轻，疼痛的性质和特点有无改变。

(3)应用抗生素：胆道疾病引起的胰腺炎和重症急性胰腺炎应酌情使用抗生素，以防感染。如疑合并感染，必须使用抗生素。

(4)补充血容量、抗休克治疗：迅速建立静脉通道，积极补充血容量，维持水、电解质和酸碱平衡，提供营养物质。禁食病人每天需补充 3000ml 以上液体，输液期间要根据病人脱水程度、年龄、心肺功能调节输液速度。必要时输全血、血浆、白蛋白或血浆代用品。

(5)预防和纠正电解质、酸碱平衡失调：由于禁食、呕吐、胃肠减压等易造成电解质、酸碱平衡失调，应遵医嘱予以对症处理。

(6)抑制胰酶活性：用于重症急性胰腺炎早期。常用抑肽酶或加贝酯静滴，从而抗血管舒缓素，抑制胰蛋白酶活性。

(7)营养支持：早期采用全胃肠外营养(TPN)，尽早过渡到肠内营养(EN)。营养支持可增强肠道黏膜屏障，防止肠内细菌移位导致胰腺感染。谷氨酰胺制剂有保护肠道黏膜屏障作用，可酌情使用。

4. 病情观察

(1)重症急性胰腺炎住重症监护病房(ICU)，便于抢救器官功能衰竭及代谢紊乱。

(2)观察腹痛部位、性质、程度、时间、特点，有无腹肌紧张、腹水、伴随症状等。指导并协助病人采用非药物止痛方法，如松弛疗法、皮肤刺激疗法等。疼痛较重时，遵医嘱用止痛药。

(3)观察神志、生命体征、尿量。

(4)观察呕吐物和(或)胃肠减压引流物的性质、量,记录24小时出入量。

(5)观察血、尿淀粉酶、血清电解质的变化。

(二) 恐惧

指导病人通过变换体位、谈话、听音乐、看电视等方法分散注意力,减轻腹痛。也可采用松弛疗法、皮肤刺激疗法等缓解疼痛。关心、安慰、体贴病人,多与病人沟通,介绍有关疾病知识,及时解答病人疑问,减轻紧张、恐惧心理。

(三) 有体液不足的危险

具体护理措施见上述“遵医嘱用药”中有关内容。

(四) 健康教育

1. 疾病知识指导 向病人及家属介绍本病的主要诱因和疾病过程,教育病人积极治疗胆道疾病,注意防治胆道蛔虫等疾病。

2. 生活指导 指导病人及家属掌握饮食卫生知识,养成规律进食习惯,避免暴饮暴食。腹痛缓解后,应从少量低脂、低糖饮食开始逐渐恢复正常饮食。避免刺激强、产气多、高脂肪、高蛋白食物,戒除烟酒,防止复发。

3. 指导病人按医嘱坚持用药,并定期门诊复查。

【护理评价】

病人腹痛是否缓解或明显减轻。是否情绪稳定,对治疗有信心。是否能及时得到水、电解质的补充,未发生脱水及酸碱平衡紊乱。是否能叙述并自觉避免本病诱因,是否能描述合理饮食、规律生活的方法。

思考题

病人,男,36岁,大量饮酒后左中上腹部持续性钝痛6小时,伴恶心、呕吐,吐出食物和胆汁,呕吐后腹痛不减轻,无腹泻。检查:T 36℃,P 80次/分,R 18次/分,Bp 100/70mmHg,左中上腹压痛。血清淀粉酶900U/L(Somogyi单位)。初步诊断:急性胰腺炎。

1. 为什么急性胰腺炎是自身消化的化学性炎症?

2. 该病人发生急性胰腺炎与什么因素有关,如何预防?

3. 该病人血清淀粉酶是否升高?简述急性胰腺炎血清和尿液淀粉酶升高情况及与病情轻重的关系。

4. 可能会给该病人用哪些抑制或减少胰液分泌的方法?

第十节 上消化道大出血病人的护理

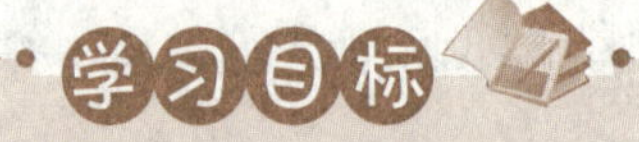

1. 了解上消化道出血的概念及发病机制。
2. 熟悉上消化道出血的病因、实验室检查、治疗要点。
3. 掌握上消化道出血的临床表现、心理-社会状况、护理措施、保健指导。
4. 具有关心、爱护、尊重病人的职业素养及团队协助精神。

上消化道出血(upper gastrointestinal hemorrhage)是指屈氏韧带以上的消化道,包括食管、胃、十二指肠、胰、胆等部位的出血,胃空肠吻合术后的空肠病变所致的出血亦属此范围。**上消化道大量出血**是指数小时内失血量超过 1000ml 或循环血量的 20%,其临床表现除呕血和(或)黑便外,常伴有急性周围循环衰竭,是临床常见急症。

【护理评估】

(一) 健康史

上消化道疾病及全身疾病均可引起上消化道出血,如消化性溃疡、食管胃底静脉曲张破裂、急性糜烂出血性胃炎和胃癌等。其中**消化性溃疡**尤其常见。其他还可见于胃肠吻合术后空肠溃疡、胆道出血、胰腺疾病等。全身性疾病如血液病(白血病、血友病)、尿毒症、应激性溃疡等。

(二) 临床表现

上消化道大量出血的临床表现取决于出血病变的性质、部位、出血量与速度,还与病人出血前的全身状况如有无贫血及心、肾、肝功能异常有关。

1. 呕血与黑便　是上消化道出血的特征性表现。上消化道出血之后,均有黑便。出血部位在幽门以上者常伴有呕血,幽门以下部位若出血量大、速度快,血液反流入胃也可表现为呕血。呕血一般为棕褐色,呈咖啡渣样,这是血液经胃酸作用形成正铁血红素所致。如出血量大,未经胃酸充分混合即呕出,则为鲜红或有血块。出血部位在幽门以下者,多数只表现为黑便,黑便一般呈柏油样,色黑、发亮,因血红蛋白铁经肠内硫化物作用形成硫化铁所致。如果上消化道出血量大、速度快,肠蠕动强,血液在肠内停留时间短,可有紫红或鲜红色血便,酷似下消化道出血。

2. 失血性周围循环衰竭　上消化道大量出血由于循环血容量迅速减少而导致失血性周围循环衰竭。病人可有头昏、乏力、心悸、口渴、出汗、黑蒙及便后立起时晕厥等症状,甚至呈休克状态。

3. 贫血　上消化道大量出血后,均有急性失血性贫血。贫血程度取决于失血量、出血前有无贫血、出血后液体平衡状态等因素。出血 24 小时内网织红细胞增高,随着出血停止,网织红细胞逐渐恢复正常。

4. 发热　上消化道大量出血后,多数病人在 24 小时内出现低热,持续 3～5 天降至正常。

5. 氮质血症　上消化道大量出血后,血液中蛋白质的代谢产物在肠道被大量吸收,同时大出血致周围循环衰竭、心输出量不足,肾血流量及肾小球滤过率下降,这些因素均可致血中尿素氮浓度升高,造成肠源性氮质血症,易诱发肝硬化病人出现肝性脑病。大出血后数小时血尿素氮开始上升,24～48 小时达到高峰,一般不超过 14.3mmol/L,3～4 天降至正常。

(三) 实验室及其他检查

1. 血常规　出血 3～4 小时后红细胞计数、血红蛋白定量及血细胞比容下降,白细胞数增高。肝硬化食管-胃底静脉曲张破裂出血,由于常伴有脾功能亢进,白细胞数增高不明显,甚至白细胞数与血小板计数偏低。

2. 血生化检查　肝功能、肾功能、尿素氮检查对诊断疾病有一定帮助。

3. 大便隐血试验　阳性。

4. 胃镜检查　此项检查是上消化道出血病因诊断的**首选检查方法**。出血后24～48 小时内进行紧急胃镜检查，可以直接观察出血部位，明确出血的病因，同时对出血灶进行止血治疗。为进一步明确病变性质，可在胃镜直视下取活组织，作出相应的病理诊断。

5. 钡餐检查 主要适用于有胃镜检查禁忌证或不愿进行胃镜检查者。对经胃镜检查出血原因未明，怀疑病变在十二指肠降段以下有特殊诊断价值。一般在出血停止及病情基本稳定数天后进行检查。

（四）心理-社会状况

上消化道大出血病人，往往以呕血为主，面对血性呕吐物，病人常表现出紧张、恐惧、无助，甚至感到有死亡的威胁，就医求治心情迫切，希望医护人员满足其安全需要。

（五）治疗要点

上消化道大量出血病情急、变化快，严重者可危及生命，是临床急症，应采取积极措施进行抢救。迅速补充血容量，纠正水、电解质失衡，预防和治疗失血性休克，同时积极进行病因诊断，必要时手术治疗。

【常见护理诊断/问题】

1. 潜在并发症：失血性休克。

2. 活动无耐力 与上消化道出血有关。

3. 恐惧 与消化道出血对生命威胁有关。

4. 知识缺乏：缺乏预防上消化道出血的知识。

【护理措施】

（一）潜在并发症：血容量不足。

1. 休息与活动

(1)立即安排病人入住重症监护病房或抢救室，在床头及床中铺好橡胶单和中单。

(2)病人绝对卧床休息，休克时取仰卧中凹位；呕血时头偏向一侧，避免误吸。

(3)保持呼吸道通畅，必要时给予吸氧，床头备吸引器。

2. 饮食 **大出血需禁食**，食管-胃底静脉曲张少量出血时也要禁食，且血止后仍禁食1～2天。少量出血可进温凉流质饮食，中和胃酸，促进止血。此后，逐渐改为营养丰富、易消化、无刺激性半流质、软食。由少量多餐，逐渐过渡到正常饮食。

3. 遵医嘱用药

(1)立即**建立静脉通路**补充血容量：输血是改善急性失血性周围循环衰竭的关键，要立即检查血型做好输血准备。等待输血期间输平衡液或葡萄糖盐水。

1)紧急输血指征为：①改变体位出现晕厥、血压下降和心率加快。②失血性休克。③血红蛋白低于70g/L或血细胞比容低于25%。

2)肝硬化病人宜输新鲜血，因库存血含氨量较高，容易诱发肝性脑病。

3)对老年或伴有心血管疾病者应注意输液、输血速度和量，防止发生急性肺水肿，必要时根据中心静脉压调节输液速度和输液量。

4)补充血容量有效指标为：收缩压＞100mmHg，心率＜100次/分，中心静脉压5～12cmH_2O，尿量＞30ml/h。

(2)药物止血

1)垂体后叶素：收缩内脏血管，减少门脉血流量，降低门脉压。用法为0.2U/min持续静脉滴注，视治疗反应逐渐增加至0.4U/min。该药能引起子宫、肠道平滑肌收缩和冠状动脉收缩，使用期间要密切观察有无恶心、腹痛、便意、面色苍白、血压升高、心悸、心律失常、心绞痛、心肌梗死等不良情况发生。冠心病、高血压病人及孕妇忌用。

2)生长抑素及其拟似物：可明显减少门脉及其侧支循环血流量，止血效果肯定，常用于食管-胃底静脉曲张出血。用法为首剂 250μg 静脉缓注，继以 250μg/h 持续静脉滴注。滴注过程不能中断，若中断超过 5 分钟，应重新注射首剂。奥曲肽是生长抑素拟似物，用法为首剂 100μg 静脉缓注，继以 25～50μg/h 持续静脉滴注。

3)抑制胃酸分泌的药物：在碱性环境下有利于血小板聚集及血浆凝血功能发挥作用，故提高胃内 pH 具有止血作用。一般给予质子泵抑制剂或 H_2受体拮抗剂，适用于急性胃黏膜损害及消化性溃疡引起的出血。

(3)气囊压迫止血：适用于食管-胃底静脉曲张出血。鉴于药物止血和内镜治疗的进步，目前已不推荐气囊压迫作为首选止血措施，常在药物止血效果不佳时暂时应用，以赢得时间准备其他更有效的治疗措施。

(4)内镜治疗：是目前治疗食管、胃底静脉曲张破裂出血的重要手段。一般经药物治疗后大出血基本控制，病人情况基本稳定，在进行急诊内镜检查的同时进行注射硬化剂或组织黏合剂至曲张的静脉，或用皮圈套扎曲张静脉，不但能止血，而且能防止早期再出血。

(5)介入治疗：在选择性肠系膜动脉造影下找到出血灶，同时进行血管栓塞治疗。

4. 病情观察

(1)监测指标：①注意有无休克的早期表现，观察生命体征、神志、尿量、肢体温暖情况。②观察呕血、黑便的时间、性状、量和次数、伴随症状、有无肝性脑病先兆等并发症情况。③定期复查红细胞计数、红细胞比容、血红蛋白、网织红细胞计数，监测血尿素氮、血清电解质、酸碱、血气变化情况。

(2)出血量估计：①大便隐血试验阳性：提示每天出血量＞5～10ml。②黑便提示出血量在 50～70ml 以上。③呕血提示胃内积血量达 250～300ml。④头晕、心悸、乏力：提示出血量超过 400～500ml。⑤周围循环衰竭：提示出血量超过 1000ml。

(3)活动性出血或再出血证据：①反复呕血，呕出物由咖啡色转为鲜红色。②排便次数增多，由成形便转为稀便，由黑色转为红色。③补足血容量后周围循环衰竭的表现仍不能纠正。④尿量正常但血尿素氮仍高。⑤网织红细胞持续升高等。

(4)出血停止证据：大便次数减少，每日 1～2 次成形便。补液不多，生命体征仍平稳。

(二)活动无耐力

1. 休息与活动　出血时卧床休息利于止血，病情稳定后逐渐增加活动量。指导病人坐起、站立时动作缓慢，以防出现直立性低血压。有活动性出血时，病人常因有便意而至厕所，在排便时或排便后起立时晕厥，应指导病人卧床排便，外出检查时应用推车运送，并由护士陪同。

2. 生活护理　定时更换体位，及时清除口腔血迹，禁食期间做好口腔护理。大便后用温水清洗肛周，并用软膏、油剂涂抹，保护肛门皮肤。注意更换或遮盖弄脏的衣被。

(三)恐惧

1. 告知病人消除精神紧张，保持情绪稳定有助于止血。

2. 抢救工作迅速敏捷，忙而不乱，用行为安慰病人。

3. 耐心解释各项检查、治疗措施，引导病人配合治疗，树立治疗信心。听取并解释病人及家属的提问，减轻疑虑。

4. 大出血时陪伴在病人身边，使其有安全感。呕血或解黑便后及时清除血迹、污物，以减少不良刺激。

（四）健康教育

1. 针对原发病的指导 向病人及家属讲解上消化道出血的病因、诱因以及防护知识，以减少再出血的危险。各原发病的健康指导参见有关章节。

2. 疾病知识指导

（1）饮食指导：注意规律饮食及饮食卫生，给予营养丰富、易消化饮食。避免粗糙、刺激性食物，避免过冷、过热、产气多的食物、饮料。戒烟酒，避免暴饮暴食。

（2）休息指导：起居有规律，劳逸结合，情绪稳定。

（3）遵医嘱用药。

3. 识别出血并及时就诊 告知病人及家属早期出血征象及应急措施，如出现头晕、心悸、呕血、黑便时，立即卧床休息，保持安静，并到医院诊治。平时定期门诊随访。

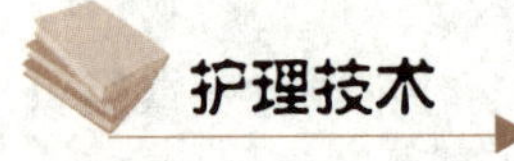

护理技术

双气囊三腔管压迫止血术护理

【适应证】

食管-胃底静脉曲张破裂出血病人。

【禁忌证】

由于其他原因引起的上消化道出血。

【术前准备】

1. 用物准备

（1）治疗盘内：双气囊三腔管、血压计、听诊器、治疗碗 2 个、弯盘、血管钳、镊子、注射器 2 个、夹子 3 个、纱布、胶布、液状石蜡等。

（2）牵引物品：牵引架或移动输液架、牵引绳 3m 左右、0.5kg 重物（沙袋或盐水瓶内装 300ml 水）。

2. 病人准备

（1）解释：向病人及家属介绍操作目的、注意事项，家属签字同意。

（2）教会病人术中配合，如配合吞咽、深呼吸等。

（3）对高度紧张或烦躁不安的病人，可遵医嘱使用镇静剂。

【操作过程】

1. 向食管囊、胃囊注气，放入水中查看有无气泡逸出，仔细检查，确保双气囊三腔管通畅，并分别做好标记。

2. 病人取平卧位头偏一侧或半卧位，并嘱病人插管时暂不要活动，协助病人服液状石蜡 10ml。

3. 戴手套。

4. 抽尽气囊空气，用液状石蜡润滑双气囊三腔管外部。

5. 自鼻孔缓慢插管，嘱病人做吞咽动作和深呼吸。插管 50～65cm 时，若从胃管内抽到胃液或胃内积血，提示导管已到胃内。

6. 先向胃气囊充气 150～200ml，压力维持在 40～50mmHg，封闭胃气囊管口，牵拉。若血不止，再向食管气囊注气 100ml，压力 40mmHg，封闭食管气囊管口，牵拉、固定，必要时连接 0.5kg 重物牵引，牵引角呈 45°左右，重物距地面 30cm。见图 4-7。

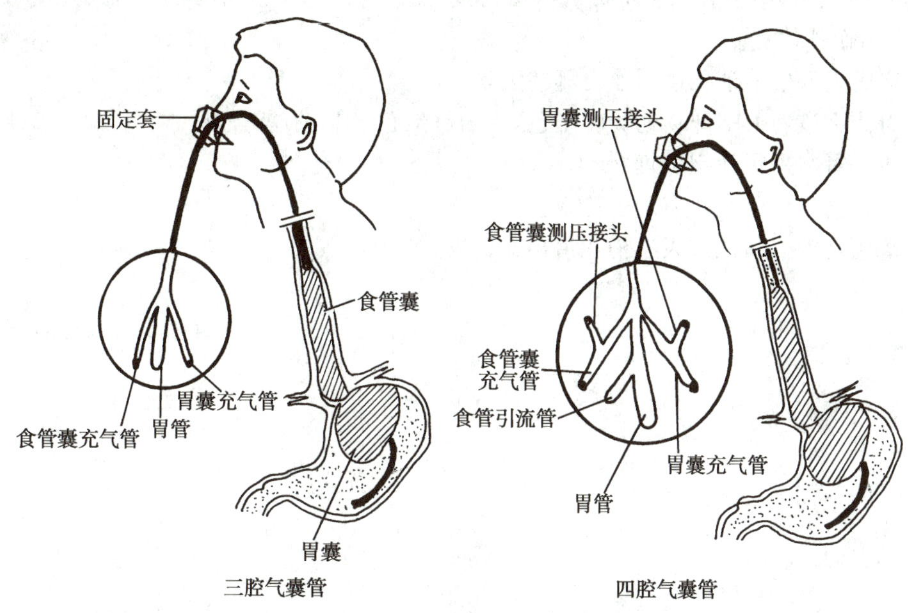

图 4-7　三(四)腔气囊管示意图

7. 术中密切观察病人反应，如有无呛咳、呼吸困难、面色改变等，发现异常随时报告医生，进行相应处理。

【术后护理】

1. 定时抽吸胃内容物，观察出血是否停止，记录抽吸液性状、颜色、量，若有鲜红血液，提示仍有出血。若抽吸不畅，提示管腔堵塞，须及时处理。

2. 每日清洁口、鼻，向鼻腔滴液状石蜡，做口腔护理。

3. 嘱病人勿咽唾液，及时吸出食管囊上液体。

4. 每日放气 15～30 分钟。放气前口服液状石蜡 5～10ml，润滑气囊壁，防止气囊与食管黏膜相连。

5. 若病人突然呼吸困难，可能是食管囊上移，应立即剪断管子，放气、拔管，避免窒息。

6. 拔管护理

(1)拔管指征：三腔二囊管压迫 2～3 天后若无继续出血，可放气、观察，观察 24 小时无出血，服液状石蜡 20～30ml，10 分钟后拔管。

(2)拔管后禁食 24 小时，以后给予流质、半流质饮食，逐渐过渡到正常饮食。

7. 注气、放气顺序

(1)注气顺序：胃气囊→食管气囊注气，然后固定牵引线。

(2)放气顺序：先放牵引线，然后食管气囊→胃气囊放气。

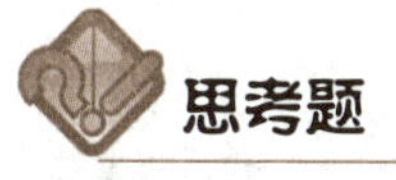

思考题

病人，男，36 岁，上腹节律性疼痛反复发作 6 年，每于空腹时腹痛，进食后缓解，有夜间痛。今晨进食三块生山芋后连续呕血 3 次，总量约 1200ml，呕吐物初为咖啡色，后为鲜红色，同时有稀黑便、头晕、心慌。查体：T 36℃，P 110 次/分，R 22 次/分，Bp 80/50mmHg，神志清楚，口唇苍白，中上腹剑突下偏右压痛，腹水征（－）。初步诊断为：十二指肠溃疡并发上消化道大出血伴休克。

1. 该病人发生上消化道出血与哪些因素有关？
2. 为什么该病人呕吐物初为咖啡色，后为鲜红色，同时有稀黑便？
3. 如何对其进行饮食护理？
4. 作为当班护士您如何配合抢救？
5. 请您观察评估该病人上消化道出血情况？

（张小来　张世琴）

第五章　泌尿系统疾病病人的护理

泌尿系统主管机体尿液的生成和排泄功能，其最重要的器官是肾脏。引起肾脏疾病的原因很多，如变态反应、感染、肾血管病变、代谢异常、药物和毒素等都可造成对肾脏的损害。肾脏疾病大多病程冗长，早期无明显症状，持续发展，均可导致肾衰竭，使全身各系统受到损害，严重威胁病人生命。肾衰竭时的透析和肾脏移植治疗，给病人及家属带来巨大的经济负担和心理压力。因此，护士应了解常见肾脏疾病的发生、发展，突出强调预防的理念和整体护理的要求，按不同病情和不同阶段，进行有效的护理，如科学、合理地指导病人用药，加强药物毒副作用的监测和预防；加强饮食护理；做好病人的心理护理，改善精神状况，改变不良情绪，使其积极配合治疗和护理等，对维持病人生命、提高病人生活质量至关重要。

第一节　概　　述

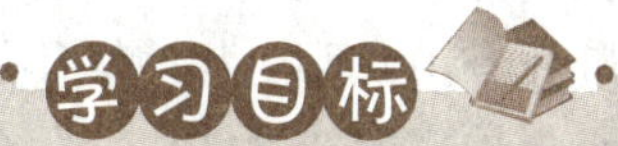

1. 了解肾脏的解剖结构和生理功能。
2. 熟悉泌尿系统疾病常见症状体征的护理评估。
3. 掌握泌尿系统疾病常见症状体征及其护理措施。
4. 熟练掌握体液过多的护理。
5. 在护理工作中能体现出对病人高度的责任心、同情心和爱心。

一、泌尿系统的解剖结构和生理功能

泌尿系统（urinary system）由肾脏、输尿管、膀胱、尿道等器官组成，其主要功能是生成和排泄尿液，调节机体的水、电解质和酸碱平衡，并分泌激素，维持机体内环境稳定（图 5-1）。

（一）肾脏（kidney）

1. 肾脏的结构　肾脏位于腹膜后脊柱两侧的脂肪囊中，左、右各一，形似蚕豆，右肾上邻肝脏，故略低于左肾 1～2cm。肾脏内侧中部凹陷处称为肾门，肾门内有肾盂、血管、淋巴管和神经出入肾脏。肾脏表面包有被膜，内由肾实质和肾间质构成。**肾实质**分为表层的皮质部和深层的髓质部。**肾皮质**内有许多细小的红色点状颗粒，即肾单位。**肾髓质**由十多个

圆锥形、底朝皮质、尖向肾门的小体(肾锥体)组成。肾锥体主要组织为集合管,肾锥体尖端称为肾乳头,肾乳头顶端有许多小孔称为乳头孔,肾形成的尿液由乳头孔流入到包绕肾乳头的肾小盏内。相邻 2～3 个肾小盏合成一个肾大盏,再由 2～3 个肾大盏汇合形成肾盂,肾盂逐渐变细与输尿管相接。**肾间质**为少量结缔组织,内有血管、淋巴管和神经穿行(图 5-2)。

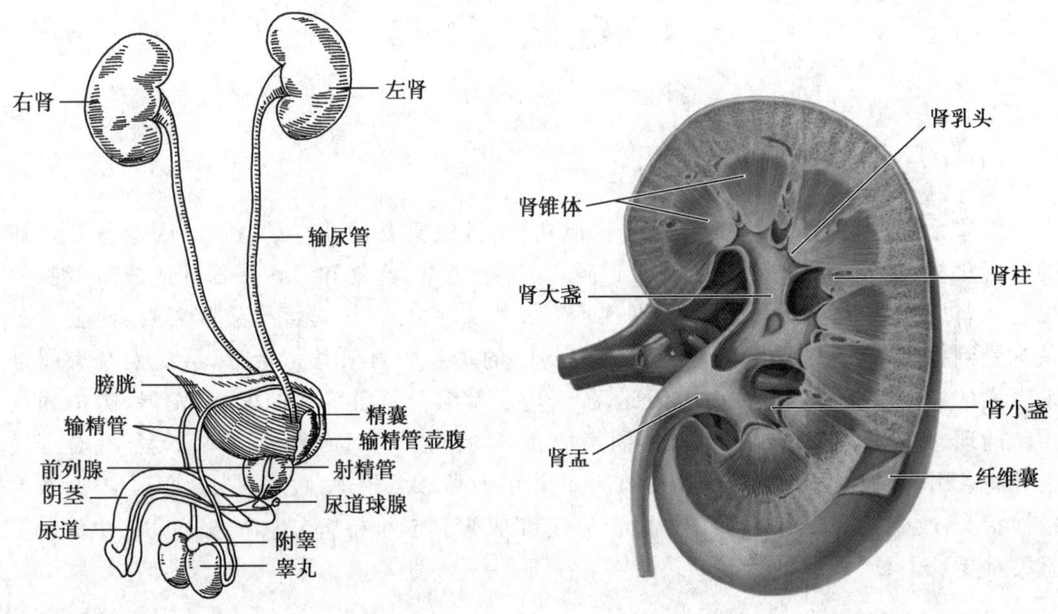

图 5-1 男性泌尿系统解剖结构

图 5-2 右肾冠状切面(后面观)

肾单位(nephron)是肾脏结构和功能的基本单位,由肾小体和肾小管组成,它与集合管共同完成尿的生成过程。每个肾脏约有 100 万个肾单位(图 5-3)。

(1)**肾小体**:是由肾小球及肾小囊构成的球状结构。**肾小球**是位于入球小动脉和出球小动脉之间的一团彼此之间分支又再吻合的毛细血管丛;**肾小囊**包绕肾小球,分为脏、壁两层,脏层与肾小球毛细血管共同构成滤过膜,壁层则延续至肾小管。

(2)**肾小管**:肾小管包括**近端小管、细段和远端小管**三部分。近、远端小管又各自分为曲段和直段两段。细段和近、远端小管的直段组成 U 形的髓袢。远端小管曲段与集合管相连接。**集合管**不属于肾单位的组成成分,但其功能与远端小管相近,在尿液浓缩过程中起重要作用。

(3)**球旁器**:由颗粒细胞(也称球旁细胞)、致密斑和球外系膜细胞组成。①**颗粒细胞**:是入球小动脉和出球小动脉管壁中一些特殊分化的平滑肌细胞,细胞内含有合成、分泌肾素的颗粒。②**致密斑**:位于远曲小管的起始部分,由特殊分化的高柱状上皮细胞构成的组织,可感受远曲小管内液体容量和钠浓度的变化,调节颗粒细胞分泌肾素。③**球外系膜细胞**:是位于入球小动脉、出球小动脉和致密斑之间的一群细胞,具有吞噬功能,其细胞内的肌丝收缩可调节肾小球的滤过面积。

2. 肾脏的功能

(1)**排泄功能**:肾脏是人体的主要排泄器官,通过生成尿液,**排出机体的代谢废物**及进入机体内的异物,**调节水、电解质及酸碱平衡**,维持机体内环境稳定。

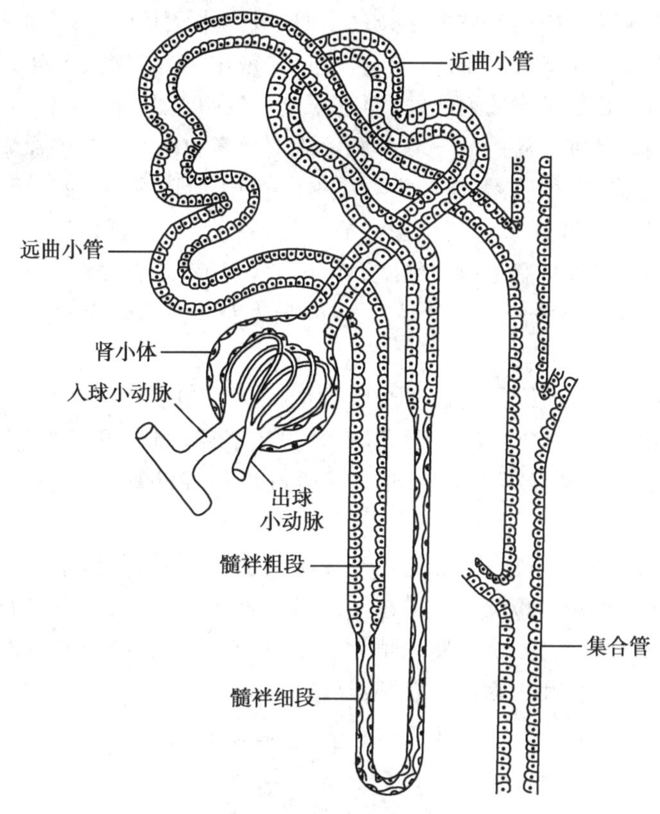

图 5-3 肾单位示意图

1）**肾小球的滤过功能**：肾脏的**滤过膜**由肾小球毛细血管内皮细胞、基膜和肾小囊脏层上皮细胞（带足突的足细胞）构成，各层上均有大小不一的小孔，内皮细胞及基膜表面还有带负电荷的蛋白质。滤过膜的通透性取决于滤过膜孔的大小和所带的负电荷，分别称为机械屏障和电荷屏障。正常成人两侧肾脏的血流量约为 1000～1200ml/min，相当于心输出量的 1/5～1/4。当血液流经肾小球时，因滤过膜的机械屏障和电荷屏障作用，除血细胞和大分子蛋白质外，几乎所有血浆成分均可通过滤过膜滤到肾小囊囊腔内，形成超滤液（原尿），是尿液生成的第一步。

单位时间内（每分钟）双肾生成的超滤液量称为**肾小球滤过率**（glomerular filtration rate，GFR），正常成人平均值为（100±10）ml/min。肾小球滤过率的大小取决于有效滤过压和滤过系数。**有效滤过压**＝（肾小球毛细血管血压＋囊内液胶体渗透压）－（血浆胶体渗透压＋肾小囊内压）。**滤过系数**等于滤过膜的有效通透系数与滤过面积的乘积。因此，肾小球滤过率受肾血流量、肾小球毛细血管血压、囊内压、血浆胶体渗透压及滤过膜的通透性和滤过面积等的影响。

2）**肾小管和集合管的功能**：①**重吸收功能**：正常人双肾生成的超滤液量每天约为 180L，而终尿量仅 1.5L 左右，表明超滤液中 99％以上的物质被重吸收。其中**近曲小管**的重吸收量最大。超滤液中绝大部分的葡萄糖、氨基酸、蛋白质、维生素、钾、钠、钙、水、无机磷等都在近曲小管重吸收，而代谢废物（如肌酐等）、毒物及药物不被重吸收而随尿液排出体外。②**分泌功能**：肾小管和集合管可将原在血液内或被重吸收的某些物质如 K^+、H^+、NH_3 等排到尿中，借此调节人体电解质和酸碱平衡。③**尿液的浓缩和稀释功能**：远端小管和集合管对人体内的水具有强大的调节功能。当体内水分过多时，减少水的重吸收，排出过多的水，尿液稀释，尿比重降低；当机体缺水时，增加水的重吸收，尿液浓缩，尿比重上升。抗利尿激素可通过调节远曲小管和集合管对水的通透性，而对尿量产生明显影响。

(2)**内分泌功能**：肾脏分泌的激素分为血管活性激素和非血管活性激素。血管活性激素包括**肾素、血管紧张素，前列腺素、激肽**类物质等，作用于肾脏本身，参与肾的生理功能，或与其他激素共同维持血压和调节水盐代谢。非血管活性激素包括**I-羟化酶**和**促红细胞生成素**。促红细胞生成素促进骨髓生成红细胞。I-羟化酶促使25-羟维生素 D_3 转化为活化的1，25-二羟维生素 D_3，促进小肠及肾小管对钙、磷的吸收而调节钙磷代谢。

(二) 输尿管、膀胱和尿道

1. 输尿管(ureter) 输尿管是位于腹膜外的肌性管道。上起于肾盂，下终止于膀胱，全长约20～30cm。输尿管全长粗细不等，有3个狭窄部，即输尿管的起始部、跨越髂血管处、膀胱壁内段，是结石易滞留之处。输尿管通过规律性蠕动将肾脏所排泄的尿液送入膀胱。

2. 膀胱(urinary bladder) 膀胱是贮存尿液的肌性囊状器官，成人一般容量为350～500ml，最大容量为800ml。膀胱的肌层为平滑肌称逼尿肌，在尿道内口处有较厚的环形平滑肌称膀胱括约肌(内括约肌)。膀胱三角为位于左、右输尿管口和尿道内口之间的一个三角形的区域，是肿瘤、结核和炎症的好发部位(图5-4)。

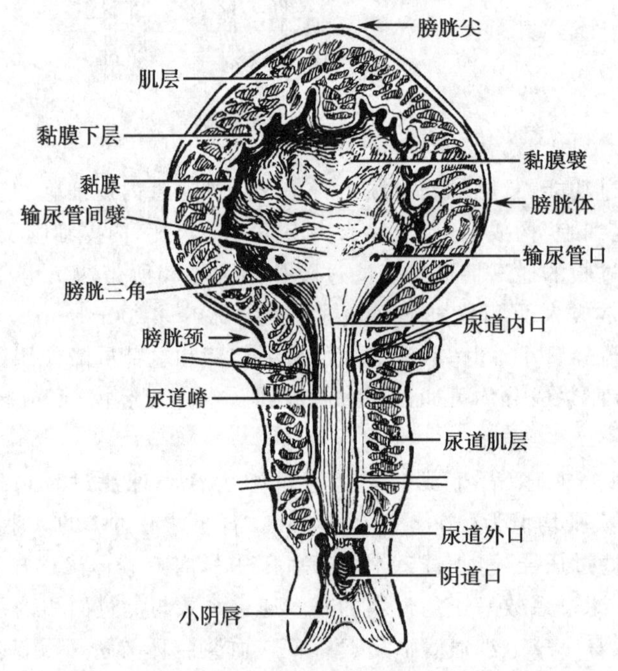

图5-4 女性膀胱及尿道前切面图

3. 尿道(urethra) 为接通膀胱与外界的肌性管道。男性尿道起始于膀胱的尿道内口，终于尿道外口，成人长约16～22cm，兼有排尿和排精功能。女性尿道较男性尿道短、宽、直，长约3～5cm，尿道外口位于阴道口的前方。

排尿是一个反射过程，称为排尿反射。当膀胱尿量充盈到一定程度(约400～500ml)

时，膀胱壁的牵张感受器受到刺激而兴奋，冲动沿盆神经传到骶髓的初级排尿中枢；同时，冲动也上传到大脑皮质的高位排尿中枢，引起尿意。若环境允许，排尿活动即可发生。此时膀胱逼尿肌收缩，膀胱括约肌松弛，尿液即通过尿道排出。排尿反射弧的任何一个部位受损，或骶髓排尿中枢与高位中枢失去联系，都将导致排尿异常，表现为尿失禁或尿潴留。

二、泌尿系统疾病常见症状和体征的护理

泌尿系统疾病常见症状、体征有肾性水肿、膀胱刺激征、肾性高血压、尿异常及肾区痛、肾绞痛等。

肾性水肿

肾性水肿（renal edema）是指由于肾脏疾病而引起的人体组织间隙有过多的液体积聚从而使组织肿胀，是肾小球疾病最常见的临床表现。

肾小球疾病引起的水肿可分为2类：①**肾炎性水肿**：其发生机制主要是由于肾小球滤过率下降，而肾小管的重吸收功能正常，从而导致**"球-管失衡"**，引起水、钠潴留而产生水肿。同时，毛细血管通透性增高可进一步加重水肿。②**肾病性水肿**：主要是由于大量蛋白尿造成血浆蛋白减少，血浆胶体渗透压降低，导致液体从血管内进入组织间隙而产生水肿。此外，部分病人因有效血容量减少，激活了肾素-血管紧张素-醛固酮系统，使抗利尿激素分泌增多，从而进一步加重水肿。

【护理评估】

（一）健康史

病因很多，常见于各种急、慢性肾炎、肾病综合征及急、慢性肾衰竭等。

（二）临床表现

肾炎性水肿多从**颜面部**开始，重者可波及全身，指压凹陷不明显。由于水钠潴留，血容量增加，血压常可升高。肾病性水肿一般较严重，多从下肢开始，常为全身性、体位性和凹陷性，严重时可出现胸腔积液、腹腔积液等。由于增加的细胞外液量主要潴留在组织间隙，血容量常是减少的，故可无高血压及循环淤血的表现。

（三）心理-社会状况

由于水肿出现，加之部分病人可能出现肾衰竭，因此病人常可出现焦虑、紧张不安等心理反应，应注意评估疾病对病人日常生活、工作的影响。另外，水肿还会影响病人的容貌，因此观察病人有无自卑及人际交往障碍的表现。了解病人的家庭经济、文化、教育背景及家庭成员对病人所患疾病的认识，对病人的关怀和支持程度，病人工作单位及社区对病人所提供的支持保健情况等。

【常见护理诊断/问题】

体液过多　与水、钠潴留或大量蛋白尿等因素有关。

【护理目标】

病人的水肿减轻或完全消退，没有皮肤破损或感染发生。

【护理措施】

1. 休息与体位　严重水肿的病人应卧床休息，轻度水肿者也应多卧床，避免劳累。安静卧床可以减轻肾脏负担，促进水肿消退。卧床期间经常变换体位，并用软垫支撑

受压部位。**眼睑、颜面部水肿者**卧床时枕头应稍高一些，有胸腔积液者宜取半卧位，**下肢水肿明显者**卧床时可适当抬高下肢，阴囊水肿者卧床时可用吊带将阴囊托起以减轻水肿。

2. 合理饮食

(1)**水、钠的摄入**：当肾小球滤过率下降，排尿量显著减少，正常摄入的水、盐不能排出而出现水肿及高血压时，应限制水钠的摄入。轻度水肿、高血压病人全日氯化钠(包括天然食物中存在的)应＜3g，一般可用食盐2g，禁用咸肉、咸菜等腌制品。水肿严重、血压明显升高者应无盐饮食，全日主副食中含钠量应＜700mg(指食物内自然存在的含钠量)，烹调时可用糖醋调味。水肿极为明显，血压极高的病人应低钠饮食，全日主、副食中含钠量应＜500mg。

但肾衰竭早期的病人，由于肾浓缩功能降低，需要有较多的水分排泄代谢产物，若过分限制水分，可使尿素氮增高，加之肾小管回吸收水和钠的障碍导致失水失钠，此时可适当给予水，为防止低钠血症，可同时适当给钠，但应掌握"宁少勿多"的原则。对长期限制钠盐的肾衰病人，尤其夏季、出汗多、摄盐少，虽有水肿但血钠降低导致稀释性低钠血症，亦可适当给予补钠，提高细胞外液的渗透压，但不可多给水分。

(2)**蛋白质**：低蛋白血症所引起水肿者，在无氮质潴留时，可给予1g/(kg·d)的优质蛋白饮食，**优质蛋白质**是指富含必需氨基酸的动物蛋白如牛奶、鱼肉、鸡蛋等。但不宜给予高蛋白饮食，因为高蛋白饮食会导致尿蛋白增多而加重病情。氮质血症水肿病人，应限制蛋白质的摄入，一般给予0.6～0.8g/(kg·d)的优质蛋白。对于慢性肾衰的病人，可根据肾小球滤过率(GFR)来调节蛋白质的摄入量。如GFR＜50ml/min时应限制蛋白质的摄入量。参见本章第四节中营养失调的护理措施。

(3)**热量及维生素**：低蛋白饮食的病人需注意提供足够的热量，以免引起负氮平衡，每日供给热量应不少于126kJ/kg。同时注意补充各种维生素。

3. 心理疏导 对于肾性水肿的病人，护士应主动告知病人及家属出现水肿的原因、病理及转归预后等方面的知识，解释限制水、钠对水肿消退的重要性，从而给病人以安全和信赖感。帮助病人解决实际困难进而帮助其克服不良的心理因素，减轻精神负担，使其能积极配合治疗和护理，用良好的积极的心态面对疾病，增强战胜疾病的信心。

4. 遵医嘱应用利尿剂 利尿剂根据其作用部位可分为：

(1)渗透性利尿剂：通过一过性提高血浆胶体渗透压，使组织中水分回吸收到血管内，同时在肾小管内造成高渗状态，减少水、钠的重吸收而达到利尿目的。常用不含钠的右旋糖酐40(低分子右旋糖酐)或淀粉代血浆(706代血浆)，250～500ml静脉点滴，隔日1次。随后加用袢利尿剂可增强利尿效果。但对少尿病人应慎用此类药物，以避免在肾小管腔内形成结晶阻塞肾小管从而发生急性肾衰竭。

(2)噻嗪类利尿剂：主要通过抑制氯和钠在髓袢升支后壁段和远曲小管前段的重吸收而发挥利尿作用。常用氢氯噻嗪25mg，每日3次口服。长期服用应防止低钾、低钠血症。

(3)潴钾利尿剂：主要作用于远曲小管后段，抑制氯和钠的重吸收，但有潴钾的作用，因而适用于有低钾血症的病人。此类药物单独使用效果欠佳，与噻嗪类合用可增强利尿效果。常用的有螺内酯20mg，每日3次，或氨苯蝶啶50mg，每日3次。长期服用需防止高钾血症，对肾功能不全病人应慎用。

(4)袢利尿剂：主要作用于髓袢升支，抑制钠、钾、氯的重吸收。常用呋塞米(速尿)20～

120mg/d，或布美他尼（丁尿胺）1～5mg/d。长期使用利尿剂可出现电解质紊乱如低钾、低氯血症。呋塞米等强效利尿药有耳毒性，表现为耳鸣、眩晕、听力丧失，一般是暂时性的，也可发生永久性耳聋，应避免与链霉素等氨基糖苷类抗生素同时使用。

5. 提高血浆胶体渗透压　血浆或白蛋白等静脉输注均可提高血浆胶体渗透压，促进组织中水分回吸收而起利尿作用。但在临床使用时需严格掌握适应证，对严重低蛋白血症、高度水肿而又少尿的肾病综合征病人，在必须利尿的情况下方可考虑使用，但也要避免过频过多。心力衰竭病人应慎用。

6. 保护水肿部位的皮肤　水肿较严重的病人应避免着紧身的衣服，卧床休息时宜抬高下肢，增加静脉回流，以减轻水肿。嘱病人经常变换体位，对年老体弱者可协助翻身，用软垫支撑受压部位，并适当予以按摩。对阴囊水肿者，可用吊带托起。协助病人做好全身皮肤黏膜的清洁，嘱病人注意保护好水肿部位的皮肤，如清洗时勿过分用力，避免损伤皮肤，避免撞伤、跌伤等。气温低需使用热水袋时，嘱病人应特别小心，避免烫伤皮肤。

严重水肿者应避免肌肉注射，可采用静脉途径保证药物准确及时的输入。静脉穿刺拔针后，用无菌干棉球按压穿刺部位，并适当延长按压时间，防止液体从针口处渗漏出来，注意无菌操作。

7. 病情观察　定期测量病人的体重；观察水肿消长情况，有无胸腔、腹腔、心包积液的表现；有无急性左心衰竭的表现；有无剧烈头痛、恶心、呕吐、视力模糊、甚至神志不清、抽搐等高血压脑病的表现；记录24小时液体出入量，监测尿量的变化。如经治疗尿量没有恢复正常，反而进一步减少，甚至出现无尿，提示严重的肾实质损害。同时密切监测尿常规、肾小球滤过率、血尿素氮、血肌酐、血浆蛋白、血清电解质等变化。

【护理评价】

病人的水肿是否减轻或消退，皮肤有无损伤或发生感染。

膀胱刺激征

膀胱刺激征也称为尿路刺激征，是指膀胱颈和三角区受炎症或机械刺激而引起的尿频、尿急、尿痛，可伴有排尿不尽感及下腹部坠痛等。

1. 尿频　正常人白天排尿4～6次，夜间0～2次，每次尿量约200～400ml。若单位时间内排尿次数增多称为尿频。

2. 尿急　是指病人一有尿意即迫不及待需要排尿，难以控制称为尿急。常见于泌尿系统的炎症、结石、异物、肿瘤等，少数与精神因素有关。

3. 尿痛　是指病人排尿时感觉耻骨上区、会阴部和尿道内疼痛或烧灼感称为尿痛。引起尿急的病因几乎都可以引起尿痛。尿道炎多在排尿开始时出现疼痛，后尿道炎、膀胱炎和前列腺炎常出现终末性疼痛。

膀胱刺激征常见于尿路感染的病人。

肾性高血压

肾脏疾病几乎均可引起高血压，肾性高血压是继发性高血压的常见原因之一，临床上有多种分类方法。

（一）按解剖结构可分为肾血管性高血压和肾实质性高血压

1. 肾血管性高血压　主要由肾动脉狭窄或堵塞引起，高血压程度较重，易进展为急进性高血压，临床相对少见。

2. 肾实质性高血压 主要由急性或慢性肾小球肾炎、慢性肾盂肾炎、慢性肾衰竭等肾实质性疾病引起，是肾性高血压的常见原因。

（二）按发生机制又可分为容量依赖型和肾素依赖型

1. 容量依赖型 是因水钠潴留致血容量增加引起，限制水、钠摄入或增加水、钠排出可明显降低血压。

2. 肾素依赖型 是由于肾素-血管紧张素-醛固酮系统被激活引起，一般降压药物效果差，过度利尿常使血压更加升高，而应用血管紧张素转换酶抑制剂、血管紧张素Ⅱ受体拮抗剂、钙通道阻滞剂可使血压下降。

肾实质性高血压中，80%以上为容量依赖型，仅10%左右为肾素依赖型，尚有部分病例同时存在两种因素。

尿异常

1. 尿量异常 正常人每日尿量约为1000～2000ml。尿量异常包括少尿、无尿、多尿和夜尿增多。

（1）**少尿和无尿**：少尿指每日尿量少于400ml，若每日尿量少于100ml称为无尿。少尿或无尿的原因是肾小球滤过率降低，分别由肾前性（心排血量减少、血容量不足等）、肾实质性（如急、慢性肾衰竭）和肾后性（尿路梗阻等）三类因素引起。

（2）**多尿**：多尿指每日尿量超过2500ml。多尿见于多种原因引起的肾小管功能不全，如慢性肾盂肾炎、肾动脉硬化、肾髓质退行性变等，使肾小管破坏，降低了肾小管对水的重吸收功能。肾外疾病见于尿崩症、糖尿病、肾上腺皮质功能减退等。

（3）**夜尿增多**：夜尿增多指夜间尿量超过白天尿量或夜尿量持续超过750ml。若夜间尿量持续超过750ml，且尿比重低而固定，提示肾小管浓缩功能减退。

2. 蛋白尿 每日尿蛋白含量持续超过150mg，蛋白质定性试验呈阳性反应，称为**蛋白尿**。若每日持续超过3.5g/1.73m^2（体表面积）或者50mg/kg，称为**大量蛋白尿**。

3. 血尿 不同原因所致的红细胞持续进入尿中，如新鲜尿沉渣每高倍镜视野红细胞>3个或1小时尿红细胞计数超过10万，或12小时计数超过50万，可诊断为**镜下血尿**。尿外观呈血样或洗肉水样，称**肉眼血尿**。血尿可由各种泌尿系统疾病引起，如肾小球肾炎、泌尿系结石、结核、肿瘤、血管病变、先天畸形等。

临床上常将血尿区分为**肾小球源性血尿**和**非肾小球源性血尿**。新鲜尿沉渣相差显微镜检查示：肾小球源性血尿尿中红细胞大小形态不一，出现畸形红细胞，常伴有红细胞管型、蛋白尿等。非肾小球源性血尿尿中红细胞大小形态均一，显示血尿是来自于肾小球以外的病变，如尿路感染、结石、肿瘤等。

4. 白细胞尿、脓尿和菌尿 新鲜离心尿液每高倍镜视野白细胞超过5个，1小时新鲜尿液白细胞数超过40万或12小时计数超过100万，称为白细胞尿或脓尿，尿中白细胞明显增多，常见于泌尿系统感染。肾小球肾炎等疾病也可出现轻度白细胞尿。**菌尿**是指中段尿涂片镜检，若每高倍镜视野均可见细菌，或尿培养菌落计数超过10^5个/ml，可作出泌尿系统感染的诊断。

5. 管型尿 尿中管型是由蛋白质、细胞或其碎片在肾小管内形成，可分为细胞管型、颗粒管型、透明管型、蜡样管型等。正常人尿中**偶见透明**或**颗粒管型**。若12小时尿沉渣计数管型超过 5000 个,或镜检出现其他类型管型时,称为**管型尿**。其中白细胞管型是诊断肾盂肾炎或间质性肾炎的重要依据,上皮细胞管型可见于急性肾小管坏死,红细胞管型提示急性肾小球肾炎。

肾 区 痛

肾区痛是自我感觉或体检时发现的肾区部位的疼痛。肾包膜、肾盂、输尿管有来自胸 10 至腰 1 的感觉神经分布,当肾盂、输尿管内张力增高或包膜受牵拉时,可发生肾区痛。表现为肾区胀痛或隐隐作痛。体检时表现为肾区压痛和叩击痛,可在相应部位出现压痛点:①季肋点(前肾点):第 10 肋骨前端,右侧位置稍低,相当于肾盂位置。②上输尿管点:在脐水平线上腹直肌外缘。③中输尿管点:在髂前上棘水平腹直肌外缘,相当于输尿管第二狭窄处。④肋脊点:背部第 12 肋骨与脊柱的交角(肋脊角)的顶点。⑤肋腰点:第 12 肋骨与腰肌外缘的交角(肋腰角)顶点。

肾绞痛是一种特殊的肾区痛,疼痛剧烈,呈刀割样,难以忍受。主要是由输尿管内结石、血块等移行引起输尿管痉挛所致,疼痛常突然发作,并可向下腹部、外阴及大腿内侧等部位放射。

三、泌尿系统疾病常用诊疗技术

1. 尿液检查 通常以**清晨第一次清洁中段尿标本最理想**。因晨尿较浓缩,有形成分相对多且较为完整,不易受饮食因素干扰。尿标本一般只需 30ml。尿标本从排出到实验应在 **1 小时内**完成。

2. 肾功能检查

(1)**肾小球滤过功能**:内生肌酐清除率(Ccr)是检查肾小球滤过功能最常用的指标。在控制饮食、排除外源性肌酐来源的前提下,Ccr 能可靠地反映肾小球的滤过功能,并较早反映其异常。正常值平均在(100±10)ml/min 左右,Ccr 测定可动态观察并判断肾脏疾病的进展和预后,指导治疗。

(2)**肾小管功能测定**:包括近端和远端肾小管功能测定。检查近端肾小管功能常用尿 β_2 微球蛋白测定。检查远端小管功能常采用尿浓缩稀释实验和尿渗透压测定。

3. 免疫学检查 许多原发性肾脏疾病与免疫炎症反应有关,故免疫学检查有助于疾病类型及病因的判断。常用检查项目包括血清补体成分测定(血清总补体、C_3 等)、血清抗链球菌溶血素“O”的测定。

4. 肾活检 在无肾穿刺禁忌证时可行肾穿刺活检,有助于确定肾脏病的病理类型,对协助肾实质疾病的诊断,指导治疗及判断预后有重要意义。

5. 影像学检查 可了解泌尿系统器官的形态、位置、功能及有无占位性病变,以协助诊断。常用的检查项目包括泌尿系统平片、静脉肾盂造影(IVP)及逆行肾盂造影、肾动脉造影、膀胱镜检查、B 超、CT、磁共振显像等。

6. 透析疗法 是替代肾功能的治疗方法,可代替肾的排泄功能,但无法代替其内分泌和代谢功能。尿毒症病人经药物治疗无效时,应及早行透析治疗。血液透析和腹膜透析的疗效相近,各有优、缺点,应根据病人具体情况来选用。

慢性肾脏疾病的研究进展

已知肾素-血管紧张素-醛固酮系统(RAS)对慢性肾脏病的进展是一个重要的介质,通过ACEI或AT1R拮抗剂(ARB)药物阻断RAS,可延缓CKD的进展。随着对RAS认识的深入,干预治疗也有新的方向。目前在临床及实验研究中应用螺内酯和新型选择性的醛固酮阻滞剂(SAB)在减少心血管和肾脏病患病率和死亡率上提供了新的希望。进展机制的了解,提示了可能的预防方法,药物干预控制血压,减少蛋白尿,降低血脂,及时戒烟,糖尿病病人严格控制血糖,饮食治疗减少蛋白摄入。综合多因素处理CKD病人,可延缓肾脏病的进展和延迟肾脏替代治疗的开始。也有研究显示以全反式维A酸(AtRA)为代表的视黄醛衍生物具有抗炎、抗增生、调节细胞分化和凋亡、抑制纤维化及明显的降低蛋白尿和肾脏保护作用,在治疗人类各种肾脏疾病方面展现出了可能的前景。

思考题

1. 简述肾脏的结构和功能。
2. 泌尿系统疾病常见的症状及体征有哪些?
3. 如何做好体液过多病人的护理?

第二节　肾小球病病人的护理

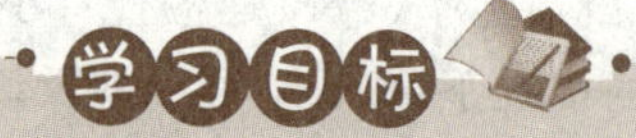

1. 了解肾小球病的相关实验室检查。
2. 熟悉肾小球病的病因和机制、临床表现及治疗原则。
3. 掌握肾小球病的概念、护理诊断和护理措施。
4. 熟练掌握肾穿刺术术后的护理。
5. 具有良好的沟通能力,要有关心、爱护、体贴病人的职业素质。

一、概　　述

肾小球病是指一组有相似的临床表现(如血尿、蛋白尿、水肿、高血压等),但病因、发病机制、病理改变、病程和预后不尽相同,病变主要累及双肾肾小球的疾病。大部分肾小球病预后差,最终发展为肾衰竭。

【肾小球病的分类】

(一)按病因分类

1. 原发性肾小球病　原发性肾小球病大多病因不明,起病时就导致肾小球本身的病变,从而出现临床症状和体征。

2. 继发性肾小球病　是指继发于全身性疾病的肾脏损害。伴发肾小球疾病的全身性疾病可以是免疫复合物引起的疾病，如系统性红斑狼疮、过敏性紫癜、感染性心内膜炎等。可以是代谢性疾病，如糖尿病、肾淀粉样变、多发性骨髓瘤等。也可以是血管性疾病，如结节性多动脉炎、Wegener 肉芽肿、溶血性尿毒症综合征等。

3. 遗传性肾小球病　遗传性肾小球病是指遗传基因突变所致的肾小球病，如 Alport 综合征等。

本节着重介绍原发性肾小球病，它占肾小球病的绝大多数，是我国引起慢性肾衰竭最主要的原因。

(二) 临床分类

1. 肾小球肾炎　临床上以肾炎综合征(**血尿、蛋白尿**及**高血压**)为特点的肾小球病变。按病程及肾功能改变，可分为急性肾炎综合征(指急性起病，可伴有少尿、水肿和暂时性肾功能减退，病程不足一年者)，急进性肾炎综合征(指肾功能急性进行性恶化，于数月内发展为少尿或无尿的肾衰竭者)和慢性肾炎综合征(指病程迁延一年以上，伴或不伴肾功能减退者)。

(1)**急性肾小球肾炎**(acute glomerulonephritis)：急性肾小球肾炎简称急性肾炎，临床多发生于儿童，男性多于女性。常见于链球菌感染后 1～3 周(平均 10 天左右)起病，其特点为起病较急，病人出现血尿、蛋白尿、水肿和高血压，并可伴有一过性氮质血症。本病大多预后良好，常可在数月内临床自愈。少数病人病情加重可发生急性肾衰竭。

(2)**急进性肾小球肾炎**(rapidly progressive glomerulonephritis)：临床上病人多有上呼吸道感染的前驱症状，起病较急，病情发展快。主要表现为急性肾炎综合征的症状，如血尿、蛋白尿、高血压等，并随着病情的进展出现进行性少尿或无尿，肾功能在短时间内迅速恶化发展至尿毒症。肾活检病理表现为肾小球囊腔内广泛新月体形成(＞50%的肾小球囊腔内有新月体形成)，故又称为新月体性肾小球肾炎。病人如能得到及时明确诊断和早期强化治疗，预后可得到显著改善。若治疗不及时，早期未接受强化治疗，病人多于数周至半年内进展至不可逆肾衰竭。

(3)**慢性肾小球肾炎**(chronic glomerulonephritis)：本病以中青年患病为主，男性多见，多数起病缓慢、隐袭。临床表现呈多样性，蛋白尿、血尿、高血压、水肿为其基本临床表现，可有不同程度肾功能减退，最终将进展为慢性肾衰竭。

(4)**无症状性血尿和(或)蛋白尿**(asymptomatic hematuria and/or proteinuria)：本病临床多无明显症状，病人多因肉眼血尿发作或体检有镜下血尿而发现，临床特点为无水肿、高血压和肾功能损害，而仅表现为肾小球源性血尿和(或)蛋白尿的一组肾小球疾病。

无症状性血尿和(或)蛋白尿可长期迁延，也可呈间歇性或时而轻微时而稍重，大多数病人的肾功能可长期维持正常。但少数病人疾病转归可表现为自动痊愈或尿蛋白渐多、出现高血压和肾功能减退转成慢性肾炎。

2. 肾病综合征(nephritic syndrome)　各种原因所致的大量蛋白尿(尿蛋白＞3.5g/d)，低蛋白血症(血浆白蛋白＜30g/L)，明显水肿和(或)高脂血症的临床综合征。

【发病机制】

多数肾小球病属于**免疫介导炎症性疾病**，在慢性进展过程中也有非免疫非炎症因素参与。

1. 免疫炎症反应　通过在血液循环中形成的循环免疫复合物沉积到肾小球，或在肾小球固定部位形成原位免疫复合物，这些免疫复合物都会激活炎症介质后通过炎症反应来使所处部位的肾小球发生损伤。炎性介质可激活、趋化炎症细胞，炎症细胞又可产生炎症介质，两者共同作用，从而导致免疫复合物介导的炎症反应持续存在和不断放大。

2. 非免疫非炎症损伤 近来研究发现，在疾病的慢性进展中也存在非免疫非炎症的致病因素，如剩余的健存肾单位肾小球毛细血管内高压、高灌注及高滤过，可促进肾小球硬化。高脂血症具有“肾毒性”，可加重肾小球的损伤。另外，大量蛋白尿可作为一个独立的致病因素参与肾脏的病变过程。

二、慢性肾小球肾炎病人的护理

慢性肾小球肾炎(chronic glomerulonephritis)简称慢性肾炎，指蛋白尿、血尿、水肿、高血压为基本临床表现，起病方式各有不同，病情迁延，病变缓慢进展，可有不同程度的肾功能减退，最终将发展为慢性肾衰竭的一组肾小球病。由于病变不一，有些病人病情比较稳定，经过数年甚至数十年才发展为肾功能不全；也有部分病人病情持续进展，2～3年即发展为肾衰竭。

【护理评估】

(一) 健康史

绝大多数病因不明，仅少数病人是由急性肾小球肾炎发展而来。一般认为本病的起始因素多为**免疫介导性炎症**，但随着疾病的进展，非免疫非炎症性因素在后期也占有重要作用。

(二) 临床表现

本病可发生于任何年龄，但以青中年为主，男性多见。多数起病缓慢、隐袭。临床表现有很大差异，表现为不同程度的蛋白尿、血尿、水肿、高血压及肾功能减退。

1. 蛋白尿 蛋白尿是本病**必有的表现**，尿蛋白定量常在1～3g/d。

2. 血尿 多为镜下血尿，也可见肉眼血尿。

3. 水肿 早期水肿时有时无，多为眼睑和(或)下肢轻中度水肿，晚期常持续存在。

4. 高血压 早期血压可正常或轻度升高，随病情进展血压持续升高。部分病人血压(特别是舒张压)持续性中等以上程度升高，出现眼底出血、渗出，甚至视神经乳头水肿，如血压控制不好，肾功能恶化较快，预后差。

5. 肾功能损害 早期肾功能正常或轻度受损，肾功能呈慢性进行性损害，经数年或数十年，逐渐出现贫血、少尿、夜尿增多等肾衰竭表现。遇应激状态，如感染、劳累、血压增高、肾毒性药物的应用等，肾功能可急剧恶化，如能及时去除这些诱因，肾功能仍可在一定程度上有所恢复。

6. 其他表现 病人可有乏力、疲倦、食欲减退、消瘦、腰部疼痛等表现。

(三) 实验室及其他检查

1. 尿液检查 多数尿蛋白定性为+～+++，定量常在1～3g/d。镜下可见多形性红细胞、红细胞管型、颗粒管型等。

2. 血液检查 早期变化不明显或有轻度贫血，晚期红细胞计数和血红蛋白明显降低。

3. 肾功能测定 肾功能逐渐减退，表现为肾小球滤过率下降，内生肌酐清除率明显下降，血肌酐及尿素氮升高。

4. B超检查 双肾可有结构紊乱、缩小等改变。

5. 肾穿刺活组织检查　可确定诊断。

(四) 心理-社会状况

慢性肾小球肾炎病程长,长期用药而治疗效果不理想,使病人和家属感到焦虑不安和担忧。后期病情进一步恶化,出现肾衰竭时,病人常产生悲观、绝望情绪。长期治疗给家庭带来沉重的精神压力和经济负担。

(五) 治疗要点

慢性肾炎的治疗应以防止或延缓肾功能进行性恶化、改善或缓解临床症状及防止严重并发症为主要目的,可采用限制食物中蛋白质及磷的摄入量、使用降压药物、抗感染治疗以及避免加重肾损害的因素等综合治疗措施。

【常见护理诊断/问题】

1. 体液过多　与肾小球滤过率下降导致水钠潴留等因素有关。

2. 焦虑　与疾病的反复发作、预后不良有关。

3. 潜在并发症:慢性肾衰竭。

4. 知识缺乏:缺乏防止疾病进展及预防保健知识。

【护理措施】

(一) 体液过多

参见本章第一节中肾性水肿的护理措施。

(二) 焦虑

本病病程长,病情反复,长期用药疗效差,预后不良等,都易使病人产生精神痛苦、悲观、绝望等不良情绪反应。且长期患病使病人生活、工作能力下降。经济负担加重,会进一步增加病人与家属的思想负担。因此护士应积极主动与病人进行沟通,向病人及家属讲述疾病知识,鼓励病人说出其内心的感受,对提出的问题要给予耐心解答。介绍及组织病友间交流养病经验,增强病人的信心。联系单位、医保部门及社区解决病人的后顾之忧,使病人保持良好的心理状态,正确面对疾病。

(三) 潜在并发症:慢性肾衰竭

1. 病情观察　严格记录病人24小时的液体出入量,尤其是尿量的变化;注意观察水肿的程度及消长情况等。密切观察生命体征,特别是血压的变化,如血压突然升高或持续性高血压可加速肾功能恶化。监测肾功能如血尿素氮、血肌酐升高和尿量迅速减少,应警惕肾衰竭的发生。一旦出现以上情况加重的趋势,应立即通知医生,采取相应的处理。

2. 配合处理　遵医嘱给予药物控制血压和减少尿蛋白,给予合理饮食及避免加重肾损害的因素。

(1)**遵医嘱应用药物以控制高血压和减少尿蛋白:**高血压和尿蛋白是加速肾小球硬化、促进肾功能恶化的重要因素。应力争将尿蛋白减少到$<1g/d$,血压控制水平依据尿蛋白量决定。尿蛋白$\geq 1g/d$时,血压应控制在125/75mmHg以下;尿蛋白$<1g/d$时,血压控制可放宽到130/80mmHg以下,并保持平稳。

1)对有明显水、钠潴留的容量依赖型高血压可选用利尿剂、钙通道阻滞剂等。具体用药参见第三章第六节“原发性高血压病人的护理”。

2)对肾素依赖型高血压应首选血管紧张素转换酶抑制剂(ACEI)和血管紧张素Ⅱ受体阻滞剂(ARB),可降低血压、降低肾小球毛细血管内压,缓解肾小球高灌注、高滤过状态,减少尿蛋白,保护肾功能。具体用药参见第三章第六节“原发性高血压病人的护理”。

3)抗血小板聚集药:大剂量双嘧达莫(300～400mg/d)、小剂量阿司匹林(40～300mg/d)有抗血小板聚集作用,以往有报道服用此类药物能延缓肾功能衰退,但目前研究结果显示其对系膜毛细血管性肾炎有一定降尿蛋白作用,其余疗效不确切。

(2)**给予合理饮食**:①向病人及家属解释低蛋白、低磷饮食可减轻肾小球内高压、高灌注及高滤过状态,延缓肾小球硬化。一般给予优质低蛋白、低磷饮食。蛋白质的摄入量为0.6～0.8g/(kg·d),以**富含必需氨基酸的动物蛋白**(如瘦肉、鱼、禽、蛋、奶类)为主。对于已发生慢性肾衰竭的病人,可根据肾小球滤过率调节蛋白质的摄入量。②饮食中蛋白质含量过少,会发生营养不良,须增加糖的摄入,保证热量,减少体内蛋白质分解,避免负氮平衡。同时要增加多种维生素和锌的摄入,如多吃新鲜蔬菜和水果。

(3)**避免加重肾损害的因素**:感染、劳累、妊娠及肾毒性药物均可损伤肾脏,导致肾功能恶化,应予以避免。

(四)健康教育

1. 生活指导　嘱咐病人加强休息,以延缓肾功能减退。向病人解释优质低蛋白、低磷、低盐、高热量饮食的重要性,指导病人选择相应的食物和量。

2. 避免诱因　让病人了解常见的诱发因素,并向病人及家属解释各种诱因均能导致慢性肾炎急性发作,或即使未引起急性发作的临床表现,但仍然能加重肾功能的恶化,必须尽量避免。

3. 用药指导　解释用药的目的主要是为了保护肾功能,延缓或阻止肾功能的下降及减轻病情,因此要遵照医嘱坚持长期用药,由于高血压可促进肾功能的恶化,因此治疗高血压尤为重要,但降压不宜过快过低。

4. 正确对待预后　教育病人慢性肾炎是发展缓慢,病程迁移的疾病,控制病情极为重要,坚持合理的防治方案,保持良好的心理状态,对预后将起良好的作用。

5. 及时就诊　让病人了解病情变化的特点,出现水肿加重,尿液泡沫增多,血压增高等,说明疾病尚未控制,或已导致急性发作,应及时到医院就诊。

三、肾病综合征病人的护理

肾病综合征(nephritic syndrome,NS)是指由各种肾脏病变引起的具有以下共同临床表现的一组综合征:①大量蛋白尿(尿蛋白>3.5g/d);②低蛋白血症(血浆白蛋白<30g/L);③严重水肿;④高脂血症。其中①、②两项为诊断所必需。

【护理评估】

(一)健康史

肾病综合征依病因不同可分为原发性和继发性两类。

1. 原发性肾病综合征　是指原发于肾脏本身的肾小球疾病,如急性肾炎、急进性肾炎、慢性肾炎等均可在疾病发展过程中发生肾病综合征。

2. 继发性肾病综合征　是继发于全身性或其他系统的疾病,如糖尿病、高血压、系统性红斑狼疮、肾淀粉样变性、过敏性紫癜、类风湿关节炎等。

本节仅讨论原发性肾病综合征。

(二)临床表现

原发性肾病综合征的发病年龄、起病缓急与病变类型有关。典型原发性肾病综合征的临床表现如下:

1. 大量蛋白尿　肾病综合征时,肾脏滤过膜的屏障功能发生障碍,尤其是电荷屏障受损,致使肾小球对血浆中蛋白的通透性明显增加,当原尿中蛋白含量超过近端小管的重吸收能力时,蛋白从尿中大量流失,形成蛋白尿。尿液中不仅仅丢失白蛋白,其他分子量相近的蛋白质也会丢失,但一些大分子量的蛋白,如纤维蛋白原、IgM、巨球蛋白等因无法通过肾小球的毛细血管壁,从而保持在血浆中浓度不变。

2. 低蛋白血症 尿液中丢失大量血浆白蛋白,同时,蛋白分解代谢增加,而肝脏合成蛋白不足以克服丢失和分解,则出现低蛋白血症。此外消化道黏膜水肿致蛋白质摄入与吸收减少等因素可进一步加重低蛋白血症。除血浆白蛋白减少外,血浆的某些免疫球蛋白、抗凝及纤溶因子、金属结合蛋白等也会减少。

3. 水肿 水肿是肾病综合征**最突出的体征**,其发生与低蛋白血症、血浆胶体渗透压降低,从而导致水分从血管腔内进入组织间隙引发水肿。严重水肿者可出现胸腔、腹腔和心包积液。

4. 高脂血症 病人表现为高胆固醇血症和(或)高甘油三酯血症,并可伴有低密度脂蛋白(LDL)及极低密度脂蛋白(VLDL)的升高。其发生与肝脏脂蛋白合成增加和外周利用及分解减少有关。

5. 并发症

(1)**感染**:感染是肾病综合征病人**常见的并发症**,与尿中免疫球蛋白的丢失、免疫功能紊乱、机体抵抗力低下、激素和细胞毒药物的使用等有关。也是导致本病复发和疗效不佳的主要原因。常见发生感染的部位有**呼吸道**、**泌尿道**、**皮肤**和自发性腹膜炎等。

(2)**血栓和栓塞**:多种因素如血液浓缩、高脂血症等使血液黏稠度增加。强效利尿剂、激素的使用以及尿中丢失大量抗凝物质等均进一步加重血液的高凝状态。病人易发生血管内血栓形成和栓塞,其中以**肾静脉血栓**形成最多见。

(3)**急性肾衰竭**:有效循环血容量的减少,导致肾血流量下降,可引起肾前性氮质血症。尤其是严重水肿的NS病人使用强力利尿剂治疗时更易发生。此外肾间质高度水肿压迫肾小管、大量蛋白管型阻塞肾小管、深静脉血栓形成等也可导致急性肾衰竭。本病常无明显诱因,临床表现主要为少尿或无尿,经扩容及利尿治疗无效。

(4)**蛋白质及脂肪代谢紊乱**:长期低蛋白血症可导致病人营养不良、机体抵抗力下降,儿童病人出现生长发育迟缓;免疫球蛋白减少造成机体免疫力低下,易发生感染;金属结合蛋白及维生素D结合蛋白丢失可致体内铁、锌、铜缺乏,以及钙、磷代谢障碍;长期高脂血症易引起动脉硬化、冠心病等心血管并发症。

(三)实验室及其他检查

1. 尿液检查 尿蛋白定性一般为+++～++++,24小时尿蛋白定量超过3.5g。可有红细胞、颗粒管型等。

2. 血液检查 血浆白蛋白低于30g/L,血中胆固醇、甘油三酯、低及极低密度脂蛋白均可增高。肾衰竭时血肌酐、血尿素氮可升高。

3. 肾活检 可明确肾小球病变的病理类型,指导治疗及判断预后。

4. 肾B超检查 双肾正常或缩小。

(四)心理-社会状况

诊断为肾病综合征的病人常见的心理反应是焦虑和恐惧。另外,病人还因为全身水肿而担心自己容貌、形象的改变。因此,护士应评估病人及其家属对疾病的了解程度、应对能力、支持系统以及心理所承受的压力等。

(五) 治疗要点

本病的治疗要点除了针对水肿明显采取利尿消肿的对症治疗外，主要治疗是以抑制免疫与炎症反应为主，同时做好对并发症的防治。

【常见护理诊断/问题】

1. 体液过多 与低蛋白血症致血浆胶体渗透压下降等有关。

2. 营养失调:低于机体需要量 与大量蛋白尿、蛋白摄入量减少及肠道吸收障碍有关。

3. 有感染的危险 与机体抵抗力下降、应用激素和(或)免疫抑制剂有关。

4. 知识缺乏:缺乏与本病有关的防治知识。

【护理措施】

(一) 体液过多

除参见本章第一节中体液过多的护理措施外，还应遵医嘱应用下列药物。

1. 糖皮质激素和细胞毒药物 糖皮质激素可通过抑制免疫、抑制炎症、抑制醛固酮和抗利尿激素分泌而起利尿、消除蛋白尿的作用。细胞毒药物具有较强的免疫抑制作用。

(1)常用药物及其用法:甲泼尼龙 0.5～1.0g 溶于 5%葡萄糖 200ml 中静脉点滴，每日或隔日 1 次，3 次为一疗程，间隔 3～5 天后开始下一个疗程，一般用 3 个疗程。在静脉用药期间，需辅以泼尼松及环磷酰胺常规口服，泼尼松每日每公斤体重 1mg，服用 3 个月后开始减至维持量；环磷酰胺每日每公斤体重 2～3mg，分 1～2 次口服或 200mg 隔日静脉注射，直至累积量达 6～8g 后停药。

(2)疗效观察:监测病人血尿、蛋白尿、水肿、肾功能及血清电解质的变化情况，准确记录 24 小时尿量，每日测量体重。

(3)不良反应及处理:①糖皮质激素可引起水、钠潴留、上消化道出血、精神症状、继发感染、骨质疏松等。饭后服用以减少对胃黏膜的刺激；长期用药者应注意补充钙剂和维生素 D，以防骨质疏松；积极预防感染，指导病人做好口腔、皮肤、会阴部的清洁卫生。②环磷酰胺可致脱发、出血性膀胱炎、骨髓抑制、肝功能损害及消化道症状如恶心、呕吐等。使用时应多饮水，以促进药物从肾排泄，对脱发病人应做好解释，以减少病人的思想顾虑。

(4)应用糖皮质激素应遵从的原则:①起始用量要足:足量有利于诱导疾病缓解。②减撤药物要慢:有效病例每 2～3 周减原用量的 10%，当减至 20mg/d 时疾病易复发，更需谨慎。③维持用药要久:以 10～15mg/d 为维持量，服半年至一年或更久。

2. 环孢素 A 对激素及细胞毒药物治疗无效的病人可试用环孢素 A，每日 5mg/kg，分 2 次口服，服 3 月后缓慢减量，共服半年左右。主要副作用有肝肾毒性、高血压、高尿酸血症、多毛及牙龈增生等。

3. 提高血浆胶体渗透压药物 常用 706 代血浆或低分子右旋糖酐 500ml 静脉点滴，隔日一次，与呋塞米合用有明显的利尿效果。静脉输注血浆或白蛋白可提高血浆胶体渗透压从而利尿，但不可输注过多过频，因长时间输注后可导致肾小球高滤过和肾小管高回吸收，加重肾小球和肾小管的损伤。

(二) 营养失调:低于机体需要量

1. 合理饮食 饮食治原则是正常蛋白、高热量、低盐、低脂饮食。给予正常量 0.8～1.0g/(kg·d)的优质蛋白饮食，热量要保证充足，按不少于 126～147kJ/(kg·d)供给。虽然尿内丢失大量蛋白，但由于高蛋白饮食增加肾小球高滤过，可加重蛋白尿并促进肾脏病变进展，故目前不主张高蛋白饮食。为减轻高脂血症，应少食富含饱和脂肪酸(动物油)的饮食，而多食富含不饱和脂肪酸（如植物油、鱼油）及富含可溶性纤维（如燕麦、豆类等）的饮食。

2. 营养监测　记录进食情况，评估饮食结构是否合理，热量是否充足。定期测量血浆白蛋白、血红蛋白等指标，维持机体良好的营养状况。

（三）有感染的危险

1. 皮肤　保持皮肤清洁卫生，保护水肿部位的皮肤勿受损伤，协助病人将指甲剪短，避免抓伤皮肤。

2. 环境　保持病房环境清洁，定时开门窗通风换气，定期进行空气消毒，保持室内温度和湿度合适。尽量减少病区的探访人次，限制上呼吸道感染者探访。

3. 病情观察　监测生命体征，注意体温有无升高；观察有无咳嗽、咳痰、肺部干、湿啰音、尿路刺激征、皮肤红肿等感染征象。

4. 及时处理　一旦发生感染，遵医嘱正确采集病人的血、尿、痰、腹水等标本及时送检，根据药敏试验使用有效的抗生素，观察用药后感染有无得到有效控制。

（四）健康教育

1. 生活指导　保持良好的生活规律，根据自身病情适度活动，注意休息，避免劳累。饮食上要给予高热量、低脂、优质蛋白、高膳食纤维和低盐或无盐饮食。

2. 预防指导　避免去人多的场所，避免受凉、感冒。做好个人卫生，保护皮肤，防止破溃造成感染。

3. 心理指导　指导病人正确对待体形的改变，教育病人保持良好的心理状态，有利于疾病的恢复。

4. 用药指导　坚持遵医嘱用药，勿自行减量或停药，了解激素及细胞毒药物的常见副作用。

5. 病情监测指导　监测水肿、尿蛋白和肾功能的变化，出院后坚持定期门诊随访。

常见的肾毒性药物

1. 抗生素及其他化学治疗药物　①常损害类：两性霉素B、新霉素、头孢噻啶（头孢霉素Ⅱ）等。②较常损害类：庆大霉素、卡那霉素、链霉素、妥布霉素、阿米卡星、多黏菌素、万古霉素，磺胺药等。③偶见损害类：甲氧西林、苯唑西林、萘夫西林、氨苄西林、羧苄西林、金霉素、土霉素、头孢氨苄、头孢唑啉钠、头孢拉定、利福平、乙胺丁醇等。

2. 非类固醇抗炎镇痛药　吲哚美辛、布洛芬、保泰松、吡罗昔康、阿司匹林、复方阿司匹林（APC）、非那西汀、安替比林、氨基比林、对乙酰氨基酚及甲氧萘酸等。

3. 肿瘤化疗药　顺铂、氨甲蝶呤、光辉霉素、丝裂霉素-C、亚硝基脲类、5-氟尿嘧啶等。

4. 抗癫痫药　三甲双酮、苯妥英钠等。

5. 麻醉剂　乙醚、甲氧氟烷等。

6. 金属及络合剂　青霉胺、依他酸盐等。

7. 各种血管造影剂　大分子含碘造影剂造成肾毒性的危险大于不含碘造影剂，且剂量越大引起肾毒性的危险性也越大。

8. 中草药　雷公藤、关木通、防己、益母草、山慈菇、鱼胆等。

9. 其他　环孢霉素A、甲氰咪胍、别嘌呤醇、甘露醇、汞撒利、海洛因等。

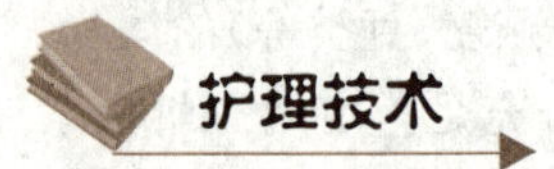

肾穿刺术护理

肾脏穿刺术又称经皮肾活检术，是指利用超声波扫描作引导，在病人皮肤上描绘出肾脏位置，用穿刺针直接经皮肤到达肾下极进行取材及活检的诊断技术。虽然从体表对肾脏进行穿刺有一定盲目性，但其创伤小、操作简便，成功率较高，在临床易于病人接受，故其应用广泛，是目前最普及的肾活检方法之一。

【适应证】

1. 各种原发性、继发性及遗传性肾实质疾病，尤其是弥漫性肾小球病变，如肾小球肾炎、肾病综合征、肾硬化、肾淀粉样病变等。
2. 病因不明的无症状性蛋白尿、血尿。
3. 急性肾衰竭。
4. 肾移植病人发生排斥反应后，为了判断是否继续保留移植肾脏，也需进行肾活检。

【禁忌证】

（一）绝对禁忌证

1. 不合作，不能屏气 30 秒以上者。
2. 孤立肾及一侧肾萎缩或丧失功能者。
3. 凝血机制严重障碍。
4. 肾周围脓肿、肾积水。
5. 肾动脉瘤。
6. 肾脏恶性肿瘤。
7. 充血性心力衰竭、全身衰竭。

（二）相对禁忌证

1. 肾脏非特异性感染，如肾盂肾炎、肾脓肿。
2. 肾结核。
3. 泌尿系统先天性畸形。
4. 严重原发性高血压病人。
5. 高度水肿。
6. 严重贫血。

【术前准备】

1. 向病人解释肾脏穿刺术的目的、必要性及操作过程中需要注意的事项，并给予病人心理支持。
2. 检查出、凝血时间，血小板计数、凝血酶原时间、肝功能等，了解有无出血倾向，以防术中或术后出血。
3. 查血肌酐(Scr)及血尿素氮(BUN)以了解肾功能情况。
4. 测定血型，常规备血 400ml。
5. 协助病人留取清洁中段尿进行培养，以确定有无菌尿，并及时控制感染。
6. B 超检查，测量肾脏大小，若肾脏已缩小者禁止穿刺。

7. 每日监测病人的生命体征，血压应控制在150/90mmHg以下。

8. 指导病人练习屏气（屏息超过30秒/次）及平卧排尿方法。

9. 术前一日做青霉素皮试。

【术中配合】

1. 协助病人取俯卧位，腹部垫以约10cm厚的沙袋或枕头，将肾顶向背侧。

2. 确定穿刺点　临床常用的定位有：

(1)解剖定位：依靠身体体表解剖定位，一般选择右肾下极作穿刺点，肾脏下极穿刺点一般位于第12肋缘下0.5～1cm处（相当于第一腰椎棘突水平），距脊柱中线6.5～7.5cm。

(2)B超定位：是目前应用最广的定位方法。

3. 定位后用甲紫（龙胆紫）在皮肤表面标出，常规消毒穿刺点及其周围皮肤，铺消毒孔巾，局部麻醉。

4. 嘱病人深呼吸后屏气，插入腰穿针，测量进针深度，连接装有1%普鲁卡因的注射器，随针退出，同时行局部浸润麻醉。将穿刺针刺入，取肾脏组织。

5. 按压穿刺部位，绑腹带，测血压。

6. 将肾组织分别送电镜、光镜及免疫荧光检查。

【术后护理】

1. 穿刺针拔出后，应立即局部压迫5分钟。然后置一小沙袋，再用腹带加压包扎，以利于压迫止血。

2. 送病人回病房后，需要求病人绝对卧床24小时，先取俯卧位6小时，此间病人应安静修养，护士应做好其生活护理并指导病人减少身体活动，尽量避免咳嗽，打喷嚏等剧烈动作，以免伤口出血。6小时后，若病人生命体征平稳，无持续性腰痛、腹痛、无肉眼血尿发生，则可解除沙袋，改为平卧位，并注意严禁下地活动。

3. 术后注意观察生命体征　护士应每半小时测量血压及脉搏一次，4小时后改为每小时测量一次。病人血压平稳后，则可每隔2小时测量一次直至术后24小时停止测量。

4. 术后鼓励病人多饮水，以尽快排出血凝块，以免阻塞尿路。

5. 术后指导病人连续留尿化验尿常规3次。仔细观察病人尿液的颜色及性状，如术后出现肉眼血尿，严密监护病人生命体征及出血情况。

6. 术后24小时若无肉眼血尿，即可解除腹带并协助病人下地活动。若病人出现肉眼血尿，应延长卧床时间直至肉眼血尿完全消失。术后10天内避免举重物及进行其他剧烈活动。

7. 术后连续应用抗生素3日及止血药物，以防止感染出血。

8. 肾穿刺术后第3日协助病人复查B超，以了解手术局部有无血肿。

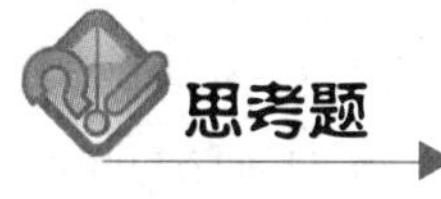

思考题

1. 病人，男，35岁，货车司机。2周前出现全身水肿，尤以面部和眼睑明显。同时伴有头昏、腹胀、食欲减退等。3日前尿量明显减少，每日不足200ml，应用呋塞米后尿量有所增加，但水肿仍较严重。上眼睑因高度水肿导致不能睁眼，病人精神高度紧张。查体：血红蛋白103g/L，尿蛋白定性＋＋＋＋，24小时尿蛋白定量6.8g。血脂升高。B超检查显示腹腔积液，双肾增大。经用泼尼松、环磷酰胺和呋塞米等治疗，效果明显。回答以下问题：

(1)此病人主要的护理诊断/问题有哪些？（不少于三条）

(2)如何指导病人进行科学合理的饮食?

(3)此病人的用药该注意哪些问题?

2. 病人,男,33岁,4天前癫痫大发作后出现纳差,几乎不能进食,恶心、呕吐,全身乏力,伴无尿,尿量在0～50ml/d,无头晕、头痛,无腰痛、尿痛。2天前急诊查体:尿常规:尿蛋白+++,尿红细胞+++;肾功能检查:血尿素氮17.2mmol/L,血肌酐980μmol/L;B超示:双肾形态、大小正常,肾盂、输尿管无扩张。医生定于明日上午9时行肾穿刺活体组织检查。回答以下问题:

(1)肾穿刺的适应证有哪些?

(2)该病人主要的护理诊断/问题有哪些?

(3)从哪些方面对穿刺术后的病人进行相应的护理?

第三节 尿路感染病人的护理

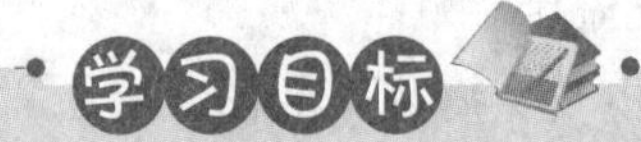

1. 了解尿路感染的相关实验室检查。
2. 熟悉尿路感染的病因、机制和治疗要点。
3. 掌握尿路感染的概念、临床表现及护理措施。
4. 熟练掌握尿细菌学检查的护理。
5. 具有关心、爱护、尊重病人的职业素质及良好的沟通合作能力。

尿路感染(urinarytractinfection,UTI)简称尿感,是指各种病原体在泌尿系统内生长繁殖所引起的尿路急、慢性炎症反应。多见于已婚的育龄期妇女、老年人、免疫力低下及尿路畸形者。本病女性比男性明显高发,比例约为8∶1。未婚少女发生率为2%,已婚女性发生率为5%,男性极少发生尿感,年老后因前列腺肥大,尿感发生率可增加。老年男性和女性的发生率可高达10%,但多为无症状性细菌尿。临床有症状的尿感,仍以生育年龄的已婚女性多见。

根据尿感发生的部位,可分为上尿路感染和下尿路感染。上尿路感染主要是肾盂肾炎,下尿路感染主要是膀胱炎。根据有无尿路功能或结构的异常,又可分为复杂性尿感和非复杂性尿感。本节主要叙述由细菌感染所引起的尿路感染。

【护理评估】

(一)健康史

1. 病原体 尿路感染最常见致病菌为革兰阴性杆菌,其中以**大肠埃希菌**最为常见,约占全部尿路感染的80%～90%,其次为变形杆菌、克雷伯杆菌。约5%～10%的尿路感染由革兰阳性细菌引起,主要为粪链球菌和葡萄球菌等。临床常为单一细菌感染,偶见多种细菌混合感染。混合感染多见于长期抗生素治疗、尿路器械检查以及长期留置导尿管病人。此外,结核分枝杆菌、沙眼衣原体、病毒等也可引起尿路感染。

2. 感染途径

(1)**上行感染**:为**最常见**的感染途径。正常情况下尿道口周围有细菌寄居(主要来自肠道),当机体抵抗力下降或某些情况下(如月经期间、性生活后)细菌可侵入尿道并沿尿路上行到膀胱、输尿管，甚至肾盂而发生感染。

（2）**血道感染**：细菌由体内慢性感染病灶（如慢性扁桃体炎、皮肤感染等）侵入血流后到达肾脏引起的肾盂肾炎，称为血道感染，此种感染途径较少见。

（3）**淋巴道感染**：很少见。当盆腔器官炎症、阑尾炎、结肠炎时，细菌可通过淋巴管引起肾盂肾炎。

（4）**直接感染**：偶可因外伤、肾周围器官的感染使细菌直接到达肾脏。

3. 易感因素

（1）**尿路梗阻**：各种尿路梗阻是尿路感染最重要的易感因素。先天性结构畸形或后天继发引起的尿路梗阻会导致尿液积聚，细菌不易被冲洗清除，而在局部大量增殖引起感染。有尿路梗阻者尿路感染的发生率较正常者高12倍。

（2）**膀胱输尿管反流**：输尿管和膀胱连接处的"活瓣"作用减退甚至丧失时，含菌尿液就可从膀胱逆流到输尿管，甚至肾脏引起感染。

（3）**机体免疫功能低下**：慢性全身性疾病病人，如糖尿病、慢性肝病、肾病、肿瘤、贫血、营养不良及长期应用免疫抑制剂的病人，因机体的抵抗力下降而易发生感染。

（4）**性别和性活动**：女性尿道短（长度仅3～5cm）、宽、直，尿道括约肌作用较弱，与阴道口及肛门距离较近，细菌易经尿道口上行至膀胱引发感染。另外，性活动时也可将尿道口周围的细菌挤压入膀胱引起尿感。

（5）**医源性因素**：导尿或留置导尿管、膀胱镜或输尿管镜检查、逆行肾盂造影等均有可能将细菌带入尿路，同时也可导致尿路黏膜损伤，易发生尿路感染。

（6）**妊娠**：约2%～8%妊娠妇女可发生尿路感染，与孕期输尿管蠕动功能减弱、暂时性膀胱输尿管"活瓣"关闭不全及妊娠后期子宫增大致尿液引流不畅等有关。

尿路防御功能与细菌致病能力

细菌进入膀胱后，能否引起尿感，与其致病力有很大关系。其致病力主要体现在细菌与尿路上皮细胞的吸附能力，吸附能力强的，致病力就强，就容易引起尿感。其次还取决于机体的防御功能是否良好。机体对细菌入侵尿路的主要防御机制包括：①排尿的冲刷作用；②尿路黏膜的抗菌作用；③尿液本身不利于细菌生长的作用；④输尿管和膀胱连接处的"活瓣"作用；⑤前列腺分泌物的抑菌作用等。

（二）临床表现

1. 膀胱炎　占尿感的60%以上，主要表现为尿频、尿急、尿痛，排尿不适、下腹部疼痛等，部分病人迅速出现排尿困难，一般无全身感染症状。病人常有白细胞尿，约30%可出现血尿，偶有肉眼血尿。

2. 肾盂肾炎

（1）**急性肾盂肾炎**：以育龄女性最多见。临床表现与感染程度有关，通常起病急骤。①**全身症状**：寒战、高热、全身不适、疲乏无力、食欲减退、恶心呕吐，体温多在38.0℃以上，多为弛张热。部分病人出现革兰阴性杆菌败血症。②**泌尿系统症状**：尿频、尿急、尿痛，排尿困难、下腹部疼痛、**腰痛**等。腰痛多为钝痛或酸痛。部分病人可无明显的膀胱刺激症状。③**体征**：除发热、全身肌肉压痛外，还可发现一侧或双侧肋脊角或输尿管点压痛和（或）**肾区叩击痛**。

(2)**慢性肾盂肾炎**:症状较急性期轻,约半数以上有急性肾盂肾炎病史,其后有乏力、低热、腰酸腰痛及肾小管受损的表现。慢性肾盂肾炎急性发作时病人症状明显,类似急性肾盂肾炎。晚期可有高血压、水肿等。病情持续可进展为慢性肾衰竭。

3. 无症状细菌尿 又称隐匿型尿感,是指病人有真性细菌尿但无尿路感染症状。其发生率随年龄增长而增加,超过60岁的老年人发生率可达10%。此外,孕妇中约7%可发生无症状细菌尿,如不治疗,其中约20%病人可进展为急性肾盂肾炎。

4. 并发症

(1)**肾乳头坏死**:是指肾乳头及其邻近肾髓质缺血性坏死,常发生于伴有糖尿病或尿路梗阻的肾盂肾炎,可同时伴发败血症、急性肾衰竭等。临床表现为高热、剧烈腰痛、血尿,可有坏死组织脱落从尿中排出,阻塞输尿管时发生肾绞痛。

(2)**肾周围脓肿**:常由严重的肾盂肾炎直接扩散而来,病人多有尿路结石、糖尿病等易感因素。除原有症状加剧外,常出现明显的单侧腰痛,且向健侧弯腰时疼痛加剧。

(三) 实验室及其他检查

1. 尿常规 尿中**白细胞**明显增多,若见**白细胞管型**提示肾盂肾炎。红细胞也常增多,少数可见肉眼血尿。尿蛋白常为阴性或微量。

2. 尿细菌学检查

(1)**涂片细菌检查**:清洁中段尿沉渣涂片,革兰染色用油镜找细菌,计算10个视野细菌数,取其平均值,如平均每个视野≥1个细菌,提示尿路感染。

(2)**细菌培养**:可采用清洁中段尿、导尿及膀胱穿刺尿做细菌培养,其中膀胱穿刺尿培养结果最可靠。清洁中段尿细菌定量培养$\geq 10^5$/ml,称为**真性菌尿**,可确诊尿路感染;尿细菌定量培养$10^4 \sim 10^5$/ml,为可疑阳性,需复查;如$< 10^4$/ml,则可能是污染。此外,膀胱穿刺尿细菌定性培养有细菌生长,即为真性菌尿。

3. 影像学检查 影像学检查如B超、X线腹部片、静脉肾盂造影(IVP)、排尿期膀胱输尿管反流造影、逆行性肾盂造影等。尿感急性期不宜做静脉肾盂造影,可作B超检查。

静脉肾盂造影与尿感

静脉肾盂造影的目的是找寻有否能用外科手术纠正的易感因素。女性作静脉肾盂造影的指征为:①再发的尿感;②疑为复杂性尿感;③拟诊为肾盂肾炎;④感染持续存在,对治疗反应差。男性首次尿感亦应作静脉肾盂造影。

4. 其他 急性肾盂肾炎时血白细胞常升高,中性粒细胞核左移。慢性肾盂肾炎肾功能受损时可出现肾小球滤过率下降,血肌酐升高等。

(四) 心理-社会状况

因本病易复发,疗程较长,急性感染时起病急,病人常因对疾病认识不足和尿频、尿急、尿痛等不适,而易出现焦虑、紧张等情绪。因此应评估病人对疾病的情感反应,如是否有焦虑、急躁、紧张等情绪。此外还应评估病人的年龄、职业、既往史、社会支持系统和常用的应对措施等。

(五) 治疗要点

治疗原则是合理使用抗菌药物、消除症状、纠正和去除易感因素、预防复发、保护肾功能。治疗的重点是合理使用抗生素控制感染。

【常见护理诊断/问题】

1. 体温过高　与急性肾盂肾炎发作有关。

2. 排尿异常:尿频、尿急、尿痛　与尿路感染有关。

3. 潜在并发症:肾乳头坏死、肾周围脓肿。

4. 焦虑　与膀胱刺激征引起的不适、疾病反复发作及担心预后等有关。

5. 知识缺乏:缺乏尿路感染的预防、配合检查及用药治疗等方面的知识。

【护理目标】

病人体温降低或维持正常;排尿形态正常;没有并发症发生,或一旦发生就能得到及时有效治疗;情绪稳定,能积极配合治疗和护理;掌握尿路感染的相关知识,并能在日常生活中体现出来。

【护理措施】

(一) 体温过高

除参见第二章中肺炎病人体温过高护理措施外,应用下列措施。

1. 指导正确留取尿细菌培养标本

(1)留取清晨第1次(尿液应在膀胱停留6～8小时以上)的清洁、新鲜、中段尿。

(2)在使用抗生素之前或停抗生素5天后留取尿标本。

(3)留取尿液时应严格无菌操作,先充分清洗外阴,消毒尿道口。

(4)尿标本中勿混入消毒药液,女性病人留尿时注意勿混入白带。

(5)在1小时内做细菌培养,或冷藏保存。

尿细菌定量培养出现假阳性或假阴性的情况

假阳性主要见于:①中段尿收集不规范,标本被污染;②尿标本在室温下存放超过1小时才进行接种;③检验技术错误等。

假阴性主要见于以下情况:①近7天内使用过抗生素;②尿液在膀胱内停留时间不足6小时;③收集中段尿时,消毒药混入尿标本内;④饮水过多,尿液被稀释;⑤感染灶排菌呈间歇性等。

2. 遵医嘱应用抗感染药物

(1)常用药物及用法:见表5-1。氨基糖苷类抗生素肾毒性大,应慎用。

表5-1　尿路感染常用抗菌药物及用法

种类	药名	用法用量
磺胺类	复方磺胺甲基异噁唑	2片,每日2次口服
喹诺酮类	氧氟沙星	0.2g,每日2次口服
	环丙沙星	0.25g,每日2次口服
	左氧氟沙星	0.2g,每日2次静脉滴注
青霉素类	阿莫西林	0.5g,每日3次口服
	氨苄西林	1～2g,每日2次静脉滴注

续表

种类	药名	用法用量
头孢菌素类	头孢呋辛	0.25g,每日2次口服
	头孢噻肟钠	2.0g,每日2次静脉滴注
	头孢曲松钠	1～2g,每日2次静脉滴注
呋喃类	呋喃妥因	50～100mg,每日2次口服

(2)疗程及疗效观察

1)**急性膀胱炎**:任选一种药物口服,连用3天,约90%的病人可治愈。停服抗生素7天后,进行尿细菌培养,如结果阴性表示已经治愈;如阳性应继续给予2周抗生素治疗。

2)**肾盂肾炎**:急性无明显全身感染中毒表现者,宜口服抗菌药物;全身感染中毒症状明显者,需住院联合静脉给药。一般疗程10～14天,或用药至症状完全消失,尿液细菌转阴后3～5天停药。一般用药72小时可显效,如果症状无明显改善则应按药物敏感试验结果更换抗生素。如治疗14天后尿菌仍阳性,参考药敏试验选用有效抗生素继续治疗4～6周。

慢性肾盂肾炎抗生素的疗程通常为2～4个月甚至6个月以上。对反复发作者,可采用长程抑菌疗法,疗程达1年以上。

(3)**疗效评价标准**:①**见效**:治疗后复查尿细菌学为阴性。②**治愈**:症状消失,尿菌阴性,疗程结束后2周、6周复查尿菌仍阴性。③**治疗失败**:治疗后持续菌尿;或复发,即治疗后尿菌阴性,但2周或6周后复查尿菌转为阳性,且为同一种细菌。

(4)**不良反应及用药注意事项**:①呋喃妥因:可引起恶心、呕吐、腹泻等消化道反应,宜饭后服用,长期用药可出现肢端麻木、腱反射减退等末梢神经炎的表现。②喹诺酮类:可引起轻度消化道反应和皮肤瘙痒等。③磺胺类:药物胃肠道反应明显,宜在饭后服用,同时易在肾小管内形成结晶,损害肾脏引起血尿,应合用等量碳酸氢钠或多饮水。严重肾功能不全、孕妇、婴幼儿、肝病、白细胞和红细胞减少者,不宜用磺胺药。

3. 病情观察 密切观察病人全身情况及体温的变化,观察泌尿系统症状及其他伴随症状的变化。如高热持续不退或体温升高,且腰痛加剧等,应考虑可能出现肾周围脓肿、肾乳头坏死等并发症,需及时通知医生。

(二)排尿异常:尿频、尿急、尿痛

1. 多饮水,勤排尿,保证液体摄入量＞2500ml/d,督促每2小时排尿1次,以加速细菌、毒素和炎性分泌物的排泄,减轻膀胱刺激症状。

2. 口服碳酸氢钠1g,每天3次,以碱化尿液,可减轻尿路刺激症状。

3. 尿路刺激征明显者可遵医嘱予以阿托品、普鲁苯辛等抗胆碱能药物缓解尿频、尿急、尿痛等膀胱刺激征,但剂量不宜过大,以免影响排尿。

4. 采用局部热敷或转移注意力等措施缓解痉挛。

(三)焦虑

病人因对疾病认识不足和尿频、尿急、尿痛等不适,易出现紧张、焦虑不安等情绪,护士对此应表示理解,承认病人的感受,耐心向病人解释病情及预防、治疗等相关知识,指导病人从事一些感兴趣的活动,如听轻音乐、欣赏小说或看电视,和室友聊天等,以分散病人对自身不适的注意力,减轻病人的焦虑,缓解症状。

（四）健康教育

1. 疾病相关知识指导　向病人讲解肾盂肾炎的病因、病程、治疗方法及预后，以引起重视。嘱病人按时、按量、按疗程服药，勿随意停药，并按医嘱定期复查。教会病人识别尿路感染的临床表现，一旦发生，应尽快诊治。

2. 预防保健知识指导

（1）指导病人休息，避免过度劳累。加强营养，提高机体抵抗力。

（2）告诉病人多饮水、勤排尿（2～3小时排尿1次），是最实用、有效的预防方法。

（3）注意个人卫生，保持外阴清洁，用温水或1∶2000苯扎溴铵清洗外阴部，每天1～2次。不穿紧身裤，局部有炎症时要及时治疗。

（4）女性禁止盆浴。注意月经期、妊娠期、产褥期卫生。

（5）女婴应勤换尿布，以免粪便污染尿道口。

（6）对发作与性生活有关者，指导病人性生活后即排尿，并服1次抗菌药物预防。急性期治愈后1年内应避孕。

（7）告诉慢性肾盂肾炎消除易感因素对治疗的重要性，鼓励病人积极治疗尿路梗阻等易患因素。

【护理评价】

病人体温是否恢复正常；排尿形态是否正常；有没有并发症发生，或一旦发生能否得到及时、有效治疗；病人情绪是否稳定，能不能积极配合治疗和护理；是否掌握尿路感染的相关知识，并能在日常生活中体现出来。

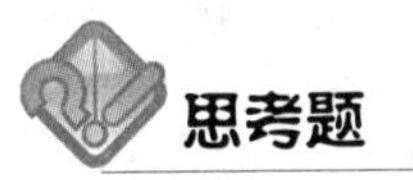

思考题

病人，女性，26岁，已婚，3天前开始畏寒发热、头痛、恶心。今晨出现右侧腰痛和尿频、尿痛症状。一上午排尿10余次，体格检查：体温39.6℃，脉搏110次/分，呼吸22次/分，血压110/70mmHg。神志清楚，急性病容，肾区叩击痛，膀胱区有压痛，尿镜检见大量白细胞和成堆脓细胞，少许红细胞；血白细胞12×10^9/L，中性粒细胞0.90。住院后烦躁不安，希望早日康复。回答以下问题：

1. 主要的护理诊断/问题有哪些？
2. 如何做好尿细菌学检查的护理？
3. 如何做好此病人的健康指导？

第四节　慢性肾衰竭病人的护理

学习目标

1. 了解慢性肾衰竭的概念、治疗要点和相关实验室检查。
2. 熟悉慢性肾衰竭的病因和发病机制。
3. 掌握慢性肾衰竭的临床表现及相关护理措施。
4. 熟练掌握透析疗法的适应证和禁忌证以及术中和术后的护理。
5. 要关心、尊重、爱护病人，多与病人沟通，多提供一些力所能及的帮助。

慢性肾衰竭(chronic renal failure,CRF),简称肾衰,见于肾脏疾病的晚期,为各种肾脏疾病持续发展的共同转归。由于肾功能缓慢进行性减退,最终出现以代谢产物潴留,水、电解质紊乱、酸碱平衡失调和全身各系统症状为主要表现的临床综合征。据统计,每1万人中,每年约有1人发生肾衰。近二十年来慢性肾衰在人类主要死亡原因中占第五位至第九位,是人类生存的重要威胁之一。

慢性肾脏病的概念

2002年K/DOQI-CKD的临床实践指南中首次正式向全球推出了慢性肾脏病(CKD)这一概念。慢性肾脏病是指各种原因引起的慢性肾脏结构和功能障碍(肾脏损伤病史>3个月),包括GFR正常和不正常的病理损伤、血液或尿液成分异常,及影像学检查异常,或不明原因的GFR下降(GFR<60ml/min)超过3个月,称为慢性肾脏病(chronic kidney diseases,CKD)。

根据肾功能损害的程度,可将慢性肾衰竭分为4期(表5-2)。①**肾功能代偿期**:又称为肾储备能力下降期,GFR降低到50~80ml/min,Scr正常,临床无肾衰竭的症状。②**肾功能失代偿期**:是肾衰的**早期**,GFR降低到20~50ml/min,肾难以代偿,血中含氮代谢产物潴留,Scr高于正常,但小于450μmol/L,临床症状不明显,有时可出现轻度消化道症状及贫血、多尿和夜尿等。又称为氮质血症期。③**肾衰竭期**:此时GFR降至10~20ml/min,Scr显著升高,临床出现明显的症状和代谢紊乱。④**尿毒症期**:是肾衰的**晚期**,GFR降低至不足10ml/min,Scr>707μmol/L,临床出现显著的各系统症状和血生化异常。

表5-2 慢性肾衰竭的分期标准

分期	肌酐清除率(Ccr)(ml/min)	血肌酐(Scr)(μmol/L)	症状
肾功能代偿期	50~80	133~177	无
肾功能失代偿期	20~50	186~442	不明显
肾衰竭期	10~20	451~707	明显
尿毒症期	<10	≥707	显著

【发病机制】

本病的发病机制尚未完全明了,可概括为慢性肾衰进展的发生机制和尿毒症症状的发生机制及其相互作用。

(一)慢性肾衰竭进展的发生机制

1. 肾单位高滤过 研究认为,CRF时残余肾单位肾小球出现高滤过和高灌注状态是导致肾小球硬化和残余肾单位进一步丧失的重要原因之一。

2. 肾单位高代谢 CRF时残余肾单位肾小管高代谢状况,是肾小管萎缩、间质纤维化和肾单位进行性损害的重要原因之一。

3. 肾组织上皮细胞表型转化的作用 研究表明,在某些生长因子或炎症因子的诱导下,肾小管上皮细胞、肾小球上皮细胞、肾间质成纤维细胞均可转变为肌成纤维细胞,在肾间质纤维化、局灶节段性或球性肾小球硬化过程中起重要作用。

4. 某些细胞因子-生长因子的作用　近年研究表明，CRF 动物肾组织内某些生长因子(如白细胞介素-1、血管紧张素Ⅱ、内皮素-1 等)，均参与肾小球和肾小管间质的损伤过程，并在促进细胞外基质增多中起重要作用。

(二) 尿毒症症状的发生机制

1. 尿毒症毒素　慢性肾衰竭时，体内有两百多种物质水平比正常人高，其中三十余种具有明确毒性作用。尿毒症毒素可分为小分子、中分子和大分子 3 类，以小分子毒素作用为主。小分子毒性物质以**尿素**的量最多，占“非蛋白氮”的 80%或更多，其他有胍类、各种胺类、酚类等。

2. 其他　体液因子(如促红细胞生成素、甲状旁腺激素等)和营养素的缺乏，也可引起或加重肾性贫血、肾性骨病、营养不良、肌肉无力、消化道症状、免疫功能降低等。

【护理评估】

(一) 健康史

1. 病因

(1)**原发性肾脏疾病**：是包括我国在内的发展中国家最常见病因，以慢性肾小球肾炎最常见(占 50%～60%)，其次为慢性肾盂肾炎、多囊肾等。

(2)**继发性肾脏病变**：糖尿病肾病、高血压肾小动脉硬化症是发达国家慢性肾衰最常见的病因。另外还有系统性红斑狼疮性肾病、过敏性紫癜、痛风及各种药物和重金属所致的肾病等。

(3)**尿路梗阻性肾病**：如尿路结石、前列腺肥大等。

2. 诱因

(1)**渐进发展的危险因素**：高血糖、高血压、高血脂、低蛋白血症、吸烟、营养不良、尿毒症毒素蓄积等。

(2)**急性加重的危险因素**：严重感染、血容量不足(如低血压、脱水、大出血或休克等)、肾毒性药物、尿路梗阻、严重高血压、手术及创伤及累及肾脏的疾病复发或加重等。

(二) 临床表现

在慢性肾衰竭的不同阶段，临床表现各不相同。代偿期和失代偿早期，病人可无任何症状，或仅有乏力、腰酸、夜尿增多等轻度不适，少数病人可有食欲减退、代谢性酸中毒及轻度贫血。随着病变的发展，逐渐出现因尿毒症毒素(如尿素、胍类、胺类、甲状旁腺激素等)损害机体器官的表现。

1. 水、电解质和酸碱平衡失调　以代谢性酸中毒和水、钠代谢紊乱最常见。

(1)**代谢性酸中毒**：尿毒症病人都有不同程度的代谢性酸中毒。可出现食欲减退、恶心、呕吐、软弱无力、呼吸深长(酸中毒大呼吸)，重者可有血压下降、心力衰竭、昏迷。

(2)**脱水或水过多**：开始因多尿、呕吐、腹泻等可引起脱水；晚期则少尿、无尿引起水肿，严重时出现肺水肿、脑水肿等。

(3)**钠平衡失调**：低钠或高钠血症。肾衰竭病人水肿时，常有稀释性低钠血症；如钠盐摄入过多，可引起高钠血症，加重水肿、高血压，重者可发生心力衰竭。

(4)**钾平衡失调**：可有高钾或低钾血症。少尿、无尿、使用保钾利尿剂、酸中毒、输库存血可引起高血钾，导致心动过缓、心律不齐，甚至突然心脏骤停。慢性肾衰时低血钾较为少见，但如频繁呕吐、腹泻、过量使用排钾利尿剂则可引起低血钾。

(5)**钙、磷平衡失调**：低血钙、高血磷可引起继发性甲状旁腺功能亢进致肾性骨病等。低血钙可引起抽搐、痉挛。

(6)**高镁血症**:当 GFR<20ml/min 时,因肾排镁减少,常有轻度高镁血症,病人常无任何症状,但不宜使用含镁药物。

2. 全身各系统损害表现

(1)**胃肠道表现**:是早期、突出的临床表现。病人多有食欲减退、恶心、呕吐等,病情加重后可出现腹胀、腹泻、舌和口腔黏膜溃疡,病人口气常有尿味。上消化道出血在本病晚期也很常见,主要与胃黏膜糜烂和消化性溃疡有关,尤以前者常见。慢性肾衰竭病人的消化性溃疡发生率较正常人为高。

(2)**心血管系统表现**:是主要并发症和最常见的死因。

1)**高血压和左心室肥厚**:大部分病人存在不同程度的高血压,少数发生恶性高血压。高血压主要是由于水钠潴留引起的,也与肾素活性增高有关。高血压可引起左心室肥厚、动脉硬化、心力衰竭。

2)**尿毒症性心肌病**:病因可能与代谢废物的潴留和贫血等有关。常表现各种心律失常。

3)**心力衰竭**:是最常见死亡原因。其原因大多与水、钠潴留、高血压及尿毒症性心肌病有关。

4)**心包炎**:主要见于尿毒症终末期或透析不充分者(透析相关性心包炎),临床表现与一般心包炎相同,但心包积液多为血性,可能与毛细血管破裂有关。严重者出现心包填塞征。

5)**动脉粥样硬化**:病人常有高甘油三酯血症及胆固醇升高,动脉粥样硬化发展迅速,是主要的死亡原因之一。

(3)**血液系统表现**

1)**肾性贫血**:尿毒症病人常有贫血,为正常色素正细胞性贫血,主要原因是肾脏产生红细胞生成素减少,也与铁摄入不足、失血及体内叶酸、蛋白质缺乏、血中有抑制血细胞生成的物质等因素有关。

2)**出血倾向**:常表现为皮下出血、鼻出血、月经过多等。出血倾向与外周血小板破坏增多、出血时间延长、血小板聚集和黏附能力下降等有关。

3)**白细胞异常**:本病病人中性粒细胞趋化、吞噬和杀菌的能力减弱,因而容易发生感染。部分病人白细胞减少。

(4)**呼吸系统表现**:体液过多或酸中毒时均可出现气短、气促,严重酸中毒可表现为深而长的呼吸。体液过多、心功能不全可引起肺水肿或胸腔积液。

(5)**神经、肌肉系统表现**:早期常有疲乏、失眠、注意力不集中等精神症状,其后可出现性格改变、抑郁、记忆力及判断力降低。尿毒症时常有淡漠、谵妄、幻觉、昏迷等。周围神经病变也很常见,以肢端感觉障碍为主,也可有肢端麻木、灼热感,蚁行感;并可有神经兴奋性增加,如不宁腿综合征、肌肉震颤等。终末期尿毒症病人常可出现肌无力和肌肉萎缩,远端比近端更易受累,发展较慢。

(6)**皮肤症状**:病人面色萎黄,轻度水肿,呈"尿毒症"面容。皮肤干燥脱屑无光泽、弹性差,且常有顽固性皮肤瘙痒,是由于尿素随汗液排出沉积于皮肤或钙沉积于皮肤引起。

(7)**肾性骨病**:可出现纤维性骨炎、骨软化症、骨质疏松症和骨硬化症等。骨病有症状者少见,早期诊断主要靠骨活组织检查。肾性骨病的发生与活性维生素 D_3 不足、继发性甲状旁腺亢进等有关(当 GRF<30ml/min,尿磷减少血磷增高,磷阻止肠吸收钙使血钙降低,高

磷低钙刺激甲状旁腺分泌甲状旁腺激素，其抑制肾小管重吸收磷，使血磷下降，但同时导致骨质脱钙）。

(8)**内分泌失调**：常有性功能障碍，女性可出现闭经、不孕等。

(9)**并发感染**：感染亦为主要死亡原因之一，发生原因与机体免疫功能低下、白细胞功能异常等有关。其中尤以肺部和尿路感染常见，血液透析病人还易发生动静脉瘘感染、肝炎病毒感染等。

（三）实验室及其他检查

1. 血常规检查 血红蛋白多数仅有40～60g/L，血小板数目正常或偏低，但功能减退。

2. 尿液检查 尿渗透压下降，尿量减少，多在1000ml/d以下；尿沉渣检查中可见红细胞、白细胞、颗粒管型、蜡样管型。

3. 肾功能检查 内生肌酐清除率降低，血肌酐、血尿素氮水平升高。

4. 血生化检查 血浆蛋白降低，其中以白蛋白降低常较明显；血钙降低、血磷增高；可有代谢性酸中毒；血钾、血钠随病情而定。

5. 影像学检查 可见双肾缩小，皮质变薄，肾脏内结构紊乱。

（四）心理-社会状况

慢性肾衰竭病程较长，病人的预后不良，治疗费用又较昂贵，尤其是需要进行长期透析或进行肾移植手术时，病人及其家属会产生很大的心理压力，会出现各种情绪反应，如紧张、抑郁、恐惧、绝望等。因此护士应细心观察，了解病人及其家属的心理变化。评估病人家庭的经济情况、家庭成员的组成及对病人的态度；评估病人有无医保及报销比例；评估有无工作单位及社会提供的支持等。另外，也应对病人出院后能否得到及时、有效的社区保健情况进行评估。

（五）治疗要点

慢性肾衰竭不同时期治疗不同。肾功能代偿期应积极治疗原发病，防止肾功能进一步恶化；肾衰竭早期除治疗原发病外，应防止或去除加重肾衰的诱因，保护残存的肾功能；肾衰竭期应调整饮食，纠正水、电解质、酸碱平衡失调及对症处理；尿毒症期行透析疗法或肾移植，以提高生活质量，缓解症状，延长生存期。

肾 移 植

任何病因所致不可逆性肾衰竭病人均可接受肾移植。同种肾移植是目前治疗终末期肾衰竭最有效的方法。成功的肾移植可以恢复肾脏全部功能。移植肾可由尸体供肾或由亲属供肾，肾移植前需进行组织配型，包括ABO血型系统、HLA系统及淋巴细胞毒试验。ABO配型是主要的，但目前要求能在HLA配型合适的基础上，选择供肾。HLA配型佳者，肾移植效果较好。肾移植并发症有免疫排斥反应、感染、血液系统和心血管系统并发症、肝脏损害、胰腺炎、消化道出血、恶性肿瘤等。肾移植后需长期使用免疫抑制剂预防排斥反应。近年来随着新型免疫抑制剂的应用，肾移植的存活率明显改善。

【常见护理诊断/问题】

1. 营养失调：低于机体需要量 与限制蛋白量摄入、透析以及肠道吸收障碍有关。

2. 体液过多 与尿量明显减少、水、钠潴留或补液不当有关。

3. 有感染的危险 与抵抗力下降、透析等有关。

4. 绝望 与疾病预后不良、经济困难等因素有关。

5. 潜在并发症:高钾血症、代谢性酸中毒、心力衰竭等。

6. 知识缺乏:缺乏与本病有关的相关知识。

【护理目标】

病人能摄入足够的营养物质,身体营养状况有所改善;维持病人出入量的平衡;病人在住院期间没有发生感染;病人及其家属树立战胜疾病的信心,能够积极配合治疗和护理;没有并发症的发生,或一旦发生就能得到及时、有效治疗;病人及其家属掌握了疾病的相关知识,并能在日常生活中体现出来。

【护理措施】

(一) 营养失调:低于机体需要量

1. 合理饮食 饮食治疗在慢性肾衰的治疗中具有重要的意义,合理的营养膳食调配不但能减少体内氮代谢产物的积聚及体内蛋白质的分解,以维持氮平衡,而且还能在提高病人生活质量、改善预后等方面发挥其独特的作用。

(1)蛋白质:应根据病人的GFR来调整蛋白质的摄入量。当GFR<50ml/min时,就应开始限制蛋白质的摄入,其中50%~60%以上的蛋白质必须是富含必需氨基酸的蛋白,如鸡蛋、牛奶、鱼等。当GFR<5ml/min时,每日摄入蛋白约为20g(0.3g/kg),此时病人需应用必需氨基酸疗法;当GFR在5~10ml/min时,每日摄入蛋白约为25g(0.4g/kg);GFR在10~20ml/min时,每日摄入蛋白约为35g(0.6g/kg);当GFR>20ml/min者,每日摄入蛋白约为40g(0.7g/kg)。尽量少摄入植物蛋白,因其含非必需氨基酸多。

(2)热量:供给病人足够的热量,一般为126~147kJ/kg,**每日最少给予热量126kJ/kg**,并主要由碳水化合物和脂肪供给。以使低蛋白饮食的氮得到充分利用,减少蛋白分解和体内蛋白库的消耗。

2. 补充必需氨基酸 必需氨基酸(EAA)疗法主要用于低蛋白饮食的肾衰病人和蛋白质营养不良问题难以解决的病人。以8种必需氨基酸配合低蛋白高热量的饮食治疗尿毒症,可使病人达到正氮平衡,并改善症状。成人用量为0.1~0.2g/(kg·d),以能口服者口服为宜。若需静脉输入必需氨基酸时,切勿在氨基酸内加入其他药物,并注意输液速度。如在输注过程中出现恶心、呕吐应给予止吐剂,同时减慢输液速度。

3. 增进病人食欲 如提供整洁、舒适的进食环境,适当增加活动量,在进食前休息片刻,少量多餐,提供色、香、味俱全的食物等。加强口腔护理,以增进食欲。

4. 监测肾功能和营养状况 定期监测病人的体重变化、血肌酐、血尿素氮、血浆白蛋白、血红蛋白水平等,以了解肾功能及病人营养状况。

(二) 体液过多

参见本章第一节中体液过多的护理措施。

(三) 有感染的危险

1. 预防感染 ①尽量将病人安置在单间病房,病室定时通风和进行空气消毒,减少探视人员,防止交叉感染。②加强生活护理,保持皮肤的清洁。卧床病人应定时翻身,指导有效咳嗽,促进分泌物排出。③各项检查治疗应严格无菌操作,做好留置导管、留置尿管、口腔等部位的护理。④病人要注意休息,做好防寒保暖,指导病人尽量少去人多的场所,避免感染。⑤接受血液透析的病人,应进行乙肝疫苗的接种,并尽量减少输注血液制品。

2. 监测感染征象 观察病人有无体温升高、寒战、食欲下降、疲乏无力、尿路刺激征、白细胞计数增高等表现。指导病人准确留取各种标本如痰液、尿液等送检。

3. 用药护理 如有感染,应立即遵医嘱合理使用无(低)肾毒性的抗菌药物,并观察药物的疗效和不良反应。

(四) 绝望

慢性肾衰竭病人因病情迁延难愈,症状日益加重,再加上需要进行透析或肾移植治疗时,费用昂贵。因此,绝大多数病人存在抑郁、恐惧甚至绝望的心理。护士应对病人给予理解和同情,关心并体贴病人,用通俗易懂的语言向病人及其家属讲解疾病的有关知识,使他们能正确对待疾病。介绍一些已缓解的典型病例,组织病友之间进行养病经验交流等,都可以提高病人生存的信心,使其能积极配合治疗和护理,争取延缓病程进展。此外,护士应积极协助病人办理医保报销相关事宜,切实减轻病人经济负担,使他们心情放松,尽快从不良情绪中解脱出来。

(五) 潜在并发症

1. 病情监测 密切监测病人生命体征、意识状态;每日定时测量体重,准确记录液体出入量;注意观察有无液体量过多的症状和体征;结合肾功能的测定、血清电解质和二氧化碳结合力的变化,观察有无高血压脑病、心力衰竭、尿毒症肺炎及电解质紊乱和酸碱平衡失调等并发症的表现;观察有无感染的征象等。

2. 通知医生 一旦出现心率快、呼吸加速、血压升高、肌无力、抽搐等症状时,说明病情进一步加重或已发生并发症,需紧急通知医生进行处理。

3. 配合处理

(1)纠正代谢性酸中毒:一般可通过口服碳酸氢钠纠正,严重者静脉补碱。若经过积极补碱仍不能纠正,应及时采取透析治疗。

(2)改善水、钠平衡失调:有单纯水肿者,除限制盐和水的摄入外,可使用呋塞米利尿处理;对水肿伴稀释性低钠血症者,须严格限制水的摄入,每天摄入量以前一天的尿量再加500ml为宜;如水、钠失衡严重致病情危重,而常规方法治疗无效时,可选用透析治疗,并加强超滤,限制水、钠摄入。

(3)防止高血钾的发生:尿毒症病人容易发生高钾血症,因此应做好血钾浓度的监测。如血钾中度升高,主要治疗引起高钾的原因,并限制钾的摄入。如血钾>6.5mmol/L,心电图有高钾表现,则应通知医生紧急处理。

(4)改善钙、磷失衡:密切监测病人血清中钙、磷值,一般在进餐时口服碳酸钙2g,每日3次。若血磷正常、血钙过低,可口服葡萄糖酸钙。若血磷正常、血钙低、继发性甲状旁腺功能亢进者,给予骨化三醇口服,有利于纠正低钙血症。

(5)改善贫血状况:常用重组人类促红细胞生成素(EPO),疗效显著,但同时要补充造血原料如铁、叶酸等,也可小量多次输血。

(6)纠正心力衰竭:引起心衰的原因主要有水、钠潴留、高血压、尿毒症心肌病变等。治疗方法主要是血液透析和血液滤过。如条件不具备的情况下,也可采取限制水钠摄入、使用利尿剂、洋地黄类、血管扩张剂等,但疗效较差。

(六) 健康教育

1. 知识指导 向病人及家属讲解慢性肾衰竭的基本知识,使其认识到本病虽然预后较差,但只要积极坚持治疗,消除或避免加重病情的各种因素,保持良好的心理状态,可以延缓病情进展，提高生活质量。

2. 生活指导　指导病人根据病情可适当活动，但要避免劳累和重体力劳动。严格遵从饮食治疗原则，强调在足够热量供给的前提下，保证蛋白质的合理摄入，并注意水钠的限制。有高钾血症时，应限制含钾量高的食物。

3. 预防指导　注意个人卫生，保持口腔、皮肤及会阴部的清洁。做好防寒保暖以免受凉，尽量避免去公共场所。做好体温检测，及时发现感染征象并及时就诊。

4. 病情观察指导　指导病人准确记录每日的尿量和体重，并根据病情合理控制水钠的摄入。指导病人自我监测血压，每天在相同情况下测量，血压以控制在 150/90mmHg 以下为宜。定期复查肾功能、血清电解质等。

5. 治疗指导　指导病人遵医嘱用药，避免使用肾毒性药物，不要自行用药或随意停药。向病人解释肾衰晚期只能采取透析治疗或移植治疗，消除疑虑，积极配合治理和护理。

【护理评价】

病人身体营养状况是否有所改善；能不能维持液体出入量的平衡；病人在住院期间有没有发生感染；病人及其家属能不能积极配合治疗和护理；有没有并发症的发生，或一旦发生能不能得到及时、有效治疗；病人及其家属是否掌握了疾病的相关知识，日常生活中能不能体现出来。

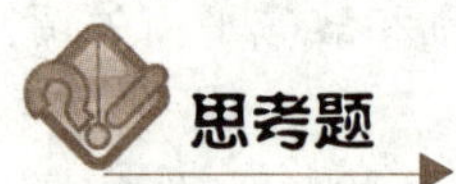

思考题

病人，女，42 岁，3 年前诊断为系膜毛细血管性肾小球肾炎，经治疗后症状减轻。因家庭经济困难，后期治疗时断时续。近 1 年来，体力逐渐下降，常有头昏、眼花及视物模糊；夜尿明显增多，腰酸腿软；最近 10 余天头晕、头痛、恶心呕吐症状明显，病人惶恐不安，来院就诊。查体：体温 37.8℃，脉搏 98 次/分，呼吸 25 次/分，血压 170/104mmHg，注意力不集中，两下肢明显水肿。血红蛋白 55g/L，尿蛋白(+++)，蜡样管型 1～2 个/HP，尿红细胞 2～3 个/HP，血肌酐 683μmol/L，血尿素氮 25mmol/L，医生诊断为慢性肾衰竭。回答下面问题：

1. 本病引起的病因是什么？
2. 此病人主要的护理诊断/问题有哪些？（不少于 3 条）
3. 如何指导病人进行合理饮食？
4. 如何做好此病人的心理护理？

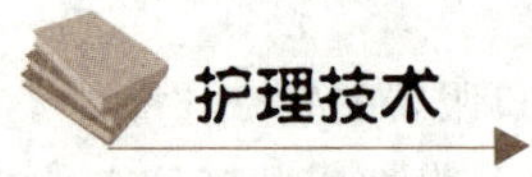

护理技术

血液净化疗法的护理

血液净化(blood purification)是指应用物理、化学或免疫等方法清除体内过多水分及血中代谢废物、毒物、自身抗体、免疫复合物等致病物质，同时补充人体所需的电解质和碱基，以维持机体水、电解质和酸碱平衡。血液净化疗法包括胃肠透析、腹膜透析、血液透析、血液滤过、血液灌流、血浆置换等。其中腹膜透析、血液透析、血液滤过等方法治疗急、慢性肾衰竭，替代部分的肾脏排泄功能，已是脏器功能替代治疗中最为成功的范例。本节主要介绍血液透析和腹膜透析。

(一) 血液透析的护理

血液透析(haemodialysis，HD)简称血透，主要利用**弥散对流作用**来清除血液中的毒性物质。溶质从半透膜浓度高的一侧向浓度低的一侧移动，最后达到膜两侧浓度的平衡。同时，它也通过半透膜两侧压力差产生的超滤作用来去除体内过多的水分。血液透析能部分替代肾脏功能，清除血液中有害物质，纠正体内电解质紊乱，维持酸碱平衡。血液透析自20世纪60年代应用于临床治疗慢性肾衰竭，是目前最常用的血液净化疗法之一。目前已有部分病人依赖血液透析存活20～30年以上。见图5-5和图5-6。

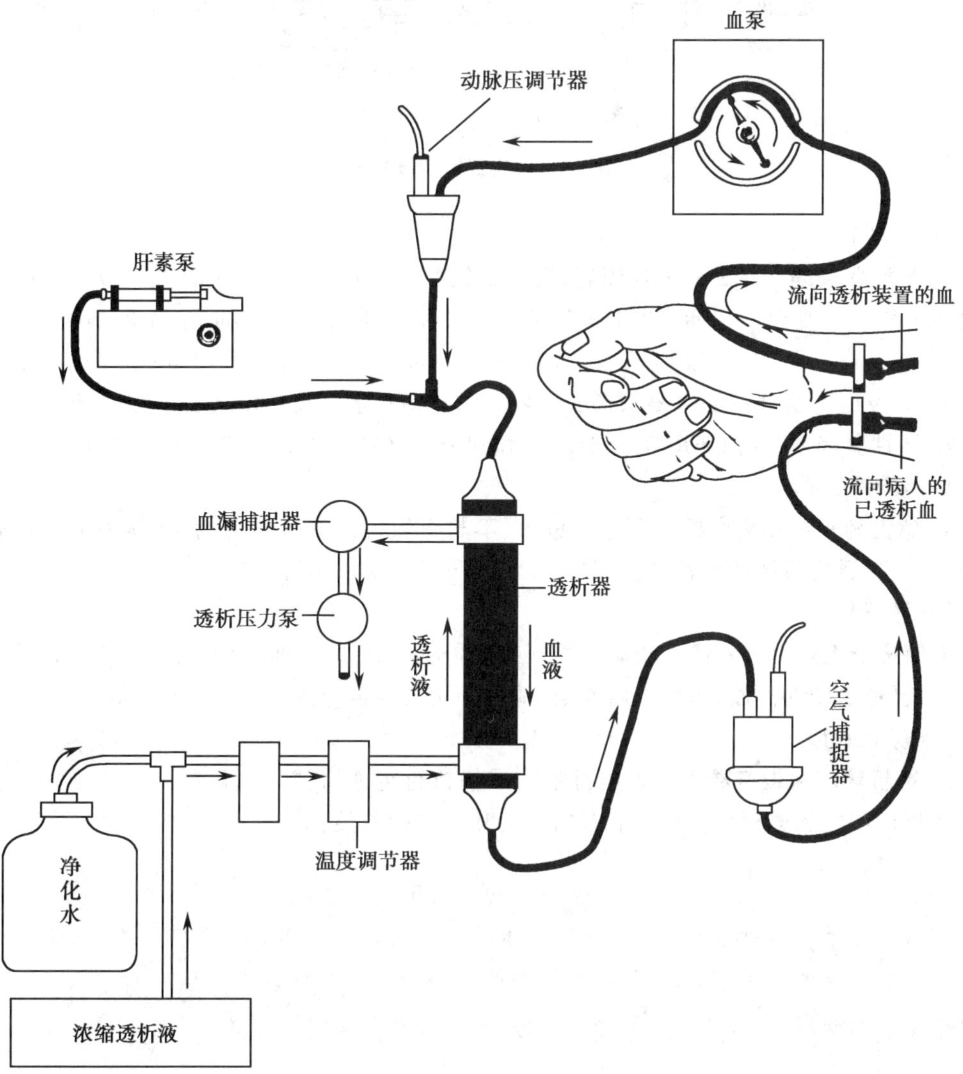

图 5-5　血液透析设备

透　析　器

透析装置主要包括透析器、透析液、透析机、透析用水等。透析器又称为"人工肾"，是血液透析溶质交换的场所，由半透膜和支撑材料组成。目前最常用的透析器为空心纤维型，血液进出于空心纤维管内，透析液流经管外，透析液和血液被空心纤维管的管壁分隔开，而空心纤维管的管壁为人工合成的半透膜。因此，膜的面积、厚度、孔径的大小及血流量和透析液流量等均会影响透析的疗效。

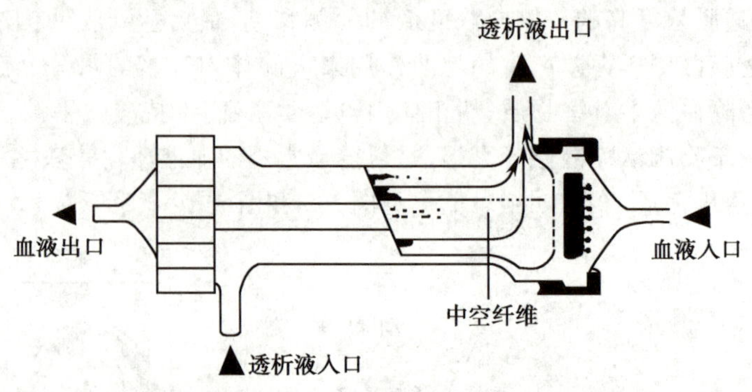

图 5-6 中空纤维型透析器

【适应证】

1. 急性肾衰竭 对高分解代谢者，血尿素氮＞71.4mmol/L，且每日升高 17.85mmol/L，应立即透析。非高分解代谢者，符合下列第一项和其他任何一项的，应立即透析：①少尿或无尿 48 小时以上；②血肌酐＞530μmol/L；③血尿素氮＞35.7mmol/L；④血清钾＞6.5mmol/L；⑤血浆碳酸氢根＜15mmol/L；⑥有明显水肿、肺水肿、心包炎、意识障碍等。

2. 慢性肾衰竭 当 GFR＜10ml/min，血肌酐＞707μmol/L 并有明显尿毒症临床表现，经治疗不能缓解时。

3. 急性药物或毒物中毒 凡分子量小、不与组织蛋白结合的毒物，在体内分布比较均匀，且能透过透析膜被析出者，应争取在 8～16 小时内采取透析治疗。

【禁忌证】

血液透析无绝对禁忌证。相对禁忌证有严重感染；严重心肌病变、心功能不全不能耐受透析者；严重活动性出血；恶性肿瘤晚期；精神病病人及拒绝接受治疗的病人等。

【术前准备】

1. 透析环境和设备准备 ①透析室内严格执行定期清洁与消毒制度。②维护调整好血液透析机和配制透析液。透析液有醋酸盐和碳酸盐两类。

透析液和透析用水

透析液中含 Na^+、Cl^-、Ca^{2+}、Mg^{2+}、K^+、碱基及葡萄糖等，其渗透压与细胞外液相似。根据所含碱基的不同，透析液分为醋酸盐透析液和碳酸盐透析液。目前最好的透析用水是反渗水，无离子、无有机物、无菌，用于稀释浓缩的透析液。

2. 药物准备 ①透析用药有生理盐水、肝素和 5%碳酸氢钠。②急救用药有高渗葡萄糖注射液、10%葡萄糖酸钙、地塞米松等。

3. 病人准备

(1)**建立血管通路**：是将病人的血液从人体内引出，经过透析装置后再返回人体内的动静脉瘘，透析时将血液从动脉引入透析器，然后从静脉端回流入人体。

1)**动-静脉外瘘**：是切开皮肤将两条硅胶管分别插入表浅邻近的动、静脉，如桡动脉和头静脉，并在皮肤外连接成“U”字型，形成动静脉体外分流。优点是手术简单，术后能立即使用，不需穿刺，血流大而稳定。缺点是导管易滑脱、出血，长期留置易发生感染和血栓形成。见图 5-7。

2）**动-静脉内瘘**：经手术将表浅邻近的动、静脉做直接吻合，形成动-静脉内瘘，需2～6 **周**后才能使用。常用的血管有桡动脉与头静脉、肘静脉与肱动脉等。每次透析前用2根穿刺针或有Y型分支的单针穿刺内瘘血管，优点是病人活动不受限制，感染和血栓的发生率也大为减少，可长期使用。缺点是术后不能立即使用，每次透析需穿刺血管，易发生皮下血肿、血管栓塞，可并发感染、动脉瘤等。见图5-8。

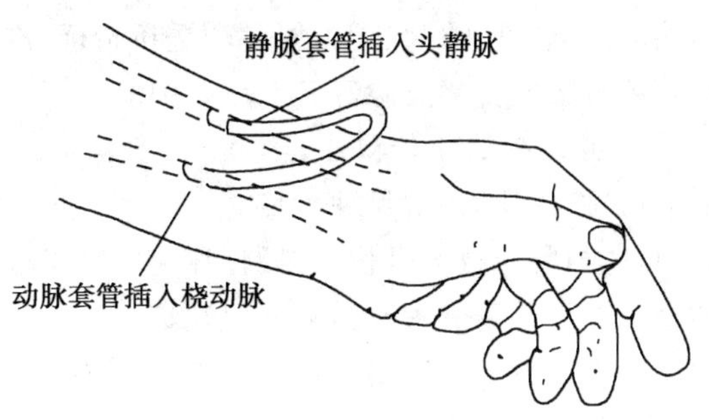

图 5-7　动-静脉外瘘

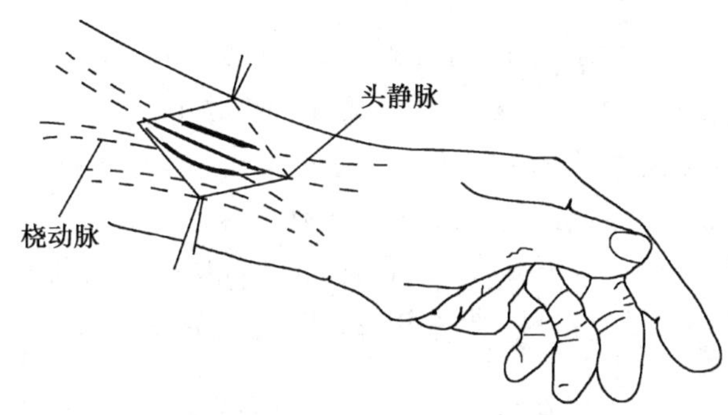

图 5-8　动-静脉内瘘

内瘘血管的护理：①术后注意手术部位有无出血或血肿及远端肢体的循环情况。②判断血管是否通畅：可用手触摸吻合口的静脉端，若扪及震颤则提示通畅。③保护瘘管：术肢不穿紧身衣，不戴手表、测血压、抽血或输液，不持重物，避免碰撞。④预防感染：保持术肢清洁、干燥。

3）**血管穿刺**：当病人急需进行透析治疗或慢性维持性透析而内瘘未形成时，可直接穿刺血管以建立暂时性血管通路。

（2）**评估**：测体重、脉搏、血压、血生化指标如血电解质、肌酐、尿素氮。

（3）向病人解释透析目的、过程和可能出现的情况，取得密切配合。排尿后安排舒适的卧位。

【术中配合】

1. 穿刺　消毒瘘管处，进行穿刺，穿刺血管时要严格无菌操作，动作应娴熟，并适当固定。穿刺部位应经常更换，以免形成假性动脉瘤及血栓。

2. 调节控制系统　透析开始时血流速度要从慢（50ml/min）逐渐增快，约15分钟左右才能使血流量达到200ml/min。血流量稳定后，设定好各种报警阈值。

3. 注意事项　①病人的血液及其污染物应小心处理，以防止肝炎和艾滋病的传播。②透析时间一次约需5～6小时，若病人各项监测指标稳定，应鼓励或协助病人翻身。③透析期间可根据病人脱水情况，适度给予补充水分（饮水或饮料），通常在每次透析中可给予300～500ml水分。④透析中病人无法自行进食者，可协助病人进行，但应注意避免过饱，以免引起呕吐或腹胀不适。

4. 监测　透析过程中应严密观察病人的血压、脉搏、呼吸、体温的变化；观察血流量、透析液流量、温度、浓度、压力等各项透析指标；准确记录透析时间、脱水量、肝素用量等；注意机器的报警及排除故障等。

5. 并发症的预防和处理

(1)**低血压**：是常见并发症之一。病人出现恶心、呕吐、胸闷、面色苍白、出汗、意识改变等，可能与脱水过多过快、心源性休克、过敏反应等有关。预防应注意严格掌握脱水量，对醋酸盐溶液不能耐受者改为碳酸氢盐透析液。处理：①立即减慢血流速度，协助病人平卧，并给予吸氧。②通过透析管道注入 50％葡萄糖 40～60ml 或 10％氯化钠 10ml，或输注生理盐水、碳酸氢钠、林格液或鲜血，一般输入 200～250ml，症状重者加大补液量，直至血压上升、症状缓解。

(2)**失衡综合征**：严重高尿素氮血症病人开始透析时易发生，表现为头痛、恶心、呕吐、高血压、抽搐、昏迷等。预防其发生注意第一次透析时间应短；发生失衡综合征时可静脉注射 50％葡萄糖 40ml 或 3％氯化钠 40ml，使用镇静剂及对症处理等。

(3)**致热原反应**：由内毒素进入体内所致，常在透析开始 1 小时左右发生。表现为寒战、发热等。预防：应严格无菌操作，作好透析管、透析器的消毒等。处理：发生致热原反应后，可肌注异丙嗪 25mg，静脉注射地塞米松 2～5mg，注意保暖等。

(4)**出血**：由于肝素应用、血小板功能不良、高血压等所致。表现为牙龈出血、鼻出血、消化道出血、甚至颅内出血。处理：减少肝素用量，按 1∶1 静脉注射鱼精蛋白中和肝素，或改用无抗凝剂透析等。

(5)**其他**：过敏反应、心律失常、心绞痛、栓塞、溶血等，应按相应情况给予对症护理。

【术后护理】

1. 透析结束时测生命体征、体重，留取血标本作生化检查，了解透析效果。

2. 拔除导管，压迫止血，压迫时间一般 10～15 分钟，动脉穿刺压迫止血时间要充分，一般 30 分钟，以彻底止血。止血后消毒穿刺部位，并用敷料覆盖。隔天后再拿掉以防止感染发生。

3. 与病人约定下次透析时间(一般每周血透 2～3 次)。

4. 透析间期生活指导 根据健康状况适当参加社会活动和力所能及的工作，尽可能提高生存质量。保护好血管通路，合理调配饮食。

(1)蛋白质：蛋白质摄入量以 1.2～1.4g/(kg・d)为宜，其中 50％以上为优质蛋白。

(2)热量：轻度活动状态下，能量供给为 147～167kJ/(kg・d)，其中主要以碳水化合物和脂肪供给为主。

(3)控制液体摄入：严格执行“量出为入”原则，每天饮水量一般以前一日尿量加 500ml 水。两次透析之间，体重增加以不超过 4％～5％为宜。

(4)限制钠、钾、磷的摄入：给予低盐饮食，无尿时应控制在 1～2g/d。少食用含钾高的食物，如香菇、海带、香蕉、橘子等。避免食用含磷高的食物，如动物内脏、蛋黄、乳酪等。

(5)其他：注意钙、锌及多种维生素的补充。

(二) 腹膜透析的护理

腹膜透析(peritoneal dialysis，PD)简称腹透，是利用人体天然的半透膜(腹膜)作为透析膜，将适量透析液引入腹腔并停留一段时间，使腹膜毛细血管内血液和透析液之间进行水和溶质交换的过程，达到清除体内代谢产物和多余水分的目的。腹膜透析方法有间歇性腹膜透析(IPD)、持续性非卧床性腹膜透析(CAPD)、持续循环腹膜透析(CCPD)、夜间间歇性腹膜透析(NIPD)等。本节以 CAPD 为主进行介绍。见图 5-9。

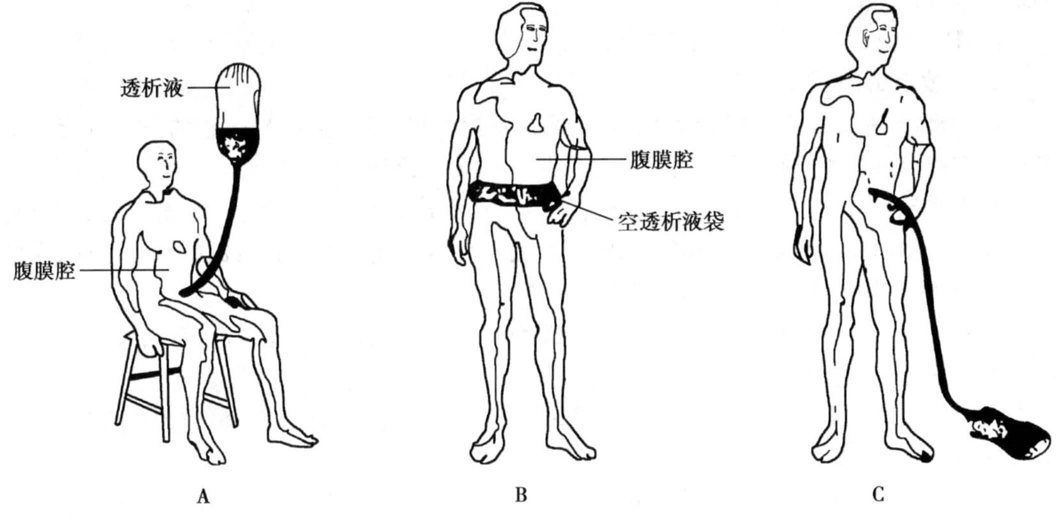

图 5-9　CAPD 过程

A. 透析液借重力自然流入腹膜腔　B. 透析液在腹腔内进行透析　C. 透析液流出腹腔

【适应证】

同血液透析。如有下列情况更适合腹膜透析:年龄在 65 岁以上的老年人,原有心血管系统疾病者,糖尿病,儿童,反复血管造瘘失败者,有明显出血倾向不适宜肝素化者。

【禁忌证】

腹膜炎、腹膜广泛粘连、腹部大手术后病人不宜进行腹膜透析。

【术前准备】

1. 说明透析目的、过程和防治透析反应的措施。

2. 备齐腹透物品,如腹透管、穿刺插管或手术切开包、Y 形接管、袋装透析液、多头腹带等,并检查腹透液是否清晰。

3. 病人体表毛发经清洁处理,下腹部及会阴部进行术前备皮,作普鲁卡因皮试。

4. 插管手术前禁食,排空小便。

【术中配合】

1. 协助医生插入并固定腹透管。

腹膜透析管

腹透管由硅胶制成,长约 32～42cm,内径 0.25～0.30cm。由两个涤纶套将其分为三段。腹外段(约 10cm)、皮下隧道段(约 7cm)、腹内段(约 15cm)。腹内段的末端 7～10cm 管壁上有 60～100 个小孔,以利于腹透液的出入。一般于脐与耻骨联合上连线的中上 1/3 处置入腹腔,腹透管末端置于腹透最低点,即男性的膀胱直肠窝、女性的膀胱子宫窝。

2. 透析

(1)透析液输入腹腔前要先用干热法加热至接近人体正常体温水平(37℃)。

(2)灌注透析液不宜过快,每次 1000～2000ml,约需 10 分钟。

(3)IPD透析液保留于腹腔20～30分钟,CAPD保留4～8小时。然后通过虹吸作用将透析液引流入空袋。

(4)IPD每天8～10次,CAPD每天3～5次。

3. 并发症的观察及护理

(1)引流不畅或腹膜透析管堵塞:为常见并发症,一旦发生将影响腹透的正常进行。常见原因有腹膜透析管移位、受压、扭曲、纤维蛋白堵塞、大网膜的粘连等。

护理措施:①改变病人的体位;②排空膀胱;③服用导泻剂或灌肠,促使病人的肠蠕动;④腹膜透析管内注入肝素、尿激酶、生理盐水、透析液等可使堵塞透析管的纤维块溶解;⑤可在X线透视下调整透析管的位置或重新手术置管。

(2)腹痛:常见原因可能有透析液的温度、酸碱度不当,渗透压过高,透析液流入或流出的速度过快,腹膜炎等。

护理时应注意调节好透析液的温度,降低透析液的渗透压以及透析液进出的速度,积极治疗腹膜炎等。

(3)腹膜炎(peritonitis):是腹透的主要并发症,大部分感染来自透析管的皮肤出口处,主要由革兰阳性球菌引起。临床表现为腹痛、寒战、发热、腹部压痛、反跳痛、透析液混浊等。

护理措施:用透析液1000ml连续冲洗3～5次;暂时改作IPD;腹膜透析液内加入抗生素及肝素等;全身应用抗生素;若经过2～4周后感染仍无法控制,应考虑拔除透析管。

(4)其他并发症:如腹膜透析超滤过多引起的脱水、低血压、腹腔出血、腹膜透析管滑脱、慢性并发症有低蛋白血症、高血糖、肠粘连、腹膜后硬化等。

【术后护理】

1. 透析完毕,封闭透析管,以无菌下敷料覆盖,每周更换2次。

2. 加强基础护理 做好晨晚间护理及口腔、皮肤护理,对不能自理及活动不便的病人,保持床单整洁,定期翻身、拍背,以防压疮及感染。鼓励病人适当活动,以防止并发症的发生。给予易消化、高热量、高维生素饮食。

3. 指导病人 禁止剧烈活动,保护透析管及伤口不发生牵拉、扭曲、挤压、碰撞。

思考题

病人,女,60岁,慢性肾功能不全尿毒症期,进行血液透析治疗,在透析1小时后突然出现畏寒不适、头痛、恶心、呕吐、体温升高等,病人精神紧张,责怪护士。经给予地塞米松、异丙嗪等药物后症状缓解。回答以下问题:

1. 病人发生了哪种并发症?
2. 此病人主要的护理诊断/问题有哪些?
3. 如何预防此类并发症的发生?
4. 如何对病人进行心理护理?

(赵东家　马秀芬)

第六章　血液系统疾病病人的护理

血液系统(hematologic system)由血液与造血器官组成。血液系统疾病指原发或主要累及血液和造血器官的疾病，简称为血液病。血液病主要是由于先天性造血功能缺陷或骨髓成分的恶性变所致，此外，其他系统的疾病如免疫性疾病、营养性疾病或理化因素等也可导致造血系统的损害，使血液和骨髓成分有较明显的改变。临床上以出血、贫血、继发感染为主要特征。近年来随着现代工业的发展，生活环境和生活方式的改变，环境污染的加重，血液病的发病率有逐年上升的趋势，目前已经成为常见病和多发病，严重危害人民身心健康，给病人及其家庭造成了严重的负担。随着基础医学的飞速发展，血液病的病因、诊断和治疗有了很大的进展，如染色体及基因的研究、早期足量的联合化疗、骨髓及造血干细胞移植、血液分离、免疫治疗、造血因子的临床应用、成分输血等，为血液病的治疗开辟了广阔的途径，尤其是近年来广泛开展的造血干细胞移植，是目前治疗血液系统疾病最有效的手段。在配合新技术、新疗法的过程中，血液病的专科护理也得到了很大发展，包括营养支持、心理支持、预防和控制感染、防治出血等，使某些危重病人能够渡过危险期，对提高疾病缓解率，延长病人生命及改善生活质量发挥了重要作用。

第一节　概　　述

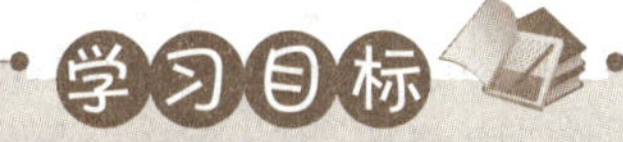

1. 了解血液系统解剖结构与生理功能、血液系统疾病分类。
2. 熟悉血液系统疾病常见症状的病因。
3. 掌握血液系统疾病常见症状的临床表现与护理措施。
4. 学会骨髓穿刺术及成分输血的护理。
5. 培养关心、爱护、尊重病人的职业素质及团队协作精神。

一、血液系统的解剖结构和生理功能

(一)血液的组成及血细胞的生理功能

1. 血液的组成　血液(blood)由**血细胞**和**血浆**组成。血液中约55%为血浆，血细胞约占45%，血细胞在血液中所占的容积百分比称为血细胞比容(hematocrit，HCT)。血浆是一

种淡黄色透明的液体，其成分复杂，含有多种蛋白质、凝血及抗凝因子、补体、抗体、酶、电解质、各种激素及营养物质等。

2. 血细胞 包括3种：分别是红细胞（erythrocyte or red blood cell，RBC）、白细胞（leukocyte or white blood cell，WBC）和血小板（platelet or thrombocyte）。

（1）**红细胞**：是血液中数量最多的血细胞，成年男性为（4.0～5.5）$\times 10^{12}$/L，成年女性为（3.5～5.0）$\times 10^{12}$/L。正常人红细胞的平均寿命为120天。成熟红细胞呈双面凹圆盘形，直径7～8μm，无细胞核和细胞器，主要成分为血红蛋白（hemoglobin，Hb）。我国成年男性血红蛋白浓度为120～160g/L，成年女性为110～150g/L。正常成熟红细胞具有可塑变形性、悬浮稳定性和渗透脆性，主要功能是**运输氧**和二氧化碳。网织红细胞（reticulocyte）是存在于外周血液中尚未完全成熟的红细胞，网织红细胞计数是反映骨髓造血功能的重要指标。

红细胞生成

骨髓是生成红细胞的唯一场所。造血干细胞首先分化成为红系定向祖细胞，再经过原红细胞、早幼红细胞、中幼红细胞、晚幼红细胞及网织红细胞的阶段，成为成熟红细胞。在红细胞成熟过程中，需要有足够的蛋白质、铁、叶酸及维生素B_{12}的供应。蛋白质和铁是合成血红蛋白的重要原料，而叶酸和维生素B_{12}是红细胞成熟所必需的物质。红细胞的生成还受着促红细胞生成素和雄激素的调节。

（2）**白细胞**：在正常人血液中数量为（4.0～10.0）$\times 10^{9}$/L，具有变形、趋化、游走与吞噬等生理特性，参与机体的防御功能。当白细胞数量减少时，易诱发感染。白细胞包括中性粒细胞、嗜酸性粒细胞、嗜碱性粒细胞、单核细胞及淋巴细胞5种，前三种又称为粒细胞。

1）**粒细胞**：①**中性粒细胞**：数量最多，其功能是吞噬异物尤其是细菌（特别是急性化脓性细菌），具有杀菌或抑菌作用，是机体**抵抗病原微生物入侵**的第一道防线。②**嗜酸性粒细胞**：无杀菌作用，主要功能是破坏嗜碱性粒细胞释放的生物活性物质，具有**抗过敏**、**抗寄生虫**作用。③**嗜碱性粒细胞**：胞质中的颗粒内含有肝素、组胺、过敏性慢反应物质、嗜酸性粒细胞趋化因子等生物活性物质，主要与变态反应有关。

2）**单核细胞**：从血液移入组织发育成巨噬细胞，具有比中性粒细胞更强的吞噬能力，可清除死亡或不健康的细胞以及这些细胞破坏后的产物，消灭进入人体内的微生物（如细菌、真菌、疟原虫、病毒等）。

3）**淋巴细胞**：在免疫应答反应过程中起核心作用，故又称**免疫细胞**。根据细胞生长发育的过程和功能不同，可将淋巴细胞分为T淋巴细胞（在胸腺发育成熟）和B淋巴细胞（在骨髓发育成熟）。T淋巴细胞主要参与细胞免疫；B淋巴细胞受抗原刺激后增殖分化为浆细胞，产生抗体，参与体液免疫。

（3）**血小板**：在正常成人血液中的数量为（100～300）$\times 10^{9}$/L，平均寿命为7～14天。主要功能为参与机体的**止血与凝血**过程及保持血管壁的完整性。若血小板减少或血小板功能障碍可导致出血。

（二）造血器官及血细胞的分化

造血器官包括骨髓、胸腺、肝、脾、淋巴结以及分散在全身各处的淋巴和单核-吞噬细胞组织（也称网状内皮组织）。在人的发育不同时期造血器官有变化，胚胎早期是卵黄囊造血，继之由肝、脾、骨髓造血。

1. 出生前的造血　分为 3 个阶段：①**卵黄囊造血期**：始于人胚第 3 周，停止于第 9 周。卵黄囊壁上的血岛是最初的造血中心。②**肝造血期**：肝脏造血始于人胚第 6 周，至第 4～5 个月达高峰，以红细胞、粒细胞造血为主，不生成淋巴细胞。脾脏自第 5 个月有淋巴细胞形成，至出生时成为淋巴细胞的器官。③**骨髓造血期**：开始于人胚第 4 个月，第 5 个月以后始成为造血中心，从此肝脾造血渐减退，骨髓造血功能迅速增加，成为红细胞、粒细胞和巨核细胞的主要生成器官，同时也生成淋巴细胞和单核细胞。淋巴结从人胚第 4 个月以后成为终生造淋巴细胞和浆细胞的器官，其多能干细胞来自胚胎肝脏和骨髓，淋巴干细胞还来自于胸腺。

2. 出生后的造血　出生后几乎完全依靠**骨髓造血**。刚出生时全身骨髓均为造血的红骨髓，4 岁之后，骨髓腔的增长速度超过造血细胞增加的速度，脂肪细胞进入骨髓，逐步填充多余的骨髓腔，称黄骨髓。以后由四肢远侧呈向心性退缩，到 18 岁左右时，只有扁骨（如脊椎骨、髂骨、肋骨、胸骨和颅骨）和长骨近端骨骺处才有造血的红骨髓。黄骨髓平时无造血功能，若黄骨髓、肝、脾甚至淋巴结恢复造血功能，称为髓外造血。成年人出现髓外造血，是造血功能紊乱的表现。

成人各类血细胞均起源于骨髓内的**造血干细胞**（hemopoietic stem cell，HSC）。造血干细胞具有自我复制和多向分化的能力，其分化成熟的过程称为造血。造血过程可分为造血干细胞、定向祖细胞和前体细胞 3 个阶段。造血干细胞的分化及增殖见图 6-1。

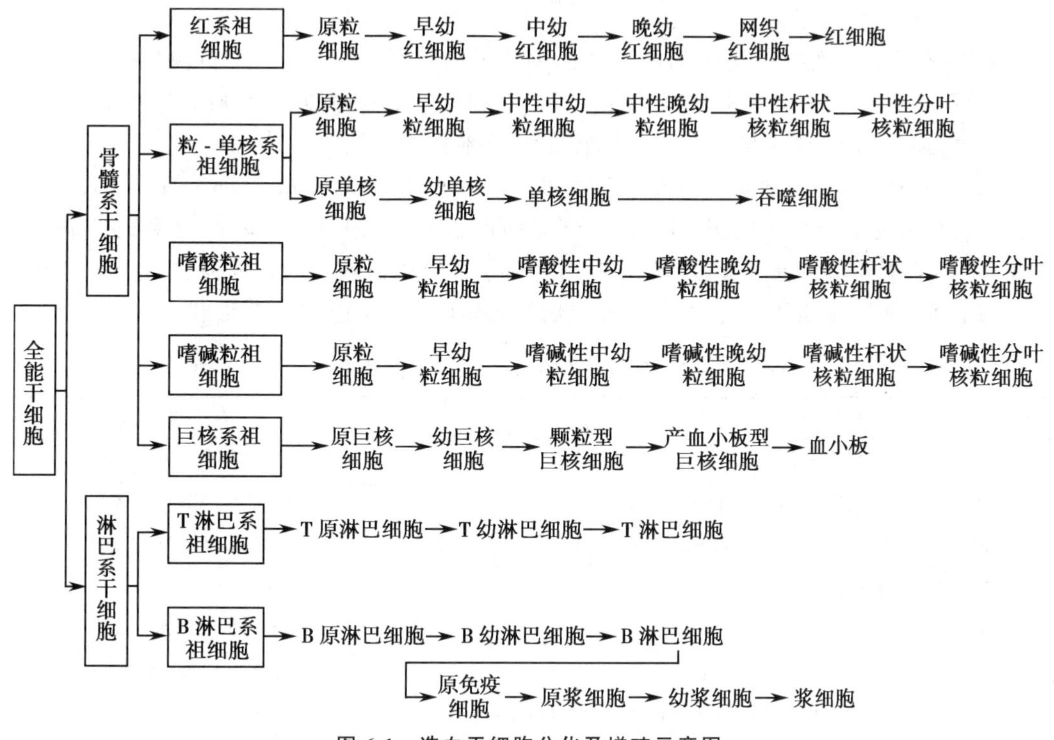

图 6-1　造血干细胞分化及增殖示意图

（三）正常止血、凝血、抗凝与纤溶机制

1. 止血机制　人体血管受到损伤后出血并在几分钟内自然停止的现象，称为生理性止血，其过程可分为血管收缩、血小板黏附及聚集、血液凝固**3 个环节**（图 6-2）。血管受损后立即发生反射性收缩，使血流减慢，血小板迅速黏附、聚集形成血小板白色血栓。此外血小板

和组织损伤后分别释出血小板第三因子(PF3)和组织因子,同时血浆中凝血因子Ⅻ与胶原纤维接触,启动凝血机制,在血小板白色血栓周围形成纤维蛋白网使血细胞滞留于网中,形成牢固的血凝块堵住伤口,达到止血目的。其中以血小板的作用最为重要,当血小板的质与量发生异常时,可导致出血性疾病的发生。

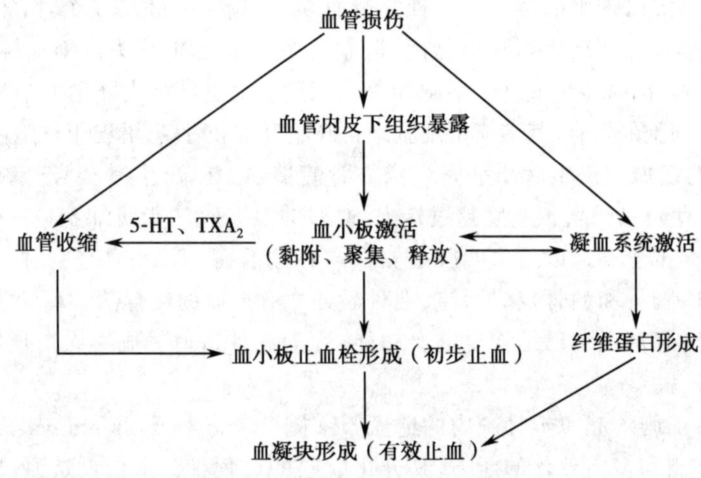

图 6-2 生理性止血过程示意图

5-HT:5 羟色胺;TXA_2:血栓烷 A_2

2. 凝血机制 血液由流动的液体状态变为不能流动的凝胶状态的过程,称为血液凝固,简称凝血(coagulation),是血液中无活性的凝血因子被有序地、逐级放大地激活的过程。凝血的最终产物是血浆中的纤维蛋白原转变为纤维蛋白。

(1)**凝血因子**:目前已知参与人体凝血过程的凝血因子(clotting factor,F)有 12 种(表 6-1)。正常情况下,所有的凝血因子均处于无活性状态。除 FⅢ外,其余 11 种均存在于血浆中;除钙离子外均为蛋白质,且多数在肝内合成,部分凝血因子的合成需要维生素 K 的参与。各种凝血因子缺乏也是引发出血性疾病的重要原因,如血友病、严重肝病等。

表 6-1 凝血因子的名称、合成部位及特点

凝血因子	同义名	合成部位及特点
Ⅰ	纤维蛋白原(fibrinogen)	肝细胞
Ⅱ	凝血酶原(prothrombin)	肝细胞(VitK 依赖)
Ⅲ	组织因子(tissue thromboplastin)	内皮细胞及其他细胞
Ⅳ	钙离子(calcium)	—
Ⅴ	易变因子(proaccelerin)	内皮细胞及血小板
Ⅶ	稳定因子(proconvertin)	肝细胞(VitK 依赖)
Ⅷ	抗血友病球蛋白(antihemophilic factor)	肝细胞
Ⅸ	血浆凝血活酶成分(christmas factor)	肝细胞(VitK 依赖)
Ⅹ	Stuare-Prower 因子	肝细胞(VitK 依赖)
Ⅺ	血浆凝血活酶前质(plasma thromboplastin antecedent)	肝细胞
Ⅻ	接触因子(Hageman factor)	肝细胞
ⅩⅢ	纤维蛋白稳定因子(fibrin-stabilizing factor)	肝细胞和血小板

(2)**凝血过程**:可分为凝血活酶(thromboplastin)形成、凝血酶(thrombin)形成和纤维蛋白(fibrin)形成3个阶段(图6-3)。

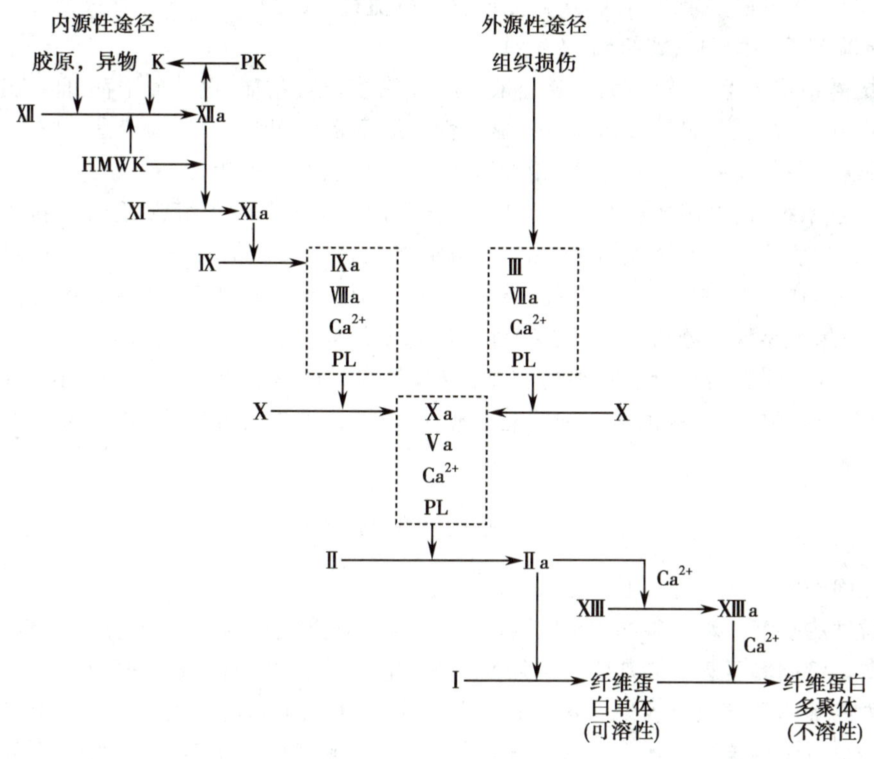

图6-3　凝血过程示意图

→催化作用　——→变化方向

图中罗马数字表示各相应的凝血因子　PL:磷脂　PK:前激肽释放酶

K:激肽释放酶　HMWK:高分子量激肽原

1)**凝血活酶形成阶段**:此阶段有下列两条途径:①外源性凝血途径:血管壁或组织损伤后释放出组织因子,在钙离子存在的条件下与血浆中FⅦ或$FⅦ_a$形成复合物,激活FⅩ。参与该途径的凝血因子包括Ⅲ、钙离子、Ⅶ。②内源性凝血途径:血管损伤后暴露的胶原组织活化FⅫ,$FⅫ_a$又相继激活FⅪ,$FⅪ_a$在钙离子的参与下激活FⅨ,以后$FⅨ_a$在钙离子存在的条件下与FⅧ及PF3组成复合物,激活FⅩ。参与该途径的凝血因子包括Ⅻ、Ⅺ、Ⅸ、Ⅷ。上述两种途径激活FⅩ后凝血过程即进入共同途径。在钙离子存在的情况下,$FⅩ_a$与FⅤ及PF3形成凝血活酶,又称凝血酶原酶。

2)**凝血酶形成阶段**:血浆中无活性的凝血酶原,在凝血活酶和钙离子的作用下转变为凝血酶。

凝血酶的作用

凝血酶形成是凝血连锁反应中的关键,它除参与凝血反应外,还有如下多种作用:①反馈性加速凝血酶原向凝血酶的转变,此种作用远远强于凝血活酶。②诱导血小板的不可逆聚集,加速其活化及释放反应。③激活因子Ⅻ。④激活因子ⅩⅢ,加速稳定性纤维蛋白形成。⑤激活纤溶酶原。

3)**纤维蛋白形成阶段**:纤维蛋白原在凝血酶作用下依次裂解,形成可溶性纤维蛋白单体。凝血酶还可激活因子ⅩⅢ,并在因子Ⅴ的作用下促进纤维蛋白单体相互聚合,最终形成不溶于水的纤维蛋白多聚体凝块,从而完成整个凝血过程。

3. 抗凝与纤维蛋白溶解机制

(1)**抗凝系统的组成及作用**:循环血液中存在许多抗凝物质,以抗凝血酶-Ⅲ(AT-Ⅲ)最重要,它由肝脏和血管内皮生成,其抗凝血活性与肝素密切相关,主要功能是使 $FⅩ_a$ 和凝血酶失去活性。另外还有蛋白 C 系统、组织因子途径抑制物、肝素等。

(2)**纤溶系统**:由纤溶酶原及其激活剂、纤溶酶激活剂抑制物等组成,是体内抗凝血的重要组成部分。血液中的纤溶酶原(plasminogen)被激活后转变为纤溶酶(plasmin),纤维蛋白在纤溶酶的作用下,裂解为纤维蛋白降解产物(FDP),血块即溶解。人体内的纤溶酶原激活剂主要有组织型纤溶酶活化剂(t-PA)和尿激酶型纤溶酶原激活剂(u-PA)。

综上所述,机体止血、凝血功能的正常发挥,是多种因素相互协调与联合作用的结果。健全的血管、循环中血小板的数目和功能正常、凝血及纤维蛋白溶解系统功能正常是重要的前提和保障。

二、血液病的分类

1. 红细胞疾病 各种贫血及红细胞增多症等。

2. 粒细胞疾病 粒细胞缺乏症、惰性白细胞综合征及类白血病反应等。

3. 单核细胞和巨噬细胞疾病 炎症性组织细胞增多症及恶性组织细胞病等。

4. 淋巴细胞和浆细胞疾病 各类淋巴瘤、急慢性淋巴细胞白血病及多发性骨髓瘤等。

5. 造血干细胞疾病 再生障碍性贫血、阵发性睡眠型血红蛋白尿、骨髓增生异常综合征及急性非淋巴细胞白血病等。

6. 脾功能亢进

7. 出血性及血栓性疾病 血管性紫癜、血小板减少性紫癜、弥散性血管内凝血及血栓性疾病等。

国家最高科技奖获得者——王振义

中国工程院院士、上海交通大学医学院附属瑞金医院终身教授、著名血液学专家王振义,荣获 2010 年度国家最高科技奖。作为一名血液学专家,王振义教授在 60 余年的从医生涯中,为医学实践和理论创新做出了重大贡献。他成功实现了将恶性细胞改造为良性细胞的白血病临床治疗新策略,奠定了诱导分化理论的临床基础;确立了治疗急性早幼粒细胞白血病(APL)的“上海方案”,阐明了其遗传学基础与分子机制,树立了基础与临床结合的成功典范;建立了我国血栓与止血的临床应用研究体系。

三、血液病常见症状和体征的护理

血液病的主要症状有贫血、出血和感染。

贫 血

贫血(anemia)是指外周血液中单位容积内血红蛋白浓度、红细胞计数和(或)血细胞比容低于同年龄、同性别、同地区的正常标准。其中**血红蛋白量**是临床上诊断贫血和判断贫血程度最常用的指标。一般成年男性血红蛋白低于120g/L，红细胞计数低于$4.5\times10^{12}/L$，血细胞比容低于40容积%；成年女性血红蛋白低于110g/L，红细胞计数低于$3.5\times10^{12}/L$，血细胞比容低于35容积%；孕妇血红蛋白低于100g/L，均可诊断为贫血。

应注意，久居高原地区的居民血红蛋白正常值较海平面居民高；妊娠、低蛋白血症、充血性心力衰竭及脾大时，血浆容量增加，此时即使红细胞容量正常，但血液被稀释，血红蛋白浓度降低，容易误诊为贫血；脱水或失血等循环血容量减少时，血液浓缩，即使红细胞容量偏低，但血红蛋白浓度高，贫血不容易发现。

【分类】

(一) 按病因及发病机制

1. 红细胞生成减少　包括造血原料不足和骨髓造血功能障碍。

2. 红细胞破坏过多　包括红细胞内在缺陷和红细胞外在因素所致溶血。

3. 失血　包括急性和慢性失血。

(二) 按红细胞形态特点

贫血常根据红细胞形态、红细胞平均体积（erythrocyte mean corpuscular volume，MCV）和红细胞平均血红蛋白浓度（MCHC）分为大细胞性贫血、正常细胞性贫血和小细胞低色素性贫血（表6-2）。

表6-2　贫血的红细胞形态分类

类型	MCV(fl)	MCHC(%)	常见疾病
大细胞性贫血	>100	32～35	巨幼细胞性贫血
正常细胞性贫血	80～100	32～35	再生障碍性贫血、急性失血性贫血
小细胞低色素性贫血	<80	<32	缺铁性贫血、地中海贫血

(三) 其他分类

1. 按贫血发生的速度将贫血分为急性贫血与慢性贫血。

2. 根据血红蛋白浓度划分贫血的严重程度（表6-3）。

表6-3　贫血严重程度划分

Hb浓度(g/L)	<30	30～	60～	90～
贫血程度	极重度	重度	中度	轻度

【护理评估】

(一) 健康史

贫血常见原因有：

1. 红细胞生成减少

(1)造血物质缺乏：如铁缺乏引起的缺铁性贫血，叶酸、维生素B_{12}缺乏引起的巨幼细胞性贫血等。

(2)造血功能障碍：如再生障碍性贫血、白血病、淋巴瘤、骨髓瘤等。

2. 红细胞破坏增多　常见于各种溶血性贫血，如遗传性球形红细胞增多症、葡萄糖-6-

磷酸脱氢酶缺乏症、自身免疫性溶血性贫血、阵发性睡眠性血红蛋白尿；脾功能亢进症、人工瓣膜术后等。

3. 急、慢性失血 常见于消化道大出血、溃疡病、钩虫病、痔出血、反复鼻出血、月经过多等疾病。**慢性失血**是成人贫血最常见的原因。

（二）临床表现

贫血症状的轻重，常与贫血发生的速度、程度、年龄以及机体对缺氧的代偿能力和既往的健康状况有关。一般而言，贫血缓慢发生，机体能逐渐适应低氧状况，即使红细胞计数低于 $2.0\times10^{12}/L$，血红蛋白浓度低于 60g/L，仍可无明显症状，甚至血红蛋白低至20～30g/L 时，尚可维持基础的生理功能；反之，贫血发生迅速，红细胞携氧能力骤然大幅度下降，可导致全身各系统器官突然严重缺氧而出现各系统严重症状，甚至循环衰竭而死亡。

1. 皮肤、黏膜 皮肤黏膜**苍白**是贫血的主要体征，一般以观察甲床、口腔黏膜、睑结膜及舌质较为可靠。

2. 神经肌肉系统 神经系统常出现头晕、耳鸣、记忆力减退等；**疲乏、困倦、软弱无力**是贫血最常见和最早出现的症状。

3. 呼吸循环系统 轻度贫血对心肺功能影响不明显；中度贫血者体力活动后出现心悸，气短；严重贫血者轻微活动后或休息状态均可出现呼吸困难，二尖瓣区和肺动脉瓣区可听到柔和的收缩期杂音，严重时发生贫血性心脏病。

4. 消化系统 胃肠黏膜因缺氧而引起消化液分泌减少和胃肠功能紊乱，常有食欲减退、厌食、恶心、腹泻或便秘、舌炎和口腔炎等。

5. 泌尿生殖系统 可见蛋白尿、夜尿增多，男性性功能减退，女性月经失调等。

（三）心理-社会状况

贫血病人由于缺血、缺氧引起不适和活动无耐力，使学习、工作、社交活动均受到影响，因而常感不安或容易激动、生气；有的病人担心某些检查如骨髓穿刺对身体有影响，有的病人则担心输血会传播疾病而有忧虑；再者因反复住院、输血造成经济上的困难或因长期使用糖皮质激素和免疫抑制剂引起外表变化，而感到烦恼或自卑，不愿参加社交活动。接触工业毒物及放射性核素，家庭经济拮据等，都可能成为贫血的社会因素。

【常见护理诊断/问题】

1. 活动无耐力 与组织缺氧有关。

2. 焦虑 与疾病反复、缺氧致生活、工作受影响有关。

【护理目标】

病人的活动耐力增强或恢复正常；病人紧张焦虑情绪得到减轻或缓解。

【护理措施】

（一）活动无耐力

1. 休息 指导病人合理休息与活动，减少机体的耗氧量。应根据贫血的程度、发生发展的速度及基础疾病等，与病人一起制订休息与活动计划，逐步提高病人的活动耐力。轻度贫血者，无需作太多限制，但要注意休息，避免过度疲劳。中度贫血者，增加卧床休息时间，如果病情允许，鼓励其生活自理，活动量以不加重症状为度；并指导病人在活动中自我监控。若自测脉搏≥100 次/分或出现明显心悸、气促时，应停止活动。重度贫血者多伴有贫血性心脏病，缺氧症状明显，应予舒适体位（如半坐卧位）卧床休息，以达到减少回心血量、增加肺泡通气量的目的，从而缓解病人的呼吸困难或缺氧症状。待病情好转后可逐渐增加活动量。

2. 饮食 给予高蛋白、高热量、高维生素、易消化饮食，适当增加动物蛋白以助血红蛋白的合成，并根据不同贫血的原因，在饮食中增加相应营养成分。

3. 遵医嘱用药 按医嘱合理使用抗贫血药物，同时注意药物的疗效和不良反应。严重贫血者应予氧气吸入，以增加各组织器官的供氧量；必要时，遵医嘱输血或输红细胞制剂，以减轻贫血，缓解机体缺氧。

4. 病情观察 观察和记录病人的生命体征，意识状态以及末梢循环。贫血病人因抵抗力下降容易感染，尤其是皮肤黏膜，特别加强皮肤、口腔、会阴等部位护理，保持清洁。

（二）焦虑

针对贫血的不同原因、临床特点、疗效和预后做好必要的疏导和解释工作。及时发现病人的需要，热情主动地介绍病室环境及医务人员，讲明各种诊疗目的、意义、方法，药物治疗的作用、用法，介绍新的治疗方法与技术，以和蔼可亲和认真负责的态度解答病人提出的各种问题，耐心解释病情，鼓励病人正视疾病，以减轻病人的负担，使病人乐于配合治疗及护理。

【护理评价】

病人活动耐力有无提高，活动后是否有疲乏、软弱无力及头晕现象，是否出现呼吸困难、脉搏增快等；病人情绪是否稳定。

生活好了，贫血多了

现代生活使人温饱不愁，完全可以获得充分的营养，那为什么部分人群中的缺铁性贫血反而会增加呢？一是现代生活使某些人感到沉重的压力或工作太忙需要熬夜，使他们养成了喝浓茶的习惯，有的人一天要换好几次茶叶，每次还把茶叶加了半杯子。他们不知道茶叶中的鞣酸会与铁离子形成难以吸收的化合物，长此以往，发生了贫血还不知道病因。二是现代生活使高血压、高血脂、糖尿病等富贵病高发，使某些已患病或害怕患这些疾病的人吃饭战战兢兢。久而久之，不恰当的饮食种类限制导致了营养性贫血的发生。

出　　血

出血(bleeding or hemorrhage)是指机体自发性多部位出血和(或)轻微损伤后出血不止。如反复自发出现皮肤黏膜出血点、瘀斑、鼻出血、齿龈出血、关节出血、泌尿、消化道出血、月经过多等。出血过急过多可致严重贫血，甚至危及生命。

【护理评估】

（一）健康史

常见的出血原因有：

1. 血管壁异常 如遗传性出血性毛细血管扩张症、过敏性紫癜及某些感染性疾病等。

2. 血小板数量和(或)质量异常 如特发性血小板减少性紫癜、再生障碍性贫血、白血病、脾功能亢进症、先天性血小板无力症等。

3. 凝血异常 先天性或遗传性如各型血友病、遗传性凝血酶原缺乏症、遗传性纤维蛋白原缺乏症等；获得性如严重肝病、维生素 K 缺乏症、尿毒症等。

4. 抗凝及纤维蛋白溶解异常 主要为获得性疾病，如肝素使用过量、蛇咬伤、水蛭咬伤和溶栓药物过量等。

5. 复合性止血机制异常 如弥散性血管内凝血等。

(二) 临床表现

1. 出血的部位 ①皮肤黏膜出血：皮肤黏膜瘀点、瘀斑，多见于血管性疾病及血小板异常；皮肤以下的软组织血肿及内脏出血，多见于凝血性疾病。②内脏出血：鼻出血、咯血、消化道出血及月经过多，在各种有出血倾向的疾病均可发生。③颅内出血：最严重，可导致昏迷或迅速死亡。多部位出血是血液病出血的特点。

2. 出血的程度 轻度出血：一次出血量小于 500ml，可无明显临床征象；中度出血：出血量 500～1000ml，收缩压低于 90mmHg；重度出血：出血量大于 1000ml，收缩压低于 60mmHg，心率每分钟在 120 次以上。

3. 常见出血性疾病特点见表 6-4。

表 6-4 常见出血性疾病的临床特点

	血管性疾病	血小板疾病	凝血障碍性疾病
性别	女性多见	女性多见	男性多见
家族史	较少见	罕见	多见
出血诱因	多为自发出血	多为自发出血	多为外伤后出血
出血部位及表现	多见皮肤黏膜、皮下瘀点、瘀斑	多见皮肤紫癜、大块瘀斑、月经过多，常见内脏出血、眼底出血	多见关节腔、肌肉、内脏出血
手术或外伤后渗血不止	少见	可见	多见
疾病过程	短暂，常反复发作	反复发作	常为终身性

(三) 心理-社会状况

有出血倾向的病人，常因反复出血尤其是大出血时影响学习、工作、社交活动；有关节腔出血者，可能导致关节挛缩、强直、畸形和功能丧失，使病人出现紧张、惊骇、惧怕等情绪变化。

【常见护理诊断/问题】

1. 组织完整性受损 与血管壁异常、凝血功能障碍、血小板数量和(或)质量异常导致皮肤黏膜出血有关。

2. 恐惧 与反复出血，尤其是大出血有关。

【护理目标】

病人皮肤黏膜出血现象减轻；能说出恐惧的来源，恐惧感减轻或消失；能说出预防出血的方法。

【护理措施】

(一) 组织完整性受损

1. 休息与活动 根据血小板的数量和出血程度合理安排病人的休息，轻度出血者可适当活动，但应避免剧烈的或易致损伤的活动、运动及工作，防止外伤，以减少出血的危险。当**血小板计数**低于 50×10^9/L 时，应卧床休息；当血小板计数低于 20×10^9/L 时，应绝对卧床休息。

2. 饮食　给予营养丰富、易消化、富含维生素 C 及维生素 D 的柔软食物，多食水果、蔬菜、禁酒、忌食刺激性食物，忌食用曾发生过敏的食物，如鸡蛋、牛奶、鱼、虾蟹及其他海产品。

3. 预防出血　当血小板计数低于 50×10^9/L 时，应实施预防出血的措施。

(1)保持皮肤清洁、床单平整、被褥轻软、衣着宽松，不穿高跟鞋，避免拍打、拳击，勤剪指甲，不用剃须刀片刮胡须，防止皮肤摩擦、损伤及肢体受压，以预防皮肤出血。

(2)牙龈和鼻腔是黏膜出血的好发部位，保持病房适宜湿度，忌用牙签剔牙及用硬毛牙刷刷牙，以防牙龈出血；鼻腔干燥者，可用棉签醮少许液状石蜡或抗生素软膏轻轻涂擦鼻腔，也可用氯己定鱼肝油滴鼻，每次 2～3 滴，每日 4 次，以保持鼻黏膜湿润，禁止用手挖鼻腔或人为剥去鼻腔内血痂，预防鼻黏膜出血。

(3)避免食用生、硬、煎、炸和过热的食物，提供柔软而刺激性小的食物，以防机械性或化学性食物损伤消化道黏膜而出血。

(4)颅内出血是血液病病人死亡的主要原因之一，要严密观察病情，嘱病人卧床休息，保持大便通畅，防止用力过猛而诱发颅内出血。

(5)尽量少用注射药物，对必须肌肉注射或静脉注射者，一方面应尽可能选用小针头，注射后用棉球延长按压针眼的时间，以压迫止血；另一方面在静脉穿刺时，止血带要松紧适宜，防止结扎过紧导致皮下血管损伤出血。

(6)行骨髓穿刺时，应用敷料加压包扎，并观察注射或穿刺部位的渗血情况。

(7)避免进行直肠操作，如灌肠、测体温等，以防刺破黏膜而出血。

4. 配合止血

(1)齿龈渗血时，可用冷开水漱口，遵医嘱局部涂以止血粉或用肾上腺素棉球或明胶海绵片贴敷，注意口腔卫生，每 4～8 小时用软毛刷或纱布及非酒精类漱口液(如生理盐水)清洁口腔，及时清除口腔内血块，去除口腔异味。

(2)鼻腔少量出血时，用 0.1%肾上腺素湿润棉片填塞出血侧鼻腔压迫止血，另可行局部冷敷；大量出血时及时报告医师，遵医嘱用明胶海绵或碘仿纱条做后鼻孔填塞术，术后定时用无菌液状石蜡滴入，以保持鼻黏膜湿润。

(3)呕血、便血时，应观察并记录呕吐物、排泄物的颜色、量、性质和次数，定时准确测量生命体征，记录出血量。少量出血时，可选用温和清淡无刺激性的流质。大量出血时，应禁食，待出血停止 24 小时后方可给予流质，渐改为普食；严密观察病情；遵医嘱立即配血；尽快建立有效静脉通道，补充血容量；呕血时，头偏向一侧，防止窒息。

(4)阴道出血时，要注意会阴局部清洁，防止泌尿生殖道逆行性感染。

(5)关节腔出血或深部组织血肿时，应找出血肿和出血部位，测量血肿的范围，称量带血敷料的重量，以估计出血量，并指导病人抬高患肢，给予冰袋冷敷和压迫止血。

(6)眼底出血时，应嘱病人卧床休息，告诫病人不要揉擦眼球，以防再出血或出血加重。

(7)**颅内出血**时，立即置病人于去枕平卧位，保持情绪稳定，头偏向一侧，吸氧，保持呼吸道通畅，头部置冰袋，建立静脉输液通道，密切监测并记录血压、呼吸、脉搏、瞳孔、神志的变化。

5. 遵医嘱用药 遵医嘱使用糖皮质激素、免疫抑制剂、凝血因子等，出血严重者，给予输新鲜血或浓缩血小板悬液，注意观察药物的疗效和不良反应。

6. 病情观察 严密观察出血部位、出血量及出血范围，特别应注意有无内脏出血及颅内出血的征象，如呕血、便血、咯血、血尿、血压下降、脉搏增快、视力模糊、神志不清、口腔黏膜血疱等表现。一旦出现头痛、恶心、呕吐、视力模糊、瞳孔大小不等甚至昏迷，提示有颅内出血的征象。

（二）恐惧

了解病人的心理状况，鼓励病人说出自己的内心感受，向病人解释出血的原因，对病人的恐惧表示理解；及时清除血迹及异味，保持病室清洁、整齐、安静，消除不良刺激，增加舒适感，减轻恐惧感。护理大出血病人时，护士应守护在旁，安慰病人，耐心细致地解答病人提出的问题。进行各项护理操作时，要沉着冷静、敏捷准确，以增加病人的安全感和信任感，同时向病人说明休息和安静有利于止血。

【护理评价】

病人无出血或出血得到控制；无紧张、惊骇、惧怕等不良情绪。

继 发 感 染

继发感染指血液病时由于成熟的白细胞数量减少和（或）质量异常，加上贫血、化疗等因素的影响，血液病病人容易发生感染。继发感染是白血病病人常见的死亡原因之一。

【护理评估】

（一）健康史

导致感染最重要的原因是**成熟的白细胞数量减少和（或）质量异常**，使机体防御功能和免疫功能下降，其次与贫血、化疗等因素有关。重点评估继发感染的病因及诱因，发热的特点、感染的部位、程度及伴随症状，白细胞计数及分类。

（二）临床表现

发热是感染最常见的症状。发热的程度、起病的急缓、持续时间的长短及降温效果等，因原因不同而异。感染可发生在各个部位，其中以口腔炎、牙龈炎、咽峡炎最常见；肺部感染、皮肤或皮下软组织化脓性感染、肛周炎、肛周脓肿等亦常见；尿路感染以女性居多。

（三）心理-社会状况

病人因反复感染常有忧郁、无助感，或对治疗失去信心。尤其是粒细胞缺乏症、急性白血病和重型再生障碍性贫血的病人，病情危重、症状复杂，加上治疗效果不佳和较重的经济负担，给病人带来较重的心理压力，常出现焦虑、悲观、沮丧、甚至绝望，家人常因经济压力大，照顾能力有限而心情沉重。

【常见护理诊断/问题】

1. 有感染的危险 与正常白细胞减少有关。

2. 体温过高 与继发感染有关。

【护理目标】

病人无感染现象发生；体温恢复正常。

【护理措施】

(一) 有感染的危险

1. 预防感染

(1)**预防呼吸道感染**:保持病室内空气清新、物品清洁,定期使用消毒液擦拭室内家具、地面,并用紫外线或臭氧照射消毒,每周2～3次,每次20～30分钟。秋冬季节要注意保暖,防止受凉。限制探视人数及次数,避免到人群聚集的地方或与上呼吸道感染的病人接触。严格执行各项无菌操作。

(2)**预防口腔感染**:督促病人养成进餐前后、睡前、晨起用生理盐水或氯己定等交替**漱口**的习惯。若口腔黏膜已发生溃疡,可增加漱口次数,并局部用维生素E或溃疡膜等涂敷。若并发真菌感染,宜加用2.5%制霉菌素或碳酸氢钠液含漱。

(3)**预防皮肤感染**:保持皮肤清洁、干燥,勤沐浴、更衣和更换床上用品。勤剪指甲,蚊虫叮咬时应正确处理,避免抓伤皮肤。肌肉、静脉等各种损伤性穿刺时,局部要严格消毒,女病人尤其要注意会阴部的清洁卫生,适当增加局部皮肤的清洁。

(4)**预防肛周感染**:睡前、便后用1∶5000高锰酸钾溶液**坐浴**,每次15～20分钟。保持大便通畅,避免用力排便而诱发肛裂,从而增加局部感染的概率。

(5)**预防院内感染**　①粒细胞绝对值≤0.5×10^9/L者,应给予**保护性隔离**,有条件者可安排在无菌隔离室或层流室,并向病人及家属解释其必要性,使其自觉配合。②凡有呼吸道感染或其他传染病者,应避免与病人接触,探视者戴口罩方可进入病室内,工作人员或探视者在接触病人之前要认真洗手。③进行各项治疗及护理操作时,严格执行无菌操作原则,避免各种导管及注射途径的感染。

2. 遵医嘱用药　感染性高热病人应反复多次进行血液、分泌物和排泄物的细菌培养及药物敏感试验,并根据结果选择敏感的抗生素。重症病人,多主张早期、足量、联合用药,以控制病情、防止感染扩散。长期应用广谱抗生素易继发二重感染或导致肠道菌群失调,若发生真菌感染还需同时进行抗真菌治疗。必要时可输注白细胞混悬液。

3. 病情观察　密切观察病人体温。一旦出现发热,提示有感染存在,应进一步寻找常见感染相关的症状或体征,如咽痛、咳嗽、咳痰、尿路刺激征、肛周疼痛等,并配合医生做好相关实验室检查的标本采集工作,特别是血液、尿液、粪便与痰液的细菌培养及药敏试验。

(二) 体温过高

除参见第二章中肺炎病人的护理措施外,还应注意:高热病人可给予物理降温或遵医嘱药物降温,**解热镇痛药**应慎用,此类药物可影响血小板的数量及功能,诱发血液病病人出血。伴有出血倾向者禁用**乙醇擦浴**,以防局部血管扩张引起出血。

【护理评价】

病人是否发生感染;体温是否已逐渐下降,或已恢复正常并保持稳定。

四、血液系统疾病常用诊疗技术

(一) 血液检查

1. 红细胞计数和血红蛋白测定　主要用于评估病人有无贫血及其严重程度。正常成人红细胞计数,男性为$(4.0\sim5.5)\times10^{12}$/L,女性为$(3.5\sim5.0)\times10^{12}$/L;血红蛋白男性为120～160g/L,女性为110～150g/L。

2. 白细胞计数及分类 主要用于有无感染及其原因的判断，也有助于某些血液病的诊断。正常成人白细胞计数为(4～10)×10^9/L，白细胞计数>10×10^9/L 称白细胞增多，常见于急性感染、白血病等。白细胞计数<4×10^9/L 称白细胞减少，其中以中性粒细胞减少为主。中性粒细胞绝对值<1.5×10^9/L 称粒细胞减少症，<0.5×10^9/L 称粒细胞缺乏症，常见于病毒感染、再生障碍性贫血、粒细胞减少症等。正常白细胞分类中不应出现或偶尔可见少许幼稚细胞，若出现大量幼稚细胞，则应警惕白血病或类白血病，应做进一步检查以明确诊断。

3. 网织红细胞计数 正常人网织红细胞在外周血液中占 0.5%～1.5%，绝对值为(77±23)×10^9/L。网织红细胞增多，表示骨髓造血旺盛，见于溶血性贫血、急性失血性贫血或贫血的有效治疗后；网织红细胞减少，表示骨髓造血功能低下，见于再生障碍性贫血。

4. 血小板计数 是出血性疾病首选筛查项目之一。正常值(100～300)×10^9/L，血小板<100×10^9/L 称血小板减少，通常在<50×10^9/L 时病人即有出血症状，见于再生障碍性贫血、急性白血病、特发性血小板减少性紫癜等；血小板>400×10^9/L 为血小板增多，见于骨髓增生性疾病、慢性粒细胞白血病早期。

（二）骨髓检查

1. 骨髓涂片 用于了解骨髓的增生程度和各系列细胞及其各发育阶段细胞的比例，粒红比例(G/E)最常用的评价指标。按骨髓中有核细胞数量，分为增生极度活跃、明显活跃、活跃、减低和明显减低五个等级。

2. 血细胞化学染色 有助于了解血细胞的类型，对某些血液病的诊断和疗效评价有重大意义。铁染色主要用于缺铁性贫血的诊断及指导铁剂治疗。

（三）止血、凝血功能检查

1. 毛细血管抵抗力试验(capillary resistance test，CRT) 又称毛细血管脆性试验或束臂试验。试验方法为：用血压计袖带缚于上臂后充气，并使压力维持在收缩压与舒张压之间，以对毛细血管壁加压。持续 8 分钟后放松袖带，5 分钟后记录前臂屈侧直径 5cm 圆周内的新出血点数目。新出血点超过 10 个为阳性，提示毛细血管脆性增加，见于血小板减少、血小板功能缺陷、遗传性毛细血管扩张症、过敏性紫癜等。

2. 出血时间测定(bleeding time，BT) 在一定条件下，将皮肤毛细血管刺破后血液流出到自然停止所需的时间。主要受血小板的数量和功能、毛细血管的通透性和脆性的影响。正常值 Duke 法测定为 1～3 分钟，超过 4 分钟为延长，见于遗传性毛细血管扩张症、血小板减少性紫癜、血小板无力症及服用阿司匹林后。

3. 凝血时间测定(clotting time，CT) 静脉血离体后至凝固所需时间，是内源性凝血系统的筛选试验之一。正常值试管法为 4～12 分钟，超过 12 分钟为延长，见于各型血友病、抗凝药物治疗等。

为避免治疗性损伤引起病人出血不止，出、凝血时间是创伤性检查和治疗(如内镜、拔牙、人工流产等)前的常规检查项目。

思考题

病人，男性，35 岁，工人。近半年来劳动时心悸、气急不能支持。曾到当地卫生所就诊，拟诊断为“贫血”，给予补血药口服3个月，未见好转。近一周来常有牙龈无故出血，量不多。无呕血、咯血，无黑便。既往体健。体查：T 38℃，P110 次/分，R 24 次/分，Bp 100/70mmHg，自主体位，皮肤苍白，胸前与两下肢有散在出血点，约针尖大小，不隆起皮肤，压之不褪色。浅表淋巴结未触及，心肺未见异常，腹软无压痛。

问题：1. 依据现有病史，该病人可能发生的疾病有哪些？

2. 为明确诊断，该病人可做哪些实验室检查和其他检查？

3. 该病人目前主要的护理问题有哪些？

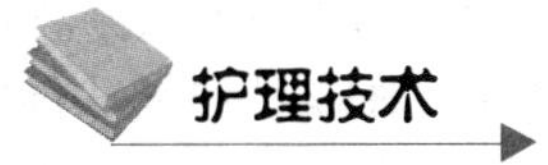

护理技术

骨髓穿刺术的护理

骨髓穿刺术(bone marrow puncture)是一种常用诊疗技术，目的是采集骨髓液做骨髓象检查，用以观察骨髓内细胞形态及分类，以协助诊断血液病；做骨髓涂片或细菌培养，用以检查某些传染病和寄生虫病；采集供者骨髓，以备骨髓移植。

【适应证】

1. 各类白血病、再生障碍性贫血、恶性组织细胞病、多发性骨髓瘤、骨髓转移瘤等诊断；化疗和免疫抑制剂治疗效果和不良反应的观察。

2. 骨髓输液、输血、给药或骨髓移植。

【禁忌证】

1. 有出血倾向者，慎做骨髓穿刺。

2. 血友病病人和穿刺局部有感染者。

【术前准备】

1. 环境准备　检查室安静、整洁、温度湿度适宜、私密性好。

2. 用物准备

(1)常规消毒治疗盘1套。

(2)无菌骨髓穿刺包1个，内有骨髓穿刺针1枚、无菌注射器(2ml和20ml各1副)、7号针头1个、洞巾1条、纱布2块等。

(3)其他用物：棉签盒、2ml 1%普鲁卡因(或利多卡因)2支、无菌手套2副、载玻片及推玻片若干、培养基、酒精灯、火柴、胶布等。

3. 病人准备

(1)向病人解释穿刺目的及注意事项，并简要说明穿刺过程，消除不必要的顾虑和恐惧，以取得合作。

1)告知病人骨髓穿刺是一种微小的有创性的检查操作，医生在局麻下操作，全过程约数分钟。

2)正常人体的骨髓总量约为2600g，骨髓穿刺仅抽取0.2g，不足总量的1/10 000，不会影响健康。

3)骨髓穿刺后，穿刺局部有轻微疼痛，属正常情况，很快即可恢复。

4)操作过程中应保持体位不变。

(2)术前做血小板、出血时间、凝血时间检查。

(3)术前做普鲁卡因皮试，阳性者改用利多卡因进行局部麻醉。

【术中配合】

1. 根据不同穿刺点协助病人采取适当的体位　选用髂前上棘部位穿刺者取仰卧位；选用胸骨部位穿刺者，取仰卧位且于后背垫以枕头，应注意力度适当，刺入不能过深，以免伤及纵隔器官；选用髂后上棘部位穿刺者，取侧卧位或俯卧位；选用腰椎棘突穿刺点，则取坐位，尽量弯腰，头俯屈于胸前使棘突暴露。

2. 抽取骨髓液时，抽吸压力不应过大，抽取骨髓液量不应过多（除细菌培养外），以免混入太多的周围血，影响结果判断。

3. 吸出骨髓液应立即涂片，以免凝固。将制好的骨髓片和取得的骨髓培养标本及时送检。

4. 在骨髓中造血组织不是绝对均匀分布，有时需要多次、多部位穿刺抽取骨髓液才能明确诊断。

【术后护理】

1. 平卧位休息 4 小时。

2. 拔针后局部加压，血小板减少者至少按压 3～5 分钟，并观察穿刺部位有无出血。

3. 穿刺后局部覆盖无菌纱布，并保持局部干燥，若纱布被血液或汗液浸湿，要及时更换。

4. 穿刺 3 日内禁沐浴，以免污染创口。

成分输血的护理

成分输血（blood component therapy）是指将全血中的各种有效成分（血细胞和血浆）用物理和（或）化学方法分离，并制备成各种高浓度、高纯度的制剂，根据病人病情，需要什么成分就输什么成分的输血方法。成分输血不仅可一血多用、节约血源，而且可根据病人的需要有针对性地进行治疗，提高疗效，避免输入不必要成分而引起不良反应。成分输血是现代输血的方向。

【常用成分血制剂及适应证】

成分血包括血细胞、血浆及血浆蛋白等。血细胞成分包括红细胞、白细胞及血小板；血浆又分为新鲜冰冻血浆及普通冰冻血浆；血浆蛋白制剂很多，有白蛋白、各种免疫球蛋白、各种凝血因子制剂及冷沉淀物等。

（一）红细胞制剂

1. 浓缩红细胞　是指从全血中移去大部分血浆后，所剩余的部分。适用于：①各种慢性贫血；②心、肝、肾功能不全的病人；③外科失血（手术前后输血）；④小儿和老年人的输血。

2. 少白细胞的红细胞　用离心或过滤等法去除 70％以上白细胞的浓缩红细胞即为少白细胞的红细胞。适用于：①反复输血及屡有发热的非溶血性输血反应的病人；②早期怀疑或需要经常输血的自身免疫性溶血性贫血病人；③将来可能要进行骨髓移植或器官移植的病人。

3. 洗涤红细胞　在无菌操作下，用生理盐水将浓缩红细胞洗涤 3～5 次，去除白细胞（＞95％）和血浆（＞99.5％），再加生理盐水配制成红细胞比积为 0.7 的制剂，去除的白细胞和保留的红细胞均在 80％以上，称洗涤红细胞。适用于：①与少白细胞的红细胞的适应证同；②特别适用于对血浆过敏的病人，如自身免疫性溶血性贫血、阵发性睡眠性血红蛋白尿等；③有心、肝、肾疾病和有输血反应的病人。

4. 冰冻红细胞　将纯红细胞甘油化后置于很低温度（－70～－85℃或－196℃下保

存），使用时再行解冻，去甘油后方可使用的制剂。主要用于稀有血型和自身血的长期保存。但制备和使用的要求均较高，价格昂贵，难以广泛推广。

5. 年轻红细胞　自20世纪80年代兴起的一种供临床输注的红细胞制剂，主要由年龄较轻的红细胞（包括网织红细胞）组成。适应于珠蛋白生成障碍性贫血及再生障碍性贫血。

（二）粒细胞制剂

由于粒细胞输注疗效不肯定，且有明显的不良反应（可产生HLA抗体和抗原同种免疫反应及传播疾病），近年来已很少应用。适用于中性粒细胞绝对值低于0.5×10^9/L，伴有明显的细菌感染、败血症，经强有力的抗生素及其他治疗24～48小时无效者。

（三）血小板制剂

包括浓缩血小板（用离心方法从每袋全血中分离出血小板）和单采血小板（用血细胞分离机一次从1个献血者采集的血小板）。适用于：①各种原因所致的血小板计数小于20×10^9/L，伴严重出血者；②血小板功能异常所致的严重出血或需要外科手术者；③大量输血所致的稀释性血小板减少，伴有严重出血者；④血小板计数小于5×10^9/L者，用作预防性输注。

（四）血浆制剂

1. 新鲜冰冻血浆　临床应用最多的一种血浆。在采血后6小时内分离制成，并在1～2小时内于－30℃冰冻成块，于－20～－30℃下保存。适用于：①多种凝血因子缺乏引起的出血；②需要补充血容量或血浆蛋白的病人，如严重创伤、大手术出血、血浆交换、DIC、低蛋白血症等。

2. 普通冰冻血浆　是指从全血的有效期内或过期5日内分离出来的血浆或保存过期（即超过1年）的新鲜冰冻血浆，同样于－20～－30℃保存。目前临床少用。

3. 冷沉淀物　是由新鲜冰冻血浆在控制的温度下（1～5℃）融化收集的冷不溶成分。适用于血友病A、纤维蛋白原缺乏症、ⅩⅢ因子缺乏症、严重创伤、大面积烧伤和严重感染等病人。

4. FⅧ浓缩剂　含FVⅢ和部分纤维蛋白原，适用于血友病A。

5. 凝血酶原复合物　含有凝血因子Ⅱ、Ⅶ、Ⅸ及Ⅹ。适用于血友病B、肝病所致凝血功能障碍等。

（五）蛋白制剂

1. 血浆白蛋白溶液　主要适用于低血容量休克、低蛋白血症、烧伤等病人。

2. 人类免疫球蛋白　包括正常人免疫球蛋白、静脉注射免疫球蛋白和特异性免疫球蛋白3种。适用于低丙种球蛋白血症、麻疹、破伤风、狂犬病、乙型肝炎等疾病的预防或治疗。

【常用成分血输注的护理】

（一）红细胞输注

1. 剂量　一般贫血病人可每2周输注红细胞200～400ml，在2～4小时内输完，速度不宜太快。一般成人为每小时1～3ml/kg；心血管病人及儿童不宜超过每小时1ml/kg，以免循环负荷过重；急性失血者可加快输注。一般输注400ml红细胞，约可使血红蛋白升高10g/L，血细胞比容升高3%。

2. 方法　①红细胞输注前要将血袋反复颠倒数次，直到紧密的红细胞混匀为止；②使用双头输血器，一头连接红细胞袋，另一头连接生理盐水瓶；③滤网竖直安装；④静脉注射选用较粗的针头；⑤制品的血细胞比容在0.7±0.05时一般可直接输注，但有时因血细胞比容较高，黏稠度大，输注时流速缓慢，输注时可加入生理盐水 50ml 稀释，一旦加入生理盐水，必须在 24 小时内输注完毕，不宜保存。

3. 注意事项

(1)根据病情选择合适的红细胞制剂，反复发生输血反应者，最好输注少白细胞的红细胞或洗涤红细胞。

(2)严格执行输血操作制度，输注前要认真反复核对原血单床号、姓名、血型、Rh 因子、血量及血液成分等，严格遵守操作规程，严防在书写、登记、标签和核对等环节上发生错误，反复核对血液及输血用具质量和有效期等，只要受血者意识清楚，均应在临输注前向受者指示所输成分血的血型标志，获得病人的确认，防止人为的错误。

(3)使用标准输血过滤器，血液从血库提出后立即输注，不要放置过久及加温输入，血液温度超过 37℃会使红细胞变形、破坏而致溶血，室温放置不超过 30 分钟。

(4)洗涤红细胞因洗涤血袋开放，有操作污染的可能，故应于制备后 4～6 小时内输注完毕。

(5)为减少输血反应，输血前 30 分钟遵医嘱给异丙嗪 25mg 肌肉注射或地塞米松 10mg 静脉注射，输入同型非同一供血者血液时，两袋血液之间应以生理盐水冲洗静脉管道，且严禁向血液中加入任何药物。

(6)当病人贫血严重累及心脏时(贫血性心脏病)，每次输注量以 100ml 为宜，速度宜慢，每分钟 10～15 滴；急救需要快速输血时，可选用大号针头，但仍以让血液自行滴入为宜，切忌加压挤入输注。

4. 密切观察输血反应 输血过程中，尤其是输血初期**10～15 分钟**或开始输注 30～50ml 血液时，要认真观察有无不良反应。若发生输血反应，应立即减慢或停止输血，保留输血用具，保持静脉通畅并更换成生理盐水输注，通知医生。

(二) 粒细胞输注

1. 剂量 一般认为每日至少应输注(1.5～3.0)$\times10^9$个粒细胞，连续输注 4～6 日或直至感染消失、骨髓功能恢复为止。

2. 方法 输注时，应将粒细胞制剂悬浮于 300～500ml 血浆中，用有过滤装置的输血器缓慢静脉输注，1～2 小时内输完。

3. 注意事项 ①粒细胞输注时，除常规做红细胞配型外，为减少非溶血性发热反应、巨细胞病毒感染、移植物抗宿主病、同种免疫等不良反应，应同时做 HLA 配型，并密切观察输注后反应、严格掌握输注指征；②粒细胞输注一旦开始，就必须每日输注 1 次，连续 4～7 日，且剂量给足(每次输注的粒细胞数量需$\geq1\times10^9$个)，按 400ml 全血为 1U 分离的白细胞计算，需 5U 以上，故很难提供大数目的粒细胞，且费用高；③输注粒细胞无预防性保护作用，故不宜用以预防性粒细胞输注。

4. 观察疗效 主要是观察体温是否下降，感染是否控制，而不是观察输注后粒细胞计数的绝对值是否增加。因为粒细胞输注后很快离开血循环，在肺部积聚，以后重新分布于肝及脾脏。感染时粒细胞常移至炎症部位，故不能以外周血粒细胞数评价疗效。

(三) 浓缩血小板输注

1. 剂量 对各类需要输注血小板的病人，开始剂量应至少输注 1 袋单采血小板，每周至少 2 次。一般出血停止、血小板上升数日后即可停输。

2. 方法 ①用有滤网的标准输血器，在血小板分离后尽快输给病人，输注前和输注过程中轻轻振荡血袋使血小板悬起，防止血小板凝集；②输注的速率以病人可耐受为准，一般输注速率越快越好，以达到止血高峰；③多袋使用时，应汇总一个袋内使用；④若系冷冻血小板宜在 10 分钟内融化，解冻后立即输给病人。

3. 注意事项

(1)严格无菌操作，因血小板悬液常放置于 20～24℃保存，容易发生感染，若病人为免疫缺陷伴有出血者，细菌感染发生率要比一般血制品高。

(2)温度和 pH 对血小板的影响最大，最佳保存温度是 20～24℃，pH 应在 6.0～7.4，否则输注后回升率低，存活期短。

(3)因反复多次输注可产生同种免疫，导致输注无效，故应严格掌握指征，最好做到 ABO、Rh 血型相同，可不做交叉配血，必要时可用 ABO 不合、但 Rh 阴性者，尽量不用 Rh 阳性的血小板，有条件者可选用 HLA 相配合的单一供者血小板。

(4)循环中血小板被迅速破坏或滞留在脾内导致的血小板减少者，因容易导致输注无效，除非病人发生严重的无法控制的出血，需输注大量血小板，又别无选择时才能输注。

(5)外部原因引起的血小板功能障碍，如尿毒症和异常蛋白血症时，其毒性代谢产物或免疫蛋白将正常血小板包裹，使自身及输入的血小板不能发挥止血功能，故输注血小板无效。

(四) 血浆输注

1. 剂量 ①新鲜冰冻血浆首次剂量通常为 10ml/kg，一次最大安全量为 10～15ml/kg，维持剂量为 5ml/kg，输注速度为每分钟 5～10ml；②冷沉淀物、FⅧ浓缩剂、克隆纯化 FⅧ、凝血酶原复合物浓缩剂(PCC)，均主要用于血友病的治疗，其剂量根据凝血因子缺乏的程度、有无并发症及外科手术大小而异。

2. 方法 ①新鲜冰冻血浆于输注前 10 分钟内在 37℃水浴中融化，6 小时内输完；②冷沉淀物融化后宜尽早用输血器以病人可以耐受的速度尽快输注，室温存放不宜超过 6 小时。

3. 注意事项 ①供、受血者 ABO 血型相合；②因晶体液或胶体液均能补充血容量，为避免浪费、传播疾病和产生不必要的不良反应，新鲜冰冻血浆不应做扩充血容量使用；③对 IgA 缺乏，且血中存在有抗 IgA 抗体的病人禁用血浆或含血浆制品；④在应用凝血酶原复合物时，禁忌使用纤溶抑制剂，如氨基己酸等，以免发生血栓性栓塞；⑤因少数病人用凝血酶原复合物治疗后，可发生静脉血栓和 DIC 等，故对 DIC 或纤维蛋白溶解症病人禁用凝血酶原复合物。

(五) 蛋白制剂输注

1. 剂量 成人每次剂量 4～10g。当病人血容量正常或轻度减少时，5%白蛋白的输注速度是每分钟 2～4ml，而 25%白蛋白为每分钟 1ml。儿童的输注速度是成人的 1/4～1/2。

2. 方法 单独静脉滴注或用生理盐水稀释后静脉滴注。

3. 注意事项 ①不能与氨基酸混合输注，也不宜与其他任何液体或药品混合输注；②血浆白蛋白溶液不宜用作静脉内补充营养，也不宜用于代偿期肝硬化病人和肾病综合征病人。

【输血反应护理】

(一) 发热反应

大多数发热反应与多次输入 HLA 不相合的白细胞、血小板有关，即由所输血液中白细胞或血小板的各种抗原和已致敏受者的抗体反应所引起，称非溶血性发热反应。常发生于多次接受输血病人，其次是采血或输血用具不洁。

1. 表现 于输血后15～20分钟或数小时发生，多表现为寒战、发热(38～41℃)、头痛、心悸、皮肤潮红等。

2. 护理措施 ①立即停止输血并通知医生，同时密切观察病情，监测生命征，每15～30分钟测体温、血压1次。②注意保暖，遵医嘱肌肉注射异丙嗪，必要时用地塞米松以减轻症状，伴有紧张或烦躁者，可给予地西泮口服。③高热者给予物理降温。④反应严重者将剩余血送输血科或检验科进行核查检验，必要时抽血做培养，以排除污染性输血反应的发热。

(二) 过敏反应

多发生在有过敏体质的受血者，与Ⅰ型变态反应有关。

1. 表现 轻者仅有皮肤瘙痒或荨麻疹，常在数小时内消退，重者可有支气管痉挛、喉头水肿，偶有过敏性休克。

2. 护理措施 ①轻型：减慢输血速度，遵医嘱给予异丙嗪25mg，肌肉注射。②重型：立即停止输血，遵医嘱静脉注射肾上腺素、地塞米松，必要时协助医生行抗休克处理；喉头严重水肿的危重病人，配合医生行气管切开，并做好相应护理；监测生命征的变化。

(三) 溶血反应

溶血反应最常见的原因是血型不合，多系ABO血型不合，其次是血液保存运输或处理不当，或受血者患溶血性疾病等。急性溶血性输血反应一旦发生，后果十分严重，必须尽早识别。

1. 表现 起病缓急与血型及输入血量有关，ABO血型不合通常输入血液10～50ml后即可产生症状，输入200ml以上可发生严重的输血反应，甚至导致死亡。典型表现为突起寒战、**发热**、**腰背疼痛**、心悸、胸闷、呼吸困难、心率加快、血压下降，继之出现**酱油色尿**、尿量减少、休克，甚至急性肾衰竭。

2. 护理措施

(1)预防溶血反应：加强工作责任心是预防溶血反应的关键。输血前要严格执行“三查七对”制度，严格遵守操作规程，坚决杜绝溶血反应的发生。

(2)密切观察病情：当疑有溶血反应时，应立即停止输血，报告医生，保持静脉通畅。同时严密观察病情，密切监测生命征和尿量、尿色的变化，准确记录摄入量和排尿量，注意有无少尿和无尿，必要时留置尿管准确记录每小时尿量。

(3)寻找溶血的原因：迅速核对病人及供血者血型、交叉配血试验报告单及血袋姓名等有无差错；进行溶血的有关检查，如从受血者身上取静脉血5ml，离心后观察血浆颜色，若呈红色，提示血管内溶血后血浆中游离血红蛋白浓度增加。

(4)防治并发症：遵医嘱防治低血压、急性肾衰竭和DIC等，如静脉注射地塞米松或静脉滴注氢化可的松、快速输入生理盐水和4%～5%碳酸氢钠以补充血容量；应用血管活性药物间羟胺或多巴胺以纠正休克；静脉注射呋塞米40～80mg或20%甘露醇，使每分钟尿量在1ml以上，以预防急性肾衰竭；同时注意防止高钾血症和DIC的发生，必要时遵医嘱给予镇静剂。

(四) 其他反应

1. 充血性心力衰竭 常见于慢性严重贫血和心、肾功能不全的病人。表现为输血后突起呼吸困难、发绀、两肺湿啰音等。护理的关键是根据病情控制输血量(一般不超过100ml)

和输血速度(每分钟约15～20滴),成分血选用浓缩红细胞。

2. 传播疾病　目前已知可经输血传播的感染有病毒性肝炎(乙型、丙型、丁型、庚型)、艾滋病、疟疾、梅毒、成人T细胞白血病、巨细胞病毒感染、弓形体感染以及菌血症等。故应严格掌握输血指征和血液制剂的应用,严格筛选供血者,除检测血型外,还应排除病毒性肝炎、艾滋病、梅毒、疟疾等疾病,加强血源管理和血液的检测,提倡自身输血,以预防和减少输血后传染病的发生。

第二节　缺铁性贫血病人的护理

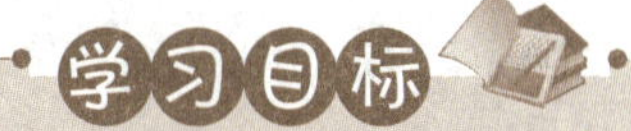

1. 了解铁代谢过程。
2. 熟悉缺铁性贫血的病因、发病机制。
3. 掌握缺铁性贫血的临床表现、实验室检查、治疗要点及护理措施。
4. 学会对不同原因缺铁性贫血病人进行相应护理及健康指导。
5. 培养关心、爱护、尊重病人的职业素质及团队协作精神。

缺铁性贫血(iron deficiency anemia,IDA)是由于体内**贮存铁**缺乏,导致血红蛋白合成减少,红细胞生成受阻,引起的一种**小细胞低色素性贫血**。缺铁性贫血是最常见的一种贫血类型,各年龄组均可发生,以育龄妇女及婴幼儿多见。

缺铁性贫血是中国内地高患病率的营养缺乏病,居民贫血患病率平均为20.1%;2岁以内婴幼儿、60岁以上老人、育龄妇女贫血患病率分别达到31.1%、29.1%和19.9%;部分地区居民贫血问题已成为严重的公共卫生问题。

【铁代谢】

1. 铁的来源　正常成人每天用于造血的铁主要来自衰老红细胞破坏后释放的铁,食物中的铁也是重要来源。为维持体内铁的平衡,成年人每天需要从食物中摄取约1～2mg的铁。

2. 铁的吸收　目前普遍认为食物中的高铁(Fe^{3+})需转化为亚铁(Fe^{2+})后才易被机体吸收。**十二指肠和空肠上段**是铁的主要吸收部位。胃肠功能紊乱(如胃酸水平等)、体内铁贮存量、骨髓造血功能及某些药物(如维生素C)等,是影响铁吸收的主要因素。

3. 铁的转运和利用　亚铁离子被肠吸收后,大部分进入血液,小部分与肠黏膜上皮细胞内去铁铁蛋白结合形成铁蛋白。铁的吸收受体内贮存铁控制,当铁贮备量很充足,铁吸收减少,相反,铁吸收就增多。正常成人体内铁总量的67%组成血红蛋白,贮存铁约占29%。贮存铁主要以铁蛋白和含铁血黄素形式贮存在肝、脾和骨髓、肠黏膜等组织中。

4. 铁的排泄　正常情况下,人体每天铁的排泄总量不超过1mg,主要通过胃肠黏膜脱落细胞、胆汁而经粪便排出,少数可从汗液、尿液排出,哺乳期妇女可经乳汁排出。

铁代谢示意图见图6-4。

【护理评估】

(一) 健康史

缺铁性贫血的病因包括:

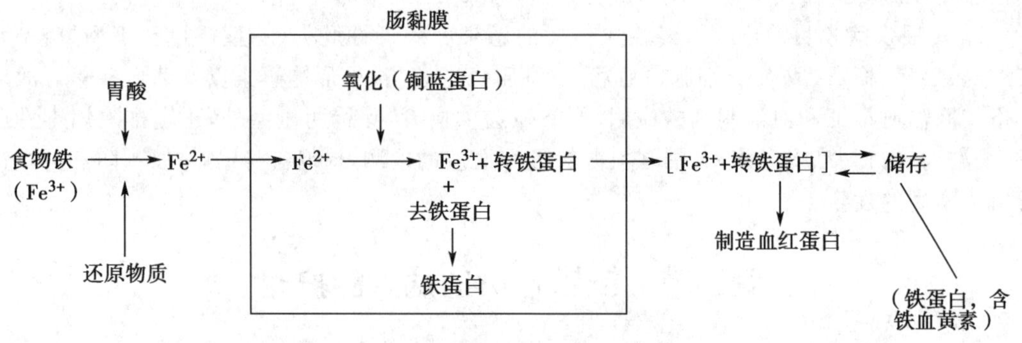

图 6-4 铁代谢示意图

1. 铁摄入不足 如哺乳期妇女、孕妇和儿童生长发育期食物铁的补充不足，8 个月以上的婴儿主食和辅食添加不善等，是缺铁性贫血的原因之一。

2. 铁吸收不良 胃肠疾病如慢性萎缩性胃炎、长期严重腹泻、胃大部分切除或胃空肠吻合术等影响铁的吸收，均可导致缺铁性贫血。

3. 失血 **慢性失血**如消化性溃疡、钩虫病、痔出血、反复鼻出血、月经量过多等，是成人缺铁性贫血**最常见**、最重要的原因（即使每日失血量少至 4～5ml，也足以引起体内贮存铁逐渐耗竭）。

(二) 临床表现

本病发展缓慢，常有原发病的表现，缺铁加重才出现贫血及含铁酶活性降低的表现。

1. 贫血表现 如面色苍白、乏力、易倦、头晕、耳鸣、心悸、气短、纳差等，严重者可发生贫血性心脏病。

2. 组织缺铁表现 口角炎、舌炎、舌乳头萎缩、口角皲裂，严重时有咽下困难或咽下时梗阻感（Plummer-Vinson 综合征）；精神行为异常，如烦躁、易怒、注意力不集中、异食癖，儿童多见；毛发干枯易脱落、指（趾）甲扁平、不光整、脆薄易裂，甚至出现**反甲（匙状甲）**。

3. 缺铁原发病表现 如消化性溃疡、肿瘤或痔疮导致的黑便、血便或腹部不适，肠道寄生虫感染导致的腹痛或大便性状改变，妇女月经过多，肿瘤性疾病的消瘦，血管内溶血的血红蛋白尿等。

“精心”喂养的贫血儿

瑞瑞自从出生，吃的东西就无一不精细。奶粉是几百元的进口奶粉，肉是最贵的土猪肉，就连蔬菜、水果也是绿色无污染的品种。可谁曾想到，喂养这么周到，胖胖的瑞瑞在 2 岁时却被诊断出患有缺铁性贫血。“明明吃的是最好的东西，为什么还会贫血呢？”瑞瑞妈百思不得其解。专家表示，不是吃得贵、吃得多、长得胖就不会贫血，关键在于铁摄入是否充足。这和喂养方式有很大的关系。一般来说，辅食添加不及时、饮食搭配不合理、偏食的孩子，往往容易导致缺铁性贫血。在日常保健中，家长若留心跟医生咨询喂养问题，就可以早期发现孩子的贫血倾向，进而通过食疗纠正，而非到了疾病阶段再来用药。

(三) 实验室及其他检查

1. 血象 为**小细胞低色素性贫血**,血红蛋白较红细胞减少明显。网织红细胞计数正常或轻度增高。白细胞及血小板正常或偏低。

2. 骨髓象 红细胞增生活跃,主要以中、晚幼红细胞为主,粒系、巨核系无明显异常。骨髓铁染色示细胞外铁消失,可反映体内贮存铁情况。

3. 铁代谢检查 血清铁(ST)降低<8.9μmol/L,总铁结合力(TIBC)增高>64.44μmol/L,转铁蛋白饱和度(TS)降低<15%,血清铁蛋白(SF)<12μg/L。

(四) 心理-社会状况

由于缺血、缺氧引起的不适和活动无耐力,病人因自觉工作能力下降而感到不安,容易激动和烦躁。少数病人有偏食、挑食等不良的饮食习惯。某些因宗教信仰而素食者、过分忌食肉类、家庭饮食结构不合理、营养知识缺乏或家庭经济过分拮据等,均可导致食物铁供给减少,而成为促进缺铁性贫血发生的社会因素。

(五) 治疗要点

缺铁性贫血的**病因诊断**是治疗的前提,只有明确诊断后方有可能去除病因。纠正缺铁性贫血的有效措施是铁剂治疗,首选口服铁剂,治疗剂量应以铁剂口服片中的元素铁含量进行计算。若病人对口服铁剂不能耐受或不能奏效以及病情需要尽快纠正缺铁(如妊娠后期)者,可改用注射铁剂。

铁强化酱油预防贫血

2000 年 9 月中国疾病预防控制中心专家在贵州省毕节市海子街镇 1 万 4 千名 3 岁以上人群中进行为期 18 个月的贫血干预研究显示,每天食用铁强化酱油 15ml,一年半后缺铁性贫血的改善率达 30%~70%;同时儿童的身高和体重也有很大改善。陈君石强调:"铁强化酱油不改变食用方法和口感,可显著改善机体铁缺乏和缺铁性贫血,是更为安全、经济、快速的补铁方式。"据知,目前全国已建立了 30 个铁强化酱油项目监测点,对贫血患病率和铁强化酱油认知率进行调查:监测点居民铁强化酱油覆盖率达到 100%,贫血率较原来下降比率为 30%;全国共有 19 家铁强化酱油定点生产企业,约有 6000 多万人群长期食用铁强化酱油。

【常见护理诊断/问题】

1. 营养失调:低于机体需要量 与铁摄入不足、吸收不良、需要量增加或丢失过多有关。

2. 活动无耐力 与贫血引起全身组织缺氧有关。

3. 知识缺乏:缺乏有关人体营养需要的知识。

【护理目标】

病人能达到营养平衡,营养失调改善,满足机体需要;活动耐力增强;能叙述引起缺铁的原因,缺铁状况纠正。

【护理措施】

(一) 营养失调:低于机体需要量

1. 饮食 纠正不良饮食习惯,保持均衡饮食,避免偏食或挑食;养成良好的进食习惯,定时定量,细嚼慢咽,必要时可少量多餐;减少刺激性食物的摄取。增加含铁丰富食物的摄入，如肉类、豆类、蛋类、海带、海蜇、紫菜、木耳等，进食肉类（如猪、牛、鱼等肉类）时适当搭配富含维生素C的蔬菜和水果，有利于铁的吸收。

2. 遵医嘱用药　合理使用铁剂，密切观察并预防不良反应。

(1)**口服铁剂：口服铁剂**是药物治疗缺铁性贫血的首选方法。

1)**常用药物**：琥珀酸亚铁(0.1g，每天3次)、富马酸亚铁(0.2g，每天2～3次)等。多糖铁复合物（力蜚能）和琥珀酸亚铁薄膜衣片（速力菲）为新型口服铁剂，其胃肠道反应小，且易于吸收，目前临床上应用日趋普遍。

2)**用药指导**：①**在饭后或两餐之间服药**，避免空腹用药，以减少胃肠道刺激，遵医嘱从小剂量开始逐渐增加。②为避免牙齿及舌质染黑，口服液体铁剂时，尽量用吸管将药液吸至舌根部咽下，再喝温开水并漱口。③维生素C、枸橼酸、琥珀酸等有利于铁吸收，而茶、咖啡、牛奶、蛋类、植物纤维可引起铁沉淀，不利于铁吸收。④服药期间，告知病人铁在肠内形成硫化铁可使粪便呈黑色。

3)**疗效观察**：口服铁剂后，自觉症状可以很快好转，**2个月左右血红蛋白可恢复正常，但为补充贮存铁，在血红蛋白完全正常后，仍需继续治疗3～6个月，或待血清铁蛋白超过50μg/L后方能停药。**

(2)**注射铁剂**：口服铁剂不能耐受或吸收障碍者可选用铁剂注射。

1)**常用药物**：右旋糖酐铁，每次50mg，每日或隔日1次，缓慢肌肉注射，主要副作用为过敏反应。

2)**用药指导**：①铁剂药液溢出可致皮肤染色，故注射时应避开皮肤暴露部位，抽取药液后，应更换针头，采用"Z"型注射法或空气注射法注射；②注射部位宜深且经常更换，必要时局部热敷，避免硬结形成。

3)**疗效观察**：注射铁剂后可有面部潮红、荨麻疹、发热等过敏反应，严重者可有呼吸困难、心动过速、大汗淋漓，甚至过敏性休克，故注射时应备好肾上腺素，以备紧急抢救时使用。

3. 病情观察　观察病人的面色、皮肤和黏膜，以及自觉症状如心悸、气促、头晕等有无改善，定期监测血象、血清铁蛋白等生化指标、判断药物的疗效。

(二) 活动无耐力

护理措施参见本章第一节中贫血的护理。

(三) 健康教育

1. 疾病知识介绍　向病人和家属介绍缺铁性贫血的原因，加强病因预防和治疗，积极防治钩虫病，及时治疗溃疡病、月经过多等慢性失血性疾病。

2. 预防缺铁　对家庭中有潜在缺铁因素者，如育龄妇女尤其是孕妇和哺乳期妇女、婴儿及儿童，应给予含铁丰富的食物，必要时可在食品中加入小剂量铁剂，以利血红蛋白的合成；消化不良者，应少量多餐，充分咀嚼食物，以减轻饱胀感，增加食欲。

3. 用药指导　说明坚持规则用药的重要性，口服铁剂在饭后或餐中服可减轻胃肠道刺激，在贫血纠正后仍须按医嘱完成整个疗程，防止复发。若口服铁剂为硫酸亚铁糖衣片，一定要放在安全的地方，防止小儿当作糖果误食而导致急性中毒（2g以上可致死亡），中毒症状为恶心、呕吐、休克、昏迷、惊厥等，急救时可用手指或匙压后舌根，促使其呕吐，同时送医院治疗。

【护理评价】

病人是否出现活动后头晕、呼吸困难、脉搏增快，是否有疲乏或软弱无力；缺铁的病因和与之有关的社会因素是否消除；饮食结构是否合理，摄铁量是否增加且能满足机体需要；食欲降低、吸收不良、口角炎、舌炎、舌乳头萎缩，口角皲裂等是否好转；贮存铁有无恢复正常。

1. 病人，女性，42 岁，农民。半年前不全流产，此后月经不正常，20～25 日为 1 次周期，每次持续 10 日左右，月经量多。1 个月来头晕、乏力、食欲下降伴稀便。体检：慢性病容，睑结膜苍白，皮肤干燥、无光泽，心率 98 次/分。

问题：(1)为明确诊断，该病人可做哪些实验室及其他检查？

(2)若病人实验室检查结果为：血红细胞大小不一、中心淡染区扩大，血红蛋白 60g/L，白细胞和血小板正常，骨髓铁染色(－)，血清铁蛋白 13μg/L。请判断该病人可能的疾病是什么？

(3)目前主要的护理诊断及合作性问题有哪些？

(4)该病人可采用的治疗方法有哪些？请对其进行用药指导。

2. 病人，女性，35 岁。“消化性溃疡”病史数年，未正规治疗。6 个月来乏力头晕、心悸，近 2 个月来出现咽下时有梗阻感。体检：睑结膜苍白、心尖部Ⅱ级收缩期吹风样杂音。

问题：(1)确诊还需要做哪些检查？最有意义的实验室检查是什么？

(2)目前主要的护理诊断有哪些？

(3)彻底治愈本病的关键措施是什么？

(4)针对该病人情况列出主要的护理措施。

第三节　再生障碍性贫血病人的护理

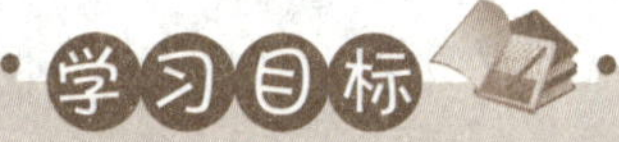

1. 了解再生障碍性贫血的概念及发病机制。
2. 熟悉再生障碍性贫血的临床表现、实验室检查内容及其意义。
3. 掌握再生障碍性贫血的护理诊断、护理措施及健康教育。
4. 学会根据病情采取适当护理措施。
5. 培养关心、爱护、尊重病人的职业素养，具有团队协作精神。

再生障碍性贫血(aplastic anemia，AA)简称再障，是由多种原因导致骨髓造血功能衰竭的一种综合征。主要表现为骨髓造血能力低下、全血细胞减少和贫血、出血、感染。

再障的年发病率在欧美是(4.7～13.7)/100 万，日本是(14.7～24.0)/100 万，我国是 7.4/100 万。各年龄段均可发生，老年人发病率高；男、女发病率无明显差异。

再障的发病机制尚未完全阐明，目前的研究多认为再障的发生主要是在一定遗传易感倾向的前提下，相关的致病因子通过下列 3 种机制而产生作用的结果。①造血干细胞内在缺陷("种子"学说):各种致病因素破坏骨髓,造成造血干细胞数量减少和功能障碍。②造血微环境缺陷("土壤"学说):骨髓微环境中的基质细胞分泌造血因子的能力降低,使造血细胞的生长和发育失去支持和调节。③免疫(免疫学说):研究表明,T淋巴细胞数量与功能异常及其所导致的相关细胞因子分泌失调与再障(特别是重型再障)的发病关系密切。

【护理评估】

(一)健康史

约半数以上再障病人找不到明确的病因,可能与遗传因素有关,称原发性再障。继发性再障的发生与下列因素有关。

1. 药物及化学因素 为再障**最常见**的致病因素。已知具有高度危险性的药物有**氯霉素类抗生素**、磺胺类药物、抗肿瘤化疗药等,此类药引起的再障与剂量关系不大,与个体敏感性有关。化学物质以苯及其衍生物最常见,如油漆、塑料、染料及杀虫剂等。除杀虫剂外,这类化学物品的致病作用与剂量有关,只要接受了足够的剂量,任何人都有发病的危险。见表6-5。

2. 病毒感染 风疹病毒、EB病毒、流感病毒以及肝炎病毒均可引起再障,特别是肝炎病毒、微小病毒B19等。

3. 物理因素 X射线、γ射线、镭、放射性核素等,可阻碍DNA的复制而抑制细胞的有丝分裂,使造血干细胞的数量减少,对骨髓微循环受损害。

4. 其他因素 阵发性睡眠性血红蛋白尿、系统性红斑狼疮、慢性肾衰竭、恶性肿瘤等疾病可演变成再障。

表6-5 引起再障的常见药物和化学物质

常见物质	类别及具体名称
药物	抗微生物药:氯霉素、磺胺药、四环素、链霉素、异烟肼等
	解热止痛药:保泰松、吲哚美辛、阿司匹林、安乃近等
	抗惊厥药:苯妥英钠、三甲双酮等
	抗甲状腺药:甲巯咪唑、卡比马唑、甲硫氧嘧啶等
	其他:氯丙嗪、米帕林、氯喹、甲苯磺丁脲、乙酰唑胺,抗癌药中氮芥类、白消安、环磷酰胺等
化学物质	苯及其衍生物、有机磷农药、染发剂等

染发与血液病

医学专家在临床上发现,患白血病或骨髓增生异常综合征的贫血病人可以追溯出长期染发的历史,所以最好是不染发,或减少染发次数、延长染发周期,并定期化验血常规,一旦有异常应立即停止染发,及时就医。法国曾经对市场上出售的200多种染发剂进行过调查研究,发现其中有90%的产品有致癌的可能。

(二) 临床表现

再障的临床表现与全血细胞减少有关，主要为进行性贫血、出血、感染，但多无肝、脾、淋巴结肿大。据表现不同可分为 2 型。

1. 重型再障　起病急，进展快，病情重，感染和出血常为首发症状。

(1)贫血：面色苍白、乏力、头昏、心悸和气短等贫血症状进行性加重。

(2)感染：多数病人有发热，体温在 39℃以上，个别病人自发病到死亡均处于难以控制的高热之中。以呼吸道感染最常见。

(3)出血：出血部位广泛，除皮肤黏膜外多有内脏出血，甚至颅内出血而致死。

2. 非重型再障　起病缓，进展慢，以贫血为主要表现，感染、出血的程度较重型轻，也较易控制。久治无效者可发生颅内出血。

重型再障与非重型再障的鉴别见表 6-6。

表 6-6　重型再障与非重型再障的鉴别

鉴别指标		重型再障(SAA)	非重型再障(NSAA)
起病与进展		起病急，进展快	起病缓，进展慢
首发症状		感染、出血	贫血为主，偶有出血
感染程度		重	轻
高热		突出而明显，难以有效控制	少见且易控制
败血症		常见，主要死因之一	少见
感染部位		依次为呼吸道、消化道、泌尿生殖道、皮肤黏膜	上呼吸道、口腔牙龈
主要致病菌		G^-杆菌、金葡菌、真菌	G^-杆菌及各类球菌
出血程度		重，不易控制	轻，易控制
出血部位		广泛，除皮肤黏膜外多有内脏出血，甚至颅内出血而致死	以皮肤、黏膜为主，少有内脏出血
贫血表现		重，症状明显，易发生心衰	轻，少有心衰发生
外周血象	红细胞计数	$<6\times10^{12}/L$	$>6\times10^{12}/L$
	白细胞计数	$<2\times10^9/L$	$>2\times10^9/L$
	血小板计数	$<20\times10^9/L$	$>20\times10^9/L$
骨髓象		多部位增生极度减低	增生减低或有局部增生灶
病程与预后		病程短，预后差，多于 1 年内死亡	病程长，预后较好，少数死亡

(三) 实验室及其他检查

1. 血象　全血细胞(红细胞、白细胞、血小板)减少，属**正细胞正色素性贫血**。网织红细胞绝对值低于正常。

2. 骨髓检查　为**确诊**再障的主要依据。多部位骨髓增生均低下，粒、幼红细胞减少，巨核细胞减少或缺如，淋巴细胞占优势；骨髓非造血细胞、浆细胞、组织嗜碱细胞增多。

骨髓活检显示造血细胞显著减少，脂肪细胞增多，少量淋巴样细胞及浆细胞散在脂肪细胞之间。

（四）心理-社会状况

本病贫血呈进行性加重，尤其是重型病人常伴严重的出血和感染，病情凶险，治疗效果差，使病人预感生命受到威胁，而出现紧张、恐惧、情绪低落或悲观失望，对治疗失去信心。或因长期使用激素和免疫抑制剂引起痤疮、多毛和体形变化，病人常感自卑或烦恼，不愿参加社交活动。有的病人害怕骨髓穿刺，担心剧痛或对身体影响大，而有紧张、忧虑。

从事化学毒物生产、保管、运输、使用的执业人员，因化学毒物的跑、冒、滴、漏致人体长期小剂量接触或一次性大剂量接触有毒物质；以及从事放射工作的人员反复多次或一次性大剂量接触放射性物质，均是导致再生障碍性贫血的不可忽视的社会因素。

（五）治疗要点

治疗原则除了去除病因、支持治疗及对症治疗外，主要应积极纠正贫血、止血及控制感染。重型再障应尽早进行**骨髓移植**或应用免疫抑制剂，必要时可应用造血细胞因子；非重型再障则以雄激素治疗为主。

【常见护理诊断/问题】

1. 有感染的危险 与粒细胞减少及机体抵抗力下降有关。

2. 活动无耐力 与贫血导致组织缺氧、机体消耗增加有关。

3. 有受伤的危险 与血小板减少有关。

4. 身体意像紊乱 与雄激素的不良反应有关。

5. 知识缺乏：缺乏有关再障治疗及预防感染和出血的知识。

【护理措施】

（一）有感染的危险

护理措施参见本章第一节中感染的护理。

（二）活动无耐力

1. 休息与运动 指导病人合理休息与活动，减少机体的耗氧量。根据贫血程度、发生速度，与病人一起制订休息与活动计划，逐步提高病人的活动耐力水平。

2. 严重贫血病人应常规氧气吸入，以改善组织缺氧症状。

3. 遵医嘱用药 促进骨髓造血。

（1）**雄激素**：为目前治疗非重型再障的常用药。雄激素能刺激肾脏产生更多的促红细胞生成素，并直接作用于骨髓，促进红细胞生成。长期应用还可促进粒细胞系统和巨核细胞系统细胞的增生。

1）药物剂量：常用丙酸睾酮 50～100mg 肌肉注射，每天或隔天 1 次，疗程至少 4 个月；或口服十一酸睾酮 40mg，每天 3 次；司坦唑醇 2mg，每天 3 次；达那唑 0.2g，每天 3 次。

2）用药注意事项：丙酸睾酮为油剂，不易吸收，局部注射可形成硬块，甚至发生无菌性坏死。因此需采取深部、缓慢、分层肌肉注射，注意注射部位的轮换，经常检查局部有无硬结，一旦发现须及时处理。

3）疗效观察：通常药物治疗 1 个月左右网织红细胞开始上升，随之血红蛋白升高，经 3 个月后红细胞开始上升，而血小板上升需要较长时间。

（2）**造血因子**：主要用于重型再障。单用无效，多作为一种辅助用药，在免疫抑制治疗时或之后应用，有促进骨髓修复的作用。常用药物包括粒细胞集落刺激因子、粒-吞噬细胞集落刺激因子、促红细胞生成激素和白细胞介素-3。疗程以3个月以上为宜。

(3)**造血干细胞移植**：包括骨髓移植、脐血输注及胎肝细胞输注等，主要用于重型再障。最佳移植对象是年龄<40岁、未接受输血、未发生感染者。

(4)**免疫抑制剂**

1)常用药物：抗胸腺细胞球蛋白(ATG)和抗淋巴细胞球蛋白(ALG)具有抑制T淋巴细胞或非特异性自身免疫反应的作用，可用于重型再障的治疗。

2)用量及注意事项：治疗剂量因球蛋白来源和生产厂家的不同而异，马ALG10～15mg/(kg·d)连用5天；兔ATG3～5mg/(kg·d)连用5天。用药前需做过敏试验，静脉滴注ATG不宜过快，每日剂量应维持点滴12～16小时。

3)不良反应：免疫抑制剂治疗过程中可出现超敏反应、出血加重、血清病和继发感染等，应加强病情观察，做好保护性隔离，预防出血和感染。

(5)**输血** 对于重度贫血(Hb<60g/L)伴明显缺氧症状者，可考虑输注浓缩红细胞，但应防治输血过多，以免影响日后造血干细胞移植的效果。

(三) 有受伤的危险

护理措施参见本章第一节中出血的护理。

(四) 身体意像紊乱

首先与病人及其家属建立相互信任的良好关系，注意观察病人的情绪反应及行为表现，鼓励病人讲出自己所关注的问题并及时给予有效的心理疏导。向病人及家属解释雄激素类药物应用的目的、主要不良反应，如面部痤疮、毛发增多、声音变粗、女性闭经、乳房缩小、性欲增加等，说明待病情缓解后，随着药物剂量的减少，不良反应会逐渐消失。帮助病人认识不良心理状态对疾病康复的不利影响。如病情允许，鼓励病人自我护理。适当进行户外活动，增强对外界的适应能力。同时鼓励病人与亲人、病友多交谈，争取社会支持系统的帮助，减少孤独感，增强康复的信心，积极配合治疗。

(五) 健康教育

1. 疾病知识介绍 向病人介绍有关再障的病因，治疗再障药物的不良反应及防护措施。避免与周围环境中可能导致骨髓损害的物理、化学因素接触，因职业关系必须接触骨髓抑制毒物或放射性物质者，应调换工种。

2. 病情监测 定期体检，注意血象变化，提高自我保护能力，慎用对造血系统有损害的药物，禁用氯霉素、氨基比林、保泰松等药。

3. 用药指导 指导病人坚持规则用药，完成疗程，定期复查。强调预防感染和出血的重要性和措施，一旦发生或怀疑出血、感染时应及时就医，争取早期诊断和治疗。

思考题

病人，女性，39岁。发热4天，咽痛、咳嗽、胸痛，经抗感染治疗后无明显好转，近1天来开始牙龈出血不止，急诊来院。查体：T 39℃，P 110次/分，R 22次/分，BP 120/80mmHg，意识清楚、面色苍白、巩膜无黄染，咽部充血发红，扁桃体Ⅱ度肿大，心肺无异常，肝脾、淋巴结未触及。

问题：1. 为明确诊断，该病人可做哪些实验室及其他检查？

2. 病人实验室检查结果：WBC 1×10^9/L，RBC 3.0×10^{12}/L，Plt 20×10^9/L，网织红细胞绝对值 15×10^9/L。骨髓检查示增生低下，粒、红细胞明显减少，巨核细胞未见。请判断该病人可能的疾病是什么？

3. 目前主要的护理诊断及合作性问题有哪些？

4. 得知病情后，病人情绪低落，请你对该病人采取相应的护理。

5. 该病可采用的治疗方法有哪些？并对其进行用药指导。

第四节　出血性疾病病人的护理

1. 了解特发性血小板减少性紫癜、过敏性紫癜、血友病的病因和治疗要点。
2. 熟悉过敏性紫癜、血友病的临床表现、护理诊断和护理措施。
3. 掌握特发性血小板减少性紫癜的临床表现、护理措施及健康教育。
4. 熟练掌握特发性血小板减少性紫癜的护理。
5. 具有关心、爱护、尊重病人的职业素养。

一、特发性血小板减少性紫癜病人的护理

特发性血小板减少性紫癜(idiopathic thrombocytopenic purpura，ITP)是一种因免疫介导破坏导致外周血血小板减少的出血性疾病。临床特征表现为广泛皮肤黏膜及内脏出血、血小板减少、骨髓巨核细胞发育成熟障碍、血小板生存时间缩短及血小板膜糖蛋白特异性自身抗体出现。ITP 是最为常见的血小板减少性紫癜，其发病率约为(5～10)/10 万人口，急性多见于儿童，慢性多见于成人，男女之比为 1∶4。

【护理评估】

(一) 健康史

ITP 的病因不完全清楚，可能与下列因素有关。

1. 感染　80%的急性 ITP 病人在发病前 2 周左右常有**上呼吸道感染**史，慢性 ITP 病人常因感染而致病情加重。

2. 免疫因素　目前认为自身抗体致敏的血小板被单核巨噬细胞系统过度吞噬破坏是 ITP 发病的主要机制。50%～70%的 ITP 病人血浆和血小板表面可检测到血小板膜糖蛋白特异性自身抗体。

3. 脾　脾是抗血小板自身抗体产生的主要部位，也是血小板破坏的重要场所。

4. 雌激素　慢性 ITP 病人多见于 40 岁以下女性。现已发现，雌激素可能有抑制血小板生成和增强单核-巨噬细胞对抗体结合血小板吞噬的作用。

(二) 临床表现

1. 急性型　①发病年龄：多见于**儿童**。②起病方式：病前 1～2 周常有呼吸道感染等感染史，特别是病毒感染史。起病急骤，常有畏寒、寒战、发热。③出血特点：**出血症状较重**。全身皮肤出现瘀点、紫癜、瘀斑，重者可有血疱及血肿。常见鼻、牙龈及口腔黏膜出

血。可出现内脏出血，如呕血、黑便、咯血、血尿、阴道出血等，**颅内出血**可致剧烈头痛、意识障碍、瘫痪及抽搐，是本病致亡的主要原因。④其他：可出现不同程度的贫血、血压下降甚至休克。

2. 慢性型 ①发病年龄：多见于**中青年女性**。②起病方式：起病缓慢，一般无前驱症状。③出血特点：出血相对较**轻而局限**，但易**反复发生**。常表现为皮肤瘀点、紫癜、瘀斑，也可出现鼻黏膜、牙龈出血，女性病人出现月经过多，内脏出血少见。④其他：女性病人长期月经过多，可致贫血。病程半年以上，可出现脾轻度肿大。

（三）实验室及其他检查

1. 血小板计数 急性型**常低于** 20×10^{9}/L，慢性型常为 50×10^{9}/L 左右。

2. 骨髓象 急性型骨髓巨核细胞数量轻度增加或正常，慢性型显著增加。**巨核细胞发育成熟障碍**，表现为细胞体积小，胞质内颗粒少，幼稚细胞增加。有血小板形成的巨核细胞显著减少，低于30%。

3. 其他 出血时间延长，血块收缩不良；80%左右的病人抗血小板自身抗体和血小板相关补体增高；90%以上的病人血小板生存时间明显缩短；可有不同程度的贫血。

（四）心理-社会状况

轻度皮肤黏膜出血，可能会导致病人精神紧张；反复出血易引起病人焦虑；严重出血或内脏出血病人可能产生恐惧。伴贫血的病人常注意力不集中，易激动和烦躁。长期使用糖皮质激素致体形变化的病人会感到自卑。

（五）治疗要点

治疗的目的是减少血小板的破坏，防止出血。**首选糖皮质激素**；若糖皮质激素治疗无效或有禁忌证，可行脾切除；上述方法无效可选用免疫抑制剂；急重症可输注血小板悬液，静注大剂量甲泼尼龙、丙种球蛋白，置换血浆等。

【常见护理诊断/问题】

1. 有组织完整性受损的危险：出血 与血小板减少有关。

2. 知识缺乏：缺乏 ITP 的有关知识。

【护理措施】

（一）有组织完整性受损的危险：出血

1. 休息与活动 轻度出血可适当活动，但要**防止外伤**；血小板<20×10^{9}/L、急性出血或严重出血者应卧床休息，协助做好各种生活护理。出血的预防和护理详见本章第一节中出血病人的护理。

2. 心理疏导 加强与病人及家属的沟通，教给病人相关疾病知识，消除紧张、焦虑情绪，鼓励病人树立战胜疾病的信心，积极配合治疗。

3. 遵医嘱用药

(1)**糖皮质激素**：常为首选药物，其作用机制为减少自身抗体生成及抗原抗体反应、抑制单核-巨噬细胞系统对血小板的破坏、改善毛细血管通透性、刺激骨髓造血及血小板向外周血的释放。常用泼尼松 1mg/(kg·d)，分次或顿服，病情严重者用等效量地塞米松或甲泼尼龙静脉滴注，好转后改口服。待血小板升至正常或接近正常后，逐步减量，每3～5天减掉2.5～5mg，最后以5～10mg/d维持治疗，持续3～6个月。停药前每2～3周内以2.5mg的速度递减，直至停药。

糖皮质激素的不良反应

长期应用糖皮质激素可引起一系列不良反应：①医源性库欣综合征，如向心性肥胖、满月脸、皮肤紫纹瘀斑、类固醇性糖尿病、骨质疏松、自发性骨折甚或骨坏死、女性多毛、月经紊乱甚或闭经不孕、男性阳痿、出血倾向等。②诱发或加重包括细菌、病毒和真菌等各种感染。③诱发或加剧胃十二指肠溃疡，甚至造成消化道大出血或穿孔。④高血压、充血性心力衰竭和动脉粥样硬化、血栓形成。⑤高脂血症，尤其是高甘油三酯血症。⑥肌无力、肌肉萎缩、伤口愈合迟缓。⑦激素性青光眼、激素性白内障。⑧精神症状如焦虑、兴奋、欣快或抑郁、失眠、性格改变，严重时可诱发精神失常、癫痫发作。⑨儿童长期应用影响生长发育。⑩长期外用糖皮质激素类药物可出现局部皮肤萎缩变薄、毛细血管扩张、色素沉着、继发感染等不良反应；在面部长期外用时，可出现口周皮炎、酒渣鼻样皮损等。

(2)**免疫抑制剂**：一般不作首选，糖皮质激素或脾切除疗效不佳、或有禁忌证，或与糖皮质激素合用减少其用量时使用。最常用药物是长春新碱，每次1mg，每周一次，静脉注射，4～6周为一疗程；也可溶于500ml生理盐水或5%葡萄糖中静脉滴注8小时，注意用黑布遮盖药液。其他药物有环磷酰胺、硫唑嘌呤、环孢素等，环孢素主要用于治疗难治性ITP病人。

4. 病情观察 注意观察病人出血的部位、程度，及时发现新的出血、重症出血及先兆，并结合伴随症状及辅助检查做出正确临床判断。同时，注意观察药物的疗效和不良反应，定期查血压、血糖、血象等，发现异常，及时报告医生。

(二)健康教育

1. 疾病知识指导 让病人及其家属了解疾病的病因及发病机制、临床表现及治疗方法，避免剧烈或易致损伤的活动，防止外伤。加强生活护理的指导，告知病人勤剪指甲，不用刀片刮胡须，不用牙签剔牙，不用硬牙刷刷牙，不挖鼻孔，避免皮肤黏膜损伤致出血。

2. 用药指导 糖皮质激素易引起库欣综合征、血糖升高、诱发溃疡、并发感染、骨质疏松等副作用，免疫抑制剂可引起骨髓造血功能抑制，注意监测血糖、血压、血象、体重等。长期使用糖皮质激素不可自行减量或突然停药。告知病人避免使用可能引起血小板减少或抑制其功能的药物，如**阿司匹林**、双嘧达莫、吲哚美辛、磺胺类、氨苄西林、氯霉素等。

3. 病情自我监测指导 教会病人观察皮肤黏膜出血的情况，如瘀点、紫癜、瘀斑、鼻出血、牙龈出血等；有无呕血、黑便、咯血、血尿、月经过多、头痛、视力改变等。一旦出现出血加重或内脏出血的表现，及时就医。

二、过敏性紫癜病人的护理

过敏性紫癜(allergic purpura)是一种常见的血管变态反应性疾病，主要表现为**皮肤紫癜**，可伴有腹痛、便血、关节痛、血尿，多为自限性。本病多见于青少年，男性略多于女性，春、秋季多发。

【护理评估】

(一)健康史

与本病发病密切相关的因素有：

1. 感染 为最常见的原因。包括细菌如β-溶血性链球菌引起的上呼吸道感染，病毒如麻疹、水痘、风疹病毒感染，以及肠道寄生虫感染。

2. 食物　是机体对异性蛋白质过敏所致，如鱼、虾、蟹、蛋、牛奶等。

3. 药物　包括抗生素，如青霉素、头孢菌素类；解热镇痛药，如水杨酸类、保泰松、吲哚美辛以及奎宁类等；其他药物还有磺胺类、异烟肼、阿托品、噻嗪类利尿剂等。

4. 其他　如花粉、尘埃、虫咬、疫苗接种及寒冷刺激等。

过敏性紫癜的发病机制

过敏性紫癜的发病机制为机体对某些致敏物质发生过敏反应，抗原-抗体复合物沉积于血管壁或肾小球基底膜上，并激活补体，释放过敏素等，损害毛细血管、小动脉，引起广泛的毛细血管炎，使血管壁通透性和脆性增加，伴有渗出性出血和水肿，可累及皮肤、黏膜、胃肠道、关节及肾脏，导致一系列出血表现。

（二）临床表现

病前1～3周常有上呼吸道感染，或接触过敏的食物、药物、花粉、尘埃、昆虫等。根据受累部位及其表现不同可分为5型：

1. 单纯型（紫癜型）　**最常见**。主要表现为**皮肤紫癜**。多发生于下肢伸侧及臀部，对称分布，分批出现，大小不等，呈深红色，压之不褪色，随着病情发展，逐渐变成紫色、黄褐色、淡黄色，约7～14日消退。

2. 腹型　除皮肤紫癜外，主要表现为**腹痛**，多位于脐周、下腹或全腹，呈阵发性绞痛，可伴恶心、呕吐、腹泻、便血，肠鸣音活跃或亢进，一般无明显腹肌紧张和压痛。少数病人在皮肤紫癜出现前可因腹痛、腹肌紧张、压痛、肠鸣音活跃或亢进误诊为急腹症。

3. 关节型　除皮肤紫癜外，主要表现**关节肿胀、疼痛、压痛和功能障碍**。多见于膝、踝、肘、腕等大关节，反复发作，呈游走性，数日内消失，不留后遗症。

4. 肾型　**最严重**的类型。多在紫癜后1周出现蛋白尿、血尿和管型尿，偶见水肿、高血压及肾衰竭等表现，常3～4周内恢复。少数反复发作，可发展成为慢性肾炎或肾病综合征，甚至尿毒症。

5. 混合型　具备以上两种以上类型的特点。

（三）实验室及其他检查

血小板计数、出血和凝血时间正常。半数以上病人毛细血管脆性试验阳性，毛细血管镜检查可见毛细血管扩张、扭曲及渗出性炎症。肾型可有蛋白尿、血尿和管型尿。

（四）心理-社会状况

病人由于本病知识缺乏，出现皮肤紫癜会感到紧张，腹痛、关节疼痛易引起焦虑、烦躁，血尿、便血会感到恐慌。

（五）治疗要点

治疗的原则是祛除病因和抗过敏治疗。常用药物有：抗组胺药物，如异丙嗪、阿司咪唑、氯苯那敏、钙剂等；改善血管通透性药物，如维生素C、曲克芦丁等。对腹型、关节型可选用糖皮质激素，如泼尼松、地塞米松或氢化可的松等。肾型可选用免疫抑制剂，如环磷酰胺、硫唑嘌呤等。

【常见护理诊断/问题】

1. 有组织完整性受损的危险：出血　与血管通透性和脆性增加有关。

2. 急性疼痛：腹痛、关节痛　与局部过敏性血管炎性病变有关。

3. 潜在并发症:肾病综合征、慢性肾衰竭。

4. 知识缺乏:缺乏有关病因预防的知识。

【护理措施】

(一) 有组织完整性受损的危险:出血

1. 休息与活动 发作期应卧床休息,避免过早与过多的行走活动。

2. 饮食 避免过敏性食物摄入。发作期宜选择清淡、少刺激、易消化饮食。若有上消化道出血者,流质或半流质饮食,避免过热饮食,必要时禁食。

3. 心理疏导 向病人解释出现紫癜的原因,消除病人紧张情绪,特别有便血、血尿者,要做好耐心细致的解释工作,让病人树立战胜疾病的信心,积极配合治疗。

4. 遵医嘱用药 常用的药物有:①抗组胺药:异丙嗪 12.5~25mg,每日 1 次,肌肉注射或静脉滴注;阿司咪唑 10mg,每日 1 次,口服;氯苯那敏 2~4mg,每日 2~3 次,口服。同时,可辅以维生素 C5~10g/d,静脉滴注,持续 5~7 天。②糖皮质激素:泼尼松 30mg/d 顿服或分次口服。重症可用氢化可的松 100~200mg/d,或地塞米松 5~10mg/d 静脉滴注,症状减轻后改口服。疗程一般不超过 30 天。注意副作用,特别是感染的问题。③免疫抑制剂:上述治疗效果不佳时使用。如环磷酰胺,嘱病人多饮水,注意观察尿量及颜色改变。

5. 病情观察 密切观察病人出血的进展与变化,皮肤瘀点、紫癜分布有无增多或消退,有无便血、血尿等。

(二) 疼痛:腹痛、关节痛

1. 体位 腹痛者取屈膝平卧位,关节肿痛注意局部制动与保暖。

2. 遵医嘱用药 糖皮质激素对腹型和肾型疗效较好。腹痛较重者可用解痉剂,如阿托品,每次 0.5mg,皮下或肌肉注射;或山莨菪碱,每次 5~10mg,肌肉或静脉注射。关节痛酌情用消炎止痛剂,如吲哚美辛,每次 25mg,每日 2~3 次,口服;或布洛芬,每次 0.2~0.4g,每日 3 次,口服。

3. 病情观察 注意观察腹痛的性质、部位、程度及持续时间,有无肌紧张、压痛与反跳痛,有无便血,听肠鸣音情况。观察受累关节的部位、数目,有无肿胀、压痛、活动障碍情况。

(三) 潜在并发症:肾病综合征、慢性肾衰竭

详见第五章“泌尿系统疾病病人的护理”。

(四) 健康教育

1. 疾病知识指导 向病人及家属介绍本病的病因、发病机制、临床表现及治疗方法。加强锻炼,增强体质,预防上呼吸道感染。养成良好卫生习惯,饭前便后要洗手,避免食用不洁饮食,预防肠道寄生虫感染。避免接触与本病发病有关的食物、药物和花粉等。

2. 指导病人自我监测病情 教会病人及家属观察出血情况及伴随症状,发现大量的瘀点、紫癜、腹痛、腹胀、便血、关节肿痛、血尿、水肿等,及时就医。

三、血友病病人的护理

血友病(hemophilia)是一组因遗传性凝血活酶生成障碍引起的出血性疾病,包括血友病 A(又称遗传性抗血友病球蛋白缺乏症或 FⅧ: C 缺乏症)、血友病 B(又称遗传性 FⅨ缺乏症)和遗传性 FⅪ缺乏症。临床表现以阳性家族史、幼年发病、自发或轻度外伤后出血不止、血肿形成及关节出血为特征。血友病社会人群发病率为(5~10)/10 万,婴儿发病率约为 1/5000。以血友病 A 最为常见,约占 80%,血友病 B 约占 15%,遗传性 FⅪ缺乏症极少见。

【护理评估】

(一) 健康史

血友病 A、B 属于 X 连锁隐性遗传，其遗传规律见图 6-5。遗传性 FⅪ缺乏症属于常染色体隐性遗传，双亲都可遗传，子女均能发病。

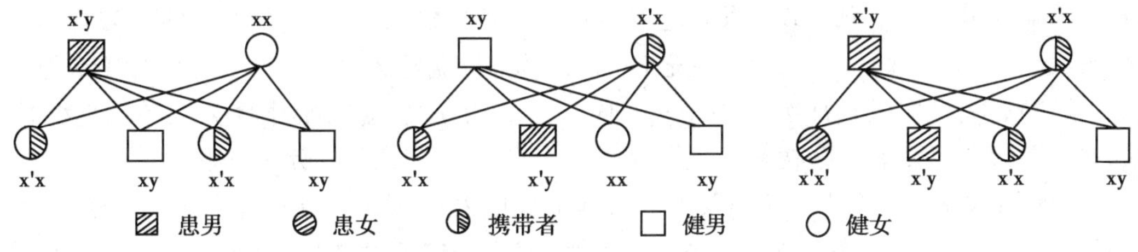

图 6-5 血友病 A、B 遗传规律

(二) 临床表现

1. 出血 出血轻重与血友病类型及相关因子缺乏程度有关。血友病 A 出血较重，血友病 B 出血较轻。血友病出血多为**自发性或轻度外伤、小手术后出血不止**，且具备下列**特征**：①出生即有，伴随终身；②常表现为软组织或深部肌肉内血肿；③负重关节(如膝、踝关节等)反复出血甚为突出，最终可致关节疼痛、肿胀、僵硬、畸形，可伴骨质疏松、关节骨化及相应肌肉萎缩(称血友病关节)。皮肤紫癜极罕见；重型病人可发生呕血、咯血、甚至颅内出血。

2. 压迫症状 血肿压迫周围神经可致局部疼痛、麻木及肌肉萎缩；压迫血管可致相应供血部位缺血性坏死或淤血、水肿；口腔底部、咽后壁、喉部及颈部出血可致呼吸困难甚至窒息等。

(三) 实验室及其他检查

外周血象基本正常，凝血时间(CT)正常或延长，部分活化凝血活酶时间(APTT)延长，凝血酶原消耗(PCT)不良及简易凝血酶生成试验(STGT)异常。凝血活酶生成试验及纠正试验可确定 3 种血友病的诊断与鉴别诊断。

(四) 心理-社会状况

广泛而严重的出血，可致病人出现不安、无助感或恐慌。由于是终身性疾病，且目前无根治方法，病人容易失去战胜疾病的信心，产生悲观失望的情绪。

(五) 治疗要点

以**替代疗法**为主，补充凝血因子，以达到止血的目的。主要制剂有新鲜冷冻、冷沉淀物、凝血酶原复合物、FⅧ浓缩制剂，目前已开始试用基因治疗。同时要预防损伤性出血。

【护理诊断/问题】

1. 有组织完整性受损的危险：出血 与凝血因子缺乏有关。

2. 有失用综合征的危险 与反复多次关节腔出血有关。

3. 知识缺乏：缺乏血友病的有关知识。

【护理措施】

(一) 有组织完整性受损的危险：出血

1. 休息与活动 避免过度负重、剧烈的运动或使用利器，防止受伤；尽量避免手术治疗、拔牙、穿刺、注射等创伤性的检查和治疗。有出血时应卧床休息，患肢制动，尽量减少活动。

2. 饮食 给予高热量、高蛋白、高维生素、易消化食物，少带骨、刺的食物，避免刺伤消化道黏膜导致出血。

3. 心理疏导 了解病人的心理状态，向病人及家属讲解疾病的知识、遗传特点，说明是遗传疾病，需要终身治疗，消除病人的紧张、恐惧心理，积极配合治疗。

4. 遵医嘱用药 ①**补充凝血因子**：按每毫升新鲜血浆含FⅧ（或FⅨ）1IU计算，每输入1ml/kg血浆，可提高病人FⅧ（或FⅨ）水平2%。最低止血要求FⅧ（或FⅨ）水平达20%以上，出血重或欲行中型以上手术应达40%以上。首次输入FⅧ（或FIX）剂量（IU）=体重×所需提高的活性水平（%）÷2。补充FⅧ需连续静脉滴注或每日2次，FⅨ每日1次即可。②其他药物：去氨加压素每次16～32μg，加入30ml生理盐水快速静脉滴注，每12小时1次，也可分次皮下注射或鼻腔滴入；达那唑300～600mg/d，顿服或分次口服。

5. 病情观察 注意观察肌肉及关节血肿引起的表现，判断其程度，协助医生进行相应处理。定期监测血压、脉搏，观察病人有无呕血、咯血等内脏出血的征象；注意颅内出血的表现，如头痛、呕吐、瞳孔不对称，甚至昏迷等，一旦发现，及时报告医生，并配合紧急处理。

（二）有失用综合征的危险

1. 休息 急性期卧床休息，关节局部制动并保持肢体于功能位，肿胀未完全消退、肌肉力量未恢复之前，切勿使患肢负重，适当增加卧床时间，避免过早行走。

2. 关节功能训练 向病人及家属说明功能锻炼的目的是防止关节挛缩、强直、肌肉萎缩和功能丧失，与病人一起制订活动计划，使其主动配合。卧床期间，指导病人进行股四头肌功能训练。关节腔出血控制后，帮助病人循序渐进地进行受累关节的被动或主动活动，但要避免受伤；同时，可给予理疗以促进受累关节的康复。

3. 病情观察 观察关节的出血情况，有无红、肿、热、痛，活动情况；关节是否处于功能位；有无关节挛缩、强直、肌肉萎缩和功能丧失等。

世界血友病联盟

世界血友病联盟（WFH）是由一个叫Frank Schnabel的人于1963年建立的。他出生于华盛顿，生活在加拿大的蒙特利尔，患有严重的血友病，虽然他的童年饱受反复出血及没有有效的治疗之苦，但在母亲的鼓励下最终获得了大学学位。在帮助建立了加拿大血友病学会后，在Frank的不断努力下，加拿大国家血友病学会1963年在哥本哈根举行，自此世界血友病联盟诞生。联盟最大的贡献是帮助数以万计的生活在比较贫穷的血友病病人和家庭过上正常人的生活。联盟的第二位主席Charles Carman，是同样患有严重血友病的美国商人。现在联盟已成立了40年，WFH已成为出血性疾病组织的国际代言人，其成员已遍及超过100个国家，是世界卫生组织的正式成员。

（三）健康教育

1. 疾病知识指导 向病人介绍血友病的知识，教给病人及家属出血的急救处理方法，有出血时及时就医。病人外出远行时，应携带写明血友病的病历卡，以备意外时可及时处理。

2. 生活指导 向病人家庭、学校或工作单位交代病情，合理安排工作，避免从事易引起受伤的工作和活动。教育病人日常的、适度的运动是有益的，可反复地锻炼股四头肌，能有效地预防肌肉无力和关节腔反复出血。但应避免剧烈的接触性运动，以降低外伤和出血的危险。注意口腔卫生，防止因拔牙等而引起出血。

3. 用药指导 避免使用阿托品、双嘧达莫等抑制血小板或使血小板减少的药物。

4. 预防指导　血友病为遗传性疾病，重在预防。应指导病人在结婚前去血友病遗传咨询门诊，最好**不要与血友病病人和其携带者婚配**，以减少本病的遗传。携带者，妊娠早期通过检查可了解胎儿是否患血友病，从而决定是否终止妊娠。

病人，女，25 岁。3 年来不明原因出现月经过多，每次持续 8～10 天，未重视。2 年前开始出现心悸，面色苍白，月经量仍过多，妇科诊断为功能性子宫出血，治疗效果不佳。1 个月前感冒后咳嗽，鼻出血 3 次，每次约 20～30ml，收入院。既往身体健康。入院查体：一般情况可，四肢皮肤散在紫癜及瘀斑，心肺（—），肝脾不大。血红蛋白 70g/L，白细胞计数 4.8×10^9/L，血小板计数 30×10^9/L；骨穿显示巨核细胞发育成熟障碍，血小板形成的巨核细胞显著减少。请思考：

1. 该病人最可能患什么病？依据是什么？
2. 如何鉴别几种常见的出血性疾病？
3. 对该病人的出血采取哪些护理措施？
4. 对该病人如何进行健康教育？

第五节　白血病病人的护理

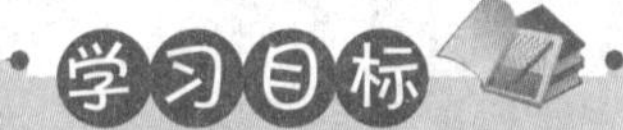

1. 了解白血病的分类、病因和发病机制。
2. 熟悉慢性白血病的临床表现、辅助检查、治疗要点和护理措施。
3. 掌握急性白血病的临床表现、辅助检查、治疗要点和护理诊断。
4. 熟练掌握急性白血病病人的护理措施。
5. 积极、主动参与学习，具有严谨求实的工作作风和良好的职业道德，对肿瘤病人的不同心理状况，积极采取应对措施。

一、概　　述

白血病（leukemia）是一类**造血干细胞**的恶性克隆性疾病，其特征为骨髓或其他造血组织中白血病细胞大量异常增生，正常造血功能被抑制，临床上主要表现为贫血、发热、出血和肝、脾、淋巴结不同程度的肿大。

【分类】

（一）根据白血病细胞的成熟程度和自然病程分类

可将白血病分为急性白血病和慢性白血病 2 类。

1. 急性白血病（acute leukemia，AL）　白血病细胞分化停滞在较早阶段，主要为原始细胞及早期幼稚细胞，病情进展快，自然病程仅几个月。

2. 慢性白血病（chronic leukemia，CL）　白血病细胞分化停滞在较晚阶段，主要为较成熟幼稚细胞和成熟细胞，病程进展缓慢，自然病程为数年。

(二) 根据白血病细胞类型分类

1. 急性白血病 国际上常用的法美英FAB分类法将急性白血病分为急性淋巴细胞白血病(acute lymphocytic leukemia,ALL,简称急淋)与急性髓细胞白血病(acute myeloid leukemia,AML简称急粒)2类。两类再分成多种亚型(表6-7)。

表6-7 急性白血病分型

急性淋巴细胞白血病		急性非淋巴细胞白血病	
L_1型	原始和幼稚淋巴细胞以小细胞为主	M_0	急性髓细胞白血病微分化型
		M_1	急性粒细胞白血病未分化型
		M_2	急性粒细胞白血病部分分化型
L_2型	原始和幼稚淋巴细胞以大细胞为主	M_3	急性早幼粒细胞白血病
		M_4	急性粒-单核细胞白血病
		M_5	急性单核细胞白血病
L_3型	原始和幼稚淋巴细胞以大细胞为主,大小较一致,胞浆内有明显空泡	M_6	红白血病
		M_7	急性巨核细胞白血病

2. 慢性白血病 据白血病细胞类型分为慢性髓细胞白血病(简称慢粒)、慢性淋巴细胞白血病(简称慢淋)及少见类型的白血病(如毛细胞白血病、幼淋巴细胞白血病等)。

毛细胞白血病

是一种少见特殊类型的慢性淋巴细胞白血病。发病年龄多数在40～50岁。临床以发热、脾大及贫血为特征。脾大可及盆腔,半数有肝大,但淋巴结肿大则罕见。多数有不同程度的全血细胞减少,除骨髓造血功能衰竭导致外,尚有脾功能亢进因素所致。病人可伴有门静脉高压及腹水。外周血中可找到多毛细胞,系一种单个核细胞,胞浆不规则,边缘可见清楚长绒毛,长达4μm,为本病特征。多毛细胞对许多化疗药物都不敏感,切脾是首选疗法。干扰素可作为无脾肿大和脾切除复发的主要药物。

【发病情况】

我国白血病发病率约为2.76/10万人口。其中,急淋、急粒、慢粒和慢淋发病率分别为1.62/10万、0.69/10万、0.36/10万和0.05/10万。急粒以成人多见,急淋以儿童多见;慢粒以中年多见,慢淋以老年多见。在恶性肿瘤死亡率中,白血病居第六位(男)和第八位(女),儿童及35岁以下成人居第一位。

【病因和发病机制】

人类白血病的病因尚不清除,其发病可能与下列因素有关。

1. 生物因素 主要是病毒和免疫功能异常。成人T细胞白血病/淋巴瘤可由人类T淋巴细胞病毒I型引起。病毒感染机体后,作为内源性病毒整合并潜伏在宿主细胞内,在某些理化因素作用下,即被激活表达而诱发白血病。部分免疫功能异常者患白血病的危险度会增加。

2. 化学因素 苯及其衍生物、氯霉素、保泰松、某些抗肿瘤药(如环磷酰胺、氮芥、丙卡巴肼等)、亚硝胺类物质等可致白血病。

3. 物理因素 X线、γ射线等电离辐射有致白血病的作用,其作用与放射剂量的大小及放射部位有关。研究表明,大面积和大剂量照射可使骨髓抑制和机体免疫力下降,DNA突变、断裂和重组，导致白血病的发生。

4. 遗传因素　某些遗传性疾病有较高的白血病发病率，如唐氏综合征、先天性再生障碍性贫血等。单卵孪生子一个患白血病，另一个的发病率为 1/5，比双卵孪生者高 12 倍。

5. 其他血液病　某些血液病，如骨髓异常增生综合征、淋巴瘤、多发性骨髓瘤、阵发性睡眠性血红蛋白尿等，最终可能发展为白血病。

二、急性白血病病人的护理

【护理评估】

(一) 临床表现

起病缓急不一。急者多为突然高热或严重出血，缓者常为面色苍白、皮肤紫癜、月经过多或拔牙后出血不止而就医后被发现。

1. 正常骨髓造血功能受抑制的表现

(1)**贫血**：常为首发症状，进行性加重。半数病人就诊时已有重度贫血，少数病程短可无贫血。

(2)**发热**：最常见的症状。可低热，亦可高达 39～40℃以上，伴畏寒、出汗等。白血病本身可以发热，但高热往往提示有继发感染，常不易控制，是导致白血病病人死亡的最常见原因之一。

(3)**出血**：以皮肤瘀点、紫癜、鼻出血、牙龈出血、月经过多较为常见，严重者发生颅内出血可致死。

2. 白血病细胞增殖浸润的表现

(1)**肝脾、淋巴结肿大**：可有轻至中度肝、脾大，淋巴结肿大以急淋多见。

(2)**骨和关节**：常有**胸骨下段局部压痛**，也可出现关节、骨骼疼痛，尤以儿童多见。

(3)**眼部**：粒细胞白血病形成的粒细胞肉瘤或绿色瘤累及眼眶骨膜，引起眼球突出、复视或失明。

(4)**口腔和皮肤**：可出现牙龈增生、肿胀；皮肤出现蓝灰色斑丘疹，局部隆起、变硬，呈紫蓝色结节。

(5)**中枢神经系统白血病(CNSL)**：可发生在疾病的各个时期，但常发生在化疗后缓解期，这是由于多种化疗药物难以通过血脑屏障，隐藏在中枢神经系统的白血病细胞不能被有效杀灭，因而引起 CNSL。以**急淋**最常见，儿童病人尤甚。轻者表现为头痛、头晕，重者出现呕吐、颈项强直，甚至抽搐、昏迷。

(6)**睾丸**：无痛性肿大，多为单侧。

(二) 实验室及其他检查

1. 血象　大多数病人白细胞计数增高，多在$(5～10)\times10^9/L$。血涂片可见数量不等的原始和幼稚细胞。血红蛋白和红细胞计数减少，呈正常细胞性贫血。血小板计数减少。

2. 骨髓象　**诊断的主要依据**。多数病例骨髓象有核细胞显著增生，以原始细胞为主，而较成熟中间阶段细胞缺如，并残留少量成熟细胞。少数骨髓增生低下，但原始细胞占30%以上。正常幼红细胞和巨核细胞减少。

3. 其他检查　细胞化学染色、免疫学检查、染色体和基因检查等可进行白血病类型的鉴别。

(三) 心理-社会状况

白血病病人与其他恶性肿瘤病人的心理反应过程一样，常经历震惊否认期、震怒期、磋商期、抑郁期和接受期。未确诊的病人主要表现为由怀疑而引起焦虑；一旦确诊为白血病，多数病人会产生强烈的恐惧、忧伤、悲观失望等负性情绪，甚至企图轻生。随着治疗病情好转，恐惧感会逐渐消失，此时可较坦然地正视自己的疾病。当白血病复发时，病人的恐惧感会再度出现，表现为紧张、抑郁、易激惹，常感孤独、绝望等。

（四）治疗要点

急性白血病的治疗目的是控制病情达到完全缓解，防治出血及感染以降低死亡率，延长病人无病生存期并争取治愈。治疗措施为综合采用化疗、支持对症治疗（成分输血及抗感染）、造血干细胞移植、细胞因子治疗（粒细胞集落刺激因子和粒-单集落刺激因子与化疗同时应用或化疗后应用）、放射治疗（用于中枢神经系统白血病和睾丸白血病）及中医中药治疗等。中枢神经系统白血病的病人，需进行药物鞘内注射治疗或脑-脊髓放疗。其中**化疗**是目前治疗急性白血病最主要的方法，**造血干细胞移植**是最有效的方法。

【常见护理诊断/问题】

1. 有感染的危险 与白血病细胞大量增生和正常白细胞数量减少、质量异常有关。

2. 有受伤的危险：出血 与血小板减少和白血病细胞浸润有关。

3. 活动无耐力 与贫血、发热、化疗有关。

4. 预感性悲伤 与患白血病感受到死亡威胁有关。

5. 知识缺乏：缺乏白血病治疗以及预防感染、出血等方面的知识。

【护理目标】

病人体内白血病细胞减少，成熟粒细胞增多，不发生严重感染；血小板数量增多，质量正常，减少或避免出血；营养不良改善，贫血得到纠正，活动耐力增强，日常活动后无不适感；能正确面对患病现实，减轻或消除焦虑、恐惧、悲观情绪，增强信心，积极配合治疗和护理；能正确认识疾病，正确进行自我病情监测及预防感染、出血等发生。

【护理措施】

（一）有感染的危险

除参见本章第一节中感染护理措施外，遵医嘱应用化疗药物及配合医生进行造血干细胞移植（详见第六章中造血干细胞移植护理）。

1. 化疗常用药物及化疗方案 根据白血病的类型选择化疗方案，最大限度杀灭白血病细胞，恢复机体造血功能。见表6-8。

2. 化疗方法 急性白血病的化疗过程分2个阶段，即诱导缓解和缓解后治疗。

（1）**诱导缓解：**指从化疗开始到完全缓解阶段。是通过联合应用化疗药物，迅速、大量地杀灭白血病细胞，恢复机体正常造血，使病人尽可能在较短的时间内获得完全缓解。**完全缓解**即病人的症状和体征消失，血象和骨髓象基本恢复正常。能否获得完全缓解，是急性白血病治疗成败的关键。

白血病化疗诱导完全缓解的标准

白血病的症状和体征消失，外周血中性粒细胞绝对值≥1.5×10^9/L，血小板≥100×10^9/L，白细胞中无白血病细胞；骨髓中原始粒Ⅰ型+Ⅱ（原单+幼单或原淋+幼淋）≤5%，M_3型原粒+早幼粒≤5%，无Auer小体，红细胞及巨核细胞系列正常，无髓外白血病。理想的完全缓解为初诊时的免疫学、细胞遗传学和分子生物学异常标志消失。

表 6-8　急性白血病常用的化疗药物及化疗方案

方案	药物剂量	用法	副作用
急淋：			
VP	长春新(V)：1～2mg	第 1 天，每周 1 次，静注	末梢神经炎、便秘、脱发
	泼尼松(P)：40～60mg	每天分次口服	类库欣综合征、糖尿病、高血压
VDP	长春新碱(V)：1～2mg	第 1 天，每周 1 次，静注	末梢神经炎、便秘、脱发
	柔红霉素(D)：30～40mg	第 1～3 天，静注	骨髓抑制、消化道反应、心脏毒性
	泼尼松(P)：40～60mg	每天分次口服	类库欣综合征、糖尿病、高血压
VLP	长春新碱(V)：1～2mg	第 1 天，每周 1 次，静注	末梢神经炎、便秘、脱发
	左旋门冬酰胺酶(L)：5000～10 000U	每天 1 次，共 10 天，静脉滴注	肝损害、胰腺炎、凝血因子及白蛋白合成减少、过敏反应
	泼尼松(P)：40～60mg		类库欣综合征、糖尿病、高血压
DVLP	柔红霉素(D)：45mg	第 1～3 天、第 15～17 天静注	骨髓抑制、消化道反应、心脏毒性
	长春新碱(V)：1～2mg	每周第 1 天，共 4 周，静注	末梢神经炎、便秘、脱发
	左旋门冬酰胺酶(L)：5000～10 000U	第 19～28 天，共 10 天，静脉滴注	肝损害、胰腺炎、凝血因子及白蛋白合成减少、过敏反应
	泼尼松(P)：40～60mg	每天分次口服，共 14 天，第 15 天起减量 10mg，第 21 天起再减 10mg 至 28 日停用	类库欣综合征、糖尿病、高血压
急粒			
DA	柔红霉素(D)：30～40mg	第 1～3 天，静注	骨髓抑制、消化道反应、心脏毒性
	阿糖胞苷(A)：150mg	第 1～7 天，每日 1 次，静脉滴注	口腔溃疡、消化道反应、脱发、骨髓抑制
HA	三尖杉酯碱(H)：4～6mg	第 1～7 天，每日 1 次，静脉滴注	骨髓抑制、消化道反应、心脏毒性
	阿糖胞苷(A)：150mg	第 1～7 天，每日 1 次，静脉滴注	口腔溃疡、消化道反应、脱发、骨髓抑制
HOAP	三尖杉酯碱(H)：3～6mg	第 1～7 天，每日 1 次，静脉滴注	骨髓抑制、消化道反应、心脏毒性
	长春新碱(V)：1～2mg	第 1 天，静注	末梢神经炎、便秘、脱发
	阿糖胞苷(A)：150mg	第 1～7 天，每日 1 次，静脉滴注	口腔溃疡、消化道反应、脱发、骨髓抑制
	泼尼松(P)：40～60mg	每天分次口服	类库欣综合征、糖尿病、高血压

(2)**缓解后治疗**:主要是通过进一步的巩固和强化治疗,彻底消灭残存的白血病细胞,防止病情复发,其对延长缓解期和无病存活期,争取治愈起决定性作用。其主要方法是**化疗**和**造血干细胞移植**,并采取措施**防治中枢神经系统白血病**。ALL 一般需 3 年时间,AML 需 2~3 年。

(3)**防治中枢神经系统白血病** 鞘内注射**甲氨蝶呤**(MTX)10mg,可同时加地塞米松 2mg。ALL 每周 1 次,至少 6 次;AML 至少注射 1 次。注毕嘱病人去枕平卧 6~8 小时,注意观察有无头痛、呕吐、发热等症状。

鞘内注射方法

腰椎穿刺成功后,将已准备好的鞘内注射药物用 4ml 生理盐水稀释后,加入地塞米松 2mg,待拔出针芯后立即接上注射器,缓慢推注。推注完毕后再将针芯插入,拔出穿刺针,覆盖无菌敷料,用胶布固定。嘱病人去枕平卧 6~8 小时。

3. 预防及处理化疗不良反应

(1)**局部反应**:某些化疗药物(如柔红霉素、氮芥、多柔比星、长春新碱等)多次注射或药液渗漏常会引起静脉周围组织炎症或坏死。

1)**合理选用静脉**:依手背、手腕、肘前窝的次序选择静脉注射部位,应选择有弹性且直的大血管,每次更换血管,并强调熟练的静脉穿刺技术,避免穿透血管。反复多次给化疗药时最好采用中心静脉或深静脉留置导管。

2)**避免药液外渗**:静注化疗药前,先用生理盐水冲管,确定注射针头在静脉内方可注射药物,静注时边抽回血边注药,以保证药液无外渗。药物输注完毕再用生理盐水冲洗后方能拔针,拔针后轻压血管数分钟。当有数种药物给予时,要先用刺激性强的药物。

3)**化疗药液外渗的处理**:输注时疑有或发生化疗药物外渗,立即停止注入,边回抽边退针,不宜立即拔针,局部使用生理盐水加地塞米松做多处皮下注射,范围须大于渗漏区域,或遵医嘱选用相应的拮抗剂,同时亦可局部冷敷。

4)**静脉炎的处理**:发生静脉炎的血管禁止静注,患处勿受压,鼓励病人多做肢体活动,以促进血液循环。伴有全身发热或条索状红线迅速蔓延时,可采用治疗紫外线灯照射。

(2)**消化道反应**:恶心、呕吐、食欲不振等消化道反应出现的时间及程度与化疗药的种类和个体差异有关,一般第一次用药反应强烈,以后渐减轻,症状多出现在用药后 1~3 小时,持续数小时至 24 小时不等。①**进餐环境**:提供安静、舒适、通风良好的休息与进餐环境。②**选择合适的进餐时间**:避免在应用化疗药物前、后 2 小时内进餐,选择胃肠道反应最轻的时间进食,出现恶心、呕吐时暂缓进食。③**饮食原则**:给予高热量、富含蛋白质与维生素、适量纤维素、清淡易消化饮食,少量多餐,进食后根据病情适当活动,避免饭后立即平卧。④必要时遵医嘱在治疗前给予**止吐药物**。

(3)**骨髓抑制**:骨髓抑制是多种化疗药共有的不良反应,多数化疗药出现骨髓抑制作用最强的时间约为化疗后第7~14 天,恢复时间多为之后的5~10 天。化疗期间要遵医嘱定期查血象,每次疗程结束后要复查骨髓象,从化疗开始到停止化疗 2 周内应加强贫血、感染和出血的预防及护理。护士在操作时最好戴清洁的橡皮手套,以免不慎将药液沾染皮肤而影响自身健康。

(4)**肝功能损害**:巯嘌呤、甲氨蝶呤、门冬酰胺酶对肝功能有损害作用,用药期间应注意有无黄疸,并定期监测肝功能。

(5)**尿酸性肾病**：由于化疗药物使白血病细胞大量破坏，造成血及尿中的尿酸水平明显升高，析出的尿酸结晶积聚于肾小管，导致病人出现少尿甚至急性肾衰竭，称为尿酸性肾病。①嘱病人**多饮水**，化疗期间每天饮水量 3000ml 以上，或遵医嘱 24 小时持续静脉补液，保证尿量＞150ml/h，以利于尿酸和化疗药降解产物的稀释和排出。或在化疗给药前后遵医嘱给予利尿剂，以促进尿酸的排泄。注射化疗药后，最好每半小时排尿 1 次，持续 5 小时，就寝前排尿 1 次。②口服**别嘌呤醇**100mg，每日 3 次，以抑制尿酸的生成。口服**碳酸氢钠**，以抑制尿酸结晶的析出。③出现少尿、无尿等急性肾衰竭表现立即报告医生，并协助处理。

(6)**口腔溃疡**：①预防措施：嘱病人不食用刺激性或有可能引起创伤的食物，指导病人睡前及餐后用生理盐水、复方硼砂液交替漱口。②溃疡处理：厌氧菌感染者用 1%～3%过氧化氢溶液漱口；真菌感染者用 1%～4%碳酸氢钠溶液、2.5%制霉菌素溶液、1∶2000 氯己定(洗必泰溶液或口泰溶液)。含漱时间为每次 15～20 分钟，至少每天 3 次。疼痛严重者在漱口液内加入 2%利多卡因止痛。为促进溃疡愈合可用 1%～2%碘甘油、碘甘油 10ml 加蒙脱石散(思密达)1 包(10g)与地塞米松 5mg 调配成糊状涂盖溃疡面，或选用溃疡贴膜。

(7)**脱发**：评估病人对脱发的反应，并鼓励其表达出内心的感受。说明脱发是暂时现象，化疗结束后会再生新发。指导病人戴帽子或使用假发修饰。

(8)**其他**：柔红霉素、多柔比星、三尖杉酯碱可引起心肌及心脏损害，用药前后应监测病人心率、心律及血压，药物应缓慢静脉滴注(＜40 滴/分)。长春新碱可引起末梢神经炎、手足麻木，停药后逐渐消失。门冬酰胺酶可引起过敏反应，用药前应皮试。

(二)有受伤的危险

护理措施参见本章第一节中出血的护理。

(三)活动无耐力

护理措施参见本章第一节中贫血的护理。

(四)预感性悲伤

1. 建立良好的护患关系　护士要关爱病人，多与病人沟通，鼓励病人表达自己的感受，耐心倾听病人诉说，与病人建立良好的护患关系，调整病人的情绪，激发病人的希望和信心，使病人以积极的心态面对疾病。

2. 心理支持　①确立诊断初期，及时给予家属心理支持，使家庭成员保持镇静，要求家属暂不如实告诉病人疾病的诊断，视发展情况而定。②对已知情病人，要耐心倾听病人的诉说，了解其苦恼，鼓励病人表达出内心的悲伤情感。向病人说明情绪低落、焦虑、抑郁、悲观、绝望等会加重病情，帮助病人认识不良情绪对身体健康和治疗的影响。③在治疗前，通过向病人介绍医院、医生、护士的医疗技术条件和水平以及已经治疗缓解的典型病例，让病人感觉到通过医患双方的共同努力是可以缓解的，让病人看到希望，积极配合治疗。④病情恶化时，应采取保护性医疗制度，不应将疾病的全部真相告诉病人。

3. 社会支持　家属要能承受住打击，努力控制情绪，营造良好氛围，让病人有信心。特别是在病人病情恶化时，家属和亲友更应相互支持和鼓励，共同为病人分担痛苦，使病人在家庭中感受到生活的美好和人类的关爱，激发病人对生命的热爱和求生的欲望，调动潜在的力量，增强战胜疾病的信心，减轻烦恼、恐惧和悲观绝望的情绪，积极配合治疗。同时，帮助病人寻求社会资源，建立社会支持网，争取社会、工作单位的支持与配合，让病人安心治疗。

4. 建立良好的生活方式　帮助病人建立良好的生活方式，化疗间歇期坚持每天适当活动、散步、打太极拳，饮食起居规律，保证充足的休息、睡眠和营养，做一些力所能及的有益事情，使病人感受到生命的价值，提高生存的信心。

（五）健康教育

1. 疾病知识指导 向病人及家属介绍白血病的基本知识，指导病人主动预防。介绍急性白血病治疗的常用方法及进展，让病人及家属具有足够的信心。

2. 生活指导 告诉病人进食高蛋白、高热量、高维生素、清淡、易消化、少渣软食，避免辛辣刺激性食物；多饮水，多食蔬菜、水果，保持排便通畅。保证充足的睡眠和休息，根据身体状况，适当参加健身活动和做健康有益的事情。剪短指甲，勿用牙签剔牙，不用手挖鼻孔，避免外伤。注意个人卫生，尽量少去人群拥挤的地方，外出时，尽可能戴口罩，不与有传染病的人接触；注意保暖，避免受凉感冒。

3. 心理指导 向病人及家属说明白血病虽然难治，但目前治疗进展快，效果好，应树立战胜治疗疾病的信心，积极配合治疗。家属应为病人创造一个安全、安静、舒适和愉悦宽松的环境，让病人保持良好的情绪状态，以利于疾病的康复。

4. 用药指导 避免接触对骨髓造血系统有损害的药物，如亚硝胺类物质，染发剂、油漆等含苯物质，保泰松及其衍生物、氯霉素等。指导病人按医嘱用药，告诉病人化疗药物的副作用，学会观察药物的副作用，定期随访。

5. 疾病自我监测指导 定期复查血象、骨髓象，学会自我监测体温和观察出血，发现出血、发热、骨、关节疼痛，及时去医院检查。

【护理评价】

病人体内白血病细胞是否减少，成熟粒细胞是否升高，体温是否在正常范围，有无感染征象；血小板数量是否增多，质量是否正常，出血是否减轻或继续出血；贫血症状和体征是否缓解，血红蛋白是否上升，活动耐力是否增强，活动量和持续时间是否增加，进行日常活动时有无不适；能否正确面对患病现实和积极配合治疗、护理，惊恐不安、悲观失望情绪有无减轻或已消失，情绪是否稳定；能否正确进行自我监测病情，能否说出感染的危险因素和感染发生的常见部位，治疗过程中能否积极采取预防感染的措施，能否及早地报告感染症状；是否学会观察出血现象，发现出血能否及时报告并采取相应措施。

三、慢性白血病病人的护理

【护理评估】

（一）临床表现

1. 慢性髓细胞白血病 按病程可分为慢性期、加速期和急性变。**慢性期**，起病缓慢，早期常无自觉症状。随着病情进展，可出现乏力、低热、多汗或盗汗、体重减轻等代谢亢进的表现，大多数病人可有胸骨中下段压痛。**脾大**为突出体征，初诊时可达脐平面，甚至进入盆腔，质地坚实，表面光滑，无压痛。若发生脾梗死，则压痛明显。慢性期持续1～4年进入**加速期**，主要表现为不明原因高热、虚弱、进行性体重下降，脾迅速肿大，骨、关节疼痛，逐渐出现贫血、出血，白血病细胞对原来有效的药物发生耐药。加速期持续几个月到1～2年进入**急性变**，多为急粒变，少数为急淋变。**急性变与急性白血病相似**，预后极差，数月内死亡。

2. 慢性淋巴细胞白血病 起病十分缓慢，往往无自觉症状，常因**淋巴结肿大**引起病人注意，以颈部、腋窝、腹股沟等处淋巴结肿大为主，肿大的淋巴结无压痛、较坚实、可移动。CT扫描可发现腹膜后、肠系膜淋巴结肿大。50%～70%的病人有轻至中度脾大。早期可出现疲乏、无力，随后出现食欲减退、消瘦、低热和盗汗，晚期出现贫血、出血、感染，尤其是呼吸道感染。

（二）实验室及其他检查

1. 血象　白细胞总数明显增高。慢粒分类有大量中性粒细胞，原始细胞一般为1%～3%，不超过10%；慢淋淋巴细胞持续性增多，常占白细胞总数的50%以上，绝对值≥5×10^9/L。血红蛋白和血小板减少。

2. 骨髓象　确诊的主要依据。骨髓增生明显活跃至极度活跃，慢粒以粒细胞为主，原始细胞小于10%；慢淋以成熟淋巴细胞为主，淋巴细胞≥40%，甚至100%。

（三）心理-社会状况

因慢性白血病病情进展缓慢，早期病人一般情况良好，但病人也有较大的心理负担。随着病情进展，特别是担心发生急性变，易使病人惶惶不安、悲观失望，甚至拒绝治疗。

（四）治疗要点

慢性白血病的治疗以化疗为主。**羟基脲**是目前治疗慢粒的首选药物，也可选用白消安（马利兰）；此外，根据病情可使用靛玉红、干扰素α。慢粒一旦进入加速期或急性变，应按急性白血病治疗。**氟达拉滨**和**苯丁酸氮芥**为治疗慢淋常用而有效的药物，其他化疗药物有环磷酰胺、喷司他丁等。有低γ-球蛋白血症而反复感染的慢淋病人，可静脉滴注丙种球蛋白。

【常见护理诊断/问题】

1. 慢性疼痛：腹痛　与脾大、梗死有关。

2. 有感染的危险　与正常粒细胞减少、化疗致机体免疫力低下有关。

3. 活动无耐力　与长期化疗、白血病引起高代谢及贫血有关。

4. 知识缺乏：缺乏慢性白血病的预防和治疗等方面的知识。

【护理措施】

（一）慢性疼痛：腹痛

1. 休息与体位　安置病人于安静、舒适的环境中卧床休息，取左侧卧位以减轻腹部胀痛，并尽量避免弯腰和撞击腹部，防止脾破裂。

2. 饮食　指导病人少量多次进食、进水，以减轻食后腹部饱胀感。

3. 心理疏导　护士主动与病人进行交流沟通，鼓励病人表达内心的真实感受；向病人及家属说明长期焦虑、抑郁等负性情绪会引起机体免疫功能下降，致病情加重；向病人及家属介绍慢性白血病的治疗方法及疗效，用一些通过治疗长期生存的典型病例，让病人及家属树立信心，积极配合治疗；寻求家属、亲友及社会的支持，为病人提供精神和物质的支持。

4. 遵医嘱用药　遵医嘱用药物进行化疗。慢粒首选**羟基脲**，常用剂量为每日3g，分2次口服，待白细胞下降到20×10^9/L时，剂量减半，降至10×10^9/L时改为每日（0.5～1）g/d维持治疗；或用白消安，4～6mg/d，口服，待白细胞下降到20×10^9/L时停药，待稳定后改小剂量，1～3天用2mg，使白细胞维持在（7～10）×10^9/L。慢淋常选用**苯丁酸氮芥**，剂量为每日6～10mg口服，1～2周后减量至每日2～6mg；**氟达拉滨**25mg/（m^2·d），在30分钟内静脉滴注完毕，每月连续给药5日，28日为1周期，至少使用3个周期。遵医嘱给予别嘌呤醇口服，每次100mg，每日3次，以抑制尿酸的形成、减轻化疗不良反应。

5. 病情观察　每天测量病人脾的大小、质地，检查有无压痛，并做好记录。一旦突然发生脾区剧痛，要密切观察生命征，及时发现有无休克等脾破裂征象；发现不明原因的高热、贫血、出血加重、脾脏进行性肿大等慢粒急性变表现，要及时报告医生，并配合处理。化疗期间注意药物的副作用。监测血尿酸和尿尿酸含量、肝肾功能等，记录24小时出入液量，注意观察有无血尿或腰痛发生。

(二) 有感染的危险

参见本章第一节中感染的护理。

(三) 活动无耐力

参见本章第一节中贫血的护理

(四) 健康教育

1. 疾病知识指导 指导病人避免接触对造血系统产生损害的药物、化学毒物及放射因素;向病人介绍慢性白血病的有关知识,说明同种异基因骨髓移植是迄今治愈慢粒最有效的方法,年龄在45岁以下的慢粒应在慢性期缓解后尽早进行。

2. 生活指导 指导病人合理饮食,给予高热量、高蛋白、高维生素、易消化饮食。保持乐观情绪,适当进行身体锻炼,规律生活,保证充足的睡眠和休息。保持良好的卫生习惯,季节变化时及时增减衣服,防止感冒,尤其是白细胞低于 2×10^9/L时,应特别注意预防感染。

3. 用药指导 指导病人按医嘱服药,告知病人出院后遵医嘱继续服药治疗、定期门诊复查。注意药物的副作用,化疗期间鼓励病人多饮水,遵医嘱预防性服用别嘌呤醇和碳酸氢钠;避免服用损害肝、肾功能和抑制骨髓造血功能的药物,定期复查肝、肾功和血象。

4. 疾病自我监测指导 指导病人及家属学会测量脾脏大小,自我监测体温,判断出血征象及贫血情况。如有不明原因的高热、脾脏迅速肿大、脾区疼痛等,应及时就诊。

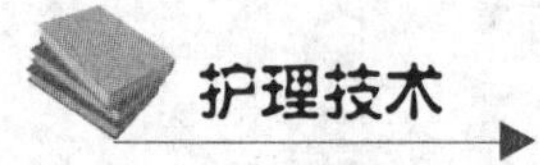

造血干细胞移植的护理

造血干细胞移植(hematopoietic stem cells transplantation,HSCT)是指对病人进行超剂量放疗、化疗和免疫抑制预处理后,将正常供体或自体造血干细胞经血管输注给病人,利用造血干细胞不断自我复制和分化能力来重建病人造血和免疫功能的方法。

【分类】

造血干细胞移植的分类见表6-9。

表6-9 造血干细胞移植的分类

分类方法	种 类
按干细胞来源	自体造血干细胞移植
	同基因造血干细胞移植
	异基因造血干细胞移植
按干细胞采集的部位	骨髓移植
	外周血造血干细胞移植
	脐血移植
按有无血缘关系	有血缘移植和无血缘移植
按人白细胞抗原配型相合的程度	HLA相合与部分相合

【适应证】

1. 恶性疾病 急性白血病、慢性髓细胞白血病、恶性淋巴瘤、多发性骨髓瘤、骨髓增生异常综合征、慢性淋巴细胞白血病等。

2. 非恶性疾病　急性再生障碍性贫血、地中海贫血、先天性免疫缺陷病、先天性造血异常症、骨髓纤维化、阵发性睡眠性血红蛋白尿、系统性自身免疫性疾病等。

【移植前的护理】

1. 供者的护理

(1)**供者的选择**:异基因造血干细胞移植的供者与受者的人白细胞抗原(human leukocyte antigen,HLA)配型相合,并首选具有血缘关系的同胞或兄弟姐妹,无血缘关系的供体(可从骨髓库中获取)为候选。当有多个HLA相合时,宜选择年轻、男性、ABO血型相合及巨细胞病毒阴性者。

(2)**异体供者的心理准备**:由于担心大量采集骨髓或外周造血干细胞可能带来的痛苦和出现危险,以及对身体健康的影响,常出现紧张、恐惧和矛盾等心理,需及时给予解释和疏导。①要倡导捐献造血干细胞以拯救他人生命的人道主义行为是崇高的;②要详细向供者介绍采集造血干细胞的全过程,并结合成功案例说明捐献造血干细胞的安全性;③通过介绍医院的医疗条件和技术水平,让供者提高安全感和信任感,减轻顾虑,积极配合。

(3)**造血干细胞的采集**

1)**骨髓的采集**:采集前2～3周对供者进行循环采血,除可刺激骨髓造血干细胞生长外还可以保证骨髓采集时有足够的新鲜血液备用。在硬膜外麻醉下自髂前或髂后上棘抽取骨髓,根据病人需要可采集500～800ml骨髓血,将采集的骨髓分离、过滤后装入血袋,并加肝素抗凝。当采集到400ml时,应开始回输事先采集的自身血,以防休克。采髓不宜过快,每采500ml的时间不少于30分钟。采髓过程中监测血压、心率、呼吸。

2)**外周血造血干细胞的采集**:采集前5～7天供者皮下注射造血生长因子或其他动员剂,当白细胞总数$>5\times10^9$/L时,应用血细胞分离机采集外周血造血干细胞,分离采集的次数以能达到所需单个核细胞(MNC)数而定。一般主张自体外周血造血干细胞移植需2×10^8/kg MNC,异基因外周血造血干细胞移植需4×10^8/kg MNC。通常需连续采集2～3日。

3)**脐带血造血干细胞的采集**:健康产妇分娩时待胎儿娩出后,迅速结扎脐带,以采血针穿刺脐静脉收集残留于脐带和胎盘内的血液。

2. 无菌层流病房准备　应用无菌层流病房可有效防止造血干细胞移植术病人继发感染。使用前室内一切物品及其空间均需经严格的清洁、消毒和灭菌处理,并要在室内不同空间位置采样进行空气细菌学监测,完全达标后方可允许病人进入。

3. 病人的准备

(1)**心理准备**:接受造血干细胞移植的病人需单独居住于无菌层流室内半个月至1个月,与外界隔离而且多有较严重的治疗反应,易产生焦虑、恐惧、孤独、失望甚至绝望等,因此应帮助病人做好心理准备。①向病人及家属讲解造血干细胞移植的目的、过程、可能的不良反应,了解其是否有充分的思想准备、病人的经济状况如何等。②帮助病人提前熟悉无菌层流室的环境,以解除其恐惧、陌生和神秘感。③向病人解释造血干细胞移植的必要性和可行性、要求、程序、可能出现的并发症及预防并发症的措施,鼓励病人树立信心,积极配合。

(2)**身体准备**:①全面检查:包括血象、骨髓象、ABO血型配型,心、肺、肝、肾等重要脏器功能检查,免疫功能及内分泌功能检查,并进行痰、尿、粪便、皮肤、耳、鼻、咽拭子细菌、真菌培养,特别注意有无感染灶,发现感染或带菌情况应积极治疗,彻底清除慢性和潜在的感染病灶。②肠道及皮肤准备:入层流室前3天口服肠道抗生素(新霉素),入室前1天修剪指(趾)甲、剃毛发(头发、腋毛、阴毛)、洁脐。入室当天清洁灌肠,沐浴后用0.05%氯己定药浴

30～40 分钟，再给予眼、外耳道、口腔和脐部清洁后穿换无菌衣裤进入层流室。③入层流室后告诉病人所有置入室内的物品，包括食物、药物、食具、被服、衣服、书报、便器等，均需消毒处理，以预防外源性感染。

(3)**移植前预处理**：在造血干细胞移植前，病人需接受大剂量化疗和放疗或同时使用免疫抑制剂，称为"预处理"。其目的是杀灭病人外周血液和(或)骨髓中的免疫活性细胞，使之失去排斥外来细胞的能力，从而允许供者的造血干细胞植入而使其骨髓的造血功能重建。预处理时病人常出现恶心、呕吐、发热、腹泻、面色潮红、腮腺肿胀等反应，应密切观察，并鼓励其饮水 4000ml/d 以上，以稀释尿中药物和尿酸浓度，防止出血性膀胱炎和尿酸性肾病。病人预处理时应进行锁骨下静脉插管，这是造血干细胞移植得以顺利进行的前提和保障。

【无菌层流室内护理】

1. 医护人员的要求 医护人员入室前应淋浴，穿无菌衣裤，戴帽子、口罩，消毒双手，穿无菌袜套、换无菌拖鞋、穿无菌隔离衣、戴无菌手套后才可进入层流室。一次入室一般不超过 2 人，有呼吸道疾病不能入室，先进无感染病人房间，最后进感染较重的病人房间，每进 1 室必须更换无菌手套、隔离衣、袜套、拖鞋，以免引起交叉感染。

2. 对病室及物品的要求 病室内桌面、墙壁、所有物品及地面每天用消毒液擦拭 2 次，病人衣物及床上用物隔天高压消毒，生活用品每天进行高压消毒。

3. 病人的护理 病人的各种食物需经微波炉消毒后食用，病人每天要进行口腔、鼻腔、外耳道、眼部及肛周等的消毒及护理，女性病人每天要清洁会阴部。严密观察病人的自觉症状和生命征，注意口腔黏膜、皮肤黏膜及脏器有无出血倾向及其他并发症，记录 24 小时出入量。

4. 大静脉插管的护理 每次使用前均应常规检查局部伤口情况，防止导管滑脱与堵塞，导管局部换药每周 2～3 次，告诉病人切忌用手触摸伤口表面。导管一般在迁出无菌室前 3～5 日拔出。

【造血干细胞输注的护理】

1. 骨髓输注的护理

(1)**异体骨髓输注**：在病人进行预处理后再采集供者的骨髓。输注前应用抗过敏药，输注时用无滤网的输液器由中心静脉导管输入，速度要慢，观察 15～20 分钟无反应再调整滴速，约 100 滴/分左右，一般要求在 30 分钟内将 300ml 骨髓输完，但需余少量骨髓(约 5ml)弃去，以防发生脂肪栓塞。同时经另一静脉通道同步输入适量鱼精蛋白，以中和骨髓内的肝素，注意输注速度不宜过快。在输注骨髓的过程中，应密切观察病人的生命体征和各种反应，如有无肺水肿征兆(如咳嗽、咳泡沫样痰、呼吸困难等)，若出现皮疹、酱油色尿、腰部不适等提示溶血，应立即停止输入，并配合医生做好救治工作。

(2)**自体骨髓的回输**：自体骨髓液在病人进行预处理前采集，采集后加入保护液放入 4℃冰箱内液态保存，一般于 72 小时内待预处理结束后，提前取出于室温下放置 0.5～1 小时，再回输给病人，方法同异体骨髓输注。

2. 外周血造血干细胞输注的护理

(1)**自体外周血造血干细胞的回输**：回输前 15～20 分钟应用抗过敏药物，冷冻保存的造血干细胞需在床旁以 38.5～40℃恒温水迅速复温融化。解冻融化后的干细胞应立即用无滤网输液器从静脉导管输入，同时另一路静脉输等量鱼精蛋白以中和肝素，回输过程中需同时静脉滴注 5%碳酸氢钠和生理盐水、呋塞米和甘露醇，在病人能耐受的情况下，应在 15 分钟内回输 1 袋外周血干细胞，当需继续回输第 2 袋前应用生理盐水冲管，以清洗输血管道。

(2)**异体外周血造血干细胞输注**:病人预处理后再采集供者的外周血造血干细胞,采集后可立即输注给受者,但输注前先将造血干细胞 50～100ml 加生理盐水稀释到 200ml,余同自体外周血造血干细胞回输。

3. 脐带血造血干细胞输注　脐带血回输量较少,一般为 100ml 左右,应注意回输过程中勿出现漏液现象,一般采用手推注或微量泵推注,同时注意观察病人的心率,随时调整推注速度。

【移植后的护理】

1. 预防感染　感染是造血干细胞移植最常见的并发症之一,也是移植成败的关键。感染率可高达 60%～80%,感染可发生在任何部位,病原体可包括细菌、病毒和真菌。主要预防原则有:①严格保持环境无菌。②严格执行医护人员的自身净化制度。③严格保持病人无菌,加强口腔、鼻部、眼部、皮肤、肛周等部位的护理。④遵医嘱用粒细胞集落刺激因子、粒-单细胞集落刺激因子,可缩短粒细胞恢复时间,减少因粒细胞低下而发生的严重感染和败血症。静脉输注较大剂量的免疫球蛋白,可促进病人免疫恢复,对防治感染有一定疗效。

2. 预防出血　预处理后血小板极度减少是导致病人出血的主要原因。因此要每天监测血小板计数,观察有无出血倾向,必要时遵医嘱输注浓缩血小板。

3. 预防移植物抗宿主病(graft-versus-host-disease,GVHD)　GVHD 是异基因造血干细胞移植成功后最严重的并发症。系植入的供者免疫活性细胞与病人的白血病或组织细胞发生免疫反应,引起受者组织损伤、破坏。临床可表现为广泛性斑丘疹、腹泻、肝功能异常等。单独或联合应用免疫抑制剂和清除 T 淋巴细胞是预防 GVHD 的最常用的两种方法。护理配合时应注意遵医嘱正确应用各种药物,并注意观察不良反应;输注各种血制品时,必须在常规照射等处理后执行;密切观察病情,如自觉症状、生命征、皮肤黏膜、二便情况等,及早发现 GVHD 并配合做好救治工作。

4. 预防化疗药物不良反应　①肝静脉闭塞病:是由于移植前超大剂量化疗药损伤肝细胞和血管内皮细胞,使肝静脉受阻,临床以肝大、黄疸和体液潴留为特征。移植 1 周内应注意观察有无上述改变,并监测肝功能和凝血功能。②其他不良反应的预防及护理参见本章第五节中急性白血病病人的护理。

5. 遵医嘱用药　移植当日开始应用粒细胞集落刺激因子(G-CSF)、粒、巨噬细胞集落刺激因子(BM-CSF)300μg/d 皮下注射,可缩短粒细胞恢复时间,减少因粒细胞低下而发生的严重感染和败血症,静脉输注较大剂量的免疫球蛋白,可促进病人免疫恢复。环孢素和氨甲蝶呤是预防急性移植物抗宿主病的主要药物。氨甲蝶呤可致口腔及胃肠黏膜溃疡;环孢素有肝、肾毒性,部分病人可出现高血压、胃肠道反应、多毛、齿龈增生等毒副作用。用药期间,要注意药物的副作用。

思考题

病人,男,35 岁,化纤厂工人。因"发热、干咳、全身酸痛半个月,加重伴牙龈出血 1 周"入院。病人半月前无明显诱因出现发热,当时测体温 38.5℃,伴全身酸痛,乏力,轻度咳嗽,无痰。曾在院外以一般抗感冒药物治疗无明显效果,一周来病情进一步加重,自感发热加重,刷牙时牙龈有出血,每次约 10～20ml,自觉口腔有腥味,无恶心呕吐。既往体健,无药物过敏史,无高血压、心脏病、脑血管病及糖尿病史。体格检查:查体:T 38℃,P 96 次/分钟,R 20次/分,BP 120/90mmHg。神清,一般情况可,面色稍苍白,急性病容。前胸和下肢皮肤可见数十个散在出血点，浅表淋巴结不大，咽红充血，扁桃体不大，胸骨体轻压痛，心率96次/分，律齐，心界不大，心脏听诊无明显异常，双肺叩清，左下肺可闻及少许湿性啰音。腹平软，肝脾肋弓下未触及，墨非征阴性，肠鸣音4次/分，肾区无叩痛。脊柱四肢未见明显畸形或异常，病理反射未引出。请思考：

1. 此病人最可能患什么病？诊断依据是什么？
2. 此病人的化疗方案和用药？如何预防及处理药物副作用？
3. 造成此病人死亡最可能的原因有哪些？如何预防？

第六节 淋巴瘤病人的护理

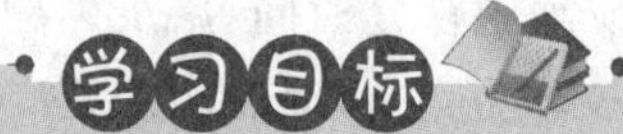

1. 了解淋巴瘤的临床表现、治疗要点和护理措施。
2. 熟悉淋巴瘤放疗皮肤的护理。
3. 具有关心、爱护病人的良好职业素养。

淋巴瘤(lymphoma)是原发于淋巴结或其他淋巴组织的恶性肿瘤。按病理改变可分为霍奇金淋巴瘤(Hodgkin lymphoma，HL)和非霍奇金淋巴瘤(non-Hodgkin lymphoma，NHL)两大类，临床上以无痛性淋巴结肿大为特征，肝脾常肿大，晚期有恶病质、发热及贫血等。本病城市多于农村。霍奇金淋巴瘤好发于20～40岁的青壮年，男性多于女性。非霍奇金淋巴瘤好发于老年人。死亡率1.5/10万，居恶性肿瘤的第11～13位。

【护理评估】

（一）健康史

淋巴瘤的病因尚不清楚，可能与下列因素有关。①**病毒感染**：常见的有EB病毒、反转录病毒等。②**免疫缺陷**：如干燥综合征、器官移植后长期应用免疫抑制药者发生淋巴瘤机会比一般人为高。③其他：**幽门螺杆菌**可能是胃黏膜淋巴瘤的病因。

（二）临床表现和分期

1. 临床表现

HL多见于青年，儿童少见，NHL可见于各年龄组，随年龄的增加发病增多，本病临床表现因病理类型、分期及侵犯部位不同而错综复杂。

(1)**淋巴结肿大**：多以无痛性锁骨上或颈部淋巴结肿大为**首发症状**，其次是腋下、腹股沟等处淋巴结肿大，以HL多见。深部淋巴结如纵隔、腹膜后、腹腔等淋巴结肿大可引起压迫邻近器官的症状。

(2)**发热**：热型多不规则。但NHL一般在病变广泛时才发热，且多为高热。热退时大汗淋漓是本病的特征之一。

(3)**皮肤瘙痒**：是HL较特异的表现，可为HL唯一的全身症状。多见于年轻病人，特别是女性。

(4)**酒精疼痛**：约17%～20%的HL病人在饮酒后20分钟病变局部(淋巴结)发生疼痛，即称为“酒精疼痛”，是HL特有的症状。

(5)**组织器官受累**：NHL远处扩散及结外侵犯较HL常见。可有肝大和肝区疼痛，胃肠道可出现食欲减退、腹痛、腹泻、肿块，肾损害可有肾肿大、高血压、肾功能不全，还可出现骨骼损害、骨髓浸润等表现。

2. 淋巴瘤分期　根据病变范围分为四期。

(1)Ⅰ期：病变仅限于2个淋巴结区或淋巴结以外单一器官。

(2)Ⅱ期：病变累及横膈2个或更多淋巴结区，或局限器官受累伴横膈同侧一个以上淋巴结区受侵犯。

(3)Ⅲ期：横膈上下都有淋巴结病变，或同时伴有结外器官的局限性受累或伴脾受累，或结外器官及脾都受累。

(4)Ⅳ期：病变已播散，侵犯多处淋巴结以外的部位如骨髓、胃肠、皮肤、骨骼、胸膜、肺、肝、肾等，伴或不伴淋巴结肿大。

根据病人有无全身症状，各期又可分为A、B两个组。A组无全身症状，B组有全身症状。全身症状主要包括：①发热38℃以上，连续3天以上，且无感染原因。②6个月内体重减轻10%以上。③盗汗。

（三）实验室及其他检查

1. 血象和骨髓象　霍奇金淋巴瘤常有轻至中度贫血，骨髓浸润广泛或有脾功能亢进时，全血细胞下降。非霍奇金淋巴瘤白细胞多正常，少数病人晚期并发白血病，血象和骨髓象酷似急淋。

2. 影像学检查　X线、超声或CT检查有助于确定病变的部位和范围。

3. 病理学检查　淋巴结病理切片有助于确定诊断和分类。

（四）心理-社会状况

当病人获悉自己患上淋巴瘤时，会出现恐惧不安的情绪变化，对今后的生活、学习、工作等失去信心，产生无助感，甚至绝望。

（五）治疗要点

采用以化疗为主，化疗与放疗相结合的综合治疗。霍奇金淋巴瘤化疗常用方案有MOPP(氮芥、长春新碱、丙卡巴肼、泼尼松)、ABVD(多柔比星、博来霉素、长春新碱、达卡巴嗪)方案；非霍奇金淋巴瘤以COP(环磷酰胺、长春新碱、泼尼松)为基本化疗方案，新一代化疗方案尚有m-BACOB(博来霉素、多柔比星、环磷酰胺、长春新碱、地塞米松、甲氨蝶呤、亚叶酸钙)，更强烈的治疗方案有MACOP-B(甲氨蝶呤、亚叶酸钙、多柔比星、环磷酰胺、长春新碱、泼尼松、博来霉素)。放疗以^{60}Co较为有效，有扩大及全身淋巴结照射两种方式，部分霍奇金淋巴瘤疗效较好。其他治疗方法有生物治疗、骨髓或造血干细胞移植、手术治疗等，也具有一定疗效。

【常见护理诊断/问题】

1. 体温过高　与淋巴瘤本身或感染有关。

2. 有皮肤完整性受损的危险　与放疗引起局部皮肤烧伤有关。

3. 知识缺乏：缺乏淋巴瘤的有关知识。

【护理措施】

（一）体温过高

见本章第一节中感染的护理。

（二）有皮肤的完整性受损的危险

1. 休息与活动　症状明显或接受放疗、化疗时卧床休息，缓解期或治疗疗程全部结束后可适当参加活动，如散步、慢跑、打太极拳等。

2. 饮食与营养　加强营养补充，给予高热量、高蛋白、高维生素饮食，以提高病人对疾病的抵抗力，食物以柔软、容易咀嚼、易消化为原则；当病人因化疗出现恶心、呕吐、吞咽困难时，应以静脉途径补充营养。贫血严重时应予输血。

3. 心理疏导　观察病人对疾病的态度，了解对疾病的认识程度以及恐惧、不安的情况，以诚恳的态度给予适当的关怀、鼓励与协助。对于临床的各种检查、治疗和护理，最好在施行之前先向病人解释，并将放疗及化疗中可能出现的副作用向病人解释说明，以免病人在治疗期间因副作用的发生而有不安或退缩的心理和行为。

4. 保护皮肤　①保护照射区的皮肤：照射区的皮肤应避免受到强热或冷的刺激，尽量不用热水袋、冰袋，沐浴水温以37～40℃为宜；外出时避免阳光直接照射；不要用有刺激性化学药品，如肥皂、乙醇、油膏、胶布等。放疗期间应穿着宽松、质软的纯棉或丝绸内衣，洗浴毛巾要柔软，擦洗放射区皮肤动作要轻柔，减少摩擦，并保持局部皮肤的清洁干燥，防止皮肤破损。②保护放疗损伤皮肤：局部皮肤有发红、痒感时，应及早涂油膏以保护皮肤。如局部皮肤灼痛，可给予0.2%薄荷淀粉或氢化可的松软膏外涂；如局部皮肤刺痒、渗液、水疱，可用2%甲紫、冰片蛋清、氢化可的松软膏外涂，也可用硼酸软膏外敷后加压包扎1～2天，渗液吸收后暴露局部；如局部皮肤有溃疡坏死，应全身抗感染治疗，局部外科清创、植皮。

5. 病情观察　观察淋巴结肿大的部位、大小、数量、质地、表面是否光滑、有无粘连、压痛等；监测体温，有无发热，是持续性还是周期性；有无体重下降、腹痛、腹泻、皮肤瘙痒、皮肤肿块等；放疗后局部皮肤反应，有无发红、瘙痒、灼热感以及渗液、水疱形成等。

（三）健康教育

1. 疾病知识指导　向病人及家属讲述淋巴瘤的有关知识，以及化疗、放疗的不良反应等，阐明近年来由于治疗方法的改进，使淋巴瘤缓解率明显提高。

2. 生活指导　告知病人缓解期或全部疗程结束后，仍要保证充分休息、睡眠，加强营养，保持心情舒畅，适当参与室外锻炼，如散步、打太极拳、下象棋、体操、慢跑等，以提高机体免疫力。指导病人注意个人卫生和饮食卫生，勤洗澡更衣，预防感染发生。冬天注意保暖，防止受凉感冒。

3. 疾病自我监测　有身体不适，如疲乏无力、发热、盗汗、消瘦、咳嗽、气促、腹痛、腹泻、皮肤瘙痒以及口腔溃疡等，或发现肿块时，应及早就诊。

思考题

病人，男性，40岁。2年前扪及右颈部包块，约2cm×3cm，无红肿。1年前感全身皮肤发痒，心悸不能干重活。2个月前发热，体温37.5～39.5℃，用多种抗生素治疗无效。既往健康。体检：T 38℃，Bp 105/68mmHg，面色苍白，右颈部多个淋巴结肿大，最大6cm×8cm，质硬，边界不清，无压痛，心肺（－）。血象：Hb 80g/L，WBC 6×10^9，分类：中性多核60%，单核10%，淋巴30%。颈部淋巴结活检提示符合霍奇金淋巴瘤病理改变。请思考：

1. 该病人的护理诊断是什么？
2. 若病人进行放疗如何护理？

（张　展　周肖英）

第七章　内分泌代谢疾病病人的护理

内分泌疾病是指因遗传、免疫、感染、肿瘤、理化损伤等原因导致的内分泌腺病变，大多引起腺体功能亢进或减退。新陈代谢是机体中进行化学变化的总和，为人体生命活动提供物质和能量，是人体生命活动的基础。包括合成代谢、分解代谢及代谢过程中一系列的化学反应（即中间代谢）。新陈代谢需要的营养素包括宏量营养素（糖、蛋白质和脂肪）、微量营养素（矿物质如钠、钾、铜、铁等）、维生素、膳食纤维和水等。营养素不足、过多或比例失调引起营养病，中间代谢某一环节障碍引起代谢病。内分泌代谢疾病多为慢性病程，有些需终生服药，病人易产生诸多心理问题，因而健康教育在内分泌代谢疾病的护理中有重要意义。内分泌代谢疾病的诊断较为复杂，常需进行大量的功能性试验，标本采集的方法和要求与常规检查不同，因此，护士需要向病人做好解释工作，取得病人配合。许多内分泌代谢疾病在一些诱因作用下，病情急剧恶化，如甲状腺危象、肾上腺危象、糖尿病酮症酸中毒等，此时需要护士及早发现病情变化，积极配合救治，挽救病人生命。

第一节　概　　述

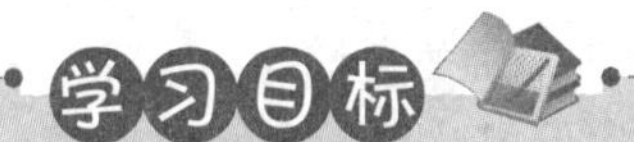

1. 了解内分泌系统的结构与生理功能。
2. 熟悉内分泌代谢疾病常见症状体征的病因、护理诊断、实验室及其他检查。
3. 掌握内分泌、代谢疾病常见症状体征的概念、临床表现、护理措施。
4. 熟练掌握肥胖、消瘦及特殊外形病人的心理疏导。
5. 具有关心、爱护、尊重病人的职业素质及团队协作精神。

一、内分泌系统的解剖结构与生理功能

内分泌系统（endocrine system）是由内分泌腺及某些脏器中具有内分泌功能的组织、细胞组成。其主要功能是合成与释放激素，调节人体的物质代谢、脏器功能、生长、发育、生殖及衰老等生命活动，以适应不断改变着的外界环境并保持内环境的相对稳定。

（一）内分泌腺及其激素

内分泌腺包括**下丘脑**、**垂体**、**甲状腺**、**甲状旁腺**、**肾上腺**、**胰岛**、**性腺**。见图 7-1。

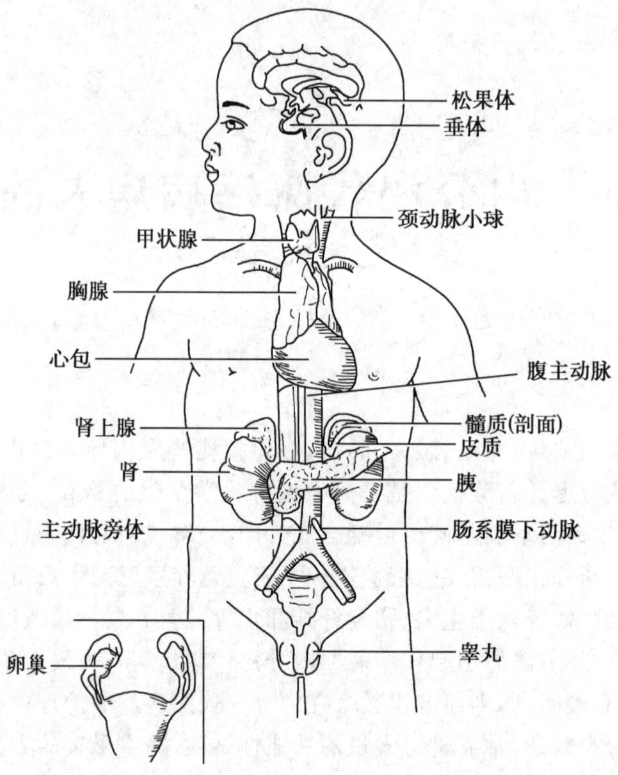

图 7-1 人体内分泌腺

1. 下丘脑 下丘脑是间脑的最下部分，下方与垂体柄相连。下丘脑的神经内分泌细胞，又称“神经内分泌换能细胞”，具有神经和内分泌两种特性，能将传入的神经信号转变成神经激素性信使，再作用于垂体，对整个内分泌系统起调节作用。下丘脑分泌释放激素及释放抑制激素，这些激素主要对腺垂体起调节作用。下丘脑的视神经上核及脑室旁核分泌的抗利尿激素(ADH)及缩宫素贮藏于神经垂体。

(1)**下丘脑分泌的释放激素**:①促甲状腺激素释放激素(TRH);②促性腺激素释放激素(GnRH)，包括黄体生成激素释放激素和卵泡刺激素释放激素;③促肾上腺皮质激素释放激素(CRH);④生长激素释放激素(GHRH);⑤催乳素释放因子(PRF);⑥促黑(素细胞)激素释放因子(MRF)等。

(2)**下丘脑分泌的释放抑制激素**:①生长激素释放抑制激素(GHRIH)，又称生长抑素(SS);②催乳素释放抑制因子(PIF);③促黑(素细胞)激素释放抑制因子(MIF)。

2. 垂体 垂体是人体内分泌系统的中枢性内分泌腺，位于颅底蝶鞍内，外面覆有坚固的硬脑膜，向上通过漏斗连于下丘脑。垂体分为腺垂体和神经垂体两部分。在下丘脑神经激素及其相应靶腺激素等调节下分泌激素。

(1)**腺垂体**:分泌7**种激素**。其中**促甲状腺激素**(TSH)、**促肾上腺皮质激素**(ACTH)、**黄体生成激素**(LH)、**卵泡刺激素**(FSH)均有各自的靶腺，对相应靶腺合成及释放激素起调节作用。**生长激素**(GH)、**促黑(素细胞)激素**(MSH)无靶腺，直接作用于组织细胞。生长激素促进物质代谢与生长发育;促黑(素细胞)激素作用于皮肤基底细胞层的黑色素细胞，促进黑色素沉着。**催乳素**(PRL)刺激乳汁分泌、维持黄体分泌作用。

(2)**神经垂体**:贮藏和释放由下丘脑合成的**抗利尿激素**(ADH)和**缩宫素**(OTX)。抗利尿激素促进肾脏远曲小管及集合管对水的重吸收,缩宫素可促进子宫平滑肌收缩及分娩后泌乳。抗利尿激素又称加压素,但需要很大的剂量才能引起微血管平滑肌收缩,增加血流的外周阻力。

3. 甲状腺　甲状腺为人体最大的内分泌腺体,位于气管上端、甲状软骨两侧,分左右两叶。主要合成、分泌**甲状腺素**(T_4)**及三碘甲状腺原氨酸**(T_3)。甲状腺激素主要功能是参与人体物质代谢和能量代谢,促进生长发育和组织分化。小剂量可促进酶及蛋白质合成,并加强热能的产生;大剂量则抑制蛋白质合成,血浆、肝及肌肉中游离氨基酸增高。对糖代谢的作用呈两面性,除加快肠道对糖的吸收外,与胰岛素及儿茶酚胺呈协同作用。此外,甲状腺滤泡旁细胞还可分泌**降钙素**(CT),抑制钙、磷在肾小管的重吸收并促进其在骨组织中沉积,降低血钙水平。

4. 甲状旁腺　甲状旁腺位于甲状软骨的背面,呈扁椭圆形,大小似黄豆,一般有上下两对。主要合成和分泌**甲状旁腺激素**(PTH)。其作用是促进破骨细胞活动,增加骨钙的吸收;促进肾小管对钙的重吸收,减少尿钙排出,与降钙素及1,25-二羟维生素D_3共同调节钙磷代谢。

5. 肾上腺　肾上腺左右各一,位于肾的上方,由皮质和髓质两部分组成。

(1)**肾上腺皮质**:分泌三种激素。①**糖皮质激素**:主要为**皮质醇**,参与物质代谢,能抑制蛋白质合成,促进其分解,使脂肪重新分布。有抑制免疫、抗炎、抗过敏、抗病毒、抗休克作用。②**盐皮质激素**:主要为**醛固酮**,可促进肾远曲小管和集合管对钠水的重吸收,促进钾的排出。③**性激素**:小量脱氢睾雄酮及微量雌激素,促进蛋白质合成及骨骺愈合作用。

(2)**肾上腺髓质**:分泌**肾上腺素**和**去甲肾上腺素**。肾上腺素作用于α和β受体,使皮肤、黏膜、肾血管及平滑肌收缩,以及参与体内物质代谢;去甲肾上腺素主要作用于α受体,有强烈的收缩血管作用而使血压升高。

6. 胰岛　人类胰岛约有100万～120万个,分散在胰腺腺泡之间。主要包含三种细胞:①**A细胞**:分泌**胰高血糖素**,使血糖升高、血中酮体增多。②**B细胞**:分泌**胰岛素**,调节糖、脂肪、蛋白质代谢,降低血糖。③**D细胞**:分泌**生长抑素**,不仅抑制胰岛其他细胞的分泌活动,还是多种胃肠激素分泌的抑制物。

7. 性腺　男性性腺为**睾丸**,位于阴囊内,左右各一,椭圆形。其功能除产生精子外,主要分泌**雄性激素**。雄性激素的作用是维持生精作用,促进男性第二性征的出现,促进蛋白质合成和骨的生长。女性性腺为**卵巢**,是位于盆腔内成对的实质性器官,除产生卵子外,主要分泌**雌激素**和**孕激素**。雌激素的主要作用是刺激女性器官发育和女性第二性征的出现,并维持正常状态。孕激素主要是黄体酮(孕酮),由黄体所分泌,作用于子宫内膜,使其在增生期基础上进入分泌期,准备受精卵着床及正常妊娠的进行,并促进乳腺发育,还有致热作用及抗醛固酮作用,使排卵后基础体温升高。

8. 其他内分泌组织　①弥散性神经-内分泌细胞系统:包括除神经组织以外各组织的神经内分泌细胞。主要存在于胃、肠、胰腺、心脏、肾脏、肾上腺髓质等,主要合成和分泌肽类与胺类旁分泌激素。②组织的激素分泌细胞:绝大多数组织均含有合成和分泌激素的细胞。

(二)内分泌系统的功能调节

1. 神经系统和内分泌系统的相互调节　下丘脑是联系神经系统和内分泌系统的枢纽。内分泌系统直接由下丘脑所调控,下丘脑的神经细胞支配和控制垂体,垂体再控制周围靶腺并影响全身。内分泌系统对中枢神经系统包括下丘脑也有直接调节其功能的作用。一种激素可作用于多个部位，而多种激素也可作用于同一器官组织而发挥不同的作用。如甲状腺功能减退时，可出现智力减退、行动迟缓。

2. 内分泌系统的反馈调节 **下丘脑-腺垂体-靶腺轴**之间存在反馈调节(图 7-2)。在生理状态下，下丘脑、垂体和靶腺激素的相互作用处于相对平衡状态。此系统高位的激素对下位内分泌腺有促进作用，而下位的激素对高位的内分泌腺的活动常表现为反馈性调节作用，多为抑制作用。如下丘脑-垂体功能亢进时，靶腺功能也亢进，激素分泌增多，如肾上腺皮质增生型皮质醇增多症。反之，当周围腺体功能减退时，下丘脑-垂体受反馈抑制的作用减弱而分泌促激素增多，如原发性甲状腺功能减退时，血中 TSH 浓度升高，甲状腺功能亢进时，血中 TSH 浓度降低。

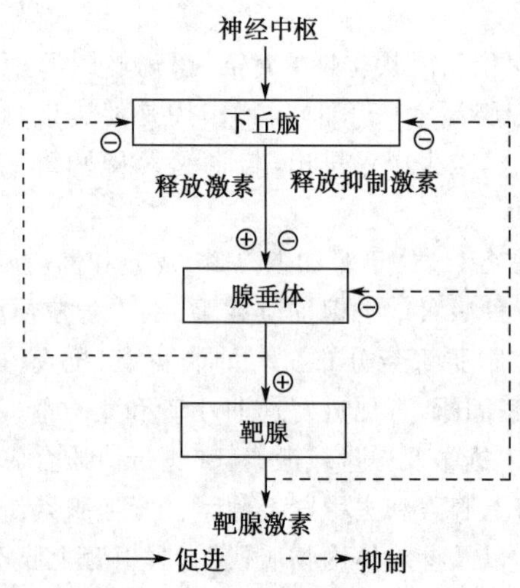

图 7-2 下丘脑-腺垂体-靶腺轴多级反馈调节系统

3. 免疫系统与内分泌功能 内分泌、免疫和神经三个系统之间可通过相同的肽类激素和共有的受体相互作用，形成一个完整的调节环路。神经、内分泌系统对机体免疫有调节作用，如糖皮质激素、性激素、前列腺素 E 等可抑制免疫应答，而甲状腺激素和胰岛素能促进免疫应答。免疫系统在接受神经、内分泌调节的同时，亦有反向调节作用。近年发现，神经内分泌细胞膜上有免疫反应产物如白细胞介素(IL-1、IL-2、IL-3、IL-6)等。

4. 神经-内分泌系统与营养物质代谢的相互调节 激素分泌的调节还受血浆某些营养物质浓度的影响。如进食后血糖上升时，可通过迷走神经及肠道激素等刺激胰岛 B 细胞分泌胰岛素，同时又抑制胰岛 A 细胞胰高血糖素分泌，而使血糖恢复正常。当血糖降低时可刺激胰高血糖素分泌，以及交感神经和肾上腺髓质分泌肾上腺素，促进糖原分解而使血糖升高。

二、内分泌代谢疾病常见症状和体征的护理

内分泌代谢疾病常见症状和体征有肥胖、消瘦、特殊外形等。

肥 胖

肥胖(obesity)是指体内脂肪堆积过多和(或)分布异常，**体重指数**(BMI)(亚洲正常

18.5～22.9)＞24,或体重增加超过**理想体重**的20%。根据病因不同,分为单纯性肥胖和继发性肥胖。理想体重简易计算公式:理想体重(kg)＝身高(cm)－105。体重指数计算公式:体重指数＝体重(kg)/[身高(m)]^2。

【护理评估】

(一)健康史

肥胖是遗传因素和环境因素共同作用的结果。单纯性肥胖的主要病因是摄食过多或运动过少,并有一定的遗传倾向;继发性肥胖的主要原因为内分泌疾病造成。如肾上腺皮质功能亢进、高胰岛素血症、2型糖尿病(肥胖型)、性腺功能减退症、甲状腺功能减退症等。

(二)临床表现

1. 单纯性肥胖 脂肪分布均匀,幼年期发病者,脂肪细胞数量增多,常导致终身性肥胖,有时可有外生殖器发育迟缓;成年发病者,脂肪细胞数量不变,但胞体肥大,治疗效果较前者为佳。

2. 继发性肥胖 脂肪分布有显著特征,如肾上腺皮质功能亢进表现为向心性肥胖,以面部、肩背部、腰部最显著;下丘脑病变所致肥胖性生殖无能综合征,表现为大量脂肪积聚在面部、腹部、臀部及大腿,性器官和第二性征发育不全。

3. 肥胖可引起多方面代谢紊乱和多脏器功能障碍 表现疲劳、腰痛、关节痛和动则气急等躯体症状,并且随着体重增加,心脏、肺脏、肝脏等负担也相应加重。极度肥胖亦可引起高血压、冠心病、胆石症、痛风、脑血管病等疾病。

体重的分级

低体重:BMI＜18.5;正常体重:BMI 18.5～22.9之间;超重:BMI≥23;肥胖前期:BMI 23～24.9;肥胖Ⅰ级:BMI 25～29.9;肥胖Ⅱ级:BMI≥30。

(三)心理-社会状况

肥胖者因外表臃肿,动作迟缓,参与社交能力降低,常有压抑感。因其可引起代谢紊乱和多脏器功能障碍,出现上述疾病而出现焦虑、自卑、抑郁等心理问题。肥胖因身体外形变化,会遭到别人歧视,加重病人心理负担。

【常见护理诊断/问题】

营养失调:高于机体需要量 与遗传、体内激素调节紊乱、饮食习惯不良、活动量少等有关。

【护理目标】

病人自觉执行饮食计划,体重得到有效控制或减至正常范围,认识肥胖对人体的危害。

【护理措施】

1. 饮食指导 合理饮食是控制体重的主要措施之一。

(1)控制总热量:与病人商讨,制订合适的饮食计划,指导病人合理选择食物,根据病人工作生活情况,测算并控制总热量,使摄入总热量低于消耗量,自觉地节制饮食,改变饮食习惯,限制脂肪和含糖高的食物。

(2)选择恰当的食物:重度肥胖者以低脂、低糖、低热量、低盐,高维生素、高纤维素、适量优质蛋白饮食为宜。应根据病人的代谢率,算出24小时所需热量,每日再扣除25kJ,总热量约比原来减少1/3，使每周体重下降0.5～1.0kg。饮食中蛋白质为每日每千克体重1g，并给予足够的维生素和其他营养素。有强烈饥饿感时可给予低热量的蔬菜，如芹菜、冬瓜、南瓜、黄瓜等，以增加饱腹感。避免油炸食品、方便食品、快餐食品等食物。

(3)培养良好的饮食习惯：指导病人建立良好的饮食习惯，如增加咀嚼次数，减慢进食速度，注意饮食环境，进食时集中注意力，避免进食时看电视、听广播、阅读。克服疲惫、厌烦、抑郁期间的进食冲动，避免在社交场合的一些非饥饿性因素的进食。

2. 合理运动 运动时增加身体热量的消耗，达到减轻体重的效果。在饮食控制基础上选择适当的体育锻炼，并长期坚持，否则体重不易下降，或下降后反弹。

(1)制订运动计划：帮助病人制订每日活动计划，避免运动过度或过猛；运动要循序渐进，逐渐增加运动量。

(2)选择运动方式：选择病人感兴趣的有氧运动方式，如快走、慢跑、游泳、跳舞、太极拳、广播操、球类等。

(3)掌握运动量：根据病人的年龄、性别、病情、体力等综合考虑，使病人运动后不感到特别疲劳为宜。运动时病人出现头晕、恶心、胸闷或胸痛、呼吸困难、肌肉丧失控制能力等情况应立即停止运动。

无氧运动、有氧运动与减肥运动

无氧运动：进行短时间的剧烈运动时，人体处于短暂缺氧状态，体内的糖大量分解，产生能量供肌肉使用，因而无氧运动不会消耗脂肪。有氧运动：进行长时间的耐力运动时，体内糖提供的能量远不能满足机体的需要，通过增加氧气的供给，体内的脂肪氧化分解，产生热量供人体使用，有氧运动消耗脂肪。要达到减肥目的，必须采取有氧运动，每次最少运动半小时以上，做耐力性运动，如跳舞、慢跑、快走、自行车、太极拳、健身操等。每周运动3～5次或以上，否则起不到减肥作用。

3. 遵医嘱使用减肥药 可短期应用减肥药。

4. 心理疏导 多数病人因肥胖出现自卑、焦虑、抑郁等心理问题，应鼓励病人表达自己的感受，增加病人战胜疾病的自信心。指导病人进行自身修饰，加强自身修养，提高内在自身素质，使病人正确对待存在的问题，积极配合治疗。

5. 健康教育

(1)对单纯性肥胖病人应加强健康教育，宣传肥胖的危害，指导病人树立健康理念，建立健康的生活方式，坚持体力劳动和体育运动相结合；使病人明确减肥不等于减轻体重，减肥是建立在正确方法基础上的持之以恒的过程，不求速效，因人而异，量力而行；合理安排饮食，避免中国饮食西方化。在制订城市建设、交通及住宅规划时应充分考虑自发性体育活动的需求。

(2)对继发性肥胖者，主要是针对病因治疗，辅以饮食和运动疗法。告知病人有关疾病过程及治疗方法，指导病人正确用药并学会观察药物的疗效和不良反应。

【护理评价】

病人体重是否恢复正常，是否认识到肥胖的危害性，能否坚持执行饮食和治疗计划。

消　瘦

消瘦(emaciation)是指摄入的营养低于机体需要量，由于热量和蛋白质缺乏使皮下脂肪减少，肌肉、骨骼逐渐萎缩；表现为体重减轻、皮肤弹性差、皮下静脉显露，体重低于**理想体重**的10%以上者，严重消瘦者呈恶病质状态。

【护理评估】

(一)健康史

消瘦分单纯性消瘦和症状性消瘦。可能病因：①单纯性消瘦：家族性体型瘦小；摄入热量不足，如厌食、偏食，始于婴儿期；相对运动过度；过度节食等。②症状性消瘦：下丘脑疾患、甲状腺功能亢进、1型与2型糖尿病(非肥胖型)、肾上腺皮质功能减退症、希恩(Sheehan)综合征、嗜铬细胞瘤；短期内消瘦应注意恶性肿瘤。

(二)临床表现

根据病人的身高、体重计算体重与标准体重的差值，以臀部、背部、胸腹肌、乳房、大腿等部位皮下脂肪的分布情况来判断。

1. 轻度消瘦　有体力、精力不足，精神委靡、食欲不振、贫血、记忆力下降、血压下降等。

2. 重度消瘦　表现为劳动能力丧失、反应迟钝、淡漠、对周围事物不感兴趣甚至嗜睡，也可出现体位性晕厥、低血糖等。皮肤黏膜色素沉着，周围循环不良易发生冻疮，女性病人可出现月经失调或闭经、不孕等表现。

(三)心理-社会状况

病人反应迟钝、淡漠、记忆力下降，对周围事物不感兴趣；神经性厌食病人多见于青年女性，性格内向，脱离社会，与家庭成员关系紧张，不能很好适应环境。

消瘦对人体的危害

长期消瘦的女性首先会出现胃肠功能紊乱，其次子宫容易脱垂，三是当体脂百分比低于17%时，月经紊乱致不孕、贫血、骨质疏松等。男性消瘦患病率亦高，易患胆石症、贫血等疾病。同时易发生记忆力减退、脱发等现象。消瘦的儿童体内脂肪摄入不足，机体营养匮乏，会使脑细胞严重受损，严重影响孩子的智力发育。同时，消瘦病人易出现自卑感，影响孩子的心理健康。严重消瘦机体抵抗力明显低下，是第一位致死亡原因。

【常见护理诊断/问题】

营养失调：低于机体需要量　与营养摄入不足或疾病有关。

【护理目标】

病人能自觉改变饮食习惯，增加营养素的摄入，体重增加或恢复正常，体力、精力充沛。

【护理措施】

1. 饮食指导　提供合理的膳食，补充适当的营养，给予高热量、高蛋白、易消化的饮食。开始时宜少量多餐，以后逐渐增加进食的量并减少次数，最终过渡到正常饮食。提高烹饪技巧，尽量适合病人的口味，同时增加新鲜水果和蔬菜的摄入，以增加维生素的来源。对于不能经口进食者采用鼻饲饮食，对于消化功能差的人采用要素饮食，对极度消瘦者可遵医嘱静脉补充营养液，如脂肪乳、氨基酸等，但不能长期依靠输液来维持营养。

2. 心理指导 向病人解释消瘦对机体的影响,纠正病人对消瘦的错误认识,阐明维持正常体重对健康的重要性。对神经性厌食、过度节食病人,帮助其解除精神、心理上的障碍,建立正确的进食行为。

3. 保护皮肤 对于极度消瘦者应注意皮肤护理,避免骨骼突出部位碰伤或压疮的发生。

4. 原发病处理 症状性消瘦者,应针对原发病采取措施。

5. 健康教育

(1)对单纯性消瘦,应告知病人维持标准体重的重要性,阐明消瘦对机体的危害性。指导病人建立正确的饮食习惯,避免偏食、厌食和过度节食,应摄取足够的营养,以增加机体的抗病能力。

(2)对症状性消瘦,应指导病人积极治疗原发病,制订合理的膳食计划,有效地补充营养。对明显消瘦病人,教会病人自我护理,保护骨骼突出部位,防止压疮的发生。

【护理评价】

病人消瘦是否得到改善,能否积极配合治疗和自觉改变饮食习惯。

特殊外形

特殊外形(special appearance)是指包括面貌、体形和身高的异常变化、特殊体态,以及毛发改变、皮肤黏膜色素沉着等的身体外形异常,并可影响病人生理和心理状态的一组临床征象。

【护理评估】

(一)健康史

特殊外形原因主要与垂体、甲状腺、甲状旁腺、肾上腺或部分代谢性疾病有关。

(二)临床表现

1. 面貌异常 肢端肥大症,可表现为面部变长、下颌增大、颧骨突出、唇舌肥厚及耳鼻增大等粗陋面貌;皮质醇增多症病人表现为面如满月、皮肤发红,常伴痤疮和小须;甲状腺功能亢进症病人常表现面容惊愕,眼裂增宽、眼球突出、目光炯炯有神;甲状腺功能减退症的黏液性水肿面容表现为面色苍白,颜面水肿、目光呆滞、反应迟钝、毛发稀疏等。

2. 体型异常 是指身高与常人相比,身材过高或过矮。成年男性身高>200cm,女性>185cm时为**过高**,在发育成熟之前发生腺垂体功能亢进,称巨人症;成年男性身高<145cm,女性身高<135cm时为身材**过矮**,见于侏儒症及小儿甲状腺功能减退时出现的呆小症;库欣综合征病人,可出现**向心性肥胖**,水牛背、腹大似球形、四肢相对纤细;肥胖病人出现臃肿体型等。

3. 毛发异常 甲状腺功能减退时病人出现头发稀疏、干燥、脆弱,睫毛、眉毛、阴毛脱落,男性胡须生长缓慢;皮质醇增多时由于雄性激素分泌增多,病人躯体和面部出现毛发增多。

4. 皮肤黏膜色素沉着 由于表皮基底层的黑色素增多,以致皮肤色素加深。如原发性肾上腺皮质功能减退症病人表现为皮肤、黏膜色素沉着,尤以摩擦处、乳晕、瘢痕、掌纹处明显;紫纹是库欣综合征的特征之一;病理性痤疮见于库欣综合征、先天性肾上腺皮质增生症等。

(三)心理-社会状况

特殊的外形改变常可导致病人发生心理障碍,产生焦虑、自卑、抑郁、精神紧张、自我形象紊乱等心理异常。病人家属及社会应在经济上和心理上给予最大可能支持、关心病人。

【常见护理诊断/问题】

身体意象紊乱 与疾病引起身体外形改变有关。

【护理目标】

病人能接受和正确对待身体外形的改变,学会运用修饰的方法,积极配合治疗和护理,使其特殊外形逐渐恢复正常。

【护理措施】

1. 心理疏导 关心、理解、体贴、同情病人,耐心倾听病人述说,尊重病人,建立信任的护患关系,鼓励和协助病人表达因形象改变带来的感受,关注病人自卑、焦虑、抑郁等问题,给病人提供有关疾病的资料和患有相同疾病并已经治疗成功的病例,给病人耐心讲解,使其明确治疗效果及病情转归,消除紧张情绪,树立病人的自信心。

2. 提供修饰技巧 关注病人自卑、焦虑、抑郁等心理问题相关的外形异常,帮助病人采取适当的方法改善自身形象。合适的衣着、恰当的修饰可以增加病人心理的舒适度和美感。如甲状腺功能亢进病人的突眼外出可戴有色眼镜,既能增加美感,又能保护眼睛免受刺激;颈部增粗者可围丝巾;肥胖病人衣服不应过紧,较暗颜色衣服使人更显苗条。

3. 改善营养状况 体型异常病人若存在营养失调,应适当调节营养成分,制订饮食计划,尽快达到合适的标准。

4. 促进社交活动 鼓励病人参加社区的团体活动,教育家属及周围人群勿歧视病人,避免伤其自尊;关注其行为,避免自杀的发生。

5. 健康教育 向病人及家属介绍病情,使其了解身体外形改变的原因,加强心理调整,尽快自我适应,积极配合治疗和护理可获得良好的效果。向病人介绍所用药物的不良反应,及时发现并积极处理。

【护理评价】

病人是否接受和正确对待身体外形的改变,能否学会运用修饰的方法,积极配合治疗和护理,特殊外形是否逐渐恢复正常。

三、内分泌代谢疾病常用诊疗技术

(一)常用实验检查

1. 血液和尿生化检查 血糖、电解质等检查可间接了解相关激素的分泌功能。如血糖与胰岛素和胰高血糖素;血清钠、钾与醛固酮和糖皮质激素;钙、磷、镁与甲状旁腺激素等有相互调节作用。

2. 激素及其代谢产物测定 测定尿中的激素代谢产物可推测激素在血中的水平。如测定24小时尿17-羟、17酮-皮质类固醇和肾上腺素的分泌量;测定24小时尿中的香草基杏仁酸、肾上腺素和去甲肾上腺素总量可判断体内肾上腺素和去甲肾上腺素的生成量;测定尿碘排出量能了解病人是否缺碘。

3. 激素分泌情况 测定空腹8～12小时血中激素和24小时尿中激素及其代谢产

物（GH、PRL、ACTH、TSH、LH/FSH、总 T_3、总 T_4、游离 T_3、游离 T_4、皮质醇、睾酮、雌二醇、黄体酮、甲状旁腺激素、胰岛素、C 肽、醛固酮、儿茶酚胺等）判定内分泌器官分泌功能。

4. 激素分泌动态试验 可判定内分泌功能状态及病变性质。如某一脏器功能减退时，可选用兴奋试验，相反则选用抑制试验。如基础 TSH 升高，注射 TSH 后有过分反应，提示病变在甲状腺；基础 TSH 降低，注射 TSH 后无升高反应，说明病变在垂体；注射 TRH 后有 TSH 升高反应，但高峰延迟，则病变在下丘脑。

5. 静脉导管检查 选择性静脉导管在不同部位取血测定激素水平以明确垂体、甲状腺、肾上腺、胰腺病变部位。

常用内分泌代谢疾病实验室检查及注意事项见表 7-1。

表 7-1 常用内分泌代谢疾病实验室检查及注意事项

名称	检查目的	方法及注意事项
TRH 兴奋试验	甲亢及甲减的诊断与鉴别	试验前先抽血 2ml 置于血清管中，测得 TSH 基值。然后将 TRH 500μg 溶于生理盐水 2～4ml 中快速静注，于注射后 15 分钟、30 分钟、60 分钟、90 分钟各抽血 2ml 置于血清管中送检。本试验不需空腹，试验前停用甲状腺激素、雌激素、糖皮质激素、左旋多巴等药物。注射 TRH 可引起暂时性心悸、头昏、恶心、面部潮红及尿意感，一般不需处理，10～15 分钟后可缓解
甲状腺摄 ^{131}I 率试验	评价甲状腺功能	试验前 10 小时开始禁食。试验当天空腹口服 74Mbq 的 $Na^{131}I$，在服药后第 2 小时、4 小时和 24 小时分别做甲状腺部位放射性计数。本试验前 3 个月不能做碘油 X 线造影，2 个月内不食含碘药物及食物，1 个月内停用抗结核药、激素类及抗甲状腺药物。心脏病病人、妊娠、哺乳妇女不做本试验
血清 T_3、T_4、FT_3、FT_4、反 T_3 测定	判断甲状腺功能	清晨空腹抽静脉血 2～3ml 置于血清管静置，留取血清待测。试验前停用避孕药、雌激素、雄激素、泼尼松、苯妥英钠等药物
血浆促肾上腺皮质激素测定	垂体-肾上腺疾病鉴别诊断	用塑料注射器抽血置于 4℃ 塑料管中即刻送检。为观察 ACTH 分泌节律，可当天晨 8 时、下午 4 时及夜间 12 时准时抽血
ACTH 兴奋试验	判断肾上腺皮质储备功能	试验前一天留 24 小时尿查 17-羟、17-酮和血浆皮质醇作对照。试验当天晨 8 时将 ACTH25U 溶于 5% 葡萄糖溶液 500ml 中维持静脉滴注 8 小时，留 24 小时尿测 17-羟、17-酮试验。女性病人应避开月经期
尿 17-羟皮质类固醇测定	测定肾上腺皮质功能	留 24 小时尿液加浓盐酸 5ml 防腐，混匀后计尿总量，取 30ml 送检。试验前 3～7 天停用肾上腺皮质激素，嘱病人禁用咖啡、浓茶、青菜及中药等有色食物，禁用 B 族维生素、利血平、氯丙嗪、磺胺类、氯氮䓬、奎宁、解热镇痛等药物
尿 17-酮皮质类固醇测定	肾上腺及性腺疾病诊断	方法同上；试验前 3～7 天停用一切药物，尤其是激素类

续表

名称	检查目的	方法及注意事项
一次口服地塞米松抑制试验	诊断库欣综合征和病因鉴别	小剂量法：试验日晨8时抽血测血浆皮质醇，午夜12时准时予病人口服地塞米松1mg，次晨8时再抽血测血浆皮质醇。大剂量法：小剂量不能抑制，进一步加大剂量法。方法同前，仅地塞米松剂量加大至8mg
尿儿茶酚胺及其代谢产物测定	诊断嗜铬细胞瘤	棕色瓶留24小时尿加浓盐酸5ml防腐。嘱病人试验前3天禁食咖啡、浓茶、巧克力及茄子、西红柿、香蕉及柠檬汁，停用水杨酸、维生素B_2、胰岛素等药物，降压药停1周以上
口服葡萄糖耐量试验	有糖尿病可疑者为明确诊断	试验当天晨空腹取血测血糖后，将75g无水葡萄糖溶于250～300ml水中，于5分钟内服下，其后0.5小时、1小时、2小时、3小时分别抽血测血糖。嘱病人试验前10小时禁食；试验前1天起禁烟、酒、咖啡和茶；试验前3天停用利尿剂、避孕药和降糖药；每天饮食需含碳水化合物至少150g

（二）病理检查

1. 影像学检查 蝶鞍X线平片、CT、MRI、B超，可鉴定下丘脑、垂体、甲状腺、性腺疾病、肾上腺肿瘤、胰岛肿瘤。

2. 放射性核素检查 甲状腺扫描用于甲状腺疾病的诊断；肾上腺皮质扫描可用于嗜铬细胞瘤的诊断。

3. 细胞学检查 针穿刺细胞做病理检查、免疫细胞化学技术、精液检查、激素受体检测。

（三）病因检查

1. 自身抗体检测 甲状腺球蛋白抗体（TGAb）、甲状腺过氧化物酶抗体（TPOAb）、促甲状腺激素受体抗体（TRAb）、胰岛素抗体、抗肾上腺抗体等，明确内分泌疾病的性质和发病机制。

2. 其他检查 HLA-A鉴定、白细胞染色体检查等。

思考题

1. 怎样为一位单纯性肥胖病人做饮食和运动指导以减轻体重？

2. 病人，女，25岁。近来发现自己手脚变大，面部变长，颧骨突出，唇舌肥厚，耳鼻变大，为自己外貌的改变感到非常痛苦、自卑。请回答下列问题：

(1)护士应怎样对她进行心理疏导，解除她的痛苦？

(2)此症状多见于何种疾病？

3. 病人，女，19岁，身高165cm，体重98kg。因体型肥胖去医院检查，未发现有器质性疾病，医生建议病人通过运动及控制饮食减肥。病人思想压力较大，急于减肥成功，强力节食，后出现神经性厌食，体重从98kg迅速减至50kg，体力明显下降，稍微活动即出现不适。后食欲明显减退，体重持续下降。当病人再次入院时体重只有40kg。查体：发育正常，消瘦，营养状况差，神志清，精神委靡。双肺呼吸音清，心率98次/分，律齐，肝脏、脾脏未触及肿大。考虑病人为节食造成的神经性厌食。请思考：

(1)护士针对本病人病情，应如何做心理疏导？

(2)为尽快恢复病人的营养状况，应采取哪些护理措施？

第二节　甲状腺疾病病人的护理

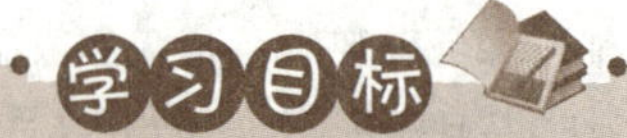

1. 了解单纯性甲状腺肿、甲状腺功能亢进症、甲状腺功能减退症的概念、发病机制。

2. 熟悉单纯性甲状腺肿、甲状腺功能亢进症、甲状腺功能减退症的病因、实验室及其他检查、护理诊断/问题；熟悉单纯性甲状腺肿、甲状腺功能减退症的临床表现、护理措施。

3. 掌握甲状腺功能亢进症病人的临床表现、护理措施。

4. 运用护理程序熟练掌握甲状腺危象病人的抢救配合。

5. 具有关心、爱护、尊重病人的职业素质及团队协作精神。

一、单纯性甲状腺肿病人的护理

单纯性甲状腺肿(simple goiter)是指非炎症和非肿瘤原因引起的不伴有甲状腺功能异常的甲状腺肿。甲状腺可呈弥漫或多结节性肿大。本病可呈地方性分布，当一个地区单纯性甲状腺肿的患病率超过10%时，称为地方性甲状腺肿。也可呈散发性分布，发病率约5%。女性发病率是男性的3～5倍。

【护理评估】

(一) 健康史

甲状腺肿大的机制未明，一般认为是由于一种或多种因素阻碍甲状腺激素的合成，甲状腺激素分泌减少导致促甲状腺激素分泌增加，从而引起甲状腺代偿性增生肿大。

1. 碘缺乏　是地方性甲状腺肿最常见原因。碘是甲状腺合成甲状腺激素的重要原料之一，碘缺乏多见于山区和远离海洋的地区，由于土壤、水源、食物中含碘低，不能满足机体对碘的需要，导致甲状腺激素的合成减少。

2. 甲状腺激素合成或分泌障碍　①致甲状腺肿物质或药物：如食物卷心菜、萝卜、菠菜、核桃等；药物如硫脲类药物、硫氰酸盐、保泰松、碳酸锂等可阻碍甲状腺素的合成。②摄碘过多：过多的碘盐使甲状腺中碘的有机化障碍，抑制甲状腺素的合成和释放。③内源性因素包括儿童先天性某些酶的缺陷，影响甲状腺素的合成与分泌。

3. 甲状腺激素需要量增多　如青春期、妊娠期、哺乳期等亦可导致本病。

(二) 临床表现

1. 症状　临床上一般无明显症状。重度甲状腺肿大可引起**压迫症状**，压迫气管引起咳嗽、呼吸困难；压迫喉返神经引起声音嘶哑；胸骨后甲状腺肿可压迫上腔静脉引起静脉回流受阻。病程较长者，甲状腺内形成的结节可有自主甲状腺激素分泌功能，出现自主性功能亢进。

2. 体征　甲状腺常呈轻、中度肿大，表面平滑，质地较软，无压痛(图7-3)。上腔静脉回流受阻，出现面部、颈部青紫、水肿，颈部与胸部浅表静脉扩张。

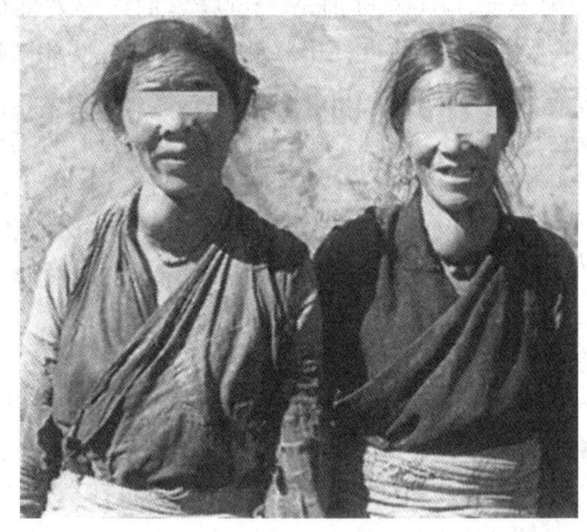

图7-3　单纯性甲状腺肿

3. 并发症　碘甲状腺功能亢进。

(三)实验室及其他检查

1. 甲状腺功能检查　血清 T_4 正常或偏低，T_3、TSH正常或偏高。

2. 甲状腺摄^{131}I率及T_3抑制试验　摄^{131}I率增高但无高峰前移，可被T_3所抑制。当甲状腺结节有自主功能时，可不被T_3抑制。

3. 甲状腺扫描　可见弥漫性甲状腺肿，呈均匀分布。

(四)心理-社会状况

明显肿大的甲状腺导致颈部增粗，病人易产生自卑感、挫折感，甚至缺乏本病相关知识，怀疑肿瘤或癌变而出现恐惧或焦虑。在流行地区，因患病人数多而习以为常，不愿配合治疗。

(五)治疗要点

主要取决于病因。①补充碘剂：由于**碘缺乏所致者，应补充碘剂，WHO推荐的成人每日碘摄入量为150μg**。在地方性甲状腺肿流行地区可采用碘化食盐防治。成人，特别是结节性甲状腺肿病人，应避免大剂量碘治疗，以免诱发碘甲亢。②甲状腺肿一般不需要治疗，肿大明显的病人，可采用左甲状腺素或甲状腺干粉片口服。有压迫症状、药物治疗无好转者，或疑有甲状腺结节癌变时应积极采取手术治疗。

【常见护理诊断/问题】

1. 身体意象紊乱　与病人甲状腺肿大，颈部增粗有关。

2. 知识缺乏：缺乏单纯甲状腺肿的防治知识。

【护理措施】

(一)身体意象紊乱

1. 心理指导　病人可因颈部增粗出现自卑与挫折感，担心或怀疑肿瘤而出现焦虑或恐惧。护士应及时和病人讨论甲状腺肿大的原因，使病人认识到及时补充碘后甲状腺可逐渐缩小或消失，消除病人的紧张情绪。指导病人适当修饰，如佩戴丝巾，能穿高领衣服就尽量穿高领衣服，完善自我形象。

2. 遵医嘱用药 碘缺乏者，应补充碘剂，WHO **推荐的成年人每日碘摄入量为** 150μg。碘补充应适量，以免碘过量引起自身免疫性甲状腺炎和甲状腺功能减退症。成年人，特别是结节性甲状腺肿病人避免大剂量使用碘治疗，以免诱发碘甲亢。由于摄入致甲状腺肿物质所致者，在停用后一般可自行消失。生理性甲状腺肿大多数可自行消退。

3. 病情观察 观察甲状腺药物治疗的效果和不良反应。如病人出现怕热多汗、食欲亢进、腹泻、心动过速、呼吸急促等甲状腺功能亢进的表现时，应及时报告医生并进行相应处理。观察甲状腺肿大的程度、质地，有无结节及压痛，颈部增粗的进展，有无甲状腺肿大出现的压迫症状。

(二) 健康教育

1. 疾病知识指导 告知病人本病的病因，指导病人遵医嘱准确服药，不可随意增减剂量。必要时应监测尿碘含量监测碘营养水平。教会病人观察药物的疗效及不良反应。避免服用硫氰酸盐、保泰松、碳酸锂等阻碍甲状腺素合成的药物。

2. 饮食指导 指导病人多食海带、紫菜、海米、鱼类等含碘丰富的海产品，避免食用花生、萝卜、卷心菜、菠菜、核桃等抑制甲状腺激素合成的食物。

3. 预防知识指导 自1966年起，我国立法推行普遍食盐碘化，防治碘缺乏病，在地方性甲状腺肿流行地区，积极开展宣传教育工作，普遍食用**加碘盐**，该方法是预防缺碘引起的地方性甲状腺肿最有效的措施。对青春发育期、妊娠期、哺乳期人群，适当增加碘的摄入量。

二、甲状腺功能亢进症病人的护理

甲状腺功能亢进症(hyperthyroidism)简称甲亢，是指由多种病因导致甲状腺功能增强，从而使甲状腺激素(TH)分泌过多引起的临床综合征。

甲状腺功能亢进症的病因分类：①甲状腺性甲亢：如毒性弥漫性甲状腺肿(Graves 病)；多结节性毒性甲状腺肿(多结节性甲状腺肿伴甲亢)；毒性腺瘤；多发性自身免疫性内分泌综合征伴甲亢；甲状腺癌(滤泡型腺癌)；新生儿甲亢；碘致甲状腺功能亢进；TSH 受体基因突变致甲亢。②垂体性甲亢：垂体 TSH 腺瘤及增生致甲亢；垂体型 TH 不敏感综合征。③伴瘤综合征和(或)HCG 相关性甲亢(绒毛膜癌、葡萄胎等)。④卵巢甲状腺肿伴甲亢。⑤医源性甲亢。⑥暂时性甲亢：亚急性甲状腺炎。其中毒性弥漫性甲状腺肿(Graves 病)是甲状腺功能亢进症最常见类型，约占全部甲亢的80%～85%，本节予以重点阐述。

Graves 病病人的护理

Graves 病(简称 GD)又称毒性弥漫性甲状腺肿或 Basedow 病，是一种伴甲状腺激素(TH)分泌增多的器官特异性**自身免疫病**。西方国家报告本病的患病率为1.1%～1.6%，我国学者报告为1.2%，女性显著高发，女∶男为4～6∶1，高发年龄以20～50岁多见。临床上以突眼、甲状腺肿大、高代谢综合征为特征。

【护理评估】

(一) 健康史

甲状腺功能亢进的病因尚未完全阐明，目前认为该病发生可能与遗传和自身免疫有关。

1. 遗传因素 GD 有明显的遗传倾向，并与一定的人类白细胞抗原类型有关。

2. 免疫因素　GD的发病与体液免疫较明显。最明显的体液免疫特征是在病人的血清中存在甲状腺细胞TSH受体的特异性抗自身抗体，即**TSH受体抗体**(TRAb)。TRAb可与TSH受体结合，产生TSH的生物效应，甲状腺细胞增生、甲状腺激素合成及分泌增加。

3. 环境因素　环境因素对本病的发展有重要影响，如精神刺激、感染、创伤等应激因素是本病的发生和病情恶化的重要诱因。

诱发甲亢的环境因素

①精神因素：部分弥漫性毒性甲状腺肿病人在临床症状出现前有明显精神刺激或精神创伤史。精神因素使中枢神经系统去甲肾上腺素水平降低，促肾上腺皮质激素释放激素和促肾上腺皮质激素及皮质醇分泌增多，从而使免疫监视功能降低，进而引起弥漫性毒性甲状腺肿；②感染：如感冒、扁桃腺炎、肺炎等；③外伤：如车祸、创伤等；④过度劳累；⑤妊娠：怀孕早期可能诱发或加重甲亢；⑥碘摄入过多：如大量吃海带等海产品；⑦某些药物：如胺碘酮、性激素、锂剂等。

(二)临床表现

本病起病多缓慢，少数在感染或精神创伤等应激后急性起病。典型表现有甲状腺激素分泌过多所致的高代谢综合征、甲状腺肿大、眼征。

1. TH分泌过多综合征

(1)**高代谢综合征**：**怕热，多汗**，皮肤温暖而湿润，低热，危象时高热；**多食易饥**、体重显著下降，疲乏无力等。

(2)**精神、神经系统**：神经过敏，易于激动，烦躁多虑，紧张失眠，多言好动、注意力不集中，记忆力下降等，偶有幻觉，重者出现精神分裂症表现。手、眼睑和舌肌肉细震颤，腱反射亢进等。

(3)**心血管系统**：心悸气促、胸闷、心动过速，在静息或**睡眠时心率仍增快**是甲亢的特征性表现之一，严重者可发生甲亢性心脏病。常出现①窦性心动过速(90～120次/分)；②心律失常以**心房颤动**等房性心律失常多见，偶见房室传导阻滞；③心尖区第一心音亢进，出现收缩期杂音；④心脏扩大；⑤收缩压升高、舒张压降低，脉压增大，可出现**周围血管征**。

(4)**消化系统**：**多食消瘦**是甲亢的另一特征性表现。胃肠蠕动快，消化吸收不良而使排便次数增加或腹泻。重者可有肝大、肝功能异常，偶有黄疸。

(5)**肌肉骨骼系统**：主要是甲状腺毒症周期性瘫痪，多见于青年男性，剧烈运动、摄入高碳水化合物、注射胰岛素可诱发。主要累及近心端的肩胛和骨盆带肌群，伴低血钾。部分病人有甲亢性肌病，表现为登高、起立、甚至梳头困难。甲亢可影响骨骼脱钙而发生骨质疏松，还可发生指端粗厚，外形似杵状指。

(6)**生殖系统**：女性常有月经减少或闭经不孕；男性常有阳痿，偶有乳房发育。男女生育能力均下降。

(7)**造血系统**：外周血白细胞计数偏低，淋巴细胞比例增加，单核细胞增多等。

2. 甲状腺肿　多数病人有不同程度的甲状腺肿大，为对称性、弥漫性肿大，质地柔软，表面光滑，无压痛，随吞咽动作上下移动。甲状腺上下极可**触及震颤**及听到**血管杂音**为本病的重要体征。

3. 眼征 突眼为重要而较特异的体征之一，可分为单纯性突眼和浸润性突眼。

(1)**单纯性突眼**：由于交感神经兴奋性增加，眼外肌群及上睑肌张力增高所致。多为对称性双侧眼球突出，突出度一般不超过18mm。①病人可有瞬目减少(Stellwag征)，上眼睑挛缩、眼裂宽。②双眼下视时上眼睑不能随眼球下落或下落滞后于眼球，出现白色巩膜(Graefe征)。③眼睛向上看时前额皮肤不能皱起(Joffroy征)。④两眼看近物时，眼球聚合不良(Mobius征)。随着治疗可恢复(图7-4，图7-5)。

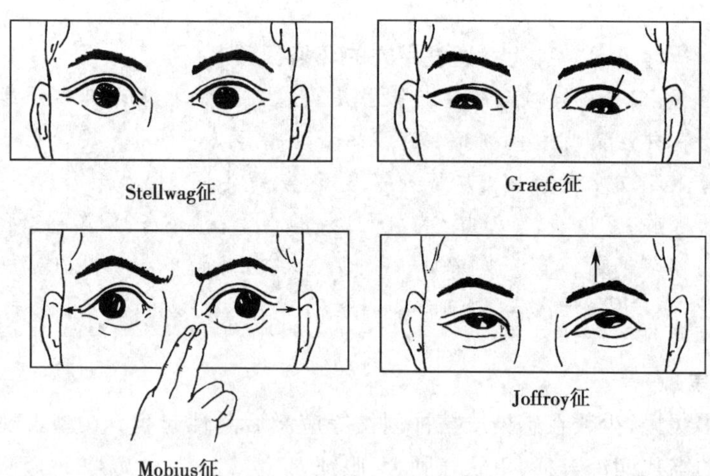

图7-4 甲亢突眼征象

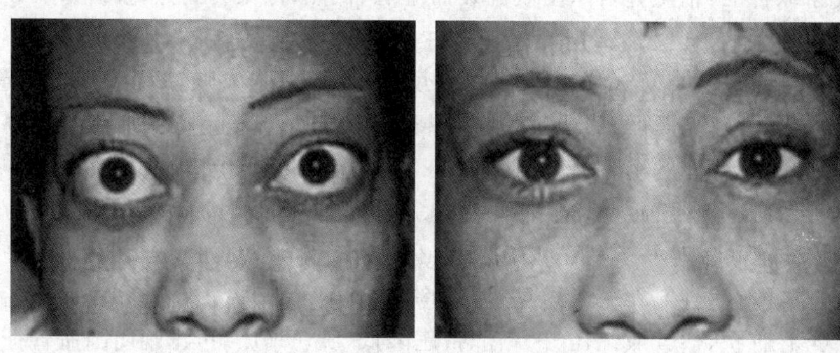

图7-5 甲亢突眼治疗前后比较

(2)**浸润性突眼**：又称恶性突眼，与自身免疫有关。眼球后水肿，淋巴细胞浸润，眼球高度突出，突眼度可达30mm。病人常有畏光、流泪、眼内异物感，复视、斜视、眼睛胀痛、刺痛，结膜充血、水肿，因眼睑闭合不良出现角膜外露，易发生角膜溃疡和全眼球炎，甚至失明。

4. 特殊表现

(1)**甲亢性心脏病**：发生率约10%～22%，多见于男性结节性甲状腺肿伴甲亢，老年人多见。主要表现为心悸、气促、心脏扩大、严重心律失常(以房颤多见)、心力衰竭，排除其他心脏病。甲亢症状控制时上述症状恢复即可诊断。

(2)**淡漠型甲亢**：多见于老年人。起病隐袭，无明显高代谢综合征、甲状腺肿和眼征。主要表现神志淡漠、嗜睡、乏力、厌食、腹泻、消瘦、反应迟钝。有时以腹泻、厌食等消化系统症状表现为主，或以心血管系统表现，如不明原因的心绞痛、心律失常等，易与冠心病混淆。

(3)**妊娠期甲亢**:妊娠期甲亢主要有两种情况。①妊娠合并甲亢:妊娠期甲状腺激素结合球蛋白增高,引起血清 TT_4、TT_3增高,其高代谢综合征较一般甲亢病人明显。②HCG 相关性甲亢:由于大量 HCG(或 HCG 类似物)刺激 TSH 受体而出现甲亢,血 FT_4、FT_3增高,TSH 降低,血清 TSAb 阴性,但 HCG 显著升高,终止妊娠或分娩后消失。

(4)**胫前黏液性水肿**:属自身免疫病,约 5%的 GD 病人可伴发本症,与浸润性突眼同时或先后发生。多见于胫前下 1/3 部位,也可见于足背、踝部、肩部、手背等部位。皮损大多呈对称性。早期皮肤变粗、增厚,有比较广泛大小不等的棕红色或暗紫色突起斑块,边界清楚,大小不等。后期皮肤粗厚如橘皮样。

(5)**甲状腺危象**　是甲亢**急性加重**的一个综合征,发生原因可能与血液内甲状腺激素水平增高有关。多发生于甲亢未予治疗或治疗不充分的病人。常见**诱因**有感染、手术准备不充分、放射性碘治疗、严重精神创伤、手术中过度挤压甲状腺、口服过量的甲状腺素制剂、严重躯体疾病等。主要**临床症状**:早期表现为甲亢症状的加重,并出现高热,体温大于 39℃,心动过速(140～240 次/分),心房颤动或扑动,厌食、恶心、呕吐、腹泻,大汗淋漓、烦躁不安,大量失水可导致虚脱或**休克**,晚期可有嗜睡或昏迷,可伴心衰、肺水肿等表现。

(三) 实验室及其他检查

1. 血清甲状腺激素测定

(1)**游离甲状腺激素**:血清游离甲状腺素(FT_4)与游离三碘甲状腺原氨酸(FT_3)增高。游离甲状腺素能直接反映甲状腺功能,是临床诊断甲状腺功能亢进的**首选指标**。

(2)**总甲状腺激素**:甲亢病人总三碘甲状腺原氨酸(TT_3)和总甲状腺素(TT_4)均增高。TT_3测定对甲亢的诊断较 TT_4具有更高的敏感性。**TT_3**为早期 GD 治疗中疗效观察及停药后复发的敏感指标,也是诊断 T_3型甲亢的特异性指标。

2. 促甲状腺激素(TSH)测定　血中 TSH 水平是反映下丘脑-垂体-甲状腺功能的敏感指标,尤其是对亚临床型甲亢和亚临床型甲减的诊断更有意义。96%以上的甲亢病人血清 TSH 降低。

3. 促甲状腺激素释放激素(TRH)兴奋试验　GD 时血 T_3、T_4增高,反馈抑制 TSH,故 TSH 细胞不被 TRH 兴奋。静脉注射 TRH 后 TSH 不增高则支持甲亢的诊断。

4. 甲状腺摄^{131}I 率　正常值 3 小时及 24 小时分别为 5%～25%和 20%～45%,高峰在 24 小时出现。甲亢病人 3 小时＞25%,24 小时＞45%,且高峰前移。

5. 甲状腺自身抗体测定　未治疗的 GD 病人血中 TSAb 阳性率可达 80%～100%,有早期诊断意义。可用于判断病情活动和复发,还可作为治疗后停药的重要指标。

6. 影像学检查　超声、放射性核素、CT、MRI 等有助于甲状腺、异位甲状腺肿和球后病变的诊断。

7. 基础代谢率测定(BMR)　清晨病人起床前在完全安静、空腹时测定每分钟脉率和血压(mmHg),按简便公式计算。基础代谢率(%)＝脉率＋脉压－111,这种方法不适用于心律失常的病人。正常成人 BMR 为－10%～＋15%。甲亢病人 BMR 增高,常在 30%以上,其增高程度与病情轻重相符,临床上以＋15%～＋30%为轻度甲亢、＋31%～＋60%为中度甲亢、＞61%为重度甲亢,随着症状的控制基础代谢率逐渐下降。因此,BMR 可作为疗效观察的指标。

(四) 心理-社会状况

病人常出现精神紧张状态,易激动,急躁、易怒,受到不良刺激后更明显。对他人言行及周围事物敏感多疑，甚至出现幻觉、躁狂等精神异常现象。由于情绪不稳定，病人在检查、治疗及护理过程中出现不配合或不遵守医嘱、护嘱的行为，或在与其他人交往中出现社交障碍或孤立。长期治疗给病人家庭和社会造成负担，病人会加剧烦躁。社会和家庭应给予病人最大可能的帮助和支持。

(五) 治疗要点

治疗原则是消除病因，纠正激素异常所导致的功能紊乱，防止复发，避免并发症发生。治疗的重点是减少甲状腺激素的合成和分泌，治疗措施为药物治疗、放射性碘治疗及手术治疗。

妊娠期甲亢的防治

妊娠可加重甲亢，故宜于甲亢治愈后再妊娠。若甲亢病人继续妊娠，应积极治疗，及早使甲状腺功能恢复正常，以免诱发早产或死胎。治疗原则包括：①禁用放射性^{131}I治疗；②药物治疗首选丙硫氧嘧啶；③产后一般不宜哺乳，以免影响儿童甲状腺功能。④慎用普萘洛尔；⑤妊娠期不宜做甲状腺次全切除术，必须手术者在妊娠4～6个月进行。

【常见护理诊断/问题】

1. 营养失调：低于机体需要量 与代谢率增高、消化吸收障碍有关。

2. 活动无耐力 与蛋白质分解增加、甲亢性心脏病、肌无力等因素有关。

3. 有组织完整性受损的危险 与浸润性突眼有关。

4. 潜在并发症：甲状腺危象。

5. 焦虑 与神经系统改变、甲亢致全身不适有关。

6. 知识缺乏：缺乏甲亢的治疗、护理及生活保健知识。

【护理目标】

病人进食量减少，恢复并保持正常体重；活动量逐步增加，活动时无不适感；能采用正确的保护眼睛的措施，无角膜损伤和感染的发生；无并发症发生；能正确认识疾病，主动有效地控制焦虑情绪；掌握甲亢的治疗及保健知识。

【护理措施】

(一) 营养失调：低于机体需要量

1. 合理饮食 给予**高热量、高蛋白、高维生素**饮食（尤其是复合维生素B）及矿物质丰富的饮食。增加奶类、蛋类、肉类等优质蛋白质以纠正体内负氮平衡；多摄取水果和蔬菜；避免使用辛辣的食物，禁用对中枢神经有刺激作用的咖啡、浓茶等刺激性饮料；减少可增加肠蠕动的高纤维类食物；避免食用含碘丰富的海带、紫菜等食物，以免增加甲状腺素的合成。每日进水量在2000～3000ml以补充出汗、腹泻、呼吸加快等所丢失的水分，心脏病病人补水应适当减少，以免加重心衰。

2. 监测体重 经常监测体重，使病人保持体重在基本正常范围。

3. 遵医嘱用药

(1)**抗甲状腺素药**

1)**适应证**：①年龄在20岁以下者；②甲状腺轻、中度肿大者；③孕妇、老年或合并严重心、肝、肾功能不全不宜手术者；④手术前准备及^{131}I治疗前准备；⑤术后复发而不能用^{131}I

治疗者。

2)**常用药物用法及不良反应**：抗甲状腺素药物分为**硫脲类**和**咪唑类**。硫脲类包括甲硫氧嘧啶(MTU)、丙硫氧嘧啶(PTU)；咪唑类包括甲巯咪唑(MMI)和卡比马唑(CMZ)。常用PTU和MMI。其作用机制为抑制甲状腺内过氧化物酶系，抑制碘离子转化为新生态碘或活性碘，从而**抑制TH的合成**，消除甲状腺素过多所引起的表现。丙硫氧嘧啶还可阻滞T_4转化为T_3，改善免疫监护等功能，严重病例及甲状腺危象时**首选**。常用药物及用法见表7-2。

表7-2　抗甲状腺素药物用法及不良反应

常用药物	初治期(时间6～8周)	减量期(约3～4个月)	维持期(维持1～1.5年)	不良反应
甲巯咪唑(MMI)	30～45mg/d，分2～3次口服，至症状缓解或血TH恢复正常	每2～4周减量一次，每次减量5～10mg，至症状完全消失	5～10mg/d	粒细胞减少、药物性皮疹、肝功损害等
丙硫氧嘧啶(PTU)	300～450mg/d，分2～3次口服	每2～4周减量一次，每次减量50～100mg	50～100mg/d	粒细胞减少、皮疹、肝功损害

3)**用药注意事项**：①告知病人抗甲状腺素药物的主要副作用有**粒细胞减少和皮疹**，因此在服药的1～2个月，需每周检查血白细胞计数和分类，以后每2～4周检查一次，如白细胞低于3.0×10^9/L或中性粒细胞低于1.5×10^9/L则应报告医生并停药。轻型药疹给予抗组胺药物可缓解，如出现剥脱性皮炎，则应立即停药。②治疗过程中若发生中毒性肝炎、肝坏死、精神病、狼疮样综合征、味觉丧失等，应立即停药。③用药期间坚持疗程服药，不能随意中断治疗或改换剂量。

(2)**普萘洛尔和甲状腺素片**：应用普萘洛尔可迅速改变心悸、精神紧张、肌肉震颤等症状；甲状腺素片则是在抗甲状腺药物治疗过程中出现甲状腺增大或突眼加重时用，为了避免T_3、T_4减少后对TSH的反馈抑制减弱。药物从小剂量开始，尤其对冠心病病人应控制好剂量，防止剂量过大引起心绞痛。用药后注意观察病人的心率有无明显增快。

服用普萘洛尔的注意事项

普萘洛尔用药时应注意观察心率，防止在用药过程中出现心动过缓甚至房室传导阻滞；重度心衰及休克禁用，以免心脏排血量减少加重病情；支气管哮喘、慢性支气管炎、慢性阻塞性肺气肿病人慎用，以免诱发支气管痉挛，使病情加重。

(3)**复方碘溶液**：只在手术前和甲状腺危象时使用，注意用量准确，并监测病情变化，防止病情加重。

4. 遵医嘱应用放射性^{131}I　放射性^{131}I治疗机制是^{131}I被甲状腺摄取后释放β射线，破坏甲状腺组织细胞。β射线在组织内射程只有2mm，不累及相邻组织。

(1)**适应证**：①中度甲亢；②年龄在25岁以上者；③抗甲状腺素药物长期治疗无效或过敏者；④不宜手术或不愿手术者。

(2)**禁忌证**：①妊娠、哺乳期妇女；②年龄在25岁以下者；③外周血白细胞明显减少者；

④重度浸润性突眼；⑤重要脏器有严重病变者；⑥甲状腺危象。

(3)**不良反应：甲状腺功能减退**；放射性甲状腺炎；诱发甲状腺危象；加重浸润性突眼。

(4)**应用^{131}I的注意事项**

1)告知病人在治疗前及治疗后1个月内避免服用含碘的食物和药物。按医嘱空腹服用^{131}I后2小时内不吃固体食物，以免引起呕吐而造成^{131}I的丢失；服药后24小时内避免咳嗽、咳痰，减少^{131}I的丢失；服药后2～3日内饮水量应达到2000～3000ml/d，以增加排尿；服药后第一周内避免用手按压甲状腺，以免引起甲状腺危象。

2)排泄物及用物的处理：病人的排泄物、衣服、被褥、用具等必须单独存放，待放射作用消失后再做清洁处理，以免污染环境。护士在处理病人的物品及排泄物时戴手套，以免造成自身伤害。

3)放射性^{131}I治疗后注意观察病情，如有发热、心动过速、大量出汗、神经过度兴奋等，需考虑有发生甲状腺危象的可能，应及时报告医生，并做好抢救准备。

(二) 活动无耐力

1. 环境与休息 甲亢病人因怕热多汗，应安排在通风良好的环境，夏天使用空调，保持室温在18～22℃左右，环境安静，避免嘈杂。护士应与甲亢病人一起制订日常活动计划，活动时以不感到疲劳为宜，适当增加休息时间，维持充足的睡眠，防止病情加重，有心力衰竭病人需卧床休息。

2. 生活指导 协助病人完成日常的生活自理，如洗漱、如厕、进餐；对大量出汗病人应加强皮肤护理，及时更换衣服和床单，防止受凉。

(三) 有组织完整性受损的危险

1. 眼部保护 加强眼部保护措施，预防眼睛受到刺激和伤害。①配戴有色眼镜，以防光线刺激和灰尘、异物的侵害；复视者戴单侧眼罩。②经常用眼药水湿润眼睛，避免过度干燥；睡前涂抗生素眼膏，用无菌生理盐水纱布覆盖双眼。③指导病人在眼睛有异物感、刺痛、流泪时，勿用手直接揉眼睛。

2. 浸润性突眼的防治

(1)睡眠或休息时抬高头部，使眶内液回流减少，减轻球后水肿，减轻突眼。

(2)遵医嘱应用利尿剂，减轻组织水肿；限制钠盐的摄入。

(3)使用1%甲基纤维素或0.5%氢化可的松滴眼。

(4)早期使用免疫抑制剂，如泼尼松10～20mg，每天3次，症状好转后减量，1个月后再减至维持量，每天10～20mg，而后逐渐停药。

(5)对严重突眼、暴露性角膜溃疡或压迫视神经病变者，行球后放射或手术治疗，以减轻眶内或球后浸润。

(6)控制甲亢首选抗甲状腺药物治疗，因手术和^{131}I治疗可能加重浸润性突眼。

(7)左甲状腺素片50～100mg/d或甲状腺干粉片60～120mg/d与抗甲状腺素药合用，以调整下丘脑-垂体-甲状腺轴的功能，预防甲状腺功能低下加重突眼。

3. 病情观察 定期眼科检查，防角膜溃疡造成失明。

(四) 潜在并发症：甲状腺危象

1. 避免诱因 指导病人避免感染；做好心理调整，避免严重精神刺激、创伤；坚持治疗，不自行停药；手术或放射性碘治疗前做好充分准备。

2. 病情监测 及时监测病人的神志、体温、脉搏、呼吸、血压等变化，如出现体温大于

39℃，心动过速(140～240 次/分)，心房颤动或扑动，厌食、恶心、呕吐、腹泻，大汗淋漓、烦躁不安等表现，应及时报告医生并做好抢救准备。

3. 抢救配合　一旦出现甲状腺危象应立即配合医生进行抢救。

(1)**绝对卧床休息**：安置病人于安静、室温偏低(15～17℃)的环境中，呼吸困难时取半卧位，持续低流量吸氧 1～2L/min，避免一切不良刺激，烦躁不安者，遵医嘱给镇静剂。

(2)**迅速降温**：如酒精擦浴、冰袋、冰水灌肠等以降低病人的体温，如效果不佳，应尽快配合使用异丙嗪、哌替啶，施行人工冬眠降温。昏迷病人加强基础护理。

(3)**遵医嘱用药**：①抑制 TH 合成：首选 PTU，首次剂量 600mg，口服或经胃管注入。②抑制 TH 释放：服 PTU 后 1～2 小时再加用复方碘口服溶液，首次剂量 30～60 滴，以后每 6～8 小时 5～10 滴。③抑制组织 T_4 转换为 T_3 和(或)抑制 T_3 与细胞受体结合：应用氢化可的松 100mg 加入 5%～10%葡萄糖注射液中静脉滴注，每 6～8 小时一次。④应用β受体阻滞剂降低周围组织对肾上腺素的反应。

(4)**合理饮食**：给予高热量、高蛋白、高维生素饮食和足够的液体入量。对严重呕吐、腹泻、大量出汗者，应及时补充足量的液体，以维持体液量的平衡。

(5)**密切观察病情变化**：定时监测生命体征，评估意识状态的变化和心、肾功能的受损情况，寻找和去除诱发甲状腺危象的各种因素，防止病情加重。

(五) 焦虑

关心体贴病人，与病人交流时态度和蔼，避免语言刺激。向病人耐心细致地解释病情，让病人及家属了解病人出现的性格、脾气变化是暂时的，可因治疗得到改善。鼓励病人表达内心的感受，积极参加社团活动。指导病人家属，控制各种对病人造成不良刺激的信息，帮助病人建立舒畅愉快的生活氛围，使病人的焦虑情绪得到缓解。病人长时间治疗会增加家庭负担，应争取社会保障机构的支持，使病人尽快恢复健康。

(六) 健康教育

1. 疾病知识指导　告知病人有关甲亢的疾病知识，指导病人如何保护眼睛；指导病人加强自我保护，上衣领宜宽松，严禁用手挤压甲状腺，以免甲状腺素分泌过多加重病情；有生育需要的女性病人，告诉病人妊娠可加重病情，宜治愈后再妊娠。

2. 生活指导　指导病人合理安排休息和工作，避免过度劳累，保持身心愉快，避免精神刺激，与同事及家人建立良好的关系，减轻精神压力。

3. 用药指导　病人应长期坚持服药，并按医嘱服药，不可随意增减剂量。每隔 1～2 月做甲状腺功能测定，每日起床后自测脉搏，定期测量体重。脉搏减慢、体重增加是病情好转的标志。对妊娠期甲亢病人，指导其避免对自己及胎儿造成影响的因素，禁用 ^{131}I 治疗，禁用普萘洛尔，产后如继续服药，则不宜哺乳。

【护理评价】

病人能否合理饮食，高代谢状态是否缓解，体重是否恢复正常；活动耐力是否增加；能否采用正确的保护眼睛的措施，无角膜损伤和感染的发生；是否正确认识疾病，主动有效地控制焦虑情绪；是否掌握了甲亢的治疗及保健知识。

三、甲状腺功能减退症病人的护理

甲状腺功能减退症(hypothyroidism)简称甲减，是由多种原因引起的 TH 合成、分泌或生物效应不足所致的一组内分泌疾病。按起病年龄分 3 型：呆小病、幼年型甲减、成年型甲减。病情严重时各型均可表现为**黏液性水肿**。本节主要介绍成年型甲减。本病多见于中年女性，男女之比1∶5～10，普通人群的患病率约0.8%～1.0%。起病隐袭，发展缓慢，有时长达10余年后始有典型表现。

按病因与发病机制甲减可分为：①原发性甲减：是甲状腺本身疾病所引起，大多为获得性甲状腺组织被破坏的结果；②垂体性甲减；③下丘脑性甲减；④甲状腺激素不敏感综合征。

【护理评估】

(一) 健康史

原发性甲减主要病因：①**自身免疫损伤**：最常见的是自身免疫性甲状腺炎，包括桥本甲状腺炎、亚急性淋巴细胞性甲状腺炎、产后甲状腺炎、萎缩性甲状腺炎等。②**甲状腺破坏**：甲状腺手术切除、放射性^{131}I治疗。③**碘过量**：摄入碘过量可诱发或加重自身免疫性甲状腺炎。垂体性和下丘脑性甲减常见原因有肿瘤、手术、放疗或产后垂体缺血性坏死等。

(二) 临床表现

1. 一般表现 畏寒、少汗、乏力、少言、**体温偏低**、动作缓慢、食欲减退而体重无明显减轻。重病人出现**黏液性水肿面容**，特征为表情淡漠，面色苍白，唇厚舌大，皮肤干燥、增厚、粗糙、脱屑，毛发脱落，眉毛稀疏(外1/3脱落)，少数病人指甲厚而脆，多裂纹。

2. 精神神经系统表现 记忆力减退、智力低下、**反应迟钝**、嗜睡、精神抑郁、有神经质表现、精神分裂症等。

3. 心血管系统表现 窦性**心动过缓**、心浊音界扩大、**心音减弱**。久病者由于胆固醇升高可诱发冠心病，因心肌耗氧量减少，心绞痛和心力衰竭少见。

4. 消化系统表现 厌食、腹胀、**便秘**等，严重者发生麻痹性肠梗阻和黏液水肿性巨结肠。

5. 呼吸系统表现 肺泡通气量减少，呼吸肌功能障碍，出现呼吸困难、缺氧表现。

6. 内分泌系统表现 性欲减退，女性月经过多、经期延长、不孕，男性出现阳痿。

7. 肌肉与关节表现 肌肉软弱无力，寒冷时可有暂时性肌肉强直、疼痛等。

8. 黏液性水肿昏迷 见于病情严重者。常见诱因有寒冷、感染、手术、严重躯体疾病、中断TH替代治疗或使用麻醉、镇静剂等。表现为嗜睡、甚至昏迷、休克、心肾功能不全而危及生命。

(三) 实验室及其他检查

1. 一般检查 轻中度贫血、血糖正常或偏低、血胆固醇、三酰甘油增高，血清同型半胱氨酸增高，血清CK、LDH增高。

2. 甲状腺功能检查 ①血清TSH增高；②血TT_4(或FT_4)降低早于TT_3(FT_3)，且TT_4(或FT_4)降低是诊断本病的必备指标；③血TT_3(FT_3)下降仅见于后期或病重者；④甲状腺摄^{131}I率降低。

3. 判断病变部位 TRH兴奋试验主要用于原发性甲减、垂体性甲减和下丘脑性甲减的鉴别。静注TRH后，血清TSH无升高反应者提示垂体性甲减；升高反应延迟者为下丘脑性甲减；血清TSH在增高的基础上进一步增高，提示原发性甲减。影像学检查有助于异位甲状腺、下丘脑-垂体病变等确定。

4. 甲状腺自身抗体 甲状腺微粒体抗体、甲状腺球蛋白抗体增高，表明甲减是由自身免疫性甲状腺疾病引起。

(四) 心理-社会状况

病人对肢体软弱无力等多种症状的出现常迷惑不解,抑郁寡欢,并为以后的生活担忧;加之记忆力减退、智力低下、反应迟钝、精神抑郁,甚至发展为精神分裂症,影响病人参与社交活动。

(五) 治疗要点

各型甲减的治疗均需用甲状腺素进行**替代治疗**,药物常用有左甲状腺素、甲状腺素片,永久性甲减需终身服用。对黏液性水肿昏迷的病人应立即补充甲状腺素,并保温、吸氧、应用糖皮质激素、补液、控制感染等。

【常见护理诊断/问题】

1. 体温过低 与机体基础代谢率降低有关。

2. 便秘 与代谢率降低及体力活动减少致肠蠕动减慢有关。

3. 社交障碍 与甲状腺功能低下致精神情绪改变有关。

4. 潜在并发症:黏液性水肿昏迷。

5. 知识缺乏:缺乏甲状腺功能减退的预防保健知识。

【护理措施】

(一) 体温过低

1. 保暖 调节室温在22～23℃,避免病床靠近门窗,适当加衣服,外出尽量戴手套、穿厚袜子。睡眠时适当加厚被褥,必要时用热水袋,但避免烫伤。

2. 遵医嘱用药

(1)常规替代药物**首选左甲状腺素口服**,起始量25～50μg/d,每1～2周增加25μg/d,直到达到最佳疗效,长期维持量约75～150μg/d。亦可用甲状腺片口服,初始剂量为15～30mg/d,视病情每周增加10～20mg,长期维持量60～180mg/d。补充甲状腺激素,重新建立下丘脑-垂体-甲状腺轴的平衡需要4～6周,所以治疗初期,每4～6周测定激素指标,然后调整左甲状腺素剂量,直到达到治疗指标。

(2)用药注意事项:①注意观察药物服用过量的症状,如出现心率>100次/分、心律失常、血压升高、多食消瘦、呕吐、腹泻、发热、大量出汗等,应立即报告医生。②左甲状腺素的半衰期约7天,吸收缓慢,较安全,每日晨间服药一次,可维持理想的血药浓度。③替代治疗最佳的指标是TSH恒定在正常范围内,应告知病人长期替代者每6～12个月监测一次。④对于有心肾功能不全、高血压病人应特别遵医嘱服药,不可随意增减药物剂量。⑤服用利尿剂时,需记录24小时液体出入量。⑥在替代用药过程中,遇有应急、腹泻、青春发育、吸收不良等应遵医嘱适当增加剂量。妊娠期间约增加50%～100%。

(二) 便秘

1. 为卧床病人适当遮挡,创造良好的排便环境。指导病人每日定时排便,养成规律排便的习惯。

2. 指导病人每日进行适度的运动,如散步、慢跑、体操等,适当按摩腹部促进肠蠕动。

3. 饮食指导 给予高蛋白、高维生素、低钠、低脂肪饮食;饮食时宜细嚼慢咽、少量多餐,摄入足够的水分,多进食粗纤维食物,如蔬菜、水果或全麦食品,促进肠蠕动;必要时给予缓泻剂,保持大便通畅。桥本甲状腺炎避免摄取含碘食物和药物,以免诱发和加重黏液性水肿。

4. 注意观察病人有无腹胀、腹痛等麻痹性肠梗阻的表现。

治疗便秘小处方

养成每天早上定时大便的习惯;形成胃结肠反射,饭后即去排便;加强肠道蠕动,早上起床后喝少量蜂蜜或空腹服用白开水300～500ml;空腹吃少量水果刺激肠蠕动。

(三)社交障碍

1. 心理疏导 以诚挚的态度与病人沟通,关心、体贴、爱护病人,谈病人感兴趣的话题,鼓励病人倾诉自己的思想,说出自己的感受,了解病人的行为,给予心理支持。

2. 环境与运动 安排在环境安静的病房,有固定的医务人员照顾病人,减少环境的压力和刺激。与病人讨论,制订活动计划,逐步增加活动量或复杂的活动。鼓励病人做简单的家务劳动,给予较多的时间学习自我照顾的技巧。

3. 鼓励病人尽量参加社交活动,并鼓励病人多与患相同疾病的病友交流沟通,增加活动的信心。

(四)潜在并发症:黏液性水肿昏迷

1. 避免诱因 避免寒冷、感染、手术;避免使用镇静、麻醉剂。

2. 病情观察 观察神志、体温、脉搏、呼吸、血压的变化及黏液性水肿的情况,每日记录病人的体重。如出现体温低于35℃、呼吸浅慢、心律不齐、心动过缓、血压降低、嗜睡等表现,应立即报告医生并配合处理。

3. 遵医嘱用药 当出现黏液性水肿昏迷时,应立即:①建立静脉通道,补充甲状腺素40～120μg,以后每6小时给予5～15μg,至病人清醒后改口服左甲状腺素片。②氢化可的松200～300mg/d持续静脉滴注,病人清醒后可逐渐减量。③低流量吸氧1～2L/min,必要时行气管插管或气管切开。④积极控制感染;⑤监测生命体征及血气;记录24小时出入量;注意保暖,但避免热敷,以免加重循环不良和烫伤。

(五)健康教育

1. 疾病知识指导 向病人和家属介绍甲状腺功能减退症的有关知识,使他们对本病有一个正确的认识。避免诱因,告知病因,如地方性缺碘者可采用碘盐来改善,药物引起者可调整药物剂量或停药。注意个人卫生,冬季尽量保暖,减少出入公共场所的次数,避免感染的发生。慎用催眠、镇静、止痛、麻醉药品。

2. 治疗指导 对需要终身替代者,向其解释服药的重要性和必要性,不可随意停药或更换剂量,否则易引起心肌缺血、心肌梗死或心力衰竭。

3. 指导病人自我监测 指导病人自我监测甲状腺素服用过量的症状,讲解黏液性水肿昏迷的原因及表现,让病人学会自我观察,若出现心动过缓、低血压、体温低于35℃应及时就医。

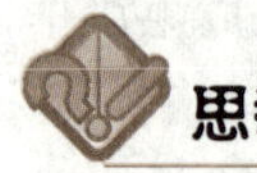

思考题

1. 病人,女,25岁。怕热多汗、易怒3个月余,加重1周来门诊就医,诊断为甲亢,给予丙硫氧嘧啶治疗后,症状逐渐改善。一个月后,因工作问题与同事争吵,情绪激动后出现恶心、呕吐、烦躁不安、心动过速、发热等急诊入院。

护理体检:T 39.8℃ P 140次/分,R 24次/分,BP 140/60mmHg,神清,消瘦,眼裂增宽。眼球突出,无结膜充血。两肺无异常,甲状腺肿大不明显。请思考下列问题:

(1)该病人可能患什么疾病？

(2)哪些实验室检查有助于确诊？

(3)应如何配合医生抢救病人？

(4)经治疗后病情稳定，体温正常，自觉体力恢复。病人询问是否可外出打工，服用抗甲状腺素药物应注意什么问题？

2. 病人，女，34岁。因乏力、心悸、怕热，多汗、食欲亢进8个月，加重3周入院。8个月前无明显诱因出现乏力、心悸、怕热，多汗、食欲亢进，未引起病人重视。近3周自己发现食欲大增，但仍消瘦，体重在半年内减轻15kg，心慌；家人发现病人眼球突出，且烦躁易怒，遂来院。护理体检：T 37.5℃，P 125次/分，R 22次/分，BP 135/65mmHg。消瘦，皮肤湿润。双眼球突出，闭合障碍，甲状腺Ⅲ度肿大，质软，无压痛，无结节，可闻及血管杂音。心率125次/分，律齐，心尖部可闻及2/6级收缩期杂音。腱反射亢进，伸手及舌细震颤。辅助检查：血红蛋白125g/L，白细胞4.7×10^9/L，中性粒细胞68%，淋巴细胞32%，血清游离甲状腺素、血清游离三碘甲状腺原氨酸均增高。临床诊断为甲亢。请思考下列问题：

(1)目前病人主要的护理诊断/问题？

(2)如何做好该病人的用药护理？

该病人入院第3天，因家人发生车祸，精神压力极大，出现高热、大汗、恶心、呕吐，极度烦躁，心率156次/分。请思考：

(3)该病人可能发生了什么情况？

(4)如何配合医生进行抢救？

3. 病人，女性，58岁。怕冷、乏力、食欲不振2年余。胸闷、心悸1个月而就诊。查体：面色苍白，颜面水肿，表情淡漠，目光呆滞，语言缓慢，反应迟钝。双肺呼吸音清，未闻及干湿性啰音。心界向两侧扩大，心率50次/分，心音低弱，全身黏液性水肿。B超示心包积液。请思考：

(1)本病人可能患哪种疾病？

(2)护士如何给病人做用药指导？

第三节　肾上腺皮质疾病病人的护理

1. 了解皮质醇增多症、原发性慢性肾上腺皮质功能减退症的概念、病因。

2. 熟悉皮质醇增多症、原发性慢性肾上腺皮质功能减退症的实验室及其他检查、常见护理诊断。

3. 掌握皮质醇增多症、原发性慢性肾上腺皮质功能减退症病人的临床表现及护理措施。

4. 学会肾上腺危象的抢救配合。

5. 具有关心、爱护、尊重病人的职业素质及团队协作精神。

一、皮质醇增多症病人的护理

皮质醇增多症又称库欣综合征(Cushing's syndrome)，是多种病因引起肾上腺分泌过多糖皮质激素(主要是皮质醇)所致病症的总称，其中以垂体促肾上腺皮质激素(ACTH)分泌亢进所引起者最为常见，称为Cushing病。主要临床表现为满月脸、多血质外貌、**向心性肥胖**、皮肤紫纹、痤疮、糖尿病倾向、高血压和骨质疏松等。本病多见于女性，男女之比为1∶2～3，以20～40岁居多，约占2/3。

皮质醇增多症按病因可分为两大类，即依赖ACTH的皮质醇增多症和不依赖ACTH的皮质醇增多症。前者包括Cushing病和异位ACTH综合征，后者包括原发性肾上腺皮质肿瘤、不依赖ACTH的双侧性肾上腺小结节性增生或大结节性增生。

【护理评估】

(一) 健康史

1. 依赖ACTH的Cushing综合征 包括：①Cushing病为最常见的类型。约占Cushing综合征的70%。系垂体ACTH分泌过多，伴肾上腺皮质增生，多为垂体微腺瘤造成。②异位ACTH综合征：为垂体以外的恶性肿瘤产生大量的ACTH，分泌过多的皮质醇所致。以小细胞未分化肺癌最常见。

2. 不依赖ACTH的皮质醇增多症 包括肾上腺皮质腺瘤、肾上腺皮质癌、不依赖ACTH的双侧肾上腺大、小结节增生型肺癌等。

3. 医源性皮质醇增多症 长期大量使用糖皮质激素引起，与时间和剂量有关。

(二) 临床表现

本病的临床表现主要由皮质醇分泌过多，引起代谢紊乱和多脏器功能障碍，以及感染和抵抗力降低所致。典型的临床表现如下：

1. 脂肪代谢障碍 皮质醇促进脂肪的动员和合成，引起脂肪代谢紊乱及脂肪的重新分布，形成典型的**向心性肥胖**。

2. 蛋白质代谢障碍 蛋白质合成减少而分解过多。病人皮肤菲薄，毛细血管脆性增加，易出现瘀斑。下腹两侧、大腿外侧出现**皮肤紫纹**，久病者肌肉萎缩。

3. 糖代谢紊乱 皮质醇有拮抗胰岛素的作用，抑制糖利用，促进糖异生而使血糖升高，出现糖尿病症状，称**类固醇性糖尿病**。

4. 电解质紊乱 大量皮质醇有潴钠排钾作用，但电解质大多正常。低血钾易使病人无力，并引起肾脏浓缩功能下降，部分病人因潴钠而出现轻度水肿。皮质醇还有排钙作用，病人可出现**骨质疏松**、脊柱压缩畸形，身材变矮，有时呈佝偻状或骨折，儿童患病后，生长发育受到抑制。

5. 心血管表现 **高血压常见**，长期高血压可导致左心室肥厚、心力衰竭、脑血管意外等并发症；病人脂肪代谢紊乱，易发生动、静脉血栓，使心脑血管并发症发生率明显增加。

6. 感染 皮质醇增多使免疫功能紊乱，病人易发生细菌、真菌、病毒感染。以肺部感染多见。病人感染后炎症反应不明显，故发热不高。

7. 神经、精神表现 肌无力，情绪不稳、烦躁、失眠等不同程度的精神、情绪变化，严重者可出现精神失常。

8. 造血系统表现 皮质醇刺激骨髓，使红细胞和血红蛋白含量增高，且病人皮肤菲薄，呈**多血质面容**；白细胞增多，淋巴细胞减少。

9. 性功能异常 女性病人出现月经减少、不规则或停经，痤疮胡须常见；男病人则出现性欲减退、阴茎缩小、睾丸变软等。

10. 皮肤色素沉着 异位 ACTH 综合征及较重 Cushing 病病人皮肤色素明显加深。

（三）实验室及其他检查

1. 皮质醇测定 血浆皮质醇水平增高且昼夜节律消失。24 小时尿 17-羟皮质类固醇、尿游离皮质醇升高。

2. 地塞米松抑制试验 血浆皮质醇不受地塞米松的明显抑制，不低于对照值的 50%。

3. ACTH 兴奋试验 垂体性 Cushing 病和异位 ACTH 综合征者有反应，原发性肾上腺皮质肿瘤者多数无反应。

4. 影像学检查 肾上腺超声检查、蝶鞍区断层摄片、CT、MRI 等可协助病变部位的诊断。

（四）心理-社会状况

本病容易使病人产生精神紧张、烦躁不安，因家庭和社会生活受影响而产生自卑感。

（五）治疗要点

本病治疗原则是尽可能恢复正常的血浆皮质醇水平，根据不同病因做相应治疗。治疗方法可分为手术、放射、药物治疗。对垂体微腺瘤者首选经蝶窦垂体微腺瘤切除术，大腺瘤病人需做开颅手术。病情严重的病人，先对症治疗以改善病情。各类库欣综合征病人，当其他治疗疗效不明显时，可使用米托坦、美替拉酮、氨鲁米特等肾上腺皮质激素合成阻滞药。

【常见护理诊断/问题】

1. 身体意象紊乱 与 Cushing 综合征引起身体外观改变有关。

2. 体液过多 与皮质醇增多引起钠水潴留有关。

3. 有感染的危险 与皮质醇增多导致机体免疫力下降有关。

4. 知识缺乏：缺乏有关 Cushing 综合征的预防保健知识。

【护理措施】

（一）身体意象紊乱

护理措施除参见本章第一节中特殊外形的护理外，遵医嘱用药。

对于不能手术或术后疗效差者，遵医嘱应用肾上腺皮质激素合成阻滞药，注意观察疗效和不良反应。常见药物及不良反应见表 7-3。

表 7-3 常用皮质醇合成阻滞药物作用机制、用法及不良反应

常用药物	作用机制	用法	不良反应
米托坦	破坏肾上腺皮质，主要用于肾上腺癌	2～6g/d，分 3～4 次口服	眩晕、头痛、乏力、失眠、恶心、食欲不振等
美替拉酮	抑制肾上腺皮质 11β 羟化酶，抑制皮质醇合成	2～6g/d，分 3～4 次口服	食欲减退、恶心、呕吐
氨鲁米特	抑制胆固醇转变为孕烯醇酮，皮质激素合成减少	0.75～1.0g/d，分次口服	失眠、眩晕、高血压、痤疮、抑郁、视物模糊和甲减
酮康唑	使皮质类固醇产生量减少	开始时 1～1.2g/d，维持量 0.6～0.8g/d，分次口服	肝功损害、胃肠道反应、男性女性化

用药期间应定期做肝功能检查。有水肿病人遵医嘱应用利尿剂，如出现心律失常、恶心、呕吐、腹胀等低血钾症状或体征时，及时报告医生。

（二）体液过多

1. 休息 宜取平卧位，抬高双下肢，以利于静脉回流，避免水肿加重。

2. 饮食指导 宜进食低钠、高钾、高蛋白、低热量的食物，避免刺激性食物，鼓励病人食用含钾高的食物。适当摄取富含钙及维生素 D 的食物以预防骨质疏松。有糖尿病症状时执行糖尿病饮食。

3. 病情监测 注意监测病人的体重和水肿情况变化，记录 24 小时出入量。

（三）有感染的危险

1. 病情监测 密切观察体温变化，定期查血常规，注意有无感染的发生。

2. 减少感染隐患 保持病室清洁，室内温、湿度适宜，减少探视。严格执行无菌操作，避免交叉感染，尽量减少侵入性治疗措施。

3. 向病人及家属介绍预防感染的知识 如注意保暖，减少去公共场所的次数，保持皮肤、外阴、衣着及用具清洁，减少感染机会。一旦发生发热、咳嗽等感染征象立即报告医生。

（四）健康教育

1. 疾病知识指导 告知病人有关疾病过程及治疗方法，指导病人正确用药并学会观察药物疗效和不良反应。对使用皮质激素替代治疗者，应详细介绍用法和注意事项。

2. 生活指导 教会病人自我护理的方法，保持生活规律，心情愉快；尽量少去公共场所，以免引起感染；指导病人和家属有计划地安排力所能及的活动，让病人独立完成，增强其自信心和自尊感。

3. 避免加重病情的诱因 指导病人避免感染，避免不适当的活动，避免外伤。

二、原发性慢性肾上腺皮质功能减退症病人的护理

慢性肾上腺皮质功能减退症（chronic adrenocortical hypofunction）分为原发性和继发性两类。原发性慢性肾上腺皮质功能减退症又称 Addison 病（艾迪生病），是多种原因导致双侧肾上腺绝大部分受到破坏所致。继发性者指下丘脑-垂体病变引起促肾上腺皮质激素（ACTH）不足。本节仅介绍 Addison 病。

【护理评估】

（一）健康史

Addison 病最常见病因为肾上腺结核，约占 80%。其次为自身免疫性肾上腺炎，其发生与自身免疫致双侧肾上腺皮质萎缩所致。其他原因尚有恶性肿瘤转移、淋巴瘤、白血病细胞浸润、真菌感染、双侧肾上腺切除、放疗破坏、肾上腺抑制药的长期使用、血管栓塞等。

（二）临床表现

1. 醛固酮缺乏表现 醛固酮主要作用为排钾保钠，肾脏排钾减少，**血钾升高**，严重者可发生代谢性酸中毒。尿钠排出增多，出现**血钠、血氯降低**，病人出现乏力、虚弱；缺钠可使血容量减少，肾血流减少，肾小球滤过率降低，重者出现氮质血症。

2. 皮质醇缺乏表现

(1)**心血管系统变现：血压降低**出现头晕、眼花、直立性低血压，心脏缩小。

(2)**胃肠系统**：食欲减退、胃酸缺乏、消化不良、恶心、呕吐、腹泻、**嗜咸食**。

(3)**神经系统**：疲乏、无力、嗜睡，严重者意识模糊，甚至精神失常。

(4)**代谢障碍**：糖异生作用减弱，肝糖原耗损，可发生**低血糖**症状。储存脂肪消耗，脂肪的利用和动员皆减弱。

(5)**生殖系统**：毛发脱落，女性阴毛、腋毛减少或脱落，月经失调或闭经；男性性功能减退。

(6)**色素沉着**：**最具特征性体征**是全身皮肤、黏膜色素沉着，以暴露处、摩擦处、掌纹、乳晕、瘢痕部位明显；黏膜色素沉着以齿龈、舌部、颊黏膜明显。原因为垂体ACTH、促黑(素细胞)激素分泌增多所致。

3. 肾上腺危象　病人在感染、创伤、手术、分娩、腹泻、大量出汗、呕吐等应激情况下，可诱发危象。表现为高热、恶心、呕吐、腹痛、腹泻、严重脱水、血压下降、心率增快、脉细弱、精神失常、低钠、低血糖，血钾可高可低。如不及时抢救可发生休克、昏迷甚至死亡。

(三) 实验室及其他检查

1. 肾上腺皮质功能检查

(1)24小时尿17-羟皮质类固醇、24小时尿游离皮质醇降低。

(2)ACTH刺激试验：Addison病病人无反应，继发性肾上腺皮质功能减退症病人有反应。

(3)血浆基础ACTH测定：原发性肾上腺皮质功能减退者明显增高，继发性者明显降低。

2. 血常规检查　白细胞及中性粒细胞减少，淋巴细胞增多，嗜酸性粒细胞明显增多，贫血为正细胞正色素性贫血。

3. 血液生化检查　血钠、血氯降低、血钾升高，空腹血糖降低，血钙升高。

4. 影像学检查　肾上腺CT、MRI、X线片可发现肾上腺肿大及钙化阴影。

(四) 心理-社会状况

本病使病人疲乏无力、嗜睡，病人不愿下床活动，不愿与人交往，不愿参加社交活动。肾上腺皮质功能减退，使病人皮肤、黏膜色素沉着，病人会产生自卑感。

(五) 治疗要点

Addison病病人应终身使用肾上腺皮质激素**替代治疗**；有肿瘤者应及时切除；有活动性结核者，积极抗结核治疗；如因自身免疫病者，应检查是否有其他腺体功能减退，如存在，则需做相应的治疗。

【常见护理诊断/问题】

1. 体液不足　与醛固酮分泌减少引起钠水排泄增加及胃肠功能紊乱有关。

2. 潜在并发症：肾上腺危象。

3. 知识缺乏：缺乏正确用药及预防保健知识。

【护理措施】

(一) 体液不足

1. 休息与活动　病人宜安排在安静环境的病房，保证病人充分休息。病情稳定后可指导病人下床活动，活动时应循序渐进，改变体位应缓慢，防止直立性低血压。活动中一旦出现头晕、眼花应立即停止活动，卧床休息。

2. 饮食指导　宜给予**高蛋白**、**高维生素**、**高钠**(8～10g/d)**饮食**。在病情允许的情况下，鼓励病人每天进水3000ml以上。避免含钾高的食物，如橘子、香蕉、橙子、南瓜等，以免诱发心律失常。遇有大量出汗、腹泻等失钠情况，应适当增加食盐摄入量。

3. 遵医嘱用药

(1)糖皮质激素替代治疗:根据病人身高、体重、性别、年龄、体力劳动强度等确定合适的基础量,根据激素的分泌周期,在清晨睡醒时给予全日量的2/3,下午4时服余下的1/3。如成人开始剂量上午8时服氢化可的松20～30mg,下午4时服10mg,至氢化可的松每天15～20mg。如有发热等并发症时应适当加量。激素可损伤胃黏膜,出现消化性溃疡、腹痛、甚至消化道出血,还可出现高血压、高血糖、诱发骨质疏松甚至股骨头坏死、使感染扩散等并发症,一旦出现应立即报告医生,配合医生处理。

(2)盐皮质激素替代治疗:病人出现低血压时加盐皮质激素,如9α-氟氢可的松0.05～0.1mg/d,上午8时一次口服,根据疗效调节剂量,如有高血压、水肿、低血钾时应减量。

4. 病情监测 记录每天液体出入量,观察病人的皮肤颜色、湿度及弹性,有无恶心、呕吐、腹泻表现,观察有无脱水表现;注意监测电解质变化,注意有无高血钾、高血钙、低血钠、低血糖等发生;给予心电监护,注意有无心律失常发生。

(二)潜在并发症:肾上腺危象

1. 避免诱因 积极控制感染,避免过度劳累、创伤,切勿突然中断治疗。当病人出现手术、分娩等情况应做好充分准备,出现恶心、呕吐、大汗、腹泻等情况应立即报告医生,及时处理。

2. 病情监测 注意病人的体温、脉搏、呼吸、血压、意识变化,定期监测电解质变化。

3. 抢救配合 迅速建立两条静脉通道,配合医生的抢救。

(1)补充液体:典型的危象病人损失液体量约达细胞外液的1/5,故于初治的1、2日内应迅速补充生理盐水2000～3000ml/d,对于以糖皮质激素缺乏为主、脱水不甚严重者补生理盐水量适当减少。补充葡萄糖避免低血糖。

(2)糖皮质激素:立即给予氢化可的松或琥珀酸氢化可的松100mg,使血皮质醇浓度达到正常人在发生严重应激的水平。以后每6小时加入液体中静脉滴注100mg,第2天、3天可减至每日300mg。如病情好转,继续减至每日200mg,继而100mg,呕吐停止能进食者,可改为口服。

(3)积极控制感染,高热者给予物理降温。

(三)健康教育

1. 疾病知识指导 ①向病人及家属讲解本病的知识,让他们了解激素替代治疗的重要性,增强病人治疗的信心,积极配合治疗。②强调用药一定要定时、定量,切勿自行减量或停药,以免发生危险。③指导病人,激素可引起胃黏膜损伤,出现胃肠道反应如腹痛、呕吐、甚至呕血、黑便等消化道出血表现,以及高血压、高血糖、失眠、情绪变化、感染加重等表现应立即就医。④尽量避免肾上腺危象的诱因,如感染、创伤、过度劳累等,保持病人情绪稳定。

2. 生活指导 指导病人外出时避免阳光直射,以免加重皮肤黏膜色素沉着。外出随身携带识别卡,写明姓名、家庭住址、家中亲人联系电话、说明自己的疾病,以便紧急情况发生时能及时得到处理。应用激素时药物与食物、制酸剂一起服用,以减少药物的不良反应。

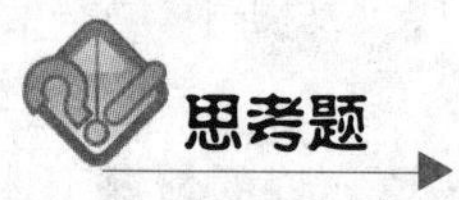

思考题

1. 病人,女,36岁。因乏力、食欲不振、恶心、呕吐、体重下降、毛发脱落、闭经半年入院。查体:血压90/60mmHg,毛发脱落,皮肤色泽暗黑,口腔黏膜可见黑色素沉着,血糖

3.0mmol/L，血钠 120mmol/L，血钾 5.8mmol/L，24 小时尿 17-羟皮质类固醇、24 小时尿游离皮质醇均降低。请思考：

（1）本病人最可能的诊断是何病？

（2）本病人的护理诊断/问题有哪些？

（3）如何指导病人用药？

第四节　腺垂体功能减退症病人的护理

1. 了解腺垂体功能减退症的概念、病因。
2. 熟悉腺垂体功能减退症的实验室及其他检查、常见护理诊断。
3. 掌握腺垂体功能减退症病人临床表现、护理措施及健康教育。
4. 学会垂体危象的抢救配合。
5. 具有关心、爱护、尊重病人的职业素质及团队协作精神。

腺垂体功能减退症（hypopituitarism）是指各种原因引起的腺垂体激素分泌减少或缺乏所致的复合症群。可以单个激素减少如生长激素（GH）、泌乳素（PRL）缺乏或多种激素如促性腺激素（Gn）、促甲状腺激素（TSH）、促肾上腺皮质激素（ACTH）同时缺乏。本病临床症状变化较大，可长期延误诊断，但补充缺乏的激素后症状可迅速缓解。

腺垂体功能减退症流行病学资料

腺垂体功能减退症的发生，根据国内较大系列病例分析，约 95% 的病人是女性，年龄在 20～40 岁，病情的严重程度与垂体被毁损的程度有关。一般垂体组织丧失 95% 时，临床表现为重度；丧失 75% 为中度；丧失 60% 为轻度；丧失 50% 以下不出现垂体功能减退的症状。

【护理评估】

（一）健康史

1. 垂体瘤　为成人**最常见病因**，大多属于良性肿瘤。腺瘤肿大压迫正常的垂体组织，使其功能减退。垂体也可为其他恶性肿瘤的转移部位。

2. 下丘脑病变　如炎症、肿瘤、浸润性病变（白血病、淋巴瘤）、肉芽肿等，可直接破坏下丘脑神经分泌细胞，使释放激素分泌减少，从而减少腺垂体各种促激素的分泌。

3. 蝶鞍区手术、创伤或放射性损伤　垂体瘤切除可能损伤正常垂体组织，术后放疗更加重垂体损伤。严重头部损伤可引起颅底骨折、毁损垂体柄和垂体门静脉血液供应。鼻咽癌放疗可损坏下丘脑和垂体，引起腺垂体功能减退。

4. 垂体缺血性坏死　妊娠期腺垂体呈生理性肥大，血供丰富。若围生期因前置胎盘、胎盘滞留、子宫收缩无力等各种原因引起大出血、休克、血栓形成，使垂体大部缺血坏死和纤维化，以致使垂体功能低下，称为**希恩综合征**（Simmonds-Sheehan syndrome）。糖尿病血管病变使垂体供血不足也可导致垂体缺血性坏死。

5. 感染和炎症 如巨细胞病毒、艾滋病病毒、结核杆菌、真菌等感染引起的脑炎、脑膜炎、流行性出血热、梅毒或疟疾等，损伤下丘脑和垂体。

6. 其他 糖皮质激素长期治疗、垂体卒中以及空泡蝶鞍、自身免疫性垂体炎、海绵窦处颈内动脉瘤等均可导致本病。

(二) 临床表现

最早出现促性腺激素、生长激素、泌乳素缺乏表现，其次为促甲状腺素缺乏的表现，最后出现促肾上腺皮质激素缺乏表现。希恩(Sheehan)综合征病人表现为全垂体功能减退，但无垂体占位性病变的表现。

1. 性腺功能减退 常为**最早**出现的表现。女性有产后大出血、休克、昏迷病史，表现为产后无乳、乳腺萎缩、长期闭经、不孕，性功能减退、性交疼痛等。检查阴道分泌物少，外阴、子宫萎缩，毛发脱落，尤以阴毛、腋毛为甚。成年男子性欲减退、阳痿、睾丸松软缩小，胡须稀少，无男性气质，肌力减弱，皮脂分泌减少，骨质疏松。

2. 甲状腺功能减退 表现与甲状腺功能减退相似，但通常无甲状腺肿大，见本章第二节“甲状腺疾病病人的护理”。

3. 肾上腺皮质功能减退 表现与原发性肾上腺皮质功能减退症相似(见本章第三节“肾上腺皮质疾病病人的护理”)。不同的是本病缺乏黑色素细胞刺激激素，故有皮肤色素减退，面色苍白，乳晕色素浅淡，而原发性肾上腺皮质功能减退症则皮肤黏膜色素加深。

4. 生长激素缺乏 成人一般无特殊症状，儿童可引起侏儒症。

5. 垂体危象 在全垂体功能减退的基础上，病人在**应激**状态下，如感染、腹泻、呕吐、饥饿、寒冷或手术、外伤、急性心梗、使用麻醉、镇静药物等均可诱发垂体危象。可表现为高热型(体温>40℃)、低温型(体温<30℃)、低血糖型、低血压型、循环虚脱型及混合型等。突出表现为循环系统、消化系统和神经精神方面的症状，如高热、恶心、呕吐、循环衰竭、休克、头痛、神志不清、谵妄、抽搐、昏迷等严重状态。

(三) 实验室及其他检查

1. 性腺功能测定 女性有雌二醇水平降低，阴道涂片未见雌激素作用的周期性改变；男性可有血睾酮水平降低，精液检查精子数量减少，形态改变，活动度差。

2. 甲状腺功能测定 血清总 T_4、游离 T_4 均降低，而总 T_3、游离 T_3 可正常或降低。

3. 肾上腺皮质功能测定 24 小时尿 17-羟皮质类固醇及游离皮质醇减少，血浆皮质醇浓度降低，但节律正常，葡萄糖耐量试验示血糖低平曲线。

4. 腺垂体分泌功能 FSH、LH、TSH、ACTH、GH、PRL 均减少。

5. 影像学检查 X 线、CT、MRI 可了解病变部位、大小、性质及对邻近组织的侵犯程度。对于非颅脑病变也可通过胸部 X 线、胸腹部 CT、MRI 来检查。肝、骨髓和淋巴结活检，可用于判断原发性疾病的病因。

(四) 心理-社会状况

因腺垂体功能减退，使病人出现闭经、性功能减退、生长发育障碍、记忆力减退、精神萎靡、体力不支等，影响家庭生活；病人不愿参加社交活动，常出现悲观、焦虑、抑郁等心理表现。

(五) 治疗要点

治疗原则主要包括病因治疗和**激素替代治疗**。腺垂体功能减退有多种病因治疗，包括垂体瘤手术切除、放疗或化疗。激素替代治疗是针对靶腺功能减退采用相应的靶腺激素治疗。

【常见护理诊断/问题】

1. 性功能障碍　与促性腺激素分泌减少有关。

2. 活动无耐力　与肾上腺皮质功能、甲状腺功能低下有关。

3. 焦虑　与家庭生活与社交活动受影响有关。

4. 潜在并发症：垂体危象。

5. 知识缺乏：缺乏本病的治疗及预防保健知识。

【护理措施】

（一）性功能障碍及活动无耐力

1. 遵医嘱用药　多采用靶腺激素替代治疗，需要长期、甚至终身治疗。常用药物及用法见表7-4。

表7-4　腺垂体功能减退症常用药物的用法及不良反应

常用药物	适用证	常用剂量	用法	不良反应
炔雌醇	女：性腺功能减退	5～20μg/d	口服	肝脏损害、水肿
甲羟孕酮	女：性腺功能减退	5～10mg/d	口服或肌肉注射	肝损害、水肿
丙酸睾酮	男：性腺功能减退	50mg/周	肌肉注射	局部刺激
左甲状腺素 干甲状腺粉	甲状腺功能减退	50～150μg/d 40～120mg/d	口服 口服	肝损害、水肿、剂量过大可引起甲亢
氢化可的松	肾上腺皮质功能减退	20～30mg/d	口服	库欣综合征
泼尼松	肾上腺皮质功能减退	5～7.5mg/d	口服	库欣综合征

2. 用药注意事项　①治疗过程中应**先补充糖皮质激素，再补充甲状腺素**，以防发生肾上腺危象。②糖皮质激素的剂量随病情变化而调节，应激状态应适当加量。③对老年人、冠心病、骨密度低的病人，甲状腺素应从小剂量开始，缓慢递增，以免增加代谢而诱发心绞痛。**一般不必补充盐皮质激素**。除儿童侏儒外，一般不必使用生长激素。④年轻女性病人雌激素使用需采用人工周期治疗，可维持第二性征和性功能，促进排卵和生育。⑤男性病人用丙酸睾酮治疗，可促进蛋白质合成，增强体质，改善性功能，但不能生育，且有诱发前列腺癌的可能。

补充性激素的利弊

应用激素替代治疗，可有效地降低心血管疾病的发生率和死亡率，并可减少骨质疏松的发生，病情可得到明显好转。但雌激素可使子宫内膜癌和乳腺癌的发病率增加，孕激素可有效地对抗雌激素诱发子宫内膜癌的作用。丙酸睾酮有诱发前列腺癌的可能。但从整体角度看，应用激素可大大提高病人的生活质量，利大于弊。

（二）焦虑

因腺垂体功能减退，病人出现闭经、不孕、生长发育障碍、记忆力减退，精神委靡、体力不支等，使其家庭生活与社交活动受到影响，产生焦虑、悲观、抑郁等心理变化。护理中应关心、爱护、体贴病人，鼓励其说出烦恼；向病人及家属详细讲解病情，提供有关本病的知识及咨询服务，帮助病人树立战胜疾病信心，消除不良心理状态。家庭及社会应提供足够的经济支持，使其尽快恢复健康。

（三）潜在并发症：垂体危象

1. 避免诱因 如感染、腹泻、呕吐、饥饿、寒冷、手术、外伤、急性心梗、使用麻醉、镇静药物等。

2. 密切观察病情变化 特别注意生命体征、意识的变化。一旦发现病人出现低血压、低体温、低血糖、呼吸缓慢、意识模糊等现象应立即报告医生，并协助抢救。

3. 抢救配合

（1）首先给予 50%葡萄糖 40～60ml 静推纠正低血糖，继而补充 5%葡萄糖盐水，每 500～1000ml 中加入氢化可的松 50～100mg 静脉滴注，以解除急性肾上腺功能减退危象。

（2）循环衰竭者抗休克治疗，有感染败血症者积极抗感染治疗，有水中毒者应加强利尿。同时可给予泼尼松或氢化可的松。

（3）低温者与甲状腺功能减退有关，可给予小剂量甲状腺素，并用保暖毯逐渐加温，使体温恢复至 35℃以上。

（4）做好口腔护理、皮肤护理，保持排尿通畅，防止尿路感染。

（5）禁用或慎用麻醉剂、镇静剂、催眠药或降糖药，防止诱发肝性脑病。

（四）健康教育

1. 疾病知识指导 告知病人本病的性质，嘱病人按医嘱按时、按量、终身服用药物，向病人解释随意停药的危险性；告知病人服药的种类、剂量、用法、不良反应，如肾上腺皮质激素过量易导致欣快、失眠或烦躁；服甲状腺素应注意心率、心律、体温、体重变化等。

2. 病情监测指导 指导病人识别垂体危象的征兆，若有发热、感染、腹泻、呕吐、头痛等情况发生，应立即就医。外出携带识别卡，注明姓名、家庭地址、家人联系电话、疾病性质等，一旦发生意外能及时得到抢救。

3. 生活指导 病人宜进食高热量、高蛋白、高维生素、易消化饮食，少量多餐，增强机体抵抗力。尽量少去公共场所，注意保暖，尤其在气候变化季节，以免受凉出现呼吸道感染，诱发垂体危象。注意劳逸结合，避免过度劳累，变换体位动作要缓慢，以免发生晕厥。

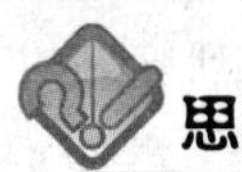

思考题

病人，女，35 岁，两年前足月分娩一男婴，有分娩大出血病史，产后即出现无乳及闭经。一年前出现全身软弱无力、畏寒怕冷，体毛稀疏，日渐消瘦，且出现智力低下、反应迟钝、嗜睡、精神抑郁、有时出现打人、骂人等表现。3 天前受凉后出现发热，体温达 39℃，恶心、呕吐，头痛，很快出现神志不清、抽搐来院。查体：体温 39.3℃，脉搏 100 次/分，血压 90/60mmHg，呼吸 18 次/分，中年女性，消瘦，黏液性水肿面容，呈昏迷状态。皮肤黏膜干燥，面色苍白，毛发脱落，阴毛、腋毛、眉毛消失。双肺呼吸音粗，右肺闻及干湿性啰音。心率 90 次/分，律整，心音低弱。实验室检查，血清总 T_4、游离 T_4 均降低，24 小时尿 17-羟皮质类固醇及游离皮质醇减少，雌二醇水平降低。请思考：

1. 根据本病人的临床表现及实验室检查，应诊断为何种疾病？
2. 写出本病人的相关护理诊断/问题。

3. 写出对本病人的护理措施。

4. 本病人抢救成功出院，护士应给病人做哪些保健知识指导？

第五节　糖尿病病人的护理

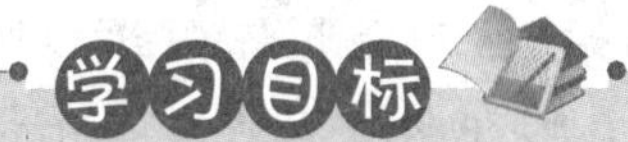

1. 了解糖尿病的病因及发病机制。
2. 熟悉糖尿病病人的实验室及其他检查结果的意义、治疗要点。
3. 掌握糖尿病的临床表现、护理措施、健康教育及糖尿病诊断标准。
4. 熟练掌握胰岛素注射技术。
5. 关心、爱护、尊重病人。

糖尿病（diabetes mellitus，DM）是因**胰岛素**分泌或作用的缺陷而引起的一组以慢性**高血糖**为共同特征的代谢异常综合征。机体发生碳水化合物、脂肪、蛋白质及水、电解质等代谢紊乱。久病可引起多系统损害，导致心血管、肾脏、眼底及神经病变，使病人致残或死亡。病情严重或应激时可发生急性代谢紊乱，如糖尿病酮症酸中毒等，亦可致病人死亡。糖尿病是常见病、多发病，其患病率正随着人民生活水平的提高、人口老龄化、生活方式和水平的变化而迅速增加。据WHO统计，全球目前有超过1.5亿糖尿病病人，我国现有糖尿病病人约4千万，居世界第2位。2型糖尿病的发病正趋向低龄化，儿童中发病率逐渐升高。糖尿病已成为发达国家中继心血管病和肿瘤之后的第三大非传染性疾病，对社会和经济带来沉重负担，是严重威胁人类健康的世界性公共卫生问题。中国卫生部于1995年已制定了国家《糖尿病防治纲要》以指导全国的糖尿病防治工作。

【糖尿病分型】

目前，国际上通用WHO糖尿病专家委员会提出的病因学分型标准，将糖尿病分为4型。

1. 1型糖尿病（T1DM）　包括免疫介导1型糖尿病和特发性1型糖尿病两种亚型。临床多见前者，后者是在某些人种（如美国黑种人及南亚印度人）所见的特殊类型，常有明显家族史。

2. 2型糖尿病（T2DM）　病因不明，约占糖尿病总数的90%以上。

3. 其他特殊类型糖尿病　特指能找到明确病因的糖尿病，包括遗传性、胰腺损伤、内分泌病、物理化学损伤等所致糖尿病。

4. 妊娠期糖尿病（GDM）　特指妊娠过程中发生的糖尿病或糖耐量异常，不包括糖尿病合并妊娠者（妊娠前已知的糖尿病）。妊娠期糖尿病妇女分娩后血糖可恢复正常，但若干年后有发生2型糖尿病的高度危险性；此外，妊娠期糖尿病病人中可能存在各种类型糖尿病，因此，应在产后6周复查，确认其归属及分型，并长期追踪观察。

本节主要介绍免疫介导1型糖尿病和2型糖尿病。

【护理评估】

（一）健康史

糖尿病的病因至今未明。目前认为遗传因素和环境因素共同参与其发病。

1. 1型糖尿病 有糖尿病**遗传倾向**的个体，在某些环境因素诱导下，发生胰岛B细胞**自身免疫反应**，导致进行性胰岛B细胞破坏或功能缺失，从而导致胰岛素绝对缺乏，血糖升高。其**环境因素**认为与以下因素有关。

(1)**病毒感染**：据报道与1型糖尿病有关的病毒包括风疹病毒、腮腺炎病毒、柯萨奇病毒、脑炎病毒和巨细胞病毒等。

(2)**化学毒性物质和饮食因素**：已知链脲佐菌素和四氧嘧啶致动物糖尿病模型，吡甲硝苯脲致人类糖尿病。母乳喂养期短或缺乏母乳喂养的儿童患1型糖尿病发病率增高。

2. 2型糖尿病 2型糖尿病病人的胰岛B细胞无破坏，但存在胰岛素抵抗和胰岛素分泌缺陷，致血糖升高，发生糖尿病。

(1)**遗传因素与环境因素**：2型糖尿病是由多基因及环境因素综合引起的复杂病。其环境因素包括人口老龄化、现代生活方式、营养过剩、体力活动过少等。在遗传和上述环境因素共同作用下所引起的**肥胖**，特别是中心性肥胖(又称腹内型或内脏型肥胖)与胰岛素抵抗和2型糖尿病的发生密切相关。

(2)**胰岛素抵抗**(insulin resistance，IR)：是指胰岛素作用的靶器官(主要是肝脏、肌肉和脂肪组织)对胰岛素作用的敏感性降低。

胰岛素降糖机制

胰岛素降低血糖的主要机制包括抑制肝脏葡萄糖产生、刺激内脏组织(肝和胃肠道)对葡萄糖的摄取以及促进外周组织(骨骼肌、脂肪)对葡萄糖的利用。

(3)**胰岛素分泌缺陷**：某些因素导致胰岛分泌胰岛素的功能下降，即胰岛素分泌缺陷，如低体重儿、胎儿期或出生早期营养不良可损伤B细胞发育，或在糖尿病发生发展过程中所出现的高血糖和脂代谢紊乱可进一步降低胰岛素敏感性和损伤胰岛B细胞功能(分别称为“葡萄糖毒性”和“脂毒性”)。

2型糖尿病发展过程

2型糖尿病早期存在胰岛素抵抗而胰岛B细胞可代偿增加胰岛素分泌时，血糖可维持正常；当B细胞功能有缺陷、对胰岛素抵抗无法代偿时，才会进展为糖尿病。故2型糖尿病早期不需胰岛素治疗的阶段较长，但随着病情进展，相当一部分病人需用胰岛素控制血糖或维持生命。

(二)临床表现

1型糖尿病多在30岁以前的青少年期起病，起病急，症状明显，如不给予胰岛素治疗，有酮症倾向，以致出现糖尿病酮症酸中毒，10～15年以上病史者，常出现各种慢性并发症。2型糖尿病多见于40岁以上成年人，病人多肥胖，起病缓慢，症状轻，半数以上病人长期无症状，因慢性并发症或仅于健康体检时发现。在无应激情况下无酮症倾向，急性应激可诱发糖尿病酮症酸中毒。很长一段时间不需胰岛素治疗，但随病情进展，相当一部分病人需用胰岛素控制血糖、防治并发症或维持生命。

1. 代谢紊乱综合征 胰岛素缺乏时，葡萄糖在细胞内磷酸化减少，糖原合成减少、分解增多，肝、肌肉和脂肪组织摄取利用葡萄糖的能力降低，空腹及餐后肝糖输出增加，肝糖异生增加，血糖升高。胰岛素不足，脂肪组织摄取葡萄糖及从血浆清除甘油三酯的能力下降，脂肪合成代谢减弱，血浆中游离脂肪酸和甘油三酯浓度增高。肝、肌肉等组织摄取氨基酸减少，蛋白质合成代谢减弱，分解代谢加速，导致负氮平衡。

(1)**多尿、多饮、多食和体重减轻**：血糖升高的渗透性利尿作用引起多尿；体内水分丢失，病人口渴而多饮；大部分葡萄糖随尿排出，体内能源缺乏，病人常有饥饿感、多食，以补偿丢失的糖分。由于葡萄糖不能被利用，蛋白质和脂肪消耗增多，引起乏力和体重减轻。故糖尿病的表现常被描述为"三多一少"症状。1 型糖尿病"三多一少"症状较明显，2 型糖尿病"三多一少"症状较轻或只有其中一、二项。

(2)**皮肤瘙痒**：由于高血糖及神经病变导致皮肤干燥及感觉异常，病人出现皮肤瘙痒，女性病人可出现外阴瘙痒。

(3)**其他症状**：部分病人眼房水及晶体渗透压改变而引起屈光改变致视力模糊；还可有腰痛、四肢麻木、性欲减退、便秘等。

2. 并发症

(1)**慢性并发症**：糖尿病的慢性并发症可遍及全身重要器官，可单独出现或以不同组合同时或先后出现。有时并发症在诊断糖尿病前已经存在，有些病人因并发症而发现糖尿病。大多数 2 型糖尿病病人死于心、脑血管并发症。

1)**大血管病变**：糖尿病病人因同时存在肥胖、脂质代谢异常等常并发大、中动脉粥样硬化，主要侵犯主动脉、冠状动脉、脑动脉、肾动脉和肢体动脉等，临床上引起冠心病、缺血性或出血性脑血管病、肾动脉硬化、肢体动脉硬化等。肢体外周动脉粥样硬化常以下肢动脉病变为主，表现为下肢疼痛、感觉异常和间歇性跛行，严重者可致肢体坏疽而截肢。足部坏疽可分为两种：①干性坏疽：是一种缺血性坏疽，为自然性组织坏死，皮肤干燥，常没有细菌感染。②湿性坏疽：是一种有并发症反应的坏疽，可能会发生菌血症和败血症性休克，有发红、肿胀、渗出液及坏死组织。

2)**微血管病变**：微血管病变是糖尿病的特异性并发症，长期高血糖引起微循环障碍、微血管瘤形成和微血管基底膜增厚。

糖尿病视网膜病变：是最常见的微血管并发症，发病率随年龄和糖尿病病程增长而增加，糖尿病病程超过 10 年，大部分病人出现程度不同的视网膜病变，是成年人失明的重要原因。糖尿病视网膜病变可分为两种：背景性视网膜病变和增殖性视网膜病变。背景性视网膜病变是指在视网膜出现微血管瘤、渗出、出血。增殖性视网膜病变是在视网膜长出新的血管，而这些血管脆弱，极易出血，引起组织纤维化，牵扯视网膜，造成视网膜剥离，致使失明。

糖尿病肾病：指毛细血管间肾小球硬化症，又称肾小球硬化症，是病程 10 年以上的 1 型糖尿病的首位死亡原因，2 型糖尿病病人中的发生率为 20%。肾小球硬化影响肾小球滤过，致使产生蛋白尿、水肿、高血压、氮质血症，甚至肾衰竭。促进糖尿病肾病变的因素：①没有控制的高血糖；②高血压；③尿路感染；④肾毒性药物；⑤放射性试剂。

糖尿病心脏微血管病变和心肌代谢紊乱可引起心肌广泛灶性坏死等损害，可有心律失常、心力衰竭、心源性休克和猝死等表现，称为糖尿病心肌病。

3)**糖尿病神经病变**：糖代谢异常所致细胞内山梨醇和果糖浓度增高、肌醇浓度降低及神经营养小血管动脉硬化是糖尿病神经病变发生的主要原因。①**多发性周围神经病变最常见**，表现为肢端感觉异常，呈手套或袜套状分布，随后出现肢体疼痛，夜间及寒冷季节加重。

早期腱反射亢进，后期减弱或消失，触觉和温度觉有不同程度减弱。感觉迟钝易受创伤或灼伤致皮肤溃疡或坏疽，加之神经营养不良和血液供应不足，溃疡较难愈合，若继发感染，可引起急性或慢性骨髓炎甚至败血症。②**自主神经病变也较常见**，表现为瞳孔缩小，对光反射消失，排汗异常，胃排空延迟，腹泻，便秘等，持续性心动过速和直立性低血压，排尿无力，尿失禁或尿潴留，男性可表现为阳痿、逆行性射精等。

4)**糖尿病足**：与下肢远端神经异常和不同程度周围血管病变相关的足部溃疡、感染和深层组织破坏。轻者表现为皮肤干燥、发凉、足部畸形；重者表现为足部溃疡、坏疽。是糖尿病病人致残的主要原因。

5)**其他**：糖尿病病人眼部除了视网膜病变外，还可出现青光眼、白内障、黄斑病、屈光改变、虹膜睫状体等病变。皮肤病变也很常见。

(2)急性严重代谢紊乱

1)**糖尿病酮症酸中毒**(diabetic ketoacidosis，DKA)：为最常见的糖尿病急症。糖尿病病情加重时代谢紊乱进一步加重，脂肪分解加速，大量脂肪酸在肝经β氧化产生大量乙酰乙酸、β-羟丁酸和丙酮，三者统称为酮体，导致酮血症和酮尿，临床上统称为酮症；乙酰乙酸和β-羟丁酸均为较强的有机酸，大量消耗体内储备碱，若代谢紊乱进一步加剧，血酮体继续升高，超过体内酸碱平衡调节能力时，便发生代谢性酸中毒；病情进一步发展，出现意识障碍，称糖尿病酮症酸中毒昏迷。

诱因：1型糖尿病病人有自发性酮症酸中毒倾向，2型糖尿病在感染、胰岛素剂量不足或治疗中断、进食量过多、妊娠和分娩、创伤、手术、麻醉、急性心肌梗死、心力衰竭、精神紧张或严重刺激等情况下发生。

临床表现：早期表现为“三多一少”症状加重；酸中毒时病情迅速恶化，疲乏、四肢无力、食欲减退、恶心、呕吐，常伴头痛、烦躁或嗜睡、呼吸深快，**呼气有烂苹果味**。后期严重失水，尿量减少、皮肤干燥、弹性差、眼球下陷、脉搏细速、血压下降。晚期各种反射迟钝甚至消失，昏迷。

糖尿病酮症酸中毒实验室检查

血糖明显升高，在16.7～33.3mmol/L(300～600mg/dl)(换算公式：mmol/L×18＝mg/dl)；血酮体升高，在4.8mmol/L以上；尿糖、尿酮体强阳性；CO_2结合力降低，轻度者为13.5～18.0mmol/L，重者在9.0mmol/L以下；血pH小于7.35；血钾、钠、氯降低；血尿素氮及肌酐升高，血脂升高；白细胞计数和中性粒细胞比例升高。

2)**高血糖高渗状态**：是糖尿病急性代谢紊乱的另一临床类型，以严重高血糖、高血浆渗透压、脱水为特点，无明显酮症酸中毒，病人常有不同程度的意识障碍或昏迷。“高血糖高渗状态”与以前所称“高渗性非酮症糖尿病昏迷”略有不同，因为部分病人并无昏迷，部分病人可伴有酮症。多见于老年糖尿病病人，原来无糖尿病病史或仅有轻度症状，用饮食控制或口服降糖药治疗者。

诱因：常见诱因为引起血糖增高和脱水的因素。如：感染、急性胃肠炎、胰腺炎、脑血管意外、严重肾脏疾患、血液或腹膜透析治疗，不合理限制水分，以及某些药物的使用如糖皮质激素、免疫抑制剂、噻嗪类利尿剂等所致。少数因病程早期漏诊而输入葡萄糖液，或因口渴而大量饮用含糖饮料等诱发。

临床表现:本病起病缓慢,最初表现为多尿、多饮,但多食不明显或反而食欲减退,以致常被忽视。逐渐出现严重脱水和神经精神症状,病人反应迟钝、烦躁或淡漠、嗜睡,逐渐陷入昏迷抽搐,晚期尿少甚至闭尿。就诊时呈严重脱水、休克,可有神经系统损害的定位征,但无酸中毒样大呼吸。与酮症酸中毒相比,失水更严重、神经精神症状更为突出。

3)**低血糖**:糖尿病病人因饮食或用药不当可发生低血糖。表现为出汗、颤抖、心悸、心率加快、紧张、焦虑、软弱无力、面色苍白、饥饿、流涎、头晕、视物不清、甚至昏迷。血糖常低于3mmol/L。

(3)**感染性并发症**:糖尿病病人因蛋白质代谢障碍导致病人消瘦、乏力、组织修复能力和抵抗力降低,同时白细胞吞噬能力下降、动脉循环减少、神经病变造成的感觉异常及膀胱无力极易发生感染,常见感染部位是足部、皮肤和泌尿道。常表现为足部坏疽;疖、痈等皮肤化脓性感染,足癣、甲癣、体癣等皮肤真菌感染;女性外阴瘙痒、白带增多等阴道念珠菌感染;膀胱炎、肾盂肾炎等泌尿系感染,严重者可出现肾乳头坏死,表现为高热、肾绞痛、血尿、尿中排出坏死组织,病死率较高。糖尿病合并肺结核的发生率较非糖尿病高,病灶多呈渗出干酪性,易扩散播散,形成空洞。

(三)实验室及其他检查

1. 糖代谢异常严重程度或控制程度的检查

(1)**尿糖测定**:大多采用葡萄糖氧化酶法测定尿葡萄糖。尿糖阳性是诊断糖尿病的重要线索。尿糖阳性仅提示血糖值超过肾糖阈(约10mmol/L),因而尿糖阴性不能排除糖尿病可能。并发肾脏病变时,肾糖阈升高,虽然血糖升高,但尿糖阴性。妊娠期肾糖阈降低时,虽然血糖正常,尿糖可阳性。

(2)**血糖测定**:血糖升高是诊断糖尿病的**主要依据**,也是判断糖尿病病情变化和治疗效果的主要指标。血糖值反映的是瞬间血糖状态。常用葡萄糖氧化酶法测定,有静脉血和毛细血管血葡萄糖测定两种方法。糖尿病诊断需依据静脉血浆葡萄糖测定,治疗过程中随访血糖控制程度可用毛细血管全血葡萄糖测定(便携式血糖仪法)。诊断标准见表7-5。

表7-5 糖尿病及其他类型高血糖的诊断标准

	血糖浓度(mmol/L)		
	静脉血浆	静脉全血	毛细血管全血
糖尿病			
空腹和(或)	≥7.0	≥6.1	≥6.1
服糖后2小时	≥11.1	≥10.0	≥11.1
糖耐量减低(IGT)			
空腹(如有检测)和	<7.0	6.1	<6.1
服糖后2小时	7.8~11.0	6.7~9.9	7.8~11.0
空腹血糖调节受损(IFG)			
空腹	6.1~6.9	5.6~6.0	5.6~6.0
服糖后2小时(如有检测)	<7.8	<6.7	<7.8

注:WHO糖尿病专家委员会报告,1999年

(3)**口服葡萄糖耐量试验(OGTT)**:本试验用于空腹血糖高出正常范围,但未达到诊断糖尿病标准者。方法:在清晨空腹进行,成人口服75g无水葡萄糖或82.5g含一分子水的葡萄糖,溶于250~300ml水中,5~10分钟内饮完,2小时后测静脉血浆葡萄糖。儿童服糖量为1.75g/kg,总量不超过75g,方法同上。

(4)**糖化血红蛋白(GHbA1)测定**:GHbA1是葡萄糖或其他糖与血红蛋白的氨基发生非酶催化反应(一种不可逆的蛋白糖化反应)的产物,其量与血糖浓度呈正相关。GHbA1有a、b、c三种,以GHbA1c(A1c)最为主要。正常人A1c占血红蛋白总量的3%~6%,不同实验室之间其参考值有一定差异。血糖控制不良者A1c升高,并与血糖升高的程度相关。由于红细胞在血循环中的寿命约为120天,因此A1c反映病人近8~12周总的血糖水平,为糖尿病控制情况的主要监测指标之一。血浆蛋白(主要为白蛋白)同样也可与葡萄糖发生非酶催化的糖化反应而形成果糖胺(fructosamine,FA),其形成的量与血糖浓度相关,正常值为1.7~2.8mmol/L。由于白蛋白在血中浓度稳定,其半衰期为19天,故果糖胺反映病人近2~3周内总的血糖水平,为糖尿病病人近期病情监测指标。

2. 胰岛β细胞功能检查

(1)**胰岛素释放试验**:正常人空腹基础血浆胰岛素约为35~145pmol/L(5~20mU/L),口服75g无水葡萄糖(或100g标准面粉制作的馒头)后,血浆胰岛素在30~60分钟时上升至高峰,峰值为基础值5~10倍,3~4小时恢复到基础水平。本试验反映基础和葡萄糖介导的胰岛素释放功能。胰岛素测定受血清中胰岛素抗体和外源性胰岛素干扰。

(2)**C肽释放试验**:方法同上。基础值不小于400pmol/L,高峰时间同上,峰值为基础值5~6倍。也反映基础和葡萄糖介导的胰岛素释放功能。C肽测定不受血清中胰岛素抗体和外源性胰岛素影响。

(3)**其他检测β细胞功能的方法**:如静脉注射葡萄糖-胰岛素释放试验可了解胰岛素释放第一时相,胰升糖素-C肽刺激试验反映β细胞储备功能等,可根据病人的具体情况和检查目的而选用。

3. 并发症检查 根据病情需要选用血脂、肝肾功能等常规检查。急性严重代谢紊乱时的酮体、电解质、酸碱平衡检查,心、肝、肾、脑、眼科以及神经系统的各项辅助检查等。

(四)心理-社会状况

糖尿病为终身疾病,病程长,对病人危害严重,需要终生治疗并严格控制饮食,病人很容易产生悲观情绪,对健康和生活信心不足,尤其是由于某种原因致治疗不佳,或随着并发症的出现,造成躯体痛苦甚至残疾,更会感到糖尿病的威胁,加重心理负担,显得孤独无助、沮丧、恐惧等。在早期无症状或症状很轻时,个别病人持无所谓的态度;待到病情较重、症状明显时,又不知所措,甚至丧失信心。儿童和青少年患病,由于过于消瘦或肥胖,体力或发育受影响,容易产生自卑、抑郁。因此,要详细评估病人对本病的认识程度,有无焦虑、抑郁等心理反应,对治疗合作情况,病人亲属对病人疾病的反应、支持程度和相关的疾病知识了解程度等。

(五)治疗要点

治疗原则是强调早期、长期、综合治疗和治疗方法个体化。**治疗目标**是纠正代谢紊乱、消除症状、防止或缓解并发症的发生,维持良好健康的学习、劳动能力,保障儿童生长发育,延长寿命,降低病死率,提高病人生活质量,保持良好的心理状态。**治疗方法**是目前采用国际糖尿病联盟(IDF)提出的糖尿病治疗的五个要点即医学营养治疗、运动疗法、血糖监测、药物治疗和糖尿病健康教育。

【常见护理诊断/问题】

1. 营养失调:低于机体需要量或高于机体需要量　与胰岛素分泌或作用缺陷引起糖、蛋白质、脂肪代谢紊乱有关。

2. 焦虑　与血糖控制不佳及长期治疗加重经济负担有关。

3. 有感染的危险　与营养不良及微循环障碍有关。

4. 潜在并发症:酮症酸中毒、高血糖高渗状态、低血糖、糖尿病足。

5. 知识缺乏:缺乏糖尿病的预防保健知识。

【护理目标】

病人血糖、体重达到或接近正常水平;能正确地对待自己的健康状况,情绪稳定;未出现并发症或出现并发症较晚、较轻;能说出有关糖尿病的防护知识,能正确地自我护理。

【护理措施】

(一)营养失调:低于机体需要量或高于机体需要量

1. 饮食控制　糖尿病饮食控制是控制病情重要的基础措施之一,应严格和长期执行。合理地调节和控制饮食,可以减轻胰岛的负担,有利于控制病情。

(1)**计算总热量:**根据病人的**理想体重**及**劳动强度**计算每天所需总热量。理想体重简易计算公式为:年龄在40岁以下者:理想体重(kg)=身高(cm)-105;年龄在40岁以上者:理想体重(kg)=身高(cm)-100。成年人休息状态下每日每千克体重给予热量105～125.5kJ(25～30kcal)(换算公式:1kcal=4.184kJ),轻体力劳动125.5～146kJ(30～35kcal),中度体力劳动146～167kJ(35～40kcal),重体力劳动167kJ(40kcal)以上。儿童、孕妇、乳母、营养不良及消耗性疾病者热量应酌情增加10%～20%;肥胖者酌减。使病人体重逐渐恢复至理想体重±5%左右。

(2)**食物组成及分配:**①**糖类**约占饮食总热量50%～60%。**蛋白质**含量一般不超过总热量15%,成人每日每千克理想体重0.8～1.2g,儿童、孕妇、乳母、营养不良或伴有消耗性疾病者增至1.5～2.0g,伴有糖尿病肾病而肾功能正常者应限制至0.8g,血尿素氮升高者应限制在0.6g。**脂肪**约占总热量30%。据此计算出三种营养物质所供的热量。②然后按每克碳水化合物及蛋白质产热16.7kJ(4kcal)、每克脂肪产热37.7kJ(9kcal)将热量换算成食物重量。③最后换算成食品后制订食谱,并分餐。各餐分配比例依饮食习惯、病情和配合药物治疗的需要可为1/5、2/5、2/5,或1/3、1/3、1/3,或1/7、2/7、2/7、2/7。

(3)饮食注意事项

1)三餐饮食内容要搭配均匀,每餐均有糖类、脂肪和蛋白质,且要定时定量。

2)碳水化合物提倡用粗制米、面和一定量的杂粮,忌食葡萄糖、蔗糖、蜜糖及其制品。

3)蛋白质应至少有1/3来自动物蛋白质,以保证必需氨基酸的供给。

4)脂肪以植物油为主,少食用动物内脏、蟹黄、虾子、鱼子等含胆固醇高的食物。饱和脂肪、多价不饱和脂肪与单价不饱和脂肪的比例应为1∶1∶1,每日胆固醇摄入量宜在300mg以下。

5)多食含纤维素多的食物,如绿叶蔬菜、豆类、块根类、粗谷物、含糖成分低的水果等;盐每天小于6g;限制饮酒。

6)严格遵医嘱进食,控制总热量,若有饥饿,可用蔬菜、豆制品、纤维素食物充饥,但不能用含糖高的瓜类。

7)进食时间应尽量固定,而且要与注射胰岛素,口服降糖药的时间配合好。

8)监测体重变化,每周定期测量体重一次,如果体重改变大于2kg,应报告医师并协助查找原因。

糖尿病病人一日食谱

早餐:窝头1个(50克),牛奶1杯(250毫升),鸡蛋1个,凉拌豆芽1小蝶。

午餐:米饭一碗(100克),雪菜豆腐,肉丝炒芹菜。

晚餐:馒头1个(100克),盐水大虾,鸡片炒油菜。

2. 合理运动 合适运动亦是控制糖尿病病情的基础措施之一,依病人的年龄、体力、个人爱好、病情、环境条件制订出个人运动计划,循序渐进和长期坚持。运动可以促进新陈代谢,加强碳水化合物的利用,减少身体对胰岛素的需要;有利于减轻体重、提高胰岛素敏感性,改善血糖和脂代谢紊乱;还可减轻病人的压力和紧张情绪,使人心情舒畅。糖尿病并发酮症酸中毒、活动性肺结核、严重心血管病等时应注意休息。

(1)**锻炼方式及运动量的选择**:选择步行、慢跑、骑自行车、健身操、太极拳、游泳及家务劳动等需氧运动,对糖尿病病人均适合。合适的活动强度为病人的心率应达到个体60%的最大耗氧量,个体60%最大耗氧量时心率简易计算法为:心率=170-年龄。活动时间为20~30分钟,可根据病人情况逐渐延长,每日一次,用胰岛素或口服降糖药物者最好每日定时活动,肥胖者可适当增加活动次数。

(2)**注意事项**:糖尿病病人在运动时常出现低血糖、酮症、诱发性心血管意外或运动系统损伤等副作用。为了防止上述副作用的出现,在体育锻炼时要注意下列事项。①血糖>13.3mmol/L或尿酮阳性者不宜做活动。②2型糖尿病有心、脑血管疾患或严重微血管病变者按具体情况妥善安排,收缩压>180mmHg时停止活动,活动时间宜安排在餐后1小时,活动要适量,2型糖尿病仅靠饮食控制者或口服降糖药物治疗者活动前通常不需添加额外食物。③1型糖尿病人活动时应把握好胰岛素剂量、饮食与活动三者间的关系,一般可在活动前少量补充额外食物或减少胰岛素用量,餐前腹壁下注射胰岛素可减慢活动时胰岛素的吸收速度,活动量不宜过大,时间不宜过长,以15~30分钟为宜。

3. 遵医嘱应用口服降糖药物 护士应了解各类降糖药的作用、剂量、用法、适应证和禁忌证、不良反应及临床应用,指导病人正确服用。在应用口服药物控制血糖时,应注意监测尿糖和血糖,注意心脏疾病的症状,若发生手术、发热、感染或情绪压力增加口服药物无法控制血糖时应改用胰岛素,以免发生危险。

(1)促胰岛素分泌剂

1)**磺脲类(SUs)**:主要作用于胰岛β细胞表面的受体促进胰岛素释放,其降血糖作用有赖于尚存在相当数量有功能的胰岛β细胞。

常用药物:分为第一代和第二代。第一代如甲苯磺丁脲和氯磺丙脲等已很少应用;第二代SUs的作用特点见表7-6。

表 7-6 第二代磺脲类降糖药主要特点及应用

名称	剂量(mg)	剂量范围(mg/d)	每天服药次数	作用时间(h)	肾脏排泄%
格列本脲	2.5～5	1.25～20	1～2	16～24	50
格列吡嗪	5	2.5～30	1～2	16～24	89
格列齐特	80	40～240	1～2	16～24	80
格列喹酮	30	30～180	1～2		5
格列美脲	1	1～8	1	10～20	60

适应证:磺脲类作为单药治疗主要选择应用于新诊断的2型糖尿病非肥胖者、用饮食和运动治疗血糖控制不理想时。年龄>40岁、病程<5年、空腹血糖<10mmol/L时效果较好。随着疾病进展,磺脲类需与其他作用机制不同的口服降糖药或胰岛素联合应用。

禁忌证或不适应证:1型糖尿病,有严重并发症或晚期β细胞功能很差的2型糖尿病,儿童糖尿病,孕妇、哺乳期妇女,大手术围术期,全胰腺切除术后,对磺脲类过敏或有严重不良反应者等。

主要不良反应:①**低血糖**:与剂量过大、饮食不配合、使用长效制剂或同时应用增强SU降血糖作用的药物等有关。②**消化道系统损害**:恶心、呕吐、消化不良,偶见**肝损害**黄疸等。③**体重增加**:可能与刺激胰岛素分泌增多有关。④**皮肤**瘙痒、皮疹、光敏性皮炎。⑤某些磺脲类可能对心血管系统带来不利影响。

临床应用:目前应用的基本上是第二代磺脲类药。治疗从小剂量开始,早餐前半小时一次服用,根据血糖测定结果,按治疗需要逐渐增加剂量,当剂量较大时改为早、晚餐前2次服药,直到血糖达到良好控制。格列吡嗪和格列齐特的控释药片,可每天服药一次。

2)**格列奈类**:是一类快速作用的胰岛素促分泌剂,可改善早期胰岛素分泌。降血糖作用快而短,主要用于控制餐后高血糖。较适合于2型糖尿病早餐后高血糖阶段或以餐后高血糖为主的老年病人。可单独或与二甲双胍、胰岛素增敏剂等联合使用。禁忌证和不适应证与磺脲类相同。有两种制剂:①瑞格列奈,常用剂量为每次0.5～4mg。②那格列奈,常用剂量为每次60～120mg。于餐前或进餐时口服。

(2)**双胍类**:目前广泛应用的是二甲双胍。主要作用机制为抑制肝葡萄糖输出,也可改善外周组织对胰岛素的敏感性、增强对葡萄糖的摄取和利用。单独用药极少引起低血糖,与磺脲类或胰岛素合用则有可能出现低血糖。二甲双胍治疗2型糖尿病尚伴有体重减轻、血脂谱改善、纤溶系统活性增加、血小板聚集性降低、动脉壁平滑肌细胞和成纤维细胞生长受抑制等,被认为可能有助于延缓或改善糖尿病血管并发症。

适应证:①无明显消瘦的伴血脂异常、高血压或高胰岛素血症的2型糖尿病;②与胰岛素联用治疗1型糖尿病。

禁忌证或不适应证:①肾、肝、心、肺功能减退以及高热病人禁忌,慢性胃肠炎、慢性营养不良、消瘦者不宜使用本药;②1型糖尿病不宜单独使用本药;③2型糖尿病合并急性严重代谢紊乱、严重感染、外伤、大手术、孕妇和哺乳期妇女等;④对药物过敏或有严重不良反应者;⑤酗酒者,肌酐清除率<60ml/min时不宜使用。

不良反应:①消化不良;②皮肤过敏;③乳酸中毒。

临床应用:儿童不宜服用;年老病人慎用,其药量酌减,并监测肾功能。二甲双胍用量500～1500mg/d,分2～3次口服,最大剂量不超过2g/d。

(3)**噻唑烷二酮类**(格列酮类):主要通过激活过氧化物酶体增殖物激活受体γ(PPARγ)起作用,明显减轻胰岛素抵抗,被称为**胰岛素增敏剂**。主要刺激外周组织的葡萄糖代谢,降低血糖;改善血脂谱、提高纤溶系统活性、改善血管内皮细胞功能、使C反应蛋白下降等,对心血管系统和肾脏显示出潜在的器官保护作用。格列酮类可单独或与其他降糖药合用治疗2型糖尿病,尤其是肥胖、胰岛素抵抗明显者。主要不良反应为水肿、体重增加,有心脏病、心力衰竭倾向或肝病者不用或慎用。1型糖尿病、孕妇、哺乳期妇女和儿童不宜使用。现有两种制剂:①罗格列酮:用量4～8mg/d,每日1次或分2次口服;②比格列酮:用量15～30mg/d,每日一次口服。

(4)**α葡萄糖苷酶抑制剂**(AGI):通过抑制小肠黏膜上皮细胞表面的α葡萄糖苷酶而延缓碳水化合物的吸收,**降低餐后高血糖**。可作为2型糖尿病第一线药,尤其适用于空腹血糖正常(或偏高)而餐后血糖明显升高者。可单独使用或与磺脲类、双胍类合用。现有两种剂型:①阿卡波糖:用量每次50～100mg,每日3次。②伏格列波糖:用量每次0.2mg,每日3次。

4. 遵医嘱应用胰岛素

(1)**适应证**:①1型糖尿病;②糖尿病伴急、慢性并发症者;酮症酸中毒、高血糖高渗状态、乳酸性酸中毒;急性感染、创伤、手术前后的糖尿病者;妊娠合并糖尿病,尤其在分娩前的阶段;糖尿病并有心、脑、眼、肾、神经等并发症、消耗性疾病者。③2型糖尿病病人经饮食、运动、口服降糖药物治疗血糖不能满意控制者。

(2)**制剂类型**:按作用快慢和维持作用时间,胰岛素制剂可分为短(速)效、中效和长(慢)效三类。几种制剂的特点见表7-7。

表7-7 各种胰岛素制剂的特点

作用类型	制剂	皮下注射作用时间(h)		
		开始	高峰	持续
短效	普通胰岛素(RI)	0.5	2～4	6～8
中效	低精蛋白胰岛素(NPH)	1～3	6～12	18～26
	慢胰岛素锌混悬液			
长效	精蛋白锌胰岛素(PZI)	3～8	14～24	28～36
	特慢胰岛素锌悬液			

注:受胰岛素剂量、吸收、降解等多种因素影响,个体差异较大,仅供参考

速效胰岛素主要控制一餐后高血糖;中效胰岛素主要控制两餐饭后高血糖,以第二餐饭为主;长效胰岛素无明显作用高峰,主要提供基础水平胰岛素。

(3)**使用原则和剂量调节**:胰岛素应在综合治疗的基础上使用,一般从小剂量开始,根据血糖水平逐渐调整,力求模拟生理性胰岛素分泌模式。

生理性胰岛素分泌模式

有2种模式:持续性基础分泌保持空腹状态下葡萄糖的产生和利用相平衡;进餐后胰岛素分泌迅速增加使进餐后血糖水平维持在一定范围内,预防餐后高血糖发生。

1)1 **型糖尿病**:主张严格控制血糖,常用胰岛素强化治疗。①对病情相对稳定、无明显消瘦的病人,初始剂量为 0.5～1.0U/(kg·d),其中 40%～50%用中效或长效制剂于睡前注射以维持昼夜基础胰岛素水平,余下部分按需要分别用于每餐前。②持续皮下胰岛素输注,亦称**胰岛素泵**。即将注射针头置于腹部皮下组织,用可调程序的微型电子计算机控制胰岛素模拟生理分泌模式输注。注意定期更换导管和注射部位以避免针头堵塞,并严格无菌操作。

2)2 **型糖尿病**:①胰岛素作为补充治疗:通常白天应用口服降糖药,睡前加 1 次中效胰岛素或每天 1～2 次注射长效胰岛素。②胰岛素作为替代治疗:早餐和晚餐前各注射 1 次混合胰岛素或早餐前用混合胰岛素、睡前用中效胰岛素。亦可按 1 型糖尿病强化胰岛素治疗。

(4)不良反应

1)**低血糖反应**:与胰岛素使用剂量过大、饮食失调或运动过量有关。表现为头昏、心悸、多汗、饥饿、甚至昏迷。

2)**胰岛素过敏**:主要表现为注射局部瘙痒、荨麻疹,全身性皮疹少见,罕见血清病、过敏性休克等过敏反应。

3)**注射部位皮下脂肪萎缩或增生**:可使胰岛素吸收不良,但临床少见。停止该部位注射后可缓慢恢复。经常更换注射部位,避免两周内在同一部位注射两次,可防止注射部位组织萎缩或增生。

(5)使用胰岛素的注意事项

1)**准确用药**:正确执行医嘱,做到制剂、种类正确,剂量准确,按时注射。普通胰岛素于饭前 30 分钟注射,鱼精蛋白锌胰岛素在早餐前 1 小时注射。

2)**正确保存**:未开封的胰岛素放于冰箱 4～8℃冷藏保存,正在使用的胰岛素在常温下可使用 28 天。胰岛素不能冰冻,避免过冷(＜2℃)、过热(＞30℃)、太阳直晒及剧烈摇晃,否则可因蛋白质凝固变性而失效。使用前 1 小时自冰箱内取出,升温后注射。

3)**严格消毒**:注射胰岛素时应严格无菌操作防止感染。消毒皮肤的酒精干了以后才注射,以免酒精带入改变胰岛素的药效。

4)**混合吸药顺序**:用混合胰岛素时,先抽速效胰岛素,再抽吸中、长效胰岛素,切不可逆行操作,以免将长效胰岛素混入速效内影响其速效性。

5)**注射技术**:胰岛素皮下注射时应注射在脂肪深层或脂肪和肌肉之间,若皮下组织少时,则采取 45°角注入并打入针头 3/8 或 1/2,而若有大片皮下组织,则采取 90°角打入。多选择皮下脂肪较多、皮肤松软的部位注射,如上臂外侧、臀部、大腿前及外侧、腹部(避开脐及膀胱)和腰部均可。以上部位可按顺序轮换注射(图 7-6),每次注射要离开上次注射处至少 2cm,注射部位重复应间隔 2 周以上,这样可防止皮下脂肪萎缩或增生、皮下硬结和局部红肿等反应,以避免影响胰岛素的吸收。

(二) 焦虑

评估病人对疾病的反应,对健康和生活的信心。向病人及家属指出正确对待糖尿病的重要性。关心和理解病人,及时将糖尿病的基本知识和预后告知病人和家属,使他们了解糖尿病虽不能根治,但可通过饮食控制、终生治疗、规律生活和适当体育锻炼而避免并发症的发生,可以和正常人一样生活和长寿;与病人及家属共同商讨饮食、运动计划,鼓励亲属和朋友多给予亲情和温暖,使其获得感情上的支持;鼓励病人参加各种糖尿病病友团体活动,增

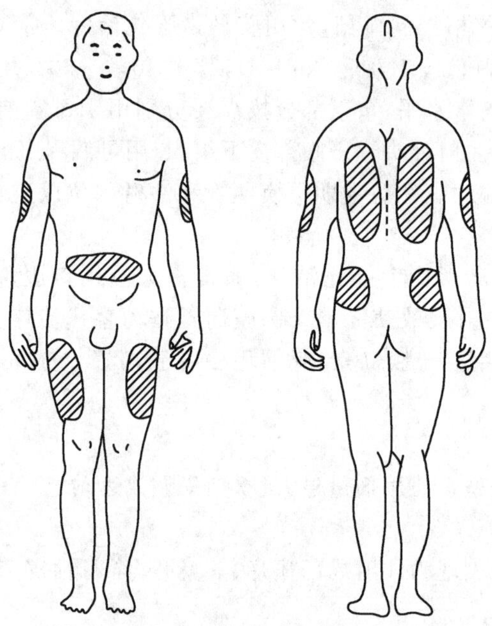

图 7-6 胰岛素注射部位图

加战胜疾病的信心。

（三）有感染的危险

参照第六章第一节中感染的护理措施护理。

（四）潜在并发症：酮症酸中毒、高血糖高渗状态、低血糖、糖尿病足

1. DKA 的护理

(1)预防措施：定期监测血糖，了解血糖的控制水平；合理用药，不随意减量或停用药物；鼓励病人主动饮水，特别是发生呕吐、腹泻、严重感染等疾病时保证充足的水分摄入。

(2)观察病情：密切观察病人的生命体征、意识状态、皮肤色泽、弹性等，准确记录出入液量、体重、中心静脉压，及早发现体液失衡。在静脉应用胰岛素过程中每 1～2 小时检测并记录血糖、血酮、血钾、血钠及尿糖、尿酮水平及动脉血液气体分析等。

(3)急救配合和护理：①迅速建立两条静脉通路，按医嘱补液及应用胰岛素。一条静脉通路补液，通常先应用生理盐水，总量可按原体重 10％估计，如无心力衰竭，在开始的 2 小时内输入 1000～2000ml，第一个 24 小时输液总量约 4000～5000ml，严重失水者可达 6000～8000ml。当血糖降到 13.9mmol/L(250mg/dl)左右时改输 5％葡萄糖液，并在葡萄糖液内加入速效胰岛素，按每 3～4g 葡萄糖加 1U 胰岛素计算。另一条静脉通路输入胰岛素，一般将速效胰岛素加入生理盐水中按每小时每千克体重 0.1U 持续静脉滴注。在静脉滴注胰岛素前先静脉注射胰岛素 10～20U 作为首次负荷量。尿酮体消失后，胰岛素改为皮下注射。②遵医嘱纠正电解质及酸碱失衡。③保持病人呼吸道通畅，头偏向一侧，以免呕吐时出现误吸。④对躁动不安的病人应给予床栏杆保护，以免病人坠伤。⑤对昏迷病人每 2 小时翻身一次，以保持皮肤完整性。

2. HHS 的护理

(1)密切观察并发症的症状：观察生命体征、皮肤、尿量、意识状态的改变，有无消化系统症状及中枢神经系统症状。

(2)监测病情：迅速采集血、尿标本检测血液生化及尿液分析(血糖、尿糖、血酮体、尿酮体、血清电解质、血液气体分析等)。

(3)急救配合：遵医嘱快速输注生理盐水，纠正休克，小剂量胰岛素应用。抢救过程中注意观察病人有无溶血反应和脑水肿的发生。

3. 低血糖的护理

(1)评估诱因：糖尿病病人低血糖有两种临床类型，分别为反应性低血糖和药物性低血糖。反应性低血糖见于少数2型糖尿病病人的患病初期，由于餐后胰岛素分泌高峰延迟，出现反应性低血糖，多发生在餐后4～5小时。药物性低血糖多见于口服磺脲类药物不当，胰岛素使用不当或过量等。

(2)病情监测：观察低血糖的临床表现，如心悸、肌肉颤抖、出汗、饥饿感、软弱无力，严重时昏迷。老年人注意夜间低血糖的发生。

(3)急救措施：一旦发生应尽快给予糖分补充，轻症给予约含15g糖的糖水，含糖饮料、饼干、面包等，重者应立即给予静注50%葡萄糖40～60ml，或静脉滴注10%葡萄糖液。

(4)预防措施：①告知病人及家属各种降糖药物应用时的注意事项。②老年人血糖不易控制过严，一般空腹血糖不超过7.8mmol/L，餐后血糖不超过11.1mmol/L。③普通胰岛素注射后应在30分钟内进餐。④初用各种降糖药时从小剂量开始，根据血糖水平逐步调整。⑤指导病人及家属了解低血糖反应发生的诱因，处理的措施，病人外出随身携带糖果、饼干等食品。

4. 糖尿病足护理

(1)足部检查：每日检查双足一次，注意足部皮肤颜色、湿度改变，注意检查趾甲、趾间，观察足底部皮肤有无胼胝、鸡眼、甲沟炎、甲癣、溃疡、坏死等，评估足部有无感觉减退、麻木、刺痛、足背动脉搏动减弱等。必要时请家人帮忙或用小镜子检查。

(2)促进足部血液循环：①以温水浸泡双脚，但时间不必过长，水温不宜过高，以避免烫伤皮肤。②冬天应注意保暖，避免长期暴露于冷空气中。③避免同姿势站立过久；坐位时，不要盘腿或两脚交叉。④每天进行适度运动，促进血液循环。⑤做足部按摩，方向由足端向上。

(3)防止足部损伤：选择轻巧柔软、前头宽大的鞋子，新鞋子不可一次穿太久，第一次以半小时为宜，以后逐渐增加穿着时间。袜子以弹性好、透气及散热性好的羊毛、棉毛质地为宜。修剪趾甲不可太短，应与脚趾平齐。不可赤脚走路，以免刺伤，外出不可穿着拖鞋，以免踢伤。对鸡眼、胼胝、脚癣及时就医，不可自行修剪。

(4)保持足部清洁干燥：勤换鞋袜，每天用中性肥皂和温水清洁足部，水温与体温相近即可，趾间要洗干净，洗净后用清洁、柔软的毛巾轻轻擦干。脚趾避免潮湿，应随时保持干燥。

(五)健康教育

心脑血管并发症是目前糖尿病的主要死因，肾、视网膜、神经系统等慢性病变严重影响劳动力。对糖尿病病人及高危人群进行健康教育是降低糖尿病发病率，减少糖尿病急、慢性并发症和致死率的重要措施。

1. 指导病人提高自我监测和自我护理的能力　①指导病人掌握定期监测血糖、尿糖的重要性及测定技术，了解糖尿病控制良好的标准(表7-8)。②掌握口服降糖药的应用方法和不良反应，注射胰岛素的方法及低血糖的反应判断和应对。③了解饮食控制在控制病情、防治并发症中的重要作用，掌握饮食治疗的具体要求和措施，学会自己计算，长期坚持。④掌握体育锻炼的具体方法及注意事项。⑤生活规律，戒烟酒，注意个人卫生，做好足部护理。⑥了解情绪、精神压力对疾病的影响，指导病人正确处理疾病所致的生活压力。

2. 疾病知识教育 帮助糖尿病病人家属了解有关糖尿病的知识，关心和帮助病人，对病人给予精神支持和生活照顾。

3. 指导病人定期复诊 一般每2～3个月复检糖化血红蛋白，或每3周复检空腹血糖，以了解病情控制情况，及时调整用药剂量。每年定期全身检查，以便尽早防治慢性并发症。

4. 预防意外 教导病人外出时随身携带识别卡，以便发生紧急情况时及时处理。

表 7-8 糖尿病控制标准

指标	良好	一般	不良
空腹血糖	4.4～6.1	≤7.0	>7.0
餐后2小时血糖(mmol/L)	4.4～8.0	≤10.0	>10.0
糖化血红蛋白(HbA1c,%)	<6.5	6.5～7.5	>7.5
血压(mmHg)	<130/80	130/80～160/95	>160/95
总胆固醇(mmol/L)	<4.5	4.5～6.0	≥6.0
高密度酯蛋白(mmol/L)	>1.1	1.1～0.9	<0.9
低密度酯蛋白(mmol/L)	<2.5	2.5～4.4	>4.4
甘油三酯(TG)(mmol/L)	<1.5	1.5～2.2	≥2.2

【护理评价】

血糖、体重等相关指标是否控制在合适范围；对待自己的健康状况有无正确的认识，情绪是否稳定；感染的危险因素是否去除，采用的预防感染的措施是否有效，有无发生严重感染；是否学会热量计算、饮食换算、运动锻炼的方式；是否掌握注射胰岛素的技术，有无进行病情监测和自我防护并发症的能力。

思考题

病人，男，52岁，身高1.72m，体重90kg，主诉乏力2年余，3个月前单位体检时查空腹血糖5.9mmol/L。之后病人乏力逐渐加重，休息后不能缓解，为求进一步治疗来院就诊。既往体健，喜暴饮暴食。其母亲是糖尿病病人。查体：一般情况尚可，血压130/85mmHg，心肺查体未见异常。实验室检查结果：空腹、餐后1小时、餐后2小时、餐后3小时血糖分别为6.0mmol/L、13.2mmol/L、11.9mmol/L、6.9mmol/L。B超示：中度脂肪肝。心电图示：心肌缺血。余肝功、肾功、血脂、尿微量蛋白四项、血尿淀粉酶均未见异常。

请思考：

1. 该病例考虑何种疾病？为明确诊断还需要做哪些评估？
2. 该病例的护理诊断是什么？
3. 如何对该病例进行健康教育？

第六节　痛风病人的护理

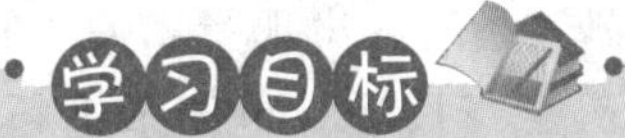

1. 了解痛风的概念。
2. 熟悉痛风病人的健康史、实验室及其他检查结果的意义、护理目标。
3. 掌握痛风的主要临床表现、护理措施、健康教育。
4. 关心、爱护病人，理解病人的痛苦。

痛风(gout)为嘌呤代谢紊乱和(或)尿酸排泄障碍所致血尿酸增高的一组异质性疾病。其临床特点为高尿酸血症、痛风性急性关节炎反复发作、痛风石沉积，严重者关节畸形和功能障碍。常累及肾脏引起慢性间质性肾炎和肾尿酸性结石形成。由于受环境、饮食习惯、种族等多种因素的影响，各地发病率差异较大。多见于中老年男性和绝经后妇女。

尿酸是引起痛风的祸根

许多人以为痛风是受了风寒所招致的关节疼痛，其实不然，尿酸才是引起痛风的祸根。人体内有一种叫嘌呤的物质，它经过一系列代谢变化，最终形成尿酸。尿酸在人体内没什么生理功能，在正常情况下，体内产生的尿酸，2/3 由肾脏排出，另 1/3 从大肠排出。人体内尿酸是不断生成和排泄的，从而在血液中维持一定的浓度。正常人每 100ml 血中所含的尿酸，男性为 6mg 以下，女性则不超过 5mg。嘌呤代谢过程有多种酶的参与，假如由于酶的先天性异常或某些尚未明确的因素，导致嘌呤代谢紊乱，使尿酸的合成增加或排泄减少，结果都会引起血尿酸浓度过高，即高尿酸血症，此时，尿酸以晶体盐的形式最易沉积在关节、软组织和肾脏中，引起组织的异物炎症反应，导致关节疼痛(痛风性关节炎)、软组织肿块(痛风石)和肾脏结石(痛风性肾结石)。

【护理评估】

(一) 健康史

本病根据其病因可分为原发性和继发性两大类。继发性痛风者可由肾病、血液病、药物及高嘌呤食物等多种原因引起。原发性痛风属遗传性疾病，且与肥胖、原发性高血压、血脂异常、糖尿病、胰岛素抵抗关系密切。与发病有关的因素主要有两个方面。

1. 尿酸排泄减少　是引起高尿酸血症的主要因素。主要包括肾小球尿酸滤过减少、肾小管重吸收增多、肾小管尿酸分泌减少及尿酸盐结晶在泌尿系统的沉积。

2. 尿酸生成增多　在嘌呤代谢过程中，各环节都有酶参与调控，当嘌呤核苷酸代谢酶缺陷或(和)功能异常时，则引起嘌呤合成增加而导致血尿酸水平增高。继发性痛风可由肾病、血液病、药物及高嘌呤食物等多种原因引起。

(二) 临床表现

临床多见于 40 岁以上的男性，女性多在更年期后发病。

1. 无症状期　仅有波动性或持续性高尿酸性血症，从血尿酸增高至症状出现的时间可长达数年至数十年,有些可终身不出现症状,但随着年龄增长痛风的患病率增加,并与高尿酸血症的水平和持续时间有关。

2. 急性关节炎期 为痛风的**首发症状**,是尿酸盐结晶、沉积引起的炎症反应。多在**午夜**或清晨**突然起病**,因**剧痛**而惊醒,数小时内出现受累关节的红、肿、热、痛及功能障碍,可有关节腔积液,伴发热、白细胞增多等全身反应。单侧**第1跖趾关节**最常见,其次依次为踝、膝、腕、指、肘等关节。初次发作常呈自限性,一般经1～2天或数周自然缓解,缓解时局部偶可出现特有的脱屑和瘙痒表现。缓解期可数月、数年乃至终身。

急性关节炎多于春秋发病,酗酒、过度疲劳、关节受伤、关节疲劳、手术、感染、寒冷、摄入高蛋白和高嘌呤食物等为常见的发病诱因。

3. 痛风石及慢性关节炎期 痛风石(tophi)是痛风的一种**特征性损害**,常见于耳廓、跖趾、指间和掌指关节,常多关节受累,且多见于关节远端,表现为关节肿胀、僵硬、畸形及周围组织的纤维化和变性,严重时患处皮肤发亮、菲薄,破溃则有豆渣样白色物质排出。形成瘘管时周围组织呈慢性肉芽肿,虽不易愈合但很少感染。

4. 肾病变 主要表现在两方面。

(1)痛风性肾病:是痛风特征性的病理变化之一。为尿酸盐结晶沉积引起慢性间质性肾炎,进一步累及肾小球血管床,可出现蛋白尿、夜尿增多、等渗尿,进而发生高血压、氮质血症等肾功能不全表现;最终可因肾衰竭或并发心血管病而死亡。

(2)尿酸性肾石病 约10%～25%的痛风病人出现,呈泥沙样,常无症状,结石较大者可发生肾绞痛、血尿。结石引起梗阻时,导致肾积水、肾盂肾炎等,感染可加速肾实质损害。

(三)实验室及其他检查

1. 血、尿尿酸测定 血尿酸男性＞420μmol/L(7.0mg/dl),女性＞350μmol/L(6.0mg/dl)则可确定为高尿酸血症。限制嘌呤饮食5天后,每天尿酸排出量＞3.57mmol(600mg),提示尿酸生成增多。

2. 滑囊液或痛风石内容物检查 急性关节炎期进行关节腔穿刺,抽取滑囊液,在旋光显微镜下,可见白细胞内有双折光现象的针形尿酸盐结晶。

3. 其他检查 X线检查、关节镜等有助于发现骨、关节的相关病变或尿酸性尿路结石影。

(四)心理-社会状况

病人因疼痛而使生活质量下降,疾病反复发作导致关节畸形、肾功能损害等使生活能力、工作能力下降,病人有较重的思想包袱,常出现焦虑、抑郁等情绪反应。

(五)治疗要点

目前尚无有效办法根治原发性痛风。目前防治的目的是:①迅速终止急性关节炎发作,防止复发。②控制高尿酸血症,预防尿酸盐沉积。③防止尿酸结石形成和肾功能损害。

【常见护理诊断/问题】

1. 急性或慢性疼痛:关节痛 与尿酸结晶沉积在关节引起炎症有关。

2. 知识缺乏:缺乏与痛风有关的保健知识。

【护理措施】

（一）急性疼痛：关节痛

1. 休息与活动　当痛风性关节炎急性发作时，要绝对卧床休息，抬高患肢，避免受累关节负重，可在病床上安放支架支托盖被，减少患部受压，疼痛缓解72小时后方可恢复活动。病情控制后，鼓励病人保持适当的活动。

2. 保护皮肤　因痛风石严重时局部皮肤菲薄，要注意患处皮肤的保护，保持患处清洁，避免摩擦、损伤，防止溃疡的发生。

3. 密切观察病情变化　①观察疼痛部位、性质、发作间隔时间，有无午夜因剧痛而惊醒；受累关节有无红、肿、热、痛和功能障碍的表现。②发病前有无过度疲劳、寒冷、潮湿、紧张、饮酒、饱餐、脚扭伤等诱因。③痛风石体征，了解结石的部位及相应症状，局部皮肤的变化。④定期监测血和尿的尿酸水平

4. 减轻疼痛　手、腕或肘关节受累时，为减轻疼痛，可用夹板固定制动，也可在受累关节处给予冰敷或25%硫酸镁湿敷，消除关节的肿胀和疼痛。痛风石严重时，可能导致局部皮肤溃疡发生，故要保持局部清洁，避免发生感染。

5. 按医嘱指导用药　指导病人正确用药，观察药物疗效，及时处理不良反应。

（1）终止急性关节炎发作：一般采用：①**秋水仙碱**：为治疗痛风急性发作的特效药。应尽早应用，对控制炎症、止痛有特效。②**非甾体抗炎药**（NSAID）：有吲哚美辛、双氯芬酸、布洛芬、罗非昔布等，效果不如秋水仙碱，但较温和，发作超过48小时也可应用。禁止同时服用两种以上非甾体抗炎药，症状消退后减量。③**糖皮质激素**：上述两类药无效或禁忌时用，该类药物的特点是起效快，缓解率高，但易出现症状“反跳”现象，一般不用。

（2）间歇期和慢性期的处理：治疗的目的是使血尿酸维持正常水平。①促进尿酸排泄药：常用的有苯溴马隆、丙磺舒、磺吡酮。②抑制尿酸合成药：主要有别嘌醇。③其他：保护肾功能，关节理疗，手术剔出较大痛风石等。

（3）不良反应及用药注意事项：①秋水仙碱：一般口服，但常有恶心、呕吐、厌食、腹胀和水样腹泻等胃肠道反应；静脉给药可引起骨髓抑制、肾衰竭、DIC、肝坏死等严重的不良反应，使用时应注意速度要慢，切勿漏出血管外，以免造成组织坏死。②使用丙磺舒、磺吡酮、苯溴马隆等药，可出现皮疹、发热、胃肠道不适等不良反应。用药期间嘱病人多饮水，口服碳酸氢钠等碱性药，从小剂量开始逐渐递增。③使用别嘌醇的不良反应有皮疹、发热、胃肠道不适、肝脏损害、骨髓抑制等，多发生于肾功能不全的病人。因此，对肾功能不全者，剂量要减半。④使用糖皮质激素时，注意观察有无活动性消化性溃疡或消化道出血发生，密切注意有无症状的“反跳”现象。

6. 心理护理　病人由于疼痛影响生活质量，疾病反复发作导致关节畸形和肾功能损害，思想负担较重，常表现情绪低落、忧虑，护士应向其宣教痛风的有关知识，讲解饮食与疾病的关系，给予精神上的安慰和鼓励。

（二）健康教育

1. 疾病知识指导　告知病人及家属有关本病的知识，说明本病是一种终身疾病，但积极有效治疗，控制高嘌呤食物摄入，保持良好的心态，生活有规律，避免受凉、劳累、感染、外伤、控制体重等，病人可长期维持正常生活和工作。

2. 预防发作指导　痛风的病因与机制虽然不明，但目前认为本病的发病与尿酸生成增多与排泄减少有关，因此采取以下措施预防复发：①控制摄入总热量。痛风病人大多肥胖，

因此总热量应限制在5020～6276kJ(1200～1500kcal/d)。其中碳水化合物占总热量的50%～60%，应尽量避免进食蔗糖或甜菜糖，因为它们分解代谢后一半成为果糖，而果糖能增加尿酸生成。蛋白质控制在1g/(kg·d)。②增加碱性食物摄入。碱性食物可使病人尿液呈碱性，增加尿酸在尿中的可溶性，促进尿酸的排泄。指导病人摄入牛奶、鸡蛋、马铃薯、各类蔬菜、柑橘类水果等碱性食物。③限制高嘌呤性食物摄入。减少外源性的核蛋白，降低血清尿酸水平，对防止或减轻痛风急性发作具有重要意义。病人应禁食动物内脏、鱼卵、酵母等，限制食用肉类、蘑菇、黄豆、扁豆、豌豆等高嘌呤性食物。④鼓励多饮水。多饮水可稀释尿液，增加尿酸的排泄。要保证病人每天摄入总量达2500～3000ml，使排尿量每天达到2000ml以上，防止结石的形成。⑤禁酒。饮酒易使体内乳酸堆积，乳酸对尿酸的排泄有竞争性抑制作用。故饮酒可使血清尿酸含量明显增高，诱使痛风发作。另外，慢性少量饮酒，可刺激嘌呤合成增加，使血尿酸水平升高。故应戒酒。

1. 什么是痛风？其临床表现特点有哪些？
2. 如何教育痛风病人预防发作？

第七节　骨质疏松症病人的护理

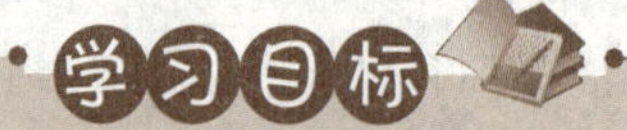

1. 了解骨质疏松症的病因、实验室及其他检查。
2. 熟悉骨质疏松症病人的临床表现、护理措施。
3. 学会如何指导病人预防骨质疏松症的发生。
4. 具有关心、爱护、尊重病人的职业素质及团队协作精神。

骨质疏松症(osteoporosis，OP)是一种以骨量减少、骨钙溶出、骨的强度下降，骨组织微细结构破坏为特征，导致骨骼脆性增加，易发生骨折的一种全身性骨骼疾病。本病各年龄期均可发病，但常见于老年人，尤其是绝经后的女性。按病因可分为原发性、继发性和特发性三类。①原发性：分两种亚型，即Ⅰ型和Ⅱ型。**Ⅰ型是由于雌激素缺乏，女性绝经后多见**，发病率是男性的6倍以上。**Ⅱ型是老年性骨质疏松**，多见于60岁以上老年人，女性发病率是男性的2倍以上，主要累及部位是脊柱和髋骨。②继发性：继发于其他疾病，如性腺功能减退症、甲亢、1型糖尿病、Cushing综合征、尿毒症、血液病等。**长期应用大剂量激素也是重要原因之一**。③特发性：多伴有遗传家族史。高发于8～12岁的青少年或成人，女性多于男性，妊娠妇女及哺乳期女性所发生的骨质疏松也列为特发性骨质疏松症。

【护理评估】

(一)健康史

正常成熟骨的代谢主要以骨重建形式进行。骨重建包括骨吸收和骨形成两大方面。骨吸收过多或形成不足引起平衡失调会导致骨量的减少和骨微细结构的变化，就会形成骨质疏松。

1. 骨吸收及其影响因素

(1)**性激素缺乏**：雌激素缺乏使破骨细胞功能增强，骨丢失加速，是绝经后骨质疏松症的主要原因；而雄性激素缺乏在老年性骨质疏松症中起了重要作用。

(2)活性维生素 D 缺乏和甲状旁腺素(PTH)增高：1,25$(OH)_2D_3$促进钙结合蛋白生成，增加肠钙动员，骨吸收增强。PTH 是促进骨吸收的重要介质，PTH 分泌增加时，加强了破骨细胞介导的骨吸收过程。当高龄或肾功能减退等原因致肠钙吸收和 1,25$(OH)_2D_3$生成减少，PTH 呈代偿性分泌增多，导致骨转换率加速和骨丢失。

(3)细胞因子表达紊乱：骨组织的 IL-1、IL-6 和肿瘤坏死因子均有明显促进骨吸收功能。

2. 骨形成因素

(1)遗传因素：多种基因的表达水平和基因多态性可影响峰值骨量和骨转换。峰值骨量主要由遗传因素决定，并与种族、骨折家族史、瘦高身材等临床表象，以及发育、营养和生活方式等相关联。

(2)钙摄入量：钙是骨质中最基本的矿物质成分，当钙摄入不足时，可造成峰值骨量下降。妊娠期饮食中钙含量不足，可引起母体骨质疏松症或骨软化症。

(3)生活方式和生活环境：足够的体力活动有助于提高峰值骨量，活动过少或过度均易发生骨质疏松症。其他如高龄、吸烟、酗酒、大量饮咖啡、光照减少、长期用糖皮质激素、维生素 D 摄入不足等均为骨质疏松症的易发因素。

(二)临床表现

1. 骨骼疼痛　骨骼疼痛是骨质疏松症**最常见、最主要的症状**。以腰背疼多见，占疼痛病人的 70%～80%。疼痛沿着脊柱向两侧扩散。仰卧或坐位时疼痛减轻，直立后伸或久立久坐时疼痛加剧。日间轻，夜间和清晨醒来时加重，弯腰、肌肉运动、咳嗽、大便用力时加重。

2. 身长缩短、驼背　是继腰背疼后出现的重要体征之一。特别是脊柱椎体前部，几乎多为松质骨组成，而且此部位是身体的支柱，负重量大，尤其第 11、12 胸椎及第 3 腰椎负荷量更大，容易压缩变形使脊柱前倾弯曲，形成驼背。随着年龄增长，骨质疏松加重，驼背曲度加大，致使膝关节挛缩显著。

3. 骨折　当骨量丢失超过 20%以上时即可出现骨折。病人常因轻微活动、创伤、弯腰、负重、挤压或摔倒后发生骨折。多发部位为脊柱、髋部和前臂，其他部位亦可发生，如肋骨、盆骨、肱骨、锁骨和胸骨。其中髋部骨折(股骨颈骨折)最常见，多见于老年，通常于摔倒或挤压后发生，危害最大，致残率达 50%。脊柱压缩性骨折多见于绝经后骨质疏松症，突出表现为身材变矮，有时出现突发性腰痛，卧床不起。

4. 并发症　腰椎压缩性骨折常导致**胸廓畸形**，出现胸闷、气促、呼吸困难甚至发绀等表现。严重畸形引起心排血量下降，心脏功能障碍，且极易并发呼吸系统感染。髋部骨折可因感染或慢性衰竭而死亡；幸存者生活自理能力下降或丧失，长期卧床加重骨丢失，使骨折极难愈合。

(三)实验室及其他检查

1. 骨量测定　骨矿含量和骨矿密度测量是判断低骨量、确定骨质疏松的重要手段，是评价骨丢失率和判断疗效的重要客观指标。常用检查方法：单光子吸收测定法、双能 X 线吸收测定法、定量 CT 及超声波。

2. 骨转换的生化测定 多数情况下，绝经后骨质疏松早期（5 年）为高转换型，而老年性为低转换型。

（1）空腹尿钙或 24 小时尿钙排量：是反映骨吸收状态的最简易方法，但受钙摄入量、肾功能等多种因素影响。

（2）尿羟脯氨酸和羟赖氨酸测定：在一定程度上可反映骨的转换吸收情况。

（3）血浆抗酒石酸酸性磷酸酶：骨吸收增强时升高。

3. 骨形态计量和微损伤分析 包括血清碱性磷酸酶、血清Ⅰ型前胶原羧基前肽和血骨钙素。

4. CT 和 MRI 检查 对骨折和骨的微细结构诊断有较大价值。

（四）心理-社会状况

由于病人全身疼痛，不能大运动量活动，影响了病人的工作和生活；疾病使病人过早出现驼背，身材矮小，病人会**出现自卑感**，不愿参加社交活动；晚期病人出现骨折、感染、心衰等并发症，生活自理能力下降或丧失，影响病人家庭生活，使病人出现悲观、绝望。

（五）治疗要点

主要治疗方法：适当运动；合理膳食，**增加钙剂及维生素 D 的摄入**；对症处理以镇痛、固定或其他矫形措施防止畸形加重；有骨折时给予牵引、固定、复位或手术治疗，同时尽早辅以物理治疗和康复治疗；**特殊治疗以补充性激素，抑制骨吸收等措施**。

【常见护理诊断/问题】

1. 有受伤的危险 与骨质疏松导致骨骼脆性增加有关。

2. 慢性疼痛：骨痛 与骨质疏松有关。

3. 潜在并发症：骨折。

4. 知识缺乏：缺乏骨质疏松症的预防保健知识。

【护理措施】

（一）有受伤的危险

1. 生活指导 ①适当运动：**适当运动可增加或保持骨量**，并可提高老年人的协调性和应变能力，减少意外的发生，提倡多进行户外运动，多晒太阳。多走平地，勿持重物。②运动时保证病人的安全，如楼梯有扶手；梯级有防滑设施；病房地面宜干燥；灯光明暗适宜。③加强日常生活护理，如日常用品放在病人容易拿到的地方，呼叫设施齐全方便，必要时使用手杖。衣服鞋子大小应适中。注意保暖及避免寒冷刺激。④指导病人起床时宜缓慢，以免摔倒而发生骨折。⑤护士应加强巡视，防止病人发生意外。

2. 饮食指导 应进食高蛋白、高热量、高维生素、高纤维素饮食，老年人应适当增加钙质和维生素 D 摄入，一般每日钙质应不少于 850mg。若已经发生了骨质疏松症，则每日应不少于1000～2000mg。而且食物中钙磷比值要高于 2∶1，才有利于骨质疏松症的预防和治疗。补钙同时外加维生素 A、维生素 C 及含铁丰富的食物，以利钙的吸收。**戒烟酒，少饮咖啡浓茶**。

3. 遵医嘱用药 常用药物见表 7-9。

表 7-9 骨质疏松症病人常用药物、作用机制、用法、不良反应或注意事项

药物名称	作用机制	用法	不良反应或注意事项
钙剂(葡萄糖酸钙)	补充钙剂	钙元素 800～1200mg/d	注意监测血钙磷变化、防止高钙血症、高磷血症
维生素 D(骨化三醇)	促进肠钙吸收,抑制 PTH 分泌	0.25μg/d	注意监测血钙磷变化、防止高钙血症、高磷血症
雌激素(尼尔雌醇)	补充雌激素	1～2mg/周,一般补充不超过 5 年	诱发子宫内膜癌、乳腺癌等
雄性激素(司坦唑醇)	补充雄性激素	2mg,每日 3 次	肝损害、钠水潴留、前列腺增生、男性化
二膦酸盐(依替膦酸二钠)	抑制破骨细胞生成和骨吸收	400mg/d(清晨空腹口服)连用 2～3 周,隔月 1 疗程	二膦酸盐钙螯合物沉淀,使肾功损害及血栓形成。偶可致浅表溃疡
降钙素(鲑鱼降钙素)	骨吸收的抑制剂	50～100U/d,皮下或肌肉注射,有效后减为每周 2～3 次	食欲减退、恶心、颜面潮红。孕妇及过敏反应者禁用

4. 用药注意事项 ①**空腹服用钙剂最好**,服后要增加饮水量,以增加尿量,减少泌尿系结石的形成。②同时服用维生素 D 时,不可与绿叶蔬菜一起服用,以免形成钙螯合物而减少钙的吸收。③**性激素必须在医师指导下准确使用**,与钙剂、维生素 D 同时服用效果较好。④**二膦酸盐服用期间不加钙剂**,以免形成钙螯合物沉淀损伤肾功能。⑤用**阿伦膦酸盐时清晨空腹服用**,同时饮清水 200～300ml,至少半小时内不能进食或喝饮料,服后立即取立位或坐位,不能平卧,减轻对食管的刺激。

(二) 慢性疼痛:骨痛

1. 休息 为减轻疼痛,可使用硬板床,卧床数天至 1 周可减轻疼痛。

2. 减轻疼痛 使用超短波、微波、低频或中频电疗法、磁疗法;湿热敷、局部按摩等可缓解疼痛;亦可使用骨科辅助物,如紧身衣、背架等给予脊柱支持。

3. 心理疏导 骨质疏松症病人因疼痛或害怕骨折而不敢活动,从而影响日常生活。当骨折发生时需要限制活动,给病人和家属带来较大压力,病人和家属都需要角色适应,面对现实。护士、家庭及社会应理解病人,不能歧视病人,并给予适当说明,耐心解释,减轻病人思想负担。在生活上和经济上争取家属的配合,给予病人最大可能的帮助,使其尽快康复。

4. 遵医嘱使用解热镇痛药。

(三) 潜在并发症:骨折

1. 详见《外科护理学》骨折病人护理。本病人需鼓励其做深呼吸和扩胸运动,以防肺部感染;保持会阴部清洁,鼓励多喝水,以防泌尿系感染。对于患有股骨颈骨折病人,患肢置于外展中立位,防止外旋和内收。

2. 锻炼指导 因骨折需暂时卧床者,应鼓励病人在床上进行四肢和腹部肌肉的主动和被动运动,防止发生失用性萎缩和骨质疏松进一步加重。骨折恢复后尽早起床锻炼。

(四) 健康教育

1. 提高对本病的认识 养成良好的生活习惯,吸烟、酗酒、饮浓茶和咖啡等是骨质疏松症发病的**危险因素**。应多吃**含钙、蛋白质丰富的食物**,如牛奶、虾皮、芝麻、豆制品等。经常适量的**运动**,运动时肌肉收缩是增加骨质的重要因素,其中**运动和保证充足的钙质摄入**是行之有效的方法。

2. 预防知识指导 加强卫生宣教,早期发现骨质疏松症易患人群,以提高峰值骨量,降低骨质疏松症的风险。本病多发于老年人,特别是绝经后妇女,雌激素水平降低是骨质疏松症的主要原因。妇女围绝经期和绝经后5年内适量补充雌激素是降低骨质疏松症的关键。多晒太阳可促进肠钙吸收及肾小管对钙磷的重吸收,因此增加户外活动,多晒太阳,生成更多可利用的维生素D,是防止骨质疏松症的另一有效方法。

骨质疏松症的三级预防

一级预防:从儿童、青少年做起。合理膳食,多食用含钙、磷丰富的食物,如鱼、虾、奶类、蛋类、骨头汤;多吃绿叶蔬菜;少喝咖啡、浓茶及碳酸饮料;不吸烟,不饮酒;少盐、少糖。提倡晚婚、晚育,哺乳期时间不宜过长。

二级预防:妇女绝经后5年内开始在医生指导下长期雌激素替代治疗;长期补钙;积极治疗与骨质疏松有关的疾病,如糖尿病、甲亢/甲旁亢、慢性肾炎、慢性肝炎等;经常运动,多晒太阳。

三级预防:老年性骨质疏松症病人应积极进行抑制骨吸收、促进骨形成的药物治疗,还应防摔、防绊、防颠、防碰。

思考题

病人,女,68岁,近几年出现不明原因腰背疼痛、乏力,有时全身骨痛。无固定部位,劳累或活动后加重,不能负重。1天前外出因路滑摔倒,腿痛加重不能活动,立即去医院就诊,诊断为“骨质疏松症,股骨颈骨折”。请回答下面问题:

1. 引起本病人骨折的原因有哪些?如何预防?
2. 护理本病人时,可能会出现哪些并发症?
3. 骨质疏松症病人该选用哪些药物治疗?
4. 目前病人不能活动,护士如何做好本病人的心理疏导工作?

(刘淑琴 余江萍)

第八章　风湿性疾病病人的护理

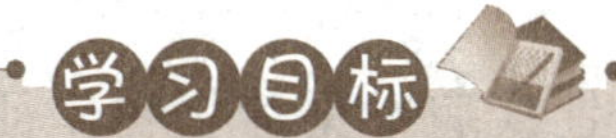

1. 熟悉风湿性疾病的命名和分类、临床特点。
2. 掌握风湿性疾病的基本概念，常见症状和体征的护理。
3. 具有关心、爱护、尊重病人的职业素质及团队协作精神。

第一节　概　　述

一、风湿性疾病的分类及特点

风湿性疾病(rheumatic diseases)简称风湿病，是指病变累及骨、关节及其周围软组织，包括肌肉、肌腱、滑膜、韧带等的一组疾病。其病因复杂，主要与感染、免疫、代谢、内分泌、退行性、地理环境、遗传、肿瘤等有关。其主要临床表现是关节疼痛、肿胀、活动功能障碍，病程进展缓慢，发作与缓解交替出现，部分病人可发生脏器功能损害，甚至功能衰竭。

1. 风湿性疾病的分类　风湿性疾病根据其发病机制、病理及临床特点被分为10类近200种疾病，表8-1是对这一分类的简单归纳。

表8-1　风湿性疾病的分类

分类	命名
1. 弥漫性结缔组织病	类风湿关节炎、红斑狼疮、硬皮病、多肌炎、重叠综合征等
2. 脊柱关节病	强直性脊柱炎、Reiter综合征、银屑病关节炎等
3. 退行性变	骨性关节炎(原发性、继发性)
4. 与感染相关的风湿病	反应性关节炎、风湿热等
5. 与代谢和内分泌相关风湿病	痛风、假性痛风、免疫缺陷病等
6. 与肿瘤相关的风湿病	原发性：腱鞘囊肿、滑膜肉瘤等；继发性：多发性骨髓瘤等
7. 神经血管疾病	神经性关节病、挤压综合征(神经根等)、雷诺病等
8. 骨及软骨疾病	骨质疏松、骨软化、肥大性骨关节病、骨炎等
9. 非关节性风湿病	关节周围病变、椎间盘病、纤维肌痛、特发性腰痛等
10. 其他有关节症状的疾病	周期性风湿、间歇性关节积液、药物相关的风湿综合征等

风湿性疾病是一种常见病，但其中有些疾病相对少见。据我国不同地区流行病学调查发现：16岁以上人群中类风湿关节炎患病率约为0.32%～0.36%，原发性干燥综合征约为0.3%，强直性脊柱炎约为0.25%，系统性红斑狼疮约为0.07%。骨关节炎在50岁以上者可达50%，痛风性关节炎也日益增多。

弥漫性结缔组织病简称结缔组织病，是风湿性疾病中的一大类，本章主要介绍此类风湿病。

2. 弥漫性结缔组织病的特点　①属自身免疫病，即免疫系统对自身组织出现免疫应答反应并导致组织损伤，曾称为胶原病。②基本病变为血管和结缔组织慢性炎症。③病变可累及多个系统，包括肌肉、骨骼系统。④异质性，即同一疾病，在不同病人临床表现和预后差异甚大。⑤对糖皮质激素治疗有一定反应。⑥疾病多为慢性病程，逐渐累及多个器官和系统，只有早期诊断，合理治疗才能使病人达到良好的预后。

二、风湿性疾病常见症状和体征的护理

关节疼痛与肿胀

关节疼痛是风湿性疾病最早、最常见的症状，也是风湿病病人就诊的主要原因。几乎所有的风湿性疾病均可引起关节疼痛，如：类风湿关节炎、系统性红斑狼疮、系统性硬化病、痛风、风湿热等。疼痛特点因病而异，疼痛的关节可有肿胀和压痛。

【护理评估】

（一）健康史

关节疼痛与肿胀的病因复杂。常见病因有类风湿关节炎、强直性脊柱炎、骨性关节炎、风湿热、痛风等。

评估时详细询问关节疼痛与肿胀的初发年龄、起病特点与发展过程、疼痛部位、持续时间、疼痛的性质与活动的关系、缓解的方式，有无局部压痛、发热、发红及关节活动受限等；评估关节疼痛对病人日常生活和工作的影响和由此产生的心理反应及对控制疼痛的期望和信心。

（二）临床表现

1. 疼痛关节的分布及特点　见表8-2。

表8-2　不同疾病疼痛关节的分布及疼痛特点

疾病	易受累的关节	分布	疼痛性质
类风湿关节炎	腕、掌指、近端指间	多个、对称性	持续性
强直性脊柱炎	骶髂、腕、膝、踝	中轴性或不对称性	持续性
骨性关节炎	膝、髋	单或双侧	休息后减轻
风湿热	髋、膝、踝、肩、肘、腕	对称性	游走性
痛风	第一跖趾	单侧	剧烈

2. 关节肿胀和压痛　是关节腔积液或滑膜肥厚所致的滑膜炎或周围软组织炎的体征，常出现在疼痛的关节。红肿压痛多表现在炎症活动期，压痛程度常与炎症轻重呈正比。

3. 伴随症状　常伴有发热、消瘦、疲乏等全身症状和心、肺、肾等多系统损害的表现。

(三) 心理-社会状况

由于关节疼痛和肿胀伴反复发作，病情迁延不愈，影响日常生活和工作，病人可产生焦虑心理。

【常见护理诊断/问题】

1. 急性/慢性疼痛：关节疼痛　与关节炎性反应有关。

2. 焦虑　与疼痛反复发作、病情迁延不愈有关。

【护理目标】

病人学会减轻疼痛的技术和方法，关节疼痛减轻或消失；焦虑感减轻，生理和心理上舒适感有所增加。

【护理措施】

(一) 急性/慢性疼痛：关节疼痛

1. 安置合适体位　在炎症的急性期，关节肿胀伴体温升高时，应卧床休息，减少活动。帮助病人采取舒适的体位，尽可能保持关节功能位，必要时给予石膏托、小夹板固定。避免疼痛部位受压，可用支架支起床上盖被。

2. 协助日常生活　协助完成进食、排便、洗漱、翻身等日常生活。

3. 协助病人减轻疼痛　①为病人创造适宜的环境，避免过于杂乱、吵闹，或过于寂静，以免病人因感觉超负荷或感觉剥夺而加重疼痛感；②合理应用非药物缓解疼痛：如松弛术、皮肤刺激疗法(冷敷、加压、震动等)、分散注意力。根据病情使用蜡疗、放疗、磁疗、超短波、红外线等，也可按摩肌肉、活动关节。遵医嘱用药，如布洛芬、萘普生、阿司匹林等。

(二) 焦虑

1. 评估心理状态　通过观察、与病人交谈，了解病人的心理状态，评估焦虑的程度。

2. 提供心理支持　鼓励病人说出自身感受，理解同情病人的感受，耐心听取病人的诉说，对病人提出的问题给予积极而有效的信息，并婉转说明焦虑对身体生理可能产生的不良影响；与病人建立良好的护患关系。

3. 采用缓解焦虑的技术　教会病人及家属使用减轻焦虑的措施，如音乐疗法、放松训练、指导式想象、按摩等。

【护理评价】

病人能否运用减轻疼痛的技术和方法，关节疼痛是否有所减轻或消失；能否认识到焦虑所引起的不良影响，能否运用适当的应对技术减轻焦虑，舒适感是否有所增加。

关节僵硬与活动受限

关节僵硬是指病人关节静止或休息一段时间后再活动时出现的一种关节局部不适，如胶黏样感，活动后缓解或消失。通常晨起后表现最明显，故又称为**晨僵**。晨僵是判断滑膜关节炎症活动性的客观指标，其持续时间与炎症的严重程度相一致。早期关节活动受限主要是由肿胀、疼痛引起，晚期则主要由于关节骨质破坏、纤维骨质粘连和关节半脱位引起，此时关节活动严重障碍，最终导致功能丧失。

【护理评估】

（一）健康史

关节僵硬与活动受限的病因复杂。常见病因有类风湿关节炎、强直性脊柱炎、骨性关节炎、大骨节病等。

评估时详细询问健康史，重点询问关节僵硬与活动受限发生的时间、部位、持续时间、缓解方式，关节僵硬与活动的关系，活动受限是突发的或是渐进的，活动受限对生活影响的程度，病人之前采取减轻僵硬与活动受限的措施是否有效。

（二）临床表现

1. 关节僵硬持续时间 关节僵硬持续时间长短不一，轻度的关节僵硬在活动后可减轻或消失，重度者需1小时至数小时才能缓解。类风湿关节炎**晨僵**持续时间较长，常和疾病的活动程度一致，可作为对病变活动性的评估指标之一。

2. 活动受限 当骨和软骨遭到破坏时，加之关节周围的肌腱、韧带受损使关节不能保持在正常位置，出现关节外形改变，活动范围受到限制，躯体移动受到约束。骨性关节炎表现在膝、髋等负重关节僵硬，在白天休息后明显，持续时间不超过30分钟，活动后僵硬消失，病情严重时在休息时也可有关节痛和活动受限。

（三）心理-社会状况

关节僵硬和活动受限，使得病人行动不便，生活受到影响，严重者可丧失劳动能力，病人及家属对此常缺乏心理准备，因此，易产生焦虑、悲观情绪。

【常见护理诊断/问题】

躯体活动障碍 与关节炎症导致功能障碍有关。

【护理目标】

病人关节活动受限减轻，生活能自理，能进行力所能及的工作。

【护理措施】

1. 协助日常生活 根据病人活动受限的程度，协助病人洗漱、进食、大小便及个人卫生等，尽可能提供各种方便，使病人能进行基本的生活自理，从事力所能及的工作。

2. 维护关节功能 减少加重关节损害的因素，避免关节过度负重，不宜做重体力劳动和剧烈运动，避免活动时意外损伤。夜间睡眠时注意对病变关节保暖，预防晨僵。关节肿痛时，限制活动。急性期后鼓励病人坚持每天定时进行被动和主动的全关节活动锻炼，并逐步从主动的全关节活动锻炼过渡到功能性活动，以恢复关节功能，加强肌肉力量与耐力的锻炼。活动量以病人能够忍受为度，如活动后出现疼痛或不适持续2小时以上，应减少活动量。必要时给予帮助或提供适当的辅助工具，如拐杖、助行器、轮椅等，并教给病人个人安全的注意事项，指导病人及家属正确使用辅助性器材，使病人既能避免长时间不活动而导致关节僵硬，又能在活动时掌握安全措施，避免损伤。

3. 防护关节晨僵 鼓励病人早晨起床后行温水沐浴，或用热水浸泡僵硬的关节，后活动关节。夜间睡眠戴弹力手套保暖，可减轻晨僵的程度。

4. 提供心理支持 鼓励病人说出自身感受，理解、支持、关心病人。帮助病人接受活动受限的事实，重视发挥自身残存的活动能力。允许病人以自己的速度完成工作，并在活动中予以鼓励，以增进病人自我照顾的能力和信心。

【护理评价】

病人能否自理日常生活;能否进行力所能及的工作。

皮 肤 受 损

风湿性疾病多数伴有皮肤损害,其病理基础是血管炎症性反应。皮肤损害因受累血管大小、炎性反应强弱、持续时间长短、累及范围大小和病理变化而异。

【护理评估】

(一)健康史

皮肤受损的病因复杂。常见病因有皮肌炎、血管炎、系统性红斑狼疮、类风湿关节炎、原发性干燥综合征、系统性硬化症等。

(二)临床表现

1. 皮肤损害 常见的皮损有皮疹、红斑、水肿、溃疡,类风湿结节等。如系统性红斑狼疮病人皮肤损害表现多样,有面颊部蝶形红斑、丘疹,盘状红斑,手掌部或甲周红斑,指端缺血,面部及躯干皮疹,紫癜或紫斑、水疱和大疱等;皮肌炎皮损为对称性眼睑、眼眶周围等紫红色斑疹及实质性水肿。类风湿关节炎可有皮下结节,多位于肘关节鹰嘴附近、枕、跟腱等关节隆突部及受压部位的皮下,结节呈对称分布,质硬无压痛,大小不一,直径数毫米至数厘米不等。

2. 雷诺现象 部分病人可出现因寒冷、情绪激动等原因的刺激,导致突然发作的肢端和暴露部位的皮肤苍白继而青紫再发红,并伴有局部发冷、疼痛的表现,临床上称之为雷诺现象。

(三)心理-社会状况

病人因皮肤损害影响容貌,病人自尊心受挫,不愿与人交流接触,常表现出悲观、抑郁和孤独心理。

【常见护理诊断/问题】

皮肤完整性受损 与血管炎症性反应有关。

【护理目标】

病人皮肤受损范围缩小或得到及时修复,无感染发生;能接受皮损的改变,能参加正常的社交活动。

【护理措施】

1. 提供心理支持 帮助病人树立信心,学会修饰自己,保持良好的心态,逐步融入正常的社会活动中。

2. 提供合理饮食 鼓励病人摄入足够的蛋白质、维生素和水分,以维持正氮平衡,满足组织修复的需要。

3. 避免皮肤受损 除常规的皮肤护理、预防压疮措施外,应注意:①避光:有皮疹、红斑或光敏感者,指导病人避免直射阳光,外出时采取遮阳措施。②保持清洁:皮损处保持清洁,有破损时做好局部清创换药处理,必要时遵医嘱使用抗生素治疗。③避免接触刺激性物品,如碱性肥皂、化妆品、染发烫发剂、定型发胶、农药等。④避免使用诱发本系统疾病的药物,如普鲁卡因胺,肼屈嗪等。⑤因本系统疾病多为慢性病,应教会病人及家属正确使用便器和减压设备,如气垫、水垫、海绵垫等;对有躯体活动障碍的病人应讲清定时翻身的重要性。

4. 避免口腔黏膜受损 ①注意保持口腔清洁。②有口腔黏膜破损时，每天晨起、睡前和进食前后用漱口液漱口。③有口腔溃疡者在漱口后用中药冰硼散涂敷溃疡部，可促进愈合。④有口腔感染病灶者，遵医嘱局部使用抗生素。

5. 避免诱发因素 ①寒冷天气注意保暖，尽量减少户外活动或工作，避免皮肤在寒冷空气暴露时间过长。外出时需要穿保暖衣服，注意保持肢体末梢的温度，指导病人戴手套、帽子、口罩等。②宜用温水洗涤，勿用冷水洗手洗脚。③避免吸烟、饮咖啡，防止引起交感神经兴奋，病变小血管痉挛，加重组织缺血、缺氧。④保持良好的心态，避免情绪激动和劳累而诱发血管痉挛。

【护理评价】

皮损范围有无缩小或消失，是否有感染发生；能否参加正常的社交活动。

三、风湿性疾病常用诊疗技术

（一）自身抗体检测

自身抗体对结缔组织病的早期诊断极有价值，但敏感性、特异性有一定范围，而且检测的技术也可引起假阳性或假阴性结果，因此临床的判断仍是诊断的基础。常用的风湿病自身抗体检测项目有：

1. 抗核抗体(anti-nuclear antibody，ANA) 是抗细胞核内成分的抗体。ANA 阳性的病人要考虑结缔组织病的可能性，但应多次或多个实验室检查证实为阳性。

2. 类风湿因子(rheumatoid factor，RF) 见于类风湿关节炎、原发性干燥综合征、系统性红斑狼疮等多种结缔组织病，亦见于急性病毒性感染如单核细胞增多症、肝炎、流行性感冒等，寄生虫如疟疾、血吸虫病等，慢性感染如结核病、亚急性细菌性心内膜炎等，某些肿瘤以及约 5%的正常人群。因此，类风湿因子的特异性较差，对类风湿关节炎诊断有局限性，但在诊断明确的类风湿关节炎中，类风湿因子滴度可判断其活动性。

3. 抗中性粒细胞胞浆抗体(antineutrophil cytoplasmic antibody，ANCA) 对血管炎病的诊断和活动性判断有帮助。中性粒细胞胞浆内含有多种抗原成分，其中以丝氨酸蛋白酶-3(PR3)和髓过氧化物酶(MPO)与血管炎病相关密切。

4. 抗磷脂抗体 目前临床应用的抗磷脂抗体包括抗心磷脂抗体、狼疮抗凝物、梅毒血清试验反应假阳性等。本抗体与血小板减少、动静脉血栓、习惯性流产有关。

5. 抗角蛋白抗体谱 是一组不同于类风湿因子而对类风湿关节炎有较高特异性的自身抗体。可出现在类风湿关节炎(RA)的早期。

（二）补体检查

测定血清总补体(CH50)、C3 和 C4 有助于系统性红斑狼疮和血管炎的诊断、活动性和治疗后疗效反应的判定。CH50 的降低提示免疫反应引起的或遗传性个别补体成分缺乏或低下，在系统性红斑狼疮时 CH50 的降低往往伴有 C3 或 C4 低下。除系统性红斑狼疮外，其他结缔组织出现补体水平降低者少。

（三）关节镜和关节液检查

关节镜是通过直视来观察关节腔表层结构的变化，目前多应用于膝关节。直视下可以鉴别关节病的性质，活检的组织标本病理检查对疾病的诊断有重要作用。关节液在一定程度上反映了关节滑膜炎症。滑液的白细胞计数有助于区分炎性、非炎性关节炎和化脓性关节炎，对类风湿关节炎的诊断有一定价值。若滑液中找到尿酸盐结晶或病原体，分别有助于痛风或感染性关节炎的确诊。

(四) 影像学检查

影像学在风湿病学中是一个重要的辅助检测手段,有助于各种关节脊柱病的诊断、鉴别诊断、疾病严重性分期、药物疗效的判断等。常用的检查方法有:X线平片,数码X线像,电子计算机体层显像(CT),磁共振显像(MRI),血管造影等。

1. X线平片　是骨和关节检查的最常用的影像技术,其缺点是不易发现较小的关节破坏病灶,对关节周围软组织病变除肿胀和钙化点外很难发现其他改变,因此X线平片对早期的关节炎不敏感。

2. 数码X线像　是通过电子数码来成像,影像清晰,并可通过互联网传送到远处,在电脑储存,但价格相对高。

3. 电子计算机体层显像(CT)　用于检测有多层次组织重叠的病变部位,如骶髂关节、股骨头、胸锁关节、椎间盘等,其敏感度较X线平片高。脑CT亦用于系统性红斑狼疮的中枢神经病变的诊断,高分辨率肺CT则用来发现合并于结缔组织病早期尚可治疗的肺间质病变和较晚的肺间质纤维化。多排螺旋CT也可用于对大动脉炎的血管进行检查。

4. 磁共振显像(MRI)　对脑病、脊髓炎、关节炎、骨坏死、软组织脓肿、肌肉外伤、肌炎急性期的诊断均有帮助。

5. 血管造影　对疑有血管炎者有帮助,在结节性多动脉炎、大动脉炎时血管造影可以明确诊断和病变范围。但它属于创伤性检查,故临床应用有一定限制性。

第二节　系统性红斑狼疮病人的护理

1. 了解系统性红斑狼疮的病因及发病机制。
2. 熟悉系统性红斑狼疮病人的健康史、临床表现、护理目标。
3. 掌握系统性红斑狼疮的实验室及其他检查结果的意义、护理措施、健康教育。
4. 学会正确评估病人。
5. 关心、爱护病人,理解病人的痛苦。

系统性红斑狼疮(systemic lupus erythematosus,SLE)是一种自身免疫性疾病,因体内有大量致病性自身抗体和免疫复合物,造成组织损伤,临床可出现皮肤、肾脏等多个脏器和系统损害的症状。我国本病患病率为1/1000。有色人种较白人发病率高。本病育龄妇女与同龄男性之比为9∶1。

SLE的病理形态因累及部位不同而异。本病的基本病理变化为结缔组织的纤维蛋白样变性、结缔组织的基质发生黏液性水肿、坏死性血管炎。

【护理评估】

(一) 健康史

本病病因未明,可能与遗传、性激素、环境等有关。

1. 遗传因素　流行病学及家系调查资料显示有家族聚集倾向,同卵孪生的患病率高于异卵孪生，具有 SLE 的易感基因的人群、有色人种其患病率明显高于正常人群。

2. 性激素 提示本病与性激素有关的依据是：①育龄女性的患病率高于同龄男性；②女性的非性腺活动期（<13 岁，>55 岁），SLE 的发病率较低；③睾丸发育不全的男性常发生 SLE；④SLE 病人不论男女均有雌酮羟基化产物增高；⑤妊娠可诱发本病或加重病情。

3. 环境因素 日光、食物、感染、药物等环境因素与 SLE 的发病有关。

评估时详细询问：有无日光照射、妊娠、感染、过度劳累、精神刺激等环境因素影响。仔细询问病人既往体质如何，是否做过手术，是否用过与狼疮有关的药物如普鲁卡因胺、异烟肼、氯丙嗪等。疾病的发生及病情的进展情况，过去的治疗情况及疗效等；家族中有无红斑狼疮病人；病人有无烟酒嗜好等。

（二）临床表现

系统性红斑狼疮病人的临床表现具有多样性，变化多端，个体差异大。早期症状往往不典型。

1. 全身症状 约 90%的病人有不同程度的发热，多为长期低热，活动期可有高热，常伴疲乏、体重减轻等。

2. 皮肤与黏膜 约 80%的病人有皮肤损害，表现多种多样。最具特征的为**颊部蝶形红斑**，主要位于两颊和鼻梁，可呈鲜红色或紫红色。还可表现为病人面部有盘状红斑、皮疹，有时红斑形状不规则。另外，可有手掌大小鱼际、指端、甲周的红斑、斑丘疹等。活动期可有口腔溃疡、脱发等，个别病人有雷诺现象。该病的特点之一是光过敏现象，阳光暴晒后皮肤过敏。

3. 骨关节和肌肉 关节痛是常见症状之一。约 85%的病人有关节痛，关节痛最常累及指、腕、膝等关节，呈间歇性。有的病人有肌痛，少数病人有肌炎。

4. 肾 几乎所有病人的肾组织都有病理变化，主要表现为肾小球肾炎或肾病综合征。其中 75%的病人有临床表现，如蛋白尿、血尿、管型尿、肾性高血压、肾功能不全等，早期病人以蛋白尿和尿中出现多量红细胞为多见。

5. 心血管系统 约 30%的病人有心血管表现，其中以心包炎最常见，表现为心前区疼痛等，约 10%的病人发生心肌炎、周围血管病变。

6. 呼吸系统 约 10%的病人发生狼疮性肺炎，其特征为双侧弥漫性肺泡浸润性病灶，慢性者则表现为肺间质纤维化，多在双下肺。表现为发热、干咳、胸痛及呼吸困难。约 35%的病人有胸膜炎，可为干性或胸腔积液。

7. 消化系统 约 30%的病人有食欲不振、腹痛、腹泻、腹水等消化道症状。约 40%的病人血清转氨酶升高，10%的病人肝大，但多无黄疸。少数可发生急腹症，如胰腺炎、肠穿孔、肠梗阻等，往往是 SLE 发作的信号。SLE 的消化系统症状与肠壁和肠系膜的血管炎有关。

8. 血液系统 约 60%的活动性 SLE 有慢性贫血，约 40%的病人有白细胞减少或淋巴细胞绝对数减少。约 20%的病人有血小板减少，并可发生各系统出血，如鼻出血、牙龈出血、皮肤紫癜、血尿、便血、颅内出血等，约 20%的病人有无痛性轻、中度淋巴结肿大，以颈部和腋窝多见，常为淋巴组织反应性增生所致。约 15%的病人有脾大。

9. 神经系统　约20%的病人有神经系统损害，以**中枢神经系统**尤其脑部损伤最常见，称为神经精神狼疮。表现为头痛、呕吐、偏瘫、癫痫、意识障碍或幻觉、妄想、猜疑等各种精神障碍。此外，少数病人可发生截瘫、二便失禁等脊髓损伤。

10. 眼　约15%的病人有眼底变化，如出血、视乳头水肿、视网膜渗出等，可影响视力。其病因主要是视网膜血管炎，严重者可在数日内致盲。如及时抗狼疮治疗，多数可逆转。有继发性干燥综合征者可出现干燥性角膜炎。

（三）实验室及其他检查

1. 免疫学检查　对该病诊断非常重要。有多种自身抗体阳性：如抗核抗体（ANA）、抗双链DNA（dsDNA）抗体、抗ENA抗体（包括抗Sm抗体等一系列抗体），其中**抗双链DNA**（dsDNA）抗体和**抗Sm抗体**属于诊断SLE的标志抗体；补体C3、C4、CH50（总补体）降低有助于SLE诊断，并提示狼疮活动；免疫病理学检查方法有肾穿刺活检和皮肤狼疮带试验，可帮助诊断。

2. 一般检查　血常规可全血细胞减少，血沉增快；尿液检查尿中可出现蛋白、红细胞、管型等。

3. 影像学检查　脑CT检查可见脑部梗死性、出血性病灶；肺部X线检查可早期发现肺部浸润、胸膜炎等病变。

（四）心理-社会状况

SLE为自身免疫性疾病，多数病人正值育龄期，一旦确诊，病人及家属常不易接受。本病病程长，缓解与发作交替，重者常引起心、肾、中枢神经系统功能障碍，严重影响日常生活和工作，病人预感不幸，表现为郁闷或暴躁易怒或悲观厌世。由于妊娠、流产可诱发本病恶化，故对未婚或无子女的育龄女性病人造成巨大的心理压力，常表现为退缩、压抑甚至恐惧。少数病人因明显的皮损、脱发等影响自我形象而表现出焦虑。

（五）治疗要点

SLE目前虽然没有根治的方法，但合理治疗可以缓解，尤其是早期病人。故应早期诊断、早期治疗。治疗原则是活动且病情重者，予强有力的药物控制，病情缓解后，则接受维持治疗。治疗时应根据病情严重程度来选择合适的方法，常用药物有：非甾体抗炎药，抗疟药，糖皮质激素，免疫抑制剂，中药等。

【常见护理诊断/问题】

1. 皮肤完整性受损　与血管炎性反应、自身免疫反应等因素有关。

2. 慢性疼痛：慢性关节疼痛　与关节炎性反应有关。

3. 焦虑　与病情反复发作、症状复杂等因素有关。

4. 潜在并发症：慢性肾衰竭。

5. 知识缺乏：缺乏对本病发病与预防措施的知识。

【护理目标】

病人皮肤完整，无破损；疼痛缓解；焦虑感减轻或消失，情绪稳定；无并发症发生，或一旦发生能及时发现和配合医生处理；能说出诱发本病的因素、用药的注意事项、自我进行皮肤护理的方法。

【护理措施】

（一）皮肤完整性受损

护理措施除参见本章第一节中皮肤完整性受损的护理外，遵医嘱应用下列药物。

1. 非甾体抗炎药 主要用于有发热、关节肌肉疼痛、关节炎、浆膜炎等，但无明显内脏或血液病变的轻症病人。该类药物可损伤肝细胞，使肾小球滤过率降低，血肌酐上升，对肾炎病人慎用。常用药物有阿司匹林、吲哚美辛、布洛芬、萘普生等。

2. 抗疟药 氯喹口服后主要积聚在皮肤，能抑制 DNA 和抗 DNA 抗体的结合，具有抗光敏和控制 SLE 皮疹的作用。

3. 肾上腺糖皮质激素 是目前治疗重症自身免疫疾病的首选药，可显著抑制炎症反应，抑制抗原抗体反应的作用。一般选用泼尼松或甲泼尼松，只有鞘内注射时用地塞米松。

4. 免疫抑制剂 加用免疫抑制剂有利于更好地控制 SLE 活动，减少 SLE 暴发以及减少激素的剂量。常用药物有环磷酰胺、硫唑嘌呤、长春新碱等。

5. 其他 中医辨证施治获得一定效果，雷公藤对狼疮性肾炎有一定疗效，但副作用较大。

（二）慢性疼痛：慢性关节疼痛

具体护理措施参见本章第一节中关节疼痛与肿胀的慢性疼痛护理。

（三）焦虑

具体护理措施参见本章第一节中关节疼痛与肿胀的焦虑护理。

（四）潜在并发症：慢性肾衰竭

1. 合理休息 急性活动期应卧床休息，以减轻消耗，保护脏器功能，预防并发症发生。

2. 提供营养支持 肾功能不全者，应给予低盐、优质低蛋白饮食，限制水钠摄入。

3. 加强病情监测 监测生命体征、体重，观察水肿的程度、尿量、尿色、尿液检查结果；监测血电解质、血肌酐、血尿素氮的改变。

4. 一旦出现慢性肾功能损害，按“慢性肾功能损害”的护理措施实施，具体内容见第五章第四节“慢性肾衰竭病人的护理”。

（五）健康教育

1. 疾病知识指导 向病人及家属介绍本病的有关知识，使其了解本病并非“不治之症”，若能及时正确有效治疗，病情可以长期缓解，过正常生活。告知家属给予病人精神支持和生活照顾，维持其良好的心理状态。

2. 预防发作指导 告知病人避免可能诱发本病的因素，如阳光照射、妊娠、分娩、药物及手术等。为避免日晒和寒冷的刺激，外出时可戴宽边帽子，穿长袖衣裤；育龄妇女应避孕；疾病活动期伴有心、肺、肾功能不全者应禁忌妊娠，并避免接种各种预防疫苗。

3. 用药指导 严格按医嘱用药，不可擅自改变用药剂量或突然停药，保证治疗计划的落实。告知病人及家属所用药物的名称、剂量、给药时间和方法，药物的不良反应，一旦出现不良反应要及时告知医护人员。

4. 指导病人自我监测病情 告知病人 SLE 临床表现具有多样性，变化多端，个体差异大。早期可仅侵犯 1～2 个器官，症状往往不典型，随着病变的进展可侵犯多个器官，损害皮肤黏膜、关节、肌肉、心血管、肺、胸膜、肾、神经系统血液、眼等全身各系统器官，各系统器官受损后会出现相应的症状与体征。密切观察，出现异常及时告知医护人员。

5. 提高治疗依从性的管理 ①告知病人本病是慢性病需要长期接受治疗，规范治疗可以改善预后，让病人有充分的认知，从而自觉遵从医嘱接受治疗。近年来 SLE 的预后明显改善，5 年和 10 年生存率分别达到 85％和 75％，少数病人可无症状，长期处于缓解状态。②定期复查各免疫学指标，定期监测血沉、尿常规、肾功能，了解病情变化，调整治疗方案。

【护理评价】

病人皮肤是否清洁完好，破损处无感染；关节疼痛是否减轻或缓解；焦虑感是否减轻或消失，情绪稳定；并发症是否发生或发生后是否及时发现并配合医生处理。

病人，女性，26 岁，近日来持续低热，面部蝶形红斑明显加重，有光过敏现象，腕、膝关节疼痛，并有疲倦、乏力等表现。血沉增快，免疫学检查：ANA 阳性，抗双链 DNA 抗体阳性，抗 Sm 抗体阳性，补体降低。

请思考：

1. 该病例考虑何种疾病，为明确诊断还需做哪些评估？
2. 指导该病人在日常生活之中应采取哪些措施，以减少复发？

第三节　类风湿关节炎病人的护理

1. 了解类风湿关节炎的病因及发病机制。
2. 熟悉类风湿关节炎病人的健康史，临床表现、护理目标。
3. 掌握类风湿关节炎实验室及其他辅助检查结果的意义、护理措施、健康教育。
4. 关心、爱护病人，理解病人的痛苦。

类风湿关节炎（rheumatoid arthritis，RA）是一种累及周围关节为主的炎症性自身免疫病，可侵犯多系统。以对称性、周围性多个关节慢性炎性病变为特征，主要表现为受累关节疼痛、肿胀、僵硬、功能下降，晚期关节结构破坏，导致关节畸形而致残。大多数病人表现反复发作与缓解交替的持续病变过程，是造成我国人群丧失劳动力和致残的主要病因之一；少数病人在短期发作后可自行缓解，不留后遗症。本病全球性分布，据统计，我国患病率为 0.32％～0.36％。本病可发生在任何年龄，女性为男性的 2～3 倍。

其发病机制虽不清楚，但多数学者认为类风湿关节炎是一种自身免疫性疾病。其发生及迁延不愈是病原体和遗传因素相互作用的结果。当抗原进入人体后首先被巨噬细胞吞噬，经消化和浓缩后与其细胞膜的 HLA-DR 分子结合成复合物，若该复合物被其 T 细胞的受体所识别，该 T 辅助淋巴细胞被活化，通过其分泌的细胞因子、生长因子及各种介质，引起一系列免疫反应，包括激活 B 淋巴细胞，使其分化为浆细胞，分泌大量免疫球蛋白，其中有类风湿因子和其他抗体，同时还使关节出现炎症反应和破坏。类风湿因子和免疫球蛋白形成的免疫复合物是造成关节和关节外病变的重要因素之一。

类风湿关节炎的基本病理改变是滑膜炎。急性期滑膜表现为渗出性和细胞浸润性，滑膜下层小血管扩张，内皮细胞肿胀、细胞间隙增大，间质有水肿和中性粒细胞浸润。病变进入慢性期，滑膜变得肥厚，形成许多绒毛样突起，突向关节腔内或侵入到软骨和软骨下的骨质。绒毛又名血管翳，有很强的破坏性，是造成关节破坏、畸形、功能障碍的病理基础。血管炎可发生在类风湿关节炎病人的关节外的任何组织。它累及中、小动脉和(或)静脉，管壁有淋巴细胞浸润、纤维素沉着，内膜有增生，导致血管腔的狭窄或堵塞。类风湿结节是血管炎的一种表现，常见于关节伸侧受压部位的皮下组织，也可发生于任何内脏器官。结节中心为纤维素样坏死组织，周围有上皮样细胞浸润，排列成环状，外被以肉芽组织。

【护理评估】

(一) 健康史

病因不清，可能与下列因素有关。

1. 感染因子 目前未证实有导致本病的直接感染因子，但临床及实验研究资料表明某些病毒、支原体、细菌等的感染与类风湿关节炎的发病有密切关系。

2. 遗传因素 本病的发病有家族聚集趋向。流行病学调查显示同卵双胞胎中 RA 的发病率约为 15％。RA 是一个多基因的疾病，用分子生物检测技术发现其遗传易感性基础主要表现于 HLA-DR4。

3. 激素 RA 的患病率存在性别差异，绝经期前妇女的发病率显著高于同龄男性，妊娠、服避孕药可缓解病情，雌激素促进 RA 的发生，孕激素可能减轻病情或防止发生，这些现象提示性激素在 RA 中的作用。

(二) 临床表现

本病起病隐匿，大部分病人在出现明显的关节症状前可有乏力、全身不适、发热、纳差等症状；少数病人急性起病，数天内出现多个关节的症状。

1. 关节表现 关节受累常为对称性。受累关节出现的部位最常见的是腕、掌指关节、近端指间关节，其次为足趾、膝、踝、肘、肩等关节，颞颌关节、髋关节和颈椎的可动小关节也可受累。

(1)**痛与压痛**：关节痛往往是**最早的症状**，多为持续性疼痛，可时轻时重。疼痛的关节往往伴有压痛。

(2)**关节肿胀**：受累关节均可肿胀，多因关节腔内积液、滑膜慢性炎症及周围软组织炎症引起。

(3)**晨僵**：95％以上的病人均可出现此症状。病变关节夜间或日间静止不动后出现较长时间(至少 1 小时)的僵硬，如胶黏着样的感觉，活动受限，晨起时最为明显。晨僵持续时间和关节炎症的程度呈正比。常被作为反映病情活动的指标之一。

(4)**关节畸形及功能障碍**：由于关节、软骨、韧带等损害引起关节畸形，可出现手指的尺侧偏斜、天鹅颈畸形等。常见关节畸形有近端指间关节梭形肿大，见图 8-1；近端指间关节过伸，远端指关节屈曲畸形，形成“鹅颈样”畸形，或偏尺侧畸形等，见图 8-2。关节肿痛和畸形都可引起关节的活动受限，严重者导致病人生活不能自理。

2. 关节外表现

(1)**类风湿结节**：为本病特异的皮肤表现。20％～30％的病人的皮下及关节隆突部可出现类风湿结节，大小不一、无压痛、质硬。它的存在表示本病的活动。

(2)**类风湿血管炎**：主要病理改变为坏死性血管炎，是引起关节外病变的主要病理基础。可出现在病人的任何系统，如皮肤、肌肉、眼、肺、心等脏器。多见于甲床梗死、指端坏死、小腿溃疡或末端知觉神经病变。侵犯肺部可出现胸膜炎、肺间质性病变。心脏受累最常见的是心包炎，冠状动脉炎可引起心肌梗死。神经系统受累可出现脊髓受压、周围神经炎的表现。

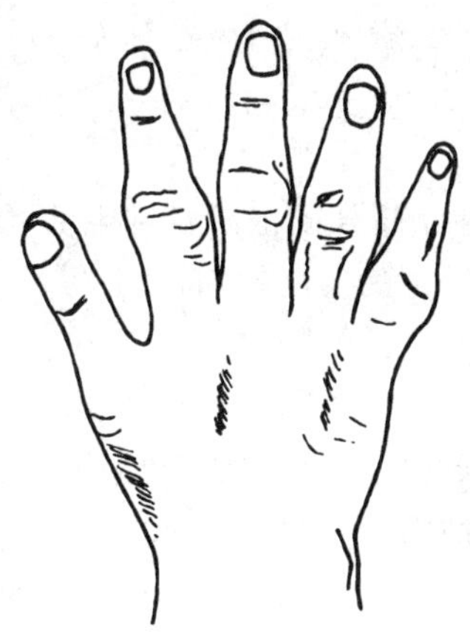

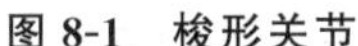

图 8-1　梭形关节

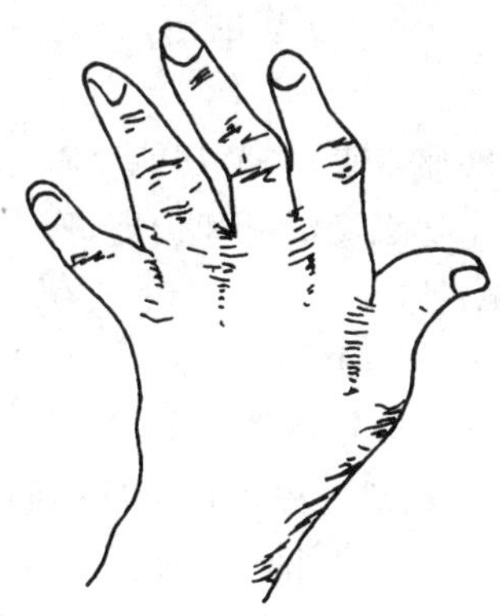

图 8-2　手指偏尺侧屈曲畸形

(3)**其他**:30%～40%的病人还可出现干燥综合征。口干、眼干是干燥综合征的表现。部分病人可出现小细胞低色素性贫血,贫血系病变本身或服用非甾体抗炎药引起胃肠道长期少量出血所致。

(三)实验室及其他检查

1. 血液检查　有轻、中度贫血,活动期有血沉增快、C反应蛋白增高。

2. 免疫学检查　70%的病人的血清可测得类风湿因子(RF)阳性和各种类型的免疫复合物。类风湿因子与本病的活动性和严重性成比例,但对本病的特异性不强,类风湿因子增高也可见于其他疾病。

3. 关节滑液检查　有炎症时关节腔内的滑液量增多(正常情况下不超过3.5ml),滑液中的白细胞明显增多、含糖量低于血糖。

4. 关节X线检查　对本病的诊断、关节病变的分期、监测病变的演变都很重要,以手指及腕关节的X线片最有价值。X线片中可以见到关节周围软组织的肿胀阴影,关节端的骨质疏松(Ⅰ期);关节间隙因软骨的破坏而变得狭窄(Ⅱ期);关节面出现虫凿样破坏性改变(Ⅲ～Ⅳ期);晚期可出现关节半脱位和关节破坏后的纤维性和骨性强直(Ⅳ期)。

(四)心理-社会状况

由于关节活动受限,且疾病反复发作,长期不愈,治疗效果不佳,部分或全部丧失劳动力,生活自理能力下降,工作受到影响,少数病人因缺乏家庭或社会支持,因此,病人易产生焦虑、抑郁或悲观心理。

(五)治疗要点

目前临床上尚无根治本病的方法和措施。治疗目的主要有:①减轻或消除关节或关节外症状;②控制疾病发展,防止和减少关节骨的破坏;③促进已破坏关节骨的修复,改善其功能。治疗措施包括药物治疗、康复治疗和外科治疗。其中药物治疗是最重要的治疗方法。WHO将抗类风湿关节炎的药物根据其作用分为改善症状的和控制疾病发展两大类。后一类药物目前尚在探索和实验阶段。改善症状类的药物主要包括非甾体抗炎药、慢作用抗风湿药、肾上腺糖皮质激素等。

【常见护理诊断/问题】

1. 慢性疼痛:关节疼痛　与关节炎性反应有关。

2. 躯体活动障碍　与关节疼痛、僵直有关。

3. 预感性悲伤 与疾病久治不愈、关节可能致残、影响生活质量有关。

4. 知识缺乏:缺乏疾病的治疗和自我护理知识。

【护理目标】

病人关节疼痛减轻;关节功能改善,能够自行料理部分或全部日常生活;能正确面对现实,情绪稳定,主动接受治疗和护理;病人能说出有关本病的防护知识。

【护理措施】

(一) 慢性关节疼痛

护理措施除参见本章第一节中关节疼痛与肿胀的护理外,遵医嘱应用药物。

1. 非甾体抗炎药 主要是通过抑制环氧酶活性阻止前列素合成,达到控制关节肿痛、晨僵和发热的目的。常用药物有阿司匹林,4～6g/d,分3～4次服用,为了减少胃肠道反应,可选用肠溶型阿司匹林。此外,还可选用吲哚美辛等。

2. 慢作用抗风湿药 常用药物有甲氨蝶呤、雷公藤、金制剂、青霉胺、环磷酰胺、环孢素等。使用时注意观察疗效和不良反应。

3. 肾上腺糖皮质激素 适用于活动期有关节外症状者,或关节炎明显而非甾体抗炎药无效者,或慢作用药尚未起效的病人。泼尼松30～40mg/d,症状控制后递减为10mg/d维持。

(二) 躯体活动障碍

具体护理措施参见本章第一节中关节僵硬与活动受限的护理。

(三) 预感性悲伤

1. 护士在与病人的接触中要以和蔼的态度,温暖的语言,关心病人。

2. 帮助病人正确认识不良心态 重视病人的每一个反应,提供合适的环境使病人表达悲哀,尽量减少外界刺激,帮助病人认识到不良心态对疾病的康复是不利的,长期的情绪低落会造成体内环境失衡,引起食欲不振、失眠等,反过来又加重病情。

3. 鼓励病人自我护理 与病人一起制订康复目标,激发病人对家庭、社会的责任感,鼓励病人自强,正确面对疾病,积极与医护人员配合,尽量做到生活自理或参加力所能及的工作,体现生存价值。

4. 鼓励病人积极参与集体活动 组织同类病人进行座谈,以达到相互启发、相互学习、相互鼓励的作用;也可帮助病人组织社团活动,开展文娱活动,充实生活。

5. 倡导建立社会支持系统 嘱病人家属、亲友给病人以物质上支持,生活上照顾,精神上鼓励。亲人的关心会使病人情绪稳定,从而增强战胜疾病的信心。

(四) 健康教育

1. 疾病知识指导 帮助病人及家属了解疾病的性质、病程和治疗方案。

2. 预防发作指导 指导病人避免感染、寒冷、潮湿、过劳、精神刺激等,消除诱发因素。强调休息和治疗性锻炼的重要性,养成良好的生活方式和习惯。

3. 用药指导 告知病人服药方法、用药注意事项及药物副作用。定期检测血常规、尿常规及肝肾功能等,一旦出现异常,及时就医。

4. 指导病人自我监测病情 10%～20%的类风湿关节炎病人的病情呈持续进展,1～2年内可发展成严重残疾。10%的病人病情较轻,能自行缓解。大部分病人表现为慢性反复发作。若早期积极治疗,可使80%以上的病人病情缓解。类风湿关节炎引起直接死亡少见,主要导致残疾,使病人生活不能自理、工作能力下降,影响生活质量,对家庭和社会造成严重负担。告知病人观察关节症状的变化，如疼痛、肿胀、晨僵、畸形及功能障碍的程度和发作的时间。在病程中，关节症状是进展还是缓解。注意关节外症状，如胸闷、心前区疼痛、发热、咳嗽、呼吸困难、腹痛、消化道出血、头痛等，一旦出现，提示病情严重，应及时报告医生处理。

5. 提高治疗依从性的管理　①告知病人规范治疗的重要性，从而乐意接受规范治疗；②嘱病人坚持按医嘱服药，不要随便停药、换药、增减药量，坚持治疗，减少复发；③门诊随访，定期复查，了解病情变化，调整治疗方案。

【护理评价】

病人关节疼痛是否减轻；能否自行料理部分或全部日常生活；情绪是否稳定、积极配合治疗和护理；病人能否说出有关本病的防护知识。

思考题

病人，女性，59 岁，独居。双手腕、掌指、指间关节疼痛、肿胀，时轻时重，有晨僵，约 30 年，诊断为“类风湿关节炎”。护理体检发现病人双手天鹅颈样畸形，饮食起居困难。RF 阳性。请思考：

1. 目前该病人的最主要的护理诊断是什么？
2. 对该病人需选择哪些护理措施？

（余江萍）

第九章　神经系统疾病病人的护理

神经系统疾病主要指由血管病变、感染、中毒、外伤、肿瘤、变性、自身免疫、先天发育异常、遗传、营养缺陷和代谢障碍等致病因素引起的脑、脊髓、周围神经和骨骼肌病变。临床主要表现为感觉、运动、意识及反射障碍。神经系统疾病病情复杂，发病率高，复发率高，致残率高，死亡率高，严重影响病人的身心健康和生活质量。因此积极挽救病人生命、预防并发症、减轻病人痛苦、促进全面康复成为神经系统疾病病人护理的主要目标。同时随着系统化整体护理观的不断完善，加强心理护理，实施人文关怀，解除病人及家属思想负担，促进病人重返家庭和社会，成为现代护理发展的重要趋势。

第一节　概　　述

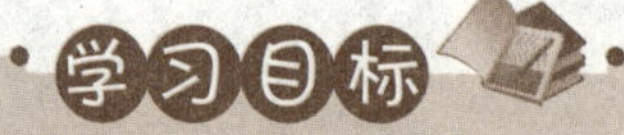

1. 熟悉神经系统的解剖结构和生理功能。
2. 熟悉头痛、运动障碍、感觉障碍、意识障碍、言语障碍的护理评估。
3. 掌握头痛、运动障碍、感觉障碍、意识障碍、言语障碍的护理问题及护理措施。
4. 了解神经系统相关诊疗技术在临床上的应用。

一、神经系统的解剖结构和生理功能

神经系统(nervous system)由脑、脊髓及附于脑和脊髓的神经组成，分为中枢神经系统和周围神经系统。前者分析、综合体内外环境传来的信息，并使机体做出适当的反应；后者接受信息、传递神经冲动。它们相互配合，完成机体的统一整体活动，以保持机体与外环境的适应和内环境的稳定。

(一) 神经系统的组织结构和常用术语

神经系统的基本组织是神经组织，神经组织由神经元和神经胶质组成。

1. 神经元　又称神经细胞，是神经系统结构和功能的基本单位。每个神经元由胞体、树突、轴突3部分组成(图9-1)。树突为胞体本身向外伸出的树枝状突起，数量不等，一般较短，可反复分支，逐渐变细而终止。轴突是神经元的主要传导装置，它能将信号从其起始部传到末端。神经元可依据突起的数目分为假单极神经元、双极神经元和多极神经元，又可根

据神经元的功能和传导方向将其分为**感觉神经元**(传入神经元)、**运动神经元**(传出神经元)和**联络神经元**。联络神经元是在中枢神经内位于感觉神经元和运动神经元之间的多极神经元,数量很多,占神经元总数的99%,构成复杂的网络系统,以不同的方式对传入的信息进行贮存、整合和分析并将其传到神经系统的其他部位。神经元较长的突起常被髓鞘和神经膜包裹构成**神经纤维**。依据有无髓鞘神经纤维分为有髓神经纤维和无髓神经纤维,其传导速度与髓鞘厚薄和神经纤维直径的大小呈正比。

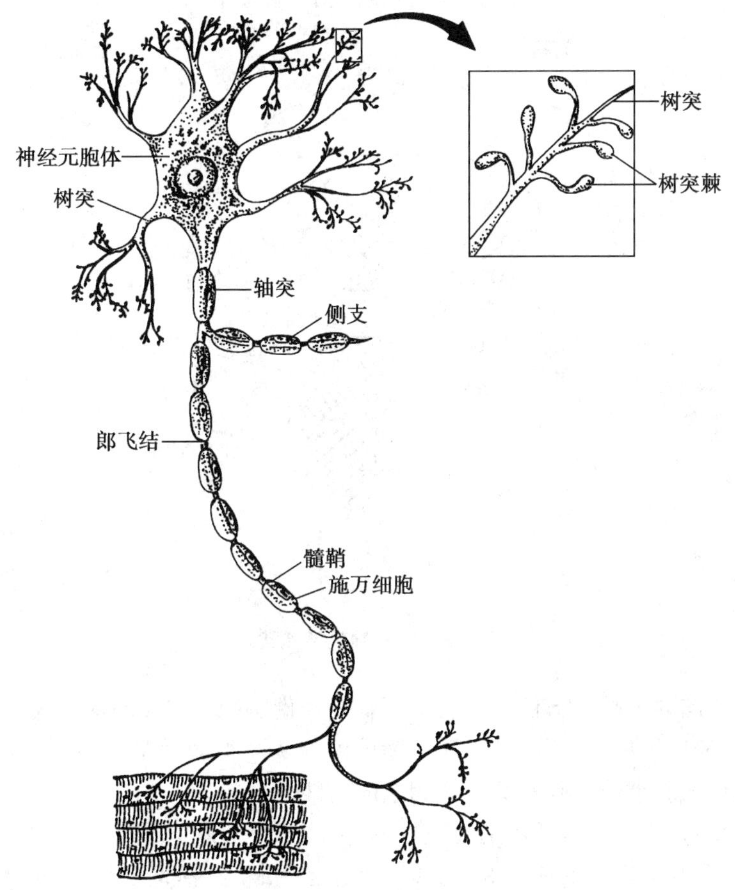

图 9-1　神经元模式图

2. 神经胶质细胞　简称神经胶质,是中枢神经系统的间质或支持细胞,一般没有传递神经冲动的功能,其数量是神经元的10～50倍。神经胶质除了对神经元起保护、支持、营养和修复作用外,由于它有许多神经递质的受体和离子通道,因而对调节神经系统活动起着十分重要的作用。

3. 常用术语　在中枢神经系统,神经元胞体及其树突集聚部位称**灰质**,形态和功能相似的神经元胞体在脑组织深部聚集成团或柱称**神经核**。神经纤维在中枢神经系统集聚的部位称**白质**或**传导束**。位于大、小脑表面成层分布的灰质称**皮质**,而大、小脑的白质因被皮质包绕而位于深部称**髓质**。在周围神经系统,神经元胞体集聚成**神经节**,神经纤维称为**神经**。

4. 神经系统的活动方式　神经系统在调节机体的活动中,对内、外环境的各种刺激作出适宜的反应,称为**反射**,它是神经系统活动的基本方式。反射的形态学基础是**反射弧**,由感受器、传入神经、中枢、传出神经和效应器组成。

(二)中枢神经系统

中枢神经系统(central nervous system,CNS)由脑和脊髓组成,是反射活动的中心部位。

1. 脑 位于颅腔内,被颅骨、脑膜和脑脊液所保护。脑膜的最外层是硬脑膜,中间层称为蛛网膜,最里面的称软膜。蛛网膜和软膜之间的腔隙称蛛网膜下腔,内有各种动脉和大小不同的静脉,并含有脑脊液。**脑分为端脑、间脑、脑干和小脑**(图 9-2)。

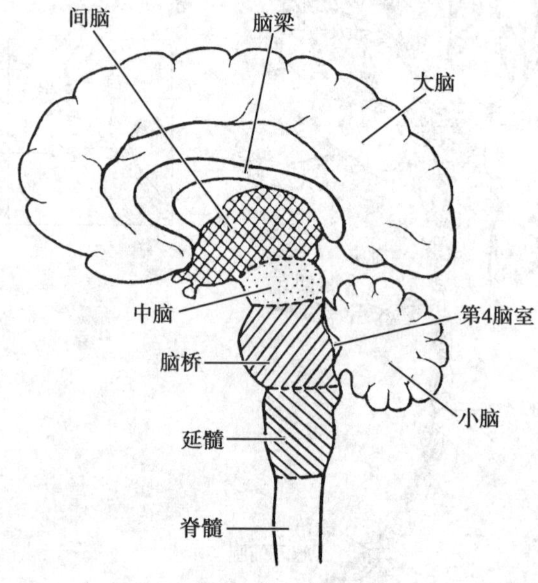

图 9-2 中枢神经系统组成

(1)端脑:是脑的最高级部位,由左、右大脑半球借胼胝体连接而成。大脑半球表面的灰质称大脑皮质,表层下的白质称髓质,埋在髓质内的灰质核团称基底核,大脑半球内的腔隙称侧脑室。**每侧大脑半球控制对侧身体相应的功能。**

1)大脑皮质:是人体功能活动的高级中枢,分为额叶、顶叶、颞叶、枕叶和岛叶。

额叶:占大脑半球表面的前 1/3,主要与随意运动、精神活动及语言功能有关。①中央前回为躯体运动中枢,支配对侧半身骨骼肌的随意运动。身体各部位代表区在中枢的排列由上向下呈"倒人状",但头部是正的(图 9-3)。此处发出的纤维组成锥体束至脑干躯体运动核和脊髓前角。②中央前回前方是锥体外系的皮质中枢,发出纤维到丘脑、基底节、红核和小脑等处,与共济运动和姿势调节有关。③额中回后部为书写中枢和皮质侧视中枢,受损时出现失写症或两眼向病灶侧凝视。④优势半球额下回后部为**运动性语言中枢(Broca区),受损时出现运动性失语**。⑤额叶前部与记忆、判断、抽象思维、情感和冲动行为等精神活动有关。

顶叶主要与躯体感觉有关。①中央后回为感觉中枢,接受对侧半身浅、深感觉的传入冲动,身体各部定位与运动区相似。②顶下小叶的角回为视觉性语言中枢(阅读中枢),受损出现失读症。

颞叶主要与听觉、语言和记忆功能有关。①颞上回中部及颞横回为听觉中枢,每侧的听觉中枢都接受来自两耳的冲动,因此一侧听觉中枢受损,不致引起全聋。②优势半球颞上回

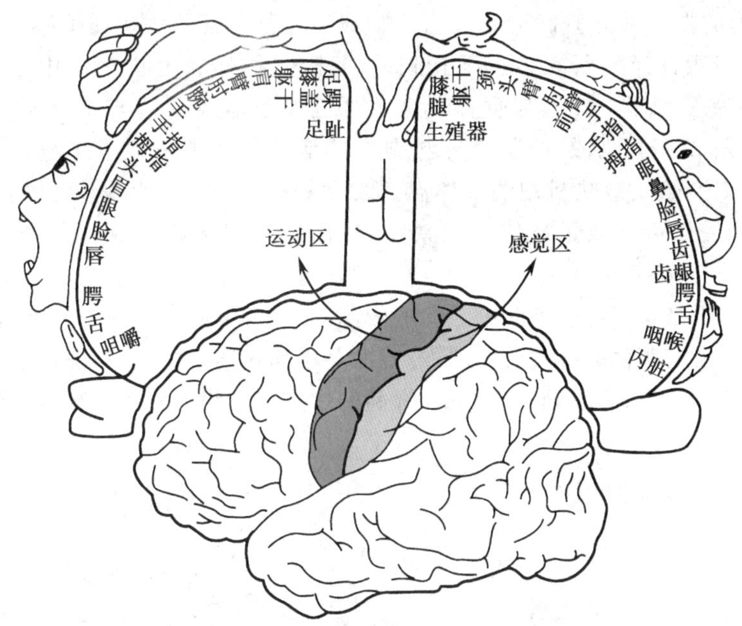

图 9-3　人体各部位在皮质运动区和感觉区的定位关系

后部为**感觉性语言中枢（Wernicke 区），受损时出现感觉性失语**。③钩回与海马回前部为嗅觉中枢，颞叶中、下回后部损害时引起命名性失语。④颞叶钩回病变可引起幻嗅、幻味、舐舌，或做咀嚼动作，称颞叶癫痫。双侧颞叶损害时引起记忆障碍。

枕叶主要为视觉中枢，一侧视中枢接受双眼同侧半视网膜的冲动，损伤一侧视中枢可引起双眼对侧视野偏盲，称同向偏盲。

岛叶被额、顶、颞叶掩盖。岛叶与颞叶的海马、海马旁回和齿状回及扣带回共同构成边缘叶，主管内脏活动，包括呼吸、血压、瞳孔、胃肠和膀胱等各种内脏活动。

2）大脑髓质：主要由联系皮质各部和皮质下结构的神经纤维构成，可分为联络纤维（联系同侧半球内各部分皮质）、联合纤维（联系左右半球皮质）和投射纤维三类。投射纤维为连接大脑皮质与皮质下各中枢间的上、下行纤维，它们大部分经过内囊。内囊是位于丘脑、尾状核和豆状核之间的白质板，在水平切面上呈向外开放的“V”字形，分前肢、膝部和后肢。前肢有额叶脑桥束和丘脑背内侧核投射到前额叶的丘脑前辐射通过。膝部有皮质脑干束通过。后肢的下行纤维束为皮质脊髓束（中央前回至脊髓前角），支配上肢者靠前，支配下肢者靠后；上行纤维束为丘脑中央辐射（丘脑腹后核至中央后回）和丘脑后辐射。其后为听辐射和视辐射，传导视觉和听觉。**内囊损伤时，出现对侧偏身感觉丧失（丘脑中央辐射受损）、偏瘫（皮质脊髓束和皮质核束损伤）和偏盲（视辐射受损）的“三偏征”。**

3）基底核：亦称基底神经节或基底节，是埋藏在大脑白质深部的灰质核团，包括纹状体（由尾状核和豆状核组成）、屏状核和杏仁体。纹状体是锥体外系的重要组成部分，主要功能是调节肌张力，协调肌肉运动，维持和调整体态姿势。屏状核功能未明，杏仁体为边缘系统的皮质下中枢，与内脏活动和情绪有关。

4）侧脑室：左右各一，位于大脑半球内，延伸至半球的脑叶内，形状不规则，大小不一，腔内有脉络丛和脑脊液。

（2）间脑：位于端脑与中脑之间，大部分被大脑半球所覆盖。间脑中间有一窄腔为第三脑室，分隔间脑的左右部分。间脑可分为丘脑和下丘脑。丘脑为皮质下感觉中枢，是除嗅觉以外感觉的三级神经元所在地。下丘脑的功能包括：①神经内分泌中心：下丘脑是脑控制内分泌的重要结构，通过与垂体的密切联系，将神经调节与激素调节融为一体。②自主神经的调节：下丘脑是调节交感与副交感活动的主要皮质下中枢。③体温调节：下丘脑通过启动产热及散热机制调节体温。④食物摄入调节：通过饱食中枢和摄食中枢调节摄食行为，受损可导致过度饮食或禁食，从而引起肥胖或消瘦。⑤接受来自视网膜的传入而调节昼夜节律。

(3)脑干：脑干是位于脊髓和间脑之间的较小部分，自上而下由中脑、脑桥和延髓三部分组成。延髓和脑桥的腹侧邻接枕骨的斜坡，背面与小脑相连。延髓、脑桥和小脑之间围成的室腔为第四脑室，向上通第三脑室，向下接脊髓的中央管。脑干表面附有第Ⅲ至第Ⅻ对脑神经根。脑干模式图见图 9-4。

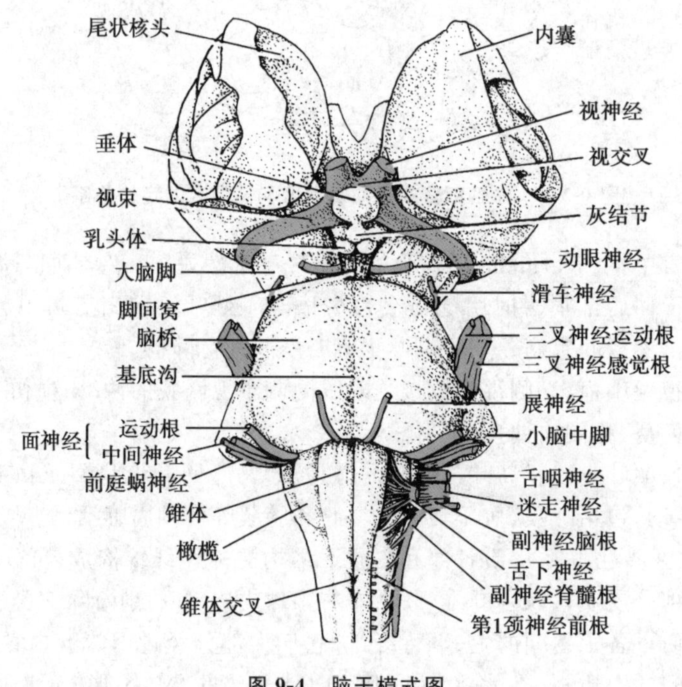

图 9-4 脑干模式图

1)脑干的内部结构：由灰质、白质和网状结构构成。①脑干的灰质核团分为脑神经核(与第Ⅲ～Ⅻ对脑神经联系)、中继核(经过脑干的上、下行纤维束在此中继换元，如薄束核与楔束核等)和网状核(位于脑干网状结构中)3 种。②脑干的白质主要由长的上、下行纤维束和出入小脑的纤维组成，其中出入小脑的纤维在脑干的背面集合成小脑上、中、下 3 对脚。③脑干的网状结构的神经元具有树突分支多而长的特点，可接受各种感觉信息，其传出纤维直接或间接联系着中枢神经的各级水平，其功能为参与觉醒、睡眠的周期节律，中枢上、下行信息的整合，躯体和内脏各种感觉和运动功能的调节，并与学习、记忆等高级功能有关。

2)脑干的功能：①生命中枢：呼吸中枢和心血管中枢位于延髓。②传导功能：上行传导束将脊髓及周围的感觉传导至中枢，下行传导束将大脑皮质的兴奋经脑干传导至脊髓及神经支配的效应器官。③睡眠与觉醒的维持：脑干的网状结构的激活与抑制的交替控制着觉醒与睡眠。

脑干不同部位损伤的临床表现

①脑干病变大都出现交叉性感觉障碍及交叉性瘫痪，即病灶侧脑神经周围性瘫痪和对侧肢体中枢性瘫痪及感觉障碍。②意识障碍，损伤脑干网状结构所致。③去大脑强直：横断脑干后，网状结构易化区占优势，抑制区占弱势，致肌紧张亢进。④呼吸循环功能严重障碍提示延髓受损。

(4)小脑：位于后颅窝，由双侧小脑半球和中部的小脑蚓构成。小脑半球下面的前内侧各有一突出部，称小脑扁桃体，紧邻延髓和枕骨大孔，当颅内压增高时，其易被挤压入枕骨大孔，形成枕骨大孔疝或称小脑扁桃体疝，压迫延髓，危及生命。小脑的功能主要通过与脑干相接的小脑脚连接脊髓和大脑半球，调节下行运动通路的活动，共同完成调节肌张力、维持身体平衡、协调眼球运动等功能。小脑损伤可表现为共济失调、眼球震颤和意向性震颤，但不引起瘫痪。

2. 脊髓　脊髓位于椎管内，上端于枕骨大孔水平与脑干相连，下端以圆锥终止于腰1椎体下缘，并以终丝固定在骶管盲端。脊髓是中枢神经的低级部分，为四肢和躯干的初级反射中枢，正常脊髓的活动是在大脑的控制下完成的。

(1)脊髓的内部结构：脊髓由灰质和白质构成，灰质主要由神经细胞核团和部分胶质细胞组成，横切面上呈"H"型，居于脊髓中央，其中心有中央管；白质主要由上下行传导束及大量的胶质细胞组成，包绕在灰质的外周。

1)脊髓的灰质：主要可分为前部的前角和后部的后角。此外还包括中央管前后的灰质前联合和灰质后联合，合称中央灰质。前角主要参与躯干和四肢的运动支配；后角参与感觉信息的中转。此外C8～L2的侧角是脊髓交感神经中枢，支配血管、内脏及腺体的活动，S2～S4侧角为脊髓副交感神经中枢，支配膀胱、直肠和性腺。

2)脊髓的白质：分为前索、侧索和后索。此外灰质前联合前方有白质前联合，灰质后角基底部的灰白质相间的部分为网状结构。白质主要由上行(感觉)和下行(运动)传导束及大量的胶质细胞组成。脊髓横断面感觉运动束的排列见图9-5。

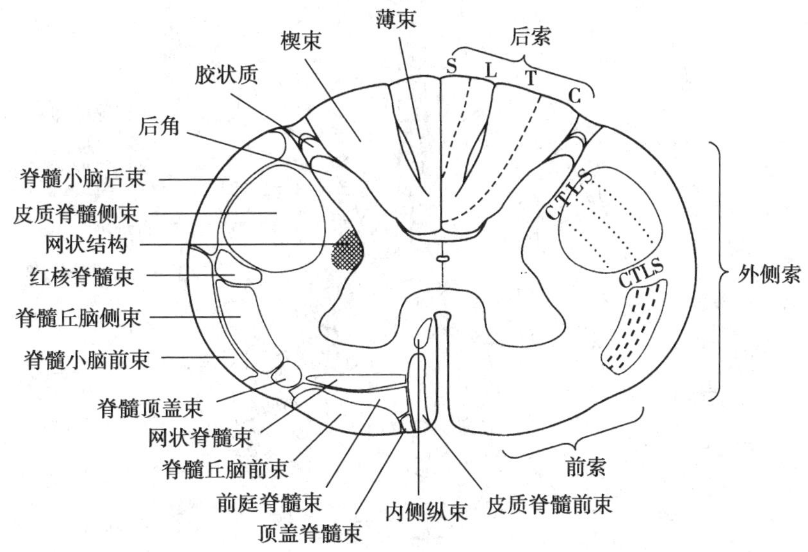

图9-5　脊髓横断面感觉运动传导束的排列

脊髓的传导束

上行传导束主要有：①薄束和楔束：传导身体同侧的深感觉和皮肤的精细触觉。②脊髓小脑束：与运动和姿势的调节有关。③脊髓丘脑束：分为脊髓丘脑侧束（传导痛温觉）和脊髓丘脑前束（传导触压觉）。下行传导束主要有：①皮质脊髓束：分皮质脊髓侧束和皮质脊髓前束，支配躯干和肢体的运动。②红核脊髓束：支配屈肌的运动神经元，协调肢体运动。③前庭脊髓束：调节身体的平衡。④网状脊髓束：主要参与躯干和肢体近端肌肉运动的控制。⑤顶盖脊髓束和内侧纵束：主要支配和协调头颈部的运动、视听反射，协调眼球的运动等。

（2）脊髓的主要功能：①**传导功能**：一方面把外周的感觉如肌肉、关节和皮肤的痛觉、温度觉、触觉等传入大脑，另一方面把大脑皮质的兴奋性冲动经脊髓和脊神经传到效应器。②**脊髓反射**：当脊髓失去大脑的控制后，仍能自主完成一定低级反射功能，如牵张反射、屈曲反射、竖毛反射、膀胱排尿反射和直肠排便反射等。

（三）周围神经系统

周围神经系统（peripheral nervous system，PNS）是指脊髓、脑干软脑膜以外的所有神经结构。一般将周围神经系统分为脑神经、脊神经和内脏神经3部分。多数周围神经为混合神经，包含感觉纤维、运动纤维、交感纤维、副交感纤维，还被有结缔组织膜、血管、淋巴管等。

1. 脑神经 是指与脑干、间脑和端脑相连的部分，由12对成对分布的神经组成。其排列顺序是以出入脑的部位前后次序而定的，依次为嗅神经、视神经、动眼神经、滑车神经、三叉神经、展神经、面神经、位听神经、舌咽神经、迷走神经、副神经和舌下神经，其中第Ⅰ、Ⅱ对脑神经属大脑和间脑的组成部分，其他10对脑神经均与脑干相互联系。其中第Ⅲ、Ⅳ对脑神经核在中脑，第Ⅴ～Ⅷ对脑神经核在脑桥，第Ⅸ～Ⅻ对脑神经核在延髓，第Ⅺ对脑神经的一部分从颈髓发出（图9-6）。12对脑神经除面神经核下部及舌下神经核只受对侧皮质脑干束支配外，其余脑神经核均受双侧支配。

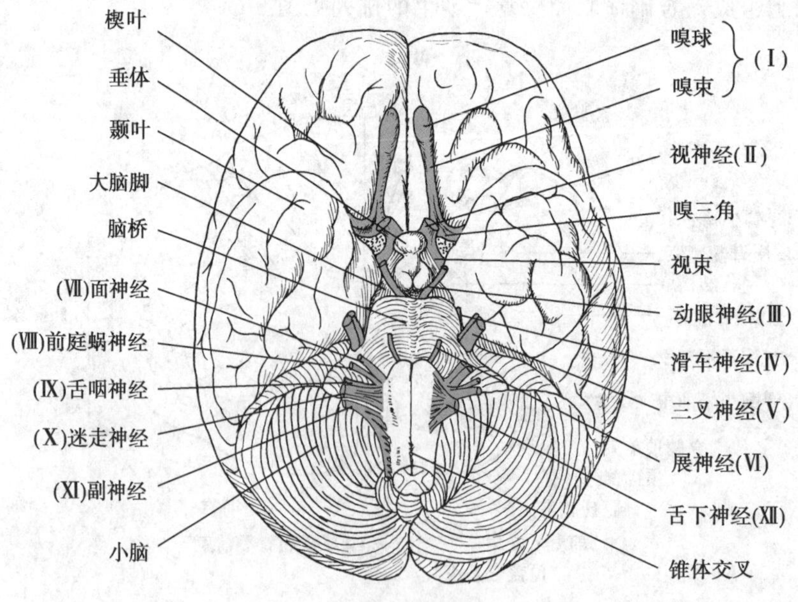

图9-6 12对脑神经进出脑的部位

2. 脊神经　是连接在脊髓上的神经,分布在躯干、腹侧面和四肢的肌肉中,主管颈部以下的感觉和运动。脊神经共 31 对,颈神经 8 对,胸神经 12 对,腰神经 5 对,骶神经 5 对,尾神经 1 对。

脊神经在皮肤的分布有明显的节段性,如 T2 分布于胸骨角水平;T4 分布于乳头平面;T8 分布于肋弓下缘;T10 分布于脐水平。这种分布规律为临床损伤节段的定位判断提供了重要依据(图 9-7)。

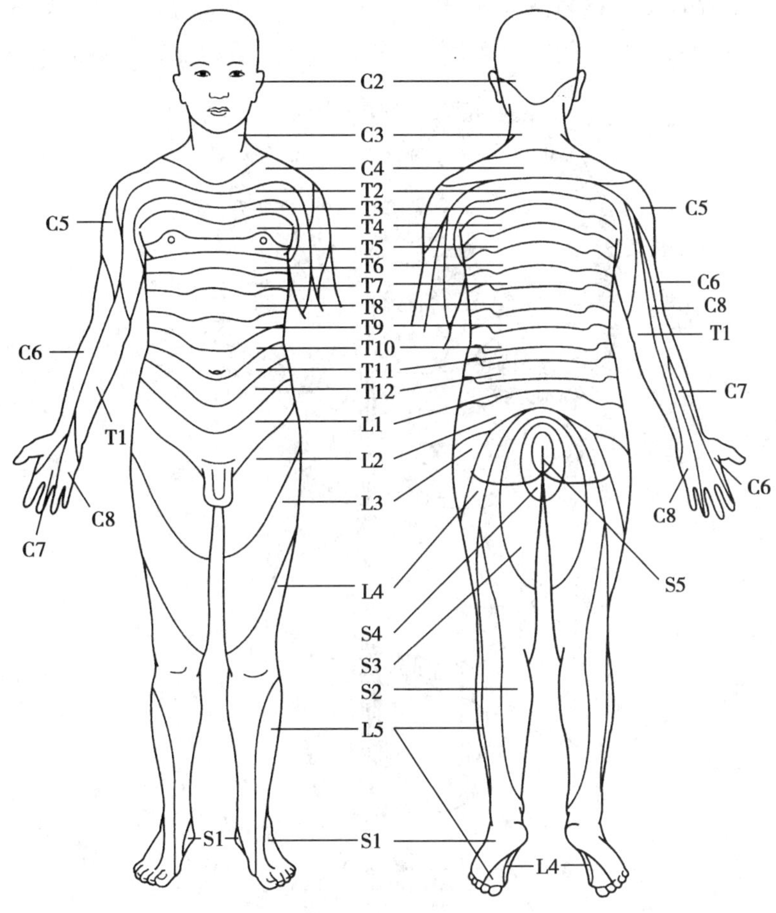

图 9-7　脊神经节段皮肤分布

3. 自主神经系统　又称内脏神经系统,是神经系统的一部分。按照分布部位的不同,自主神经可分为中枢和周围部分,中枢包括大脑皮质、下丘脑、脑干的副交感神经核及脊髓各节段侧角区;周围部分主要分布到内脏、心血管、平滑肌和腺体。内脏神经可分为感觉神经和运动神经。

(1)内脏的运动神经:可分为交感神经及副交感神经两部分。交感神经兴奋能引起腹腔内脏及皮肤末梢血管收缩、心搏加强和加速、新陈代谢亢进、瞳孔散大、疲乏的肌肉工作能力增加等。交感神经的活动主要保证人体紧张状态时的生理需要。副交感神经的主要功能是使瞳孔缩小,心跳减慢,皮肤和内脏血管舒张,小支气管收缩,胃肠蠕动加强,括约肌松弛,唾液分泌增多等。副交感神经系统可保持身体在安静状态下的生理平衡。

(2)内脏感觉神经:人体内脏的感觉神经与躯体感觉神经的不同之处:①痛阈较高:一般

强度的刺激不引起主观感觉，但脏器活动较剧烈或极强烈的刺激可产生痛觉；②定位不确定：内脏痛往往呈弥散性，难以准确定位。

（四）神经系统的传导通路

1. 感觉传导通路

(1)躯干和四肢的深感觉和精细触觉传导通路(图 9-8)：该传导通路由 3 级神经元组成，第 1 级神经元为脊神经节内假单级神经元，传入神经经脊神经的后根进入脊髓后索的薄束和楔束，终止于延髓的薄束核和楔束核(第 2 级神经元)。由此二核发出的纤维向前绕过中央灰质的腹侧，在中线上与对侧的交叉，称丘系交叉，交叉后的纤维转折向上，称内侧丘系，

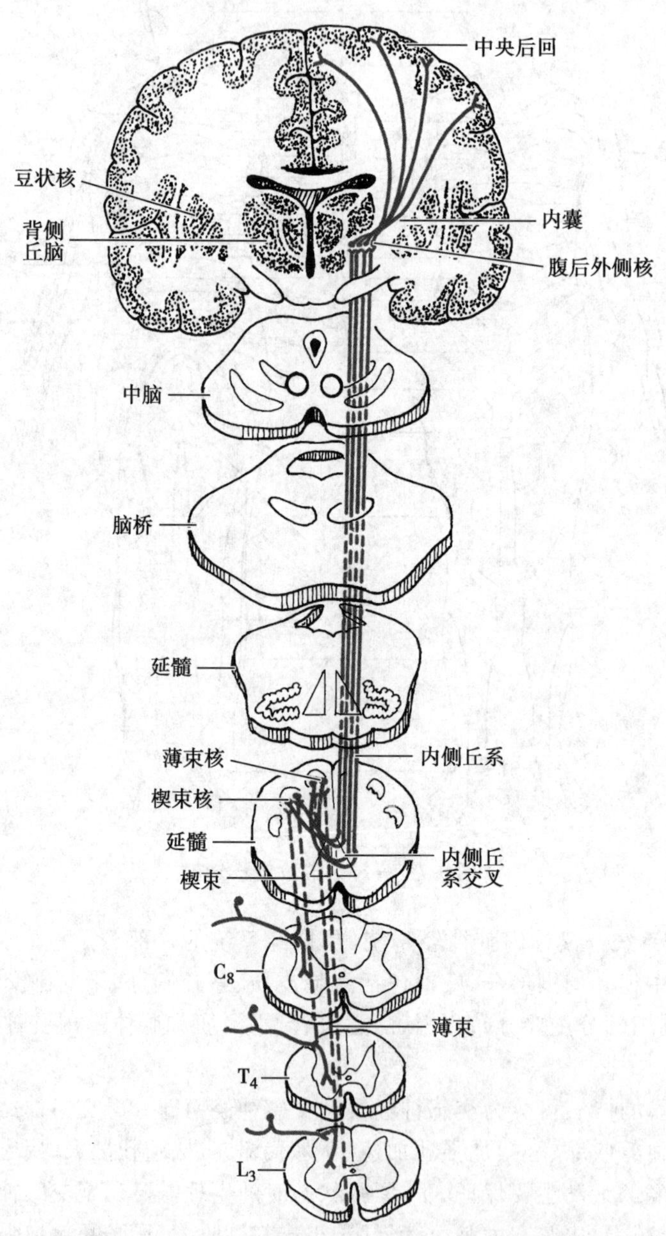

图 9-8 躯干和四肢的深感觉传导通路和精细触觉传导通路

最后止于背侧丘脑的腹后外侧核，第 3 级神经元的胞体在此，发出的纤维称丘脑中央辐射，经内囊后支主要投射至中央后回的中上部和中央旁小叶后方，部分投射至中央前回。

(2)躯干和四肢痛温觉、粗略触觉和压觉传导通路(图 9-9)：该传导通路的第 1 级神经元为脊神经节内的假单级神经元，传入神经经后根进入脊髓。其中传导痛温觉的纤维进入脊髓背外侧束，传导粗略触觉和压觉的纤维进入脊髓后索，它们在脊髓内终止于第 2 级神经元，由此级神经元发出的纤维上升 1～2 个节段后经白质前联合到对侧的外侧索和前索上行，组成脊髓丘脑侧束(传导痛温觉)和脊髓丘脑前束(传导粗略触觉和压觉)。脊髓丘脑束上行，终止于背侧丘脑的腹后外侧核，第 3 级神经元在此，发出的纤维称丘脑中央辐射，经内囊后支投射到中央后回中、上部和中央旁小叶后部。

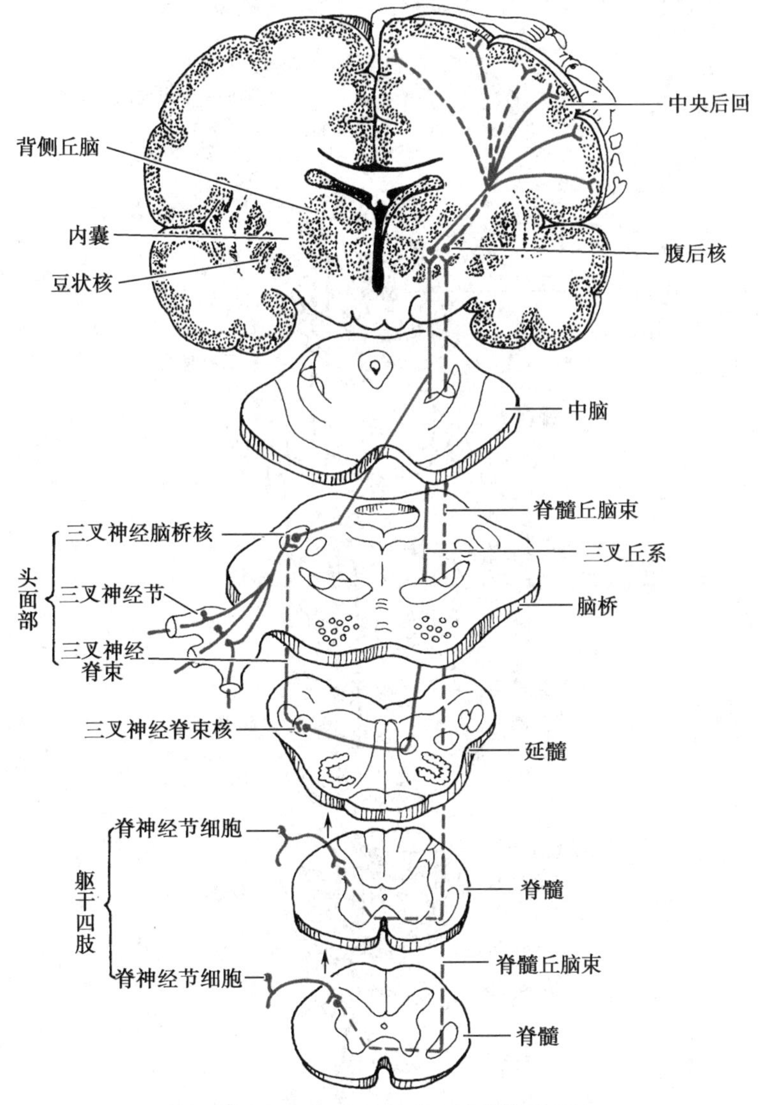

图 9-9 痛温觉、粗略触觉和压觉传导通路

(3)头面部的痛温觉和触压觉传导通路：第 1 级神经元为三叉神经节(除外耳道和耳甲的皮肤感觉外)内的假单级神经元，中枢突触经三叉神经入脑桥，传导痛温觉的纤维入脑后下降为三叉神经脊束，止于三叉神经脊束核，传导触压觉的纤维止于三叉神经脑桥核。第 2

级神经元的胞体在三叉神经脊束核和脑桥核内，它们发出的纤维交叉到对侧，组成三叉丘系，止于背侧丘脑的腹后核内，第 3 级神经元的胞体在此，发出的纤维经内囊后支到中央后回下部。若三叉丘系以上受损，则导致对侧头面部痛温觉和触压觉障碍；若三叉丘系以下受损，则同侧头面部痛温觉和触压觉障碍。

2. 运动传导通路 运动传导通路由上运动神经元和下运动神经元两级神经元组成。上运动神经元为大脑皮质投射至脑神经、躯体神经或特殊内脏神经的传出神经元；下运动神经元是脊髓前角细胞、脑神经运动核及其发出的神经轴突。躯体传导通路主要为锥体系和锥体外系。

(1)锥体系：锥体系的上运动神经元位于端脑的运动中枢的锥体细胞，它们的轴突共同组成锥体束，其中下行至脊髓的纤维束称**皮质脊髓束**；止于脑干内一般躯体和特殊内脏运动核的纤维束称**皮质核束**。锥体系中的皮质脊髓束和皮质核束传导见图 9-10。

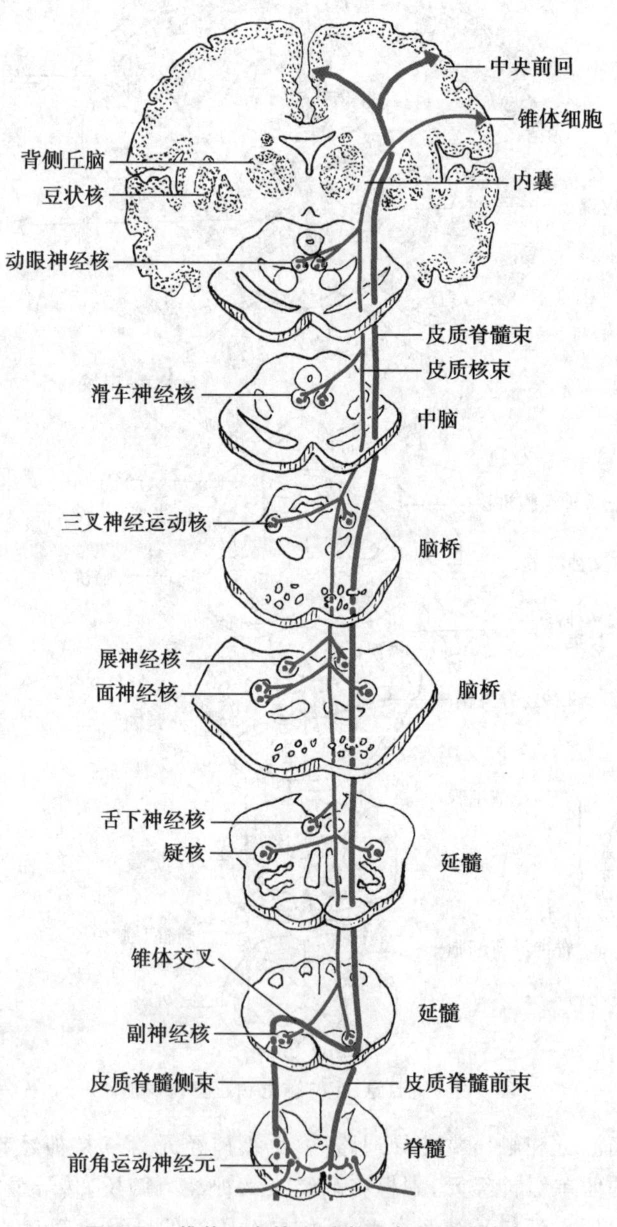

图 9-10 锥体系中的皮质脊髓束和皮质核束

1)皮质脊髓束:由中央前回上、中部和中央旁小叶前半部等处皮质的锥体细胞轴突集中而成,下行经内囊后支的前部至延髓锥体。在锥体下端,大部分的纤维交叉至对侧,形成**锥体交叉**。交叉后的纤维继续在对侧脊髓侧索内下行,称皮质脊髓侧束,沿途发出侧支,逐节终止于前角细胞,主要支配四肢肌。在延髓锥体,皮质脊髓束中小部分未交叉的纤维在通常脊髓前索内下行,称皮质脊髓前束,经白质前联合逐节交叉至对侧,终止于运动神经元,支配躯干和四肢骨骼肌的运动。皮质脊髓前束中有一部分纤维始终不交叉而止于同侧脊髓前角运动神经元,主要支配躯干肌。可见**躯干肌是受两侧大脑皮质的支配,而上下肢肌只受对侧大脑皮质支配**。故一侧皮质脊髓束在锥体交叉前受损,主要引起对侧肢体瘫痪,躯干肌运动不受影响;在锥体交叉后受损,主要引起同侧肢体瘫痪。

2)皮质核束:皮质核束主要由中央前回下部的锥体细胞的轴突集合而成,下行经内囊膝至大脑脚底中 3/5 的内侧部,由此向下陆续分出纤维,终止于脑神经运动核。**除面神经核下部分和舌下神经核只接受单侧(对侧)皮质核束支配外,其他脑神经运动核均接受双侧皮质核束的支配**。一侧上运动神经元受损,可产生对侧眼裂以下的面肌和对侧舌肌瘫痪,表现为病灶对侧鼻唇沟消失,口角低垂并向病灶侧偏斜,流涎,不能做鼓腮、露齿等动作,伸舌时舌尖偏向病灶对侧,称为**核上瘫**。一侧面神经核的神经元受损,可致病灶侧所有的面肌瘫痪,表现为额纹消失,眼不能闭,口角下垂,鼻唇沟消失等;一侧舌下神经核的神经元受损,可致病灶侧全部舌肌瘫痪,表现为伸舌时舌尖偏向病灶侧,两者均为下运动神经元损伤,统称为**核下瘫**(图 9-11,图 9-12)。

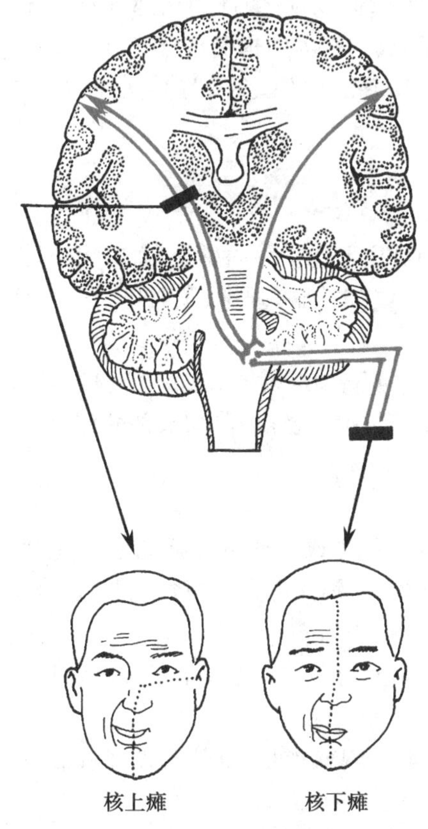

图 9-11　面肌瘫痪

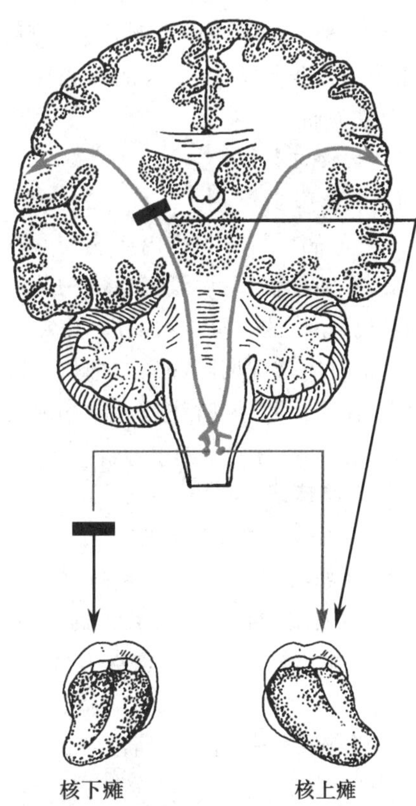

图 9-12　舌肌瘫痪

(2)锥体外系:是指锥体系以外影响和控制躯体运动的所有传导通路,其结构十分复杂,包括大脑皮质、纹状体、背侧丘脑、低丘脑、中脑顶盖、红核、黑质、脑桥核、前庭核、小脑和脑干网状结构等及它们的纤维联系。锥体外系经红核脊髓束或网状脊髓束等下行终止于脑神经运动核或脊髓前角细胞。人类锥体外系主要功能是调节肌张力、协调肌肉活动、维持体态姿势和习惯性动作。锥体系和锥体外系在运动功能上是不可分割的一个整体,只有在锥体外系保持肌张力稳定协调的前提下,锥体系才能完成一切精确的随意运动。

二、神经系统疾病常见症状和体征的护理

根据发病机制,神经系统症状可分为四类:①缺损症状:指神经组织受损使正常神经功能减弱或缺失,如主侧半球脑梗死导致对侧肢体偏瘫、偏身感觉障碍和失语。②刺激症状:指神经结构受激惹后产生的过度兴奋表现,如腰椎间盘突出引起坐骨神经痛等。③释放症状:指中枢神经系统受损使其对低级中枢的控制功能减弱,而使低级中枢的功能表现出来,如上运动神经元损害而出现的锥体束征。④休克症状:指中枢神经系统急性局部性严重病变,引起与之功能相关的远隔部位的神经功能短暂缺失,如急性脊髓横贯性病变时导致的脊髓休克。

神经系统疾病常见症状及体征包括头痛、感觉障碍、运动障碍、意识障碍及言语障碍。

头　痛

头痛(headache)是指从眉以上至下枕部之间(包括额部、顶部、颞部和枕部)的疼痛。颅内的血管、神经和脑膜以及颅外的骨膜、血管、头皮、颈肌、韧带等结构受挤压、牵拉、移位、炎症、血管的扩张与痉挛、肌肉的紧张性收缩等均可引起头痛。此外,全身性疾病和神经症也可以导致头痛。

【护理评估】

(一) 健康史

头痛的病因可分为颅内疾病与颅外疾病两类。前者主要包括颅内感染、血管病变、占位性病变、颅脑外伤等;后者包括头颅邻近器官或组织病变(如五官、颈椎、颈肌等)、全身性疾病(如发热性疾病、高血压、缺氧、中毒等)、神经症。

评估时应详细询问头痛的部位、性质和程度,头痛的规律如起病的缓急、发作的频率、诱发因素,伴随症状;同时注意询问病人的情绪、睡眠、职业情况以及服药史、头部外伤史、中毒史和家族史。

(二) 临床表现

1. 偏头痛 由颅内外血管舒缩功能障碍引起,常为**单侧或双侧颞部搏动性头痛**,可反复发作,伴恶心、呕吐。典型偏头痛在头痛前可有视物模糊、闪光暗点等视觉先兆,在暗处休息、睡眠后或服用止痛药后可缓解。病人常有家族史。

2. 高颅压性头痛 头痛常为持续性的整个头部胀痛,阵发性加剧,**伴有喷射状呕吐及视力障碍**。

3. 低颅压性头痛 头痛与体位有明显关系,**立位时出现或加重,卧位时减轻或消失**,头痛多在变换体位后15～30分钟内出现。

4. 颅外局部因素所致头痛 ①眼源性头痛:常位于眼眶周围及前额,眼部疾病治愈后,头痛也将会得到缓解。②耳源性头痛:多表现为单侧颞部持续性或搏动性头痛,常伴有乳突

的压痛。③鼻源性头痛：由鼻窦炎症引起前额头痛，多伴有发热、鼻腔脓性分泌物等。

5. 全身因素所致头痛　常常有原发疾病的表现。

6. 神经痛　多呈电击样、火烙或刺痛。

（三）心理-社会状况

精神刺激、情绪激动、工作和生活压力增加等，可加重头痛。长时间或剧烈头痛，常使病人焦虑不安、惧怕，甚至绝望。

【常见护理诊断/问题】

急性疼痛/慢性疼痛：头痛　与颅内外血管舒缩功能障碍或脑部器质性病变等因素有关。

【护理措施】

1. 避免诱因　帮助病人找出可能诱发或加重头痛的因素，告知尽量避免情绪紧张、用力动作、失眠、噪声等诱因；避免饮酒或进食刺激性食物（如巧克力、咖啡、浓茶等）；保持环境安静、舒适、光线柔和。指导病人转移注意力、缓慢深呼吸，听轻音乐、引导式想象。

2. 缓解疼痛　①脑血管扩张性头痛采用头部冷敷以收缩血管。②脑出血病人，采取头部降温以减少脑组织耗氧、减轻脑水肿，保护脑细胞；而脑梗死病人，头部禁用冷敷以免影响脑的血液供应。③肌肉紧张性头痛进行热敷及按摩以缓解肌肉痉挛。④压迫颞额部动脉或颈总动脉，可减轻血管性头痛。⑤采取去枕平卧位，可减轻低压性头痛。⑥高颅压性头痛病人应卧床休息，遵医嘱快速静脉滴注脱水剂，通过渗透性利尿降低颅内压。

3. 遵医嘱用药　指导病人遵医嘱正确服药。告知止痛药物的作用与不良反应，让病人了解药物依赖性或成瘾性的特点，如大量使用止痛剂，滥用麦角胺、咖啡因可致药物依赖。

4. 病情观察　观察病人的情绪、表情、生命征、意识状态、瞳孔变化、头部外伤情况等，若头痛伴有呕吐、视力降低、神志变化、肢体抽搐或瘫痪等多为器质性疾病所致的头痛，要及时与医生联系，并配合处理。

运动障碍

运动是指骨骼肌的活动，包括随意运动、不随意运动和共济运动。运动系统由下运动神经元、上运动神经元（锥体系统）、锥体外系统和小脑系统组成。人类要完成精细而协调的复杂运动，需要整个运动系统的互相配合，互相协调。当运动系统中任何部位受损，都可引起人体运动功能的异常，即运动障碍。

【护理评估】

（一）健康史

运动障碍主要见于神经系统的各种感染、血管病变、肿瘤、外伤、中毒及先天性畸形等病变。

（二）临床表现

1. 瘫痪　瘫痪是指肌力（骨骼肌的收缩能力）的减弱或丧失。

（1）**瘫痪的性质：分为上运动神经元瘫痪和下运动神经元瘫痪**。上运动神经元瘫痪亦称中枢性瘫痪或痉挛性瘫痪，主要由脑（大脑皮质、内囊、脑干）和脊髓疾病引起。下运动神经元瘫痪亦称周围性瘫痪或松弛性瘫痪，主要由脊髓前角细胞、前根、神经丛及周围神经疾病引起。上、下运动神经元性瘫痪的鉴别见表 9-1。

表 9-1 上、下运动神经元瘫痪的鉴别

鉴别点	上运动神经元瘫痪	下运动神经元瘫痪
瘫痪分布范围	较广，偏瘫、单瘫、截瘫和四肢瘫	多局限(肌群为主)，或四肢瘫
肌张力	增高，呈痉挛性瘫痪	减低，呈弛缓性瘫痪
腱反射	亢进	减弱或消失
病理反射	(＋)	(－)
肌肉萎缩	无或者轻度失用性萎缩	显著
肌束震颤	无	可有
肌电图	神经传导速度正常，无失神经电位	神经传导速度减低，有失神经电位

(2)瘫痪的程度：肌力为肌肉收缩的力量，常用来判断瘫痪的程度。肌力分为 6 级，见表 9-2。

表 9-2 肌力的分级

分级	临床表现
0 级	肌肉无任何收缩(完全瘫痪)
1 级	肌肉可轻微收缩，但不能产生动作(不能活动关节)
2 级	肌肉收缩可引起关节活动，但不能抵抗地心引力，即不能抬起
3 级	肢体能抵抗重力离开床面，但不能抵抗阻力
4 级	肢体能作抗阻力动作，但未达到正常
5 级	肌力正常

(3)瘫痪的类型：据神经系统损害的部位不同，瘫痪可分为单瘫、偏瘫、交叉瘫、截瘫及四肢瘫等(图 9-13)。①单瘫：一个肢体或肌群的瘫痪称单瘫。病变部位在大脑皮质运动区、脊髓前角细胞、周围神经和肌肉等。②偏瘫：一侧上、下肢及面部瘫痪称偏瘫。病变多在对侧大脑半球。③交叉瘫：病变同侧面部周围性瘫痪和对侧上、下肢的中枢性瘫痪，称交叉瘫。由一侧脑干损害引起。④截瘫：双下肢瘫痪称截瘫，常伴有传导束型感觉障碍及尿便障碍。多由脊髓的胸、腰段横贯性病变引起，如病变在胸段呈痉挛性截瘫，如病变在腰段呈弛缓性截瘫。⑤四肢瘫：四肢均瘫痪称四肢瘫。可见于双侧大脑及脑干病变、颈髓病变及多发性周围神经病变。

2. 肌张力改变 肌张力是指静息状态下肌肉的紧张度。正常肌肉均具有一定的张力。肌张力改变有 2 种：

(1)肌张力减低：表现为肌肉松弛，肢体被动运动阻力小，关节运动范围大。常见于下运动神经元病变，如多发性神经炎、脊髓灰质炎；亦可见于小脑病变及后索病变。

(2)肌张力增高：表现为肌肉变硬，肢体被动运动时阻力增高。①锥体束损害：呈折刀样肌张力增高，以上肢屈肌、下肢伸肌肌张力增高明显，如拉开屈曲的肘部时，开始时抵抗力较强，到一定角度时突然降低；②锥体外系统损害：呈铅管样或齿轮样肌张力增高，表现为屈肌、伸肌张力均增高，被动屈伸肘部时，各方向阻力一致，多见于帕金森病。

3. 不随意运动 不随意运动是不受主观意志支配的、无目的的面、舌、肢体、躯干等骨

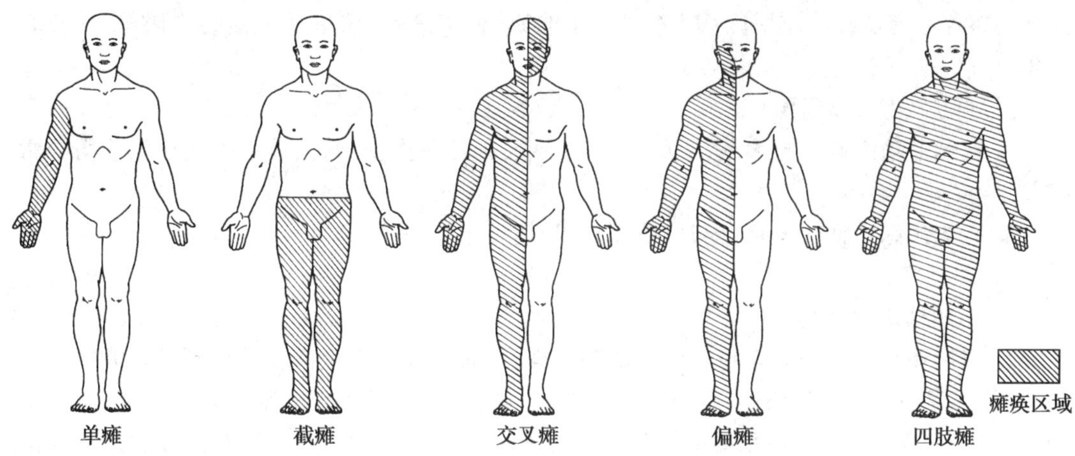

图 9-13 瘫痪类型和病变部位

骼肌的运动。主要见于锥体外系病变。

(1)震颤:指主动肌与拮抗肌交替收缩引起的人体某一部分有节律的震荡运动。临床上分为:①静止性震颤:表现手指有节律的快速的抖动,每秒 4~6 次,严重时可呈"搓丸样",安静时明显,活动时减轻,睡眠时消失,多伴有肌张力增高,见于苍白球和黑质病变,如帕金森病。②动作性震颤:震颤常在安静时轻微,动作时加重,当肢体快达到目的物时则震颤更明显,多见于小脑病变。

(2)舞蹈样运动:指面、舌、肢体、躯干等骨骼肌的不自主活动。表现为挤眉弄眼、努嘴、伸舌、转颈耸肩、肢体舞动与扭曲、步行时跌撞等无规律的舞蹈样动作,多伴有肌张力减低,安静时症状减轻,入睡后消失。见于风湿性舞蹈病和遗传性舞蹈病等。

(3)手足徐动:指肢体、手指缓慢交替进行的屈曲动作,肌张力忽高忽低,如腕过屈时手指过伸,前臂倾向旋前,之后缓慢交替为手指屈曲。拇指多屈至其他手指之上,特别是手指逐个相继地屈曲,故亦称为指划动作。见于新生儿窒息、核黄疸、肝豆状核变性等。

(4)扭转痉挛:为变形性肌张力障碍,其特点同手足徐动,但系围绕躯干或肢体长轴的缓慢旋转性不自主运动,或表现单纯头颈部的扭转。见于遗传病和肝豆状核变性等。

(5)投掷运动:指一侧肢体猛烈的投掷样不自主运动,运动幅度大,以肢体近端为主,系丘脑底核损害所致。

4. 共济失调 是指由本体感觉、前庭迷路、小脑系统损害所引起的机体维持平衡和协调不良所产生的临床综合征。临床常见的共济失调可分为以下 3 种类型。

(1)小脑性共济失调:由小脑病变引起。小脑蚓部病变表现为躯干性共济失调,如站立不稳,走路时步基加宽,左右摇摆等;小脑半球病变表现为肢体性共济失调,不能顺利完成复杂而精细的动作,如穿衣、系扣、书写等。常伴有眼球震颤、肌张力减低和构音障碍等症状。

(2)大脑性共济失调:由大脑半球额叶病变或额桥小脑束受损引起。表现为步态不稳,体位性平衡障碍,但症状较轻,常伴有中枢性轻偏瘫、精神症状、强握及摸索等额叶损害的表现。

(3)脊髓性共济失调:由脊髓后索病变引起。表现为双下肢位置觉、压觉、振动觉等消失,闭目和在黑暗中站立不稳,睁眼时症状减轻,闭目难立征(Romberg sign)阳性。

(三)心理-社会状况

病人行动不便,生活不能自理,且往往伴有言语障碍、大小便失禁等,常引起心情烦躁、悲观失望等心理反应。家属因病人生活不能自理、恢复缓慢、家庭照顾能力有限等，导致心情焦急或失去信心。

【常见护理诊断/问题】

1. 躯体活动障碍 与大脑、小脑、脊髓病变及神经肌肉受损、肢体瘫痪或协调能力异常有关。

2. 有失用综合征的危险 与肢体瘫痪、长期卧床有关。

【护理措施】

(一) 躯体活动障碍

1. 生活照顾 根据病人自理能力缺陷的程度，向病人提供生活照顾和帮助，如洗漱、进食、如厕、穿脱衣服、坐轮椅等；保持床单整洁、干燥；对突出易受压的部位，用气圈或气垫保护，并给予按摩，预防压疮；指导病人保持口腔清洁，早晚间用温水全身擦洗，促进患肢血液循环；指导病人学会使用便器，保持大小便通畅和会阴部清洁。

2. 安全指导 运动障碍的病人要防止跌倒，确保安全。床铺要有保护性床栏；走廊、厕所要装扶手；地面要保持平整干燥，防湿防滑，去除门槛；呼叫器和经常使用的物品应置于床头病人伸手可及处；病人最好穿防滑软橡胶底鞋，穿棉布、宽松衣服；防止烫伤；行走不稳者选用三角手杖等合适的辅助工具，并有人陪伴，防止受伤。

3. 体位变换 协助、指导病人经常更换体位，偏瘫、截瘫病人一般每 2～3 小时翻身 1 次。保持瘫痪肢体于功能位，准备数个大小不同的软枕以支持不同的体位。仰卧位时，上肢伸展，肩部及髋关节垫小枕，手伸展或呈敬礼位。仰卧位为过渡性体位，尽量少用，因受颈牵张性反射和迷路反射的影响，异常反射活动增强。患侧卧位时，肩关节前伸展并外旋，肘关节伸展，前臂旋前，手掌向上放在最高处，患腿伸展，膝关节轻度屈曲。健侧卧位时，患侧上肢向前伸放于枕头上，患侧下肢屈曲垫小枕，健侧下肢伸直，背部垫小枕。

4. 功能锻炼 观察病人瘫痪肢体的肌力恢复情况，向病人及家属说明肢体功能锻炼的重要性。与病人及家属共同讨论并制订功能锻炼计划，尽早对瘫痪肢体进行被动运动，坚持肢体功能的康复训练，促进功能良好恢复。

5. 心理疏导 关心、尊重病人，鼓励病人表达自己的感受，避免任何伤害病人自尊的言行。正确对待康复训练过程中病人所出现的畏难情绪、悲观情绪、急于求成心理等现象，鼓励病人克服困难。帮助病人摆脱对照顾者的依赖心理，增强自我照顾能力与自信心，获得自尊、自强的心态。

6. 病情观察 观察病人运动障碍的动态变化；评估病人生活自理能力缺陷的程度；观察有无皮肤受损、发热等并发症的发生。

(二) 有失用综合征的危险

1. 肢体康复训练

(1)早期康复训练：只要不妨碍治疗，康复训练开展得越早，功能康复的可能性就越大，预后也就越好。一般认为，缺血性脑卒中病人只要意识清楚，生命体征平稳，病情不再发展后 48 小时即可进行；多数脑出血康复可在病后 10～14 天开始；其他疾病所致运动障碍的康复应尽早进行。

(2)康复训练目的：促进肌肉收缩、保持关节正常的活动范围、防止长期卧床的并发症，最大限度地复原病人的活动能力，尽快做到生活自理，恢复从事社会活动的能力。

(3)康复训练原则：被动与主动相结合，床上与床下相结合，肢体功能与其他功能锻炼相结合，实效性与安全性相结合，合理适度，循序渐进，活动量由小到大，时间由短到长。

(4)康复训练方法：①床上训练：主要采取仰卧位进行各关节和肌肉的活动(伸手、抬腿、大小关节伸屈、转动、拉物等)及床上翻身，然后开始练习缓慢抬头，有力后可做仰卧起坐动作，利用健肢主动运动，协助患肢进行功能锻炼。②使用轮椅训练：坐稳后，可作双下肢垂在床边取坐位，然后再下地坐椅。通过训练，教会不能行走或借助助行器行走的病人使用轮椅。③手的精细动作训练：当病人能坐稳后，即可练习屈伸、抓握、捻动、使用勺筷、翻书报、扣纽扣、系鞋带等训练。④行走训练：能稳坐 30～60 分钟后，开始训练站立。待病人坐稳、站稳后，训练下蹲及迈步练习，借助于助行器进行行走训练。

2. 综合康复指导　根据病情需要，指导病人合理选用针灸、理疗、按摩等辅助治疗，以促进运动功能的恢复，防止肢体挛缩和失用性萎缩。

感觉障碍

感觉障碍是指机体对各种形式刺激(痛、温度、触、压、位置、振动等)的感知缺失、减退或异常的综合征。感觉包括一般感觉和特殊感觉 2 类。一般感觉可分为 3 种：浅感觉(痛觉、温度觉及触觉)、深感觉(运动觉、位置觉和振动觉)、复合感觉(实体觉、图形觉、两点辨别觉和定位觉)。

【护理评估】

(一) 健康史

神经系统的感染、血管病变、药物及毒物中毒、脑肿瘤、脑外伤以及全身代谢障碍性疾病等均可导致感觉传导通路损害而出现感觉障碍。情绪激动、睡眠不足、过度疲劳、不合作、意识不清、暗示等情况可诱发感觉障碍或加重某些疾病感觉障碍的程度。评估时询问有无引起感觉障碍的起因，在无任何刺激的情况下是否有麻木感、冷热感、潮湿感、针刺感、震动感、自发性疼痛等。

(二) 临床表现

1. 感觉障碍的性质　根据病变的性质，感觉障碍分为抑制性症状和刺激性症状 2 类。

(1)抑制性症状：感觉传导通路受到破坏或功能受到抑制时，出现**感觉缺失或感觉减退**。在同一部位各种感觉都缺失，为完全性感觉缺失。若在同一部位仅有某种感觉障碍，而其他感觉保存者，称**分离性感觉障碍**。

(2)刺激性症状：感觉传导通路受刺激或兴奋性增高时出现刺激性症状。常见的刺激性症状有以下几种表现：①感觉过敏：轻微刺激引起强烈的感觉。②感觉过度：轻微刺激引起强烈难以耐受的感觉。③感觉异常：没有外界任何刺激而出现的感觉。④感觉倒错：指热觉刺激引起冷觉感，非疼痛刺激而出现疼痛感觉。

2. 感觉障碍的类型　不同部位的损害产生不同类型的感觉障碍(图 9-14)，典型的感觉障碍类型具有特殊的定位诊断价值。

(1)末梢型感觉障碍：表现为四肢远端袜套或手套型痛觉、温度觉、触觉减退，见于多发性周围神经病。

(2)后根型感觉障碍：表现为节段性带状分布的浅、深感觉缺失或减退，常伴有相应节段的根性疼痛，如椎间盘脱出。

(3)节段型感觉障碍：为脊髓病变产生受累节段的感觉缺失或感觉分离。若脊髓横贯性损害，病变平面以下全部感觉缺失；脊髓中央部病变损害前联合，引起病变节段支配区的感觉分离，即痛觉和温度觉消失而触觉存在。

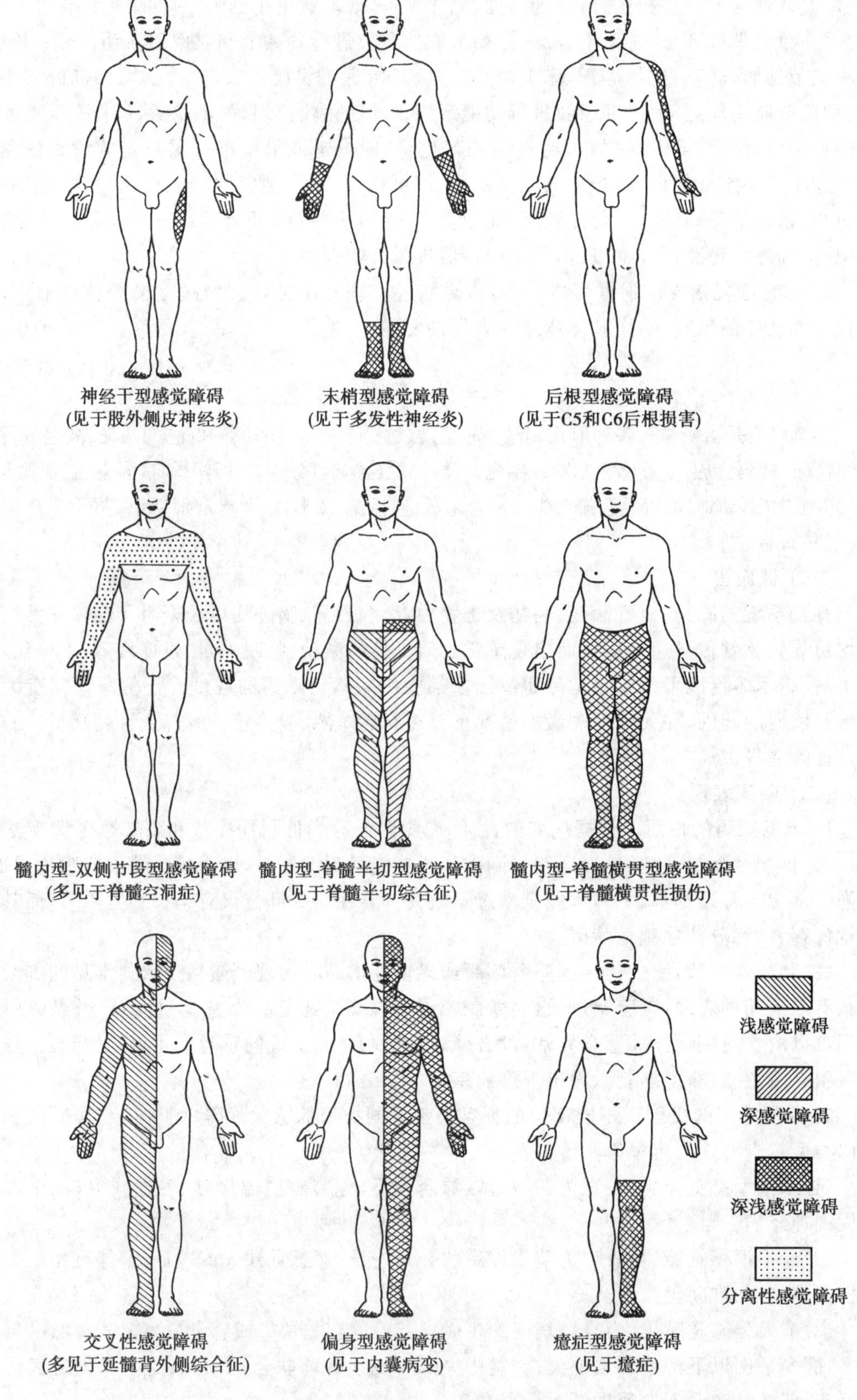

图 9-14 各种类型感觉障碍分布

(4)传导束型感觉障碍:感觉传导束损害时引起受损以下部位的感觉障碍,内囊病变表现为偏身感觉缺失或减退,如内囊病变,对侧偏身感觉缺失或减退;脊髓半侧损害,病变平面以下感觉分离,即同侧深感觉丧失,对侧痛、温觉丧失。

(5)交叉型感觉障碍:一侧脑桥病变时,常出现病变同侧面部和对侧肢体的感觉缺失。

(6)皮质型感觉障碍:病变损害大脑皮质感觉中枢的某一部分,出现单肢感觉缺失(对侧的上肢或下肢分布的感觉)。皮质型感觉障碍的特点为精细性感觉障碍(形体觉、定位觉、图形觉、两点辨别觉)。

(三)心理-社会状况

感觉缺失或减退的病人常小心翼翼、担惊受怕;感觉过敏或过度的病人常心情烦躁;感觉障碍反复发作或伴有其他症状的病人常有惊恐、焦虑甚至悲观失望。

【常见护理诊断/问题】

1. 感知觉紊乱　与脑、脊髓病变及周围神经受损有关。

2. 有受伤的危险　与病人浅感觉障碍所致的对机械性或温度性伤害缺乏保护反应;或者与病人有深感觉功能障碍致平衡能力下降,有可能意外摔伤有关。

【护理措施】

(一)感知觉紊乱

1. 生活指导　①对有浅感觉障碍的病人避免因感觉障碍导致的伤害:衣服、床褥宜轻软、平整,床上不可有锐器,避免身体被刺伤;肢体保暖需用热水袋时,水温不宜超过50℃,且每30分钟查看和更换部位,防止烫伤;对卧床病人排除压疮的危险因素,预防压疮形成。②对感觉过敏的病人尽量避免不必要的刺激。③对有深感觉障碍的病人,要提供安全的活动环境,强调不要在黑暗处行走,活动过程中要注意保护,预防跌伤。

2. 功能训练　可进行肢体的拍打、按摩、理疗、针灸、被动运动和各种冷、热、电的刺激。每日3次用棉絮丝、毛线等刺激触觉;用热水、冷水刺激温度觉;用大头针刺激痛觉;重视患侧刺激,让病人注视患肢并认真体会其位置、方向及运动感觉;让病人闭目寻找停滞在不同位置的患肢的不同部位,多次重复直至找准,可促进病人本体感觉的恢复。上肢运动感觉功能的训练可使用木钉盘。

木　钉　盘

木钉盘是训练病人上肢协调功能的木板,上面有孔洞,可插入木钉。偏瘫、脑瘫、四肢瘫等手功能障碍者,手持木钉,把木钉插入木盘的孔中,可以练习手细微动作的协调性和手眼之间的协调。木钉两端利用记号加以区分,可以进行木钉的翻转插入练习,训练手翻转动作的协调性。协调性好,就可以使用较细的木钉,并且可以训练以较快的速度进行插入动作。

3. 心理调适　关心、体贴病人,主动协助日常生活活动;多与病人沟通,取得病人信任,使其正确面对疾病,积极配合治疗和训练。耐心听取病人对感觉异常的叙述,进行必要的解释,消除病人焦虑、烦躁的情绪。

4. 病情观察　观察病人的精神状况、合作程度等,以判断感知改变及其程度的真实性。观察记录感觉障碍的分布范围,注意意识、瞳孔、呼吸、血压等变化,观察病人躯体活动能力及皮肤受压情况,预防压疮等并发症的发生。

（二）有受伤的危险

浅感觉障碍的病人使用的衣服、床褥宜轻软、平整，床上不可有锐器，避免身体被刺伤；热敷、保暖、擦身、沐浴时，注意温度调节，防止烫伤；冷敷时注意防止冻伤。深感觉障碍的病人尽量不要在黑暗处行走，活动过程中要注意保护，使用扶手，预防跌倒而受伤。

意识障碍

意识是指机体对自身和周围环境的感知和理解能力。意识的内容为高级神经活动，包括定向力、感知力、注意力、记忆力、思维、情感和行为等。意识障碍（disturbance of consciousness）是指人对外界环境刺激反应减弱、缺乏反应或反应异常的一种精神状态。任何病因引起的大脑皮质、皮质下结构、脑干网状上行激活系统等部位的损害或功能抑制，均可出现意识障碍。临床上可通过病人的言语反应、对刺激的疼痛反应、瞳孔对光反射、吞咽反射、角膜反射等来判断意识障碍的程度。

【护理评估】

（一）健康史

意识障碍的病因可分为颅脑病变和全身性疾病两大类。颅脑病变主要包括颅内感染（脑炎、脑膜炎等）、急性脑血管病、颅内占位、颅脑外伤、癫痫等；全身性疾病主要见于严重感染（败血症、中毒性肺炎等）、心血管疾病（高血压脑病、阿-斯综合征等）、内分泌及代谢疾病（肝性脑病、糖尿病酮症酸中毒、尿毒症等）、急性中毒等。

（二）临床表现

1. 以觉醒度改变为主的意识障碍 包括嗜睡、昏睡、昏迷，昏迷又分为浅昏迷、中度昏迷和深昏迷。

（1）嗜睡：是最轻的意识障碍。病人睡眠时间过度延长，能被唤醒，醒后可进行正确的交谈或执行指令，刺激停止后又继续入睡。

（2）昏睡：病人处深度睡眠状态，需经高声呼唤或者较强烈的刺激方可唤醒，答话含糊或答非所问，停止刺激后又很快入睡。

（3）昏迷：是最重的意识障碍。病人意识完全丧失，各种强刺激不能使其觉醒，无有目的的自主活动，不能自发睁眼。按严重程度可分为三级：①浅昏迷：对周围事物及声、光、等刺激全无反应，对强烈的刺激如疼痛可有回避动作及痛苦表情，但不能觉醒。吞咽反射、角膜反射和瞳孔对光反射仍然存在。生命征无明显改变。②中度昏迷：对外界正常刺激无反应，对强烈刺激的防御反射、角膜反射和瞳孔对光反射减弱，大小便潴留或失禁。生命征已有改变。③深昏迷：对外界任何刺激均无反应，全身肌肉松弛。眼球固定，瞳孔散大，各种发射消失，大小便多失禁。生命征有明显改变，如呼吸不规则、血压下降。

2. 以意识内容改变为主的意识障碍 包括意识模糊和谵妄状态。

（1）意识模糊：病人意识的清晰度减低，对时间、地点、人物的定向力发生障碍，对声、光、疼痛等刺激仍能保持基本的反应和简单的精神活动。

（2）谵妄：是以兴奋为主的意识模糊，表现为知觉障碍、兴奋躁动、语言紊乱等，常伴有错觉和幻觉。见于高热期、药物中毒等。

3. 特殊类型的意识障碍 常见有去皮质综合征、无动性缄默症、植物状态等。

（1）去皮质综合征：由于缺氧、脑卒中、脑外伤等引起大脑皮质广泛损害导致皮质功能丧失，而皮质下结构的功能仍然存在。病人表现双眼凝视或无意识地睁闭眼，眼球能活动，无任何自发言语，呼之不应，貌似清醒，实无意识。大小便失禁，腺体分泌亢进。四肢腱反射亢进，病理反射阳性。病人表现特殊的身体姿势，双前臂屈曲和内收，腕及手指屈曲，双下肢伸直，足跖屈。

(2)无动性缄默症：又称睁眼昏迷，较少见。损害部位在脑干上部和丘脑的网状激活系统，而大脑半球及其传导通路无损害。病人可以注视检查者和周围的人，貌似觉醒，但缄默不语，不能活动。四肢肌张力低，腱反射消失，肌肉松弛，无病理征，大小便失禁。存在睡眠-觉醒周期，但任何刺激也不能使其真正清醒。

(3)植物状态：是指大脑半球严重受损，而脑干功能相对保留的一种状态。病人对自身和外界的认知功能全部丧失，呼之不应，不能与外界交流，可有无意义哭笑，自发或反射性睁眼，存在吸吮、咀嚼和吞咽等原始发射，有觉醒-睡眠周期，大小便失禁。持续植物状态是指颅脑外伤后植物状态持续 12 个月以上，或其他原因持续 3 个月以上。

(三) 心理-社会状况

发生意识障碍，病人可出现恐惧和绝望，并给家属带来不安、惧怕等心理负担。

【常见护理诊断/问题】

急性意识障碍/慢性意识障碍　与脑组织受损、功能障碍有关。

【护理措施】

1. 病情监测　严密监测并记录生命征及意识、瞳孔变化；观察有无恶心、呕吐及呕吐物的性状与量，观察有无消化道出血和脑疝发生，观察有无呼吸道及泌尿道感染的表现。

2. 保持呼吸道通畅　①平卧时头偏向一侧，取下活动性义齿。②及时清除口鼻分泌物和吸痰；肩下垫高，使颈部伸展，防止舌根后坠阻塞呼吸道。③备好吸痰器，以便及时吸痰，必要时做好气管切开和使用呼吸机的准备工作，防止痰液淤滞呼吸道。

3. 合理饮食　意识障碍的病人应保证足够的营养，给予高维生素、高蛋白、高热量饮食，补充足够的水分，防止便秘。鼻饲流质者应定时喂食，保证足够的营养供给；喂食前后抬高床头防止食物反流。

4. 生活协助　了解病人的排便次数、排便性状及排便难易程度，对大小便失禁病人，保持会阴部的干燥与清洁。谵妄躁动者加床栏，防止坠床和自伤、伤人；有幻觉的病人，要防止走失和伤人毁物；昏迷病人慎用热水袋，防止烫伤。

5. 心理疏导　护士要关心、体贴病人，多与病人家属沟通，解释病人病情进展情况，解除家属焦虑、紧张的情绪。

6. 意识恢复训练　根据不同的意识障碍程度，进行相应的意识恢复训练。如意识模糊的病人，纠正其概念错误、定向错误、辨色错误、计算错误，提供所熟悉的物品(如照片等)，帮助病人恢复记忆力。对嗜睡病人避免各种精神刺激，协助指导病人完成各种细小的日常生活小事。

言语障碍

言语障碍(language disorders)可分为失语症和构音障碍。失语症指由于脑损害所致的语言交流能力障碍。构音障碍指由于神经肌肉的器质性病变造成发音器官的肌无力及运动不协调所致语言障碍。

【护理评估】

(一) 健康史

了解病人语言障碍的类型、程度;了解病人是否意识清楚、检查配合,有无定向力、注意力、记忆力和计算力等智能障碍。

(二) 临床表现

1. 失语症 失语症是由于大脑皮质与语言功能有关的区域受损害所致,失语症分为以下几种类型。

(1)**Broca失语**:又称运动性失语或表达性失语,**口语表达障碍为其突出的临床特点**。病人不能说话,或者只能讲一、二个简单的字,且不流畅,常用错词;对别人的语言能理解,对书写的词语、句子也能理解,但读出来有困难,也不能流利地诵诗、唱歌。

(2)**Wernicke失语**:又称感觉性失语或听觉性失语,**口语理解严重障碍为其突出特点**。病人发音清晰,语言流畅,但内容不正常;无听力障碍,却不能理解别人和自己所说的话,严重时说出的话,别人完全听不懂。

(3)**传导性失语**:**复述障碍为其最大特点**。病人口语清晰,且听理解正常,但不能复述出在自发谈话时较易说出的词、句子或以错语复述,多为语音错语,自发谈话常因找词困难并有较多的语音错语出现犹豫、中断。

(4)**命名性失语**:又称遗忘性失语。**病人常常“忘记”物体名称**,但可说该物件的用途及如何使用,当别人提示物件的名称时,他能辨别是否正确。

(5)**失写**:失写系书写不能。病人无手部肌肉瘫痪,但不能书写或者写出的句子常有遗漏错误,却仍保存抄写能力。

(6)**失读**:病人尽管无失明,但由于对视觉性符号丧失认识能力,故不识文字、词句、图画。

(7)**完全性失语**:又称混合性失语,其特点为**所有语言功能均有明显障碍**。口语表达障碍明显;听理解、复述、命名、阅读和书写均严重障碍,预后差。常伴有偏瘫、偏身感觉障碍。

2. 构音障碍 与发音清楚而用词不正确的失语不同,是一种纯口语语音障碍。病人具有语言交流必备的语言形成及接受能力,听理解、阅读和书写正常,只是由于发音器官神经肌肉病变导致运动不能或不协调,使语言形成障碍,表现为发音困难、语音不清、单调及语速异常等。

(三) 心理-社会状况

病人的文化水平、精神状态、合作程度等可影响对言语功能的判断。言语障碍,沟通困难的病人可感到孤独、烦躁甚至悲观失望。家属与病人沟通困难,易忽略病人,或对病人康复丧失信心。

【常见护理诊断/问题】

语言沟通障碍 与失语、构音困难有关。

【护理措施】

1. 指导有效沟通 鼓励病人大声说话并可以采取任何辅助方式表达自己的需要,可借助卡片、笔、本、图片、表情或手势等提供简单而有效的双向沟通方式。

2. 语言康复训练 脑卒中所致失语症的病人,由卒中单元制订个体化的全面语言康复计划,可以在专业语言治疗师指导下,协助病人进行床旁训练。构音障碍的康复以发音训练为主。遵循由易到难的原则。语言康复训练是一个由少到多、由易到难、由简单到复杂的过程，循序渐进地进行训练。切忌复杂、多样化，避免产生疲劳感、注意力不集中、厌烦或失望情绪。

3. 关心、体贴、尊重病人，避免挫伤其自尊心的言行。当病人进行尝试和获得成功时给予肯定和表扬。鼓励家属、朋友多与病人交谈，营造和谐的亲情氛围和轻松、安静的语言交流环境。

三、神经系统疾病常用诊疗技术

（一）神经系统影像学检查

1. 头颅平片　可观察头颅大小、形状，颅骨厚度、密度及结构，颅缝有无裂开，蝶鞍、颅底等重要部位有无扩大、变形及破坏，有无颅内钙化斑等。

2. 脊椎平片　可观察脊柱的弯曲度，椎体有无发育异常，骨质破坏、骨折、蜕化、变形或骨质增生，椎间孔有无扩大，椎间隙有无变窄等。

3. 数字减影血管造影（DSA）　是通过导管或穿刺针将含碘显影剂注入选定的动脉或静脉，把需要检查部位的影像数据分别输入电子计算机的两个存储器中，转换成为只显影血管影像的实时动态的血管图像。根据造影剂注入动脉或静脉的途径不同，可分为静脉 DSA 和动脉 DSA，目前以动脉 DSA 常用。该技术尤其在脑血管疾病的诊断和治疗方面具有重要的实用价值。

4. 电子计算机断层扫描（CT）　CT 是以电子计算机数字成像技术与 X 线断层扫描技术相结合的新型医学影像技术。电子计算机计算处理，可在图像上显示不同平面脑室、脑池和脑实质的形态与位置。目前主要用于颅内肿瘤、脑血管病、脑积水、脑萎缩、脊柱和脊髓病变的诊断。

5. 磁共振显像（MRI）　MRI 是 20 世纪 80 年代初用于临床的一种新的生物磁学核自旋成像技术。MRI 较 CT 能显示人体任意断面的解剖结构，图像清晰度高，对人体无放射性损害。MRI 不出现颅骨伪影，对大脑皮质和髓质可以产生明显对比度，故能清楚显示 CT 不易检出的脑干和后颅窝病变。常用于诊断脑出血和脑梗死、脑肿瘤、颅内动静脉瘤和血管畸形、脑白质病变和脱髓鞘病、颅内感染、神经系统变性疾病，椎管和脊髓病变及神经系统发育异常疾病。

（二）血管超声检查

1. 经颅超声血流图检查　经颅多普勒（TCD）是利用颅骨薄弱部位为检查窗，应用超声波的多普勒效应来检测颅内脑底主要动脉的血流动力学的一项无创性的脑血管疾病检查方法，1982 年挪威 Run Aaslid 教授率先研制创立，国内于 1988 年陆续引进我国。TCD 无创、快速、简便，可早期发现颅脑血管病变的存在，动态观测脑血管病变产生的血流动力学变化，近 20 年来在临床得到了广泛的应用。TCD 检查的适应证：颅内外段脑动脉狭窄或闭塞、脑血管畸形、脑动脉瘤、脑血管痉挛、脑动脉血流微栓子检测、颅内压增高、脑死亡等。

2. 颈动脉超声　颈部血管超声是广泛应用于临床的一项无创性检测方法，可客观检测和评价颈部动脉结构、功能状态或血流动力学的改变、动脉硬化斑块形态等，对颈部血管病变尤其对缺血性脑血管病诊断有重要意义。

（三）神经电生理检查

1. 脑电图（EEG）　是通过脑电图描记仪将脑自身微弱的生物电放大记录成为一种曲线图，以帮助诊断疾病的一种现代辅助检查方法，是无创性检查。脑电图主要用于癫痫的诊断、分类和病灶的定位;对区别脑部器质性或功能性病变、弥漫性或局限性损害及脑炎、中毒性和代谢性等各种原因引起的脑病的诊断均有辅助诊断价值。

2. 脑磁图(MEG) 是对脑组织自发的神经磁场的记录。MEG的工作原理是使用超导量子干涉装置的多通道传感探测系统,探测神经元兴奋后突触后电位产生的电流形成的生物电磁场。与EEG比较,其具有良好的空间分辨能力,可检测出直径小于3.0mm的癫痫灶,定位误差小,灵敏度高,而且可与MRI和CT等解剖学影像信息结合进行脑功能区定位和癫痫放电的病灶定位,有助于难治性癫痫的外科治疗。

3. 肌电图和神经传导速度 肌电图(EMG)和神经传导速度(NCV)是神经系统重要的辅助检查,两者通常联合应用,其适应证是脊髓前角细胞及以下病变,主要用于周围神经、神经肌肉接头和肌肉病变的诊断。

(四)放射性核素检查

某些神经疾病可能仅表现为脑功能的变化,而脑的结构和形态变化不明显或者无变化,因此临床上需要应用显示脑功能的显像方法。核医学显像即放射性核素显像,是一类能反映功能和代谢的显像方法。

1. 单光子发射计算机断层(SPECT) SPECT原理是将含有放射性元素的药物注入血液循环,通过血脑屏障进入脑组织,药物聚集在血流丰富的脑组织中发射单光子,利用断层扫描和影像重建,从而可以获得脑各部位血流量的断层图像。主要不足之处是组织解剖结构显示欠清晰。临床上对某些疾病的诊断具有一定的优越性,如短暂性脑缺血发作、癫痫、帕金森、痴呆等。

2. 正电子发射断层扫描(PET) PET的原理是将发射正电子的放射性核素如^{18}F标记的氟代脱氧葡萄糖(^{18}F-FDG)引入体内,通过血液循环达到脑的部位而被摄取。利用PET系统探测这些正电子核素发出的信号,利用计算机进行断层图像重建。是显示脑代谢和功能的图像,如局部葡萄糖代谢,氨基酸代谢、氧代谢和脑血流,还可显示神经受体的位置、密度及分布。PET弥补了单纯解剖形态成像的不足,能反映局部脑功能的变化,在疾病还未引起脑的结构改变时就能发现脑局部的代谢异常,临床上有很重要的用途。用于脑部肿瘤的早期诊断,治疗后的复发和残存的鉴别诊断,老年性痴呆的早期诊断和鉴别诊断,癫痫的定位诊断以及帕金森病的病情评价。

(五)腰椎穿刺术

腰椎穿刺术是通过穿刺第3～4或第4～5腰椎间隙进入蛛网膜下腔放出脑脊液的技术,以了解脑脊液的成分和压力的变化,主要用于神经系统疾病的诊断和鉴别诊断。

(六)脑室穿刺和持续引流术

脑室穿刺术是对某些颅内压增高病人进行急救和诊断的措施之一。通过穿刺放出脑脊液以迅速降低颅内压;同时有效地减轻肿瘤液、炎性液、血性液对脑膜的刺激,缓解症状。

(七)脑血管介入性治疗

脑血管介入性治疗是指在X线引导下,经血管途径借助导引器械(针、导管、导丝)递送特殊材料进入中枢神经系统的血管病变部位,治疗各种颅内动脉瘤、颅内动-静脉畸形、颈动脉狭窄、颈动脉海绵窦瘘及其他脑血管病。治疗技术分为血管成形术(对狭窄的血管行球囊扩张、支架置入)、血管栓塞术、血管内药物灌注术等。相对常规的开颅手术,脑血管介入性治疗具有创伤小、恢复快、疗效好的特点。

脑血管介入性治疗的方法及适应证主要包括:①血管内栓塞治疗:将微导管超选择插入

靶灶内，放置相应的栓塞材料，将动脉瘤或畸形血管团栓塞。适用于颅内动脉瘤、脑动静脉畸形。②血管内支架置入术：在局麻或全麻下，选择合适的指引导管放置在靶动脉，将相应的指引导丝通过狭窄部位，沿指引导丝将适当的支架放置在狭窄部位，透视定位下位置满意后释放支架；再次造影评价治疗效果。适用于动脉粥样硬化性脑血管病所致血管狭窄。③溶栓治疗：脑血栓形成急性期的动脉溶栓是将溶栓药物注入闭塞血管的血栓形成处溶解血栓，使血管再通。

思考题

病人，女，55岁。3天前无诱因出现发热、头昏，体温未测，未做处理，次日感上述症状加重，呕吐胃内容物1次，到当地卫生院输液治疗，无明显好转。今晨被家人发现卧床不起，呼之不应，伴四肢抽搐、口吐白沫、大汗淋漓及小便失禁。为进一步诊治来院就诊。在病史询问过程中病人家属非常紧张，担心病人的预后。入院体检：T 37.0℃，P 75次/分，R 15次/分，BP 166/65mmHg。昏迷状态，巩膜轻度黄染，心肺腹未见明显异常。神经系统：中度昏迷，双瞳孔等大等圆，对光反射稍迟钝，四肢肌力检查无法配合，痛刺激均有轻微屈曲反应，四肢肌张力低，右侧膝腱反射(+++)，右 Babinski 征(+)，右 Chaddock(+)，双侧 Kernig 征(-)。

1. 病人目前的护理问题有哪些？

2. 请给该病人制订具体的护理措施。

第二节　周围神经疾病病人的护理

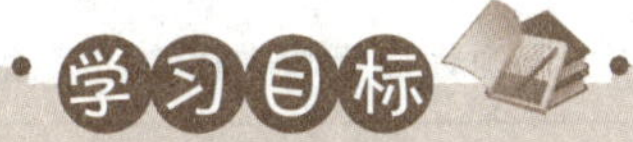

学习目标

1. 了解面神经炎、三叉神经痛、多发性神经病及炎症性脱髓鞘性多发性神经病的概念及发病机制。

2. 熟悉面神经炎、三叉神经痛、多发性神经病及炎症性脱髓鞘性多发性神经病的诱发因素、发病机制、实验室及其他检查。

3. 掌握面神经炎、三叉神经痛、多发性神经病及炎症性脱髓鞘性多发性神经病的临床表现、护理措施及保健指导。

4. 掌握多发性神经病及炎症性脱髓鞘性多发性神经病的异同及护理措施的异同。

5. 具有关心、爱护、尊重病人的职业素质及团队协作精神。

周围神经系统由除嗅神经与视神经以外的10对脑神经和31对脊神经及周围自主神经系统所组成，嗅神经与视神经是中枢神经系统的特殊延伸。周围神经疾病是指原发于周围神经系统结构或功能损害的疾病。周围神经疾病的原因很多，包括炎症、压迫、外伤、代谢、遗传、变性、免疫、中毒、肿瘤等。周围神经再生能力强，何种原因引起的周围神经损害，只要保持神经元完好，均有可能经再生而修复，但再生的速度缓慢。

周围神经多为混合神经，周围神经疾病的症状学特点为感觉障碍、运动障碍、自主神经障碍、腱反射减弱或消失等。

一、面神经炎病人的护理

面神经炎(facial neuritis),又称为特发性面神经麻痹(idiopathic facial palsy),或称贝尔麻痹(Bell palsy),是由茎乳孔内面神经非特异性炎症所致的周围性面瘫。本病任何年龄、任何季节均可发病,以 20～40 岁最为多见,男性比女性略多。绝大多数为一侧性,双侧者甚少。

【护理评估】

(一)健康史

面神经炎确切的病因未明。受凉、感染、中耳炎、茎乳孔周围水肿及面神经在面神经管出口处受压、缺血、水肿等均可引起局部神经水肿,严重者并发髓鞘脱失、轴突变性。多数人认为,本病属一种自身免疫性疾病。部分病人可由带状疱疹病毒引起膝状神经节炎。评估时详细询问有无受凉、感染及外伤史。

(二)临床表现

1. 症状 通常急性起病,常于数小时或 1～3 天内症状达高峰,表现为口角歪斜、流涎、讲话漏风,吹口哨或发笑时尤为明显;进食时食物常滞留于患侧齿颊之间。病后 1～2 周内开始恢复,约 80%的病人在 1～2 个月内基本恢复正常。病初可有麻痹侧耳后或下颌角后疼痛。病变在中耳鼓室段者可出现说话时回响过度和患侧舌前 2/3 味觉缺失。

2. 体征 患侧面部表情肌瘫痪,表现为额纹消失、眼裂扩大、鼻唇沟变浅、口角下垂,示齿时口角偏向健侧。患侧不能做皱额、蹙眉、闭目、露齿、鼓腮和吹口哨等动作。闭目时患侧眼球转向上内方,露出白色巩膜,称 Bell 现象。少数病人可有茎乳孔附近及乳突压痛。

中枢性面瘫与周围性面瘫鉴别见表 9-3。

表 9-3 周围性面瘫与中枢性面瘫鉴别

	周围性面瘫	中枢性面瘫
病变部位	面神经核及核以下损害	面神经核以上损害
瘫痪肌肉	病灶同侧全部面肌	病灶对侧下半部面肌
额纹、眼裂	额纹减少、眼裂增大	正常
闭目、皱额	不能完成	正常
口角偏斜	露齿时口角偏向健侧	露齿时口角偏向患侧
常见疾病	面神经炎等	脑血管病、颅内肿瘤等

(三)实验室及其他检查

面神经传导检查对早期(起病后 5～7 天)完全瘫痪者的预后判断是一项有用的检查方法。肌电图检查表现为患侧诱发的肌电动作电位 M 波波幅明显减低,波幅减低越不明显预后越好。检测面神经兴奋阈值和复合肌肉动作电位能估计预后。

(四)心理-社会状况

病人突然出现面部肌肉瘫痪,自身形象改变,害怕遇见熟人,不敢出现在公众场所,容易导致焦虑、急躁情绪。

（五）治疗要点

面神经炎的治疗原则为改善局部血液循环，减轻面神经水肿，缓解神经受压。治疗目的为缓解症状，促使神经功能恢复。治疗措施为祛除诱因，消除水肿，营养神经，综合治疗。

【常见护理诊断/问题】

1. 身体意象紊乱 与面神经麻痹所致口角歪斜等有关。

2. 有皮肤黏膜完整性受损的危险 与病人局部皮肤黏膜的感觉障碍、眼睑不能闭合有关。

3. 知识缺乏：缺乏本病预防保健知识。

【护理措施】

（一）身体意象紊乱

1. 心理疏导 病人突然出现面部肌肉瘫痪，自身形象改变，容易导致焦虑、急躁情绪。护士在与病人谈话时应语言柔和，态度和蔼，避免任何伤害病人自尊的言行；同时应观察病人有无心理异常的表现，鼓励病人表达对面部形象改变后的心理感受和对疾病预后担心的真实想法；告诉病人及家属本病大多预后良好，并介绍治愈病例，指导克服焦躁情绪和害羞心理，正确对待疾病，积极配合治疗；鼓励家属关心病人，多给病人心理支持。

2. 生活指导 急性期注意休息，防风、防寒，预防诱发。外出时可戴口罩，系围巾，或使用其他改善自身形象的恰当修饰。

3. 遵医嘱应用药物 急性期应尽早使用糖皮质激素，具有免疫抑制作用，可缓解炎症反应，有效减轻面神经水肿。常用泼尼松 30mg 口服，每天 1 次，或地塞米松静脉滴注 10mg/d，1 周后渐停用。应用激素时应严格遵守医嘱口服，不可擅自加量及减量，注意观察有无不良反应如水肿、低血钾、糖尿病、消化道溃疡等。病人还需用大剂量维生素 B_1、B_{12} 肌肉注射。若为带状疱疹引起者，可口服阿昔洛韦 7～10 天。

4. 功能训练 只要患侧面部能活动，就应开始面肌的主动与被动运动训练。功能训练包括对着镜子做皱眉、举额、闭眼、露齿、鼓腮和吹口哨等动作，每天数次，每次 5～15 分钟，并辅以面肌按摩。

（二）有皮肤黏膜完整性受损的危险

1. 保持口腔的清洁，避免口腔黏膜受损 进食清淡饮食，避免粗糙、干硬、辛辣食物，有味觉障碍的病人应注意食物的冷热度，以防烫伤口腔黏膜；指导病人饭后及时漱口，清除口腔患侧滞留食物，保持口腔清洁，预防口腔感染。

2. 保护角膜 眼睑不能闭合或闭合不全者应戴眼罩或深色眼镜遮挡，白天应用眼药水滴眼，夜间应用眼药膏涂布眼球，防止角膜炎症、溃疡。

（三）健康教育

1. 疾病知识指导 向病人及家属介绍面神经炎的相关知识及预后，绝大多数病人在 1～2 个月内基本恢复正常，使病人及家属对疾病有正确认识，消除诱因和不利于康复的因素。

2. 预防保健指导 鼓励病人保持心情愉快，防止受凉、感染而诱发或加重；指导病人急性期多休息，外出时适当遮挡或修饰。

3. 功能锻炼指导 指导病人掌握面肌功能训练的方法，坚持每天数次面部按摩和运动。

二、三叉神经痛病人的护理

三叉神经痛(trigeminal neuralgia)是一种原因未明的三叉神经分布区内闪电样反复发作的剧痛，又称原发性三叉神经痛。约70%～80%的病例发生在40岁以上，女性稍多于男性。

【护理评估】

(一) 健康史

三叉神经痛病因尚未完全明了，可能为三叉神经脱髓鞘产生异位冲动或假突触传递所致。继发性三叉神经痛多为脑桥小脑角占位病变、多发性硬化等所致。评估时详细询问有无原发疾病及感染、受凉等诱因。

(二) 临床表现

1. 症状

(1)疼痛的部位及性质：以面部三叉神经分布区内突发的剧痛为特点，似**电击、刀割、撕裂样剧痛**，口角、鼻翼、颊部和舌等处最敏感，轻触、轻叩即可诱发，故有“触发点”或“扳机点”之称。严重者洗脸、刷牙、咀嚼、谈话都可诱发。发作时病人常常双手紧握拳或握物或用力按压痛部，或用手擦痛部，以减轻疼痛。因此，病人多出现面部皮肤粗糙、色素沉着、眉毛脱落等现象。

(2)发作特点：疼痛开始时多呈周期性，发作次数较少，间歇期长，每次发作从数秒至2分钟不等，其发作来去突然，间歇期完全正常。随着病程进展使发作逐渐频繁，间歇期缩短，甚至整日疼痛不止。疼痛可固定累及三叉神经的某一分支，尤以第二、三支多见，也可同时累及两支，同时三支受累者少见。本病可缓解，但极少自愈。

2. 体征 原发性三叉神经痛者神经系统检查无明显阳性体征。

(三) 实验室及其他检查

周围血象、脑脊液检查等无明显改变。必要时进行脑桥臂或颅底摄片、鼻咽部活检等，以协助诊断。

(四) 心理-社会状况

由于每次发作疼痛剧烈，多数病人因害怕发作而紧张不安，甚至不敢洗脸、刷牙、剃须、进食等；也有表现为精神抑郁，情绪低落。

(五) 治疗要点

治疗原则是抑制周围神经元放电，迅速有效止痛。治疗目的是缓解疼痛，防止复发。具体措施有药物治疗、经半月神经节射频电凝治疗、封闭治疗及手术治疗。

γ刀治疗三叉神经痛

γ刀治疗三叉神经痛的临床实验从20世纪90年代开始，目前认为是一种无创、疗效好、复发率低、并发症少且症状轻，相对更安全的新方法。临床研究证实γ刀治疗三叉神经痛可以保留三叉神经的感觉和运动功能，适用于药物和其他方法治疗无效、手术失败和复发及身体状况无法耐受开颅手术。比较而言，γ刀治疗三叉神经痛效果更佳，甚至有人推荐一经诊断就可以使用γ刀治疗。

【常见护理诊断/问题】

1. 急性疼痛：面颊、上下颌及舌疼痛　与三叉神经受损、反复发作性放电有关。

2. 焦虑　与疼痛反复、频繁发作有关。

3. 知识缺乏：缺乏本病预防保健知识。

【护理措施】

（一）急性疼痛

1. 避免诱因　指导病人洗脸、刷牙宜轻柔，避免发作诱因；保持心情愉快，生活规律、合理休息、适度娱乐；选择清淡、无刺激的软食，严重者可进食流质；帮助病人尽可能减少刺激因素，如保持周围环境安静、室内光线柔和，避免因周围环境刺激而产生焦虑情绪，以致诱发或加重疼痛。

2. 缓解疼痛　观察病人疼痛的部位、性质，了解疼痛的原因与诱因；与病人讨论减轻疼痛的方法与技巧，鼓励病人运用指导式想象、听轻音乐、阅读报纸杂志等分散注意力，以达到精神放松，缓解疼痛。

3. 遵医嘱应用药物　指导病人遵医嘱正确服用止痛药，并告知药物可能出现的不良反应。**本病的首选药物为卡马西平（酰胺咪嗪）**，治疗浓度时能阻滞 Na^+ 通道，抑制周围神经元放电。开始时每次 100mg，每天 2 次，以后每天增加 100mg，直到疼痛停止（最大量不超过每天 1000mg），然后再逐渐减少，确定最低有效量作为维持剂量服用。告知病人不要随意更换药物或自行停药，每 1～2 个月检查 1 次肝功能和血常规，若出现眩晕、嗜睡、行走不稳、肝功能损害、白细胞减少等不良反应需停药，及时就诊。孕妇忌用。其次可选用苯妥英钠、氯硝西泮、氯丙嗪、氟哌啶醇。

4. 遵医嘱配合其他治疗　告知病人服药无效者可行神经阻滞疗法（用无水酒精、甘油封闭三叉神经分支或半月神经节），或经皮半月神经节射频电凝治疗达到止痛作用，但注射区面部可出现感觉消失或感觉异常；也可行手术治疗，止痛效果良好，但可出现并发症如听力减退或丧失、面部感觉减退等。

（二）焦虑

本病可为周期性发作，病程长，应帮助病人及家属掌握本病相关知识与自我护理方法，以减少发作频率，减轻病人痛苦；指导病人建立良好生活规律，保持情绪稳定和愉快心情，培养多种兴趣爱好，适当分散注意力。

（三）健康教育

1. 疾病知识指导　本病为周期性发作，病程长，且发作间期随病程延长而缩短，应帮助病人及家属掌握本病相关知识及自我护理方法，以减少发作频率，减轻病人痛苦。

2. 避免诱因　指导病人建立良好的生活规律，保持情绪稳定和心情愉快，培养多种兴趣爱好，适当分散注意力；保持正常作息和睡眠；洗脸、刷牙动作宜轻柔，食物宜软，忌生、硬食物。

3. 用药与就诊指导　遵医嘱合理用药，服用卡马西平者每 1～2 个月检查 1 次肝功能和血常规；出现眩晕、行走不稳或皮疹时及时就医。

三、多发性神经病病人的护理

多发性神经病（polyneuropathy）又称末梢神经病、周围神经炎，**主要表现为四肢对称性末梢型感觉障碍、下运动神经元瘫痪和自主神经障碍的临床综合征**。本病可发生于任何年龄。

【护理评估】

(一) 健康史

本病可由多种原因引起，常见病因有：

(1)中毒：如异烟肼、呋喃类药物，有机磷农药，重金属(铅、砷、汞等)。

(2)营养缺乏或代谢障碍：B族维生素缺乏、慢性乙醇中毒、妊娠、慢性胃肠道疾病或手术后等；代谢障碍性疾病如糖尿病、尿毒症、血卟啉病、黏液性水肿、淀粉样变、恶病质等。

(3)自身免疫性：可见于急性炎症性脱髓鞘性神经病、急性过敏性神经病、结缔组织病以及白喉性、麻风性多发性神经病等。

(4)遗传性：遗传性运动感觉性神经病、遗传性共济失调性多发性神经病及遗传性自主神经障碍。

(5)其他：如恶性肿瘤等。

无论是周围神经的轴索变性、神经元病或节段性脱髓鞘，只要累及全身，特别是四肢的周围神经，都表现为多发性神经病。评估时询问有无上述引发多发性神经病的病因。

(二) 临床表现

1. 感觉障碍　受累肢体远端感觉异常，如针刺感、蚁行感、烧灼感、触痛等。与此同时或稍后出现肢体远端对称性浅感觉减退或缺失，呈手套或袜子样分布。

2. 运动障碍　受累肢体远端呈对称性弛缓性瘫痪，远端重于近端。病程长者可有肌萎缩。

3. 自主神经功能障碍　累及自主神经功能者可出现消化功能紊乱、大小便障碍等内脏功能失调症状，血压、脉搏波动幅度大，肢体末端皮肤对称性菲薄、光亮或脱屑、变冷、苍白或青紫、汗多或干燥、指甲粗糙，甚至溃烂。

(三) 实验室及其他检查

脑脊液一般正常，个别病人可有蛋白含量轻度增高；神经传导速度有不同程度的减低，肌电图为神经元性损害；神经活检可见周围神经节段性髓鞘脱失或轴突变性。

(四) 心理-社会状况

病人可因感觉、运动障碍，受累区域扩展而紧张不安。

(五) 治疗要点

多发性神经病的治疗原则是改善周围神经的营养供给，促进神经功能的修复。治疗目的为缓解症状，阻止或延缓神经功能障碍的发展，降低致残率。治疗措施为治疗原发病，营养神经，进行肢体功能锻炼，促进康复。

【常见护理诊断/问题】

1. 躯体活动障碍　与病变累及周围神经中的运动神经有关。

2. 感知觉紊乱　与周围感觉神经损害有关。

3. 知识缺乏：缺乏本病预防保健知识。

【护理措施】

(一) 躯体活动障碍

1. 合理饮食　给予高热量、高维生素、清淡易消化的饮食，多吃新鲜水果、蔬菜，补充足够的B族维生素；营养均衡。

2. 生活指导　协助病人基本生活需求，如洗漱、进食、沐浴和穿脱衣服等。病人需在床上大、小便时为其提供方便的条件、隐蔽的环境和充足的时间；指导病人学会和配合使用便器，便盆置入与取出要动作轻柔，以免损伤皮肤。

3. 预防便秘　鼓励病人摄取充足的水分和均衡的饮食，养成定时排便的习惯；便秘者可适当运动和按摩下腹部，促进肠蠕动，预防肠胀气，保持大便通畅。

4. 体位及体位变换　病人肢体置于功能位，定时翻身。

5. 避免对神经损害的因素　对长期酗酒、吸烟者要规劝其戒酒、戒烟。

6. 遵医嘱用药　遵医嘱针对疾病的病因治疗或对症治疗。

7. 病情观察　观察治疗后病人肢体瘫痪是否加重或减轻。

(二) 感知觉紊乱

1. 生活指导　衣服、床褥宜轻软、平整，床上不可有锐器，避免身体被刺伤；肢体保暖需用热水袋时，水温不宜超过50℃，且每30分钟查看和更换部位，防止烫伤；预防压疮形成；对感觉过敏的病人尽量避免不必要的刺激。

2. 知觉功能训练　可进行肢体的拍打、按摩、理疗、针灸、被动运动和各种冷、热、电的刺激。

3. 病情观察　观察病人的精神状况、合作程度等，以判断感知改变及其程度的真实性。检查并记录意识状态、体力情况、皮肤黏膜、肢体活动等，以评估病人的预后。

(三) 健康教育

1. 疾病知识指导　告知病人及家属疾病相关知识与自我护理方法。

2. 饮食指导　多吃富含B族维生素的食物，如绿叶蔬菜、新鲜水果、大豆、谷类、蛋、瘦肉、肝等，戒烟酒，保证营养均衡。

3. 自我照顾　坚持适当运动和肢体功能锻炼；注意防止跌倒、坠床和烫伤；每晚睡前用温水泡脚，以促进血液循环和感觉恢复，增进睡眠。

4. 就诊指导　定期门诊复查，当感觉和运动障碍症状加重或出现外伤、感染、尿潴留或尿失禁时立即就诊。

四、急性炎症性脱髓鞘性多发性神经病病人的护理

急性炎症性脱髓鞘性多发性神经病(acute inflammatory demyelinating polyneuropathy, AIDP)，又称吉兰-巴雷综合征(Guillain-Barre syndrome, GBS)，为免疫介导的周围神经疾病。主要损害多数脊神经根和周围神经，也常累及脑神经，病理改变是周围神经组织中小血管周围淋巴细胞浸润与巨噬细胞浸润以及神经纤维的节段性脱髓鞘，严重病例可出现继发轴突变性。其临床特点为急性、对称性、弛缓性肢体瘫痪及脑脊液蛋白-细胞分离现象，病情严重者出现呼吸肌麻痹而危及生命。本病年发病率约为(0.6～1.9)/10万，各年龄组均可发病，男女发病率相似，全年都可发病。多数病人起病前1～3周有呼吸道或胃肠道感染的症状，少数有疫苗接种史。

【护理评估】

(一) 健康史

本病病因尚未充分阐明。目前认为本病是一种迟发性**自身免疫性疾病**，由于病原体(病毒、细菌)的某些组分与周围神经髓鞘的某些组分相似，机体免疫系统发生了错误识别，产生自身免疫性T细胞和自身抗体，并针对周围组分发生免疫应答，引起周围神经髓鞘脱失。病人多为健康的儿童、青少年，评估时注意询问病人发病前1～4周有无呼吸道、胃肠道感染史或疫苗接种史；有无咽痛、咳嗽、发热、腹痛等症状；了解既往健康状况。

(二) 临床表现

1. 运动障碍 多为急性或亚急性起病，**首发症状常为四肢远端对称性无力**，呈弛缓性瘫痪，很快加重并向近端发展，或自近端开始向远端发展，多于数日至2周达到高峰，发病4周时肌力开始恢复。严重病例可累及肋间肌和膈肌导致呼吸麻痹，引起呼吸困难。呼吸肌麻痹是造成本病病人死亡的最主要原因。

2. 感觉障碍 感觉障碍一般较轻，表现为肢体远端感觉异常和**手套、袜套样感觉减退**，也可无感觉障碍。某些病人可有肌肉疼痛和腓肠肌压痛。

3. 脑神经损害 以**双侧周围性面瘫**多见；偶可见舌咽和迷走神经麻痹。

4. 自主神经功能紊乱 自主神经症状有多汗、皮肤潮红、手足肿胀及营养障碍等。严重病例可有直立性低血压、心动过速。括约肌功能多无影响。

(三) 实验室及其他检查

1. 脑脊液检查 典型的脑脊液改变为细胞数正常而蛋白质明显增高，称为**蛋白-细胞分离现象**，此现象为本病的特征，通常在发病后第3周最明显。

2. 肌电图检查 神经传导速度减慢，远端潜伏期延长，动作电位波幅正常或下降。

(四) 心理-社会状况

由于周围神经损害导致病人肢体瘫痪、感觉障碍，日常生活需要他人照顾，且病情凶险、进展迅速，严重者出现呼吸肌麻痹，使病人焦虑不安、悲观失望，甚至绝望。家人可因对疾病不了解出现情绪变化，或支持能力有限而忽视病人的心理感受。

(五) 治疗要点

本病的治疗原则为抑制免疫反应，促进神经功能恢复，预防并发症。治疗目的为延缓病情进展，缓解症状，改善生活质量。治疗措施为应用免疫球蛋白，进行血浆置换，营养神经，对症处理。

吉兰-巴雷综合征的免疫治疗

国外的多项临床试验结果均显示单独应用糖皮质激素治疗GBS无明确疗效，糖皮质激素和IVIg联合治疗与单独应用IVIg治疗的效果也无显著差异。因此，国外的GBS指南均不推荐应用糖皮质激素治疗GBS。但在我国，由于经济条件或医疗条件限制，有些病人无法接受IVIg或PE治疗，目前许多医院仍在应用糖皮质激素治疗GBS，尤其在早期或重症病人中使用。对于糖皮质激素治疗GBS的疗效以及对不同类型GBS的疗效还有待于进一步探讨。推荐有条件者尽早应用IVIg或PE治疗。方法：人血免疫球蛋白，400mg/(kg·d)，每天1次，静脉滴注，连续3～5日；或每次血浆交换量为30～50ml/kg，在1～2周内进行3～5次。一般不推荐IVIg和PE联合应用。少数病人在1个疗程的IVIg或PE治疗后，病情仍然无好转或仍在进展，或恢复过程中再次加重者，可以延长治疗时间或增加1个疗程。

【常见护理诊断/问题】

1. 低效性呼吸型态 与呼吸肌麻痹有关。

2. 清理呼吸道无效 与呼吸肌麻痹、咳嗽无力及肺部感染致分泌物增多等有关。

3. 吞咽障碍 与延髓麻痹、咀嚼肌无力及气管切开有关。

4. 躯体活动障碍 与四肢肌肉进行性瘫痪有关。

5. 恐惧　与呼吸困难、濒死感或害怕气管切开等有关。

6. 知识缺乏:缺乏有关急性炎症性脱髓鞘性多发性神经病的预防保健知识。

【护理措施】

(一) 低效性呼吸型态

1. 保持呼吸道通畅　指导半坐卧位,鼓励病人深呼吸和有效咳嗽;协助翻身、拍背,湿化呼吸道,及时清除口、鼻腔和呼吸道分泌物,必要时吸痰。

2. 合理给氧　呼吸肌麻痹者持续低流量给氧。如动脉血氧饱和度下降应加大氧流量。

3. 准备抢救用物　床头常规备吸引器、气管切开包及机械通气设备,以利随时抢救。

4. 病情监测　给予心电监测,动态观察血压、脉搏、呼吸、动脉血氧饱和度;严密观察呼吸困难的程度,询问病人有无胸闷气短、呼吸费力、烦躁、口唇发绀等缺氧症状;监测血气分析的指标变化,当动脉血氧分压低于 70mmHg,应立即报告医生,遵医嘱及早使用人工呼吸机。一般先用气管插管,如 24 小时以上无好转,则行气管切开,外接呼吸机。

(二) 清理呼吸道无效

保持病室内空气新鲜、洁净,注意通风,维持合适的室温(18～20℃)和湿度(50%～60%);每天饮水 1500ml 以上,利于痰液稀释和排出;采用物理疗法(吸入疗法、胸部叩击、机械吸痰等),促进有效排痰。密切观察咳嗽、咳痰情况,详细记录痰液的色、量、质。

(三) 吞咽障碍

指导进食高热量、高蛋白、高维生素且易消化的软食,多食水果、蔬菜,补充足够的水分;吞咽困难的病人,喂食速度要慢,温度适宜,不可催促病人下咽以免呛咳;进食前后做好病人口腔护理;延髓麻痹不能吞咽进食和气管切开、呼吸机辅助呼吸者应及早插胃管鼻饲,给予流质饮食,以保证机体足够的营养摄入,维持水、电解质平衡;留置胃管的病人强调在进食时和进食后 30 分钟应抬高床头,防止食物反流引起误吸、窒息和坠积性肺炎。

(四) 躯体活动障碍

1. 配合治疗　教会病人遵医嘱正确服药,告知药物的作用、不良反应、使用方法及注意事项,如使用糖皮质激素治疗时可能出现应激性溃疡所致消化道出血,应观察有无胃部疼痛和柏油样大便等,留置胃管的病人应定时回抽胃液,注意胃液的颜色、性质;某些镇静安眠类药物可产生呼吸抑制,不能轻易使用,以免掩盖或加重病情。遵医嘱行血浆交换等治疗,并做好相应护理和准备工作。

2. 预防并发症　重症病人因为瘫痪和气管切开,卧床时间较长,机体抵抗力低下,容易发生肺部感染、压疮和营养低下,还可导致深静脉血栓形成、肢体挛缩、肌肉失用性萎缩、便秘、尿潴留等并发症,护士应指导和帮助病人活动肢体,按摩腹部,必要时穿弹力长袜、灌肠及导尿等。

3. 生活照顾、安全指导及康复锻炼　协助病人或家属做好生活自理,减少并发症;指导病人加强日常生活活动训练和肢体功能锻炼,促进康复(参见本章第一节中运动障碍的护理)。

(五) 恐惧

及时了解病人的心理状况,主动关心病人,耐心倾听病人的感受,解释病情,使病人情绪稳定;告知病人本病经过积极治疗和康复锻炼,大多预后好,可以完全或接近完全康复,使病人增强信心；向病人介绍成功的病例，鼓励病人积极配合治疗，争取早日康复。

（六）健康教育

1. 疾病知识指导 指导病人及家属掌握本病的相关知识及自我护理方法，告知病人本病大多预后良好，可以完全康复，帮助分析和消除不利于疾病恢复的个人和家庭应对因素，鼓励病人保持心情愉快和情绪稳定，树立战胜疾病的信心。

2. 预防保健指导 指导病人加强营养，增强体质和机体抵抗力，避免淋雨、受凉、疲劳和创伤，防止复发。告知病人如出现胃部不适、腹痛、柏油样大便、肢体肿胀疼痛、发热以及外伤等情况时立即就诊。

3. 功能锻炼指导 鼓励病人加强肢体功能锻炼和日常生活活动训练，减少并发症，促进康复；指导病人肢体被动和主动运动均应保持关节的最大活动度；锻炼过程中应有家人陪同，防止跌倒受伤；本病恢复时间长，家属应理解和支持病人，督促鼓励病人坚持运动锻炼。

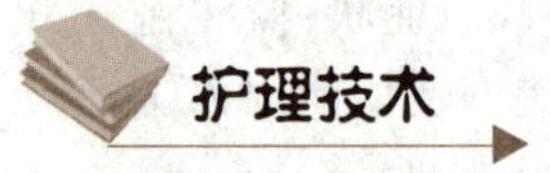

护理技术

腰椎穿刺术的护理

腰椎穿刺术（lumbar puncture）是通过穿刺第3～4腰椎或第4～5腰椎间隙进入蛛网膜下腔放出脑脊液的技术，以了解脑脊液的成分和压力的变化。主要用于中枢神经系统疾病的诊断和鉴别诊断。

【适应证】

1. 诊断性穿刺

(1)脑血管病：以鉴别病变为出血性或缺血性。

(2)中枢神经系统炎症：各种脑膜炎、脑炎。

(3)脑肿瘤。

(4)脊髓病变：可了解脊髓病变的性质，鉴别出血、肿瘤或炎症。

(5)脑脊液循环障碍：可通过穿刺注入示踪剂，再行核医学检查，以确定循环障碍的部位。

2. 治疗性穿刺 鞘内注射药物，如注入抗菌药物，地塞米松和α-糜蛋白等。

【禁忌证】

1. 穿刺部位皮肤和软组织有局灶性感染或有脊柱结核者。

2. 颅内病变伴有明显颅高压或已有脑疝先兆者。

3. 开放性颅脑损伤或有脑脊液漏者。

4. 有出血倾向者及血小板计数$<50\times10^9$/L者。

【术前准备】

1. 用物准备 腰椎穿刺包（内有腰椎穿刺针、2ml及20ml注射器、7号注射针头、洞巾、纱布、试管）、测压器、2%利多卡因注射液、消毒盘、手套、胶布，根据需要可准备培养基。

2. 病人准备 向病人介绍腰椎穿刺术的目的及注意事项，家属签字同意穿刺；病人排空大小便；消除病人紧张心理。

3. 环境准备 安静、清洁、温暖，有屏风遮挡。

【术中配合】

1. 安排病人卧于硬板床或将其身下垫一硬板。

2. 协助医生保持病人摆去枕弯腰侧卧位，背对齐床沿，低头抱膝，腰部尽量后凸，暴露穿刺部位(一般**取第3或第4腰椎间隙作为穿刺部位**,相当于两髂后上棘连线与后正中线的交点)并使椎间隙拉宽。

3. 严格消毒穿刺部位(以穿刺点为中心,呈螺旋式消毒,范围10cm×10cm),术者戴无菌手套,铺巾,以2%利多卡因1～2ml,在穿刺点做皮下至韧带的逐层浸润麻醉。

4. 将腰椎穿刺针(套上针芯)沿腰椎间隙垂直进针(针头斜面向上),推进4～5cm(儿童2～3cm)深度或感到阻力突然降低时,提示针尖已进入蛛网膜下腔,可拔出针芯,让脑脊液自动滴出。

5. 测定颅内压时应接上测压器,正常脑脊液压力为70～180mmH_2O;若需做动力试验(Queckenstedt's test,压颈试验)了解蛛网膜下隙有无阻塞,即在测压后,压迫一侧颈静脉约10分钟。正常时脑脊液压力立即上升,解除压迫后10～20秒钟又降至原来水平,称动力试验阴性,表示蛛网膜下隙通畅;若压迫颈静脉后,不能使脑脊液压力上升,则为动力试验阳性,表示蛛网膜下隙阻塞;若压迫颈静脉后,脑脊液压力缓慢上升,放松压力缓慢下降,也为动力试验阳性,表示蛛网膜下隙不完全阻塞。

6. 询问病人有无不适,观察病人面色、呼吸、脉搏、瞳孔等,发现异常立即通知医生,停止穿刺并做相应处理。若病人感到下肢电击样疼痛,应告之为针尖碰击马尾所致,无需处理。

7. 移去测压器,收集脑脊液3～5ml于无菌试管中送检,若需做细菌培养,试管及瓶塞应在火焰下灭菌。

8. 术毕,当拔出穿刺针后,穿刺点用聚维酮碘(碘伏)消毒后覆盖纱布,胶布固定。整理用物。

【术后护理】

1. 指导病人**去枕平卧4～6小时**,卧床期间不可抬高头部,可适当转动身体。

2. 观察病情　观察病人有无头痛、腰背痛、脑疝及感染等穿刺后并发症。穿刺后头痛多发生在穿刺后1～7天,可能为脑脊液量放出较多或持续脑脊液外漏所致颅内压降低所致。应指导病人多饮水,延长卧床休息时间至24小时,遵医嘱静脉滴注生理盐水等。

3. 保持穿刺部位的纱布干燥,观察穿刺点有无脑脊液渗漏、出血或感染,24小时内不宜淋浴。

思考题

病人,女,35岁。因四肢无力1周,伴吞咽困难、呼吸困难1日入院。病人1周前受凉后感冒,体温38.5℃,继之出现双下肢无力,症状持续存在,以远端为重。在家服用“感冒药”后体温下降。昨日起出现吞咽困难、呼吸困难,门诊以吉兰-巴雷综合征收住。体检:呼吸急促,表情痛苦,两鬓被泪水浸湿。双侧周围性面瘫,咽反射消失,双上肢肌力1级,双下肢肌力0级,四肢肌张力低,腱反射消失,病理反射未引出,双上肢手腕以下、双下肢膝以下呈对称性手套、袜套样感觉减退。脑脊液检查:蛋白100mg/dl,细胞数5个/mm^3;血常规:WBC 9.3×10^9/L,N 0.68。病人入院后因呼吸肌麻痹、吞咽障碍,已行气管切开,呼吸肌辅助呼吸。插管鼻饲。

1. 病人可能的诊断是什么?

2. 病人主要的护理问题有哪些？

3. 请给出护理措施及健康指导。

第三节　急性脊髓炎病人的护理

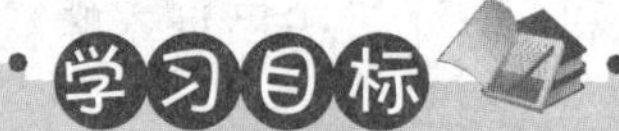

1. 了解急性脊髓炎的概念、病因及发病机制。
2. 熟悉急性脊髓炎诱发因素及相关辅助检查。
3. 掌握急性脊髓炎病人的临床表现、治疗原则、护理措施及保健指导。
4. 具有关心、爱护、尊重病人的职业素质及团队协作精神。

急性脊髓炎（acute myelitis）是指各种感染后引起自身免疫反应所致的急性横贯性脊髓型炎症，又称急性横贯性脊髓炎。**临床表现为病变水平以下肢体瘫痪、各种感觉缺失以及排尿、排便障碍。**

本病可累及脊髓的任何节段，但以胸段（T_3～T_5）最为常见，其次为颈髓和腰髓。病损多为局灶性和横贯性。急性横贯性脊髓炎通常局限于1个节段内，如脊髓内有2个以上散在病灶称为播散性脊髓炎。本病可导致灰质内神经细胞肿胀，甚至细胞溶解消失，白质中髓鞘脱失、轴突变性。脊髓严重破坏时，可软化形成空腔。

【护理评估】

（一）健康史

1. 病因　本病确切的病因未明。目前认为可能与病毒感染后的自身免疫有关。

2. 诱因　病人病前1～2周常有上呼吸道感染、腹泻等症状，或有疫苗接种史，受凉、过劳、外伤等发病诱因。

（二）临床表现

1. 起病情况　青壮年多见，无性别差异。急性起病，双下肢麻木、无力，病变部位神经根痛或病变节段束带感常为首发症状。大多数病人在数小时或数日内出现受累平面以下运动障碍、感觉缺失及膀胱、直肠括约肌功能障碍。

2. 典型表现

(1)休克期：①运动障碍：截瘫肢体肌张力低、深、浅反射和病理反射消失。②感觉障碍：病变节段以下所有感觉丧失。③自主神经功能障碍：大、小便潴留，膀胱可因充盈过度而出现充盈性尿失禁；损害平面以下无汗或少汗、皮肤脱屑及水肿、指甲松脆和角化过度等。脊髓休克期一般为2～4周。

(2)恢复期：若无并发症，休克期过后进入恢复期，表现肌力自远端开始恢复，感觉障碍的平面逐渐下降，瘫痪肢体肌张力增高、腱反射亢进、病理反射出现。随着脊髓功能的恢复，膀胱容量缩小，尿液充盈到300～400ml即自主排尿，称反射性神经源性膀胱。若在脊髓休克期并发肺炎、泌尿系感染或压疮者，休克期可延长至数月。

3. 上升性脊髓炎　起病急，进展迅速，可出现吞咽困难、构音障碍、呼吸肌麻痹，甚至死亡。

4. 并发症 肺炎、泌尿系感染、压疮等。

(三)实验室及其他检查

急性期仅有外周血和脑脊液白细胞稍增高;脑脊液蛋白质含量正常或偏高。MRI 可见脊髓病变部位增粗,病变节段脊髓内多发片状或斑点状病灶,呈 T_2 高信号,或有融合,强度不均。

(四)心理-社会状况

病人因运动障碍行动不便,生活不能自理,或伴有大小便失禁等,常引起心情烦恼、悲观失望等心理反应。家属因病人生活不能自理、恢复缓慢、家庭照顾能力有限,家庭经济状况等原因导致心情焦急或失去信心。

(五)治疗要点

本病无特效疗法,治疗原则为抑制免疫反应,控制病情发展,预防并发症。治疗目的为缓解症状,促进康复,改善预后,提高生活质量。治疗措施为应用糖皮质激素短程冲击疗法,营养神经,对症处理,精心护理,早期康复。

【常见护理诊断/问题】

1. 躯体活动障碍 与脊髓病变所致截瘫有关。

2. 感知觉紊乱 与脊髓损害导致脊髓病变水平以下感觉缺失有关。

3. 尿潴留/尿失禁 与脊髓损害所致膀胱反射功能障碍有关。

4. 焦虑/绝望 与疾病所致肢体感觉、运动功能损害和呼吸功能受损及病人担心疾病的预后有关。

5. 有失用综合征的危险 与病人病变以下肢体瘫痪和感觉缺失有关。

6. 知识缺乏:缺乏预防保健知识。

【护理措施】

(一)躯体活动障碍

1. 合理饮食 给予高热量、高维生素、清淡易消化的饮食,多吃新鲜水果、蔬菜,补充足够的 B 族维生素;营养均衡。

2. 生活照顾 协助病人基本生活需求,如洗漱、进食、沐浴和穿脱衣服等。病人需在床上大、小便时为其提供方便的条件、隐蔽的环境和充足的时间;指导病人学会和配合使用便器,便盆置入与取出要动作轻柔,以免损伤皮肤。

3. 预防便秘 鼓励病人摄取充足的水分和均衡的饮食,养成定时排便的习惯;便秘者可适当运动和按摩下腹部,促进肠蠕动,预防肠胀气,保持大便通畅。

4. 体位及体位变换 病人肢体置于功能位,定时翻身。

5. 遵医嘱用药 急性期常采用甲泼尼龙 500～1000mg 静脉滴注,每天 1 次,连用 3～5 天,临床明显改善通常出现在 3 个月之后;或地塞米松 10～20mg 静脉滴注,每日 1 次,7～14 天为一疗程;使用上述两药之后,改为泼尼松口服,1mg/(kg·d),维持 4～6 周,以后逐渐减量后停用。免疫球蛋白用量为 0.4g/(kg·d),成人每次 15～20g,3～5 天为 1 个疗程。

6. 病情监测 观察病人是否存在呼吸费力、吞咽困难;评估病人运动和感觉障碍的平面是否上升;注意有无药物不良反应,糖皮质激素采用大剂量短程疗法,易出现钠潴留、低钾、低钙等电解质紊乱,应加强对血钾、血钠、血钙的监测。

(二)感知觉紊乱

1. 生活照顾 衣服、床褥宜轻软、平整,床上不可有锐器,避免身体被刺伤;肢体保暖需用热水袋时，水温不宜超过50℃，且每30分钟查看和更换部位，防止烫伤；预防压疮形成。

2. 知觉功能训练 可进行肢体的拍打、按摩、理疗、针灸、被动运动和各种冷、热、电的刺激。

3. 病情观察 观察病人的精神状况、合作程度等，以判断感知改变及其程度的真实性。检查并记录意识状态、体力情况、皮肤黏膜、肢体活动等，以评估病人的预后。

（三）尿潴留/尿失禁

1. 病情监测 了解排尿是否困难，有无尿路刺激征。检查膀胱是否膨隆，区分是尿潴留还是充盈性尿失禁。

2. 促进排尿 对于排尿困难或尿潴留的病人可给予膀胱区按摩、热敷或针灸等处理促进排尿；尿失禁的病人应保持床单整洁、干燥，勤换、勤洗，保护外阴部和臀部皮肤免受尿液刺激，必要时行体外接尿或留置导尿管。

3. 留置尿管的管理 ①严格无菌操作，定期更换尿管和无菌接尿袋；每天进行尿道口的清洗、消毒。②观察尿的颜色、性质与量。③每4小时开放尿管1次，以训练膀胱充盈与收缩功能。④鼓励病人多喝水，2500～3000ml/d，以稀释尿液，促进代谢产物的排泄。

（四）焦虑/绝望

告知病人及家属本病如经积极治疗和精心护理，大多预后良好，帮助病人及家属树立战胜疾病的信心。指导家属关心、体贴病人，给予精神支持和生活照顾。

（五）有失用综合征的危险

指导病人早期康复训练，接受康复治疗，详见本章第一节中运动障碍的护理。

（六）健康教育

1. 疾病知识指导 指导病人及家属掌握疾病康复知识和自我护理方法，鼓励病人树立信心，持之以恒地进行康复锻炼。

2. 饮食指导 多食瘦肉、鱼、豆制品、新鲜蔬菜、水果等高蛋白、高纤维素的食物，保持大便通畅。

3. 生活与康复指导 本病恢复时间长，卧床期间应定时翻身，预防压疮，还要注意肺部感染及下肢静脉血栓形成的预防；肌力开始恢复后应加强肢体功能训练，做力所能及的家务和劳动。运动锻炼过程应加以保护，防止受伤，锻炼要注意劳逸结合。平日注意增强体质，避免受凉、感染等诱因。

4. 预防尿路感染 为防止逆行感染，向病人及照顾者讲授留置导尿操作注意事项，避免集尿袋接头的反复打开，定时开放尿管，鼓励多喝水。保持外阴部清洁，告知膀胱充盈的指征与尿道感染的相关表现；发现异常及时就诊。

急性脊髓炎的预后

急性脊髓炎如无严重并发症，3～4周后进入恢复期，通常在发病后3～6个月可基本恢复生活自理。并发压疮、肺或泌尿系感染时可留有不同程度的后遗症。肢体完全性瘫痪者发病6个月后肌电图仍为失神经改变、MRI显示脊髓内广泛性信号改变、或病变范围累及多个节段且弥漫者预后不良。急性上升性脊髓炎和高位颈髓炎预后差，常于短期内死于呼吸循环衰竭。

病人，男，26岁，入院前一周开始发热，鼻塞，流涕，咽痛。血常规检查：白细胞 $9.0\times10^9/L$，中性粒细胞80%，当地医院拟诊“上呼吸道感染”，给予青霉素治疗，入院前一天晚11时许，突然双下肢乏力，不能行走，排尿困难，急来就诊。入院后体检左侧肢体肌力0～1级，右侧肢体肌力1～2级，腱反射减低，左侧 T_{10} 以下、右侧 T_{12} 以下针刺痛觉减退，病理征（一）。病人入院后行脑脊液及脊髓MRI检查，诊断为“急性脊髓炎”。

1. 病人主要的护理问题有哪些？
2. 请为该病人制订一个详细的护理计划。
3. 请为该病人做健康指导。

第四节　多发性硬化病人的护理

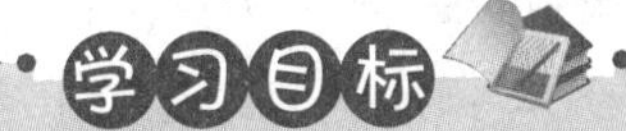

1. 了解多发性硬化的概念和发病机制。
2. 熟悉多发性硬化的诱发因素、临床表现、实验室及其他检查。
3. 掌握多发性硬化病人的护理措施及保健指导。
4. 具有关心、爱护、尊重病人的职业素质及团队协作精神。

多发性硬化（multiple sclerosis，MS）是一种以中枢神经系统白质脱髓鞘为主要病理特征的自身免疫性疾病。临床特点为病灶部位及时间上的多发性，多数呈反复发作与缓解及阶梯样加重的病程。世界各地均有发生，纬度越高离赤道越远的地域，发病率越高。中国、日本等东方人以视神经脊髓炎（Devic病）较多见。

【护理评估】

（一）健康史

多发性硬化的病因至今尚未完全澄清，目前认为本病可能与自身免疫、病毒感染、遗传因素及环境因素有关。多种现象表明免疫反应介导多发性硬化发病；在MS病人血清或脑脊液中，麻疹病毒、单纯疱疹病毒、风疹病毒、EB病毒等抗体滴度升高，提示MS可能与病毒感染有关；MS有一定程度的家族聚集现象，可发生在同一家庭，提示遗传素质在MS发病中起重要作用；MS发病率与高纬度寒冷地区有关，因而环境因素在MS的发病中可能起作用。

评估时应询问家族史、遗传疾病史、既往病史情况，有无反复发病史。

（二）临床表现

病灶多发性（中枢神经系统内白质内散在多数病灶）和时间多发性（病程中缓解、复发）构成了MS临床经过的主要特点。

1. 起病情况　本病多于20～40岁发病，女性稍多于男性。感冒、发热、感染外伤、手术、妊娠、分娩、精神紧张、疲劳、寒冷等均可为本病发病诱因。

2. 病程特点 **发作与缓解是本病的重要特点**。首次发病后可有数月或数年的缓解期，可再出现新的症状或原有症状再发。发作时间持续24小时以上，缓解期至少1个月，最长可达20年，复发次数可为十余次或数十次，每次复发均可残留不同程度的神经功能缺损，病情每况愈下。

3. 临床表现 MS病变最常累及脑室周围白质、视神经、脊髓、脑干和小脑，几乎遍及整个中枢神经系统，临床表现也因此多种多样。

(1)首发症状：可为单一症状或多个症状联合，常出现一个或多个肢体麻木、无力，单眼或双眼视力减退或失明，复视，感觉异常，共济失调等。

(2)运动障碍：肢体无力多见，一般下肢比上肢明显，可为偏瘫、截瘫或四肢瘫，多呈不对称痉挛性瘫痪。腱反射早期正常，以后发展为亢进，腹壁反射消失，病理反射阳性。约1/3的病人有不同程度的共济运动障碍，部分晚期病人可有Charcot三联征，即眼球震颤、意向性震颤和吟诗样发音。

(3)感觉异常：浅感觉障碍表现为肢体、躯干或面部针刺麻木感，异常的肢体发冷、蚁走感、瘙痒感以及尖锐、烧灼样疼痛。在脊髓颈段后索损害时，病人被动屈颈时会引起自颈部沿脊柱放射至下肢的电击样麻木或刺痛感，称之为**勒米特征**(Lhermitte征)，也可有深感觉障碍。

(4)眼部症状：多为急起单眼视力下降，有时双眼同时受累。眼底检查早期可见视乳头水肿或正常，以后视神经萎缩。部分可出现眼肌麻痹和复视。**核间性眼肌麻痹和旋转性眼球震颤高度提示本病**。核间性眼肌麻痹表现为病人向病灶侧凝视时，对侧眼不能内收而同侧眼能充分外展并伴粗大眼球震颤，双眼内聚正常。

(5)精神症状：在多发性硬化病人中也较常见，可出现病理性情绪高涨如欣快和兴奋，多数病人表现为抑郁、易怒、淡漠等。

(6)发作性症状：是指持续时间短暂、可被特殊因素诱发的感觉或运动异常。发作性的神经功能障碍每次持续数秒或数分钟不等，频繁、过度换气、焦虑或维持肢体某种姿势可诱发，多见于复发缓解期。痛性痉挛、构音障碍、痛性感觉异常等是较常见的发作性症状。

(7)其他症状：膀胱功能障碍也是多发性硬化的常见症状之一，包括尿频、尿急、尿潴留、尿失禁，常与脊髓功能障碍合并出现。男性病人可出现性功能障碍，如阳痿等。

4. 临床分型 美国多发性硬化学会按病程把多发性硬化分为复发-缓解型、原发进展型、继发进展型和进展复发型，以复发-缓解型最常见。根据病情转归和预后把多发性硬化分为良性型和恶化型。病程分型有助于多发性硬化的临床治疗决策。

(三) 实验室及其他检查

1. 脑脊液检查 细胞数正常或轻度增加，蛋白轻度增高，IgG指数增高，**寡克隆带**(OB)阳性。OB为IgG鞘内合成的定性指标，是诊断多发性硬化的一项重要的指标，将待测脑脊液和血清同时检测寡克隆IgG区带，当脑脊液中存在OB而血清中缺如时支持MS诊断。

2. 诱发电位检查 视觉诱发电位、脑干听觉诱发电位和体感诱发电位检查有一项或多项异常。

3. 磁共振检查 **MRI是检测多发性硬化最有效的辅助手段**。可见脑室周围多发类圆形的T_1低信号、T_2高信号或融合成斑块，脑干、小脑和脊髓的散在斑点状不规则斑块。病程长的病人可伴有脑室系统扩张、脑沟增宽等脑白质萎缩改变。

（四）心理-社会状况

病人多为青壮年，发病后突然肢体瘫痪及大小便功能障碍，自己不能承担家庭和社会义务，反而因生活不能自理、治疗费用高而增加家庭负担，易出现紧张、焦虑、悲哀、抑郁等心理反应，不能面对现实或对检查、治疗、护理不配合。

（五）治疗要点

多发性硬化的治疗原则为抑制炎性脱髓鞘病变进展。治疗目的为阻止病程进展，减少复发，延长缓解期，缩短复发期，积极预防各种并发症，重视生活护理，提高生存质量。治疗措施为以循证医学为依据采取糖皮质激素冲击为首选的急性发作期治疗和免疫调节剂为平台的缓解期治疗，防止急性期病变恶化及缓解期复发，晚期主要采取对症和支持疗法，减轻神经功能障碍带来的痛苦。

干细胞移植治疗多发性硬化

目前干细胞移植（HSCT）治疗 MS 报道中，主要采用外周血干细胞移植、骨髓造血干细胞移植和脐血干细胞移植三种方法。由于自体外周血干细胞移植操作简单、无需麻醉及手术、并发症少、造血和免疫功能恢复快，现已成为主要方法。造血干细胞回输前需要对病人进行必要的放化疗，达到免疫抑制或免疫去除，为植入的干细胞准备“空间”。较长期随访发现干细胞移植后具有继发其他严重疾病的风险。有报道有些病人死于感染、消化道出血或不明原因死亡。临床研究结果认为 HSCT 治疗只能短期保持病情平稳，能否治愈尚不确定，并且干细胞移植治疗 MS 的临床病例数有限，因此干细胞移植治疗 MS 的机制和安全性还需进一步的研究和探讨。

【常见护理诊断/问题】

1. 生活自理缺陷　与肢体乏力、共济失调或视觉、触觉障碍有关。

2. 焦虑　与疾病反复发作、担心预后或经济负担过重有关。

3. 知识缺乏：缺乏本病的预防保健知识。

【护理措施】

（一）生活自理缺陷

1. 提供安全方便的环境　将呼叫器置于病人伸手可及处，日常用品如餐具、水、便器、纸巾等定位放置于床旁，以方便病人取用；活动空间不留障碍物，灯光明暗适宜；走道、楼梯设置扶手；病房、浴室地面平整、防湿、防滑；必要时给予手杖、轮椅等辅助设施，以增加其活动稳定性；告诉病人眼睛疲劳或复视时，尽量闭眼休息或双眼交替休息；指导其使用字体较大的阅读材料和书籍等。

2. 协助做好生活护理　急性期卧床休息，协助保持舒适体位，变换体位有困难者协助翻身，防止局部长时间受压，为病人制订作息时间表，使之合理安排休息与活动，防止过度疲劳。帮助病人洗漱、进食、大小便和每日温水全身擦拭，病人被动按摩等，促进肢体血液循环，防止受伤和其他并发症。对于有脊髓平面受损，肢体运动障碍的卧床病人，应保持其肢体处于功能位，指导进行主动或被动锻炼。肌张力增高或共济失调的病人，应给予辅助支持，指导步行训练，并注意劳逸结合，避免受凉或肢体活动过度。排尿困难病人可以按摩膀胱区以助排尿。留置尿管者应做好尿管护理，定期开放，一旦排尿功能恢复，应尽早撤除留置尿管。

3. 遵医嘱应用糖皮质激素 **糖皮质激素是MS急性发作和复发的主要治疗药物，**常采用大剂量短程疗法，一般用甲泼尼龙1000mg/d加入5%葡萄糖500ml静脉滴注，3～4小时滴完，而连用3～5天后改泼尼松60mg/d口服，12天后逐渐减量至停药。糖皮质激素有免疫调节和抗炎症作用，可减轻水肿，改善轴索传导，缩短急性期和复发期病程。长期应用不能防止复发，且可出现严重副作用，故不主张缓解期预防性应用糖皮质激素。

4. 病情观察 观察肢体无力的程度及病变范围，有无视觉减退、眼肌麻痹、眼球震颤、感觉异常、构音障碍、共济失调症状，结合病史了解是否存在复发-缓解或进展征象，如病情恶化及时通知医生并做相应处理。

（二）焦虑

1. 经常巡视病房，建立良好的护患关系，帮助病人了解本病的治疗、护理及预后等相关知识，善于观察病人的心理反应，关心、体贴、尊重病人，多与他们交谈，倾听他们的感受，肯定和表扬他们的每一点进步，使他们获得成功感，增强战胜疾病的信心。

2. 避免任何刺激和伤害病人自尊的言行，尤其在喂饭、帮助病人洗漱和处理大小便时不要流露出厌烦情绪，营造一种舒适的休养环境和亲情氛围。正确对待康复训练过程中病人所出现的诸如注意力不集中、缺乏主动性、情感活动难以自制等现象，鼓励病人克服困难，增强自我照顾能力，消除恐惧心理。

3. 指导病人使用放松技术，如较慢的深呼吸、全身肌肉放松、听轻音乐等。

（三）健康教育

1. 疾病知识指导 与病人及家属共同讨论病情，解释本病的病因、病程，病变常累及的部位，病人常出现的症状、体征、治疗目的、方法以及预后。鼓励病人树立信心，配合治疗，减少复发。

2. 饮食指导 给予高蛋白、低脂、低糖、富含多种维生素、易消化、易吸收无刺激性的饮食，并维持足够的液体摄入，保证足够的营养供给；饮食中还应含有足量的纤维素，以利于激发便意和排便反射，预防便秘或减轻便秘的症状。

3. 用药指导 让病人了解本病常用的治疗药物、用法、可能出现的不良反应和用药注意事项。应告诉病人严格按医嘱用药，防止突然停药所致“反跳现象”等不良反应；同时注意观察有无骨质疏松、感染、水电解质紊乱及消化系统并发症。

4. 自我管理指导 鼓励病人坚持适当的肢体功能锻炼，根据体力调整活动量和活动范围；保持平衡心态，生活有规律；指导病人避免感染、外伤、妊娠、过度劳累、精神紧张、预防接种、冷热刺激等引起复发的因素；**勿使用热敷或过热的水洗澡；女性病人首次发作后2年内避免怀孕；**出现感染症状、活动障碍、视力障碍加重或病情恶化时及时就医。

思考题

病人，女，36岁。3年前无明显诱因出现左上肢麻木，平脐处出现皮肤疼痛及束带感，并逐渐出现左下肢麻木无力，1个月后出现小便费力，当地医院经磁共振检查、脑脊液检查诊为“中枢神经系统炎性脱髓鞘病”，治疗后症状渐缓解。2年前感冒后出现左眼视力下降，进行性加重至完全失明，在当地医院诊为“视神经炎”给予激素及人免疫球蛋白等治疗，左眼视力恢复至0.6。1周前无明显诱因双侧肢体无力，以左侧为著，伴麻木感，行走困难，步态不稳。入院后病人左侧肢体无力进行性加重并累及右下肢，胸部出现束带感，乳头以下痛温觉减退，尿失禁并便秘。病人入院后行磁共振检查提示胸段脊髓增粗，多发点片状长 T_2 信号，病灶有明显片状强化。诊断：多发性硬化(复发-缓解型)。应用甲泼尼龙1.0g/d、免疫球蛋白0.4g/(kg·d)连续冲击治疗5天，并给予营养神经、补钾、补钙、保护胃黏膜等对症治疗。

1. 请问目前主要的护理问题有哪些?

2. 请为该病人制订一个具体的护理计划。

病人经治疗后双侧肢体无力减轻，可持物行走，神志清，精神好，大小便正常，左上下肢肌力4级，右上下肢肌力4级，胸4平面以下痛温觉、音叉震动觉减弱。出院后继续口服泼尼松治疗，并渐减量，β干扰素皮下注射，3次/周。

3. 请为该病人进行出院指导。

第五节　急性脑血管疾病病人的护理

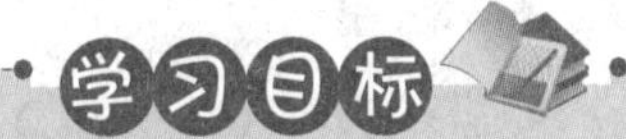

1. 了解脑血管疾病的概念及分类。
2. 熟悉脑血管疾病的致病因素、预防分级。
3. 熟悉常见脑血管疾病实验室及其他检查、治疗要点。
4. 掌握常见脑血管疾病病人的临床表现、护理措施及保健指导。
5. 具有关心、爱护、尊重病人的职业素质及团队协作精神。

一、概　　述

脑血管疾病(cerebrovascular disease，CVD)是指各种血管源性脑病变引起的脑功能障碍，是神经系统的常见病和多发病，死亡率约占所有疾病的10%，是目前人类疾病三大死亡原因之一。急性脑血管疾病是指急性脑血液循环障碍所导致的局限性或弥漫性神经功能缺损综合征。年发病率为(109.7～217)/10万，男∶女为1.3～1.7∶1，发病率和死亡率随年龄增长而增高，存活者致残率高，增加了社会和家庭的负担。

(一) 脑血管疾病的分类

脑血管疾病常用的临床分类方法有：①根据神经功能缺失症状持续时间，将不足24小时者称为短暂性脑缺血发作，超过24小时者称为脑卒中。②根据发病机制脑卒中又分为缺血性卒中和出血性卒中。前者又称为脑梗死，包括脑血栓形成和脑栓塞；后者包括脑出血和蛛网膜下腔出血。

1995年中华医学会神经病学分会全国第四次脑血管病学术会议，将我国脑血管疾病进行了分类(表9-4)。

表 9-4　1995 年脑血管疾病分类(简表)

Ⅰ. 短暂性脑缺血发作	(6)其他
1. 颈动脉系统	(7)原因不明
2. 椎-基底动脉系统	Ⅲ. 椎-基底动脉供血不足
Ⅱ. 脑卒中	Ⅳ. 脑血管性痴呆
1. 蛛网膜下腔出血	Ⅴ. 高血压脑病
2. 脑出血	Ⅵ. 颅内动脉瘤
3. 脑梗死	Ⅶ. 颅内血管畸形
(1)动脉粥样硬化性血栓性脑梗死	Ⅷ. 脑动脉炎
(2)脑栓塞	Ⅸ. 其他动脉疾病
(3)腔隙性梗死	Ⅹ. 颅内静脉病、静脉窦及脑静脉血栓形成
(4)出血性脑梗死	Ⅺ. 颅外段动静脉疾病
(5)无症状性梗死	

(二) 脑的血液供应

脑部的血液供应主要来自颈内动脉系统和椎-基底动脉系统(图 9-15)。

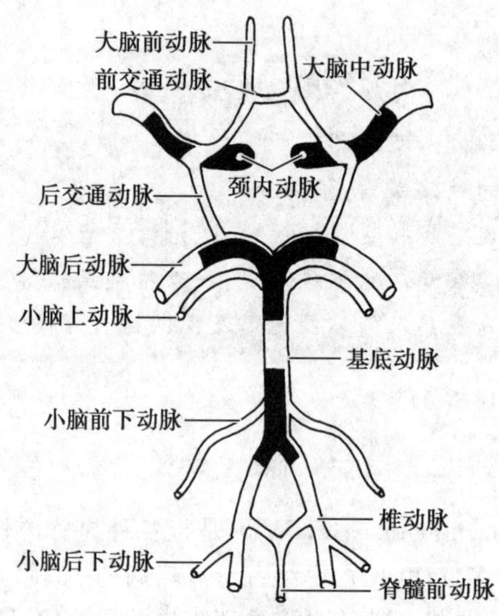

图 9-15　脑部各动脉分支示意图
(黑色区域是颅内动脉粥样硬化的好发部位)

1. 颈内动脉系统　颈内动脉主要分支包括眼动脉、脉络膜前动脉、后交通动脉、大脑前动脉和大脑中动脉,主要供应眼部和大脑半球前 3/5 部分的血液。

2. 椎-基底动脉系统　两侧椎动脉经枕骨大孔入颅后汇合成为基底动脉。基底动脉在脑干头端腹侧面分为两条大脑后动脉,供应大脑半球后 2/5 的血液。椎-基底动脉在颅内依次分出小脑下后动脉、小脑下前动脉、脑桥动脉、内听动脉、小脑上动脉等,供给脑干和小脑的血液。

3. 脑底动脉环　又称为 Willis 环,由前交通动脉、双侧大脑前动脉、颈内动脉、大脑后动脉和后交通动脉组成,使两侧大脑半球、一侧大脑半球的前后部形成丰富的侧支循环。

Willis 环对大脑的血液供应发挥重要作用，当此环内某一处血管狭窄或闭塞时，可通过此环调节血液供应。

（三）脑血管疾病的致病因素

1. 病因

（1）血管壁病变：**动脉粥样硬化和高血压性动脉硬化最常见**，其次为结核性、结缔组织疾病等所致的动脉炎，以及动脉瘤、血管畸形所致的先天性血管病和外伤、药物和恶性肿瘤等所致的血管病损。

（2）血液成分改变及血流动力学异常：如高脂血症、高糖血症、脱水、红细胞增多症、白血病等所致的血液黏稠度增高，以及应用抗凝剂、服用避孕药、血小板减少性紫癜、DIC 等所致的凝血机制异常。

（3）心脏病和血流动力学改变：如高血压、低血压和血压的急骤波动，心功能障碍、心瓣膜病、心房颤动等。

（4）其他：如各种栓子引起的脑栓塞、脑血管痉挛及受压、外伤等。

2. 危险因素

（1）可干预的因素：高血压、心脏病、糖尿病已为多数学者认为是脑血管病发病的最重要危险因素。高脂血症、血黏度增高、无症状性颈动脉狭窄、吸烟、酗酒、肥胖、口服避孕药、高盐及高动物脂肪的摄入等与脑血管病的发生有关。对上述因素进行积极早期干预可以减少脑血管病的发生。

（2）不可干预的因素：如高龄、性别、种族、气候和遗传因素等。

（四）脑血管疾病的预防

脑血管病迄今仍无有效的治疗方法，故预防尤为重要。脑血管的预防分为三级。

1. 一级预防　为发病前的预防，对存在可干预的危险因素的高危人群进行干预，可有效地降低脑卒中的发生率。包括改变不健康的生活方式，积极治疗高血压、心血管病、糖尿病、高脂血症等相关疾病。

2. 二级预防　对短暂性脑缺血发作宜早期诊断，早期治疗，纠正可干预的危险因素，防止发展成为完全性卒中。

3. 三级预防　脑卒中发生后积极治疗，防治并发症，减少致残，提高脑卒中病人的生活质量，预防复发。

二、短暂性脑缺血发作病人的护理

短暂性脑缺血发作（transient ischemic attack，TIA）是指由于某种因素造成局灶性脑缺血导致的突发短暂性、可逆性神经功能障碍。症状持续数分钟，**通常在 1 小时内完全恢复**，可反复发作，不留任何神经功能缺损症状和体征。传统 TIA 定义的时限为 24 小时恢复，但目前认为缺血超过 2 小时即可遗留轻微神经功能缺损表现，或 CT 及 MRI 显示脑组织缺血征象。本病好发于 50～70 岁中老年人，男性多于女性。

【护理评估】

（一）健康史

TIA 病因尚不完全清楚，多数认为是由动脉粥样硬化、动脉狭窄、心脏疾病、血液成分改变及血流动力学变化等多种因素导致微栓子阻塞脑血管或致血管痉挛促成的临床综合征。

评估要点

评估时注意询问病人有无动脉粥样硬化等相关病史，有无高血压、糖尿病、冠心病、心瓣膜病、颈椎病等危险因素及其治疗情况；询问发病前有无血压过高或过低、急剧的头部转动和颈部伸屈、严重脱水等血流动力学改变情况；有无类似发作史及发作持续时间等。

（二）临床表现

1. 临床特点 ①突发性：常突然起病；②短暂性：多持续数分钟或数十分钟，通常不超过1小时，最长不超过24小时；③可逆性：可完全恢复，不遗留神经功能缺损体征；④反复性：常反复发作，每次发作的症状相似。

2. 临床分型

（1）颈内动脉系统TIA：主要表现为一过性对侧单肢无力或不完全性瘫痪；对侧感觉异常或感觉缺失及一过性单眼盲，优势半球缺血时可有失语。

（2）椎-基底动脉系统TIA：常表现为阵发性眩晕，一般不伴有耳鸣。也可表现为复视、眼球震颤、构音障碍、吞咽困难、共济失调等。脑干受损时出现交叉性瘫痪。

（三）实验室及其他检查

血常规及生化检查有助于病因明确，头颅CT或MRI检查大多正常。数字减影血管造影（DSA）或彩色经颅多普勒（TCD）可发现动脉粥样硬化斑块、血管狭窄等。

（四）心理-社会状况

无论是病人或家属，大多数会因TIA突然发病或反复发作而产生焦虑、紧张甚至恐惧感。有些偶发病例，病人和家属常因缺乏相关知识而产生麻痹大意心理。

（五）治疗要点

TIA的治疗原则为控制病因，防止复发。治疗目的是改善血流动力学，解除脑血管痉挛，使血管再通，防止脑梗死的发生。治疗措施为抗凝、抗血小板聚集、保护脑血管药物及手术等方法，以药物为主。手术疗法用于经血管造影确定颈部大血管狭窄或闭塞者，可采用颈动脉内膜剥离术、颅内-颅外血管吻合术等。

【常见护理诊断/问题】

1. 有受伤的危险 与突发眩晕、平衡失调、一过性瘫痪及失明等有关。

2. 潜在并发症：脑卒中。

3. 知识缺乏：缺乏有关TIA的预防保健知识。

【护理目标】

病人学会自我保护的方法，无受伤；未发生永久性脑卒中；能说出TIA的危险因素及各项预防保健措施。

【护理措施】

（一）有受伤的危险

1. 安全指导 指导病人采取适当的防护措施，避免因一过性失明或眩晕引起跌倒和受伤。发作时卧床休息，注意枕头不宜太高（以15°～20°为宜），以免影响头部的血液供应；仰头或头部转动时，应缓慢、动作轻柔，转动幅度不要太大，防止因颈部活动过度导致发作而跌伤；频繁发作的病人应尽量减少独处时间，如厕、沐浴及外出活动时应有家人陪伴，避免发生意外。

2. 遵医嘱应用抗血小板聚集药　抗血小板聚集药可阻止血小板活化、黏附和聚集，防止血栓形成，减少 TIA 复发。常用药物有：①阿司匹林：50～100mg，每日 1 次，晚餐后服用。阿司匹林通过抑制环氧化酶而抑制血小板聚集，长期服用可出现恶心、腹痛、腹泻等，严重者可致消化道出血。服药期间注意观察有无皮肤、黏膜或内脏出血。选用肠溶片、小剂量服用，可减少不良反应。②噻氯匹定：125～250mg，每日 1～2 次。噻氯匹定抑制二磷酸腺苷诱导的血小板聚集，疗效优于阿司匹林，不良反应主要为可逆性中性粒细胞减少症，服药期间应定期检测血象。③氯吡格雷：75mg，每日 1 次，氯吡格雷结构上与噻氯匹定相似，不良反应少。④双嘧达莫：是环核苷酸磷酸二酯酶抑制剂，联合应用阿司匹林（25mg/d）效果优于单用阿司匹林，且副作用减少。

3. 遵医嘱应用抗凝药物　对频繁发作的 TIA，或发作持续时间长，每次发作症状逐渐加重，无明显的抗凝治疗禁忌者（无出血倾向、无溃疡病、无严重高血压、无肝肾疾病等），可及时给予抗凝治疗。首选肝素 100mg 加入 5%葡萄糖或 0.9%氯化钠 500ml 中，以每分钟 20～30 滴的速度静脉滴注，根据每日 1 次监测的部分凝血活酶时间（APTT）调整肝素剂量，维持治疗前 APTT 值的 1.5～2.5 倍为完全抗凝标准。5 天后可改为华法林口服或低分子肝素腹壁皮下注射。应用抗凝药物期间应密切观察有无黏膜、皮下及内脏出血。

4. 遵医嘱应用其他药物　钙拮抗剂能阻止细胞内钙超载，防止血管痉挛，增加脑血流量。常用尼莫地平 20～40mg，每日 3 次；盐酸氟桂利嗪 5mg，每日 1 次，睡前服用。

（二）潜在并发症：脑卒中

1. 病情观察　观察并记录每次发作的持续时间、间隔时间和伴随症状，观察病人肢体无力或麻木是否减轻或加重，有无头晕、头痛、一过性黑蒙、对侧偏瘫及感觉障碍等症状；观察生命征变化，有无血压下降等，警惕完全性缺血性脑卒中的发生。指导病人及家属学会自我监测，一旦发现有上述先兆表现，及时报告医生。

2. 配合处理　发作期间，嘱病人积极配合治疗，充分休息，必要时卧床休息，协助做好日常生活护理。

（三）健康教育

1. 干预危险因素　护士应评估病人及家属对脑血管疾病的认识程度；帮助病人及家属了解脑血管疾病的基本病因、主要危险因素、早期症状、就诊时机、治疗与预后的关系，阐明干预危险因素和积极治疗病因的重要性；指导自我护理的方法，如改变不良生活方式，定期体检了解自己的心脏功能、血压水平、血糖、血脂状况；积极控制危险因素，如高血压、动脉粥样硬化、心脏病、糖尿病、高脂血症和肥胖等，遵医嘱服药及调整药物剂量，切勿自行停药、减量或换药。

2. 合理饮食　指导病人了解肥胖、吸烟、酗酒及饮食因素与脑血管疾病的关系。告知病人应选择低盐、低糖、低脂、充足蛋白质和丰富维生素的饮食，如多食谷类和鱼类、新鲜蔬菜、水果、豆类、坚果；少吃甜食；限制钠盐（＜6g/d）和动物脂肪的摄入；忌辛辣、油炸食物，避免暴饮暴食；注意粗细搭配、荤素搭配；戒烟、限酒。

3. 运动指导　鼓励病人增加及保持适当的体育运动，如散步、慢跑、踩脚踏车等，指导病人注意运动量和方式，选择适合个体的活动，做到劳逸结合，从而增加脑血流量、改善微循环，并可以控制血压、血糖和体重。

4. 用药指导　指导病人遵医嘱长期坚持药物治疗，正确服用，不能随意更改、终止或自行购药服用。

5. 复诊指导 定期到医院复查。当病人出现头痛、头晕、无力、肢体麻木、共济失调、突然晕倒等，及时就诊。

【护理评价】

病人能否自我保护，有无受伤；TIA 发作次数有无减少，有无发生脑卒中；是否能说出 TIA 的各项预防保健措施。

三、脑梗死病人的护理

脑梗死（cerebral infarction，CI）是指各种原因引起的脑部血液供应障碍，使局部脑组织发生不可逆性损害，导致脑组织缺血、缺氧性坏死。脑梗死包括脑血栓形成和脑栓塞。引起脑梗死的主要机制是供应脑部血液的颅内或颅外动脉发生闭塞性病变而未能得到及时、充分的侧支循环供血所致。脑梗死发病率为 110/10 万，约占全部脑卒中的 60%～80%。本病好发于中老年人，男性多于女性。

脑血栓形成病人的护理

脑血栓形成（cerebral thrombosis，CT）是脑血管疾病中最常见的一种，是在血管壁病变的基础上，管腔狭窄、闭塞或有血栓形成，引起血流减少或供血中断，造成局部脑组织缺血缺氧坏死。脑部任何血管都可以发生血栓形成，但以颈内动脉、大脑中动脉、椎动脉和基底动脉为好发部位。

【护理评估】

（一）健康史

最常见病因为脑动脉粥样硬化，其次为脑动脉炎、高血压、糖尿病和血脂异常等。睡眠、失水、心力衰竭等可使血流缓慢、血压下降诱发本病。

评估时注意病人有无动脉粥样硬化、高血压、糖尿病、高脂血症、TIA 等病史及治疗用药情况；发病前有无失水、大出血、心力衰竭、心律失常、降压药使用过量等；了解病人的生活习惯、家族史。

（二）临床表现

1. 临床特点 多数病人起病较缓，常在安静休息时或睡眠中发病。部分病人在发作前有头晕、头痛、肢体无力等前驱症状，约 1/3 的病人发病前曾有 TIA 史。神经系统局灶性表现多在数小时或 1～2 日内达到高峰，一般无意识障碍或意识障碍相对较轻、出现较晚。

2. 典型表现

（1）颈内动脉血栓形成：多累及一侧大脑半球，出现对侧偏瘫、偏身感觉障碍、对侧同向偏盲等，优势半球受累可出现失语。

（2）椎-基底动脉血栓形成：多累及脑干和小脑，眩晕最多见，并伴有恶心、呕吐、眼球震颤、复视、构音障碍、共济失调、吞咽困难等。基底动脉主干闭塞时，可出现延髓性麻痹、交叉性瘫痪、四肢瘫、昏迷等，病情进展迅速，可致死亡。

3. 临床类型 依据症状和体征的演进过程分为：①完全性卒中，病变进展迅速，多于起病 6 小时内达到高峰，神经功能缺失症状较重且完全。②进展性卒中，神经功能缺失症状在 48 小时内呈渐进性加重。③可逆性缺血性神经功能缺失，神经功能缺失症状较轻，但持续存在，一般在 3 周内恢复。

（三）实验室及其他检查

头颅CT检查在24小时后可见低密度梗死灶（图9-16）。MRI检查在数小时内可显示低信号缺血区和坏死区。彩色多普勒超声检查（TCD）对评估颅内外血管狭窄、闭塞、血管痉挛或侧支循环建立的程度有帮助。

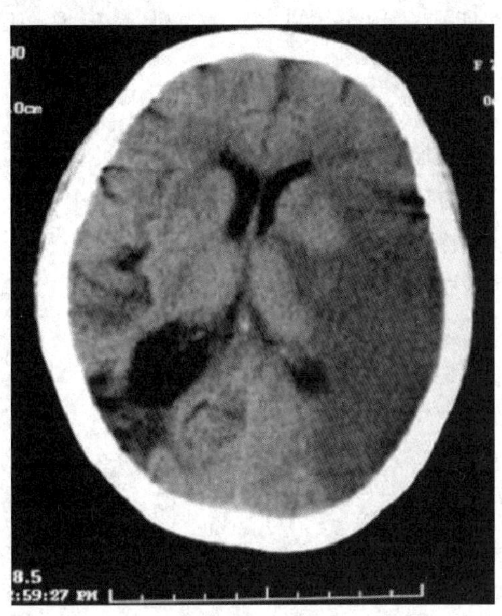

图9-16 脑梗死

（CT显示左侧颞、顶叶大片低密度影）

（四）心理-社会状况

病人发病后面对突然出现的感觉与运动障碍、生活自理缺陷、生活质量下降，病人心理压力很大，出现焦虑、急躁、沮丧甚至悲哀。应评估病人及照顾者对病人的关心程度和对疾病治疗的支持情况。

（五）治疗要点

脑血栓形成的治疗原则是改善脑血液循环，增进缺血区的血液灌流，挽救缺血半暗带的脑细胞。治疗目的是减少脑组织损伤，消除脑水肿，防止并发症，降低死亡率和致残率。治疗措施为急性期溶栓治疗使血管再通，减轻脑水肿，缩小梗死灶，保护脑细胞；恢复期坚持康复锻炼促进神经功能恢复。

【常见护理诊断/问题】

1. 躯体活动障碍 与脑血栓形成导致肢体瘫痪有关。

2. 自理缺陷 与瘫痪有关。

3. 语言沟通障碍 与失语有关。

4. 焦虑 与肢体瘫痪、沟通困难、康复效果欠佳、缺乏支持等有关。

5. 有失用综合征的危险 与肢体瘫痪、长期卧床及未能及时执行肢体康复锻炼等有关。

6. 知识缺乏：缺乏有关脑血栓形成的预防保健知识。

【护理目标】

病人躯体活动能力逐渐增强；生活自理能力提高或恢复，能部分或完全自理；言语表达能力逐渐增强，保持与人沟通能力；能正确地看待病情，无焦虑；无肢体肌肉萎缩、关节挛缩；能够叙述脑血栓形成的预防保健知识。

【护理措施】

（一）躯体活动障碍

1. 休息与体位 急性期绝对卧床休息，避免搬动；一般取平卧位，头部禁用冷敷，以防止脑血流量减少。

2. 遵医嘱应用溶栓药 在发病6小时内采用溶栓治疗，迅速溶解血栓，使缺血区血液再灌注，挽救缺血半暗带，防止脑细胞进一步发生不可逆性损伤。常用溶栓药物有尿激酶、重组组织型纤溶酶原激活剂(rt-PA)。国内最常用尿激酶，用量为100万～150万IU，可静脉或动脉给药。严格掌握溶栓治疗的适应证、禁忌证、药物剂量，监测出血时间、凝血时间、凝血酶原时间，观察有无继发性皮肤黏膜及内脏出血征象。

溶栓治疗的适应证、禁忌证

溶栓治疗的适应证：①年龄18～75岁；②发病在6小时以内；③脑功能损害的体征持续存在超过1小时，且比较严重(NIHSS 7～22分)；④脑CT已排除颅内出血，且无早期脑梗死低密度改变及其他明显早期脑梗死改变；⑤病人或家属签署知情同意书。

溶栓治疗的禁忌证：①近3个月有脑卒中、脑外伤、心肌梗死史；近3周内有胃肠或泌尿系统出血；近2周内接受较大的外科手术；近1周内有不可压迫部位的动脉穿刺的病史；②严重心、肾、肝功能不全或严重糖尿病者；③体检发现有活动性出血或外伤(如骨折)的证据；④已口服抗凝药，且INR＞1.5；48小时内接受过肝素治疗(APTT超出正常范围)；⑤血小板计数＜100×10^9/L，血糖＜2.7mmol/L；⑥血压：收缩压＞180mmHg，或舒张压＞100mmHg；⑦妊娠；⑧不合作。

3. 遵医嘱应用抗凝药 目的在于防止血栓扩展和溶栓后再闭塞。常用药物有肝素、低分子肝素及华法林等。常用药物的作用机制、使用方法、注意事项、不良反应及处理详见本节中短暂性脑缺血发作的药物护理。

4. 遵医嘱配合其他治疗 发病后48小时～5天为脑水肿高峰期，根据病情给予20%甘露醇静脉滴注或呋塞米、白蛋白静脉注射；发病3天内行心电监护，预防致死性心律失常和猝死等；遵医嘱给予脑保护治疗，常用药物有自由基清除剂、阿片受体阻断剂、钙离子通道阻滞剂等。

5. 病情观察 定时监测并记录生命征、意识状态、瞳孔变化，观察有无头痛、呕吐等，及时发现脑缺血加重、颅内压增高的征象，一旦发现异常及时报告医生，并积极配合处理。

6. 康复护理 缺血性脑卒中病人只要意识清楚，生命征平稳，病情不再进展后48小时即可进行康复治疗。详见本章第一节中运动障碍的护理。

（二）自理缺陷

1. 生活照顾 根据病人自理能力缺陷的程度，向病人提供生活照顾和帮助，指导、协助病人做好生活护理。如洗漱、进食、如厕、坐轮椅等；保持床单整洁、干燥；协助卧床病人定时翻身、拍背、按摩关节和骨隆突部位，预防压疮；指导病人保持口腔清洁，早晚间用温水全身擦洗，促进患肢血液循环；指导病人学会使用便器，保持大小便通畅和会阴部清洁；将日常用品和呼叫器置于病人伸手可及处，便于病人使用。

2. 合理饮食　鼓励无吞咽困难的病人自行进食，少量多餐；给予低盐、低糖、低脂、低胆固醇、丰富维生素、足量纤维素的无刺激性食物，多食芹菜、海带、豆类、鱼、山楂、香蕉、芝麻、大枣、食醋等；有面肌麻痹者，应将食物送至口腔健侧的舌后部；有吞咽困难及呛咳者，加强吞咽功能训练，做好进食护理，防止误吸发生；昏迷病人应鼻饲流质饮食，保证每日的摄入量。

3. 增进生活自理能力　当病人能起坐后，即应鼓励及指导病人用健侧肢体在力所能及的情况下进行部分自理活动，如取物、喝水、移动患侧肢体位置等；当患侧肢体肌力开始改善后，应同时训练手的精细动作，手腕的屈伸、手的抓握、解扣、使用勺筷、翻书报等日常生活技能；当病人完成预定的锻炼任务，应及时给予鼓励，增强病人锻炼的信心和意志。

（三）语言沟通障碍

1. 心理指导　关心、尊重病人，向病人耐心解释不能说话或吐字不清的原因，避免挫伤其自尊心；鼓励病人大声说话，对病人取得的进步应及时给予肯定和表扬；鼓励家属、朋友多与病人交流，耐心倾听其每一个问题。

2. 沟通方法指导　鼓励病人向医护人员或家属表达自己的需要，可借助卡片、纸本、表情、手势等进行有效地沟通；与病人交谈时要耐心，尽量一对一的谈话，提一些简单的问题，说话速度要慢；听力障碍的病人可利用实物图片进行简单的交流。

3. 语言康复训练　宜制订个体化的语言康复计划并组织实施；构音障碍的康复以发音训练为主。护士可以在专业语言师指导下，协助病人进行床旁训练，训练过程中应根据病人的情绪，由少到多、由易到难、由简单到复杂，宜循序渐进，持之以恒。具体方法有：①肌群运动锻炼：包括缩唇、叩齿、伸舌、鼓腮、吹气等。②发音训练：先练习单音节发音，之后让病人复诵简单句。③复述训练：复述单词或词汇，每次3～5遍，轮回训练。每次练习的时间不宜过长。④命名训练：让病人指出常用物品的名称及说出病人的姓名等。⑤刺激法训练：如听语指图、指物、指字等。

（四）焦虑

重视对病人情绪变化的密切观察，提高对病人焦虑及抑郁状态的认识，及时发现病人的心理问题；应为病人创造安静、舒适的环境；耐心解释病情，鼓励病人表达对疾病的认识；多关心、尊重、鼓励病人，消除病人的悲观失望情绪，增强病人战胜疾病的信心；指导病人家属多给病人信心和鼓励，促进病人早日康复。

（五）有失用综合征的危险

向病人介绍疾病的基本知识及有关康复训练的计划，说明坚持功能锻炼的重要性；在康复训练中，对病人取得的任何进步及时给予鼓励和肯定，以利于病人树立恢复生活自理的信心，安心配合治疗；鼓励家庭成员积极参与病人的康复训练，在情感及生活上给予支持；能力许可时，鼓励病人参与生活自理和社会实践，增强病人自我照顾的能力与信心。

（六）健康教育

1. 疾病知识指导　指导病人和家属了解脑血栓形成的基本病因、主要危险因素和危害，告知本病的早期症状和就诊时机，教会病人本病的康复知识与自我护理方法；应鼓励病人树立信心，在肢体和语言康复过程中循序渐进、持之以恒，克服急于求成的心理。

2. 合理饮食　指导病人进食高蛋白、低盐、低脂、低热量的清淡饮食，改变不良饮食习惯，多吃新鲜蔬菜、水果、谷类、鱼类和豆类，使能量的摄入和需要达到平衡，戒烟、限酒。

3. 日常生活指导 改变不良生活方式，适当运动，合理休息和娱乐，多参加一些有益的社会活动，尽量做力所能及的家务；病人起床、起坐、低头等体位变换时动作宜缓慢，转头不宜过猛过急，洗澡时间不宜过长，平日外出时有人陪伴，防止跌倒。

4. 预防保健指导 气候变化时注意保暖，防止感冒；遵医嘱正确服用降压、降糖、降脂药物；定期门诊复查，动态了解血压、血糖、血脂变化和心脏功能情况；预防并发症和脑卒中复发。当病人出现头晕、头痛、一侧肢体麻木无力、讲话吐字不清或进食呛咳、发热、外伤时，家属应及时协助就诊。

缺血半暗带

缺血半暗带(ischemic penumbra，IP)是介于梗死灶和正常组织间的移行区域，这一概念最早由Abrupt等提出，是指因缺血致使组织电活动停止，但能保持跨膜离子平衡和结构完整的脑区。梗死病灶系由其中心的缺血中心区和其周围的缺血半暗带组成。缺血中心区由于脑血流量严重不足或完全缺血致脑细胞死亡；而缺血半暗带内，由于侧支循环存在，仍可获得部分血液供给，神经细胞功能虽受损但短期内尚存活，处于可逆状态，如在有效时间内及时恢复血液供应，则脑代谢障碍得以恢复，神经细胞可以存活并可恢复功能。

【护理评价】

评价病人能否积极参与肢体、语言功能的康复锻炼，躯体活动能力有无恢复；生活自理能力有无提高；言语表达能力有无增强；情绪是否稳定，能否正确地对待疾病带来的躯体变化；有无并发症发生；能否说出脑血栓形成的各项预防保健措施。

脑栓塞病人的护理

脑栓塞(cerebral embolism)是指各种栓子随血流进入脑动脉，使管腔急性闭塞，当侧支循环不能代偿时，引起该动脉供血区脑组织缺血性坏死，出现局灶性神经功能缺损。据我国6城市的调查，脑栓塞的患病率为13/10万，年发病率为6/10万，约占脑卒中的15%～20%。本病任何年龄均可发病，风湿性心脏病引起者以中青年为多，冠心病及大动脉病变引起者以中老年居多。

【护理评估】

(一) 健康史

脑栓塞按栓子来源分为3类。

1. 心源性脑栓塞 **是脑栓塞中最常见的**，约75%的心源性栓子栓塞于脑部。引起脑栓塞常见的心脏疾病有心瓣膜病、感染性心内膜炎、心肌梗死、心肌病、心脏手术、先天性心脏病及心脏黏液瘤等。

2. 非心源性脑栓塞 主动脉弓及其发出的大血管动脉粥样硬化斑块与附着物及肺静脉血栓脱落，也是脑栓塞的重要原因。其他少见的栓子有脂肪滴、空气、肿瘤细胞、寄生虫卵和异物等。

3. 来源不明 少数病例查不到栓子的来源。

(二) 临床表现

安静与活动时均可发病，以活动时发病多见。起病急骤是本病的主要特征。局灶性神经体征在数秒钟至数分钟发展至高峰，多属完全性卒中。

临床表现基本同脑血栓形成。

颈内动脉或大脑中动脉主干栓塞导致大面积脑梗死，可发生严重脑水肿、颅内压增高，甚至脑疝和昏迷；椎-基底动脉主干栓塞常发生突然昏迷。若病情一度好转后又出现恶化，提示栓塞再发或继发出血。

(三) 实验室及其他检查

头部CT和MRI可显示脑栓塞的部位和范围，合并出血性梗死高度支持脑栓塞诊断。脑脊液检查压力一般正常，颅内压增高提示大面积脑梗死。心电图、超声心动图、胸部X线应作为常规检查，对明确栓子来源有诊断价值。颈动脉超声检查对评价颅内外动脉的动脉斑块和狭窄程度有意义。

(四) 心理-社会状况

病人发病时常无心理准备，可出现焦虑、恐惧甚至悲哀。通过了解病人现有的应对方式，评估其焦虑的原因和程度。

(五) 治疗要点

脑栓塞的治疗与脑血栓形成相同，严重病变应积极降低颅内压处理，必要时可行开颅去骨片减压术。原发病的治疗重在消除栓子的来源，防止脑栓塞复发。

【常见护理诊断/问题、护理目标、护理措施、护理评价】

参见本节中的脑血栓形成。

四、脑出血病人的护理

脑出血(intracerebral hemorrhage，ICH)指原发性非外伤性脑实质内出血，占全部脑卒中的20%～30%。年发病率为(60～80)/10万人口，急性期病死率约为30%～40%，是急性脑血管病中最高的。基底节区的血液供应来自豆纹动脉，该动脉自大脑中动脉垂直分支而出，故基底节区为脑出血的好发部位。在脑出血中大脑半球出血占80%，脑干和小脑出血占20%。

【护理评估】

(一) 健康史

脑出血最常见的病因是高血压合并细小脑动脉硬化；其他病因有脑动脉瘤、脑动静脉畸形、脑动脉炎、血液病、抗凝或溶栓治疗、脑淀粉样血管病、脑肿瘤、梗死后脑出血等。情绪激动、剧烈活动、用力排便、酗酒等可诱发脑出血。

(二) 临床表现

1. 临床特点 脑出血多发生于50～70岁，男性稍多，好发于冬春季。多于活动或情绪激动时突然发病，病情往往在数分钟至数小时内发展至高峰。发病前多无前驱症状，少数有头晕、头痛、肢体乏力、口齿不清等症状。病人出现剧烈头痛、呕吐、偏瘫、意识障碍、大小便失禁、血压明显升高等，呼吸深沉带有鼾声，重则呈潮式呼吸或不规则呼吸。临床表现因出血部位及出血量不同而异，基底节、丘脑与内囊出血引起轻偏瘫是常见的早期症状；重症者迅速转入意识模糊或昏迷。

2. 临床类型及表现

(1)基底节区出血：包括壳核出血、丘脑出血和尾状核头出血。壳核、丘脑出血均可累及内囊，典型表现为“**三偏征**”，即病灶对侧偏瘫、偏身感觉障碍和同向性偏盲，可有意识障碍，累及优势半球时可有失语。其中壳核出血常引起较严重的运动障碍、持续的同向性偏盲；丘脑出血则产生较明显的感觉障碍、短暂的同向性偏盲，可伴有偏身自发性疼痛和感觉过度；尾状核头出血较少见，表现头痛及轻度脑膜刺激征，两眼向病灶侧凝视麻痹。

(2)脑叶出血：以顶叶出血最多见。脑叶出血部位不同，临床表现也不同，如顶叶出血，出现偏身感觉障碍和空间构象障碍；额叶出现偏瘫、Broca 失语等；颞叶出现 Wernicke 失语、精神症状；枕叶出现对侧偏盲等。

(3)脑桥出血：出血量大时病人多迅速陷入昏迷，**双侧瞳孔缩小呈针尖样固定于正中位**，出现四肢瘫痪、呕吐咖啡样胃内容物、中枢性高热、中枢性呼吸障碍等，多在 48 小时内死亡。小量出血表现交叉性瘫痪或共济失调性轻偏瘫。

(4)小脑出血：起病突然，数分钟内出现枕部头痛、眩晕、呕吐，病侧肢体共济失调等，无肢体瘫痪。病初多无意识障碍，但大量出血时则很快陷入昏迷，出现呼吸不规则，因枕骨大孔疝而死亡。

(5)原发性脑室出血：由于脑室内脉络丛动脉或室管膜下动脉破裂出血所致。小量脑室出血表现酷似蛛网膜下腔出血，可完全恢复，预后良好。大量脑室出血时，病人迅速出现深昏迷，四肢弛缓性偏瘫、去大脑强直状态、频繁呕吐、针尖样瞳孔等，多迅速死亡。

脑出血的预后取决于出血部位、出血量、全身情况及有无并发症，脑干、丘脑及大量脑室出血者预后较差。

(三) 实验室及其他检查

头部 CT 检查是临床疑诊脑出血的首选检查，可早期发现脑出血部位、范围和出血量(图 9-17～图 9-19)。MRI 检查可发现 CT 不能确定的脑干或小脑的小量出血。数字减影脑血管造影(DSA)有助于病因诊断。脑脊液压力增高，病情危重有脑疝形成时禁忌行脑脊液检查。血液检查提示白细胞计数和血糖有无增高。

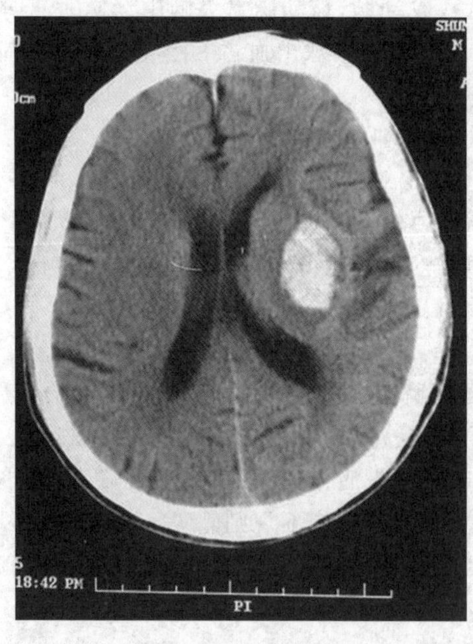

图 9-17 脑出血

(CT 显示左侧基底节区出血)

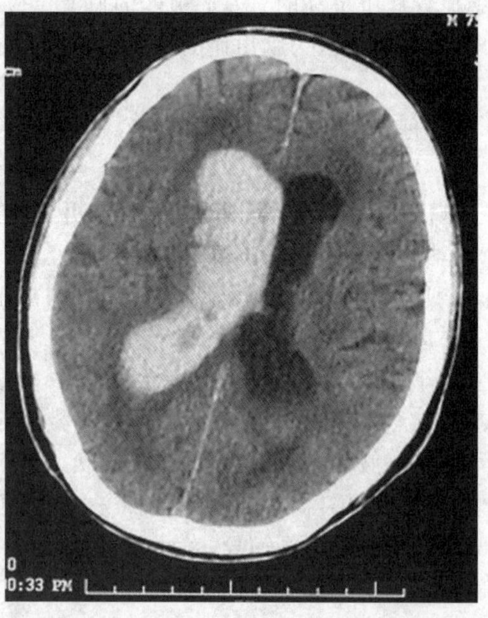

图 9-18 脑室出血

(CT 显示右侧脑室积血呈铸型)

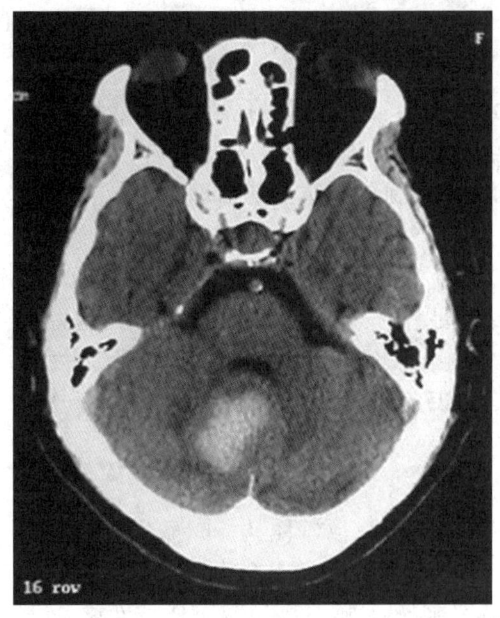

图 9-19　小脑出血

（CT 显示小脑蚓部及右侧半球出血）

（四）心理-社会状况

病人面对突然发生的感觉障碍、运动障碍、交流障碍，对自己生活的能力和生存的价值丧失信心，表现为情绪沮丧、悲观绝望，家属面对病人突发严重的病情，往往无应对措施或应对不力，出现紧张、焦虑情绪。

（五）治疗要点

脑出血急性期的治疗原则是防止再出血，控制脑水肿，维持生命功能和防治并发症。治疗目的是挽救病人生命，减少神经功能残疾程度和降低复发率。治疗措施是减轻脑水肿，降低颅内压，调整血压，必要时手术治疗，促进神经功能恢复。恢复期加强肢体、言语及生活自理能力等的功能锻炼。

急性卒中处理的 6D 原则

Detection（发现）——早期发现症状；Delivery（输送入院）——迅速将病人送到医院；Door（住院）——分类后收住普通病房、卒中单元或重症监护室；Data（数据）——迅速 CT 检查、体检和病史采集；Decision（决断）——应用药物还是其他治疗；Drug（药物）——适时开始治疗。

【常见护理诊断/问题】

1. 急性意识障碍　与脑出血致脑水肿、颅内压增高有关。

2. 躯体活动障碍　与肢体瘫痪有关。

3. 自理缺陷　与肢体瘫痪、意识障碍有关。

4. 语言沟通障碍　与脑出血累及舌咽、迷走神经及大脑优势半球语言中枢有关。

5. 有皮肤完整性受损的危险　与意识障碍、肢体瘫痪、长期卧床皮肤受压、营养不良及皮肤感觉减退有关。

6. 有感染的危险 与昏迷、机体抵抗力下降、呼吸道分泌物排出不畅,尿潴留、留置导尿管等有关。

7. 有失用综合征的危险 与昏迷、肢体瘫痪而不能活动有关。

8. 潜在并发症:脑疝、上消化道出血。

9. 知识缺乏:缺乏有关脑出血的预防保健知识。

【护理目标】

病人意识障碍减轻或逐渐恢复;躯体活动能力逐渐增强;日常生活能部分或完全自理,卧床期间生活需要能得到满足;能说简单的语句,能和人沟通,甚至完全恢复。皮肤无压疮、溃烂;无感染发生;无肢体肌肉萎缩、关节挛缩或变形;无脑疝发生;无上消化道出血发生;能够叙述脑出血的预防保健知识。

【护理措施】

(一) 急性意识障碍

1. 休息 急性期安静休息,一般应卧床2～4周。避免搬动,尤其是在发病24～48小时;必须搬动时,保持病人身体长轴在一条直线上,以免牵动头部;病人取侧卧位,头部抬高15°～30°,以利颅内静脉血回流,减轻脑水肿。病室保持安静,光线柔和,限制亲友探视。各项护理操作应轻柔,集中进行,防止病人受刺激而加重出血。嘱病人排便时避免屏气用力,以免颅内压增高或诱发再次出血,便秘者可遵医嘱应用缓泻剂,**禁止灌肠**。

2. 遵医嘱用药

(1)降低颅内压药物:颅内压增高主要是因为早期血肿的占位效应和血肿周围脑组织的水肿。脑出血后3～5天,脑水肿达到高峰。药物治疗可以减轻脑水肿,降低颅内压,防止脑疝形成。常用药物有20%甘露醇、呋塞米、10%复方甘油和白蛋白等。**首选20%甘露醇**,125～250ml,快速静脉滴注,每6～8小时一次,应用5～7天。可同时应用呋塞米20～40mg,静脉注射,二者交替使用。用药期间应监测肾功能、记录尿量并注意血清电解质变化。肾功能不全者可用10%复方甘油250ml,每日1～2次。

(2)降压药:经降颅内压治疗后,收缩压≥200mmHg或舒张压≥110mmHg时,应降血压治疗,可适当给予作用温和的降压药物如硫酸镁等,避免使用利血平等强降压药物,舒张压维持在100mmHg水平较为合理,保持脑灌注压。当收缩压＜180mmHg或舒张压＜105mmHg时,可不必使用降压药。用降压药时密切观察血压变化,防止血压降得过快、过低,根据血压变化及时调整用药的速度和剂量。急性期后,血压仍持续过高时可系统地应用降压药。

3. 病情观察 密切观察并及时记录生命征、意识状况、瞳孔等变化,早期每半小时测1次,平稳后2～4小时测1次,发现异常情况,及时与医生联系并配合做好相应处理。

(1)体温:发病后迅速出现持续高热,提示脑出血累及下丘脑体温调节中枢,应给予物理降温;体温逐渐升高,多系合并感染;体温下降或不升,提示病情严重。

(2)呼吸:快而不规则呼吸或潮式呼吸,提示呼吸中枢严重受损;呼吸突然停止,提示痰液阻塞或脑疝。

(3)血压和脉搏:血压、脉搏出现大幅度波动或血压急剧下降,提示延髓血管舒缩中枢受累,是危重征象。

(4)意识状态:意识障碍进行性加重,提示颅内有进行性出血。

(5)瞳孔:两侧瞳孔针尖样缩小,提示脑桥出血;两侧瞳孔明显不等大,常为脑疝征象。

(二)躯体活动障碍

发病后保持瘫痪肢体于功能位;病后10～14天病情稳定后,即可对瘫痪肢体关节进行按摩和被动运动,进行康复治疗。参见本章第一节中运动障碍的护理。

(三)自理缺陷

1. 合理饮食 给予高蛋白、高维生素、清淡饮食,根据病情及时添加富含纤维素的蔬菜、水果;伴意识障碍、消化道出血的病人禁食24～48小时,昏迷或有吞咽困难者在发病第2～3天应鼻饲。每天总热量维持在8368kJ左右,每日液体摄入量为尿量加500ml,保证营养和维持水电解质平衡;清醒病人摄食时,以坐位或头高侧卧位为宜,进食要慢;面颊肌麻痹时,应将食物送至口腔健侧近舌根处,容易吞咽。

2. 生活照顾 根据病人自理能力缺陷的程度,向病人提供生活照顾和帮助,指导、协助病人做好生活护理。如洗漱、进食、如厕、坐轮椅等;保持床单整洁、干燥;协助卧床病人定时翻身、拍背、按摩关节和骨隆突部位,预防压疮;指导病人保持口腔清洁,早晚间用温水全身擦洗,促进患肢血液循环;指导病人学会使用便器,保持大小便通畅和会阴部清洁;将日常用品和呼叫器置于病人伸手可及处,便于病人使用。

3. 增进生活自理能力 当病人能起坐时,鼓励及指导病人用健侧肢体在力所能及的情况下进行部分自理活动,如取物、喝水、移动患侧肢体位置等;当患侧肢体肌力开始改善后,应同时训练手的精细动作,手腕的屈伸、手的抓握、解扣、使用勺筷、翻书报等日常生活技能;当病人完成预定的锻炼任务,应及时给予鼓励,增强病人锻炼的信心和意志。

(四)语言沟通障碍

护理措施参见脑血栓形成病人的护理。

(五)有皮肤完整性受损的危险

1. 定期翻身 协助病人每2～3小时翻身1次,最长不超过4小时。翻身时避免拖、拉、推等动作。

2. 加强保护 将病人安置妥当后,可在身体空隙处垫软枕或海绵垫,必要时垫海绵褥或气垫褥等,避免局部尤其是骨隆突处长时间受压。

3. 避免潮湿 床铺要保持干燥、平整、清洁、无碎屑,有大小便失禁、呕吐及出汗等情况及时擦洗干净,保持皮肤清洁,被褥随时更换,不可让病人直接卧于橡胶单上。

4. 促进循环 对受压部位定时应用50%酒精按擦,经常用温水擦浴或用湿热毛巾进行局部按摩。

5. 增加营养 提供高蛋白、高维生素的饮食,以增强组织修复能力。

(六)有感染的危险

1. 向病人及家属解释发生坠积性肺炎、尿路感染的危险因素及预防措施。

2. 保持病室清洁和空气流通,定时消毒,限制探视,以防交叉感染;定时给病人吸痰、翻身拍背,做好口腔护理,随时清除呼吸道分泌物;对意识清醒病人,鼓励其深呼吸及咳嗽,有效排痰;留置导尿过程中严格无菌操作,尿管每周换1次,每天用消毒棉球擦洗尿道口1～2次,导尿管定期开放,每4小时1次;每日1次膀胱冲洗;观察病人体温、呼吸的变化,若有发热、咳嗽、咳黄脓痰应考虑感染,及时处理。

(七)有失用综合征的危险

指导病人和家属了解脑出血的基本病因和危害,教会病人本病的康复知识与自我护理方法;鼓励病人树立信心,在康复过程中循序渐进、持之以恒;家属应鼓励和督促病人坚持锻炼,对病人取得的进步应及时给予表扬和肯定。

(八)潜在并发症:脑疝

1. 病情监测 密切观察病人有无剧烈头痛、频繁呕吐、烦躁不安、意识障碍突然加重、血压进行性升高、脉搏先快后慢、呼吸不规则、瞳孔两侧不等大等脑疝的先兆表现,随时记录生命征及瞳孔变化,观察有无脑疝发生。

2. 配合抢救 迅速建立静脉通路,遵医嘱应用降低颅内压药物,以迅速控制脑水肿。通常给予20%甘露醇250ml加压快速静脉滴注,15～30分钟内滴完;或20%甘露醇250ml分次反复静脉注射;可同时应用呋塞米20～60mg静脉注射或静脉滴注;积极吸氧,注意保持呼吸道通畅;头部放置冰袋或冰帽。

(九)潜在并发症:上消化道出血

1. 病情监测 注意观察有无呃逆、上腹部饱胀不适、腹痛、呕血、便血、尿量减少等症状,观察病人的呕吐物、胃液是否为咖啡色或血性,观察有无黑便,定时做大便隐血试验,及时发现有无上消化道出血。

2. 配合抢救 禁食或少量清淡易消化饮食;遵医嘱迅速建立静脉通路,给予制止胃酸分泌、保护胃黏膜的药物如奥美拉唑等;遵医嘱应用止血药物;严密观察脉搏、血压及意识变化。

(十)健康教育

1. 疾病知识指导 向病人和家属介绍有关疾病的基本知识,告知积极治疗原发病对防止再次出血的重要性;避免精神紧张、情绪激动、用力排便及过度劳累等诱发因素;高血压病人,应教会病人家属测量血压的方法,每日定时监测血压,发现血压异常波动及时就诊。

2. 合理饮食 饮食宜清淡,摄取低盐、低胆固醇食物,避免刺激性食物及饱餐,多吃新鲜蔬菜和水果,矫正不良的生活方式,戒除烟酒;指导病人自我控制情绪,避免过分喜悦、焦虑、愤怒、恐惧、悲伤等不良刺激,保持乐观心态。

3. 预防保健指导 家属的支持对病人疾病恢复很重要,引导家属以乐观的态度接受自己亲人躯体和精神方面的改变;让病人及家属理解功能锻炼越早,其疗效越好,教会病人及家属康复功能锻炼的具体操作方法;鼓励病人增强自我照顾的意识,通过康复锻炼,尽可能恢复生活自理能力;告知病人坚持功能锻炼,许多症状和体征可以得到改善,日常生活可部分或完全自理。

4. 病情监测指导 向病人及家属介绍脑出血的先兆症状,如出现严重头痛、眩晕、肢体麻木、活动不灵、口齿不清时,应及时就诊,教会家属再次发生脑出血时现场急救处理措施。

【护理评价】

病人神志是否恢复;躯体活动能力是否增强;日常生活自理能力有无提高;言语表达能力是否增强;皮肤有无压疮、溃烂;有无肢体肌肉萎缩、关节挛缩发生;有无感染、脑疝、上消化道出血等并发症发生;能否说出脑出血的各项预防保健措施。

五、蛛网膜下腔出血病人的护理

蛛网膜下腔出血(subarachnoid hemorrhage,SAH)是指脑底部或脑表面血管破裂后,血液直接流入蛛网膜下腔引起相应临床症状的一种脑卒中，又称自发性 SAH。脑实质或脑室出血、外伤性硬膜下或硬膜外出血，血液流入蛛网膜下腔为继发性 SAH。本病约占出血性脑卒中的 20%，各个年龄组均可发病，以青壮年多见，女性多于男性。

【护理评估】

（一）健康史

SAH 最常见的病因是先天性动脉瘤，约占 75%；其次为动静脉畸形（AVM）和高血压动脉粥样硬化所致的梭形动脉瘤；其他原因包括真菌性动脉瘤、脑血管炎、血液病、脑肿瘤等；约 10%的病人原因不明。

（二）临床表现

1. 症状　起病急骤，多于活动、情绪激动、排便时突然出现异常剧烈的头痛，数分钟至数小时内发展至高峰，呈胀痛或爆裂样疼痛，难以忍受；多伴有呕吐、面色苍白、项背部或下肢疼痛、畏光等，可有短暂的意识障碍或烦躁、谵妄、幻觉等精神症状；少数出现部分性或全面性癫痫发作；重症病人起病后迅即陷入深昏迷。

2. 体征

（1）脑膜刺激征：发病数小时后出现颈项强直、凯尔尼格征阳性，一般 3～4 周后好转或消失。

（2）眼底变化：10%～20%病人可有视乳头水肿，部分病人出现一侧或两侧玻璃体下片状出血。

（3）神经受损表现：少数病人可出现偏瘫、偏盲、失语、共济失调等。脑神经受损时常表现为一侧动眼神经麻痹。

3. 并发症　①**再出血：是 SAH 主要且致命的急性并发症**，多发生在病后 10～14 天。病人在病情稳定后突然再次出现剧烈头痛、呕吐、昏迷等，脑膜刺激征明显加重，脑脊液再次呈鲜红色。②脑血管痉挛：脑血管痉挛导致脑实质缺血，引起轻偏瘫等局灶性体征。病后 10～14 天为迟发性血管痉挛高峰期，是死亡和伤残的重要原因。③脑积水：分别发生于发病当日或数周后，病人出现嗜睡、近记忆损害、脑神经瘫痪等。④其他：少数 SAH 病人可出现癫痫发作、低钠血症、心功能不全和肺水肿等。

（三）实验室及其他检查

CT 检查是确诊的首选方法，可见蛛网膜下腔高密度出血征象（图 9-20），并可对病情进行动态观察；脑脊液检查可见均匀一致的血性脑脊液，压力明显增高；DSA 确定动脉瘤位置，为 SAH 病因诊断提供依据。

脑血管造影

脑血管造影是 20 世纪 90 年代以来广泛应用于临床的一种新的 X 线检查新技术，它是先选一入路动脉，一般选用右股动脉，通过右股动脉放置一动脉鞘，通过该动脉鞘管选用不同导管，在导丝引导下，选进所要显示动脉，注入含碘造影剂。造影剂所经过的血管轨迹连续摄片，通过电子计算机辅助成像为脑血管数字减影造影（DSA）。不但能清楚地显示颈内动脉、椎-基底动脉、颅内大血管及大脑半球的血管图像，还可测定动脉的血流量，是目前临床上显示头颈部血管及脊髓血管形态的"金标准"。

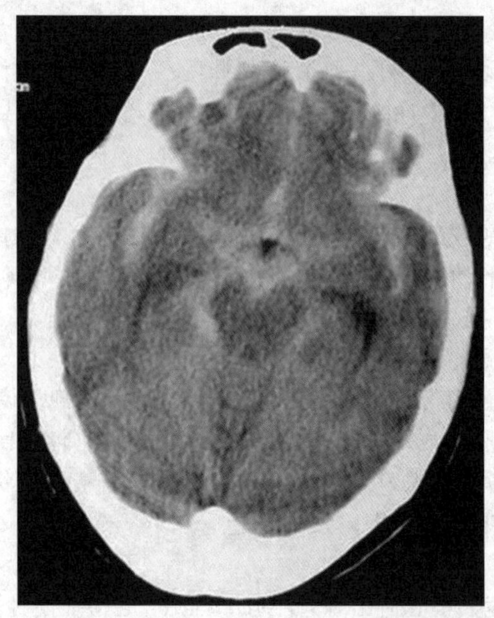

图 9-20 蛛网膜下隙出血
(CT 显示鞍上池、环池、双侧外侧裂及脑沟积血)

(四)心理-社会状况

病人多年轻,不适应病人角色。病前多有工作或生活节奏快、压力大、易激动、酒嗜好等心理社会因素,突然发病,病情凶险,可使病人出现紧张、恐惧心理,烦躁不安。

(五)治疗要点

治疗原则是制止继续出血,预防复发。治疗目的是维持生命功能,降低病死率。治疗措施为绝对卧床休息,降低颅内压,止血和预防再出血,防治脑血管痉挛,必要时手术等。

【常见护理诊断/问题】

1. 急性疼痛:头痛 与蛛网膜下腔出血血液刺激脑膜、颅内压增高、或继发性脑血管痉挛有关。

2. 焦虑或恐惧 与突然发生剧烈头痛、担心再出血及损伤性检查、治疗有关。

3. 潜在并发症:再出血。

4. 知识缺乏:缺乏有关蛛网膜下腔出血的预防保健知识。

【护理目标】

病人头痛减轻或消失,情绪稳定,积极配合治疗和护理,无再出血并发症发生,能说出本病的预防保健知识。

【护理措施】

(一)急性疼痛:头痛

1. 休息与饮食 绝对卧床休息 4~6 周,床头抬高 15°~30°;卧床期间禁止起坐、沐浴、如厕及其他下床活动,协助病人完成一切日常活动;限制探视,保持病室的安静、舒适,避免声、光刺激,治疗护理活动也应集中进行,避免频繁接触和打扰病人休息;给予营养支持,开始以流质饮食为主,逐渐改为半流质饮食;病人有意识障碍、呕吐不止时,暂禁食。如经治疗护理 1 个月左右,病人症状好转、经头颅 CT 检查证实血液基本吸收或经

DSA 检查没有发现颅内血管病变者，可遵医嘱逐渐抬高床头、床上坐位、下床站立和适当活动。

2. 遵医嘱应用降颅内压药物　使用 20%甘露醇、呋塞米等快速静脉滴注，必要时记录 24 小时尿量。使用注意事项、不良反应见本章中脑出血的护理。

3. 遵医嘱应用抗纤溶药物　抑制纤维溶解酶形成，推迟血块溶解和防止再出血。常用药物有氨基己酸、氨甲苯酸、巴曲酶（立止血）和维生素 K_3 等。

（1）氨基己酸：第 1 天先用 4～6g 溶于 5%葡萄糖溶液 100ml 静脉滴注，15～30 分钟内滴完后，持续静脉滴注 1g/h，维持 12～24 小时。以后 20～24g/d，持续 7～10 天，逐渐减量至 8g/d，共用 2～3 周。氨基己酸用药期间，注意防止深静脉血栓形成，肾功能障碍者慎用。

（2）氨甲苯酸：每次 0.4g，每天 2 次，静脉滴注。氨甲苯酸应缓慢静脉注射，以免导致血压下降。

4. 遵医嘱应用钙通道阻滞剂　能降低细胞内 Ca^{2+} 水平的药物均能扩张血管，解除蛛网膜下腔出血引起的脑血管痉挛，防止脑缺血。常用药物有尼莫地平注射液，10mg，6 小时内缓慢静脉滴注，共 7～14 天，密切观察血压、心率的变化；或口服尼莫地平片 40～60mg，每天 4～6 次，持续 3 周。

5. 采用缓解疼痛的方法　见本章第一节中头痛的护理。必要时遵医嘱给予止痛、镇静药物，或遵医嘱应用脑脊液置换疗法（腰穿缓慢放出血性脑脊液 10～20ml，每周 2 次）。

6. 病情监测　密切观察头痛情况、意识状态、呼吸、心率、心律、脉搏、瞳孔变化、神经体征等，及时发现病情变化。

（二）恐惧

指导病人了解疾病的过程与预后、DSA 检查的目的与安全性等相关知识。告知病人头痛的原因，随着出血停止、血肿吸收，头痛会逐渐缓解；DSA 检查是明确病因的一项比较安全的检查措施，指导病人消除紧张、恐惧、焦虑心理，增强战胜疾病的信心，配合治疗和检查；家属应关心、体贴病人，为其创造良好的休养环境，督促尽早检查和手术，发现再出血征象及时就诊。

（三）潜在并发症：再出血

1. 病情监测　蛛网膜下腔出血再发率较高，以 5～11 天为高峰，颅内动脉瘤初次出血后 24 小时内再出血率最高。严密监测病人在病情好转后，有无突然再次出现剧烈头痛、呕吐、意识障碍加重、抽搐发作等，观察病人的意识状态和生命征，检查脑膜刺激征是否阳性，及时发现再出血。

2. 报告医生　一旦病人突然再次出现剧烈头痛、血压急剧升高、脑膜刺激征阳性等表现，及时通知医生。

3. 配合抢救　遵医嘱应用降颅内压药和止血药。指导病人绝对卧床休息，协助病人完成日常活动；限制探视，保持病室的安静、舒适，避免声、光刺激；病人有意识障碍、呕吐不止时，暂禁食；治疗护理活动应集中进行。

（四）健康教育

1. 疾病知识指导　告知病人本病的相关知识，向病人解释头痛的原因，强调绝对卧床休息、情绪稳定的重要性，指导病人合理休息，积极配合各项检查及治疗。

2. 预防保健指导　告知病人及家属容易导致再出血的各种诱因，指导病人与医护人员密切配合，避免剧烈运动、用力排便、情绪激动、剧烈咳嗽、喷嚏和劳累等使血压及颅内压增高的诱因；保持大便通畅，如便秘时给予缓泻剂或开塞露，血压过高时遵医嘱降压，病人烦躁时给予镇静处理等；生活有规律，合理饮食，多吃维生素丰富的食物，保持稳定的情绪；育龄期女性，在SAH后1～2年内避免妊娠和分娩。

3. 病情监测指导 告知家属应关心、体贴病人，为其创造良好的休养环境，如发现再出血征象及时就诊。

【护理评价】

病人头痛有无减轻或消失；情绪是否稳定，能否积极配合治疗和护理；有无脑出血等并发症发生；能否说出蛛网膜下腔出血的各项预防保健措施。

卒中单元

卒中单元(stroke unit，SU)是脑血管病的医疗管理模式，指由神经科医师、物理治疗师、语言康复师、心理治疗师和专业护士共同参与，将卒中的急救、治疗、护理及康复等有机地融为一体，使病人得到及时、规范的诊断和治疗，有效降低病死率和致残率，改善病人预后，提高生活质量，缩短住院时间和减少住院费用，有利于出院后管理和社区治疗。

高压氧治疗术的护理

高压氧治疗(hyperbaric oxygen treatment，HOT，HBOT)是指在超过101.33kPa(1个大气压)环境下的给氧治疗，以达到提高血氧含量、增加血氧弥散和组织内的氧含量，迅速改善或纠正组织缺氧，防止或减轻缺氧性损害的发生、发展的目的。高压氧治疗所需的特殊设备为加压舱或高压氧舱。高压氧治疗方法按氧舱类型分为多人舱和单人舱两种。

【适应证】

1. 各种急慢性缺氧性疾病，如一氧化碳中毒、脑复苏、气栓病、缺氧性脑血管病、脑炎、中毒性脑病、急性颅脑损伤、神经性耳聋、急性眼底供血障碍、早期神经萎缩等。

2. 脊髓及周围神经损伤。

3. 多发性硬化。

4. 血管性痴呆、植物状态等。

【禁忌证】

1. 未经处理的自发性气胸，多发性肋骨骨折，活动性肺结核，恶性肿瘤特别是已转移的恶性肿瘤，列为绝对禁忌。

2. 中耳炎或咽鼓管不通畅、肺部感染、肺气肿、出血性疾病、重症甲亢、血压过高、眼压增高、心动过缓、孕妇和月经期、有氧中毒史或高压氧耐受差者，列为禁忌。

【术前准备】

1. 病人准备 ①严格选择适应证；了解每位病人的病情，做必要的体检，配合医生及时发现病人入舱治疗的禁忌证；②做好病人的思想工作，介绍高压氧治疗的基础知识，消除其紧张心理；③教会病人捏鼻、鼓气、吞咽等中耳调节动作，以便在加压时及时张开咽鼓管，及正确戴面罩吸氧的方法，在舱内有不适应及时告知操舱人员；④收缴病人各种违禁物品，入纯氧舱治疗者入舱前更换纯棉衣服，洗净油脂类化妆品，告之不能乱动舱内设备；⑤对首次入舱治疗者常规使用1%麻黄碱液滴鼻；入舱前不宜多饮水或空腹，预先排出大小便。

2. 用物准备 ①全面检查舱内设备，如仪表、照明、阀门、气源、氧源及应急装置等是否处于完好状态；开通对讲机，直至减压毕，舱门打开。②定期检查舱内常用药品和器械，如各类急救药品、静脉输液器、空针、消毒敷料、长血浆分离针头、吸引器、血压计等。

【术中配合】

1. 多人舱

(1)**加压**：①准备完毕，关闭舱门，陪舱护士接“开始加压”通知后即告知舱内人员。②采用压缩空气加压，开始升压时速度要慢，随着表压的逐渐升高，加压速度加快，最大速度不超过0.015kPa/min，直至达预定治疗压力(2～3个大气压)。③保持舱内外联系，加压时病人出现耳痛或不适，应及时通知操舱人员“停止加压”，然后给病人滴鼻、做中耳调节动作，若无效可通知减压，再无效应减压出舱，切忌强行加压。④对舱内的重病人应测生命征并做记录，除此之外，昏迷病人要观察有无躁动等，防止坠床，还可向口中少量滴水，帮助吞咽以缓解面部不适，输液者要调高滴管内的液平面，控制滴速。

(2)**稳压**：①加压达预定治疗压力后，操舱人员关闭加压阀，舱内护士接“开始吸氧”通知后，立即协助病人正确戴紧面罩，保证有效吸氧，氧表压以0.2～0.3kPa为宜；②稳压吸氧一般采用间断吸氧，即吸氧20～40分钟后换吸舱内压缩空气5～10分钟，然后再吸氧20～40分钟；指导病人适当加深呼吸但不要加快呼吸；使用带气囊的供氧装置，不要挤压、拍击气囊，以防发生肺气压伤；③若病人出现面部肌肉抽搐、出冷汗、视觉变化、胸骨后疼痛、进行性呼吸困难等，提示氧中毒，应立即终止吸氧，并做相应处理；④对带有气管插管或鼻导管吸氧者，氧流量应调至10～15L/min；⑤对有四肢末梢循环障碍者，应观察末梢循环情况，询问末梢感觉等；⑥高压舱在荷压情况下，人员和大型医疗器械出入使用过渡舱，体积较小的物品传递使用递物筒，人及物品出入，在治疗舱、过渡舱和递物筒之间时，必需先将过渡舱和递物筒压力升至治疗舱内压，人员及物品出舱，必需先将过渡舱和递物筒压力降至常压，压力表指示到“0”；吸氧结束，通知舱内人员“停止吸氧”。

(3)**减压**：①舱内护士接“开始减压”通知后，及时告知病人防寒、保暖，禁忌屏气，防止肺气压伤发生；操舱人员缓慢减压(尤其在开始时)，边减压边通风，防止舱内起雾；按规定的时间减压，不得擅自缩短减压时间；一般情况下，高压氧治疗采用均匀缓慢等速减压法，治疗减压病、肺气压伤或在高压下长期停留的情况采用阶段停留减压法，直至舱压降至常压出舱。②出现阵发性轻度腹部不适、便意等症状是减压时胃肠胀气、肠蠕动加快所致，不需特别处理。③昏迷病人减压时应观察并记录血压、脉搏、呼吸等变化，及时发现脑水肿反跳、肺水肿等；昏迷有气管插管或切开、呼吸道分泌物阻塞、休克、血压不稳、脑水肿反复出现等，应延长减压时间。④舱内实施抢救时，若医务人员体质弱或有慢性病、舱内体力消耗过大、对高压环境不习惯或适应性差或1个月以上未进舱工作等，也应延长减压时间。⑤对所有减压出舱人员，要逐一询问有无不适，以及早发现有无皮疹、瘙痒、肌肉关节疼痛、截瘫、呼吸困难、休克等减压病症状。

2. 单人舱 单人舱治疗有采用“纯氧”加压和“压缩空气”加压两种形式。单人纯氧舱治疗必须在加压之前洗舱(充氧气以置换舱内空气)。洗舱方式有间歇洗舱法和持续洗舱法两种。持续洗舱法比较舒适，但用氧量较大。此法是向舱内充氧使压力达0.02mPa时，边充氧边稍开排氧阀，使舱内压力不变，持续3～5分钟，使舱内空气被置换出舱，舱内氧浓度达85％以上时，关闭排氧阀，继续加压到预定治疗压力不超过表压0.2mPa，稳压后每20～30分钟用纯氧通风换气1次（采用压缩空气加压时舱内压力不得超过0.3mPa）。用纯氧加压达预定治疗压时无需通知开始吸氧。

【术后护理】

若病人出现并发症如肺气压伤、氧中毒、减压病、昏迷病人脑水肿加重、肺水肿、伤口渗血或出血等，要留观病情变化，继续进行对症护理。

【注意事项】

1. 严格执行“五禁”，即严禁火种入舱，舱内绝对禁止吸烟，严禁穿着易产生静电火花的化纤服装或被褥入舱，严禁腐蚀品或易燃品入舱，未经许可严禁启动舱内一切设备。

2. 严格执行舱内消毒隔离制度，及时清洁、消毒舱体，防止空气污染和交互感染。

3. 严格遵守高压氧安全操作规程，在治疗或抢救过程中，舱内、外人员应随时联系，密切配合。

4. 对需执行抢救的危重病人，生活不能自理、行走不便的老年病人及婴幼儿，病情需严密观察并决定今后治疗方案者，应采取陪舱。

5. 高压下停留**稳压吸氧阶段是整个高压氧治疗的中心环节**，需高度集中注意力。

思考题

病人，男，79岁。入院前6小时平静坐着休息时，突觉左手乏力，不能握紧手中杯子，行走不稳，向左侧偏斜，伴口齿不清，无头痛、呕吐，无意识不清，无四肢抽搐，急诊收治入院。既往有高血压史十余年，最高时达180/120mmHg，平日血压控制不详，否认有糖尿病史，否认冠心病及房颤史。体格检查：神清，BP160/90mmHg，言语含糊，理解力正常，双眼球活动自如，无眼震，左侧视野缺损，左侧鼻唇沟略浅，伸舌左偏，颈软，左侧上肢近端肌力4级，远端肌力3级，左下肢近端肌力4级，远端4级，右侧肢体肌力5级，双侧肢体肌张力正常，左侧偏身感觉减退，左侧巴宾斯基征（＋）。回答下面问题：

1. 列出病人主要的护理诊断/问题。
2. 分析目前应采取的护理措施。

第六节 帕金森病病人的护理

1. 了解帕金森病的概念及致病因素。
2. 掌握帕金森病病人的临床表现、护理措施及保健指导。
3. 具有关心、爱护、尊重病人的职业素质及团队协作精神。

帕金森病（Parkinson disease，PD）又称震颤麻痹（paralysis agitans），由Parkinson（1817）首先描述，是由于黑质多巴胺（DA）能神经元变性缺失引起的一种常见的神经系统变性疾病，以静止性震颤、肌强直、运动徐缓等为主要表现。多见于中老年人，男性多于女性。本病自身并不对生命构成威胁，多因恶病质和肺部感染等并发症而死亡。

【护理评估】

（一）健康史

至今病因尚不明，一般认为与年龄老化、环境因素和家族遗传因素有关，且非单一因素引起，可能系多种因素共同作用所致。评估时应询问家族史、外伤史、既往疾病史，有无农业或工业毒物的接触史，反复发病及进展、演变情况。

1. 年龄老化　本病多见于中老年人，40 岁以前发病者甚少，60 岁以上人口的患病率高达 1%，提示年龄老化可能与发病有关。

2. 环境因素　嗜神经毒甲苯基四氢吡啶（MPTP）可导致多巴胺能神经元变性死亡，引起酷似帕金森病的临床症状。流行病学调查显示，环境中与 MPTP 分子结构相类似的工业毒物和某些杀虫剂、除草剂可能是本病的危险因素。

3. 遗传因素　本病在一些家族中呈聚集现象，约 10%的病人存在家族史，呈不完全外显的常染色体显性遗传或隐性遗传。

（二）临床表现

本病起病隐匿，缓慢进展，进行性加重。首发症状多为震颤，其次为步行障碍、肌强直和运动迟缓。

1. 震颤　多自一侧上肢远端开始，呈现节律性手指屈曲和拇指对掌运动，似“搓丸样”动作，4～6 次/秒，大多在静止状态时出现，情绪紧张时加剧，随意活动时减轻，入睡后则消失，称为**静止性震颤**。随病情的进展，震颤逐渐波及同侧下肢和对侧上、下肢，呈“N”字型进展，通常上肢比下肢明显，下颌、口唇、舌和头部的震颤多在病程后期出现。少数病人尤其是高龄病人可不出现震颤。

2. 肌强直　多从一侧的上肢或下肢近端开始，逐渐蔓延至远端、对侧和全身的肌肉。表现屈肌与伸肌的肌张力同时增高，若被动运动关节阻力均匀一致，似弯曲软铅管，称**铅管样强直**；若肌强直与静止性震颤叠加，可感觉在均匀阻力中有断续的停顿，似转动齿轮，称**齿轮样强直**。

3. 运动迟缓　表现为随意运动始动困难、动作缓慢和活动减少，病人翻身、起立、行走、转弯显得笨拙缓慢，穿衣、梳头、刷牙等动作难以完成。面肌活动少时，表情呆板，常双眼凝视，瞬目减少，笑容出现和消失减慢，称**面具脸**。书写困难，写字时笔迹颤动或越写越小，称**写字过小征**。

4. 姿势步态异常　由于四肢、躯干和颈部肌强直使病人站立时呈低头屈背、前臂内收、肘关节屈曲、腕关节伸直、髋及膝关节略弯曲的特有姿势。行走时启动困难，走路缓慢，上肢摆动消失，步伐碎小，脚几乎不能离地，往往失去重心，越走越快呈前冲状，不能及时停步，称**慌张步态**。

5. 其他症状　以自主神经功能障碍较普遍，如汗液、唾液及皮脂分泌过多，顽固性便秘，直立性低血压。部分病人可出现精神症状和认知功能障碍，以情绪不稳、抑郁、视幻觉、记忆减退多见。随病程进展可发生肺部感染、骨折、压疮、抑郁症、痴呆等并发症，影响病人生活质量，并可能威胁病人生命。

（三）实验室及其他检查

1. 生化检测　采用高效液相色谱（HPLC）可检出脑脊液中多巴胺代谢产物高香草酸

(HVA)水平降低。

2. 基因检测 采用DNA印迹技术、聚合酶链反应技术(PCR)、DNA序列分析等可发现帕金森病易感基因。

3. 功能影像学检测 采用正电子发射计算机断层扫描(PET)、单光子发射计算机断层扫描(SPECT)进行脑功能显像检测,可发现脑内多巴胺转运蛋白(DAT)功能显著降低,多巴胺递质摄取减低,多巴胺受体早期超敏、后期低敏。功能影像学检测对PD的早期诊断及监测病情进展有一定价值。

4. 颅脑CT、MRI 缺乏特征性改变,可显示脑沟增宽、脑室扩大。

(四) 心理-社会状况

早期病人动作迟钝笨拙,表情淡漠,语言断续、流涎,容易产生自卑忧郁心理,胆怯、逃避,拒绝社交活动,整日沉默寡言、闷闷不乐。随着病程延长,病情进行性加重,病人丧失劳动能力,生活自理能力也逐渐下降,可产生焦虑、恐惧、孤独甚至绝望心理。

(五) 治疗要点

帕金森病的治疗原则为提高脑内多巴胺的含量及其作用,降低乙酰胆碱的活力,恢复纹状体内多巴胺与乙酰胆碱递质系统平衡。治疗目的为改善或缓解症状,提高生活质量。治疗措施为早期鼓励病人进行适度活动和体育锻炼,无需药物治疗;若疾病影响病人的日常生活和工作能力时,适当的药物治疗可不同程度地减轻症状,减少并发症而延长生命。药物治疗应坚持"low(低剂量)"和"slow(缓慢)"的原则,即尽可能地维持低剂量,缓慢增剂量,强调治疗的个体化。

药物假日疗法

药物假日疗法指长期应用左旋多巴或左旋多巴复方类制剂治疗后可出现多巴胺受体敏感性的改变,如暂停几天到数周的治疗可改善受体的敏感性,从而让其恢复药物的疗效,然后再从小剂量逐渐加大。国外报道帕金森病病人采用药物假日疗法后症状呈进行性加重,加用阿扑吗啡,症状可很快得到改善,但总的来说这一做法有其危险性,如药物停得太快或太突然会发生药物戒断综合征,严重者甚至危及生命。药物假日疗法目前认为是无益的,已不主张采用。

【常见护理诊断/问题】

1. 躯体活动障碍 与震颤、肌强直、体位不稳、随意运动异常有关。

2. 长期自尊低下 与震颤、流涎、面肌强直等自身形象改变和生活依赖他人有关。

3. 营养失调:低于机体需要量 与吞咽困难、饮食减少和震颤、肌强直所致机体消耗量增加有关。

4. 知识缺乏:缺乏本病用药及预防保健知识。

【护理措施】

(一) 躯体活动障碍

1. 生活指导 加强巡视,主动了解病人需要,既要指导和鼓励病人自我护理,做自己力所能及的事情,又要适当协助病人洗漱、进食、沐浴、大小便料理和做好安全防护。

(1)个人卫生:对于出汗多、皮脂腺分泌亢进的病人,要指导其穿柔软、宽松的棉质衣服,经常清洁皮肤,勤换被褥、衣服,勤洗澡,卧床病人应协助进行床上擦浴,每天1～2次。

(2)皮肤保护：卧床病人垫气垫床或按摩床，保持床单整洁、干燥，定时翻身、拍背，帮助饭后漱口和每日温水全身擦拭，并注意做好骨突处保护，预防压疮。

(3)提供生活便利：对于行动不便、起坐困难者应配备牢固且高度适中的坐厕、沙发或椅、床和床栏，以利于病人起坐时借力；配备手杖、室内或走道扶手等必要的辅助设施；呼叫器置于病人床边；生活日用品固定放置于病人伸手可及处，生活起居处方便病人。病人动作笨拙，常有失误，应谨防进食时烫伤。端碗持筷困难者尽量选用不易打碎的不锈钢餐具及大把手餐具，避免玻璃和陶瓷制品。

(4)保持大小便通畅：对于便秘病人应指导多进食纤维素丰富的食物和新鲜蔬菜、水果，适当增加饮水，每天双手顺时针按摩腹部，促进肠蠕动；指导适量服用蜂蜜、麻油等有助于通便；必要时遵医嘱口服液状石蜡、酚酞、番泻叶等缓泻剂，或给予开塞露纳肛、灌肠、人工排便等。对于排尿困难的病人应指导心理放松，腹部按摩、热敷以刺激排尿；膀胱充盈但无法排尿时遵医嘱在无菌操作下给予导尿和留置尿管。卧床病人应训练其学会配合和使用便器，协助床上大小便。

2. 运动指导

(1)制订运动计划：对于已出现某些功能障碍或起坐已感到困难的病人，与病人和家属共同制订切实可行的具体锻炼计划，有目的、有计划地锻炼。告知病人运动锻炼的目的在于防止和推迟关节强直和肢体挛缩，知难而退或由他人包办只会加速功能衰退。如病人感到从椅子上起立或坐下有困难，每天做完一般运动后，应反复练习起坐动作。

(2)选择运动形式：鼓励病人尽量参与各种形式的活动，如散步、太极拳、床边体操等，注意保持身体和各关节的活动强度与最大活动范围。

(3)指导运动方法：走动时思想要放松，尽量跨大步伐；前进时脚要抬高，双臂摆动，目视前方；转弯时不要碎步移动，以免失去平衡；护士或家人在协助病人行走时，不要强行拉着病人走；当病人感到脚粘在地上时，可告诉病人先后退一步，再往前走，会比直接向前容易得多。

(4)协助被动运动：晚期病人出现显著的运动障碍，应帮助病人采取舒适体位，被动活动关节，按摩四肢肌肉，注意动作轻柔，勿造成病人疼痛和骨折。

3. 遵医嘱用药　选择应用抗胆碱能药、多巴胺能药、多巴胺能受体激动剂等，注意观察用药疗效和副作用，出现严重不良反应时应报告医生积极处理。

(1)常用药物及用法：见表9-5。**左旋多巴是目前治疗PD的最有效的药物**。常用复方左旋多巴，主要有**多巴丝肼**(由左旋多巴加苄丝肼组成)**和卡左双多巴**(由左旋多巴加卡比多巴组成)。

表9-5　常用抗帕金森病药物

类型	药物	不良反应	注意事项
抗胆碱能药物	苯海索(trihexyphenidyl) 丙环定(kemadrin) 苯扎托品(benzatropinum)	口干、便秘、尿潴留、瞳孔扩大、视力模糊	青光眼及前列腺肥大者禁用
多巴胺能药	左旋多巴(L-dopa)	胃肠道反应、失眠、幻觉等精神症状、直立性低血压、心律失常及不自主运动等；“开关”现象；“剂末”效应等	狭角型青光眼、精神病病人禁用

续表

类型	药物	不良反应	注意事项
	多巴丝肼(madopar) 卡左双多巴(sinemet)	与左旋多巴类似,相对轻微	
多巴胺受体激动剂	培高利特(pergolide) 溴隐亭(bromocriptine) 麦角乙脲(lisuride)	恶心、呕吐、头晕、幻觉、不自主运动、直立性低血压、嗜睡等	精神病病人禁用
单胺氧化酶抑制剂	司来吉兰(selegiline)	恶心、心律失常、精神症状、骨骼肌不适感	胃溃疡病人慎用
儿茶酚氧位甲基转移酶抑制剂	托卡朋(tolcapone)	运动障碍、恶心、睡眠障碍、厌食、腹泻、转氨酶升高	肝损害病人慎用
	金刚烷胺(amantadine)	下肢网状青斑、踝部水肿、抑郁、食欲减退等	肾功能不全、癫痫、胃溃疡慎用

(2)疗效观察:服药过程中要仔细观察震颤、肌强直和其他运动功能的改善程度,观察病人的起坐、走路及姿势改善情况,讲话的音调和流利程度,写字与手的操作能力等,以确定药物疗效。

(3)不良反应及处理:左旋多巴制剂早期有食欲减退、恶心、呕吐、腹痛、直立性低血压、失眠等不良反应,一般选择进食时服药或减少剂量,症状会逐渐消失;但当出现幻觉、妄想等严重精神症状时,应及时到医院就诊或咨询医生。一般在用药后的前3~5年疗效较满意,以后越来越差以致失效(疗效减退或**剂末效应**),并可出现运动症状波动和**开关现象**(指突然的不能活动和突然的行动自如,可在几分钟至几十分钟内交替出现)。"剂末效应"与有效血浓度有关,可以预知,故增加每日总剂量并分开多次服用可以预防;"开关现象"一般与服药时间和剂量无关,不可预料,减少每次剂量,增加服药次数而每日总药量不变或适当加用多巴胺受体激动剂,减少左旋多巴用量,可以防止或减少发生。异动症可出现在长期服用左旋多巴制剂的病人,表现为舞蹈症或手足徐动样不自主运动、肌强直或肌阵挛,多与药物过量有关,减少左旋多巴单次剂量或加用多巴胺受体激动剂可缓解。

(4)注意事项:用药应注意剂量个体化,从小剂量开始,逐步缓慢加量直至有效维持,饭前或后1小时分次服用。**服药期间尽量避免使用维生素 B_6、氯氮䓬、利血平、氯丙嗪、奋乃静等药物**,以免降低药物疗效或导致直立性低血压。长期服用疗效减退时,应积极寻找和去除任何使病情加重的因素;出现症状波动和运动障碍时,应观察并记录发生的次数和持续时间,以便为调整药物提供依据。

(二)长期自尊低下

1. 心理疏导　早期病人的动作迟钝笨拙、表情淡漠、语言断续、流涎,病人往往产生自卑忧郁心理,他们回避人际交往,拒绝社交活动,整日沉默寡言,闷闷不乐。随着病程延长,病情进行性加重,病人丧失劳动能力,生活自理能力也逐渐下降,可产生焦虑、恐惧甚至绝望心理。护士应细心观察病人的心理反应,鼓励病人表达并注意倾听他们的心理感受,与他们讨论身体健康状况改变所造成的影响,及时给予正确的信息和引导;同时,鼓励病人尽量维持过去的兴趣与爱好,帮助培养和寻找新的简单易做的嗜好;为其创造良好的亲情和人际关系氛围，减轻谈他们的心理压力；告诉病人本病病程长、进展缓慢、治疗周期长，而疗效的好坏常与病人精神情绪有关，鼓励他们保持良好心态。

2. 自我修饰　指导病人进行面肌功能训练，如鼓腮、伸舌、撅嘴、露齿、吹吸等，可改善面部表情和吞咽困难；指导病人保持着装整洁和自我形象的尽量完美；为病人提供必要的隐蔽环境，尤其是进行起居、饮食和排泄等生活护理；督促进食后及时清洁口腔，随身携带纸巾擦尽口角溢出的分泌物，维护自身形象。

（三）营养失调：低于机体需要量

1. 饮食指导　告知病人导致营养低下的原因、饮食治疗的原则与目的，指导合理饮食和正确进食。

（1）饮食原则：给予高热量、高维生素、低脂、适量优质蛋白的易消化饮食，并根据病情变化及时调整和补充各种营养素。鼓励病人多食新鲜蔬菜、水果、蜂蜜，及时补充水分，以利保持大便通畅，减轻腹胀和便秘；由于高蛋白饮食会降低左旋多巴类药物的疗效，故不宜盲目给予过多的蛋白饮食。

（2）饮食方法：进食或饮水时保持坐位或半卧位，集中注意力，并给予病人充足的时间缓慢进食。对于流涎过多的病人可使用吸管吸食流质；对于咀嚼能力和消化功能减退的病人应给予易消化、易咀嚼的细软、无刺激的饮食或半流饮食，少量多餐；对于咀嚼和吞咽功能障碍者应选用稀粥、面片、蒸蛋等精细制作的小块食物或黏稠不易反流的食物，并指导病人少量分次吞咽；对于进食困难、饮水反呛的病人要及时给予鼻饲，并做好相应的护理，防止经口进食误吸、窒息或吸入性肺炎。必要时遵医嘱给予静脉补充足够的营养，如葡萄糖、电解质、脂肪乳等。

2. 营养状况监测　评估病人的饮食和营养状况，了解病人吞咽困难的程度与每日进食量和食品组成情况；了解病人的精神状态与体重变化，评估病人的皮肤、尿量及实验室指标变化情况。

（四）健康教育

1. 疾病知识指导　本病是缓慢进展的神经系统变性疾病，目前尚无根治方法，若能及时诊断和正确治疗，多数病人发病数年内仍能继续工作或生活质量较好。应告知病人本病的病因、发病机制、常见症状及并发症以及治疗与预后的关系，帮助病人及家属学会病情观察，掌握有关自我护理的方法，帮助分析和消除不利于个人及家庭应对的各种因素，制订切实可行的护理计划并督促落实。

2. 生活指导　生活有规律，保持平衡心态，避免情绪紧张、激动。合理饮食，保证足够营养。勤洗勤换，保持皮肤卫生；长时间卧床的病人应勤翻身勤擦洗，预防压疮。加强病情观察，预防并发症。

3. 安全指导　指导病人避免登高和操作高速运转的机器，不要单独使用煤气、热水器及锐利器械，防止伤害事故发生。病人外出时需人陪伴，尤其是精神智能障碍者应随身携带写有病人姓名、住址和联系电话的“安全卡片”，以防走失。

4. 用药指导　告知病人药物治疗可使多数病人的症状得到缓解，但不能阻止病变的自然进展，需要长期或终身服药治疗。让病人了解常用的药物种类、用药方法、注意事项、药物疗效和不良反应的观察和处理。药物治疗时应制订计划，按医嘱正确服药，坚持门诊随访，定期复查肝肾功能、血常规，监测血压变化，尽量减少不良反应发生的风险。

5. 康复指导　指导病人进行康复训练的方法，坚持适度的锻炼，包括语音语调的锻炼，面部肌肉的锻炼，手部、四肢及躯干的锻炼，呼吸肌松弛锻炼，步态及平衡的锻炼，姿势恢复锻炼等。鼓励病人做力所能及的家务劳动，维持和培养兴趣爱好，坚持主动运动如散步、打太极拳。卧床病人协助被动活动关节和按摩肢体，也可配合体疗、理疗，预防关节僵硬和肢体挛缩，改善生活质量。

6. 照顾者指导 医护人员应关心病人家属，倾听他们的感受，理解他们的处境，尽力帮助他们解决困难、走出困境，以便给病人更好的家庭支持。照顾者应关心体贴病人，协助进食、服药和日常生活的照顾；督促病人遵医嘱正确服药，防止错服、漏服；细心观察，积极预防并发症和及时识别病情变化。定期陪同病人到门诊复查，当病人出现发热、外伤或运动障碍、精神智能障碍加重时应及时就诊。

吴先生，56 岁，3 年前开始一侧上肢动作不灵活和发抖，后扩延到四肢，行走时起步困难，步态不稳，静止时加重，运动时减轻，睡眠时停止。体检：神志清楚，动作缓慢，伸屈肌肌张力增高，行走时呈向前冲式，生命征正常，心肺腹检查正常，病理征阴性。问：

1. 该病人的主要护理诊断是什么？
2. 目前采用左旋多巴制剂治疗，如何做好用药护理？

第七节 癫痫病人的护理

1. 了解癫痫的概念及致病因素。
2. 熟悉癫痫的分类、发病机制、实验室及其他检查。
3. 掌握癫痫病人的临床表现、护理措施及保健指导。
4. 具有关心、爱护、尊重病人的职业素质及团队协作精神。

癫痫(epilepsy)是一组反复发作的神经元异常放电所致的短暂性中枢神经系统功能障碍的慢性脑部疾病，具有突然发生和反复发作的特点。根据大脑受累部位和异常放电扩散的范围，癫痫发作表现为不同程度的运动、感觉、意识、行为、自主神经障碍，或兼而有之。通常每次发作过程称为痫性发作。癫痫为神经系统最常见的疾病之一，我国癫痫的发病率为1‰左右，而患病率为 0.5％～1％。

【护理评估】

（一）健康史

1. 病因 癫痫是一种常见疾病，按病因可分为原发性癫痫和继发性癫痫两类。原发性癫痫：也称特发性癫痫，病因尚不清楚，与遗传因素有密切关系。继发性癫痫：也称症状性癫痫，常继发于颅脑外伤、颅脑肿瘤、颅内感染、脑血管病、缺氧、代谢疾病、内分泌疾病、心血管疾病、中毒性疾病、血液系统疾病、风湿性疾病等。

2. 诱发因素 疲劳、饥饿、便秘、饮酒、闪光、情绪波动、睡眠不足、过度饮水、过度换气和一过性代谢紊乱等能诱发发作。

收集健康史时应了解癫痫首次发作的时间、年龄、诱因、发作时的表现、发作频率、诊治经过、用药情况等。询问发病前有无脑部疾病、药物中毒、代谢障碍疾病史，询问家族中是否有同类病病人，女病人应了解有无妊娠或正在月经期。

（二）临床表现

癫痫发作形式多样，均有**短暂性、刻板性、间歇性和反复发作性**的特征。国际抗癫痫联盟（ILAE，1981）将痫性发作分为部分性发作、全面性发作和不能分类的发作 3 类。

1. 部分性发作　为成年期最常见的类型，痫性放电源于一侧大脑半球。

（1）单纯部分性发作：不伴有意识障碍，以发作性一侧肢体远端或一侧口角或眼部肌肉感觉障碍和节律性抽动为特征，持续数秒至十数秒后自然终止，分为部分运动性发作、体觉性或特殊感觉性发作、自主神经发作、精神性发作 4 型。若发作按大脑皮质运动区排列顺序扩展，发作可从某一局部扩及整个一侧头面及肢体，称 Jackson 发作。若部分性运动发作持续时间长或较严重，发作停止后可使原有瘫痪暂时加重或出现暂时性局限性瘫痪者称 Todd 麻痹。

（2）复杂部分性发作：又称为精神运动性发作。发作时以精神症状或自动症为特征，伴有意识障碍。有些病人出现咂嘴、咀嚼、吞咽、流涎、搓手、拍手、解扣、掏摸衣袋等无意识的动作，或机械地继续其发作前正在进行的活动，如行走、奔跑或进餐等。复杂部分性发作病灶多在颞叶，故也称颞叶癫痫。

（3）部分性发作继发为全面性强直-阵挛发作：表现为先出现上述部分性发作，随之出现全面性发作。

2. 全面性发作　发作时伴有意识障碍或以意识障碍为首发症状，痫性放电源于双侧大脑半球。

（1）全面性强直-阵挛发作（generalized tonic-clonic seizure，GTCS）：又称大发作，是**最常见**的发作类型之一，**以意识丧失和全身肌肉强直性收缩为特征**。发作过程可分为 3 期。

1）强直期：突然意识丧失，头转向一侧或后仰，上睑抬起，眼球上翻，喉部痉挛，发出叫声，口先强张而后突闭，可能咬破舌尖，颈部和躯干先屈曲后反张，上肢自上举、后旋，转变为内收、前旋，手握拳，下肢自屈曲转变为强烈伸直。强直期持续 10～20 秒后，在肢端出现微细的震颤。

2）阵挛期：全身肌肉呈节律性抽搐，频率开始较快，随之逐渐减慢，最后一次强烈阵挛后，抽搐突然终止，所有肌肉松弛，本期持续约 1～2 分钟。

在以上两期中可见心率加快，血压升高，汗液、唾液和支气管分泌物增多，呼吸暂时中断，皮肤自苍白转为发绀，瞳孔扩大，对光反射消失等自主神经改变，病理反射阳性。

3）惊厥后期：阵挛期以后尚有短暂的强直痉挛，造成牙关紧闭和大小便失禁。呼吸首先恢复，心率、血压、瞳孔等恢复正常，肌张力松弛，意识逐渐清醒，自发作开始至意识恢复约历时 5～10 分钟；醒后常感到头昏、头痛、全身酸痛和疲乏无力，或有精神行为异常，对发作全过程无记忆。

（2）强直性发作：多见于儿童及少年期，睡眠中发作较多，表现为全身肌肉强烈的强直性肌痉挛，使头、眼和肢体固定在特殊位置，伴有颜面青紫、呼吸暂停和瞳孔散大；躯干强直性发作可造成角弓反张，伴短暂意识丧失，发作后立即清醒，一般不跌倒。

（3）肌阵挛发作：表现为两侧对称性眼、面、颈、四肢或躯干突然、短暂、快速的某一肌肉或肌群收缩，可累及全身，一般不伴有意识障碍，发作时间短，间隔时间长，清晨欲觉醒或刚入睡时发作较频繁。

(4)阵挛性发作：仅见于婴幼儿，表现全身重复性阵挛性抽搐，通常恢复较强直-阵挛发作快。

(5)失神发作：也称小发作，常见于儿童，可在活动、进食或步行等情况下发生，表现突然意识丧失，病人停止当时的活动，双眼瞪视不动，手中持物跌落，面色苍白，表情呆滞，呼之不应，但从不跌倒，约3～15秒后立即清醒，继续原有的活动，无先兆和局部症状，对发作过程不能回忆，每日可发作数次至数百次。

(6)无张力性发作：部分或全身肌肉张力突然降低，造成垂颈、张口、肢体下垂或躯干肌张力丧失而跌倒，持续1～3秒，可有短暂意识丧失或不明显的意识障碍，发作后立即清醒和站起。

3. 癫痫持续状态 指一次癫痫发作持续30分钟以上或连续多次发作，发作间期意识或神经功能未恢复至正常状态。任何类型癫痫均可出现癫痫持续状态，但通常是指全面强直-阵挛发作持续状态，常伴有高热、脱水、酸中毒，严重者可导致死亡。突然撤除或更换抗癫痫药物、合并感染、饮酒、过度疲劳、孕产或精神因素等是其常见的诱因。

世界癫痫日

2002年，国际癫痫署、国际抗癫痫联盟和世界卫生组织共同发起了"全球抗癫痫运动"来纪念意大利一位著名癫痫病治疗专家，而这位癫痫病专家Valentine恰好与情人节Valentine's Day同名，因此宣布2月14日为"世界癫痫日"。

(三) 实验室及其他检查

1. 脑电图检查(EEG) **对癫痫诊断最常用且极为有价值。**重复检查，并适当选用过度换气、闪光刺激、睡眠及药物等诱发试验可提高其阳性率。常见痫样放电有尖波、棘波、尖-慢波或棘-慢波等。**脑电图正常或非特异性改变不能排除癫痫。**

2. 神经影像学检查 头颅CT、MRI可确定脑结构性异常或损害，有助于寻找继发性癫痫的病因，但不能作为诊断依据。

(四) 心理-社会状况

由于癫痫反复发作影响正常生活与工作，甚至因正在陡坡上行走、高空作业、或河边、炉前等危险环境突然发作，危及生命，使病人终日焦虑、紧张、悲观，或某些发作有碍自身形象，使病人自尊心受到打击而自卑。

(五) 治疗要点

癫痫是可治性疾病，大多数病人预后较好。治疗原则为抑制大脑皮质异常放电，降低经突触传递的兴奋冲动。治疗目的为完全控制发作，防止再次发作，预防外伤及其他并发症，使病人获得较高的生活质量和回归社会。治疗措施目前以药物治疗为主，合理选择和使用抗癫痫药物控制发作；病因明确者应针对病因治疗，对致痫灶进行精确定位及合理选择手术治疗有望使多数癫痫彻底治愈。

【常见护理诊断/问题】

1. 有窒息的危险 与癫痫发作时突然意识丧失、喉头痉挛、口腔和支气管分泌物增多有关。

2. 有受伤的危险　与癫痫发作时肌肉抽搐、意识丧失或精神失常、判断障碍有关。

3. 潜在并发症:癫痫持续状态。

4. 知识缺乏:缺乏有关癫痫的合理用药和预防保健知识。

【护理目标】

癫痫发作时能保持病人呼吸道通畅。病人掌握自我保护的方法,无意外伤害发生;癫痫持续状态未出现或经及时处理后发作停止;能说出癫痫发作的诱发因素及各项预防保健措施。

【护理措施】

(一) 有窒息的危险

1. 保持呼吸道通畅　全面性强直-阵挛发作,尤其是癫痫持续状态的病人,应取头低侧卧位或平卧头侧位,下颌稍向前,解开领扣、领带和腰带,取下活动性义齿,及时清除口鼻分泌物,以利呼吸道通畅。立即放置压舌板,必要时用舌钳将舌拖出,防止舌后坠阻塞呼吸道。发作时不可强行给病人喂药、喂食,癫痫持续状态者可置胃管鼻饲,防止误吸。及时合理给氧。

2. 病情监测　密切观察病情变化,注意病人神志、呼吸、发绀、痰液性状等情况,了解双肺呼吸音的变化,及时发现和正确判断病人有无发生窒息的可能,准备好抢救物品如吸痰器、鼻导管、气管插管和气管切开包。若病人突然出现烦躁不安或神志不清、面色严重发绀或突然变为苍白,出冷汗,咽喉部明显的痰鸣音,应警惕窒息发生,及时通知医生,积极配合抢救。

(二) 有受伤的危险

1. 发作期安全护理　告知病人有前驱症状时立即平卧,避免摔伤。**发作时切勿用力按压病人的肢体**,防止骨折、脱臼、肌肉撕裂;将压舌板或筷子、纱布、手绢、小布卷等置于病人口腔一侧上、下臼齿之间,防止舌、口唇和颊部咬伤;移去病人身边的热水瓶、玻璃杯等危险物品,以免碰撞造成伤害。对精神运动性发作病人,更要注意保护,防止其自伤、伤人或走失,应由专人守护,放置保护性床栏,必要时给予约束带适当约束。

2. 发作间歇期安全护理　给病人创造安全、安静的修养环境,保持室内光线柔和、无刺激。对于有癫痫发作史并外伤史的病人,应在床头显著位置安放警示牌,随时提醒病人、家属及医护人员做好防止发生意外的准备。频繁发作期间,室外活动或外出就诊时最好佩戴安全帽和随身携带安全卡。

3. 遵医嘱应用抗癫痫药物　**癫痫发作的类型**与药物治疗关系密切,**是合理选药的主要依据**;同时应兼顾药物副作用大小、药物有无稳定来源以及价格等因素综合考虑。

(1)常用药物:见表 9-6。

表 9-6　常用抗癫痫药物(AEDs)

药物	适应证	不良反应	特异反应
苯妥英钠	GTCS,单纯或复杂性部分性发作	胃肠道反应,毛发增多,齿龈增生,面容粗糙,小脑征,复视,精神症状	骨髓、肝、心损害,皮疹
卡马西平	部分性发作,GTCS	胃肠道反应,小脑征,复视,嗜睡,体重增加	骨髓与肝损害,皮疹

续表

药物	适应证	不良反应	特异反应
苯巴比妥	GTCS,单纯或复杂性部分性发作	嗜睡,小脑征,复视,认知与行为异常	甚少见
丙戊酸钠	全面性发作(尤其GTCS合并失神发作),部分性发作	肥胖,震颤,毛发减少,踝肿胀,嗜睡,肝功能异常	骨髓与肝损害,胰腺炎
乙琥胺	单纯失神发作和肌阵挛发作	胃肠道反应,嗜睡,小脑症状,精神异常	少见,骨髓损害
拉莫三嗪	部分性发作,GTCS,Lennox-Gastaut综合征	头晕,嗜睡,恶心,神经症状	儿童多见
托吡酯	难治性部分性发作,GTCS,Lennox-Gastaut综合征,婴儿痉挛症	震颤,头痛,头晕,小脑征,肾结石,胃肠道反应,体重减轻,认知或精神症状	

(2)疗效观察:观察发作是否停止,病人意识是否完全恢复;或发作次数是否减少,发作类型是否转变;病人对药物是否能够耐受;有条件的单位可进行血药浓度监测指导用药。

(3)不良反应:各种抗癫痫药物都可引起多种不良反应。轻者可以坚持服药,严重者如卡马西平所致皮疹、丙戊酸钠所致肝损害则应停药。因此,服药前应作血、尿常规和肝、肾功能检查,以备对照。服药后除定期体检外,每月复查血、尿常规检查,每季做生化检查。

(4)注意事项:①尽量使用单一药物治疗,大部分病人可用单药治疗取得疗效。②药物通常从小剂量开始,逐渐增加至有效控制发作而无明显毒副作用的剂量。③只有当一种药物最大剂量仍不能控制发作、出现明显毒副作用或有两种以上发作类型时,可考虑两种药物联合使用。化学结构相同的药物不宜联用。④增减剂量时,应做到增量可适当地快,减量一定要慢;换药应在第1种药逐渐减量时逐渐增加第2种药的剂量至控制发作或出现不良反应,并应监控血药浓度,换药宜有至少1周以上的交替时间。⑤坚持长期按时定量服用,不随意减量、换药或停药,不间断服药。一般原发性癫痫完全控制2~5年后方可考虑停药,停药应遵循缓慢和逐渐减量的原则,最好在3~6个月内减量;对继发性癫痫停药困难时,可能要终生服药。

(三)潜在并发症:癫痫持续状态

1. 保持病人呼吸道通畅,鼻导管或面罩吸氧,必要时做气管切开。

2. 迅速建立静脉通道,**遵医嘱静脉注射地西泮**,成人首次剂量10~20mg,注射速度不超过2mg/min,对有效而复发者,15~30分钟后可重复应用,或在首次用药后将地西泮100~200mg加入5%葡萄糖液500ml中缓慢静脉滴注,每小时10~20mg,视发作情况控制滴注速度和剂量。用药中密切观察病人呼吸、心率、血压的变化,如出现呼吸抑制、血压下降、昏迷加深,则需停止注射。也可用异戊巴比妥钠、苯妥英钠静脉滴注或10%水合氯醛、副醛保留灌肠等,注意有无呼吸抑制和血压下降。

3. 严密观察生命征、意识、瞳孔等变化,进行心电、血压、呼吸监护,定时进行血气、血生化分析检测。

4. 应专人守护,床加护栏,加强安全保护,防止自伤或他伤;对于发作时易擦伤的关节部位,应用棉垫或软垫加以保护,防止擦伤。极度烦躁的病人必要时给予约束带适当约束,并注意约束带切勿过紧，以免影响血液循环；保持病室环境安静，避免各种刺激，保证病人充分休息。

5. 查找诱发癫痫持续状态的原因并进行控制；及时发现并处理脑水肿、感染、高热、周围循环衰竭等并发症。

（四）健康教育

1. 疾病知识指导　向病人及其家属介绍有关本病的基本知识，尤其是如何避免诱因、减少发作。提醒病人应有良好的生活规律，避免过度疲劳、便秘、睡眠不足和情感冲动。

2. 饮食指导　保持良好的饮食习惯，合理饮食，食物以清淡且营养丰富为宜，多食蔬菜、水果，不宜辛、辣、咸，避免饥饿或过饱，戒除烟、酒、咖啡。

3. 活动与休息指导　发作时和发作后均应卧床休息，平时建立良好的生活习惯，劳逸结合，保证充足的睡眠。适当的参加体力和脑力活动对健康有利，应予以鼓励参与。避免长时间看电视、玩游戏机，减少精神和感觉刺激。禁忌游泳、蒸汽浴等。

4. 规范用药指导　向病人及家属解释控制癫痫发作需长时间服药的道理，遵医嘱按时服药，切忌随意增减或撤换药物，注意观察药物有无药物不良反应。定期门诊复查并动态监测血药物浓度、血常规和肝、肾功能等。

5. 安全指导　告知病人有前驱症状时应立即平卧，避免摔伤。禁止从事带有危险的活动，如攀高、游泳、驾驶以及在炉火旁或高压电机旁作业等，以免发作时对生命有威胁。随身携带个人信息卡（安全卡或健康卡），写上姓名、地址、病史、联系电话等，以备癫痫发作时及时了解及联系。

【护理评价】

评价病人是否停止抽搐、神志清醒、呼吸通畅；是否有意外伤害发生；是否并发癫痫持续状态；是否能说出癫痫的各项预防保健措施及药物合理使用知识。

男性，17岁，3年前开始发作性意识丧失，全身抽动，持续4～5分钟恢复，发作时面色青紫，两眼上翻，有时伴尿失禁、舌咬伤，常在夜间睡眠中发作；体检及各项检查均正常。病人叔父有相同病史。问：

1. 提出若干常用护理诊断。
2. 拟定护理目标及护理措施。

第八节　肌肉疾病病人的护理

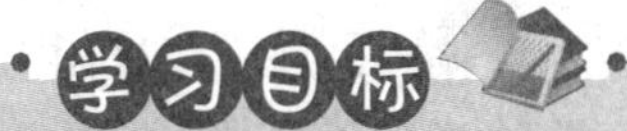

1. 了解重症肌无力、周期性瘫痪的概念及致病因素。
2. 熟悉重症肌无力、周期性瘫痪的发病机制、实验室及其他检查。
3. 掌握重症肌无力、周期性瘫痪病人的临床表现、护理措施及保健指导。
4. 具有关心、爱护、尊重病人的职业素质及团队协作精神。

一、重症肌无力病人的护理

重症肌无力(myasthenia gravis,MG)是乙酰胆碱受体介导、细胞免疫依赖及补体参与的**神经-肌肉接头处传递功能障碍**的自身免疫性疾病。临床主要特征是局部或全身横纹肌极易疲劳,活动时加重,休息或抗胆碱酯酶药物治疗后可以缓解。本病患病率约为5/10万,女性多于男性。任何年龄均可发病,一般呈两个发病高峰年龄。第1个高峰为20～30岁,以女性为多,常伴胸腺增生;第2个高峰为40～50岁,以男性和伴发胸腺瘤者较多。

【护理评估】

(一)健康史

重症肌无力的病因尚不清楚,通常认为是一种与胸腺组织异常如**胸腺增生**、**胸腺瘤**有关的自身免疫性疾病,少数有家族史。发病诱因多为感染、精神创伤、过劳、妊娠、分娩等,常使病情复发、加重甚至诱发危象。

(二)临床表现

多数病人起病隐匿,病程迁延,可自行减轻或缓解。

1. 症状和体征 全身所有横纹肌均可受累,但以脑神经支配的肌肉较脊神经支配的肌肉受累更为多见。症状的共同特点呈现较规律的**"晨轻暮重"**的波动性变化,主要症状为受累骨骼肌肌肉病态疲劳,稍经活动后即感疲乏无力甚至瘫痪,短时休息后症状减轻或暂时好转;下午或傍晚劳累后症状加重,早晨和休息后减轻。**首发症状多为眼外肌无力**,呈非对称性眼肌麻痹和上睑下垂,斜视、复视,有时双眼睑下垂交替出现,严重者双眼球固定不动。面肌受累时表情动作无力,鼓腮和吹气不能,皱纹减少。咀嚼肌、咽喉肌受累时咀嚼无力,吞咽困难,饮水呛咳,构音不清,颈肌受累时屈颈、抬头无力。肢体受累很少单独出现,一般上肢重于下肢,近端重于远端,表现为洗漱无力、易跌、上楼困难等。呼吸肌、膈肌受累时出现咳嗽无力、呼吸困难,重症可因呼吸肌麻痹或继发吸入性肺炎而致死亡。

2. 危象 **危象是**由于感染、手术、精神刺激等使症状突然加重或治疗不当引起呼吸肌麻痹而致严重呼吸困难的现象,是**重症肌无力致死的主要原因**。通常有3种。

(1)**肌无力危象:最常见**,为抗胆碱酯酶药不足引起,由各种诱因和药物减量诱发。表现为呼吸微弱、发绀、烦躁、吞咽和咳痰困难、语言低微直至不能出声,最后呼吸完全停止,可反复发作或迁延成慢性。依酚氯铵(腾喜龙)试验症状减轻。

(2)胆碱能危象:为抗胆碱酯酶药过量引起,包括毒蕈碱样症状(呕吐、腹痛、腹泻、瞳孔缩小、多汗、流涎、气管分泌物增多、心率变慢等),烟碱样症状(肌肉震颤、痉挛和紧缩感等)以及中枢神经症状(焦虑、失眠、精神错乱、意识不清、抽搐、昏迷等)。腾喜龙试验症状加重。

(3)反拗危象:为抗胆碱酯酶药不敏感引起,多在长期较大剂量用药后发生。腾喜龙试验无反应。

3. 重症肌无力 Osserman 分型 已被国内外广泛采用。

Ⅰ. 眼肌型:仅眼肌受累,对药物治疗敏感性差,预后好。

$Ⅱ_A$. 轻度全身型:眼肌、四肢、延髓肌受累,无危象,对药物敏感。

$Ⅱ_B$. 中度全身型:骨骼肌、延髓肌严重受累,无危象,药物敏感性差。

Ⅲ. 重症急进型:症状危重,进展迅速,数周至数月达高峰,胸腺瘤高发,可发生危象,药效差,死亡率高。

Ⅳ. 迟发重症型:2年内由$Ⅱ_A$、$Ⅱ_B$逐渐进展而来,有危象,预后差。

Ⅴ.伴肌萎缩型:起病半年内出现肌萎缩。

（三）实验室及其他检查

1. 药物试验　①**新斯的明试验**:新斯的明 0.5～1.0mg 肌肉注射或皮下注射,20 分钟内肌力明显改善可以确诊,阳性判断可持续至 2 小时。②腾喜龙试验:腾喜龙 10mg 用注射用水稀释至 1ml,静脉注射,先给予 2mg 试验剂量,如可耐受在 30 秒内注射其余 8mg;30 秒内观察肌力的改善,并持续约 5 分钟,症状缓解为阳性,适用于病情危重、有延髓麻痹或肌无力危象者。

2. 肌电图　停用新斯的明 24 小时后,重复频率刺激试验常显示低频刺激波幅递减、高频刺激波幅递增。单纤维肌电图出现肌纤维电位间隔时间延长。

3. 其他检查　血清中乙酰胆碱受体抗体滴度增高;胸部 X 线摄片或胸腺 CT 检查可发现胸腺增生或胸腺瘤。

4. 疲劳试验　嘱病人重复睁闭眼、咀嚼、大声报数、两臂平举等诱发肌无力或瘫痪。

（四）心理-社会状况

重症肌无力是一种自身免疫性疾病,病程迁延数年甚至终身。病人易产生抑郁、悲观情绪,对治疗缺乏信心,不能有效地应对。发生危象时病情凶险、进展迅速,使病人出现焦虑、恐惧,甚至绝望。护士应全面评估病人对疾病知识的了解程度及应对能力,评估病人的社会支持情况,包括家庭经济状况、家庭成员对疾病的认识、工作单位的支持、社区医疗保健系统等。

（五）治疗要点

重症肌无力的治疗原则为抑制免疫反应,改善肌无力症状。治疗目的为缓解症状,减少复发,防治危象、肺部感染等并发症。治疗措施为应用肾上腺糖皮质激素等免疫抑制剂和溴吡斯的明等胆碱酯酶抑制剂,**胸腺切除是重症肌无力的根本性治疗**。危象发生时行气管切开、人工呼吸机辅助呼吸,保持呼吸道通畅,依据危象类型相应处理。

【常见护理诊断/问题】

1. 自理缺陷　与眼外肌麻痹、肢体肌无力有关。

2. 恐惧　与呼吸肌无力、呼吸麻痹、濒死感或害怕气管切开有关。

3. 潜在并发症:重症肌无力危象。

4. 知识缺乏:缺乏本病有关知识和自我护理知识。

【护理措施】

（一）自理缺陷

1. 活动与休息指导　指导病人充分休息,避免疲劳,宜选择清晨、休息后或肌无力症状较轻时进行活动,且应自我调节活动量,劳逸结合,避免受凉或肢体活动过度,以省力和不感到疲劳为原则。

2. 生活护理　肌无力症状明显时,应协助做好洗漱、进食、个人卫生等生活护理,保持口腔清洁,防止外伤和感染等并发症。日常用品如餐具、水、便器、纸巾等定位放置于床旁,以方便病人取用。告诉病人眼睛疲劳或复视时,尽量闭眼休息或双眼交替休息,指导其使用字体较大的阅读材料和书籍等。

3. 遵医嘱用药并相应护理

(1)抗胆碱酯酶药物:常用溴吡斯的明、溴化新斯的明或安贝氯铵等,宜自小剂量开始,用药间隔时间尽可能延长,如剂量不足可缓慢加量,防止出现胆碱能危象。如出现恶心、呕吐、腹痛、腹泻、出汗、流涎等不良反应时，可用阿托品对抗。抗胆碱酯酶药物必须按时服用，有咀嚼和吞咽无力者应在餐前30分钟口服，有感染或处于月经前和应激状态时，常需增加药量，发现异常时应及时与医生联系。

(2)糖皮质激素：可通过抑制免疫系统而起作用，在大剂量冲击治疗期间，大部分病人在用药早期(2周内)会出现病情加重，甚至发生危象，应严密观察呼吸变化。长期服药者，要注意有无消化道出血、骨质疏松、股骨头坏死等并发症。

(3)免疫抑制剂：使用硫唑嘌呤或环孢素时，应定时检查血象，并注意肝肾功能变化。

(4)禁止使用有神经-肌肉传递阻滞作用的药物，如氟喹诺酮类、氨基糖苷类、多黏菌素类、四环素类、奎宁、普鲁卡因胺、普萘洛尔、氯丙嗪以及各种肌肉松弛剂等，以免加重病情，使肌无力加剧。

(二)恐惧

1. 有效沟通 因为呼吸肌无力导致呼吸困难，病人担心会随时出现呼吸停止，容易产生紧张、害怕甚至死亡恐惧心理。护士应主动关心病人，尽可能陪伴在病人身边，鼓励病人表达自己的心理感受，了解病人的心理状况。

2. 心理支持 耐心解释病情，详细告知本病的病因、临床过程、治疗效果以及负性情绪与预后的关系，让病人了解抗胆碱酯酶药物治疗可以改善症状，只要配合治疗，避免诱因，本病极少发生危象，预后较好，帮助病人掌握疾病相关知识，积极调整心态，消除恐惧心理，增强对治疗的信心。

(三)潜在并发症：重症肌无力危象

1. 保持呼吸道通畅和供氧 危象是重症肌无力最危急状态，无论何种危象均应保证呼吸道通畅，鼓励病人咳嗽和深呼吸，抬高床头，及时吸痰，清除口鼻分泌物。遵医嘱给予吸氧。

2. 辅助呼吸 常规准备气管切开包、气管插管和呼吸机，一旦发生呼吸肌瘫痪，应立即配合行气管切开和人工辅助呼吸，维护呼吸道湿化，严防窒息和呼吸机故障。

3. 消除诱因 尽可能避免感染、外伤、疲劳和过度紧张等诱发危象的因素。

4. 遵医嘱合理用药 出现肌无力危象时应增加抗胆碱酯酶药物剂量。**出现胆碱能危象时应立即停用抗胆碱酯酶药物**，待药物排出后重新调整剂量，或改用糖皮质激素。出现反拗性危象时停用抗胆碱酯酶药物，应用输液维持，经过一段时间后若对抗胆碱酯酶药物敏感可重新调整剂量，或改用其他疗法。同时可遵医嘱选用大剂量甲泼尼龙500～2000mg/d静脉滴注3～5天，再逐步递减。

5. 病情监测 密切观察病情，注意呼吸频率与节律改变，观察有无呼吸困难加重、发绀、咳嗽无力、腹痛、瞳孔变化、出汗、唾液或喉头分泌物增多等现象。

(四)健康教育

1. 疾病知识指导 告知病人本病的病因、发病机制、常见症状及并发症以及治疗与预后的关系。帮助病人及家属学会病情观察，掌握有关自我护理的知识。

2. 饮食指导 指导病人进食高蛋白、高维生素、高热量、富含钾和钙的饮食，保证足够营养供给。告诉病人正确的进食方法，不能强行喂药或进食。

3. 生活指导 保持乐观情绪，生活有规律。重视午后休息，保证充足的睡眠，避免疲劳、感染，尤其是妊娠、分娩、月经期。根据季节、气候增减衣服，尽量少去公共场所，预防受凉、呼吸系统感染。

4. 用药指导 病人按医嘱正确服用抗胆碱酯酶药物，避免漏服、自行停药和更改药量，外出时应随身携带药物与治疗卡。

5. 照顾者指导 家属应理解和关心病人，给予精神支持和生活照顾。细心观察和及时发现病情变化，当病人出现窒息或危象的征象时，应立即就诊。

二、周期性瘫痪病人的护理

周期性瘫痪(periodic paralysis,PP)是以周期性反复发作的骨骼肌短暂性弛缓性瘫痪为特征的一组疾病。依据血清钾的水平，将其分为低血钾型、高血钾型和正常血钾型 3 型，以低血钾型最多见。本节重点介绍低血钾型周期性瘫痪。

【护理评估】

(一) 健康史

低钾型周期性瘫痪为常染色体显性遗传性疾病，病因及发病机制尚未完全阐明。除甲状腺功能亢进等内分泌失调可为本病的原因外，过度疲劳、剧烈活动、情绪激动、月经前期、受寒、感染、外伤、酗酒、饱餐或高糖饮食或静脉注射高渗葡萄糖和胰岛素等均可诱发本病。

(二) 临床表现

以青壮年居多，男性多于女性。多在夜晚或晨醒时发病，表现为四肢弛缓性瘫痪，程度可轻可重，肌无力常由双下肢开始，后延及双上肢，两侧一般对称，以近端较重。腱反射多减弱或丧失，深浅感觉多正常。严重病例呼吸肌、心肌受累出现呼吸肌麻痹、心动过速、室性期前收缩等。发作一般持续数小时至数天即可逐渐恢复。

(三) 实验室及其他检查

1. 血清电解质测定 发作期血清钾往往低于 3.5mmol/L，重者可低于 2.0mmol/L。

2. 心电图检查 呈低钾性改变，如 U 波明显、Q-T 间期延长、S-T 段下降，其低钾表现常比血清钾降低为早。

3. 肌电图检查 电位幅度降低或消失。

(四) 心理-社会状况

病人可反复发作，影响正常学习、工作与生活，容易产生紧张、焦虑等不良心理反应。少数病人可出现呼吸机麻痹危及生命，病情凶险，使病人出现恐惧，甚至绝望。

(五) 治疗要点

低钾型周期性瘫痪的治疗原则为积极合理补钾，改善肌无力症状。治疗目的为缓解症状，减少复发，防治呼吸肌麻痹等并发症。治疗措施为以口服补钾为主，必要时静脉补钾，纠正低钾血症，并控制原发病，避免诱发因素，缓解期可应用药物预防发作。

【常见护理诊断/问题】

1. 活动无耐力 与钾代谢紊乱所致双下肢无力有关。

2. 知识缺乏：缺乏自我防护知识。

【护理措施】

(一) 活动无耐力

1. 活动与休息 发作期指导病人卧床休息，有明显心功能损害症状时应限制活动量。肌力恢复初期应避免过急、过猛活动，防治跌伤。发作期间鼓励病人正常工作和生活，指导建立健康的生活方式，适当运动，劳逸结合。

2. 生活护理 指导病人进食高钾、低钠饮食，少食多餐。肢体乏力、限制活动或卧床休息的病人应协助其洗漱、服药和做好个人卫生。

3. 病情监测 评估运动障碍的程度、范围；注意呼吸、脉搏变化，观察有无呼吸肌无力的表现；注意血清钾浓度变化与肢体肌力改善的情况。

4. 遵医嘱用药并相应护理

(1)发作时应用10%氯化钾或10%枸橼酸钾20～40ml口服或鼻饲，每隔2～4小时可重复给药，每日总量可达10g甚至更多，在数小时内常可显示疗效，病情好转后逐渐减量。口服补钾简单、安全、有效，一般不用静脉补钾，否则可出现暂时性高血钾引起心脏骤停等严重心血管事件，或继发性低血钾导致瘫痪加重甚至进展为呼吸肌麻痹。病情严重时可短期应用10%氯化钾30ml加入0.9%氯化钠1000ml中静脉滴注。忌用葡萄糖，尤其是高渗葡萄糖。

(2)缓解期可用乙酰唑胺、安体舒通口服预防发作。

(二) 健康教育

1. 疾病知识指导 告知病人本病的病因、发病机制、常见症状及并发症以及治疗与预后的关系。帮助病人及家属学会病情观察，掌握有关自我护理的知识。

2. 心理指导 病人因对疾病的认识不足，担心预后，容易产生紧张、恐惧心理或焦虑、抑郁情绪，而情绪波动可诱发本病。帮助病人解除心理压力，保持乐观心态，树立治疗信心。

3. 饮食指导 病人宜进食低钠、高钾的食物，少食多餐，多食蔬菜水果，忌高糖和高碳水化合物饮食，避免饱餐和酗酒。

4. 生活指导 帮助病人建立健康的生活方式，坚持适当运动，避免寒冷刺激、过劳、感染和创伤。

5. 用药指导 病人遵医嘱正确补钾，发作频繁者口服乙酰唑胺等药物预防发作。出现口渴、出汗、肢体酸胀、疼痛、麻木感以及嗜睡、恐惧、恶心等前驱症状时应及时就医。

思考题

李先生，47岁，反复发作双眼睑下垂2年，再发1周，同时感觉进食时咀嚼无力，逐渐加重。体检：T36.8℃，P76次/分，R21次/分，BP120/75mmHg，神志清楚，面部表情动作少，双眼睑下垂，有斜视、复视，双侧上下肢肌力正常，连续大声报数到“13”。问：

1. 病人主要的护理诊断有哪些？
2. 如何对病人进行健康教育？

(张兰青　赵修春　马秀芬)

第十章　传染病病人的护理

传染病(communicable disease)是指由病原体感染人体后引起的具有传染性的疾病。**病原体**是指感染人体后导致疾病的微生物和寄生虫。常见的**病原微生物**包括朊毒体、病毒、细菌、支原体、衣原体、立克次体、真菌、螺旋体；**寄生虫**包括原虫、蠕虫、医学昆虫等。传染病属于感染性疾病，但感染性疾病不一定都有传染性。

历史上传染病曾对人类造成很大灾难，新中国成立以前，鼠疫、天花、霍乱、血吸虫病等广泛流行，严重危害人民健康。建国后，我国全面贯彻预防为主的工作方针，开展卫生防疫工作，大力推行计划免疫等，使某些传染病被消灭(如天花)，或接近被消灭(如脊髓灰质炎)，或得到有效控制(如霍乱、血吸虫病等)，流行性乙型脑炎、麻疹、百日咳、白喉等发病率明显下降。但仍有许多传染病广泛存在，如病毒性肝炎、结核病等；而且出现一些新的传染病，如严重急性呼吸综合征、艾滋病、禽流感等。因此，传染病的防治工作仍不能放松。

传染病护理是防治传染病工作的重要组成部分，由于传染病具有起病急、病情重、变化快、易传播、并发症多的特点，因此要求护士要掌握传染病病人护理的基础理论知识和技术操作方法，在工作中具有高度责任感和同情心，能够做到严密细致的病情观察、迅速准确的抢救配合，严格实施消毒隔离制度，履行疫情报告职责，广泛开展社区健康教育，使群众掌握常见传染病的防治知识，对防止传染病传播蔓延具有十分重要的意义。

第一节　概　　论

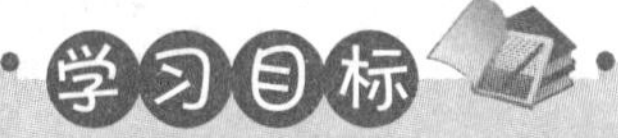

1. 了解感染的概念及传染病的诊疗技术。
2. 熟悉感染过程的表现。
3. 掌握传染病的基本特征和临床特点、流行过程及其影响因素、传染病的预防。
4. 熟练掌握传染病区护理管理和消毒与隔离技术。
5. 培养认真负责的工作作风及关心、尊重病人的良好职业素质及团队协作精神。

一、感染与免疫

（一）感染的概念及其表现

感染(infection)是病原体和人体之间相互作用、相互斗争的过程。感染后的表现主要取决于病原体的作用和人体的免疫应答两方面因素，产生5种不同的结局。

1. 病原体被清除 病原体侵入人体后，可被人体的非特异性免疫屏障清除，也可由人体的特异性被动免疫中和，还可以通过预防接种或感染后获得的特异性主动免疫清除，不产生任何病理变化和临床表现。

2. 隐性感染 隐性感染又称亚临床感染，是指病原体侵入人体后仅引起机体产生特异性的免疫应答，病理变化轻，临床上无任何症状、体征，只能通过免疫学检查才能发现。隐性感染过程结束后，大部分结局是获得对该传染病不同程度的特异性主动免疫，病原体被清除；少数转变为病原体携带状态成为无症状病原携带者。

3. 显性感染 显性感染又称临床感染，是指病原体侵入人体后，不但能引起机体发生免疫应答，而且能通过病原体本身作用或机体的超敏反应，导致组织损伤，引起机体病理改变，出现该传染病的临床症状、体征。显性感染后，绝大部分感染者体内病原体可被清除，获得不同程度的特异性免疫力。小部分则转变为病原体携带者，成为恢复期病原携带者。

"冰山"现象

显性感染在多数传染病中，只占全部受感染者中的一小部分，又被比喻为"冰山"现象。是由于绝大部分感染者在临床上无法观察到明显的症状与体征，如同隐藏于海平面以下的庞大山体。所能观察到有明显症状与体征的病人如同冰山外露于海平面上的尖顶部分。但少数传染病(如麻疹)一旦感染，表现以显性感染为主。

4. 病原携带状态 是指病原体侵入人体后，在人体内生长繁殖并可排出体外，而人体不出现疾病的临床表现，即不显现临床症状却能不断排出病原体，而且有传染性，因此是**重要的传染源**。按携带病原体种类的不同可分为带菌者、带病毒者和带虫者等。按病原携带时间长短不同可分为急性和慢性病原携带状态，**超过3个月**以上的称慢性病原携带状态。按其发生在显性感染临床症状出现之前或之后，分别称为潜伏期病原携带者和恢复期病原携带者；如发生于隐性感染之后，则称之为无症状病原携带者。

5. 潜伏性感染 是指病原体感染人体后，人体与病原体保持暂时平衡状态，机体免疫功能将病原体局限化而不引起显性感染，但又不能够将病原体清除，寄生在机体中某些部位长期潜伏下来。当机体免疫功能降低时，即引起显性感染。潜伏性感染期间，病原体一般不排出体外，**不会成为传染源**，这是与病原体携带状态区别之处。

上述感染过程的五种表现形式不是一成不变的，在一定条件下可相互转变，在不同传染病中各有侧重。一般来说，**隐性感染最常见**，其次是病原携带状态，显性感染最少见，但最容易识别。

（二）感染过程中病原体的作用

1. 侵袭力 是指病原体侵入机体并在人体内生长、繁殖的能力。有些病原体可直接侵入人体，有些则经呼吸道或消化道进入人体，还有一些病原体借助与细胞表面受体结合进入细胞。

2. 毒力 包括毒素和其他毒力因子。毒素包括内毒素和外毒素。

3. 数量 在同一种传染病中，入侵病原体数量与致病能力呈正比。

4. 变异性 病原体可因环境或遗传等诸多因素而发生变异。一般来说，在人工培养多次传代后病原体致病力减弱，在宿主间反复传播可增强致病力。病原体抗原变异可逃避机体的特异性免疫作用从而继续引起疾病或使疾病慢性化。

（三）感染过程中人体的免疫应答

病原体侵入人体后，可引起人体的反应，即免疫应答，对感染过程的表现和转归起着十分重要的作用。可分为有利于机体抵抗病原体的保护性免疫应答和促进病理改变的超敏反应两大类。非特异性免疫和特异性免疫都可引起机体保护和病理损伤，超敏反应都是特异性免疫应答。

1. 非特异性免疫 是机体对侵入病原体的一种清除机制，是先天性免疫，通过遗传获得。

(1)天然屏障：包括外部屏障和内部屏障，如皮肤、黏膜及其分泌物，血脑屏障和胎盘屏障等。

(2)吞噬作用：单核-吞噬细胞系统有非特异性吞噬功能，能够清除进入机体中的病原体。

(3)体液因子：包括补体、溶菌酶、纤连蛋白和各种细胞因子。这些体液因子可以直接或通过免疫调节作用清除病原体。与非特异性免疫应答有关的细胞因子有白细胞介素(IL)、α-肿瘤坏死因子(TNF-α)、γ-干扰素(IFN-γ)、粒细胞-巨噬细胞集落刺激因子(GM-CSF)等。

2. 特异性免疫 是指对抗原特异性识别后而产生的免疫。是后天获得的，通常只针对一种传染病。通过由T淋巴细胞介导的细胞免疫和B淋巴细胞介导的体液免疫的相互作用而产生免疫应答。

(1)细胞免疫：当致敏T细胞与相应抗原再次相遇时，主要通过细胞毒性淋巴因子来杀伤病原体及其所寄生的细胞。

(2)体液免疫：致敏B细胞受抗原刺激后，转化为浆细胞，产生能与相应抗原结合的抗体，即免疫球蛋白(Ig)。抗体可分为抗毒素、抗菌性抗体、中和抗体及调理素等，可促进细胞吞噬功能、清除病原体，主要作用于细胞外的微生物。按化学结构不同抗体又可分为5种，即IgG、IgA、IgM、IgD和IgE，各具不同功能。在感染过程中，IgM首先出现，但持续时间短，是近期感染的标志；IgG随后出现，并持续较长时期。

二、传染病的基本特征及临床特点

（一）基本特征

传染病具有下列四个基本特征，是与其他疾病的区别之处。

1. 病原体 每种传染病都是由特异性病原体引起的，如流行性乙型脑炎的病原体是乙脑病毒，流行性脑脊髓膜炎的病原体是脑膜炎奈瑟菌。临床上检出病原体对明确传染病诊断有重要意义。

2. 传染性 病原体由宿主体内排出，经过一定的途径传播给另一个宿主的特性称为传染性。是区别传染病与其他感染性疾病的主要依据。传染病病人有传染性的时期称为**传染**

期。传染期时间长短是确定**隔离期**的重要依据。

3. 流行病学特征 主要包括流行性、季节性、地方性三个方面。

(1)**流行性**：在一定条件下，传染病**在人群中传播蔓延**的特性称为流行性。按其强度可分为散发、暴发、流行和大流行。

1)**散发**：指某种传染病在某地的发病率处于近年来常年的发病水平。

2)**暴发**：某种传染病发病时间的分布高度集中于短时间之内称为暴发。

3)**流行**：某种传染病的发病水平显著高于近年来的一般水平称为流行。

4)**大流行**：某种传染病一定时间内蔓延范围广泛，超出国界或洲界时称为大流行。

(2)**季节性**：传染病在每年一定季节发病率会出现升高的现象称为季节性。如冬春季节呼吸道传染病发病率升高；夏秋季节消化道传染病发病率高；虫媒传染病有明显季节性，与媒介节肢动物活跃季节一致(如流行性乙型脑炎)。

(3)**地方性**：受地理气候和人们生活习惯的影响，某种传染病局限在某一地区内发生的特性称为地方性，这种传染病称为**地方性传染病**。如血吸虫病多发生在长江以南有钉螺的地区。以野生动物为主要传染源的疾病称为**自然疫源性传染病**，如钩端螺旋体病。存在这种疾病的地区称为**自然疫源地**，人类进入该地区就有受感染的可能。自然疫源性传染病也属于地方性传染病。

此外，传染病在不同人群中(年龄、性别、职业)的分布，也属于流行病学特征。

4. 感染后免疫 免疫功能正常的人体经隐性或显性感染某种传染病病原体后，均能产生针对该传染病病原体及其产物(如毒素)的特异性免疫，称为感染后免疫。感染后免疫持续时间和强弱差异很大，长可为终身(如麻疹、乙型脑炎等)，短仅数月(如流行性感冒、细菌性痢疾等)。蠕虫感染后一般不产生保护性免疫。

(二) 临床特点

1. 病程发展的阶段性 急性传染病的发生、发展和转归，通常分为四个阶段。

(1)**潜伏期**：从病原体侵入人体至开始出现临床症状为止的时期称为潜伏期。潜伏期长短不一，对传染病的诊断、确定**检疫期**限和流行病学调查有重要意义。

潜伏期与传染病流行特征

潜伏期的长短可影响疾病的流行特征。一般短潜伏期传染病来势猛，停息快，常呈暴发型，如流行性感冒；而长潜伏期传染病的流行持续较久。根据潜伏期长短可以判断病人感染时间，以追溯传染源和确定传播途径；还可确定免疫接种时间，如麻疹只有在潜伏期最初5天内施行被动免疫才能有效；还可评价某项预防措施效果，如实施某项预防措施以后，经过一个潜伏期后病例下降，可认为有可能与该项预防措施有关。

(2)**前驱期**：从起病到症状明显为止的时期称为前驱期。此期中的临床表现通常是非特异性的全身反应，是许多传染病所共有的，如发热、头痛、食欲不振、乏力和肌肉酸痛等，一般持续1～3日。急骤起病者无此期表现。多数传染病在本期已**有较强传染性**。

(3)**症状明显期**：前驱期过后，大多数传染病病情逐渐加重进入症状明显期。病人出现该传染病特有的症状和体征，病情达顶峰。本期传染性较强，出现并发症的机会较大。

(4)**恢复期**：当机体的免疫力增长至一定程度，病人的症状和体征逐渐消失，食欲和体力逐渐恢复，机体内病理生理过程基本终止，血清内抗体效价逐渐上升到最高水平。

有些传染病病人进入到恢复期后，经过一段时间稳定退热，由于潜伏在组织内的病原体再度繁殖达一定程度，使初发病的症状再度出现，称为**复发**。有些传染病病人进入到恢复期时，体温未稳定下降至正常范围，重新出现发热症状，称为**再燃**。

2. 常见的症状与体征

(1)**发热**：是许多传染病共有的症状，热型是鉴别传染病重要特征之一，较常见的有五种热型。

1)稽留热：体温高达 39℃以上，而且 24 小时波动幅度不超过 1℃，可见于伤寒、斑疹伤寒等疾病极期。

2)弛张热：24 小时内体温波动幅度超过 1℃，但最低点未达正常水平，常见于败血症等。

3)间歇热：24 小时内体温波动于高热与正常体温之间，常见于疟疾等。

4)回归热：高热持续数日后自行消退，但数日后再次出现高热，常见于布氏杆菌病、回归热等。如在病程中多次重复出现并持续数月之久时称为波状热。

5)不规则热：病人发热的体温曲线无一定规律，常见于流行性感冒等。

(2)**发疹**：许多传染病在发热的同时伴有皮疹，称为发疹性传染病。皮疹分为外疹和内疹(即黏膜疹)两大类。掌握传染病发疹的特点对诊断和鉴别诊断传染病有重要参考价值。

1)疹子的形态：主要包括斑丘疹、出血疹、疱疹或脓疱疹、荨麻疹 4 大类。

2)出疹的时间：水痘、风疹多发生于病程第 1 日，猩红热发生于病程第 2 日，天花发生于病程第 3 日，麻疹发生于病程第 4 日，斑疹伤寒发生于病程第 5 日，伤寒发生于病程第 6 日等。即“1 风水，2 猩红，3 花 4 麻 5 斑疹 6 伤寒”。

3)皮疹的分布：水痘常呈向心性分布于躯干；天花主要离心性分布于面部及四肢。

4)出疹的顺序：有些传染病的皮疹出现时有一定的顺序，如麻疹皮疹先出现于耳后、发际、面部，然后向躯干、四肢蔓延，最后达手、足。

(3)**毒血症状**：传染病病原体及其各种代谢产物包括细菌毒素在内可以引起除发热以外的其他症状，如头痛、肌肉和骨骼疼痛、全身不适、厌食等。严重者可有意识障碍、呼吸衰竭、循环衰竭等表现，有时还可以引起肝、肾损害，表现为肝、肾功能的改变。毒血症状是多种传染病常见的共同表现。

3. 临床类型　根据传染病临床过程长短不同分为急性、亚急性和慢性；根据病情轻重不同分为轻型、典型(也称中型或普通型)、重型和暴发型。

三、传染病的流行过程及影响因素

传染病在人群中发生、发展及转归的过程称为传染病的流行过程。流行过程必须具备传染源、传播途径和易感人群三个基本条件，缺少其中任何一个条件传染病都无法传播蔓延。

(一) 流行过程的基本条件

1. 传染源　体内有病原体生长繁殖并能不断将其排出体外的人和动物。

(1)病人：是重要的传染源，病人通过咳嗽、呕吐等途径促进病原体播散。不同临床类型的病人作为传染源的流行病学意义各异，慢性病人可长期排出病原体污染环境；轻型病人数量多、症状不典型，故不易被发现。

(2)隐性感染者:由于隐性感染者数量多,无任何症状、体征,在某些传染病(如流行性脑脊髓膜炎)是重要的传染源。

(3)病原携带者:病原携带者(尤其是慢性病原携带者)长期排出病原体且无明显临床症状,在某些传染病(如伤寒)有重要流行病学意义。

(4)受感染动物:某些传染病可由动物体内排出病原体,导致人类发病,如禽流感、狂犬病、鼠疫等,称为**动物源性传染病**。

2. 传播途径 传染病的病原体从传染源体内排出后到达另一个易感者体内所经过的途径,称为传播途径,由外界环境中一种或多种因素组成。

(1)**呼吸道传播**:病原体存在于空气中的飞沫或气溶胶中,易感者吸入而感染。主要见于以呼吸道为入侵门户的传染病,如流行性感冒、严重急性呼吸综合征、流行性脑脊髓膜炎等。

(2)**消化道传播**:病原体污染水、食物或食具,易感者因进食被感染。主要见于以消化道为入侵门户的传染病,如细菌性痢疾、伤寒、甲型病毒性肝炎等。

(3)**接触传播**:①日常生活接触:主要通过手和污染的日常生活用品而传播传染病。既可传播呼吸道传染病,如白喉;也可传播消化道传染病,如细菌性痢疾。②直接接触:指传染源与易感者皮肤、黏膜直接接触,不需要任何外界因素所造成的传播,如狂犬病。③有些传染病是通过与疫水接触传播,如血吸虫病。④有些传染病通过接触被病原体的芽胞、幼虫、虫卵等污染的土壤而感染,如钩虫病、破伤风等。

流行性出血性结膜炎的传播途径

流行性出血性结膜炎是通过接触传染的眼病,如接触病人用过的毛巾、洗脸用具、水龙头、门把手、游泳池的水、公用的玩具等。因此,该病常在幼儿园、学校、医院、工厂等集体单位广泛传播,造成暴发流行。

(4)**虫媒传播**:①机械性传播:是通过昆虫媒介机械携带病原体,污染水源和食物而传播疾病。②生物性传播:是通过吸血节肢动物在患病动物与人之间叮咬、吸吮血液而传播疾病,如疟疾、斑疹伤寒、恙虫病等。

(5)**血液、体液传播**:病原体存在于病人或病原携带者的血液、体液中,通过输血、血制品、使用被血液污染的医疗器械、分娩或性交等传播,见于乙型和丙型病毒性肝炎、艾滋病等。

不同传染病传播途径不同,伤寒只有消化道传播,疟疾可通过虫媒传播、血液传播和母婴传播。母婴传播亦称垂直传播,而其他途径传播为水平传播。

3. 易感人群 对某种传染病缺乏特异性免疫力的人称为易感者。易感者在某一特定人群中所占的比例决定该人群的易感性。**人群易感性**的高低影响该传染病的发生、发展与蔓延。人群易感性越高,传染病越容易发生流行。普遍推行预防接种可以把人群易感性降到最低。

(二)影响流行过程的因素

1. 自然因素 主要指地理、气候和生态环境等因素,对传染病的发生、发展起着重要的作用。传染病的季节性和地区性与自然因素关系密切。寄生虫疾病和虫媒传染病受自然因素影响尤其明显。

2. 社会因素　包括社会制度、经济状况、文化水平、生产生活条件、公共设施和劳动环境、风俗习惯、宗教信仰等，对传染病的流行过程有决定性的影响。其中，**社会制度**起主导作用。建国后，我国全面贯彻预防为主的工作方针，开展卫生防疫工作，大力推行计划免疫等，使某些传染病被消灭（如天花）或接近被消灭（如脊髓灰质炎），或得到有效控制（如霍乱、血吸虫病等）。

四、传染病的预防

传染病的预防，应针对构成传染病流行过程的三个条件，采取综合性预防措施，防止传染病继续传播。做好传染病预防工作，对减少传染病的发生、发展，乃至最终达到控制和消灭传染病意义重大，是所有医务工作者的一项重要任务。

（一）管理传染源

1. 对病人的管理　应做到**早发现、早诊断、早报告、早隔离、早治疗**。

（1）**早发现、早诊断**：广泛开展传染病卫生宣传教育工作，提高人群对传染病的识别能力；建立健全城乡三级医疗卫生防疫网；提高医务工作者传染病的诊断能力；对早期发现、早期诊断传染病有重要意义。

（2）**早报告**：每个医务工作者必须严格遵守传染病报告制度，是控制传染病发生、发展的重要措施。2004 年 12 月 1 日起施行的《中华人民共和国传染病防治法》，将法定传染病分为甲、乙、丙 3 类，共 38 种。见表 10-1。

表 10-1　中国法定传染病的分类

分类	种类	疾病名称
甲类	2	鼠疫、霍乱
乙类	26	严重急性呼吸综合征（传染性非典型肺炎）、艾滋病、病毒性肝炎、细菌性和阿米巴性痢疾、伤寒和副伤寒、人感染高致病性禽流感、麻疹、百日咳、猩红热、流行性脑脊髓膜炎、肺结核、流行性出血热、流行性乙型脑炎、狂犬病、炭疽、登革热、布氏杆菌病、脊髓灰质炎、梅毒、新生儿破伤风、淋病、白喉、钩端螺旋体病、血吸虫病、疟疾、人感染猪链球菌病
丙类	10	流行性感冒、风疹、流行性腮腺炎、流行性和地方性斑疹伤寒、麻风病、急性出血性结膜炎、棘球蚴病（包虫病）、丝虫病、黑热病、感染性腹泻病（霍乱、痢疾、伤寒和副伤寒除外）

注：对乙类传染病中严重急性呼吸综合征（传染性非典型肺炎）、人感染高致病性禽流感、炭疽中的肺炭疽和脊髓灰质炎，必须采取甲类传染病的报告、控制措施

传染病报告的属地化管理

传染病报告卡由首诊医生或其他执行职务的人员负责填写。现场调查时发现的传染病病例，由属地疾病预防控制机构的现场调查人员填写报告卡；采供血机构发现 HIV 两次初筛阳性检测结果也应填写报告卡。传染病疫情信息实行网络直报，没有条件实行网络直报的医疗机构，在规定的时限内将传染病报告卡报告属地县级疾病预防控制机构。

1)**甲类**:为**强制管理**传染病。城镇要求发现后**2小时内**通过传染病疫情监测信息系统上报,农村不超过**6小时**。

2)**乙类**:为**严格管理**传染病,城镇要求发现后**6小时**内立即上报,农村不超过**12小时**。

3)**丙类**:为**监测管理**传染病,要求发现后**24小时**内上报。

(3)**早隔离、早治疗**:一旦发现疑似病人或传染病病人,应立即隔离治疗。而且,在临床症状消失后,每间隔2～3天做1次病原学检查,需做2～3次,结果均为阴性后可解除隔离。

2. 对接触者的管理 接触者是指曾经和传染源发生过接触的人,可能受到感染而处于疾病的潜伏期,也就是说,有可能是传染源。对接触者采取的措施称为**检疫**。检疫期限由最后接触之日算起,至该病最长潜伏期。根据具体情况不同分别采取留验、医学观察、卫生处置、药物预防或预防接种。

1)**医学观察**:是指对传染病接触者的日常活动不加限制,每天进行必要的诊查,以便了解有无早期临床征象。主要适用于**乙类传染病**的接触者。

2)**留验**:又称隔离观察,是指对传染病接触者的日常活动加以限制,在指定场所进行医学观察,一旦确诊立即隔离治疗。主要适用于**甲类传染病**的接触者。

3. 对病原携带者的管理 要做到早期发现。凡是传染病的接触者、曾患过传染病的病人、流行区居民和服务性行业、托幼机构、供水行业工作人员应定期检查,及时检出病原携带者。对病原携带者应做好登记、管理工作,指导督促其养成良好生活习惯,定期随访观察,必要时调整工作岗位、隔离治疗。

4. 对动物传染源的管理 有经济价值且非烈性传染病的家禽、家畜,应尽可能分开饲养或分群放牧,并予以治疗;流行期间对家禽、家畜进行预防接种。无经济价值或危害大的动物设法杀灭、深埋、焚烧。

(二)切断传播途径

切断传播途径对于消化道传染病、许多寄生虫病和某些虫媒传染病,通常是起主导作用的预防措施。主要方法有一般性卫生措施、消毒、杀虫。

1. 一般性卫生措施 对消化道传染病应重点加强良好卫生习惯的养成,饮用水的净化消毒,餐具的消毒,粪便的无害化处理,除四害(老鼠、臭虫、苍蝇、蚊子)等。对呼吸道传染病应强调外出戴口罩,流行期间减少到公共场所,不随地吐痰,咳嗽、打喷嚏时要用手帕捂住口鼻等。

2. 消毒 是切断传播途径的重要措施(详见传染病区管理与消毒隔离)。

3. 杀虫 大力开展爱国卫生运动,采用药物等措施进行防虫、驱虫、杀虫。

(三)保护易感人群

可采取以下3方面措施保护易感人群。

1. 增强非特异性免疫力 主要措施包括改善营养和居住条件、加强体育锻炼、养成良好卫生习惯、平时生活规律、协调人际关系、保持心情愉快和良好心态等。

2. 增强特异性免疫力 人体可通过感染或预防接种而获得对某种传染病的特异性免疫力,其中起关键作用的是预防接种。

(1)人工主动免疫:将减毒或灭活的病原体、纯化的抗原或类毒素制成菌(疫)苗接种到人体内,使人体于接种后1～4周产生抗体,称为人工主动免疫。免疫力可保持数月至数年,如计划免疫、重点人群(免疫水平低、人口稠密、流动性大和发病率高的地区人群)免疫等。

我国目前实施的计划免疫

儿童基础免疫是计划免疫的重要环节，目前我国实施计划免疫主要包括“五苗防七病”，其中五苗是指：卡介苗、脊髓灰质炎糖丸疫苗、百白破三联混合制剂、麻疹疫苗和乙肝疫苗。可预防的七种传染病分别是：结核病、脊髓灰质炎、百日咳、白喉、破伤风、麻疹和乙型肝炎。接种时间可以归纳为：出生乙肝卡介苗，二月脊灰刚刚好，三四五月百白破，八月麻疹岁乙脑。

(2)人工被动免疫：将制备好的含抗体的血清或抗毒素注入易感者体内，使机体迅速获得免疫力的方法，称为人工被动免疫。由于免疫持续时间短(仅2～3周)，故常用于治疗或对接触者的紧急预防。常用制剂有抗毒血清、人血丙种球蛋白、胎盘球蛋白和特异性高价免疫球蛋白等。

3. 药物预防　对某些免疫效果尚不理想或尚无特异性免疫方法的传染病，流行期间给予预防药物，可以降低发病率，对控制传染病的流行有一定作用。如口服乙胺嘧啶预防疟疾等。

五、传染病的诊疗技术

(一) 传染病诊断

1. 临床资料　全面准确的临床资料来源于详尽的护理评估，发病诱因和起病方式对传染病诊断有重要参考价值，发现有诊断价值的体征对临床诊断有重要意义，如科氏斑(麻疹)、玫瑰疹(伤寒)等。

2. 流行病学资料　包括年龄、职业、生活习惯、地区及季节等方面的流行病学资料在传染病的诊断中占有重要的地位。详细询问流行病学资料、预防接种史和过去传染病发病史以及了解同一集体中传染病的发生情况，有助于传染病的诊断。

3. 辅助检查

(1)实验室检查：①血液检查：以白细胞计数和分类计数应用最广。②尿液检查：有助于流行性出血热和钩端螺旋体病的诊断。③粪便检查：有助于肠道细菌和原虫感染的诊断。④生化检查：有助于病毒感染性疾病的诊断。

(2)病原学检查：①直接检出病原体：许多寄生虫传染病的病原体可通过肉眼或显微镜直接检出而明确诊断。②病原体分离培养：细菌、真菌和螺旋体分离可用人工培养基培养。立克次体分离需要动物接种或细胞培养。用以分离病原体的检材可采自血液、脑脊液、尿液、痰、粪便、骨髓和皮疹吸出液等。采集细菌培养标本时应尽量在应用抗生素之前，以提高检出率。注意标本的保存与运送。③检测特异性抗原：可较快地提供病原体存在的证据。诊断意义较抗体检测更为可靠。④检测特异性核酸：可用分子生物学检测方法检测病原体的核酸。

(3)特异性抗体检测：在传染病早期特异性抗体在血清中往往尚未出现或滴度较低，而恢复期抗体滴度有显著增高，所以急性期及恢复期双份血清检测抗体由阴转阳或效价增高4倍以上有重要诊断意义。特异性IgM抗体检出提示现存或近期感染。

(4)其他检查：①内镜检查：常用有胃镜、结肠镜、支气管镜。②影像学检查：常用有X线检查、超声检查、计算机断层扫描、磁共振成像、数字减影血管造影。③活体组织检查：有助于肝炎组织病理诊断。

（二）传染病的治疗

传染病治疗的目的不仅在于促进病人康复，还在于控制传染源，防止传染病进一步传播，因此要坚持综合治疗的原则，即治疗、护理与隔离、消毒并重，一般治疗、对症治疗与病原治疗并重的原则。

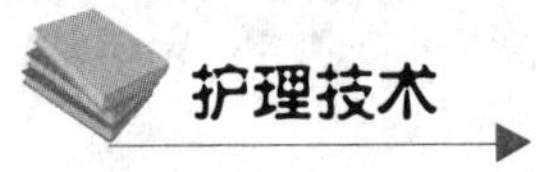

传染病区护理管理和消毒与隔离

【传染病房的区域划分及要求】

（一）传染病房内的区域划分及隔离要求

根据污染程度及工作需要，将传染病房划分为清洁区、半污染区及污染区。

1. 清洁区 指未与病人接触、未被病原微生物污染的区域，如值班室、会议室、更衣室、配膳室、库房等。隔离要求：①病人和病人接触过的物品不得进入清洁区。②工作人员不得穿工作服、戴帽子、口罩、穿隔离鞋进入清洁区。

2. 污染区 指与病人接触、被病原微生物污染的区域，如病室、病人厕所及浴室、污物处置室等。隔离要求：①工作人员进入污染区时需按要求戴帽子、口罩、穿隔离衣、隔离鞋。②非单一病种的病房，工作人员需按不同病种穿隔离衣进入病室工作，离开病室时严格消毒双手。③污染区的所有用物必须经严格消毒后方可送入半污染区。

3. 半污染区 指有可能被病原微生物污染的区域，如医护人员办公室、治疗室、消毒室、内走廊等。隔离要求：①工作人员进入半污染区时一般不穿隔离衣，避免交叉感染。②病人不得进入半污染区。③治疗室内已消毒的器械、药品及其他清洁物品要与污染的物品严格区分放置，由病室携带回的物品应先消毒后放入室内一定位置。

（二）隔离管理制度

1. 隔离单位应有标记，病室门口挂隔离衣，门口要有消毒脚垫及门把套，走廊应设有消毒液及洗手设备。

2. 病人不得擅自离开病区，不同病种病人不得互相接触，去其他科室检查应有医护人员陪同，并采取相应的隔离措施。病人的用物须经消毒后方可送出。

3. 按不同病种分别使用医疗器械如血压计、听诊器等，用后必须消毒。

4. 甲类传染病禁止探视，其他住院传染病病人禁止家属陪护。可定时在指定地点隔栏探视或电视探视。危重病人可在医护人员指导下，穿隔离衣、戴口罩、戴帽子进入病室探视。

5. 病人痊愈出院时应进行卫生处理，其病床、被褥、家具等需经彻底清洗消毒。

6. 工作人员进入隔离单位必须戴口罩、帽子、穿隔离衣，穿隔离衣后只能在指定范围活动，不得进入清洁区，双手接触病人或污染后必须消毒双手。工作人员应定期进行体检、带菌检查及预防注射。

【隔离与消毒】

（一）传染病隔离

1. 隔离的定义 隔离是将传染病病人或病原携带者（传染源）在传染期间妥善安置在指定的隔离单位，使其与健康人或非传染病病人分开，进行治疗和护理，并对其具有传染性的分泌物、排泄物、用具进行必要的消毒处理，防止病原体向外扩散的医疗措施。

2. 隔离种类及要求

(1)**严密隔离(黄色标志)**:用于预防高度传染性和致死性传染病。

1)病人应住单人病室,最好为负压隔离病房,无条件时同种病人可住同一病室,门口标明“严密隔离”标记,采用专门空气处理系统和通风设备以防止空气传播,严禁使用中央空调。

2)病房内设备固定、专用,室内物品须经严格消毒处理后方可拿出室外。

3)医务人员进入病室必须戴帽子、口罩及穿隔离衣、隔离鞋,接触病人及污染敷料应戴手套,并做好洗手和消毒措施。

4)病人的生活用具、分泌物、排泄物、污染物品和敷料应严格消毒处理。

5)病人禁止外出离开病室,禁止探视和陪护。

6)病室空气和地面每日消毒,病人出院或死亡,其病室必须进行严格终末消毒。

(2)**呼吸道隔离(蓝色标志)**:用于由呼吸道分泌物经空气传播的传染病。

1)同病种病人可住同一病室,床间距至少2m,必要时隔屏风。

2)接近病人时应戴口罩,必要时穿隔离衣、戴手套。

3)病人口鼻、呼吸道分泌物应先消毒后再弃去。

4)病人一般不能外出,如必须外出需戴口罩。

5)痰具每日消毒,病室通风不少于每天3次,空气紫外线消毒或喷洒消毒液每天2次,室内保持一定温度和湿度。

(3)**消化道隔离(棕色标志)**:用于预防经粪-口途径传播的传染病。

1)同病种病人可住同一病室。不同病种病人最好分室收治,如条件不允许也可同住一病室,病人间必须实行床边隔离。

2)接触病人时要穿隔离衣,护理不同病种病人要更换隔离衣,接触病人或污染物品后及护理下一个病人前要严格洗手和消毒双手。

3)病人的食具、便器要专用,用后要消毒。病人的呕吐物及排泄物也应随时消毒后弃去。

4)病人之间不能交换使用日用物品、书报等。

5)病室应无蝇、无蟑螂。

(4)**血液/体液隔离(红色标志)**:用于预防经血液和体液传播的传染病。

1)接触病人或其血液、体液时需戴手套、穿隔离衣,必要时戴护目镜。

2)工作中避免损伤皮肤,有条件可使用一次性医疗器械,用过的针头、注射器应按医疗废物管理条例放入防水、防穿刺的利器盒中,密封后送无害化处理。

3)污染的物品应装袋,做好标记,送出病房进行销毁或消毒处理。

4)血液污染病室内物品表面时,要立即用次氯酸钠溶液清洗消毒。

(5)**接触隔离(橙色标志)**:用于预防对感染高度易感性及重要流行病学意义、但不要求严密隔离的传染病。

1)接触病人应戴口罩、穿隔离衣、戴手套。

2)接触病人或污染物品后及护理下一个病人前要洗手。

3)被污染的用具和敷料应严格消毒或焚烧。

(6)**昆虫隔离**:用于预防经虫媒传播的传染病。

1)病室应有完善的纱窗、纱门、蚊帐等设备。

2)病房内及周边环境定期灭蚊。

3)病人入院时要做好灭虱、灭蚤的卫生处理工作。

（二）消毒

1. 消毒的定义 狭义是指消灭污染环境的病原体，广义是指包括消灭传播媒介在内。

2. 消毒的种类 主要包括预防性消毒和疫源地消毒。

(1)预防性消毒：是指虽未发现传染源，但对可能遭到传染病病原体污染的人体、物品和场所进行的消毒。目的是预防传染病的发生，如手术前医护人员手、手术用品的消毒，餐具消毒等。

(2)疫源地消毒：是指对曾有或现有传染源污染的地区进行的消毒。目的是消灭传染源排到外界环境中的病原体。又分为：

1)随时消毒：是指对传染源的分泌物、排泄物和污染物随时进行消毒。目的是及时杀灭从传染源体内排出的病原体，防止传播。

2)终末消毒：是指当传染源痊愈或死亡，对其原住所进行的最后一次彻底的消毒措施。目的是消灭疫源地。

3. 消毒的方法 有物理消毒法和化学消毒法两种，可根据不同传染病选择采用。

(1)物理消毒法

1)热力灭菌法：包括煮沸消毒、高压蒸汽灭菌、预真空型压力蒸汽灭菌、火烧消毒、巴氏消毒。

2)辐射消毒法：包括非电离辐射、电离辐射。

(2)化学消毒法：按消毒功能可分高效消毒剂、中效消毒剂、低效消毒剂三类。常用化学消毒剂有以下几类：

1)含氯消毒剂：常用有漂白粉、次氯酸钠等。具有杀菌作用强、杀菌谱广、作用快、余氯毒性低、价格低廉的特点，对金属制品有腐蚀作用。适用于餐具、环境、水、疫源地消毒。

2)氧化消毒剂：常用有过氧乙酸、臭氧、高锰酸钾等。具有强大氧化杀菌能力，杀菌谱广而速效，但对织物、金属有较强腐蚀性和刺激性。

3)醛类消毒剂：常用有甲醛、戊二醛等。具有广谱、高效、快速杀菌作用。常用于精密仪器、内镜消毒。对皮肤黏膜有刺激性。

4)杂环类气体消毒剂：常用有环氧乙烷、环氧丙烷等。广谱高效消毒剂，杀灭芽胞能力强，常用于电子设备、医疗器械、精密仪器和皮毛类消毒。

5)碘类消毒剂：常用有2%碘酊及0.5%聚维酮碘。具有广谱、快速杀菌作用。聚维酮碘常用于手术前手消毒、手术及注射部位清洗、妇产科黏膜冲洗、皮肤烧伤、烫伤、划伤等伤口消毒、感染部位消毒、器皿消毒。

6)醇类消毒剂：常用有75%乙醇和异丙醇。乙醇能迅速杀灭细菌繁殖体，但对细菌芽胞作用差。异丙醇作用较乙醇强但毒力大。

7)其他消毒剂：如酚类、季铵盐类、氯己定。

思考题

1. 简述感染的5种表现形式。
2. 传染病的基本特征？
3. 传染源的概念及种类？
4. 传染病常见的传播途径有哪些？
5. 简述传染病的预防措施。

第二节　病毒感染性疾病病人的护理

一、流行性感冒病人的护理

1. 了解流感病毒的特点。
2. 熟悉流行性感冒的流行病学资料、实验室及其他检查。
3. 掌握流行性感冒的临床表现、护理措施及健康教育。
4. 培养学生认真负责的工作作风及关心、尊重病人的良好职业素质。

流行性感冒(influenza)简称流感，是由流感病毒引起的急性呼吸道传染病。潜伏期短，传染性强，易于流行，已多次引起世界范围的大流行。临床表现以急起高热和全身中毒症状重而呼吸道症状轻为特点。

【护理评估】

(一) 健康史

1. 病原体　流感病毒属正黏病毒科 RNA 病毒，呈球形或丝状，结构自内而外有核心、基质蛋白及包膜三部分。①**核心**:包含病毒的遗传物质 RNA，具有型特异性，据其抗原性可分为甲、乙、丙 3 型。②**基质蛋白**:构成病毒的外壳骨架，起到保护核心并维持病毒空间结构的作用。③**包膜**:含有血凝素和神经氨酸酶，据二者的抗原性不同分为不同的亚型，表示为 HnNn，其中 H 代表血凝素，N 代表神经氨酸酶，数字 n 为型代号，如 H_5N_1。

流感病毒容易发生抗原变异，变异后可导致流感反复流行。**甲型流感病毒**变异性极强，常引起流感大流行，乙型次之，丙型流感病毒的抗原性稳定。

2. 流行病学资料

(1)**传染源**:病人及隐性感染者为主要传染源。传染期从潜伏期末至发病后 1 周左右，病初 2～3 天内传染性最强。

(2)**传播途径**:主要经空气飞沫传播，也可通过接触被污染的手和日常用具等间接传播。

(3)**人群易感性**:普遍易感，病后对同一抗原型病原体产生一定的免疫力，但维持时间短，各型及亚型间无交叉免疫力。病毒变异后人群无免疫力，容易发生流行。

(4)**流行病学特征**:具有发生突然、传播迅速的特点。**甲型流感病毒**每隔10～15 **年**发生一次抗原性转变，表现为血凝素或神经氨酸酶的抗原性发生完全而突然的质变，产生一个新的亚型，因人类缺乏免疫力，常引起**世界性大流行**。此外，甲型流感病毒亚型内部还会每2～3 **年**逐渐累积发生血凝素抗原或神经氨酸酶内氨基酸序列的点突变，引起季节性或地方性流行，好发于冬春季，人群聚集的地区，儿童和老年人出现并发症机会大，死亡率高。乙型流感以局部流行为主，约 5～6 年发生一次。丙型流感散发较多。

评估时应详细询问有无与流感病人的接触史，流行期间是否经常出入公共场所，近期机体的免疫状态。

(二) 临床表现

潜伏期 1～3 天，最短数小时，最长 4 天。

1. 单纯型流感 此型最常见，急起寒战、高热，显著头痛、乏力、全身酸痛等不适，可伴或不伴流涕、咽痛、干咳等呼吸道症状。病程中全身症状重而体征较轻。查体可见面颊潮红、结膜充血及咽喉部红肿，肺部听诊可闻及干啰音。病程4～7天，但乏力和咳嗽可持续数周。

2. 肺炎型流感 多发生于婴幼儿、老年人、慢性病者和免疫力低下者。起病与单纯型流感类似，1天后病情迅速加重，出现高热不退、剧烈咳嗽、呼吸困难、发绀、血性痰等表现，可伴有心、肝、肾衰竭。体检可见双肺布满干湿啰音，但无肺实变体征。痰细菌培养阴性，抗生素治疗无效。多于5～10天内发生呼吸和循环衰竭，预后较差。

3. 轻型流感 急性起病，轻、中度发热，全身及呼吸道症状轻，2～3天内自愈。

4. 其他型流感 除流感的表现外，还有其他肺外表现：①胃肠型：伴有呕吐、腹泻等消化道症状。②脑膜脑炎型：表现为意识障碍、脑膜刺激征等神经系统症状。③心肌炎型和心包炎型：病变累及心肌、心包。④肌炎型：以横纹肌溶解为主要表现，仅见于儿童。

5. 并发症

(1)呼吸系统并发症：主要为继发性细菌感染，包括急性化脓性扁桃体炎、急性鼻旁窦炎、细菌性气管炎、细菌性肺炎等，主要致病菌有肺炎链球菌和流感嗜血杆菌，老年病人中金黄色葡萄球菌感染也比较常见。

(2)肺外并发症：主要有休克、中毒性心肌炎和瑞氏综合征。

瑞氏综合征(Reye's syndrome)

瑞氏综合征是由脏器脂肪浸润所引起的以脑水肿及肝功能障碍为特征的一组综合征。查体常见肝大、无黄疸，脑脊液检查正常。一般仅发生于儿童。目前认为其发生与服用阿司匹林有关。

(三) 实验室及其他检查

1. 血常规 白细胞总数变化不明显或减少，分类可正常或淋巴细胞增多。如继发细菌感染，白细胞总数显著增多，分类也以中性粒细胞增高明显。

2. 病毒分离 将起病3天内病人的含漱液或上呼吸道分泌物接种于鸡胚或组织培养进行病毒分离。

3. 血清学检查 取病后3天内和2～4周后双份血清做血凝抑制试验或补体结合试验，抗体滴度增高4倍以上者可以确诊。但耗时长，只能用作回顾性诊断。

4. 免疫荧光法检测抗原 起病3天内通过鼻黏膜压片找包涵体，荧光抗体检测可呈阳性。

(四) 心理-社会状况

病人常因发热、乏力、全身酸痛而情绪低落。肺炎型流感病人常因病情进展快、症状明显、预后差而出现紧张恐惧心理。

(五) 治疗要点

早期使用抗病毒药物，同时强调休息、支持和对症治疗，积极防治继发细菌性感染。

【常见护理诊断/问题】

1. 体温过高 与病毒感染有关。

2. 知识缺乏：缺乏流感预防知识。

【护理措施】

(一) 体温过高

1. 遵医嘱用药　遵医嘱使用抗病毒药物，并观察疗效及不良反应。

(1)离子通道 M_2阻滞剂：代表药物是**金刚烷胺**和**甲基金刚烷胺**，早期应用可减少病毒的排毒量和排毒期，缩短病程，但只对**甲型流感病毒**有效。不良反应为嗜睡、头晕、失眠和共济失调等，老年和有血管硬化者慎用，有癫痫病史及孕妇禁用。甲基金刚烷胺较金刚烷胺疗效高，半衰期长，不良反应少。推荐剂量是成人 200mg/d，老年人 100mg/d，小儿 4～5mg/(kg·d)，分两次口服，疗程 3～4 天。

(2)神经氨酸酶抑制剂：目前我国已批准使用的有**奥司他韦**(达菲)，能特异性抑制甲、乙型流感病毒的神经氨酸酶，从而抑制病毒释放，减少病毒传播。应及早应用，成人每日 2 次，每次 75mg，疗程 5 天。1 岁以下儿童不用。

(3)利巴韦林(病毒唑)：对各型流感均有效，不良反应少。以 0.5%溶液滴鼻，同时口含 2mg 片剂，每 2 小时 1 次，退热后减至每天 4 次，连续 2 天。

(4)中草药：常用草药有金银花、连翘、黄芪等，效果较好，可以提升免疫力同时杀灭病毒和细菌。

2. 其余护理措施参见第二章中肺炎病人体温过高的护理措施。但儿童忌服含阿司匹林成分的药物，以避免产生瑞氏综合征。

(二) 健康教育

1. 疾病知识指导　向病人及家属讲解流感的相关知识，阐述积极防治继发细菌性感染的重要意义，教会家属切实可行的护理措施。

2. 传染病预防指导

(1)**控制传染源**：早期发现疫情，及时掌握疫情动态。及早对病人执行呼吸道隔离和治疗，**隔离**时间为1 周或至主要症状消失。

(2)**切断传播途径**：流行期间避免集会等集体活动，易感者减少外出活动，注意随天气变化调整衣服，暂不探亲访友，出门戴口罩，勤洗手。病人住过的房间每日应开窗通风或予以漂白粉擦拭、过氧乙酸熏蒸，使用过的食具应煮沸处理，衣服、手帕可用含氯消毒液消毒或在日光下暴晒 2 小时。

五步洗手法

①湿：在水龙头下把手淋湿，擦上肥皂或洗手液。②搓：手心、手臂、指缝相对搓揉 20 秒；掌心相对，手指并拢相互摩擦；手心对手背沿指缝相互搓擦，交换进行；掌心相对，双手交叉沿指缝相互摩擦；一手握另一手大拇指旋转搓擦，交换进行；弯曲各手指关节，在另一手掌心旋转搓擦，交换进行；搓洗手腕，交换进行。③冲：清水把手冲洗干净。④捧：用清水将水龙头冲洗干净，再关闭水龙头。⑤擦：干净的毛巾或纸巾擦干，或烘干机烘干。

(3)保护易感人群：①增加营养，加强体育锻炼，增强机体抵抗力。②每年秋季对易感人群接种与现行流行株一致的**裂解疫苗**是预防流感的基本措施。重点接种人群是 65 岁以上老年人、严重心肺疾病病人、糖尿病、慢性肾病、免疫缺陷者、接受激素及免疫制剂治疗者及医疗卫生机构工作者。不宜接种疫苗的人群是对疫苗中其他成分或鸡蛋过敏者、严重过敏体质者、妊娠3个月以内的孕妇、急性感染性疾病病人、吉兰-巴雷综合征病人。③药物预防：使用上面介绍的抗病毒药物。

付先生，35岁。急起畏寒高热、全身酸痛1天入院，查体：T 39.9℃，P110次/分，R23次/分，BP130/88mmHg。面颊潮红，眼结膜及咽部充血，双肺部听诊可闻及干啰音。实验室检查：血常规白细胞总数 8×10^9/L。淋巴细胞68%。临床诊断为单纯型流感。

1. 流感的流行特征？
2. 常用的抗流感病毒药物有哪些？
3. 如何预防流感？

人禽流感病人的护理

人禽流感(human avian influenza)是由甲型流感病毒某些引起禽类感染的亚型所引起的一种人、畜、禽共患的急性呼吸道传染病。主要临床表现为高热、咳嗽、呼吸急促，病情轻重不一，其中高致病性禽流感常由 H_5N_1 亚型引起，严重者可出现毒血症、重症肺炎、感染性休克、急性呼吸窘迫综合征、胸腔积液、肺出血、多脏器功能衰竭以及瑞氏综合征等多种并发症而导致死亡，本病具有潜伏期短、传染性强、传播速度快的特点。

1. 病原学 禽流感病毒属正黏病毒科甲型流感病毒属。目前感染人类的禽流感病毒亚型主要为 H_5N_1、H_9N_2、H_7N_7。禽流感病毒对乙醚、三氯甲烷(氯仿)、丙酮等有机溶剂均敏感，很容易被含氯石灰、碘剂等消毒剂所灭活，对热也比较敏感，56℃30分钟或100℃2分钟就可灭活。病毒在直射阳光下40～48小时即可灭活，用紫外线直接照射可迅速破坏其传染性，但病毒对低温抵抗力较强，在甘油保护情况下可保持活力1年以上。

2. 流行病学资料

(1)传染源：主要是患禽流感或携带禽流感病毒的鸡、鸭、鹅等家禽。其他禽类、野禽或猪也可能成为传染源，病人是否成为禽流感的传染源尚未确定。

(2)传播途径：主要通过呼吸道传播，也可通过密切接触感染的禽类及其分泌物、排泄物，受污染的水等被感染。目前尚缺乏人与人之间传播的确切证据。

(3)人群易感性：普遍易感。12岁以下儿童发病率较高，病情较重。从事家禽养殖业、发病前1周内到过家禽饲养销售及宰杀场所、与不明原因死亡的家禽或感染、疑似感染禽流感家禽密切接触人员均为高危人群。

(4)流行病学特征：禽流感病毒通常只在禽类间引起感染和传播，一般不会感染人类。但1997年在香港首次发现 H_5N_1 禽流感病毒由禽类到人的传播，自此以后，不断有禽流感病毒感染人类的报道。WHO 2007年公布的数据，1997年以来，全球共确诊306例，185例死亡，病死率为60%。

3. 临床表现 潜伏期2～4天，一般在7天以内。感染 H_9N_2 亚型的病人一般仅有轻微的上呼吸道症状。感染 H_7N_7 亚型的病人一般表现为结膜炎。感染 H_5N_1 亚型的病人常呈急性起病，早期与普通型流感相似，主要表现为发热，体温大多持续在39℃以上，热程多在3～4天，一般不超过7天。同时可伴有鼻塞、流涕、咳嗽、咽痛、头痛、全身肌肉酸痛及不适感。发病后1～5天出现呼吸急促及明显肺炎表现，病情发展迅速，1周内很快进展为呼吸窘迫，肺部出现实变体征，随即可发展为呼吸衰竭。即使接受辅助通气治疗死亡率仍较高。

4. 诊断治疗　与普通型流感基本相同。

5. 人禽流感实行专病报告管理　已经发现人禽流感确诊或疑似病例的县(区)，须以县(区)为单位实行人禽流感疫情的日报告(每日上午 10:00 前将过去 24 小时的人禽流感确诊病例、疑似病例发病、转归等情况汇总，以电话、传真方式向当地疾病预防控制机构报告)和"零"报告。

6. 人禽流感已列入法定乙类传染病范畴，按甲类传染病进行隔离治疗和管理。

(1)对禽流感密切接触者，包括与禽流感病禽或死禽、疑似或确诊禽流感病例密切接触人员应按如下处理：

1)医学观察期限暂定 7 天(自最后接触之日算起)，观察期间不限制观察对象的日常活动，但观察对象的活动范围仍需在动物禽流感疫区(疫点周围半径 3km)。

2)介绍人禽流感的流行病学特点、临床表现和防治知识。

3)观察期间，由当地卫生行政部门指定的医疗卫生人员每天对被观察者测试一次体温，了解其身体状况。

4)对出现临床表现的，应及时进行流行病学调查，同时进行诊断治疗。

5)当疫情出现在人与人之间传播时，对密切接触人员应采取隔离并进行医学观察。

(2)根据禽流感职业暴露人员防护指导原则规定，对禽流感确诊或疑似病例的接触人员及病、死禽的密切接触者进行医学观察和流行病学调查的人员必须戴 16 层棉纱口罩(使用 4 小时后消毒更换)，穿工作服，戴工作帽和乳胶手套，进行预防性消毒的人员还应戴防护眼镜、穿长筒胶鞋、戴橡胶手套，每次实施防治处理后，要立即进行手的清洗消毒。

(3)公众应避免与禽类及其排泄物接触，尤其病、死禽类，不吃未经煮熟的禽肉及蛋类食品。

(4)疫点周围 3km 内的家禽实施宰杀和无害化处理，加强实验室禽流感病毒毒株和检测标本的管理，严格执行操作规范，防止实验室的感染和传播。

(5)对病、死禽密切接触人员及现场处理疫情的工作人员，可预防性服用神经氨酸酶抑制剂类药物。

二、病毒性肝炎病人的护理

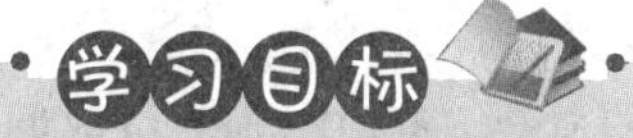

1. 了解各种肝炎病毒的特点。
2. 熟悉病毒性肝炎的流行病学资料、实验室及其他检查。
3. 掌握病毒性肝炎的临床表现、护理措施及健康教育。
4. 培养学生认真负责的工作作风及关心、尊重病人的良好职业素质。

病毒性肝炎(viral hepatitis)是由多种肝炎病毒引起的以肝脏损害为主的一组全身性传染病。目前按病原学分为甲型、乙型、丙型、丁型、戊型 5 型。其中甲型及戊型主要表现为急性肝炎，而乙、丙及丁型可呈慢性肝炎，少数可发展为肝硬化，且与肝细胞癌的发生关系密切。各型肝炎病原体不同但临床表现基本相似，主要表现为**疲乏、食欲减退、肝大、肝功能异常**，部分病人出现**黄疸**。

【护理评估】

(一)健康史

1. 病原体 目前已确定的致病因子包括有甲、乙、丙、丁、戊5型肝炎病毒。庚型肝炎病毒和输血传播病毒、Sen病毒是否引起肝炎尚无定论,不排除未发现的肝炎病毒存在。

(1)**甲型肝炎病毒**(HAV):是一种直径约27～32nm的RNA病毒,属微小RNA病毒科中的嗜肝RNA病毒属,仅有HAV一个种。能感染人的血清型只有1个,只有1**对抗原抗体系统**。HAV对外界抵抗力较强,耐酸碱,室温下可生存1周,在贝壳类动物、污水、海水、淡水、泥土中可生存数月,在甘油内-80℃能长期保存。能耐受60℃30分钟,加热80℃5分钟或煮沸1分钟才能使HAV完全灭活,对紫外线照射、甲醛均敏感。

(2)**乙型肝炎病毒**(HBV):是一种**DNA病毒**,属嗜肝DNA病毒科正嗜肝DNA病毒属。电镜下观察,HBV感染者血清中有三种形式的颗粒。①大球形颗粒:是完整的HBV颗粒,又名Dane颗粒,直径42nm,由包膜和核心组成。包膜含有表面抗原(HBsAg),核心含有DNA、DNA多聚酶(DNAP)和核心抗原(HBcAg),是病毒复制的主体。②小球形颗粒:直径22nm。③管型颗粒:直径22nm,长100～1000nm。后两种颗粒由HBsAg组成,不含核酸,是空心包膜,无感染性。

HBV有3对抗原抗体系统,即HBsAg与抗HBs、HBcAg与抗HBc、HBeAg与抗HBe。

HBV在体外抵抗力很强,能耐受低温、干燥、热、紫外线及一般浓度的化学消毒剂,在30～32℃血清中能保存6个月,-20℃可保存15年,在37℃环境能存活7天。对0.2%苯扎溴铵及0.5%过氧乙酸敏感,加热65℃持续10小时、煮沸10分钟或高压蒸汽消毒可以使之灭活。

(3)**丙型肝炎病毒**(HCV):是一种RNA病毒,属黄病毒科丙型肝炎病毒属,是直径30～60nm的球形颗粒,仅有1对抗原抗体系统。对有机溶剂敏感,10%三氯甲烷可杀灭HCV,甲醛(1∶1000)37℃6小时、血清经60℃10小时均可使HCV传染性丧失。血制品中的HCV可用干热80℃72小时或加变性剂使之灭活。

(4)**丁型肝炎病毒**(HDV):是一种缺陷嗜肝单链RNA病毒,在血液中由HBsAg包被,其复制、表达抗原及引起肝损害须有HBV的辅助。大部分是在HBV感染的基础上重叠感染,当HBV感染结束时HDV感染亦结束。

(5)**戊型肝炎病毒**(HEV):是一种直径约27～34nm的单股正链RNA病毒,为20面对称体球形颗粒,无包膜。HEV在碱性环境下较稳定,但对高热、三氯甲烷和氯化铯敏感。HEV在发病早期可存在于病人的血液、粪便中,但持续时间不长。

庚型肝炎病毒和输血相关病毒

①庚型肝炎病毒(HGV/GBV-C):为单股正链RNA病毒,核心蛋白区可能缺失,常与HCV等以混合感染形式存在。不在肝细胞内复制,而是在淋巴细胞内复制。主要通过肠道外途径传播,目前大多数学者认为无肝损害的表现。②输血相关病毒(TTV):单链环状DNA病毒,传播途径主要以胃肠外方式,包括注射、输血、密切接触、性接触和母婴接触等。现发现不少类似TTV的细小病毒(TLMV),包括Sen病毒(SENV)等,与TTV同源性很低,倾向于将它们归为TTV家族。大多数TTV感染者无肝损害表现。

2. 流行病学资料

(1)**传染源**

1)**甲型及戊型肝炎**:为**急性病人**和**隐性感染者**。病人在发病前2周和血清丙氨酸氨基转移酶高峰后的1周,从粪便中排出病毒的数量最多,传染性最强。由于隐性感染者数量多,且不易识别,是最重要的传染源。

2)**乙、丙、丁型肝炎**:为急、慢性病人和病毒携带者。急性病人的传染性可从潜伏期末至整个急性期。**慢性病人和病毒携带者**是最主要的传染源。传染性的强弱与体液中病毒含量成正比。

(2)**传播途径**

1)**甲型及戊型肝炎**:主要由**粪-口传播**。粪便污染饮用水源、食物、玩具等可引起流行。戊型肝炎暴发流行均由于粪便污染水源所致。

甲肝流行实例

1978年,我国宁波市发生一起由食用泥蚶所致的甲肝暴发,35天内发生1265例甲肝病例。1983年和1988年,上海发生两起甲肝的大流行,前一次发病人数2万人,后一次发病人数达31万多人。调查证明,这两起甲肝大流行是由于生食被甲肝病毒污染的毛蚶引起的。容易造成甲肝传播的水产品除毛蚶、泥蚶外,还有蛤类、牡蛎、蟹等。毛蚶和牡蛎可浓缩甲肝病毒,其浓缩倍数至少达15倍以上,并且可以长期储存。

2)**乙、丙、丁型肝炎**:①**血液、体液传播**:是主要传播途径。输血或血制品、注射、针刺、手术、共用剃刀或牙刷、血液透析或器官移植等均可传播。此外,唾液、精液、阴道分泌物、汗液和乳汁等体液均已证实含有病毒,所以**密切的生活接触和性接触**也是可能的传播途径。②**母婴传播**:包括宫内感染、围生期传播、分娩后传播。③其他途径:虽然从理论上经破损的消化道、呼吸道黏膜或昆虫叮咬均有传播的可能,但实际意义不重要。

(3)**人群易感性**:普遍易感,各型肝炎之间无交叉免疫力。甲型肝炎**感染后免疫力可持续终身**。我国30岁以上成人抗HBs阳性率达50%。戊型肝炎尤以孕妇易感性较高,感染后免疫力不持久。

(4)**流行病学特征**

1)**甲型肝炎**:各种流行强度均可见,通常以散发为主;全年均可发病,而以秋冬季为发病高峰;农村发病率高于城市;发病年龄多以幼儿、儿童、青少年较高,随着社会发展和卫生条件的改善,发病年龄有后移趋向。甲型肝炎暴发流行主要由食用粪便污染的食物如**毛蚶、生蚝**等引起。

2)**乙型肝炎**:散发发病,但有家庭集聚现象,与母婴传播和日常接触传播有关;无明显季节性;我国HBsAg阳性率为9.75%,其中南部高于北部,西部高于东部,农村高于城市;病人及HBsAg携带者男多于女,男女比例约为1.4∶1,婴幼儿感染多见。

3)**丙型肝炎**:散发发病;无明显季节性;高危人群以输血与血制品者、药瘾者、血液透析者、肾移植者、同性恋者为主。

4)**丁型肝炎**:我国以西南地区感染率最高,在HBsAg阳性人群中超过3%。

5)**戊型肝炎**:各种流行强度均可见,通常以散发为主,发病与饮水习惯及粪便管理有关。雨季或洪水泛滥之后可出现暴发流行;有春冬季高峰;隐性感染多见,显性感染以成年人为主。

甲型和戊型肝炎评估时应详细询问有无与肝炎病人的密切接触史,饮食及饮水习惯,近期有无进食过污染的水和食物,环境卫生和居住条件。乙型、丙型和丁型肝炎评估时应详细询问近期有无输血和血制品史、手术史、外伤史、针刺史、不洁性生活史、静脉药瘾史。乙型肝炎还应询问是否有家庭集聚现象。

(二) 临床表现

各型肝炎的潜伏期长短不一。甲型肝炎为14～42天(平均30天);乙型肝炎为30～180天(平均90天);丙型肝炎为14～180天(平均40天);丁型肝炎为28～140天;戊型肝炎为14～63天(平均42天)。

1. 急性肝炎 分急性黄疸型肝炎和急性无黄疸型肝炎2型。

(1)**急性黄疸型肝炎**:病程可分为3期。

1)**黄疸前期**:甲、戊型肝炎起病较急,约80%的病人出现畏寒、发热,体温多在38℃以上。乙、丙、丁型肝炎起病相对缓慢,发热较少。主要症状有全身乏力、食欲减退、恶心、呕吐、厌油、腹胀、肝区痛等。本期末可出现**尿色加深**。本期一般持续5～7天。

2)**黄疸期**:发热消退、自觉症状好转,尿色加深可呈浓茶样,巩膜和皮肤出现黄疸,多于1～3周内达高峰。部分病人可有一过性大便颜色变浅、皮肤瘙痒、心动过缓等梗阻性黄疸的表现。体检可见**肝大**,达肋缘下1～3cm,边缘锐利,质软,有压痛及叩击痛。部分病人有轻度脾脏肿大。肝功能改变明显。本期持续约2～6周。

3)**恢复期**:症状逐渐消失,黄疸消退。肝、脾回缩,触痛及叩击痛消失。肝功能恢复正常。本期持续4～8周。总病程2～4个月。

(2)**急性无黄疸型肝炎**:发病率较急性黄疸型肝炎高,临床症状轻。起病一般较缓慢,以乏力和胃肠道症状为主,不出现黄疸,恢复较快,病程常在3个月内。有些病倒无明显症状,易被忽视。

2. 慢性肝炎 急性肝炎病程超过6个月;或原有乙、丙、丁型肝炎或HBsAg携带史,因同一病原体再次出现肝炎症状、体征及肝功能异常者;发病时间不确定或无肝炎病史,经肝组织病理学或其症状、体征及辅助检查综合分析符合慢性肝炎表现者,应考虑慢性肝炎。根据HBeAg是否阳性可分为HBeAg阳性或HBeAg阴性慢性乙型肝炎,据病情轻重可分为三度,分型有助于判断预后及指导抗病毒药物治疗。

(1)轻度:病情较轻,可反复出现乏力、消化道症状,肝区不适、肝稍大有轻触痛,亦可有轻度脾大,睡眠欠佳。部分病例症状、体征缺如。肝功能检查仅1～2项轻度异常。

(2)中度:症状、体征、实验室检查介于轻度和重度之间。

(3)重度:有明显或持续的肝炎症状,如乏力、纳差、腹胀、尿黄等,体征更为明显,表现为面色晦暗、蜘蛛痣、肝掌或脾大。实验室检查血清丙氨酸氨基转移酶(ALT)和(或)天门冬氨酸转移酶(AST)反复或持续升高,白蛋白降低,球蛋白明显增高,A/G比值异常。

3. 重型肝炎 是最为严重的一种临床类型,约占全部病例0.2%～0.5%,病死率高达50%～80%。

(1)**诱因**:包括肝炎病毒的重叠感染(如乙型重叠戊型)、精神刺激、过度劳累、合并细菌感染、长期大量酗酒、服用肝损药物或妊娠等。

(2)**主要表现**:为肝衰竭表现。①极度乏力、严重消化道症状。②黄疸迅速加深,血清胆红素高于 171μmol/L。③肝脏进行性缩小,出现肝臭。④出血倾向明显(鼻出血、瘀斑、呕血、便血等),凝血酶原活动度(PTA)<40%。⑤肝性脑病症状,如早期计算能力下降、定向障碍、性格改变、行为反常、嗜睡、烦躁不安、扑翼样震颤等。晚期可出现昏迷。⑥肝肾综合征:少尿、无尿,电解质酸碱平衡紊乱,血尿素氮增加。迅速出现腹水、中毒性鼓肠。

(3)**临床分型**:①**急性重型肝炎**:亦称暴发型肝炎。起病急,进展快,病程短(一般不超过 10 天)就可出现Ⅱ度以上肝性脑病等重型肝炎表现。②**亚急性重型肝炎**:急性黄疸型肝炎起病 10 天以上出现重型肝炎临床表现。肝性脑病多出现在疾病的后期,腹水较明显。病程较长,可达数月,预后差,可发展为坏死后性肝硬化。③**慢性重型肝炎**:在慢性肝炎或肝炎后肝硬化基础上发生的重型肝炎。同时具有慢性肝炎及重型肝炎的临床表现为特点。

4. 淤胆型肝炎　亦称毛细胆管型肝炎。起病及临床表现类似急性黄疸型肝炎,大多数病人可恢复,如发生在慢性肝炎或肝硬化基础上,为慢性淤胆型肝炎。黄疸具有以下特点:①黄疸深,消化道症状轻,ALT 增高不明显,PTA>60%。②全身皮肤瘙痒,大便颜色变浅,血清碱性磷酸酶(ALP)、γ-谷氨酰转肽酶(γ-GT)总胆汁酸(TBA)和胆固醇(CHO)显著升高。尿胆红素增加,尿胆原明显减少或消失。

(三) 实验室及其他检查

1. 血常规　急性肝炎初期白细胞总数正常或稍高,黄疸期白细胞总数正常或稍低,淋巴细胞增多。重型肝炎白细胞可增高,红细胞、血红蛋白可下降。

2. 尿常规　急性肝炎尿中尿胆原、尿胆红素均增加。淤胆型肝炎时尿胆红素增加,而尿胆原可阴性。深度黄疸或发热病人除胆红素阳性外,还可出现少量蛋白质、红、白细胞及管型。

3. 肝功能检查

(1)**血清酶的检测**:**丙氨酸转氨酶**(ALT)在肝功能检测中最为常用,是反映肝细胞功能最常见的指标。急性黄疸型肝炎常明显升高;慢性肝炎可轻、中度升高或反复异常;重型肝炎时因大量肝细胞坏死,ALT 随黄疸迅速加深反而下降,出现**胆-酶分离**现象。

(2)**血白蛋白检测**:慢性肝炎中度以上和肝硬化、亚急性及慢性重型肝炎时可见白蛋白下降、γ 球蛋白升高、A/G 比值下降甚至倒置。

(3)**血清胆红素检测**:是反映肝细胞损伤严重程度的主要指标,黄疸型肝炎时结合和非结合胆红素均升高。淤胆型肝炎则以结合胆红素升高为主。

4. 凝血酶原活动度(PTA)检查　与肝损害程度成反比,<40%是诊断重型肝炎的重要依据,也是临床判断预后最敏感的指标,PTA 愈低,预后愈差。

5. 血氨检测　肝性脑病病人清除氨能力降低或消失,导致血氨升高。

6. 肝炎病毒标记物检测　有助于肝炎的病原学诊断。

(1)**甲型肝炎**:①血清抗 HAVIgM:是 HAV 近期感染的指标,是早期确诊甲型肝炎最主要的标记物,一般持续 8~12 周,少数可延续 6 个月。②**血清抗 HAVIgG**:为**保护性抗体**,是具有免疫力的标志,出现稍晚,可长期存在。

(2)**乙型肝炎**:HBV DNA 和 DNAP 是病毒复制和传染性的直接标志,定量检测有助于判断病毒复制程度、传染性大小及抗病毒药物治疗疗效。抗原抗体系统检测结果及临床意义见表10-2。

表10-2 血清病毒标记物的临床意义

血清病毒标记物	临床意义
乙型肝炎表面抗原（HBsAg）	存在于唾液、尿液、精液等各种体液和分泌物中，本身只有抗原性，无传染性。最早于感染HBV后1～2周、最迟11～12周出现。阳性见于HBV感染者，急性自限性感染多持续1～6周，无症状携带者和慢性病人HBsAg阳性可持续多年，甚至终身
乙型肝炎表面抗体（抗-HBs）	是一种保护性抗体，50%左右的病例在HBsAg转阴后数月可检出，少部分病例HBsAg转阴后始终不产生。阳性表示对HBV有免疫力，见于乙肝疫苗接种后、乙型肝炎恢复期或既往感染
乙型肝炎核心抗原（HBcAg）	主要存在于受感染的肝细胞核内，在血液中主要存在于Dane颗粒的核心，游离的HBcAg极少，所以很少用于临床常规检测，有很强的免疫原性，阳性表示病毒呈复制状态，有传染性
乙型肝炎核心抗体（抗-HBc）	抗-HBc IgM是HBV感染后较早出现的抗体，阳性见于急性期或慢性乙型肝炎急性发作期；抗-HBc IgG阳性是既往感染的标志，保持多年
乙型肝炎e抗原（HBeAg）	是在HBV复制过程中产生的一种可溶性蛋白抗原，阳性提示HBV复制活跃，表明乙型肝炎处于活动期，传染性强，持续阳性预示趋向慢性
乙型肝炎e抗体（抗-HBe）	阳性有两种可能性：一是HBV复制减少或停止，病情稳定，ALT多正常，传染性较弱。二是HBV前C区基因发生变异，病毒复制仍活跃，传染性较强，病情加重

(3)**丙型肝炎**：①**丙型肝炎病毒核糖核酸(HCV RNA)**：是病毒感染和复制的直接标志，在病程第1周即可从血液或肝组织中检出，但**含量低**，定量测定有助于判断病毒复制程度、选择抗病毒治疗和评估疗效。②**丙型肝炎病毒抗体(抗HCV)**：是HCV感染的标志，不是保护性抗体，发病后即可检出，一般持续1～3个月；若持续阳性，提示病毒持续复制，转为慢性机会较大。

(4)**丁型肝炎**：①**HDVRNA**：病人血清或肝组织中阳性是HDV感染的直接标志。②**HDAg**：急性HDV感染时，血中可检测出，但消失很快。继之出现抗HDIgM，持续时间也较短。抗HDIgG效价增高见于慢性丁型肝炎。

(5)**戊型肝炎**：抗HEVIgM在发病初期产生，3个月内转阴，是近期感染HEV的标志。抗HEVIgG在不同病例中持续时间差异较大，多数于发病后6～12个月转阴，但亦有持续几年甚至十多年者。HEVAg主要定位于肝细胞质中，血液中检测不到。

(四)心理-社会状况

急性肝炎起病急，临床症状明显，住院治疗时间较长，病人及家属担心影响学习或工作而出现紧张、焦虑情绪。慢性肝炎反复发作，迁延不愈，临床症状多，自觉症状差，预后不好，并发症多，病人因长期社交受限而饱受身体和精神的双重折磨，导致病人情绪低落、封闭或易激惹。长期高昂的医疗费用常使病人家庭陷入经济危机，影响家庭和社会的稳定。重症肝炎病情进展速度快，预后极差，病人及家属常出现悲观、绝望的情绪。

(五)治疗要点

病毒性肝炎目前仍无特效治疗。治疗原则以充足休息、合理营养为主，辅以适当药物，避免饮酒、过劳和使用损害肝脏药物。

1. 急性肝炎　急性肝炎一般为自限性，以一般治疗和对症支持治疗为主，强调早期卧床休息、合理营养。一般不采用抗病毒药物治疗。

2. 慢性肝炎　采用综合性治疗方案，包括合理的休息和营养，心理疏导、改善和恢复肝功能，免疫调节，抗病毒和抗纤维化治疗等。

3. 重型肝炎　以支持与对症治疗为基础的综合性治疗，重视减少肝坏死、促进肝细胞再生、预防和治疗各种并发症，有条件的采用人工肝支持系统，争取肝移植治疗。

病毒性肝炎的预后

急性肝炎多数病人在3个月内临床康复。甲型肝炎预后良好；急性乙型肝炎60%～90%可完全康复，10%～40%转为慢性或病毒携带；急性丙型肝炎易转为慢性或病毒携带；急性丁型肝炎重叠HBV感染时约70%转为慢性。轻度慢性肝炎一般预后良好，重度预后差，约80%五年内发展成肝硬化。重型肝炎预后不良，病死率50%～70%。

【常见护理诊断/问题】

1. 活动无耐力　与肝功能受损、能量代谢障碍有关。

2. 营养失调：低于机体需要量　与食欲降低、呕吐、消化和吸收功能障碍有关。

3. 焦虑　与隔离治疗、疾病久治不愈、担心预后等有关。

4. 知识缺乏：缺乏病毒性肝炎的预防保健知识。

【护理目标】

病人体力增强，乏力症状缓解，能参加适宜的体力活动；病人的营养状况改善，食欲好转或恢复，体重逐渐增加并维持在正常范围内；病人焦虑状态缓解，情绪稳定，舒适感提高，能够描述自己的焦虑情绪，并积极采取有效的应对措施；病人能够描述有关的危险因素及预防措施。

【护理措施】

（一）活动无耐力

1. 休息与活动　急性肝炎、重型肝炎、慢性肝炎活动期应卧床休息，可以降低机体的代谢率，减少病人能量消耗，增加肝脏血流量，减轻肝脏代谢负担，利于肝细胞修复和再生。待症状好转、黄疸减轻、肝功能改善后，逐渐增加活动量，以不感疲劳为度。肝功能正常1～3个月后可恢复日常活动及工作，仍应避免重体力劳动和过度劳累。

（1）**急性肝炎：**在发病1个月内，除进食、洗漱、排便外，应安静卧床休息，肝功能改善后，逐渐增加活动。

（2）**慢性肝炎：**宜根据病情和肝功能状况指导病人合理安排休息，活动期静养，稳定期逐渐增加活动。

（3）**重型肝炎：**绝对卧床休息。

2. 遵医嘱用药　病毒性肝炎临床类型不同，选用的药物不同。一般急性肝炎可选用改善和恢复肝功能的药物；慢性肝炎综合用药，既要改善和恢复肝功能，又要调节免疫、抗病毒和抗纤维化；重型肝炎以促进肝细胞再生药物为主。注意剂量和疗程，观察疗效和不良反应，向病人解释目的和注意事项。

（1）**改善和恢复肝功能药物：**①**非特异性护肝药：**维生素类、葡糖醛酸内酯（肝泰乐）、还原型谷胱甘肽等。②**降酶药**:五味子类(联苯双酯等)、甘草提取物、山豆根类(苦参碱等)、齐墩果酸或垂盆草等。部分病人停药后有 ALT 反跳现象,故显效后应逐渐减量至停药为宜。③**退黄药物**:丹参、门冬氨酸钾镁、腺苷蛋氨酸、前列腺素 E_1、低分子右旋糖酐、山莨菪碱或皮质激素等。但皮质激素应慎用,一般应用于症状较轻、肝内淤胆较重、其他退黄药物治疗无效的病人。

(2)**免疫调节药物**:转移因子、特异性免疫核糖核酸、胸腺肽或胸腺素等。

(3)**抗肝纤维化药物**:丹参、冬虫夏草、γ-干扰素或核仁提取物等。

(4)**抗病毒药物**:常用有以下三类药物。

1)**干扰素 α**(IFN-α):通过诱导产生细胞因子起抗病毒作用。可用于**慢性乙型、丙型肝炎**抗病毒治疗。肝炎处于活动期、ALT 升高、病程短、女性、HBV DNA 滴度低等因素有利于提高干扰素的疗效。成人每次 3~5MU,每周 3 次,皮下或肌肉注射,疗程 1 年。

不良反应:①**类流感综合征**:注射后 2~4 小时可出现发热、头痛、面色潮红、全身酸痛、乏力等,体温常随剂量增大而增高,反应随治疗次数增加而逐渐减轻,做好解释,鼓励多饮水,必要时遵医嘱给予对症处理。②**骨髓抑制**:表现为粒细胞和血小板减少,一般停药后可自行恢复。需定期监测血常规,当白细胞计数小于 3.0×10^9/L,或血小板小于 40.0×10^9/L 时,应停药。血象恢复后可重新用药,但需密切观察。③**神经精神症状**:如焦虑、抑郁、兴奋、易怒、精神病等。出现抑郁及精神症状应停药。④**其他**:用药过程中可能出现消化道症状、ALT 增高、黄疸、脱发、甲状腺功能减退等,一般不需要停药,治疗停止后自行消失。大剂量皮下注射时少数可出现局部触痛性红斑,一般 2~3 天自行消失。用药时适当增加溶媒的剂量,缓慢推注,以减轻或避免上述反应的发生。

2)**核苷类药物**:仅用于**乙型肝炎**的抗病毒治疗,有较好的抗 HBV 作用,强力抑制 HBV DNA 复制,无明显不良反应。常用药物为**拉米夫定**,每日 100mg,顿服,疗程据病人情况定。HBeAg 阳性者血清转阴后继续用药 1 年以上;HBeAg 阴性者至少 2 年以上;肝硬化者长期应用。缺点是易诱发 HBV 变异产生耐药。使用不当,停药后病毒可大量复制诱发重症肝炎。因此,此类药物无论在治疗中还是治疗结束时都不能减量应用。

3)其他抗病毒药:苦参素具有改善肝脏生化指标和一定的抗 HBV 作用。

(二) 营养失调:低于机体需要量

1. 解释说明 向病人及家属解释肝脏是营养代谢的重要器官。肝功能受损时,蛋白质、脂肪代谢障碍。合理的饮食可以改善病人的营养状况,促进肝细胞再生和修复,利于肝功能恢复。

2. 合理饮食

(1)**急性肝炎**:病人宜进食**清淡**、**易消化**、含**多种维生素**的饮食,此时不宜强调高营养或强迫进食。①**蛋白质**:1.0~1.5g/(kg·d),以营养价值高的动物蛋白为主,可以促进受损肝细胞的修复和缩短病程。②**碳水化合物**:250~400g/d,以保证足够热量,可以保证肝细胞内糖原的含量,增强肝细胞的再生与抵抗力,减少蛋白质的消耗。③**维生素**:多食水果、蔬菜等含维生素丰富的食物。进食量过少者静脉补充 10%葡萄糖液加维生素 C。黄疸消失,食欲好转后,可逐渐增加饮食,少量多餐,应避免暴饮暴食。注意调节饮食的色、香、味,保证营养摄入。恢复期病人可过渡至普通饮食。

(2)**慢性肝炎**:病人适当增加蛋白质摄入,以 1.5~2.0g/(kg·d)为宜,**以优质蛋白为主**,如牛奶、鸡蛋、瘦猪肉、鱼等;卧床或休息者热量摄入以 84~105kJ/(kg·d)为宜,中度活动者以 126～147kJ/(kg·d)为宜;碳水化合物 300～400g/d,保证足够热量;脂肪以耐受为限,约 50～60g/d,多选用植物油。

(3)**重型肝炎**:给予低脂、低盐、高热量、高维生素、易消化的流质或半流质,有肝性脑病征象者限制或**禁食蛋白质**。

(4)**各型肝炎**病人均**不宜**长期摄入**高糖**、**高热量**饮食,尤其有糖尿病倾向和肥胖者,防止诱发糖尿病和脂肪肝。腹胀者应减少产气食品(牛奶、豆制品)的摄入。各型肝炎病人均应**戒烟**、**禁酒**,烟草中含多种有害物质,能损害肝细胞,抑制肝细胞生成和修复;乙醇中的杂醇油和亚硝胺可使脂肪变性和致癌。

3. 评估营养情况 每周测体重,最好维持体重在病前水平或略有增加。评估每日进食量,监测有关反映营养状况的指标,如血浆白蛋白等。

(三)焦虑

向病人介绍肝炎的相关知识,鼓励病人与病友交流治疗体会,了解病人的心理活动,以热情、诚恳、友好的态度鼓励病人说出关心的问题并予以耐心的解答,给予病人关心、理解、安慰,使病人了解不良情绪不利于肝功能的恢复。对病程长、久治不愈、有悲观消极情绪的病人要多沟通,解释目前虽无特效治疗药物,但良好的护理完全可以控制病情发展,保持豁达、乐观心情有利于病情康复或缓解;此外还需与病人家属取得配合,合理安排时间予以探视,使病人得到温暖,从而配合治疗与护理。

对慢性期病人的心理护理,须紧紧围绕慢性疾病病程长、见效慢、易反复等特点,了解病人的处境,多与病人沟通交流,进行疏导和劝解,调整病人的情绪、变换心境、鼓励安慰;此外,还需与病人的家属取得联系,了解肝病病人易生气、易急躁的性格特点,使其对病人多加宽容和理解,增加探视次数,保持病人生活和心理上的愉快。使病人产生信心,感到温暖,能够积极与医护人员配合治疗与护理,安心养病,自觉遵守并愉快接受相关的隔离制度和护理措施。

(四)健康教育

1. 疾病知识指导 向病人及家属宣讲本病的病因、传播途径、临床表现和转归等,向病人解释各项检查和治疗的目的及意义,强调急性肝炎早期隔离及彻底治愈的重要性。向病人及家属说明休息的重要性,说明合理饮食的意义和原则,要求病人尽量避免劳累、营养不良、吸烟、饮酒、暴饮暴食、不合理用药、情绪不稳定及感染等因素,以免加重病情。

2. 肝炎预防指导

(1)控制传染源:肝炎病人和病毒携带者是本病的传染源,急性病人应隔离治疗至病毒消失,慢性病人和携带者应根据病毒复制指标评估传染性的大小,符合抗病毒治疗的病人尽可能予以抗病毒治疗。现症感染者应禁止献血或从事饮食服务、食品加工、托幼保育工作。

(2)切断传播途径

1)预防甲型和戊型肝炎的重点:是搞好环境卫生和个人卫生,加强水源及粪便管理,病人的排泄物、分泌物可用 3%漂白粉消毒后弃去,做好食品卫生和食具消毒,防止"病从口入"。

2)预防乙、丙、丁型肝炎重点是:加强托幼保育机构及其他服务行业的监督管理,严格执行食具、餐具消毒制度。美容、理发、洗浴等用具严格按规定消毒处理,病人应自觉注意卫生,养成良好卫生习惯,防止唾液、血液及其他排泄物污染环境。接触病人后用肥皂和流动水洗手，推广一次性注射用具，重复使用的医疗器械要严格实行一对一消毒措施，加强血制品管理，每一名献血员和每一个单元的血液都要经过最敏感方法检测 HBsAg 和抗 HCV，条件允许的同时检测 HBV DNA 和 HCV RNA，采取主动或被动免疫阻断母婴传播。

(3)保护易感人群

1)甲型肝炎：可接种甲肝纯化灭活疫苗和甲肝减毒活疫苗，灭活疫苗是灭活后纯化的全病毒颗粒，由于病毒被充分灭活，不存在毒力恢复的危险，有充分的安全性保障，抗体滴度高，保护期可达 20 年以上。减毒活疫苗以减毒的活病毒为主，一般在冷藏条件下运输，2～8℃保存有效期为 5 个月，价格低廉，存在疫苗稳定性差的弱点，保护期可达 5 年以上。接种对象是抗 HAV IgG 阴性者，接种程序上，减毒活疫苗接种一针，灭活疫苗接种两针(0、6 个月)。上臂三角肌皮下注射，一次 1.0ml。对近期有与甲肝病人密切接触的易感者，可应用人丙种球蛋白进行被动免疫预防注射，时间越早越好，免疫期 2～3 个月。

2)乙型肝炎：①预防和控制乙型肝炎最关键的措施是接种乙型肝炎疫苗，新生儿普种，主要接种对象是从事托幼保育、食品加工、饮食服务的职业人群，和与 HBV 感染者密切接触、医务工作者、药瘾者及同性恋的高危人群。疫苗为基因工程疫苗，接种程序采用 0、1、6 个月三针。每次注射 10～20μg，高危人群可以适当加大剂量，抗 HBs 阳性率可达 90%以上，但随着时间推移，部分人抗 HBs 水平会逐渐下降，如少于 10mIU/ml，应加强注射一次。②HBV 慢性感染母亲的新生儿应在出生后立即注射 HBIG 100～200IU，3 天后接种乙肝疫苗 10μg，出生后 1 个月重复注射一次。保护率可达 95%以上。HBIG 属于被动免疫。从人血中制备，主要用于 HBV 慢性感染母亲的新生儿和暴露于 HBV 的感染者，尽早注射，保护期 3 个月。③丙、丁、戊型肝炎：目前缺乏特异性免疫预防措施。

意外刺伤的预防

被污染的锐器刺伤(如针刺伤)是职业性乙型肝炎感染最主要的途径，护理乙肝病人时如发生意外针刺伤时，应立即挤出少量血液，用流动水冲洗后，再用聚维酮碘消毒后敷料包扎，24 小时内注射乙肝免疫球蛋白(HBIG)，同时进行血液乙型肝炎表面抗原、抗体的检测，阴性者肌内注射乙肝疫苗并随访观察半年。

【护理评价】

病人是否能简单描述卧床休息和合理饮食的重要意义；是否能够充分休息，体力是否较前增强；食欲是否好转，能否合理膳食，获得足够的营养；焦虑情绪有无好转或消失，情绪稳定，是否能说出心理的感受并采用有效的应对措施；能否理解隔离的意义和目的，并切实遵守。

思考题

病人，女，35 岁，教师。于 1 周前出现极度疲乏、食欲减退，近 2 日来上述症状明显加重，不思饮食，伴有腹胀。体格检查：T 36.6℃，P 86 次/分，R 19 次/分，BP 110/70mmHg。面色晦暗，黄疸、肝掌(+)、前胸部见两枚蜘蛛痣，双肺听诊正常，心率 86 次/分，节律规则，肝触诊肋下 2cm，质地较硬，腹水征(-)，双下肢凹陷性水肿(+)。病人平时工作较忙，经常加班，既往有乙肝病史5年，患病后病人心情焦虑、抑郁，与病友经常讨论治疗方法与预后。实验室检查：肝功能检查：ALT 256U/L，AST 123IU/L，血清总胆红素33.1μmol/L，血清总蛋白60g/L，白蛋白28g/L，球蛋白32g/L。乙肝病毒标志物：HBsAg（+），抗HBcIgG（+），HBeAg（+），HBV DNA（+）。

1. 各种病毒性肝炎的传播途径及流行特征？
2. 急性肝炎的临床表现特点？
3. 该病人目前主要的护理诊断及合作性问题？
4. 制订有效的护理措施及健康指导计划？

三、流行性乙型脑炎病人的护理

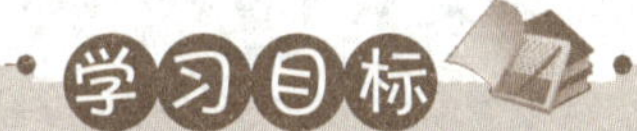

1. 了解乙脑病毒的特点及流行性乙型脑炎的发病机制。
2. 熟悉流行性乙型脑炎的流行病学资料、实验室及其他检查。
3. 掌握流行性乙型脑炎的临床表现、护理措施及健康教育。
4. 熟练掌握流行性乙型脑炎病人的护理。
5. 培养学生认真负责的工作作风及关心、尊重病人的良好职业素质。

流行性乙型脑炎（epidemic encephalitis B）又称日本脑炎，简称乙脑，是由乙型脑炎病毒引起的以脑实质炎症为主要病变的中枢神经系统急性传染病。经蚊媒传播，常流行于夏秋季。临床上以**高热、意识障碍、抽搐、脑膜刺激征、呼吸衰竭**为特征。病死率高达20%～50%，存活者可留有不同程度的后遗症。

感染的蚊虫叮咬人体后，病毒进入人体，先在单核-吞噬细胞系统内繁殖，随后进入血液循环，形成病毒血症。当被感染者机体免疫力强时，只形成短暂的病毒血症，病毒很快被清除，不侵入中枢神经系统呈隐性或轻型感染，并可获得终身免疫力，仅在少数情况下当机体免疫力弱、病毒数量多、毒力强时，病毒才通过血脑屏障侵入中枢神经系统，引起脑实质病变。乙脑病变可累及整个中枢神经系统灰质，尤以大脑皮质、基底核和视丘最重，脊髓病变最轻。

【护理评估】

（一）健康史

1. 病原体　**乙脑病毒**属虫媒病毒乙组的黄病毒科，呈球形，直径40～50nm，有包膜，核心为单股正链RNA。病毒的抵抗力不强，不耐热，100℃ 2分钟或56℃ 30分钟即可灭活，对乙醚、酸等均很敏感，但耐低温和干燥。乙脑病毒的抗原性稳定，较少变异。感染后可产生补体结合抗体、中和抗体及血凝抑制抗体，这些特异性抗体的检测有助于临床诊断和流行病学调查。

2. 流行病学资料

（1）**传染源**：乙脑是人畜共患的自然疫源性传染病，人和许多动物（家畜、家禽等）均是本病的传染源，猪的感染率高（尤其幼猪，经过一个流行季节几近100%感染），感染后血中病毒数量多，病毒血症期长，加上猪饲养面广、更新率快，因此**猪是本病最主要的传染源**。人被乙脑病毒感染后，可出现短暂的病毒血症，血中病毒数量少，病毒血症期短，故不是主要的传染源。一般人类乙脑流行前1～2个月，先在家禽中流行，故检测猪的乙脑病毒感染率可以预测当年乙脑在人群中的流行趋势。

(2)**传播途径**：乙脑主要通过**蚊虫叮咬**而传播。**三带喙库蚊**为主要传播媒介。蚊虫叮咬感染乙脑病毒的动物后，进入蚊体内迅速繁殖，然后移行到唾液腺并保持高浓度，再经叮咬传给人和动物。蚊虫可携带病毒越冬或经卵传代，成为乙脑病毒的长期宿主。

三带喙库蚊

棕褐色小型蚊种。喙中段有一宽阔白环，触须尖端为白色；各足跗节基部有一细窄的白环；腹节背面基部均有中间稍向下突出的淡黄色的狭带。主要孳生于稻田、藕塘、沼泽等处，如同中华按蚊。在我国，除新疆、西藏未发现外，遍布全国各地。是流行性乙型脑炎的重要传播媒介。

(3)**人群易感性**：普遍易感，以隐性感染最为常见，显性与隐性感染比例是1∶(300～2000)，感染后可获**持久免疫力**。

(4)**流行病学特征**：本病高度**散发**，集中发病少。我国除东北、新疆、青海和西藏地区外均有发病，农村高于城市。在热带地区全年均可发病，在亚热带和温带地区有严格的季节性。多集中在7、8、9三个月(占80%～90%病例)。与气温、雨量和蚊虫孳生密度高峰有关。病人主要以**10岁以下儿童**居多，尤以2～6岁儿童发病率最高，随着广泛接种疫苗后，我国乙脑发病率已逐年下降，成人和老年人发病率相对增高。

评估时应详细询问有无蚊虫叮咬史、流行季节是否到过疫区，既往疫苗接种情况。

(二) 临床表现

潜伏期4～21天，一般为10～14天。典型的临床经过分为4期。

1. 初期 病初1～3天。起病急，体温在1～2天内升至39～40℃，伴头痛、恶心、呕吐、嗜睡。少数可有神智淡漠和颈部强直，易误诊为上呼吸道感染。

2. 极期 病程4～10天，初期症状加重，突出表现为脑实质受损症状。

(1)**高热**：体温高达40℃以上，热程通常持续7～10天，重症可达3周，发热越高，热程越长，病情越重。

(2)**意识障碍**：神志不清最早出现于病程1～2天，但多发生于3～8天。程度不等，可有嗜睡、谵妄、昏迷或定向力障碍等，常持续1周，重者可长达4周以上。昏迷程度越深，持续时间越长，病情越严重，预后越差。

(3)**惊厥或抽搐**：发生率约40%～60%，是病情严重的表现。主要由于高热、脑实质炎症和脑水肿所致。一般先出现面部、眼肌、口唇部位的小抽搐，随后出现肢体阵挛性抽搐、强直性痉挛，可发生于单肢、双肢或四肢。重症可出现全身强直性抽搐，持续数分钟至数十分钟不等，均伴有意识障碍。频繁、长时间抽搐可加重缺氧和脑实质损伤，导致呼吸衰竭。

(4)**呼吸衰竭**：多发生于重症病例，主要是中枢性呼吸衰竭，由于脑实质炎症、脑水肿、脑疝、颅内高压和低血钠脑病所致，其中**以脑实质病变(尤其是延脑呼吸中枢)为主要原因**。主要表现为呼吸节律不规则及幅度不均，如双吸气、叹息样呼吸、潮式呼吸等，最后呼吸停止。此外，可因并发肺炎或脊髓受侵犯后，出现呼吸先快后慢，呼吸表浅，但呼吸节律整齐等周围性呼吸衰竭表现。

高热、惊厥及呼吸衰竭是乙脑极期的严重症状，三者相互影响，**呼吸衰竭**为死亡的主要原因。

(5)**颅内高压征**：表现为剧烈头痛、呕吐、血压升高和脉搏缓慢。婴幼儿常有前囟隆起。重者发展为脑疝。

乙脑病人常见脑疝的表现

乙脑病人常见脑疝有小脑幕切迹疝(颞叶疝)，表现为患侧瞳孔先变小后随病情进展逐渐散大，患侧上眼睑下垂，眼球外斜，病变对侧肢体肌力减弱或麻痹，病理征阳性；还有枕骨大孔疝(小脑扁桃体疝)，表现为生命体征紊乱出现较早，意识障碍出现较晚。因脑干缺氧出现瞳孔忽大忽小。因延髓呼吸中枢受损严重，病人早期就可出现呼吸骤停而死亡。

(6)**神经系统症状和体征**：多在病程 10 天内出现，第 2 周后很少出现新的神经系统表现，是乙脑病人最危险的时期。主要有：①浅反射减弱、消失，深反射先亢进后消失，病理征阳性。②可有不同程度的脑膜刺激征。③肢体强直性瘫痪。

(7)**循环衰竭**：少见，常与呼吸衰竭同时出现，表现为脉搏细数、血压下降、休克和胃肠道出血。

3. 恢复期　体温逐渐下降，精神神经症状好转，一般于 2 周左右可完全恢复。重症病人可有恢复期症状，如持续性低热、失眠、多汗、神志迟钝、痴呆、四肢强直性瘫痪等，多于半年内恢复。

4. 后遗症期　约 5%～20%的重症病人**半年**后仍有精神神经症状，称为后遗症。主要有意识障碍、痴呆、失语及肢体瘫痪、癫痫等。积极治疗可有不同程度的恢复。癫痫后遗症可持续终生。

5. 并发症　发生率约 10%，以**支气管肺炎**最常见，主要原因是昏迷病人呼吸道分泌物不易咳出或应用人工呼吸器后所致。其次为肺不张、败血症、尿路感染、压疮等，重症病人应警惕应激性胃黏膜病变导致消化道大出血。

(三) 实验室及其他检查

1. 血常规　白细胞总数可达(10～20)$\times 10^9$/L，疾病初期中性粒细胞可达 80%以上，随后淋巴细胞增多，部分病人血常规始终正常。

2. 脑脊液　压力增高，外观无色透明或微浊。白细胞计数轻度增加，多在(50～500)$\times 10^6$/L。少数可达 1000×10^6/L 以上。早期以中性粒细胞为主，随后淋巴细胞增多，氯化物正常，糖正常或偏高，蛋白质轻度增高。

3. 血清学检查　①特异性 IgM 抗体测定：多在病后 3～4 天即可出现，2 周达到高峰，可用作早期诊断。②补体结合试验：出现时间较晚，多用作回顾性诊断或流行病学调查。③血凝抑制试验：血凝抑制抗体出现较早，一般病后 4～5 天出现，2 周达高峰，可维持 1 年以上。阳性率高于补体结合试验，操作简便，可用于临床诊断或流行病学调查。

(四) 心理-社会状况

疾病初期由于起病突然、症状明显以及病情变化迅速，导致病人容易出现紧张、焦虑、急躁的不良情绪变化;恢复期病人可由于功能障碍或后遗症导致病人产生悲观、失望、消极、抑郁等情绪变化。

(五) 治疗要点

目前尚无特效抗病毒药,早期可试用利巴韦林、干扰素等。治疗以积极对症和支持治疗为主。治疗关键是处理好高热、抽搐、控制脑水肿和呼吸衰竭等危重症状,可降低病死率和减少后遗症的发生。

【常见护理诊断/问题】

1. 体温过高 与病毒血症及脑部炎症有关。

2. 气体交换受损 与呼吸衰竭有关。

3. 急性意识障碍 与中枢神经系统损害有关。

4. 知识缺乏:缺乏乙脑预防知识。

【护理措施】

(一) 体温过高

应以物理降温为主,药物降温为辅,同时降低室温,使体温控制在38℃左右,隔离病人至体温正常为止。具体参见本节中流行性感冒及第二章中肺炎病人体温过高相关护理措施。

(二) 气体交换受损

具体参见第二章第九节"呼吸衰竭病人的护理"。

(三) 急性意识障碍

1. 休息与活动 将病人安置在安静整洁、光线柔和并有灭蚊防蚊设备的房间。卧床休息,防止声音、强光等刺激。各种检查、护理操作有计划集中进行,有利于休息并避免操作刺激诱发惊厥或抽搐,解除病人紧张、焦虑急躁等不良情绪。做好五官的清洁护理,用漱口液清洁口腔每天2次,液状石蜡涂抹口唇以防干裂。定时翻身、按摩受压部位,改善局部血液循环,防止压疮形成。专人看护,以防坠床,必要时用床栏或予约束带约束。

2. 饮食 早期以清淡流质饮食为宜,如牛奶、豆浆、绿豆汤、米汤、果汁等;有吞咽困难、昏迷者予以鼻饲或静脉补充足够水分和营养。鼻饲时少量多次、缓慢注入,防止鼻饲液冲击胃壁引起反射性呕吐,注意补充钾;恢复期病人注意增加高热量有营养的饮食。

3. 配合抢救 根据意识障碍不同原因,给予相应护理。

1)脑水肿:以脱水为主,常用20%甘露醇30分钟内静脉滴注或静注完毕,取头高脚低位,头部抬高15°~30°,以利于脑水肿消退。

2)呼吸道分泌物堵塞病人,应定时吸痰、吸氧,氧流量4~5L/min。取仰卧位,头偏向一侧,松解衣服和领口,如有义齿应及时取下,翻身叩背,必要时可遵医嘱使用化痰药物(α-糜蛋白酶、沐舒坦等)和糖皮质激素雾化吸入。如舌后坠阻塞呼吸道可用缠有纱布的舌钳拉出,同时使用简易口咽通气管,必要时气管切开。

4. 遵医嘱用药

1)遵医嘱使用呼吸兴奋剂:观察疗效和不良反应。中枢性呼吸衰竭使用呼吸兴奋剂时首选**洛贝林**,成人每次3~6mg,儿童每次0.15~0.2mg/kg,肌肉注射或静脉滴注;也可用尼可刹米,成人每次0.375~0.75g,儿童每次5~10mg/kg,肌肉注射或静脉滴注。

2)改善脑微循环减轻脑水肿:解除脑血管痉挛和兴奋呼吸中枢时,可遵医嘱使用血管扩张剂，观察疗效和不良反应。如东莨菪碱，成人每次0.3～0.5mg，儿童每次0.02～0.03mg/kg；或山莨菪碱(654-2)，成人每次20mg，儿童每次0.5～1mg/kg，加入葡萄糖溶液静脉注射，10～30分钟重复1次，一般用1～5天；此外还可使用阿托品、酚妥拉明等。纳洛酮是特异性吗啡受体拮抗剂，对退热、止痉、神智转清和纠正呼吸衰竭均有较好作用，可以早期使用。

5. 病情观察　注意病人的生命体征变化、意识状态、瞳孔大小、对光反射情况，早期发现脑疝的临床表现。观察惊厥发作先兆、发作次数、持续时间、抽搐部位和方式，如出现烦躁不安、口角(指、趾)抽动、两眼凝视、肌张力增高等表现，及时报告医师。准确记录出入量。

(四) 健康教育

1. 疾病知识指导　向病人及家属讲解乙脑的相关知识，在流行季节发现高热、头痛、意识障碍等表现时，应高度怀疑乙脑并及时就医。康复期有肢体瘫痪的病人，应注意保持其肢体功能位，同时进行按摩和被动运动，防止出现挛缩和功能障碍。恢复期仍有瘫痪、失语和痴呆的病人，应鼓励其坚持康复训练和治疗，教会可实施的护理措施和康复方法，如针灸、按摩、肢体功能锻炼、语言训练等，将残疾发生率降到最低。

2. 预防指导

(1)控制传染源：及时隔离和治疗病人，隔离病人至体温正常。加强家畜的管理，尤其是未经过流行季节的幼猪，加强饲养场所环境卫生的改善。近几年流行季节前对幼猪进行疫苗接种，减少猪群的病毒血症，从而控制人群中乙脑的流行。

(2)切断传播途径：大力开展防蚊、灭蚊工作，冬春季以消灭冬蚊、早春蚊为主，夏秋季以消灭蚊虫孳生地为主，重点做好饲养场所的灭蚊工作。流行季节使用驱蚊油、蚊帐等防止蚊虫叮咬。

(3)保护易感人群：预防接种是保护易感人群的根本措施，目前我国使用的是地鼠肾细胞灭活或减毒活疫苗，保护率可达60%～90%，我国目前大规模生产的减毒活疫苗价格低廉，副作用少，抗体产生率高。接种对象是10岁以下儿童和从非流行区进入流行区的人员，第一年接种2次，间隔7～10天，第二年加强1次，连续3次后不再注射，可以获得较持久的免疫力，在流行季节前1个月完成接种。接种时注意不能与伤寒三联菌苗同时接种，避免引起过敏反应，有中枢神经系统疾病和慢性乙醇中毒者禁用。

思考题

病人，男，6岁。因高热、头痛、呕吐2天，昏睡伴频繁抽搐1天于8月15日急诊入院。体格检查：T 39.7℃，P 120次/分，R 25次/分，BP 110/70mmHg。颈有抵抗，双侧巴宾斯基征阳性。血常规白细胞总数18×10^{9}/L，中性粒细胞0.80。脑脊液清，细胞数100×10^{6}/L，糖2.7μmol/L，氯化物115μmol/L，蛋白510mg/L，临床诊断为流行性乙型脑炎。

1. 该病主要的传染源及传播途径是什么？
2. 典型病人主要的临床表现有哪些？
3. 此病人目前主要的护理诊断及合作性问题有哪些？
4. 应采取哪些护理措施？
5. 如何预防乙脑？

四、肾综合征出血热病人的护理

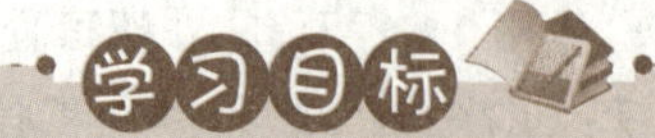

1. 了解汉坦病毒的特点。
2. 熟悉肾综合征出血热的流行病学资料、实验室及其他检查。
3. 掌握肾综合征出血热病人的临床表现、护理措施及健康教育。
4. 培养学生认真负责的工作作风及关心、尊重病人的良好职业素质。

肾综合征出血热(hemorrhagic fever with renal syndrome,HFRS)又称流行性出血热(epidemic hemorrhagic fever),是由汉坦病毒引起的、以鼠类为主要传染源的一种自然疫源性疾病。本病的主要病理变化是全身小血管广泛性损害,临床主要表现为**发热、低血压休克、充血出血和急性肾衰竭**。典型病例病程呈5期经过。广泛流行于亚欧等国,我国为本病的重疫区。

【护理评估】

(一) 健康史

1. 病原体 **汉坦病毒**属布尼亚病毒科,为负性单链RNA病毒,呈圆形或卵圆形,直径78～210nm,平均120nm。根据抗原结构的不同,汉坦病毒至少有20个以上的血清型。我国流行的主要是Ⅰ型和Ⅱ型病毒。临床症状轻重有所不同,其中Ⅰ型较重,Ⅱ型次之。汉坦病毒不耐热、不耐酸,高于37℃和pH5.0以下易灭活,对紫外线、乙醚、三氯甲烷、去氧胆酸盐、乙醇和碘酊均敏感。

2. 流行病学资料

(1)**传染源**:在我国发现53种动物携带汉坦病毒,主要是**啮齿类动物**,其他动物还包括猪、猫、犬和兔等,其中我国以**褐家鼠、黑线姬鼠**为主,林区以大林姬鼠为主,病人不是主要传染源。

黑线姬鼠

黑线姬鼠,体长65～120mm,头小,喙尖。耳长9～16mm,向前翻可接近眼部。尾长为体长的2/3,尾毛不发达,鳞片裸露呈环状。毛色随亚种的分化和栖息环境的不同多有一定的变化。背毛一般棕褐色,基部多深灰色,上段黄棕色,有些带有黑尖。背部具一条明显黑线,从两耳之间一直延伸至接近尾的基部。栖息环境十分广泛,杂草丛、湿草甸、各种田间和农田空地,以及菜园、草垛下、粮堆和人房中,特别喜居于环境湿润、种子食物来源丰富的地区。

(2)**传播途径**:①**呼吸道传播**:含有病毒的鼠类排泄物污染尘埃后形成的气溶胶,能通过呼吸道而感染人体。②**消化道传播**:可通过进食被鼠类排泄物污染的食物而感染。③**接触传播**:被鼠咬伤或经破损伤口接触带病毒的鼠类血液或排泄物感染。④**垂直传播**:孕妇感染本病后,病毒可经胎盘感染胎儿。

(3)**人群易感性**:普遍易感,病后有较稳固的免疫力,在流行区隐性感染率可达3.5%～4.3%。

(4)**流行病学特征**:国内除新疆和青海外其他省、市、自治区均有病例报告,老疫区逐年减少,新疫区不断增加。流行趋势是由北向南、由农村向城市扩展。发病以男性、青壮年、农民和工人较多。全年均可发病,但有明显高峰季节,黑线姬鼠传播者以11月～次年1月为高峰,5～7月为小高峰。褐家鼠传播者以3～5月为流行高峰,林区姬鼠传播者以夏秋季为流行高峰。

肾综合征出血热国家级监测点

肾综合征出血热在全国22个省设置39个国家级监测点,包括辽宁沈阳市于洪区、本溪市本溪县、丹东市风城市、锦州市凌海市、鞍山市海城市,黑龙江黑河市嫩江县、齐齐哈尔市讷河市、鸡西市虎林市、牡丹江市宁安市,山东济南市章丘县、青岛市胶南县、潍坊市青州市、临沂市莒南县,河北唐山市滦县、石家庄市辛集市、保定市定州市、沧州市献县,吉林延边朝鲜族自治州珲春市、白山市抚松县、长春市双阳区、吉林市磐石县,陕西西安市户县、宝鸡市眉县,浙江台州市天台县,河南驻马店市确山县,湖南长沙市宁乡县,内蒙古呼伦贝尔盟莫力达瓦旗,四川凉山彝族自治州盐源县,江苏连云港市赣榆县,江西宜春市高安,湖北宜昌市当阳市,安徽阜阳市颍州区,天津市南开区,贵州遵义市遵义县,山西太原市尖草坪区,北京市,甘肃平凉市华亭县,云南红河州泸西县,宁夏固原市泾源县。

评估时应详细询问有无与鼠类直接和间接接触史,有无进入疫区或两个月以内疫区居住史以及流行地区、流行季节等流行病学资料进行病情的评估。

(二)临床表现

潜伏期4～46天,一般为7～14天。临床病程可分为**发热期,低血压休克期,少尿期,多尿期,恢复期**5期。轻症和不典型病例可出现越期现象,重症病例有交叉重叠现象。

1. 发热期

(1)**发热**:起病急骤,畏寒,发热,体温39～40℃,以稽留热或弛张热多见,持续3～7天,体温越高,持续时间越长,病情越重。

(2)**全身中毒症状**:主要表现为全身酸痛及**头痛、腰痛、眼眶痛**(三痛),疼痛原因与相应部位充血和水肿有关。多数病人出现食欲减退、恶心、呕吐、腹痛、腹泻等消化道症状。腹痛剧烈时腹部有压痛、反跳痛,易误诊为急腹症。部分病人出现嗜睡、兴奋不安、谵妄、神志恍惚等神经症状。

(3)**毛细血管损伤表现**:主要表现为充血、出血和渗出水肿征。**充血**主要表现为颜面、颈部、胸部潮红(**皮肤三红**),重者呈醉酒貌;以及眼结膜、软腭与咽部充血(**黏膜三红**)。**皮肤出血**多见于腋下和胸背部,呈点状、搔抓样条索状瘀点;黏膜出血可见于软腭针尖样出血点及眼结膜片状出血;少数病人内脏出血,表现为呕血、黑便、咯血等。**渗出水肿征**表现为**球结膜水肿**,部分病人还可出现眼睑和脸部水肿,亦可出现腹水,一般渗出水肿越重,病情越重。

此期肾损害表现为蛋白尿和镜检发现管型。

2. 低血压休克期　主要表现为低血压及休克。常发生于病程4～6天,一般持续1～3天。其持续时间长短与病情轻重,治疗措施是否及时、正确有关。轻者一过性低血压,重者可为顽固性休克,易发生DIC、急性呼吸窘迫综合征、急性肾衰竭、脑水肿等。

3. 少尿期 是本病具有特征性的一期，亦是本病的极期，多发生于起病的第5～8天，持续2～5天，持续时间长短与病情呈正比。本期以少尿或无尿、尿毒症、水和电解质(高血钾、低血钠、低血钙)、酸碱平衡紊乱(代谢性酸中毒)为特征。

4. 多尿期 多发生于病程的第9～14天，持续时间短者1天，长者可达数月之久。

(1)移行期：尿量由400ml/d增至2000ml/d为移行期，虽然尿量增加但血BUN、血肌酐反而增加，症状加重。

(2)多尿早期：尿量2000ml/d为多尿早期，氮质血症仍未改善，症状仍重。

(3)多尿后期：尿量超过3000ml/d以上，并逐日增加，氮质血症逐步下降，精神和食欲明显好转。尿量可达4000～8000ml/d，少数可达15 000ml/d。此期应注意水、电解质的补充和预防继发性感染，以免出现继发性休克、低血钠及低血钾等症状。

5. 恢复期 尿量逐渐恢复正常，在2000ml/d或以下，精神和食欲基本恢复，但体力需要1～3个月才能完全恢复。少数病人可遗留高血压、心肌损害、肾功能障碍和垂体功能减退等症状。

6. 并发症 腔道出血以呕血、便血最为常见，鼻出血、咯血、腹腔出血、阴道出血也较常见，严重者出现颅内出血；中枢神经系统可出现脑膜炎、脑炎、脑水肿、高血压脑病；肺部可出现急性呼吸窘迫综合征和心源性肺水肿；还可继发感染、心肌损害、自发性肾破裂和肝损害等。

(三) 实验室及其他检查

1. 血常规 病程1～2天多正常，第3天后逐渐增高，白细胞总数可达$(15\sim30)\times10^9/L$，早期中性粒细胞增多，核左移，有中毒颗粒，病后4～5天淋巴细胞增多，并出现异型淋巴细胞。重者白细胞明显增多可达$(50\sim100)\times10^9/L$，有幼稚细胞，呈类白血病反应。发热期后期和低血压休克期血红蛋白和红细胞因血浆外渗、血液浓缩而明显升高。血小板从病程第2日开始减少，并可见异形血小板。

2. 尿常规 显著**蛋白尿**为本病主要特征之一。病程第2天即可出现，第4～6天达(+++)～(++++)，突然出现大量蛋白尿对诊断有很大帮助。部分病例尿中出现**膜状物**，系红细胞、大量尿蛋白和脱落上皮细胞的凝聚物。镜检可有红细胞、白细胞和管型，此外尿沉渣中可发现巨大的融合细胞，是汉坦病毒的包膜糖蛋白在酸性条件下引起泌尿系脱落细胞的融合，在融合细胞中可检出和汉坦病毒抗原。

3. 血液生化检查 血BUN、血肌酐在低血压休克期、少数病人在发热后期开始升高，移行期末达高峰，多尿期后期开始下降。血气分析显示发热期以呼吸性碱中毒为主、休克期及少尿期以代谢性酸中毒为主。血钠、氯、钙在各期多数降低，血磷、镁则增高。血钾在发热期、休克期处于低水平，少尿期升高，多尿期又降低。但亦有少数病人少尿期出现低血钾。

4. 血清学检查

(1)**特异性抗原检测**：常用ELISA、免疫荧光法检测，胶体金法更敏感。早期病人的尿沉渣细胞、血清及周围血中的中性粒细胞、淋巴细胞、单核细胞中均可检出汉坦病毒抗原。

(2)**特异性抗体检测**：在病程第2天即能检出特异性IgM，1∶20为阳性，IgG 1∶40为阳性，1周后血清滴度增高4倍以上有诊断价值。

(四) 心理-社会状况

大部分病人由于缺乏对肾综合征出血热疾病知识的认识和对传染病院环境的陌生，容易产生抑郁、焦虑等不良的情绪，少数重症病人因病情发展快、症状明显、担心预后等，病人及家属容易产生恐惧等心理反应。

（五）治疗要点

本病以综合疗法为主，早期应用抗病毒治疗，中晚期则对症治疗。**“三早一就”**仍为本病的治疗原则，即早期发现、早期休息、早期治疗和就近治疗。把好**“三关”**，即休克关、出血关和尿毒症关，是病人越过危险期的关键。

1. 发热期治疗原则　抗病毒、减轻外渗、改善中毒症状和预防DIC。

2. 低血压休克期治疗原则　积极补充血容量、纠正酸中毒和改善微循环。

3. 少尿期治疗原则　“稳、促、导、透”，即：稳定内环境、促进利尿、导泻和透析治疗。

4. 多尿期治疗原则　移行阶段与多尿早期治疗原则与少尿期相同，多尿后期主要是维持水与电解质平衡和防治继发感染。

5. 恢复期治疗原则　补充营养，逐步恢复工作。

【常见护理诊断/问题】

1. 体温过高　与病毒血症有关。

2. 组织灌注无效：肾脏、外周组织　与全身广泛小血管损害、血浆外渗、出血、后期并发DIC有关。

3. 知识缺乏：缺乏肾综合征出血热的预防知识。

【护理措施】

（一）体温过高

1. 休息与活动　疾病早期绝对卧床休息，协助病人保持舒适体位，病室保持安静，切忌随意搬动病人，以免加重组织脏器出血，保持大便通畅，排便时不能过度用力，病人不可过早下床活动，恢复期逐渐适当增加活动量，做好皮肤、五官护理。

2. 饮食　发热期、低血压休克期需增加饮水量，同时应给予清淡可口、高热量、高维生素、营养丰富容易消化的流质或半流质饮食，如糖水、米汤、菜汤、稀粥、鱼、肉汤等；少尿期必须严格限制水、钠和蛋白质摄入，以免加重水、钠潴留和氮质血症，病人口渴时可用漱口或湿棉签擦拭口唇的方法予以缓解；多尿期应注意液体、电解质、蛋白质和维生素的补充，指导病人摄取高蛋白、高热量和富含维生素和含钾丰富的食物，少量多餐。有**出血倾向者，膳食**应**无渣**，以免诱发**消化道出血**。如呕吐频繁者静脉补充所需营养。

3. 采取有效降温措施　高热病人以冰敷降温为主，如头置冰帽、大血管处放冰袋，也可选用温水擦浴，但**不用酒精擦浴**，以免加重对毛细血管的损伤。需用药物降温时，**忌用大剂量退热药**，以防大量出汗诱发低血压休克。

4. 遵医嘱用药　抗病毒药物利巴韦林1g/d加入10%葡萄糖溶液500ml中静脉滴注，持续3～5天，能抑制病毒，减轻病情和缩短病程。高热伴中毒症状重者，可遵医嘱用地塞米松5～10mg静脉滴注。为降低血管通透性可给予芦丁和维生素C等。如呕吐频繁者，可遵医嘱给予甲氧氯普胺10mg肌肉注射。处于高凝状态的病人可给予小剂量肝素抗凝，一般用量为0.5～1ml/kg，6～12小时1次缓慢静脉注射。

5. 病情观察　定时监测生命体征，注意有无神志改变、呼吸频率及节律异常；有无脉搏细数、节律不整；有无持续高热并发抽搐、惊厥；有无血压进行性下降等病情危重征象。

（二）组织灌注无效：肾脏、外周组织

1. 心理疏导　指导病人正确对待疾病，强调家属不要将紧张、焦虑情绪影响病人，使病人保持稳定情绪。护理过程中应沉着冷静、动作熟练，以增加病人及其家属的信任感，同时耐心细致向病人解释本病特点和病程经过，告知本病经过积极治疗是能够治愈和康复的，从而鼓励病人树立战胜疾病的信心，克服消极悲观和焦虑状态，以最佳的心理状态积极配合治疗与护理。

2. 配合抢救 血压明显下降，有效循环血容量不足者，应迅速建立静脉通道，保持静脉输液通畅，快速补充血容量，遵医嘱补碱、纠正酸中毒并使用血管活性药物，迅速纠正休克，尽快稳定血压。

3. 病情观察 ①注意动态观察病人生命体征及意识状态的变化。②观察充血、渗出和出血的表现，有无"三痛""三红"表现，皮肤瘀斑分布、范围、有无破溃出血等；注意有无呕血、咯血、便血；注意有无剧烈头痛、突然出现的视力模糊、血压进行性下降、脉搏细速、冷汗、唇周和指(趾)苍白发绀、尿少等休克表现。③观察补充血容量有效指标：收缩压达 90～100mmHg，脉压＞30mmHg，心率≤100 次/分，微循环障碍解除，红细胞、血红蛋白及血细胞比容接近正常。④快速扩容时观察心功能，有无呼吸困难、咳嗽、咳粉红色泡沫样痰等急性肺水肿的表现。⑤了解化验结果，若有血小板进行性减少，或血小板在 60×10^9/L 以下，凝血酶原时间延长，常预示病人出现 DIC，多预后不良。

(三) 健康教育

1. 疾病知识指导 肾综合征出血热病人的肾功能恢复需较长时间，故病人出院后仍应休息 1～3 个月。生活要有规律，保证足够睡眠，安排力所能及的体力活动，如散步、太极拳等，以助恢复体力。定时服药，定期复查肾功能、血压，若有异常，应及时就诊。

2. 传染病预防指导

(1)控制传染源：**灭鼠和防鼠**是预防本病的关键。应用药物、机械等方法灭鼠，一般认为灭鼠后Ⅱ型病毒感染率能得到较好的控制，发病率下降。

(2)切断传播途径：野外作业、疫区工作时应加强个人防护，不用手接触鼠类及其排泄物。改善卫生条件，防止鼠类排泄物污染食品和水源。

(3)保护易感人群：重点人群可行疫苗预防接种，目前我国流行区使用的是沙鼠肾细胞灭活疫苗(Ⅰ型)，地鼠肾细胞灭活疫苗(Ⅱ型)和乳鼠脑纯化汉坦病毒灭活疫苗(Ⅰ型)，中和抗体产生率可达 88%～94%，但持续 3～6 个月后抗体明显降低，故一年后需加强注射。

思考题

病人，男，31 岁。因发热、全身乏力伴头痛、腰痛 4 日，尿量减少 1 日急诊入院。半月前曾去外地农村探亲。体格检查：T 39.9℃，BP 85/55mmHg。神志清楚，表情紧张痛苦，颜面水肿，眼结膜充血，胸背部皮肤散在瘀点 3 枚，肾区叩击痛(＋)；心肺无异常发现。实验室检查：血白细胞 21×10^9/L，见异型淋巴细胞，血小板 80×10^9/L；尿常规蛋白(＋＋＋＋)。目前诊断为肾综合征出血热，问：

1. 该病的主要传染源及传播途径是什么？

2. 典型临床表现有哪些？

3. 此病人目前主要的护理诊断及合作性问题是什么？

4. 应采取哪些护理措施？

五、狂犬病病人的护理

学习目标

1. 了解狂犬病毒的特点、狂犬病的发病机制。
2. 熟悉狂犬病的流行病学资料、临床表现、实验室及其他检查。
3. 掌握狂犬病的护理措施及健康教育。
4. 熟练掌握狂犬疫苗应用。
5. 具有关心、尊重病人的职业素质。

狂犬病(rabies)又名恐水症，是由狂犬病毒引起的以侵犯中枢神经系统为主的急性人畜共患传染病。狂犬病通常由病兽以咬伤方式传给人。临床表现为特有的恐水、怕风、恐惧不安、咽肌痉挛、进行性瘫痪等。病死率达100%。

狂犬病毒自皮肤或黏膜破损处侵入人体后，先在伤口附近的肌细胞小量增殖，在局部可停留3天或更久，然后入侵近处的末梢神经，沿神经向中枢神经扩展，至脊髓的神经节大量繁殖，然后入侵脊髓并很快到达脑部，主要侵犯脑干及小脑神经细胞。之后，病毒再由中枢向周围神经扩散，侵入各器官组织，尤以唾液腺、舌部味蕾、嗅神经等处病毒量最多。病理变化主要为急性弥漫性脑脊髓炎。

【护理评估】

(一) 健康史

1. 病原体　**狂犬病毒**属弹状病毒科拉沙病毒属，为单股负链RNA病毒，子弹形，外面为核衣壳和含脂蛋白及糖蛋白的包膜，易被紫外线、碘酒、苯扎溴铵、甲醛、高锰酸钾及乙醇等灭活，加热100℃ 2分钟灭活。从病人或患病动物体内直接分离得到的病毒称为野毒株或街病毒，致病力强，易进入脑组织和唾液腺内繁殖。野毒株连续在动物脑内传代50代后获得的病毒株称为固定毒株，其毒力减弱，对人和犬失去致病力，但仍保持其免疫原性，可供制备疫苗。

2. 流行病学资料

(1)**传染源**：本病主要传染源是带狂犬病毒的动物。在我国95%以上是由**病犬**所致，其次为猫、猪、牛及马等家畜，一般来说狂犬病病人不是传染源，因其唾液中所含病毒量较少，故不形成人与人之间的传染。

狂犬病病犬表现

首先是行为改变，在起病初期精神差，烦躁，爱吃异物，唾液增多。之后通常可有两种表现类型。一种是进攻型，对刺激过度反应，并有攻击行为，兴奋狂暴时，常攻击主人，之后病犬疲劳，卧地不动，当再次受到外界刺激时，又出现一次新的发作。疯狂地攻击人、畜。自咬四肢、尾巴和阴部等处。另一种是麻痹型，仅经过短期的兴奋期即转入麻痹期。主要表现喉头、下颌肌肉麻痹、流涎、吞咽困难等，经2～4天死亡。

(2)**传播途径**：主要通过**咬伤传播**，也可由带病毒犬的唾液经各种伤口、抓伤、舔伤的黏膜和皮肤侵入。少数可在宰杀病犬、剥皮、切割等过程受感染。

(3)**人群易感性**:普遍易感,人被病犬咬伤后的发病率约为15%～20%,人被病兽咬伤后发病与否与下列因素有关:①**咬伤部位**:神经血管分布丰富部位被咬伤,如头面部、颈部及手部被咬伤发病率高。②**咬伤程度**:伤口深而大者发病率高。③**局部伤口处理情况**:咬伤后未及时彻底清洗者发病机会高。④**疫苗接种情况**:咬伤后未及时、全程、足量注射狂犬疫苗和免疫球蛋白者发病率高。⑤**机体免疫状态**:被咬伤者免疫功能低下或免疫缺陷者发病率高。

(4)**流行特征**:本病各地均有发生,以农村发病率高,兽医或饲养野生动物者易受感染。宠物狗、猫的主人因与之接触机会多,感染机会亦较多。本病可发生于任何季节,但冬季衣着较厚,病例较少。

评估时应详细询问有无被可疑性动物的咬伤史。

(二)临床表现

狂犬病的潜伏期长短不一,一般为1～3个月,最长可达十年以上。典型临床经过分为3期。

1. 前驱期 可出现低热、倦怠、头痛、恶心、全身不适,类似感冒。继而出现恐惧不安,烦躁失眠,对声、光、风等刺激敏感而有喉头紧缩感。约80%的病人在愈合的伤口及其相应的神经支配区有痒、痛、麻及蚁走等异样感觉,此为最有意义的"早期症状",常持续2～4天。

2. 兴奋期 体温可上升至38～40℃。高度兴奋,表情极度恐怖,外界多种刺激(如风、光、声)可诱发和加重发作性咽肌痉挛,故有恐水、怕风、怕光、怕声等,其中**恐水**为本病的特征,但不一定每例都有。典型者虽渴而不敢饮,闻水声、见水或仅提及水时均可引起咽喉肌严重痉挛。严重发作时可出现全身肌肉阵发性抽搐,或因呼吸肌痉挛致呼吸困难和发绀。交感神经功能亢进时表现为大量流涎、大汗淋漓,心率加快,血压上升,病人神志多清醒,可出现精神失常、幻听、幻视等,此期约1～3天。

3. 麻痹期 肌肉痉挛停止,全身弛缓性瘫痪,逐渐进入昏迷状态,最后因呼吸、循环衰竭而死亡。此期一般为6～18小时。

本病全程一般不超过6天。出现上述表现的为狂躁型。此外,尚有以脊髓或延髓受损为主的麻痹型,该型无兴奋期和典型的恐水表现,常以高热、头痛、呕吐、腱反射消失、肢体软弱无力、共济失调和大小便失禁表现为主,呈横断性脊髓炎或上行性麻痹等症状,最终死于瘫痪。

(三)实验室及其他检查

1. 血常规 白细胞总数轻、中度增多,中性粒细胞占80%以上。

2. 尿常规 可出现轻度蛋白尿,偶可见透明管型。

3. 脑脊液 压力稍高,细胞数轻度增高,一般低于200×10^6/L,以淋巴细胞为主,蛋白质轻度增高,糖及氯化物正常。

4. 病原学检查

(1)病毒分离:取病人的唾液、脑脊液、脑组织或皮肤进行细胞培养,或用乳小白鼠接种法分离病毒。

(2)内基小体检查:取患病动物或病人死后的脑组织作切片染色,镜检在神经细胞内找到内基小体可确诊,阳性率70%～80%。

5. 免疫学检查

(1)抗原检测:取病人脑脊液或唾液直接涂片、角膜印片或咬伤处皮肤组织、脑组织通过免疫荧光检测抗原,阳性率约98%。还可用迅速狂犬病酶联免疫吸附法检测。

(2)抗体检测:存活1周以上病人做血清中和试验或补体结合试验检测抗体,效价增高者有诊断意义,此外中和抗体还是评价疫苗免疫力的指标,对未接种疫苗者有诊断价值。国内多采用酶联免疫吸附试验检测血清中特异性抗体,该抗体在病程晚期出现。

(四)心理-社会状况

因本病迄今尚无特殊治疗,多数病人(除疾病后期昏迷者)神志清醒,发病后病情进行性加重,进展快,因出现恐水、怕风、咽肌痉挛发作等症状,病人往往会失去应对的能力,出现紧张、焦虑、恐惧不安等心理变化;多种刺激可诱发或加重发作性咽肌痉挛,病人表情极度恐怖,甚至出现全身肌肉阵发性抽搐,出现濒死感,且畏惧死亡。

(五)治疗要点

目前尚无特效治疗方法,以对症综合治疗为主,治疗原则包括隔离病人、保证营养的供给、维持循环和呼吸功能等。

【常见护理诊断/问题】

1. 皮肤完整性受损 与病犬、病猫等动物的咬伤或抓伤有关。

2. 有受伤的危险 与病人兴奋、狂躁、出现幻觉等精神异常有关。

3. 有窒息的危险 与病毒损害中枢神经系统导致呼吸肌痉挛有关。

4. 知识缺乏:缺乏对狂犬病的预防知识。

【护理措施】

(一)皮肤完整性受损

1. 伤口处理 尽快用20%肥皂水或0.1%苯扎溴铵(季铵类消毒液)反复冲洗(二者不可合用),至少30分钟,尽量除去狗涎和污血。彻底冲洗后局部用75%乙醇或2%碘酊涂擦伤口。伤口较深者,可用注射器插入伤口进行灌注清洗。伤口一般不宜缝合包扎,以便排血引流。

2. 使用免疫血清 如有抗狂犬病免疫球蛋白或免疫血清,则在伤口底部和周围行局部浸润注射。狂犬病免疫血清可中和血中游离狂犬病毒,防止发病或减轻临床症状。使用前进行皮肤过敏试验,皮试阳性者要进行脱敏疗法,并进行全程预防接种。接种期间应戒酒,多休息。

3. 病情观察 注意观察伤口愈合情况以及是否出现异样感觉。

(二)有受伤的危险

1. 休息与保护 将病人安置于安静、避光的单人房间内,绝对卧床休息,实施严密隔离。出现狂躁、恐怖、激动和出现幻听、幻视的病人应加床档保护或适当约束,防止外伤。

2. 饮食 病人因恐水及吞咽困难,应禁食禁饮,在痉挛发作的间歇期或应用镇静剂后采用鼻饲高热量流质饮食,必要时予静脉输液,保证每日摄入量及维持水和电解质平衡。

3. 心理疏导 护理过程中语言上要严谨,行为上应体贴、关心和爱护病人,减少病人独处时间,根据病人的需要提供必要的帮助,尽量使病人有安全感。

4. 避免刺激 各项医疗、护理操作有计划地安排并简化,尽量集中在使用镇静剂后进行,动作要轻快。避免一切不必要的刺激,如水、光、声、风、触动等,尤其与水有关的刺激(避免让病人闻及水声,避免放置盛水容器,避免提及“水”字),适当遮蔽输液装置。向家属解释兴奋、狂躁的原因,嘱其避免刺激病人。

5. 病情观察 注意观察病人有无高度兴奋、恐水、怕风表现，观察痉挛发作的部位、持续时间，发作时是否出现幻觉、精神异常。

（三）有窒息的危险

1. 保持呼吸道通畅及吸氧 及时清除唾液及口鼻分泌物，保持呼吸道通畅，给予吸氧，咽肌或呼吸肌频发痉挛时遵医嘱使用镇静止痉剂。

2. 急救配合 备好各种急救药品及器械，如呼吸兴奋剂、气管插管及气管切开包、人工呼吸机等，若有严重呼吸衰竭、不能自主呼吸者，应配合医生气管插管、气管切开或使用人工呼吸机辅助呼吸。

3. 病情观察 注意观察病人生命体征及意识状态是否平稳，尤其是呼吸频率、节律的改变。有无呼吸困难、发绀，是否出现抽搐及抽搐的部位、发作次数和持续时间。有无水、电解质、酸碱紊乱。及时遵医嘱留取标本，准确记录24小时出入量。

（四）健康教育

1. 疾病知识指导 向群众宣传狂犬病的相关知识，宣讲防止被犬类等动物咬伤的重要性，咬伤后伤口的处理方法等。向病人的家属解释病人恐水、怕风、怕光、怕声的原因，避免外界风、光、声和水的刺激。

2. 预防指导

(1)控制传染源：加强犬类管理，家犬进行兽用狂犬病毒疫苗预防接种。扑杀野犬、狂犬、狂猫等可疑动物，病死动物应焚毁或深埋，进出口动物必须实施检疫。

(2)切断传播途径：若被犬、猫（尤其野犬、野猫）等动物咬伤或抓伤，应立即进行彻底的伤口处理。需注意细菌感染和破伤风的预防。

(3)保护易感人群

1)暴露前预防：主要用于高危人群，即从事狂犬病研究人员、兽医、山洞探险者和动物管理人员。我国目前多采用地鼠肾细胞疫苗，每次2ml，共3次，肌肉注射，即0、7和21日进行。

2)暴露后预防：在我国凡被犬或其他可疑动物咬伤、抓伤者，或医务人员的皮肤破损处被狂犬病病人唾液污染时均需做暴露后预防。每次2ml，共5次，肌肉注射，即咬伤后0、3、7、14和30日完成。严重咬伤者（如伤口在手指、头颈部或多处受伤），疫苗可加至全程10针，即当日至第6日每日各1针，然后于10、14、30、90日再各注射1针。并联合使用狂犬病免疫球蛋白，常用的制品有人抗狂犬病免疫球蛋白和抗狂犬病马血清两种，抗狂犬病免疫球蛋白效果佳。抗狂犬病马血清使用前需作皮肤过敏试验。

思考题

病人，男，42岁，2个月前回农村老家探亲时曾被野狗咬伤，自行简单清洗，因距当地防疫部门路途较远故未注射狂犬病疫苗，3天前出现低热，全身不适，已愈合伤口有麻木感。家属叙述其近2天对外界声、光敏感，自感呼吸困难，口渴不敢饮水，饮水后呼吸困难加重，被家属急送入院，病人目前极度恐惧。体格检查：T 37.9℃，P 110次/分，BP 160/105mmHg。实验室检查：血常规：白细胞总数8.5×10^9/L，中性粒细胞占83%。尿常规：尿蛋白(++)。脑脊液：压力稍高，细胞数170×10^6/L，淋巴细胞占64%，蛋白质轻度增高，糖及氯化物正常。目前诊断为狂犬病，问：

1. 狂犬病的主要临床表现有哪些？

2. 如何正确处理被狂犬咬伤的伤口？
3. 如何预防狂犬病的发生？

六、艾滋病病人的护理

1. 了解艾滋病病毒的特点。
2. 熟悉艾滋病的流行病学资料、临床表现、实验室及其他检查。
3. 掌握艾滋病的护理措施及健康教育。
4. 培养学生认真负责的工作作风及关心、尊重病人的良好职业素质。

获得性免疫缺陷综合征(acquired immunodeficiency syndrome，AIDS)简称**艾滋病**。是由人类免疫缺陷病毒引起的致命性慢性传染病。HIV 主要侵犯并破坏辅助性 T 淋巴细胞($CD4^+$ T 淋巴细胞)，使机体细胞免疫功能受损乃至缺陷，最后并发各种严重的机会性感染和恶性肿瘤。具有传播迅速、发病缓慢、病死率高的特点。

【护理评估】

(一) 健康史

1. 病原体　**人类免疫缺陷病毒**(human immunodeficiency virus，HIV)属于反转录病毒科慢病毒属，为单链 RNA 病毒，为直径 100～120nm 球形颗粒，由核心和包膜两部分组成。根据 HIV 基因的差异，将 HIV 分为 HIV-1 和 HIV-2 两型，均可引起艾滋病。HIV 主要感染 $CD4^+$ T 淋巴细胞、单核-巨噬细胞、小神经胶质细胞和骨髓干细胞。感染人体后能刺激人体产生抗体，但中和抗体很少，病毒和抗体可同时存在，故仍有传染性。

HIV 在外界的抵抗力低，对热较为敏感，56℃ 30 分钟能使 HIV 在体外对人的 T 淋巴细胞失去感染性，但不能完全灭活血清中的 HIV；100℃ 20 分钟可将 HIV 完全灭活。25%以上浓度的乙醇、0.2%次氯酸钠和漂白粉能灭活病毒。但对 0.1%甲醛、γ 射线、紫外线不敏感。

2. 流行病学资料

(1)**传染源**：病人和 HIV 无症状病毒携带者是本病的传染源，后者尤为重要。要重视血清病毒阳性而 HIV 抗体阴性的窗口期感染者，通常窗口期为 2～6 周。

(2)**传播途径**：目前公认的传播途径主要是**性接触**、**血液接触**和母婴传播。

1)**性接触传播**：是艾滋病的主要传播途径。病毒主要存在于血液、精液、子宫和阴道分泌物中，其他体液如唾液、眼泪和乳汁也有传染性。同性恋、异性恋、双性恋均可通过性接触摩擦所致细微破损侵入人体。与发病率有关的因素为性伴侣数量、性伴侣的感染阶段、性交方式和性交保护措施等。

2)**经血液、血制品传播**：药瘾者共用针头或输入被 HIV 污染的血液及血制品、介入性医疗操作均可传播。

3)**母婴传播**：感染 HIV 的孕妇可通过胎盘、产道、产后血性分泌物和哺乳传给婴儿。目前认为 HIV 阳性孕妇约 11%～60%可能发生母婴传播。

4)**其他**：接受 HIV 感染者的器官移植、污染的器械或人工授精等均可能传播 HIV，医务人员被污染的针头刺伤或破损皮肤意外也可造成感染。目前无证据证明水、食物、生活接触或昆虫可以传播 HIV。

(3)**人群易感性**:普遍易感,男性同性恋者、性乱交者、静脉药瘾者和多次接受输血或血制品为本病的高危人群。15~49 岁发病者占 80%。

(4)**流行病学特征**:2006 年 1 月 25 日中国卫生部、联合国艾滋病规划署和世界卫生组织联合宣布,中国现有艾滋病病毒感染者约 65 万,其中艾滋病病人约 7.5 万。评估结果显示我国仍呈低流行状态,但感染率呈上升趋势。局部地区和重点人群已呈高峰流行,目前我国经性接触传播而感染的艾滋病人数明显增加,疫情从高危人群向一般人群扩散。

评估时应详细询问有无艾滋病病人的接触史,有无药瘾史、静脉注射毒品史,有无输血、血制品、器官移植、人工授精史,是否为艾滋病病人或无症状病毒携带者的性伴侣、同性恋或有不安全性生活史。

(二)临床表现

潜伏期平均为 9 年,短至数月,长达 15 年。病变累及多个器官,临床症状复杂多样,一般分为急性期、无症状期和艾滋病期。

1. 急性期 通常发生在初次感染 HIV 后 2~4 周,部分感染者出现 HIV 病毒血症及免疫系统急性损伤所产生的临床症状。大多数病人症状轻微,以发热最为常见,伴有盗汗、全身不适、恶心、呕吐、头痛、咽痛、肌痛、关节痛、皮疹、淋巴结肿大及神经系统症状等。血清检查可见轻度白细胞及血小板减少,肝功能异常,$CD4^{+}$ T 淋巴细胞一过性减少,CD4/CD8 比值倒置,HIV 抗体在感染后数周出现阳性,持续 1~3 周后缓解。

2. 无症状感染期 由急性期或无明显急性期症状直接进入,无任何症状。其时间长短与感染的病毒数量、型别、感染的途径以及机体的免疫状态、生活习惯及营养卫生条件等诸多因素有关。体内 HIV 不断复制,$CD4^{+}$ T 淋巴细胞逐渐减少,具有传染性。此期一般持续 6~8 年或更长。

3. 艾滋病期 最终阶段,$CD4^{+}$ T 淋巴细胞明显减少,血浆 HIV 明显升高。

(1)**HIV 相关症状**:①持续 1 个月以上的发热、乏力、盗汗、慢性腹泻、肝脾大、体重下降 10%以上等。②神经系统症状:精神淡漠、头痛、记忆力减退、癫痫、性格改变、进行性痴呆等。③持续性全身淋巴结肿大:除腹股沟以外有 2 个或 2 个以上部位的淋巴结肿大,直径≥1cm,无粘连与压痛,持续 3 个月以上。

(2)**各种机会性感染及肿瘤**

1)**呼吸系统**:由肺孢子虫引起的**肺孢子菌肺炎最为常见**,是本病因**机会性感染**而死亡的主要原因,表现为发热、慢性咳嗽、发绀等,血氧分压降低,X 线显示间质性肺炎。鸟分枝杆菌、念珠菌、隐球菌、巨细胞病毒常引起肺部感染。卡波西肉瘤也可侵犯肺部。

卡波西肉瘤

又称多发性出血性肉瘤,是一种少见的多中心性血管肿瘤。临床上可分为四型,即欧洲型(经典型)、非洲型、艾滋病型和移植物有关的卡波西肉瘤。特别是近年来艾滋病的传播,艾滋病型卡波西肉瘤明显增多,而且进展快,治疗困难,死亡率高。皮损初起为红色或紫红色斑疹或丘疹,周围有苍白晕,以后增大为结节或斑块。皮损常呈多发性,主要分布在躯干、头面和上肢,口腔、胃肠道和眼结膜亦可受累。

2)**消化系统**:白色念珠菌及巨细胞病毒引起的食管炎、肠炎,痢疾杆菌、沙门菌、空肠弯曲菌和隐孢子虫性肠炎等。表现为食管炎或溃疡、鹅口疮,吞咽疼痛和胸骨后烧灼感、腹泻、直肠炎、感染性肛周炎及体重减轻。隐孢子虫、巨细胞病毒感染肝脏,可出现血清转氨酶升高。偶有胆囊机会性感染和肿瘤等。

3)**中枢神经系统**:出现弓形虫脑病、结核性脑膜炎、隐球菌脑膜炎、各种病毒脑炎等。

4)**皮肤**:可出现传染性软疣、带状疱疹、真菌性皮炎、尖锐湿疣和甲癣。

5)**眼部**:巨细胞病毒、弓形虫引起视网膜炎,表现为眼底絮状白斑。眼睑、睑板腺、泪腺、结膜及虹膜可受卡波济肉瘤侵犯。

6)**口腔**:出现舌毛状白斑、牙龈炎、鹅口疮和复发性口腔溃疡。

7)**肿瘤**:卡波济肉瘤、恶性淋巴瘤等。

评估时应重点询问起病情况,早期有无血清病样症状,有无两处以上淋巴结肿大,是否出现明显消瘦、机体免疫状态降低,有无各种机会性感染和肿瘤发生。

(三)实验室及其他检查

1. 一般检查　白细胞、红细胞、血红蛋白及血小板均有不同程度的减少。尿蛋白常阳性。

2. 血生化检查　可出现血清转氨酶及肾功能异常。

3. 免疫学检查　T细胞总数下降,$CD4^+$ T淋巴细胞减少,CD4/CD8≤1.0。

4. 病毒及特异性抗原或抗体检测

(1)**病毒分离**:病人的单核细胞、血浆和脑脊液可分离出HIV,但操作复杂,主要用于科研。

(2)**抗体检测**:用ELISA法检测病人的血清、尿液、唾液或脑脊液,阳性率可达99%。

(3)**抗原检测**:可用ELISA法检测血液或体液中HIV特异性抗原。

(4)HIV RNA的检测:试剂价格昂贵,容易出现假阳性。

(5)蛋白质芯片:近几年发展较快,能同时检测HIV、HBV、HCV联合感染者血液中的HIV、HBV、HCV核酸和相应的抗体,前景较好。

(四)心理-社会状况

由于艾滋病病人晚期健康状况恶化迅速,预后较差,无特殊治疗方法,流行病学存在特殊性,害怕被传染的心理使社会与其隔离,严重影响病人的社会交往,使艾滋病病人极易受到社会的歧视,且社会对艾滋病病人的歧视和不理解常累及其家庭成员。所以病人很难得到亲友的理解、关心和照顾。同时由于治疗AIDS的药物价格较高,病人应对能力较差,所以来自身体上的痛苦、心理上的压力、经济上的困难使病人极易产生悲观、焦虑、失望,甚至是绝望等不良心理反应,少数严重者甚至产生自杀、报复等过激行为。

(五)治疗要点

早期抗反转录病毒治疗是针对HIV病毒的特异治疗,可以最大限度抑制病毒的复制,保存和恢复免疫功能,降低病死率和HIV相关疾病的罹患率,提高病人的生活质量。同时积极开展对症治疗、支持治疗及并发症治疗。

【常见护理诊断/问题】

1. 有感染的危险　与免疫功能受损有关。

2. 营养失调:低于机体需要量　与纳差、慢性腹泻及艾滋病期并发各种机会感染和肿瘤有关。

3. 恐惧 与艾滋病预后不良、疾病折磨、担心受到歧视有关。

4. 知识缺乏:缺乏艾滋病的预防知识。

【护理目标】

病人皮肤黏膜完整,无破损及感染,各种机会性感染的概率降到最低;病人能够摄入充足的营养物质,营养状况得到改善,体重不再下降或逐步恢复正常;病人能客观地正视现实,获得必要的社会信息和理解,恐惧感、消极自卑情绪消失或减轻,应对能力增强,社会交往增加;病人能够描述艾滋病的流行病学特点及预防保健知识,不发生艾滋病的传播。

【护理措施】

(一) 有感染的危险

1. 休息与活动 在急性感染期和艾滋病期应绝对卧床休息。症状减轻后逐渐增加活动量,适当进行力所能及的活动,鼓励动静结合,使活动量逐渐提高。无症状感染期可以正常工作,以不疲劳为度。艾滋病期病人应在执行**血液/体液隔离的同时实施保护性隔离**,加强口腔和皮肤护理,防止各种机会性感染发生,减轻口腔、外阴真菌、病毒等感染引起的不适。长期腹泻病人做好肛周皮肤的护理,每次便后局部用温水清洗,再用吸水性良好的纸巾或软布吸干,涂抹润肤油保护。

2. 遵医嘱用药 遵医嘱早期使用抗反转录病毒药物,注意观察疗效与不良反应。一般仅用一种抗病毒药物治疗易诱发 HIV 变异,产生耐药性,目前主张联合用药,称为高效用的抗反转录病毒治疗。常用的抗反转录病毒药物见表 10-3。

表 10-3 常用的抗反转录病毒药物

种类	药物名称	用法
核苷类反转录酶抑制剂(NRTI)	齐多呋定(ZDV,AZT)	成人 300mg/d,2 次/天。儿童 160mg/m^2,3 次/天,新生儿和婴幼儿 2mg/kg,4 次/天
	去羟肌苷(DDI)	成人体重≥60kg,200mg/次,2 次/天。体重<60kg,125mg/次。引起腹泻、胰腺炎、周围神经炎或口腔炎等,可诱发癫痫
	拉米夫定(3TC)	成人 150mg/d,2 次/天,与 AZT 合用有协同作用
	司他夫定(d4T)	不良反应有周围神经炎、肝功能轻度异常等
	阿巴卡韦(ABC)	300mg/d,2 次/天,可引起过敏
	双汰芝	3TC(150mg)AZT(300mg)的复合制剂
NNRTI	奈韦拉平(NVP) 依非韦伦(EFV)	非核苷类反转录酶抑制剂,主要作用于 HIV 反转录酶某位点使其失去活性,与其他药物联合使用
蛋白酶抑制剂(PT)	奈非那韦(NFV) 利托那韦(RTV) 沙奎那韦(SQV) 茚地那韦(IDV) 阿扎那韦(ATV)	主要抑制蛋白酶,阻断 HIV 复制和成熟过程中的必需蛋白质合成,其中克力芝是含有洛匹那韦和利托那韦的复合制剂

3. 病情观察 注意有无肺部、胃肠道、中枢神经系统、皮肤黏膜等机会性感染的相应表现,以便及早发现、及时治疗。

（二）营养失调：低于机体需要量

1. 饮食　应给予**高热量**、**高蛋白**、**高维生素**、**易消化**饮食，保证营养供给，增强机体抗病能力。忌食生冷、刺激性食物。同时根据病人的饮食习惯，注意食物的色、香、味调整，促进病人食欲，少量多餐。若出现呕吐，在饭前30分钟给止吐药。若出现腹泻，应给予少渣、少纤维素、高蛋白、高热量、易消化的流质或半流质，鼓励病人多饮水或给肉汁、果汁等。不能进食、吞咽困难者予鼻饲。必要时静脉补充所需营养和水分。

2. 病情观察　评估病人的营养状况，如皮肤弹性、皮下脂肪、体重及血红蛋白的变化等，评估病人的食欲，了解饮食习惯和进食能力。

（三）恐惧

应用倾听技巧多与病人沟通，了解病人的心理状态，由于艾滋病缺乏特效治疗方法，预后不良，加上疾病的折磨、社会的歧视，使病人焦虑、抑郁、恐惧的心理障碍较明显，因此在严格执行血液和体液和保护性隔离的前提下，要主动巡视病人，了解病人的需要、困难，满足合理要求，解除病人孤独、恐惧感。要真正关心体谅病人，保护病人的隐私，发扬人道主义精神，让病人了解目前许多治疗药物及方法正在积极研制中，使病人及家属树立战胜疾病的信心，同时动员其亲属朋友给病人以社会和精神上的支持与帮助。

（四）健康教育

1. 疾病知识指导　通过社区和媒体等多种途径广泛开展宣传教育和综合治理，使广大群众了解艾滋病的病因、传播途径、临床表现和转归等，医护人员有责任消除HIV感染者和艾滋病病人的家庭或社区对本病的疑虑，教育病人、家庭和社区采取自我防护措施进行预防艾滋病传播。对普通人群加强性病和艾滋病防治知识、相关法律和道德以及针对HIV感染者、病人的关怀教育；对高危人群还应加强摒弃危险行为和减少危害的教育，并提供健康咨询或指导；对感染者和病人提供医学检查、HIV检测和相关技能培训（如正确使用安全套）。

世界艾滋病日

1988年1月，世界卫生组织在伦敦召开“全球预防艾滋病”部长级高级会议，会上宣布每年的12月1日为“世界艾滋病日”，号召世界各国和国际组织在这一天举办相关活动，宣传和普及预防艾滋病的知识，1996年1月，联合国艾滋病规划署在日内瓦成立，1997年联合国艾滋病规划署将“世界艾滋病日”更名为“世界艾滋病防治宣传运动”，使艾滋病防治宣传贯穿全年。

2. 传染病预防指导

（1）控制传染源：建立艾滋病监测网络，加强对高危人群普查HIV感染及过境检疫有助于早期发现传染源。对艾滋病病人应适当限制其活动范围，但要保证其生活、工作的权利，不受社会歧视。严禁献血、献器官、精液，性生活应使用安全套。育龄妇女应避免妊娠，已妊娠者应立即终止。定期或不定期的访视及医学观察。

（2）切断传播途径：通过多种途径加强艾滋病防治知识的宣传教育，严格血源管理，保障安全的血液供应，提倡义务献血，禁止商业性采血，控制HIV的血源传播。严格筛查献血者、精液及组织器官供者的HIV抗体，对医疗器械如胃镜、肠镜和血液透析器械应严格消毒，防止医源性感染。注射、手术、拔牙等应严格无菌操作，推广使用一次性注射用品，实行

"一人一针一管"注射。病人血、排泄物和污染物应用0.2%次氯酸钠或漂白粉等消毒液予以消毒。

(3)保护易感人群:重组 HIV-1 gp120 亚单位或重组痘苗病毒表达的 HIV 包膜作为疫苗尚在研究之中。

【护理评价】

病人是否能保持皮肤黏膜完整,无破损及感染发生;食欲是否好转,能否摄入充足的营养物质,体重是否不再下降或逐步恢复正常;病人是否能客观地正视现实,焦虑情绪有无好转或消失,情绪是否稳定,应对能力是否增强,社会交往是否增加;病人是否能够描述艾滋病的流行病学特点及预防保健知识,能否理解隔离的意义和目的。

病人,男,42岁,10年前到国外工作2年,期间有多次不安全性行为,回国后发现感染了艾滋病,妻子为此与其离婚,自觉生活对其极其不公平,悲观、焦虑,甚至绝望,但父母亲对其照顾非常周到,近一个月以来出现发热,慢性腹泻,每天4~5次,体重由原来的75kg下降到65kg,性格改变明显。体格检查:T 38.3℃,P 89次/分,R 20次/分,BP 120/80mmHg,腹股沟、腋下、颈部淋巴结肿大,直径1.5cm,无粘连与压痛,肝脾大,实验室检查:HIV抗体(+),$CD4^{+}$ T淋巴细胞数190/mm^{3}。

1. 目前病人处于艾滋病哪一期病程?
2. 该病人目前主要的护理诊断及合作性问题?
3. 制订有效的护理措施及健康指导计划?

七、严重急性呼吸综合征病人的护理

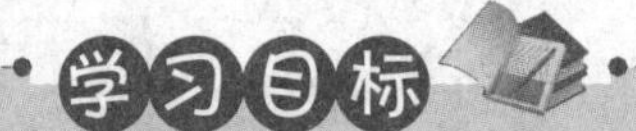

1. 了解 SARS 冠状病毒的特点。
2. 熟悉严重急性呼吸综合征的流行病学资料、常用护理诊断及实验室检查。
3. 掌握严重急性呼吸综合征病人的护理措施及健康教育。
4. 熟练掌握严重急性呼吸综合征病人的护理。
5. 培养学生认真负责的工作作风及关心、尊重病人的良好职业素质。

严重急性呼吸综合征(severe acute respiratory syndrome,SARS)又称为传染性非典型肺炎,是一种由 SARS 冠状病毒(SARS-CoV)引起的新型急性呼吸道传染病,2002年11月首先在我国广东省发现,主要通过短距离飞沫及密切接触传播,临床上以发热、头痛、肌肉酸痛、乏力、干咳少痰、胸闷、腹泻等为主要表现,严重时出现呼吸急促或窘迫。具有传染性强、病情重、病死率高和进展快的特点。

【护理评估】

(一)健康史

1. 病原体 **SARS 冠状病毒**是一种新型的冠状病毒,属于冠状病毒科单股正链 RNA

病毒。抵抗力和稳定性强，在干燥塑料表面最长可存活 4 天，腹泻病人粪便中至少 4 天以上，尿液中至少 1 天。对热、乙醚、三氯甲烷、甲醛和紫外线比较敏感，56℃ 90 分钟或 75℃ 30 分钟、紫外线照射 60 分钟均可灭活，－80℃保存稳定性佳。暴露于常用消毒剂或固定剂后失去感染性。

2. 流行病学资料

（1）**传染源**：**病人**是主要传染源。急性期病人体内病毒含量最高、传染性最强，作为传染源的意义最大；潜伏期病人无传染性或传染性低，作为传染源的意义不明显；恢复期病人无传染性，是否存在隐性感染者及其作为传染源的意义迄今尚无足够资料证明，目前未发现慢性病人。个别病人排毒时间长、量大可造成数十甚至成百人感染，被称为“超级传播者”。果子狸、貉、狸猫等动物可能是 SARS-CoV 的储存宿主和传染源，但尚未证实。

（2）**传播途径**

1）**呼吸道传播**：含病毒的**飞沫**在空气中停留的时间短，移动距离约 2m，故仅造成近距离传播，是本病最重要的传播途径；另一种方式是因吸入含病毒的**气溶胶颗粒**传播。在人群聚集、通风情况不好的环境中工作，或医护人员抢救危重病人进行吸痰、气管插管等操作时容易造成本病传播。

2）**消化道传播**：从病人粪便中可检出病毒 RNA，因此消化道传播可能是另外一种传播途径。

3）**接触传播**：直接或间接接触病人的呼吸道、消化道分泌物和排泄物，接触其他体液或被污染的物品导致感染。

4）**实验室传播**：实验室工作人员未严格遵循生物安全操作规程，接触或处理含 SARS-CoV 的标本时而感染。

5）**其他**：病人消化道排泄物污染建筑物的排气系统或污水、污物排放系统造成环境污染，可能造成局部流行。病人虽然有短暂的病毒血症，但通过血液传播尚无定论。

（3）**人群易感性**：普遍易感。发病者以青壮年居多，男女比例 1∶0.87，儿童发病率及死亡率均少，老年人尤其合并基础疾病的死亡率高。高危人群包括病人家庭成员、医务人员和从事 SARS 病毒研究的实验室工作人员。病后可获得一定程度的免疫力，目前尚无再次发病的报告。SARS-CoV 特异性 IgM 抗体在起病后出现较早，急性期或恢复早期达到高峰，3 个月后消失。IgG 抗体在起病后 2 周左右出现，病程第 3 周即可达高峰，12 个月后仍持续高效价，可中和体外分离到的病毒颗粒，可能是保护性抗体。

（4）**流行病学特征**：2002 年 11 月中旬首先在我国广东省佛山市发现，2003 年 1 月开始在广州流行，2～3 月达高峰，随后很快流行到北京、天津、山西、河北及内蒙古等地。2003 年 2 月下旬开始在我国香港流行，并迅速蔓延中国台湾、加拿大、新加坡、越南等 33 个国家及地区。2003 年 8 月我国卫生部公布，在我国 24 个省、直辖市、自治区共 266 个市、县均有病例报告，全球 8422 例，死亡 916 例，其中医务人员 1725 例，约占 20%。本病流行后在北京、我国台湾、新加坡出现实验室感染病例，2004 年初广东省报告 4 例 SARS 散发病例。

本病流行发生于冬末春初，人口密集的大城市，农村地区甚少发病。有明显的家庭和医院聚集发病现象。社区发病以散发为主，偶见点状暴发流行。

(二) 临床表现

潜伏期1～16天，一般为3～5天。临床表现差异较大，典型经过分3期。

1. 早期 起病急，以发热为首发症状，99.3%～100%的病人有发热，体温一般>38℃，偶有畏寒，可伴有头痛、胸痛、关节酸痛、肌肉酸痛、乏力、腹泻。常无上呼吸道卡他症状，肺部体征不明显。一般持续3～7天。

2. 进展期 病情于10～14天内达到高峰，发热、乏力等中毒症状加重，出现持续高热、频繁咳嗽，气促明显和呼吸困难。病人轻微活动则出现气喘、心悸、胸闷，被迫卧床休息，此时容易发生呼吸道的继发性感染。部分病人病情恶化突然，肺部病变加重，出现进行性呼吸困难和低氧血症表现，但肺部只可闻及细湿啰音，与呼吸困难不成比例。具备以下三项之一的即可诊断为重症SARS。

(1)呼吸困难：休息状态下呼吸频率超过30次/分，同时伴有以下情况之一：①胸片显示病灶总面积占双肺总面积的1/3以上或多叶病变；②48小时内病情进展快，病灶面积增大>50%。

(2)氧合指数少于300，出现明显的低氧血症表现。

(3)出现周围循环衰竭或多器官障碍综合征。

3. 恢复期 病程进入第2～3周后，发热逐渐消退，中毒症状减轻。肺部炎症病变的吸收和恢复较缓慢，少数体温正常后仍需要2周左右才能完全吸收恢复正常。

本病为自限性疾病，绝大多数病人可以痊愈，少数可因败血症、呼吸衰竭、肾衰竭或心脏骤停而导致死亡。

儿童病人的病情较成人轻，孕妇在妊娠的早期易导致流产，妊娠晚期病死率增加。老年病人症状常不典型，如不伴有发热或同时合并细菌性肺炎等。近期手术史或有基础疾病的病人常不以发热为首发症状。

4. 并发症 常见肺部继发感染、肺间质改变、胸膜病变、气胸和纵隔气肿、骨质缺血性改变或心肌病变等。

(三) 实验室及其他检查

1. 血常规 疾病早期到中期白细胞计数正常或下降，淋巴细胞计数绝对值减少，后期多能恢复正常。

2. 血液生化检查 肝功能检查发现丙氨酸氨基转移酶(ALT)、乳酸脱氢酶(LDH)及其同工酶等均有不同程度升高，血气分析可发现血氧饱和度降低。

3. 血清学检测

1)抗原检测：可用于早期诊断，采用单克隆抗体技术检测标本中的特异性抗原，特异性与敏感性超过90%。

2)抗体检测：常用免疫荧光法(IFA)和酶联免疫吸附法(ELISA)检测血清中的特异性抗体，ELISA法的特异性低于IFA法。IgM抗体发病1周出现，在急性期和恢复早期达高峰，3个月后消失。IgG抗体在起病后第1周检测不到或检出率低，第2周达80%以上，第3周末达95%以上，且效价持续升高，在病后6个月仍保持高滴度。

4. 分子生物学检测 以反转录聚合酶链反应(RT-PCR)检测病人标本(呼吸道分泌物、血液、粪便)中SARS-CoV的RNA。

5. 细胞培养分离 将病人血液、呼吸道分泌物等标本接种到Vero细胞中进行培养，分离到病毒后用免疫荧光法或RT-PCR进行鉴定。

6. 影像学检查　是目前诊断 SARS 的重要方法，在起病早期绝大多数病人即有胸部 X 线检查异常，多呈网状改变或斑片状，初期常呈单病灶改变，短期内迅速增多，累及单肺多叶或双肺。部分病人进展迅速，呈大片状阴影。常累及双肺周边区域，而空泡形成、胸腔积液及肺门淋巴结增大等表现较少见。对于临床高度怀疑且胸片无改变的病人，1～2 天内要复查胸部 X 线检查，胸部 CT 检查毛玻璃样改变最常见。

（四）心理-社会状况

由于本病起病急骤、传染性强，部分病人病情凶险。目前尚无特效治疗方案，同时病人及其家属对 SARS 知识认识不足，面对疾病常有痛苦及无助感，面对全封闭的隔离环境和保护严密的医护人员，同时担心是否传播给家人及朋友，病人心理压力比较大，常出现紧张、恐惧，悲观情绪变化，担心自己的预后是否会影响到正常生活和工作。

（五）治疗要点

目前缺乏特异性治疗手段，以综合治疗为主。治疗总原则为早发现、早隔离、早治疗，集中隔离治疗，疑似病例与临床诊断病例分开收治。强调针对疾病发生的病理生理异常加以纠正，对症治疗，促进疾病的恢复。早期可以采取适当的抗病毒治疗，重型病人治疗时注意防治多器官功能障碍综合征（MODS）和急性呼吸窘迫综合征（ARDS）。

【常见护理诊断/问题】

1. 体温过高　与病毒血症及肺部炎症有关。

2. 气体交换受损　与肺水肿、肺泡内透明膜形成导致换气功能障碍有关。

3. 知识缺乏：缺乏预防知识。

【护理措施】

（一）体温过高

1. 休息与活动　严格按照呼吸道传染病进行就地、迅速、全封闭的隔离与护理，病人及家属必须严格遵守探视制度，住院病人需戴口罩，不能随意离开病房，严禁病人间相互接触，不设陪护，不得探视。卧床休息，安全舒适体位，避免劳累、用力。加强病人的生活护理及皮肤、五官清洁护理。

2. 饮食　给予高热量、高维生素、高蛋白、清淡易消化的饮食，鼓励病人多进食，必要时静脉补充所需营养和水分，保持水、电解质的平衡。

3. 心理疏导　护理过程中应关心、理解、体贴病人，与病人及家属多沟通，以便及时了解病人的心理变化，重视病人的心理支持，给予病人正确的信息沟通，耐心细致的解释病人的问题与疑惑，使病人对本病有较正确的认识并能以乐观平和的心态来面对疾病，接受并配合医护人员的治疗与护理。同时指导病人通过看书、听音乐等方式排解紧张、焦虑、急躁的不良情绪变化，树立战胜疾病的信心，促进疾病的康复。

4. 遵医嘱用药　发热＞38.5℃者，可给予物理降温，如头戴冰帽、大血管部位放置冰袋、乙醇擦浴等，并酌情使用解热镇痛药。因阿司匹林有可能引起 Reye 综合征故儿童忌用。剧烈咳嗽病人给予镇咳，咳痰者给予祛痰药。

5. 病情观察　监测病人生命体征，观察发热的热型、持续时间与伴随症状，物理或药物降温后体温的变化。

（二）气体交换受损

1. 吸氧　休息状态无缺氧的表现时，即给予持续鼻导管吸氧。有低氧血症者，需要较高的吸入氧流量，使 $SpO_2 \geqslant 93$，必要时可选用面罩吸氧。应尽量避免脱离氧疗的活动（医疗检查、上洗手间)，吸氧间断时间<15 分钟，保持呼吸道通畅，必要时雾化吸入以促进分泌物排出。

(1)当呼吸频率>30 次/分或吸氧 5L/min 条件下，SpO_2<93%时，使用无创正压机械通气(NPPV)，能有效降低气管插管率，减少并发症发生，改善病人的预后。但有意识障碍、呕吐、上消化道出血、气道分泌物多、排痰障碍、危及生命需要气管插管、不能配合 NPPV 治疗、血流动力学不稳定和有多器官功能损害时禁忌使用。通常的模式和相应参数如下。

1)持续气道正压通气(CPAP)，一般压力为 4～10cmH_2O，氧流量为 5～8L/min，持续血氧饱和度>93%。

2)压力支持通气+呼气末正压(PSV+PEEP)，PEEP 水平一般为 4～10cmH_2O，吸气压力水平一般为 10～20cmH_2O。NPPV 应持续使用(包括睡眠时间)，暂停时间<30 分钟，直到病情缓解。初始应用时，压力水平从低压(如 4cmH_2O)开始，逐渐增加到预定的压力水平。

(2)当病人应用 NPPV 2 小时仍没达到预期效果(SpO_2≥93，气促改善)，可考虑改为有创通气，及时进行有创正压机械通气治疗。具体指征如下。

1)经无创通气治疗 SpO_2<93%，面罩氧浓度 5L/min，肺部病灶仍增加，病情无改善。

2)气促明显，不耐受无创通气。

3)病情急剧恶化，中毒症状明显。

2. 遵医嘱用药 具有以下指征之一的可早期应用**糖皮质激素**。目的在于抑制异常的免疫病理反应，减轻全身炎症反应，改善机体的一般状况，减少肺的渗出与损伤，减轻和防止后期的肺纤维化。

(1)中毒症状严重，高热 3 天不退。

(2)48 小时内肺部阴影进展>50%。

(3)有急性肺损伤或出现急性呼吸窘迫综合征(ARDS)。

在 SARS 的治疗中，激素的应用没有绝对禁忌证，建议采用半衰期短的激素。注意不良反应，同时可给予胃黏膜保护剂与制酸剂，警惕继发感染，儿童慎用。其他的相对禁忌证包括中度以上的活动性胃、十二指肠溃疡、重型高血压、糖尿病、癫痫、精神病以及处于妊娠期的病人。具体剂量及疗程根据病情调整，大剂量应用时间不宜过长。病情缓解或胸片上阴影有所吸收后逐渐减量停用。一般每 3～5 天减量 1/3，通常静脉给药 1～2 周后改为口服泼尼松或泼尼松龙。一般不超过 4 周。

3. 病情观察 有条件的尽可能收入重症监护病房，加强对病人的生命体征、出入量、血常规、血糖、血氧饱和度、动脉血气分析、心电图和 X 线胸片的动态监护，尤其是呼吸和发绀的变化，观察各种管道是否通畅，观察有无进行性呼吸困难、ARDS 和 MODS 的表现。

(三) 健康教育

1. 疾病知识指导 加强科普宣传，充分利用各种传播媒介，采取多种宣传形式的健康教育，提高广大群众认识和预防 SARS 的意识和能力，使广大群众了解 SARS 的基本流行特征、临床表现和预防方法，消除不必要的紧张、焦虑、恐惧的心理变化，保持公共场所的通风换气和良好的环境卫生，养成良好的个人卫生习惯，流行期间尽量减少外出活动和大型集会，尽量避免到人口密集、空气流通不畅的公共场所，注意空气、水源、下水道系统的消毒处理，出院后的病人在家需要继续休息7～14天，保证足够的休息，避免过度劳累，期间仍需避免与他人接触。

SARS疫点管理办法

原则上病人在发病前3天至隔离治疗时所到过的场所、距调查时间在10天之内、停留时间超过30分钟、空间较小又通风状况不良的场所，均应列为疫点。一般疫点的划分以一个或若干个住户、办公室、列车或汽车车厢、同一航班、同一病区等为单位。如果在一个潜伏期内，在一个单位、一个街区或一个居民楼发生2例或以上SARS病例，则应考虑扩大疫点管理的范围。

2. 传染病预防指导

(1)控制传染源

1)疫情报告：我国2003年4月将SARS列入法定的传染病管理范畴。2004年12月新传染病防治法将其列为乙类传染病，但其防控措施均按照甲类传染病的方法执行。发现或怀疑本病时应尽快向卫生防疫机构报告。

2)隔离治疗病人：对疑似病例和临床诊断病例应安置在指定的医院按呼吸道传染病分别进行隔离和治疗。出院时需同时具备下列3个条件：①体温正常7天以上。②呼吸系统症状改善明显。③X线胸片吸收明显。

3)隔离观察密切接触者：对出现SARS病人或疑似病人的家庭其他成员或其他密切接触者，如有条件应在指定地点接受为期14天的隔离观察，在家中接受隔离观察时应避免与其他家庭成员密切接触，注意房间通风换气。

(2)切断传播途径

1)医院设发热门诊，建立专用通道，病区应设有无交叉的清洁区、半污染区和污染区，通风良好。疑似病人与临床诊断病人分病房收治。病区中病房、办公室等处的空间、物体及地面表面、病人使用过的物品、诊疗器械及病人的分泌物、排泄物均须严格按照要求分别进行充分有效的消毒。

2)保持良好的个人卫生习惯，流行季节尽量避免去人多或相对密闭的地方，不共用毛巾，勤洗手，洗手后用清洁纸巾或毛巾擦干。有咳嗽、咽痛等呼吸道症状应及时就诊，不随地吐痰，外出戴口罩，避免与人近距离接触。

3)开展SARS病人人体标本或病毒株的检测或研究工作，必须在具备生物安全防护条件的实验室进行，同时必须采取足够的个人防护措施方能防止病毒外泄。

(3)保护易感人群：加强医务人员SARS防治知识的培训。医护人员及其他人员进入病区时，应注意做好个人防护工作，须戴N95口罩或12层面纱口罩、戴帽子、眼防护罩以及手套、鞋套等，穿好隔离衣，避免体表暴露。接触病人或污染的物品后应洗手。给病人使用呼吸机通气时极易造成医务人员的感染，谨慎处理呼吸机废气，吸痰、冲洗导管应小心对待。灭活疫苗正在研制中，目前已进入临床实验阶段。

防范SARS基本方法

防范SARS要做到四勤三好：勤洗手、勤洗脸、勤饮水、勤通风；口罩戴得好、心态调整好、身体锻炼好。

病人,女,27岁,2003年SARS流行期间在某医院任护士,住医院集体宿舍,3月19日开始出现畏寒高热,咳嗽等症状,3月21日收入所在医院。治疗后病情未见好转,26日转入医院重症监护室治疗。29日,该病人的1名陪护家属出现发热症状,医院立即按非典疑似病例进行处理。入院时体格检查:T 39.8℃,P 102次/分,R 26次/分,BP 110/70mmHg,胸部X线检查:右肺斑片状阴影。胸部CT显示:右肺有毛玻璃样改变。当地省级疾病预防控制中心检测显示SARS血清抗体IgM(+)、IgG(+)。病人目前情绪紧张,担心预后,经常向主治医生询问病情。

1. 严重急性呼吸综合征病人的传染源及传播途径?
2. 制订此病人有效的护理措施。
3. 制订严重急性呼吸综合征的预防计划。

第三节 细菌感染性疾病病人的护理

一、细菌性食物中毒病人的护理

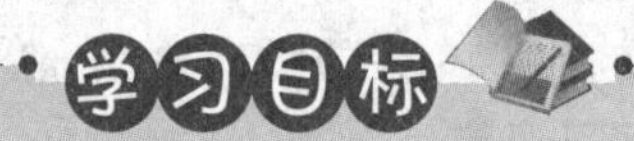

1. 了解引起细菌性食物中毒常见的病原体。
2. 熟悉细菌性食物中毒的流行病学资料、临床表现、实验室及其他检查。
3. 掌握细菌性食物中毒的护理措施及健康教育。
4. 培养学生认真负责的工作作风及关心、尊重病人的良好职业素质。

细菌性食物中毒(bacterial food poisoning)是由进食被细菌或细菌毒素污染的食物而引起的急性感染中毒性疾病。临床上可分为胃肠型与神经型食物中毒2类,其中以胃肠型最为多见,神经型较少见。本节主要阐述胃肠型。

【护理评估】

(一)健康史

1. 病原体 引起胃肠型食物中毒的细菌种类很多,常见的有以下5种。

(1)**沙门菌属**:是最常见的病原菌,革兰阴性杆菌,广泛存在于多种家畜、家禽、鱼类、飞鸟及鼠类的肠腔中,新鲜肉、蛋、乳类易受污染。在自然界的抵抗力较强,在土壤和水中能存活数月,在粪便中能存活1~2个月,在冰冻土壤中能越冬。不耐热,55℃ 1小时或60℃ 10~20分钟可灭活,1∶500升汞5分钟或5%苯酚5分钟即可被杀灭。

(2)**副溶血性弧菌**:革兰阴性杆菌,为嗜盐菌,广泛存在于海水、海产品及含盐较高的腌制食品中。存活能力强,在37℃ pH7.7含氯化钠3%~4%的环境中生长最好,对酸及热敏感,普通食醋中3分钟,或加热至56℃ 5~10分钟、90℃ 1分钟即可灭活。

(3)**变形杆菌**:革兰阴性菌,两端钝圆,无芽胞,多形性小杆菌,有鞭毛,运动活泼。可分为普通形杆菌、奇异变形杆菌、产黏变形杆菌和潘氏变形杆菌。前三种可引起食物中毒。变形杆菌在食品中可产生肠毒素，还能产生组氨酸脱羧酶使蛋白质中组氨酸脱羟而成为组胺，引起过敏反应。

(4)**金黄色葡萄球菌**：革兰阳性菌，无荚膜，不形成芽胞。在肉类、淀粉类、乳类等食物中极易繁殖，在剩饭菜中易生长，30℃经60分钟后可产生耐热性很强的外毒素。对热抵抗能力强，加热煮沸30分钟仍能致病。

(5)**蜡样芽胞杆菌**：革兰阳性厌氧粗大芽胞杆菌，广泛分布于自然界中，体外抵抗力较强，在110℃能存活1～4天。致病食物常常由于存放较久或加热不足，细菌大量繁殖产生毒素而引起中毒。

神经型食物中毒

又称肉毒中毒，是因进食含有肉毒杆菌外毒素的食物而引起的中毒性疾病，有进食瓶装食品或变质罐头、发酵食品、腊肠等可疑被污染的食品史，临床上以中枢神经系统症状如眼肌、咽肌瘫痪为主要表现，抢救不及时病死率较高。

2. 流行病学资料

(1)**传染源**：被致病菌感染的人和动物是本病的主要传染源。

(2)**传播途径**：进食被细菌或其毒素污染的食物传播。苍蝇和蟑螂可作为传播媒介。

(3)**人群易感性**：普遍易感。感染后不产生明显的免疫力，且致病菌多，故可重复感染、多次发病。

(4)**流行病学特征**：本病可散发发病，亦可集体发病。5～10月发病较多，尤以7～9月常见。与夏季气温高、食物中细菌大量繁殖有关，常由于食物不新鲜、保存与烹调不当引起。潜伏期短，有可疑食物摄入史，病情轻重与进食量有关，停止进食可疑食物后疫情便可控制。各年龄组均可发病。

评估时应详细询问有无进食可疑食物，有无类似病人接触史。

(二) 临床表现

潜伏期短，常在进食数小时后发病。如沙门菌引起的食物中毒一般为4～24小时，副溶血孤菌为6～12小时，变形杆菌为5～18小时，金黄色葡萄球菌为1～5小时，蜡样芽胞杆菌为1～2小时。

起病急，以急性胃肠炎症状为主，如恶心、呕吐、腹痛和腹泻等。腹痛以上、中腹部持续或阵发性绞痛为主，呕吐物为进食的食物。常先吐后泻，腹泻轻重不一，每天数次至数十次，多为黄色稀便、水样或黏液便。病程短，多在1～3天恢复，极少数可达1～2周。腹泻严重者可导致脱水、酸中毒，甚至休克。

(三) 实验室及其他检查

1. 血常规　沙门菌感染者白细胞计数基本正常。副溶血弧菌、金黄色葡萄球菌感染者白细胞计数可增高达$10\times10^9/L$以上，中性粒细胞比例增高。

2. 粪便常规　稀水样粪便镜检可见少量白细胞；血水样便可见大量红细胞，少量白细胞；黏液血便可见大量红细胞和白细胞。

3. 血清学检查　病人早期及病后2周的双份血清特异性抗体升高4倍的可明确诊断。但由于病程短故血清学检查很少应用。

(四)心理-社会状况

本病病程短,病情较轻,所以对病人及家属的生活和心理影响较小,对病人的学习与工作影响也不大,病情重者病人及家属可能会出现轻度的紧张与焦虑等不良心理反应。针对吐泻采取消化道隔离时,部分病人不接受,产生厌烦心理。

(五)治疗要点

以对症治疗为主,一般不使用抗菌药物,如伴有高热重症病人可根据病原体的不同选用适当抗菌药物。

【常见护理诊断/问题】

1. 急性疼痛:腹痛 与胃肠道炎症及痉挛有关。

2. 有体液不足的危险 与呕吐、腹泻引起的大量体液丢失有关。

3. 知识缺乏:缺乏细菌性食物中毒的预防知识。

【护理措施】

(一)急性疼痛:腹痛

1. 休息与活动 按消化道隔离,急性期卧床休息,减少体力消耗。

2. 饮食 给予易消化的流质或半流质饮食,病情好转后可恢复正常饮食。

3. 心理疏导 与病人及家属进行有效沟通,针对病人的心理变化有针对性的给予耐心细致的解答,从心理上去除病人的不良心理变化,指导病人正确面对疾病,保持乐观、积极向上的良好心态,重视他人和家庭的情感支持,帮助病人早日康复健康。

4. 缓解腹痛 可局部热敷,明显者口服丙胺太林15~30mg,或注射山莨菪碱10mg,或皮下注射阿托品0.5mg。注意观察疗效及副作用,丙胺太林副作用主要有口干、视力模糊、头痛、心悸、便秘、尿潴留等。阿托品使用后可出现口干、瞳孔变大、视力模糊、心动过速等,发现异常及时报告医师处理,减量或停药后可消失。

5. 病情观察 注意观察发热程度、腹痛部位及性质。

(二)有体液不足的危险

1. 呕吐有助于清除肠道内残留的细菌及毒素,通常不予止吐处理。护理中注意及时清理呕吐物,保持口腔及床单的清洁卫生。频繁者可遵医嘱给予氯丙嗪肌肉注射,以减少呕吐次数,有利于病人休息。

2. 能进食者鼓励病人多饮补液盐,以补充水和电解质,促进毒素的排泄。呕吐剧烈不能进食或腹泻频繁的病人,给予葡萄糖生理盐水静脉滴注。静脉补液时应注意观察脉搏、呼吸,防止因输液过快引起急性左心衰竭。

3. 严重腹泻伴高热者,遵医嘱给予敏感抗生素。

4. 病情观察 严密观察呕吐和腹泻的次数、性质、量,及时送检病人的呕吐物或粪便。定时测量生命征及尿量,观察神志、面色及皮肤黏膜弹性,记录出入液量,及时发现脱水、酸中毒、休克等。

(三)健康教育

1. 疾病知识指导 帮助病人及家属掌握本病的有关知识,宣传预防细菌性食物中毒的相关知识,指导病人及家属识别病情变化,教会观察呕吐、腹泻的次数、量和性状,指导观察面色、神志、皮肤黏膜弹性的变化。

2. 传染病预防指导

(1)控制传染源:一旦发现可疑食物中毒后,应立即向当地卫生防疫部门报告,及时调查、分析、制订防疫措施,尽早控制疫情。

(2)切断传播途径:加强广大群众的卫生宣传教育,认真贯彻落实《食品卫生法》,加强饮食卫生,严把"病从口入"关。不吃腐败变质的或未经煮熟的食物。对从事饮食行业的相关人员要定期作健康检查。

(3)保护易感人群:可用药物预防。

5月11日,某地一所规模较大幼儿园312名孩子12:00共同午餐,13:10分左右有3个班级共5名幼儿先后出现恶心、呕吐、腹痛、腹泻等症状,幼儿园当即派教师带孩子去附近医院检查,其后2小时内,园内陆续发现47名儿童出现上述症状,立即报告幼儿园领导,午餐为油焖大虾、白菜肉片、清炒土豆丝、西红柿鸡蛋汤和米饭,当地卫生防疫部门调查显示腹泻原因为细菌性食物中毒,中毒食品为油焖大虾。问:

1. 该病人目前主要的护理诊断及合作性问题?
2. 应采取哪些护理措施?

二、细菌性痢疾病人的护理

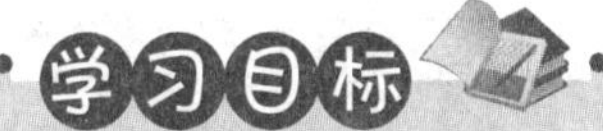

1. 了解痢疾杆菌的特点及细菌性痢疾的发病机制。
2. 熟悉细菌性疾病的流行病学资料、实验室及其他检查。
3. 掌握痢疾的临床表现、护理措施及健康教育。
4. 熟练掌握细菌性痢疾病人的护理。
5. 培养学生认真负责的工作作风及关心、尊重病人的良好职业素质。

细菌性痢疾(bacillary dysentery)简称菌痢,是由痢疾杆菌引起的急性肠道传染病,以直肠、乙状结肠的炎症与溃疡为主要病理变化。临床表现主要为**腹痛、腹泻、里急后重和排黏液脓血便**,可伴有发热及全身毒血症状。临床表现轻重不一,轻者仅有腹痛、腹泻,严重者可有感染性休克和(或)中毒性脑病,病情凶险,预后差。若转为慢性病情迁延的治疗困难。

痢疾杆菌进入机体后是否发病与细菌数量、致病力和人体抵抗力均有关,致病力主要取决于对肠黏膜上皮细胞的吸附和侵袭力。痢疾杆菌进入消化道后,大部分被胃酸杀死,未被杀灭则进入下消化道。因肠道分泌型IgA的阻断作用,或肠道正常菌群的拮抗作用无法吸附于肠黏膜上皮,而不能致病。当细菌数量多或机体免疫力低下时,细菌穿过胃酸屏障后,侵袭和生长在结肠黏膜上皮细胞,经基底膜侵入固有层并在其中繁殖、释放毒素,引起肠黏膜的炎症反应和小血管循环障碍,出现肠黏膜炎症、坏死及溃疡。

【护理评估】

(一) 健康史

1. 病原体 痢疾杆菌属肠杆菌科志贺菌属，革兰染色阴性，按其抗原结构和生化反应的不同可分为4群及40个血清型，即A群痢疾志贺菌、B群福氏志贺菌、C群鲍氏志贺菌、D群宋内志贺菌。目前我国流行菌群以福氏和宋内志贺菌占优势。福氏菌易转变为慢性，宋内志贺菌引起的症状轻，临床症状不典型。痢疾杆菌存在于病人及带菌者的粪便中，对理化因素的抵抗力较低，日光直接照射30分钟，加热60℃ 10分钟，煮沸2分钟即被杀死。对一般消毒剂敏感。但在污染的瓜果、蔬菜上可生存10～20天。

2. 流行病学资料

(1)**传染源**：主要是急、慢性病人及带菌者。非典型病人、慢性病人及无症状带菌者由于症状不典型而容易被忽略，管理困难，故流行病学的意义更大。

(2)**传播途径**：主要经**粪-口途径**传播。痢疾杆菌随病人粪便排出体外后，通过水、食物、手或苍蝇，经口感染，如食物或水源被污染可引起食物型或水型的暴发流行。亦可通过接触病人或带菌者的生活用具而感染。

(3)**人群易感性**：普遍易感。病后可获得一定的免疫力，但短暂且不稳定，不同群、型之间无交叉免疫，故易复发和重复感染。

(4)**流行病学特征**：终年散发，有明显季节性，一般每年5月开始上升，8～9月达高峰，10月以后逐渐减少。可能与夏秋季苍蝇密度高、降雨量多以及进食生冷瓜果等食品的机会多有关。学龄前儿童和青壮年发病为多。

夏季预防菌痢办法

炎热的夏季，是急性菌痢的好发季节，每日吃几瓣生大蒜，可有效地防止其发生。患急性菌痢时，每餐生吃紫皮蒜数瓣，有辅助治疗作用。另外，用10%大蒜水溶液灌肠，治疗顽固难愈的慢性菌痢，也有一定疗效。

评估时应详细询问当地有无菌痢流行情况，发病季节，有无进食不洁食物史以及类似病人的接触史等。

(二) 临床表现

潜伏期短者数小时，长者可达7天，通常1～4天，潜伏期长短与临床症状的轻重取决于病人的年龄、抵抗力、感染细菌的数量、毒力及菌型等因素。

1. 急性菌痢

(1)**普通型**(典型)：起病急，畏寒高热，体温可达39℃，伴头痛、乏力、食欲减退。早期有恶心、呕吐，继而出现阵发性腹痛、腹泻。大便性状开始为稀水样便，1～2天转为黏液脓血便，每日10余次至数十次，量少，此时里急后重明显。体格检查有左下腹压痛及肠鸣音亢进。病程一般为1～2周，多数可自行恢复，少数转为慢性。

(2)**轻型**(非典型)：全身毒血症状轻微，不发热或低热。肠道症状较轻，表现为急性腹泻，大便次数较少，每天10次以内，稀便有黏液但一般无脓血。轻微腹痛及左下腹压痛，里急后重较轻或缺如，病程短，3～7天可痊愈，常易误诊为肠炎，大便培养有志贺菌生长则可确诊，亦可转为慢性。

(3)**重型**：多见于年老体弱、营养不良病人，起病急，腹痛、腹泻、里急后重明显。腹泻次数＞30 次/日，为稀水脓血便，偶尔可排出片状假膜，严重者大便失禁，后期常伴呕吐，可出现严重腹胀及中毒性肠麻痹，失水严重者可引起周围循环衰竭。部分病例表现为中毒性休克，体温不升，常有水、电解质平衡失调和酸中毒，少数可出现心、肾功能不全。

(4)**中毒型：多见于 2～7 岁儿童。**起病急骤，突起畏寒、高热，体温高达 40℃以上，病势凶险，可有嗜睡、昏迷及抽搐，迅速出现呼吸和循环衰竭，肠道局部症状较轻或缺如，可无腹痛、腹泻，发病 24 小时内可出现痢疾样大便。临床以严重毒血症状、休克和中毒性脑病表现为主，可分为以下三型。

1)**休克型**(周围循环衰竭型)：较常见，以感染性休克为主要表现。病人面色苍白、四肢厥冷、皮肤出现花斑、发绀、心率快、脉细速甚至不能触及，血压逐渐降低甚至测不出，出现意识障碍及心、肾功能不全的症状，重型病例不易逆转，可导致多脏器损伤与衰竭，危及生命。

2)**脑型**(呼吸衰竭型)：较为严重，病死率高。以中枢神经系统症状为主要表现，由于脑血管痉挛引起脑缺血、缺氧，导致脑水肿、颅内压升高甚至脑疝，病人出现剧烈头痛、频繁呕吐、烦躁、频繁或持续性惊厥、昏迷、瞳孔大小不等，对光反应迟钝或消失等，严重者出现中枢性呼吸衰竭。

3)**混合型**：最为凶险，病死率高达 90%以上，兼有上述两型的表现。实质上包括呼吸、循环及中枢神经系统等多脏器功能损害与衰竭。

2. 慢性菌痢 病程反复发作或迁延不愈达2个月以上，即为慢性菌痢。导致菌痢慢性化的可能原因有：①人体因素：急性期未获得有效治疗、肠道分泌性 IgA 减少导致的机体抵抗力低下、原有营养不良、胃肠道慢性疾病等。②细菌因素：耐药性菌株或福氏志贺菌感染易导致慢性感染。

(1)**慢性迁延型**：最常见，急性菌痢发作后，迁延不愈，时轻时重。大便间歇排菌。长期腹泻导致营养不良、贫血、乏力等。

(2)**急性发作型**：有慢性痢疾病史，常因过度劳累、受凉或进食生冷食物等因素诱发急性发作，出现急性菌痢表现，发热常不明显。

(3)**慢性隐匿型**：最少见，有急性菌痢史，无明显临床症状，粪便培养可检出志贺菌，结肠镜检可见黏膜炎症或溃疡病变。

评估时应详细询问起病情况，有无畏寒发热、腹痛、腹泻等症状，粪便的性状、量等。

(三) 实验室及其他检查

1. 血常规 急性菌痢白细胞总数可轻至中度增高，可达$(10\sim20)\times10^9$/L，以中性粒细胞为主。慢性病人可有贫血改变。

2. 粪便检查

(1)**常规检查**：外观多为黏液脓血便，镜检可见大量白细胞(≥15 个/高倍视野)、脓细胞及少数红细胞，如有巨噬细胞更有助于诊断。

(2)**粪便培养**：粪便培养出痢疾杆菌为确诊依据。早期、连续多次、抗菌治疗前采集新鲜粪便的脓血部分，可提高培养阳性率。

3. 特异性核酸检测 采用核酸杂交或聚合酶链反应(PCR)可直接检查粪便中的痢疾杆菌核酸，具有灵敏度高、特异性强、快速简便、对标本要求低等优点，但临床少用。

4. 免疫学检查 检测细菌或抗原具有早期、快速的优点，对早期诊断有一定的帮助意义，但由于粪便中抗原成分复杂，假阳性较高，故目前尚未推广使用。

（四）心理-社会状况

急性菌痢病人起病急，肠道和全身症状重，中毒型菌痢来势凶险，甚至出现休克、呼吸、循环及中枢神经系统等多脏器功能损害与衰竭，常使病人及其家属出现紧张和恐惧不安的心理。慢性菌痢因病情迁延，出现营养不良或贫血时可影响正常学习与工作，且治疗效果不理想，病人容易出现焦虑的情绪。

（五）治疗要点

以病原治疗和对症治疗为主。病原治疗首选的药物是**喹诺酮类**药物，病重或口服吸收不良时用肌肉注射或静脉滴注抗生素。慢性菌痢根据药敏试验联合选用两种不同类型的抗菌药物，每疗程 10～14 天，重复 1～3 个疗程。亦可选用药物保留灌肠疗法，或中医中药辨证施治。中毒型菌痢可选用环丙沙星、氧氟沙星或头孢菌素，也可两种以上药物联合用药，原则上疗程不宜短于 5 天。

【常见护理诊断/问题】

1. 体温过高 与痢疾杆菌感染释放内毒素有关。

2. 腹泻 与痢疾杆菌引起肠道炎症、溃疡形成导致肠蠕动增快、吸收减少、肠痉挛有关。

3. 急性疼痛：腹痛 与毒素作用于肠壁自主神经，引起肠痉挛有关。

4. 组织灌注无效：外周组织 与中毒型菌痢导致微循环障碍有关。

5. 潜在并发症：中枢性呼吸衰竭、惊厥、脑疝。

6. 知识缺乏：缺乏对细菌性痢疾的预防知识。

【护理目标】

病人体温逐渐恢复正常；腹泻缓解或停止，表现为排便次数减少，粪便性状正常，营养状态改善；腹痛缓解或停止；组织灌注量增加，表现为面色红润，肢体温暖，尿量增多，血压正常；病人能够描述有关的危险因素及预防措施，未发生中枢性呼吸衰竭、惊厥、脑疝等并发症。

【护理措施】

（一）体温过高

参见第二章中肺炎相关护理措施。

（二）腹泻

1. 休息与活动 实施消化道隔离至临床症状消失后 1 周或大便培养连续 3 次阴性。病人的粪便、呕吐物及污染物必须严格消毒。急性期病人卧床休息。频繁腹泻伴发热、虚弱无力、严重脱水者应协助病人床边排便，以减少体力消耗，并用屏风遮挡。

2. 饮食 能正常进食者，给予清淡易消化的高热量、高维生素、高蛋白、少渣、少纤维素的流质或半流饮食，避免生冷、多渣、油腻或刺激性食物，少量多餐，多饮淡盐水。病情好转逐渐过渡至正常饮食；严重腹泻伴呕吐者暂禁食，静脉补充所需营养，使肠道得到充分休息，病情缓解后调整饮食。

3. 皮肤护理 病人排便后协助清洗肛周，用 1∶5000 高锰酸钾溶液坐浴，并涂以润滑剂，减少刺激，保持肛周皮肤清洁，防止糜烂、感染。伴明显里急后重者，嘱病人排便时不要过度用力，以免脱肛。一旦发生脱肛时可戴橡胶手套轻揉按摩，助其回纳。

4. 遵医嘱用药

（1）遵医嘱使用抗菌药物：首选环丙沙星，也可酌情选用其他喹诺酮类药物，如左旋氧氟沙星、加替沙星等。用药后注意观察胃肠道反应，肾毒性、过敏、粒细胞减少等不良反应。因其影响骨骼发育，故孕妇、哺乳期妇女及儿童慎用。2005 年世界卫生组织推荐菌痢抗菌用药方案见表 10-4。

表 10-4 抗生素治疗菌痢一览表

抗生素名称	用法及用量	
	儿童	成人
一线用药		
环丙沙星	每次 15mg/kg	每次 500mg
	每日 2 次，疗程 3 天，口服	
二线用药		
匹美西林	每次 25mg/kg	每次 400mg
	每日 4 次，疗程 5 天，口服	
头孢曲松	每次 50～100mg/kg	每次 50～100mg/kg
	每日 1 次肌肉注射，疗程 2～5 天	
阿奇霉素	每次 6～20mg/kg	每次 1～1.5g
	每日 1 次，疗程 1～5 天，口服	

(2)早期禁用止泻药，便于毒素的排出。遵医嘱补充水及电解质，轻者可口服补液(ORS)，补液量为丢失量加上每日生理需要量。有严重脱水者考虑静脉补液，以免发生脱水及电解质紊乱。

5. 病情观察 重点监测病人的生命体征。观察排便次数、性状、量及伴随症状，有无脱水征象，注意病人饮食情况，记录 24 小时出入量；慢性病人注意观察体重、营养状况等一般状况是否改善；送检标本应采集含有黏液、脓血部分的新鲜粪便并及时送检，以提高阳性率。

(三) 急性疼痛：腹痛

详见本节中细菌性食物中毒护理措施。

(四) 组织灌注无效：外周组织

1. 休息 绝对卧床休息，专人监护，安置病人平卧位或休克体位(头部和下肢均抬高 30°)。抬高头部有利于膈肌活动，增加肺活量，使呼吸运动接近于生理状态。抬高下肢有利于下肢静脉的血液回流，从而相应增加循环血量。小儿去枕平卧，头偏向一侧。

2. 保暖 循环衰竭病人由于末梢循环差，应注意保暖，可调高室温，加盖棉被，减少暴露部位，放置热水袋，喝热饮品。

3. 吸氧 遵医嘱给予吸氧，持续监测血氧饱和度，并监测动脉血气分析，观察氧疗效果。

4. 配合抢救 迅速建立静脉通路以便及时用药，必要时开放两条通路。记录 24 小时出入量，有利于调整补液速度和判断病情。遵医嘱给予扩容、纠酸等抗休克药物治疗。若病人面色转红、发绀消失、肢端转暖、血压逐渐上升，提示组织灌注良好，收缩压维持在

80mmHg 以上，脉压＞30mmHg，脉搏＜100 次/分且充盈有力，尿量＞30ml/h，提示肾血流灌注良好。扩容时，应根据血压、尿量随时调整输液速度。在快速扩容阶段，注意有无呼吸困难、咳泡沫痰及肺底湿啰音，防止肺水肿及左心衰竭的发生。应用血管活性药物，维持适当的速度和浓度。注意观察药物的疗效和副作用。

5. 病情观察 监测生命体征、神志、尿量，如发现面色苍白、四肢湿冷、血压下降、脉细速、尿少、烦躁等休克征象，通知医生，配合抢救。

(五) 潜在并发症：中枢性呼吸衰竭、惊厥、脑疝

参见本章第二节中流行性乙型脑炎病人的相关护理措施。

(六) 健康教育

1. 疾病知识指导 进行细菌性痢疾的相关知识的介绍，讲清隔离治疗与粪便消毒对本病的控制极为重要，帮助病人了解病情，清楚遵医嘱按时、按量、按疗程服药对急性期病人彻底治愈的重要意义，防止转为慢性病情。慢性菌痢病人应注意避免劳累、受凉、进食生冷食物、暴饮暴食、过度紧张和情绪波动等因素而出现急性发作。使病人积极配合医护人员治疗与护理，争取早日恢复健康。

2. 传染病预防指导

(1)控制传染源：急、慢性病人和带菌者应隔离治疗或定期进行访视管理，予以彻底治疗，直至大便培养阴性。对托幼机构、饮食服务及水源管理等行业工作人员中的菌痢病人，应立即调离原工作岗位并给予彻底治疗。慢性病人和带菌者未治愈前不得从事上述行业工作。

(2)切断传播途径：教育群众养成良好的个人卫生习惯，餐前便后洗手，不饮生水，不摄入不洁及腐败食物，把住"病从口入"关。做好饮食、饮水及粪便的卫生管理，加强防蝇灭蝇工作，改善环境卫生条件。严格执行食品卫生管理法及有关制度。

(3)保护易感人群：加强体育锻炼，保持生活规律，提高机体非特异性免疫力。我国在菌痢流行期间，主要采用口服痢疾活菌苗，目的是通过刺激肠道产生分泌型 IgA 及细胞免疫而获得免疫性，免疫期可保持 6～12 个月，对同型志贺菌保护率可达 80%，而对其他型别菌痢的流行可能无保护作用。

【护理评价】

病人体温是否逐渐下降，或已恢复正常；腹泻是否已经停止，粪便性状是否正常，肛周皮肤是否无损伤、感染；病人是否无脱水及电解质紊乱发生；血压是否正常，面色是否转红，肢体是否回暖，尿量有无增加。

思考题

病人，男，18 岁，因急起畏寒高热、腹痛、腹泻 1 天入院，入院时自述因口渴而购买一瓶饮料，服用后发现饮料属三无产品，但未介意。其后 2 小时出现畏寒高热伴头痛、恶心、呕吐 3 次，呕吐物为胃内容物。左下腹阵发性腹痛，腹泻后缓解。腹泻 10 余次，开始为稀水样便，量多，后为黏液脓血便，量少，伴明显里急后重。体格检查：T 39.7℃，左下腹压痛明显，肠鸣音亢进，10 次/分。

1. 为明确诊断需检查的实验室项目是什么？
2. 该病人目前主要的护理诊断有哪些？
3. 如何对该病人进行护理？

三、伤寒病人的护理

学习目标

1. 了解伤寒杆菌的特点。
2. 熟悉伤寒流行病学资料、临床表现、实验室及其他检查。
3. 掌握伤寒的护理措施及健康教育。
4. 培养学生认真负责的工作作风及关心、尊重病人的良好职业素质。

伤寒(typhoid fever)是由伤寒杆菌引起的一种急性肠道传染病。临床特征为持续性发热,相对缓脉,表情淡漠,肝脾大,玫瑰疹及白细胞减少等。可出现的严重并发症有肠出血和肠穿孔。

【护理评估】

(一) 健康史

1. 病原体　伤寒杆菌属于沙门菌属中的D群,革兰染色阴性,有鞭毛,能运动。在普通培养基中即能生长,在含有胆汁的培养基中更易生长。不产生外毒素,菌体裂解时释放的内毒素是致病的重要因素。伤寒杆菌具有脂多糖菌体"O"抗原和鞭毛"H"抗原,可刺激机体产生非保护性特异的IgM和IgG抗体。此外还有多糖毒力"Vi"抗原,其抗原性弱,当伤寒杆菌从人体被清除,Vi抗体随之消失。

在自然界中生存能力强,耐低温,在地面水中可存活2～3周,在粪便中可存活2～3个月,冰冻环境可存活数月。但对阳光、热、干燥抵抗力差,阳光直射数小时、加热至60℃ 15分钟或煮沸后即可杀灭,对一般化学消毒剂敏感。

2. 流行病学资料

(1)**传染源**:病人及带菌者是主要传染源。病人从潜伏期末至病程2～4周排菌量最大,传染性最强,恢复期或病愈后排菌减少。极少数(2%～5%)病人病愈后持续排菌达3个月以上为慢性带菌者,偶有终生排菌者,是伤寒不断传播或流行的主要传染源。

(2)**传播途径**:主要通过**粪-口**途径感染人体。**食物**、**水源**污染是最重要的传播途径,常引起暴发流行;日常生活接触是散发流行的主要传播方式;苍蝇和蟑螂可机械性携带伤寒杆菌引起散发流行。

(3)**人群易感性**:普遍易感,病后可产生持久、稳固的免疫力,再次发病少见。伤寒与副伤寒之间无交叉免疫。

(4)**流行病学特征**:伤寒一年四季均可发病,但以夏秋季多见。学龄期儿童及青年发病率高。

伤寒流行情况

在发达国家由于具有完善的卫生供水系统和污水处理设施,自20世纪60年代起发病率呈下降趋势,维持在低水平。伤寒杆菌无动物宿主,随着带菌者不断减少,在发达国家将被控制,但发展中国家仍比较常见。

评估时应详细询问有无接触被污染的水和食物，有无类似病人接触史，是否有过伤寒病史。

（二）临床表现

潜伏期长短与伤寒杆菌感染量及机体免疫状态有关，波动在3～60天，一般为7～14天。

1. 典型伤寒 典型的临床经过可分为下述四期。

（1）**初期**：病程第1周，大多起病缓慢，发热是最早出现的症状。发热前可有畏寒，少有寒战。体温呈阶梯形上升，3～7日逐步到达高峰，可达39～40℃，伴乏力、全身疲倦、食欲减退、头痛、咽痛、干咳、恶心、呕吐、腹痛、轻度腹泻或便秘等症状，右下腹有轻压痛，部分病人此时可扪及肿大的肝脏和脾脏。

（2）**极期**：病程第2～3周，出现伤寒特有的典型表现。肠出血、肠穿孔等并发症多在本期出现。

1）持续发热：高热以稽留热型为主，少数呈弛张热或不规则热，如没有进行有效抗菌治疗，热程可持续2周以上。

2）神经系统中毒症状：由于内毒素的毒性和致热性，病人精神恍惚、表情淡漠、反应迟钝、呆滞、耳鸣、重听或听力减退，重者可有谵妄、脑膜刺激征甚至昏迷。儿童可出现抽搐。

3）相对缓脉：脉搏与发热不成比例上升。成人常见，并发中毒性心肌炎时，缓脉不显著。

4）**玫瑰疹**：病程第7～14天，50%以上的病人可分批出现直径约2～4mm淡红色小斑丘疹（玫瑰疹），压之褪色，多在10个以下，分布以胸、腹部及肩背部多见，四肢罕见，约2～4天内变暗淡、消失，有时可变为压之褪色的小出血点。

5）消化系统症状：50%左右的病人可出现右下腹或弥漫性的腹部隐痛，右下腹可有深压痛。多数病人便秘，10%左右的病人可有腹泻。

6）肝脾大：大多数病人有轻度的肝脾大，若病人出现黄疸或肝功能明显异常时，提示并发中毒性肝炎。

（3）缓解期：病程第4周，体温逐渐下降，消化、神经症状逐渐减轻，食欲好转，肿大的肝脾开始回缩。但由于小肠病理改变仍处于溃疡期，还有可能出现肠出血、肠穿孔等并发症。

（4）恢复期：病程第5周，体温恢复正常，消化、神经症状消失，肝脾恢复正常。体弱、原有慢性疾患或出现并发症者，病程往往较长。

由于预防接种的推广和病人的及时诊断与有效的抗菌治疗，所以典型表现已经不多见。

2. 其他临床类型

（1）轻型：多见儿童、曾经接受过伤寒菌苗预防及发病初期使用有效抗菌药物的病人。病程短，全身毒血症状轻，1～2周病情恢复，容易漏诊或误诊。

（2）暴发型：起病急，毒血症状重，高热或体温不升，常并发肠麻痹、心肌炎、中毒性脑病、中毒性肝炎或休克，如能及时诊断并进行有效病原和对症治疗，仍有治愈可能。

（3）迁延型：起病初期表现与典型伤寒相似，但发热可持续5周至数月之久，热型呈弛张热或间歇热，肝脾大明显。常见于原有胆道结石、慢性乙型肝炎或慢性血吸虫等消化系统疾病的病人。

（4）逍遥型：起病初期症状不明显，病人能正常生活和工作，部分病人发生肠出血或肠穿孔才被发现。

（5）小儿伤寒：年龄越小症状越不典型，起病比较急，胃肠症状比较明显，热型不规则，多数无相对缓脉，便秘、玫瑰疹少见，肝脾大明显，容易并发支气管炎和肺炎，肠出血、肠穿孔少见，白细胞计数可不减少。

(6)老年伤寒：发热不高，因多汗容易出现虚脱，病程迁延，恢复期长，病死率高，并发症常见支气管肺炎和心力衰竭。

3. 复发和再燃　少数病人热退后1～3周，临床症状再现，血培养再度阳性，称为复发。复发与病灶内伤寒杆菌未被完全清除，再度侵入血循环有关，见于抗菌治疗不彻底、机体抵抗力低下的病人；部分病人在缓解期，体温未下降到正常时重新升高，持续5～7天后退热，称为再燃。血培养可再次阳性，可能与菌血症未被完全控制有关，足量有效的抗菌药物治疗可减少或杜绝再燃。

4. 并发症

(1)**肠出血**：为常见的严重并发症，成人较比小儿多见，多发生于病程第2～3周，发生率为2%～15%。大量出血时，常出现体温骤降，头晕、口渴、烦躁、恶心等症状。体格检查可见面色苍白、手足冰冷、呼吸急促、脉搏细速、血压下降等体征。病程中随意起床或过早下床活动、饮食过量或含纤维渣滓较多、过度用力排便、腹泻及治疗性灌肠等常为诱因。

(2)**肠穿孔**：是最严重的并发症，成人较比小儿多见，多见于病程第2～3周，发生率1%～4%。穿孔部位常见于回肠末段。穿孔前常有腹泻、腹胀或肠出血等先兆，病人表现为右下腹突然剧痛，伴恶心、呕吐、四肢冰冷、呼吸急促、脉搏细速、体温与血压下降等休克表现，经1～2小时后腹痛和休克表现暂时缓解，但不久体温又迅速回升，腹痛持续存在并加重，出现腹膜炎体征。X线检查膈下有游离气体。肠穿孔的诱因与肠出血基本相同。

(3)其他：中毒性心肌炎、支气管炎及肺炎、中毒性肝炎、溶血性尿毒综合征、急性胆囊炎、血栓性静脉炎、肾盂肾炎、脑膜炎、骨髓炎等，孕妇可发生流产或早产。

评估时应注意监测病人生命体征；有无脑膜刺激征及意识状态的改变；有无腹部压痛；有无玫瑰疹等。

(三) 实验室及其他检查

1. 常规检查

(1)血常规：**白细胞计数一般在**(3～5)×10^9/L，中性粒细胞减少，嗜酸性粒细胞减少或消失。随病情恢复而逐渐升至正常，复发者再度减少或消失，可能与骨髓的粒细胞系统受到细菌毒素的抑制，粒细胞破坏增加和分布异常有关。对伤寒的诊断与病情评估有重要的参考价值。血小板突然下降应警惕溶血性尿毒综合征或DIC等并发症。

(2)尿常规：病程第2周开始可有少量管型或轻度蛋白尿。

(3)粪便常规：腹泻病人粪便可见少许白细胞，并发肠出血者可出现便潜血阳性或肉眼血便。

2. 细菌培养

(1)血培养：是最常用的确诊依据，发病第1～2周血培养阳性率最高，可达80%～90%，以后阳性率逐渐下降，复发和再燃时可再度阳性。

(2)骨髓培养：由于骨髓中单核吞噬细胞吞噬伤寒杆菌较多，伤寒杆菌存在的时间也比较长，故骨髓培养阳性率稍高于血培养，可达80%～95%，对已用抗菌药物治疗、血培养阴性的病人尤为适用。

(3)尿培养：初期常为阴性，第3～4周可有阳性结果，可达25%。

(4)粪便培养：病程第2周开始阳性率逐渐增加，第3～4周阳性率最高，可达75%。

3. 肥达试验 通过凝集法检测病人血清中相应抗体的凝集效价，对伤寒有辅助诊断价值。多数病人伤寒抗体在病后第2周起出现，第3周阳性率可达50%以上，第4～5周阳性率可达80%，痊愈后仍并可维持数月。O抗体凝集效价在1∶80及H抗体在1∶160或以上；或O抗体效价升高4倍以上时有辅助诊断价值。Vi抗体用于慢性带菌者的调查，效价在1∶32以上有意义。

(四) 心理-社会状况

由于病人及家属对伤寒的病变了解少，患病后对需要控制饮食并隔离住院治疗的意义不理解，加之对家庭生活、工作、经济均有一定的影响，导致病人出现悲观、焦虑、孤独、恐惧、抑郁等不良的心理反应。情绪比较急躁，甚至出现不配合治疗的情况，病人急切渴望得到关心和权威的治疗以便早日出院。

(五) 治疗要点

重视一般治疗与对症治疗的同时早期使用抗菌药物进行病原治疗，尽早控制炎症，减少内毒素释放。**喹诺酮类药物**是目前治疗伤寒的首选，具有对革兰阴性杆菌活性高，杀菌作用强，细菌对其耐药的发生率低，体内分布广，口服制剂使用方便等优点。

【常见护理诊断/问题】

1. 体温过高 与伤寒杆菌感染致毒血症有关。

2. 营养失调:低于机体需要量 与高热及消化道症状有关。

3. 潜在并发症:肠出血、肠穿孔。

4. 知识缺乏:缺乏伤寒的预防知识。

【护理措施】

(一) 体温过高

1. 休息与活动 发热期病人必须严格卧床休息至热退后1周，以减少热量、营养物质的消耗以及肠蠕动，预防肠道并发症。恢复期无并发症者可逐渐增加活动量。发热病人因食欲差，消化功能低下，口腔自洁作用下降，故易发生口腔炎症、溃疡，应协助病人饭后、睡前进行漱口，加强口腔护理。高热出汗后应及时用温水擦拭，更换棉质吸汗性好的内衣，保持床铺铺面及皮肤的清洁、干燥。长期卧床者，定期更换体位，防止压疮和坠积性肺炎的发生。

2. 采取有效降温措施 常用物理降温方法，如温水或酒精擦浴、头部冰敷等，尽量**避免应用发汗退热药**，以防体温骤降，大汗虚脱。擦浴时避免在腹部用力加压，以免引起肠出血或肠穿孔。

3. 心理疏导 帮助病人及家属理解熟悉伤寒的相关知识，增加与病人沟通交流的时间，鼓励病人说出自己内心的感受和顾虑，与病人及其家属一起讨论可能出现的问题，讲解控制饮食和隔离住院治疗的意义，在精神上给予病人真诚的安慰和支持，从情感上真正关心、理解、支持病人，消除病人的不良心理反应，减轻病人的心理压力，使病人能真正的配合医护人员的治疗与护理。

4. 遵医嘱用药

(1)喹诺酮类：目前常用的有诺氟沙星、左旋氧氟沙星、氧氟沙星、环丙沙星等。此类药物体内分布广，尤其胆囊浓度高，对并发胆囊炎的病人治疗尤为有利。用法：①诺氟沙星每次0.2～0.4g，每天3～4次口服，疗程2周；②左旋氧氟沙星每次0.2～0.4g，每天2～3次口服，疗程2周；③氧氟沙星成人每次0.2g，每天3次口服，疗程2周；④环丙沙星每次0.5g，每天2次口服，疗程2周。对于有并发症的或重型病人氧氟沙星和环丙沙星每次

0.2g，静脉滴注，每天2次，症状控制后改为口服，疗程2周。应用喹诺酮类药物时要密切监测血常规变化与白细胞减少症的发生，注意病人有无失眠及胃肠不适等，因影响骨骼发育，儿童、孕妇、哺乳期妇女慎用。

(2)氯霉素：用于氯霉素敏感菌株。每次0.5g，每天4次口服，疗程10～14天，重型病人每次0.75～1g，静脉滴注，每天2次，体温正常后剂量减半。应用氯霉素期间必须注意对骨髓的毒性作用，外周血白细胞<0.25×10^9/L时停药，更换其他抗菌药物。孕妇、新生儿和肝功能明显异常的病人忌用。

(3)第三代头孢菌素类：①头孢噻肟、头孢哌酮、头孢他啶：每次2g，静脉滴注，每天2次，儿童50mg/kg，静脉滴注，每天2次，疗程2周；②头孢曲松：每次1～2g，静脉滴注，每天2次，儿童50mg/kg，静脉滴注，每天2次，疗程2周。

(4)氨苄西林：用于敏感菌株的治疗，每次4～6g，静脉滴注，每天1次，疗程2周。应用氨苄西林，用前需做皮肤过敏试验。出现皮疹应及时停药，更换其他抗菌药物。

(5)复方磺胺甲噁唑：用于敏感菌株的治疗，2片/次，口服，每天2次，疗程2周。

5. 病情观察　观察发热热型及程度，体温的升降特点。注意体温下降后由于并发症或复发、再燃导致的体温再次上升。

(二)营养失调：低于机体需要量

1. 饮食

(1)发热期间应给予营养丰富、清淡易消化的饮食，如鲜果汁、青菜汤、蛋汤、牛奶、豆浆等，少量多餐，避免过饱，以防肠出血或穿孔。鼓励病人少量、多次饮水，摄入不足的静脉补液。可使尿量增加，有利于伤寒杆菌内毒素的排出，从而减轻毒血症状，记录出入量。

(2)缓解期肠道病变未痊愈易诱发并发症，应向病人及家属说明控制饮食的重要性，使病人及家属主动配合，严格控制饮食。可给予易消化的高热量、少渣或无渣、少纤维素的流质或半流饮食。如米粥、软面条等，避免刺激性和产气的食物。

(3)恢复期病人食欲好转，可逐渐过渡至正常饮食，但仍可能发生并发症，应节制饮食。切忌暴饮暴食或进食生冷、粗糙、不易消化的食物。

2. 病情观察　观察进食后的反应，有无面色苍白、唇周和指(趾)苍白发绀、脉搏细速、血压进行性下降、出冷汗、尿少等休克表现，有无右下腹剧痛、腹肌紧张、腹部压痛、反跳痛。

(三)潜在并发症

1. 避免诱因　及时处理腹胀、腹泻和便秘，注意控制饮食，保证休息。

(1)腹胀病人：饮食应减少豆浆、牛奶等容易产气的食物，给予少糖低脂食物，禁食易产气食物，注意补充钾盐，腹部可使用松节油涂擦或肛管排气，禁用新斯的明等促进肠蠕动的药物，以免诱发肠出血、肠穿孔。

(2)腹泻病人：应选择低糖低脂食物，因其腹部血液充盈，可用腹部冷敷，减轻充血，避免腹部施压。一般不使用鸦片制剂，以免引起肠蠕动减弱，产生腹中积气。

(3)便秘病人：排便时切忌过分用力，可用开塞露或生理盐水300～500ml低压灌肠。无效时改用液状石蜡100ml或50%甘油60ml灌肠，禁用高压灌肠和泻剂。

2. 病情观察　密切监测生命体征，尽早识别肠道并发症，如脉搏增快，出冷汗、血压下降、便血、腹部压痛、肌紧张等，发现异常及时通知医生并配合处理。

3. 肠出血的处理　禁食24小时，静脉补充营养，保持安静，绝对卧床休息，遵医嘱给予止血剂及镇静剂，密切观察病人的面色、脉搏、血压变化及粪便的量和颜色。大出血的病人酌情输新鲜血，注意水、电解质平衡；大量出血经积极的内科治疗无效时，可考虑手术处理。

4. 肠穿孔的处理　禁食，胃肠减压，使用对肠道菌敏感的抗菌药物，视具体情况，及时手术治疗。

(四) 健康教育

1. 疾病知识指导　向病人和家属介绍伤寒的有关知识、自我护理和家庭护理方法。强调病人出院后，应继续休息1～2周，逐渐增加活动量和工作量。定期复查，若出现发热等症状，应及时就诊，防止复发。伤寒的恢复过程较慢，痊愈后仍需检查其粪便，防止成为带菌者。

2. 传染病预防指导

(1)控制传染源：按消化道传染病隔离病人，临床症状消失后，每隔5～7天送检粪便进行伤寒杆菌的培养，连续2次阴性方可解除隔离。接触者应医学观察2周，慢性携带者应调离饮食服务行业，并给予有效治疗。

(2)切断传播途径：做好饮食、水源、粪便的管理，注意个人卫生，消灭苍蝇、蟑螂。避免进食未煮熟的肉类食品，水果应洗净或削皮。

(3)保护易感人群：易感人群可用伤寒、副伤寒甲、乙三联菌苗进行预防接种，成人每周注射1次，连续3次，分别用0.5ml、1.0ml、1.0ml菌苗皮下注射，接种后2～3周产生免疫力，免疫期为1年。

病人，男，26岁，2周前出现畏寒发热，体温呈阶梯形上升，3日内上升到40.2℃，病人目前表情淡漠、反应迟钝、右下腹隐痛。体格检查：T 39.9℃，稽留热型，R 22次/分，P 89次/分，BP 110/75mmHg。胸部可见3枚直径约2mm左右的淡红色小斑丘疹，压之褪色，右下腹有轻压痛。实验室检查：血白细胞4.6×10^9/L，肥达反应：O抗体凝集效价1∶60，H抗体1∶320。诊断为伤寒。其父母对疾病预后比较担心。问：

1. 典型伤寒的临床表现有哪些？
2. 伤寒的主要传播途径是什么？
3. 该病人目前主要的护理诊断及合作性问题有哪些？
4. 治疗伤寒常用的抗生素有哪些？
5. 如何预防伤寒感染？

四、霍乱病人的护理

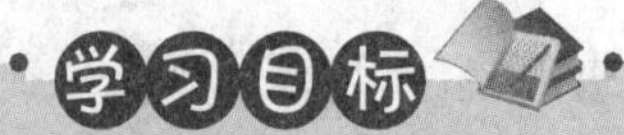

1. 了解霍乱弧菌的特点、霍乱的发病机制。
2. 熟悉霍乱流行病学资料、临床表现、实验室及其他检查。
3. 掌握霍乱的护理措施及健康教育。
4. 具有高度的责任心和良好的职业素质。

霍乱(cholera)是由霍乱弧菌所致的烈性肠道传染病,发病急,传播快,属国际检疫传染病,在我国传染病防治法中被列为甲**类传染病**。典型表现为剧烈的腹泻、呕吐,可引起脱水及肌肉痉挛,严重者出现周围循环衰竭和急性肾衰竭。

霍乱弧菌侵入人体后是否发病取决于机体胃酸分泌程度和霍乱弧菌的致病力。正常胃酸可杀死一定数量的霍乱弧菌,当胃酸分泌减少或胃液稀释或感染的弧菌量多时,未被杀死的弧菌可进入小肠致病。霍乱弧菌通过鞭毛运动及弧菌产生的蛋白酶作用穿过肠黏膜黏液层,黏附于小肠黏膜上皮细胞表面但不侵入肠黏膜下层,在小肠碱性环境中大量繁殖并产生霍乱肠毒素,引起肠黏膜生理功能失调,导致剧烈的分泌性腹泻,形成"米泔水"样便。剧烈呕吐和腹泻致水、电解质大量丢失可引起脱水和电解质紊乱,同时,由于碳酸氢根大量丢失、组织因缺氧进行无氧代谢致乳酸堆积、严重脱水发生循环衰竭而致急性肾衰竭,均可引起代谢性酸中毒。

【护理评估】

(一) 健康史

1. 病原体　**霍乱弧菌**为革兰染色阴性,呈弧形或逗点状,菌体尾端有鞭毛,运动活泼,在暗视野悬滴镜检时可见穿梭状运动,粪便直接涂片可见弧菌呈鱼群样排列。霍乱弧菌在碱性环境中繁殖迅速,常用碱性蛋白胨水作增菌培养。霍乱弧菌的致病力包括:鞭毛运动、黏附素、黏蛋白溶解酶;霍乱肠毒素;内毒素及其他毒素。霍乱弧菌对干燥、热、酸和消毒剂均敏感,煮沸 1～2 分钟可杀死。正常胃酸中仅能存活 5 分钟,但在自然环境中,如江、河、井或海水中存活期较长。

2. 流行病学资料

(1)传染源:**病人**和**带菌者**是主要传染源,其中轻型病人和隐性感染者因不易确诊而致隔离、治疗不及时,成为重要的传染源。

(2)传播途径:通过**消化道**传播。水源或食物被病人和带菌者的粪便、排泄物所污染,可引起暴发流行。也可通过污染鱼、虾等水产品引起传播,或经日常生活接触及苍蝇传播。

(3)人群易感性:普遍易感,病后可获得一定免疫力,但产生的抗菌抗体和抗肠毒素抗体维持时间短暂,故有再次感染的可能。

(4)流行特征:在我国霍乱流行季节为**夏秋季**,集中于 7～10 月,流行地区主要是沿海地区如浙江、江苏、上海、广东等省市。

霍乱弧菌的分群

WHO 腹泻控制中心将霍乱弧菌分为三群:O_1 群霍乱弧菌,为霍乱的主要致病菌;不典型 O_1 群霍乱弧菌,不产生肠毒素,无致病性;非 O_1 群霍乱弧菌,一般无致病性,仅少数血清型能引起散发性腹泻。近年来在孟加拉发现非 O_1 群的新的血清型,名为 O_{139} 霍乱弧菌,能引起流行性腹泻。目前,应警惕 O_{139} 型在我国大流行的可能。

(二) 临床表现

潜伏期短者数小时,长者可达 7 日,平均 1～3 日。

1. 典型霍乱　大多突然发病,临床病程分为 3 期。

(1)泻吐期:常以**剧烈腹泻**开始,多无发热、腹痛和里急后重,排便后自觉轻快感。大便量多次频，每日可达数十次甚至排便失禁。大便性状初含粪质，后为黄色稀水样便或**“米泔水”样便**。腹泻后继而呕吐，常为喷射状，呕吐物初为胃内容物，后呈水样或“米泔水”样，少有恶心。本期持续数小时至1～2日。

(2)脱水期：频繁泻吐使机体丢失大量水分和电解质，可迅速出现**脱水**、代谢性酸中毒、肌肉痉挛、低血钾，严重者出现循环衰竭。表现为烦躁不安、眼窝凹陷、皮肤干燥无弹性、血压下降、尿量减少、呼吸增快、意识障碍以及肌肉痉挛疼痛。本期病程长短取决于治疗是否及时、正确，一般为数小时至2～3日。

(3)恢复期或反应期：脱水纠正后，症状逐渐消失，体温、脉搏、血压恢复正常。少数病人由于循环改善后肠内毒素吸收增加，可出现反应性低热，一般持续1～3日后自行消退。

2. 临床类型 霍乱病情轻重不一，根据失水程度、血压和尿量，可分为轻、中、重3型。此外，尚有罕见的暴发型霍乱，以休克为首发症状，病情急骤，发展迅猛，未见吐泻已死于循环衰竭，称**“干性霍乱”**。

(三) 实验室及其他检查

1. 血液检查 脱水引起血液浓缩可致红细胞计数和白细胞计数增高，血肌酐、尿素氮增高，而碳酸氢离子降低。血清钾可正常，当酸中毒纠正后则出现低钾血症。

2. 尿液检查 尿液多呈酸性，可见少量蛋白、红细胞、白细胞和管型。

3. 粪便检查

(1)粪便常规：可见黏液及少量白细胞、红细胞。

(2)粪便涂片染色：可见革兰阴性弧菌，呈鱼群状排列。

(3)动力试验和制动试验：将新鲜粪便滴于玻片上，悬滴或暗视野镜检可见穿梭状运动活泼的细菌，当滴入霍乱免疫血清后运动停止。可作为流行期间的快速诊断方法。

(4)增菌培养：有助于早期诊断，并可鉴定其生物型和血清型。

4. 血清学检查 感染者可产生抗菌抗体和抗肠毒素抗体，主要用于流行病学的追溯诊断和粪便培养阴性的可疑病人诊断。

(四) 心理-社会状况

霍乱流行期间生活在疫区或与霍乱病人有明显的接触史。因突然起病、病情进展快、剧烈泻吐，并实施严格隔离措施，病人常感极度紧张、恐惧、孤独和自卑。

(五) 治疗要点

霍乱的治疗原则包括严格隔离、及时补液、辅以抗菌及对症治疗。其中，及时补充**液体和电解质**是治疗霍乱的关键环节，抗菌治疗是液体疗法的辅助治疗，可减少腹泻量、缩短病程及排菌期。同时，积极对症治疗，重症病人经补液后血压仍较低时，可加用血管活性药物；有急性肺水肿及心力衰竭者应暂停输液，给予强心剂、利尿剂和镇静剂；出现低钾血症应静脉补钾；出现高血容量、高血钾、严重酸中毒，可采用透析治疗。

【常见护理诊断/问题】

1. 腹泻 与霍乱肠毒素引起肠黏膜生理功能失调有关。

2. 体液不足 与频繁剧烈的泻吐导致大量水分丢失有关。

3. 恐惧 与突然起病、病情发展迅速及实施严格隔离措施有关。

4. 知识缺乏：缺乏霍乱的预防保健知识。

【护理措施】

(一) 腹泻

1. 严格隔离　按甲类传染病进行严格的消化道隔离，至症状消失后6日，并隔日粪便培养1次、连续3次阴性方可解除隔离。

2. 其他　参见本章第三节中细菌性痢疾病人的护理。

(二) 体液不足

1. 遵医嘱补液

(1)正确的补液量和速度：①**口服补液**。适用于轻、中度脱水病人，以及经静脉补液休克纠正的重症脱水病人。WHO推荐的口服补液盐(ORS)配方为：葡萄糖20g，氯化钠3.5g，碳酸氢钠2.5g，氯化钾1.5g，溶于1000ml饮用水内。最初6小时内用量，成人每小时750ml，20kg以下儿童每小时250ml，以后用量约为腹泻量的1.5倍。②**静脉补液**。补液原则是早期、快速、足量，先盐后糖，先快后慢，纠酸补钙，及时补钾。液体通常选用541液(配方：0.9%氯化钠550ml，1.4%碳酸氢钠300ml，10%氯化钾10ml，10%葡萄糖140ml)，补液的量和速度视病情轻重和脱水程度而定(表10-5)。

表10-5　霍乱病人静脉补液量及速度

程度	补液量(最初24小时)	补液速度(最初1～2小时)	备注
轻度脱水	3000～4000ml		24小时后根据病情调整补液量和速度
中度脱水	4000～8000ml	5～10ml/min	
重度脱水	8000～12 000ml	40～80ml/min(以后按20～30ml/min并视脱水情况减慢速度)	

(2)正确进行补液治疗：①迅速建立2条静脉通道或行中心静脉穿刺，监测中心静脉压的变化，以判断病情和疗效。②按医嘱确定的输液量和速度，制订周密的输液计划，必要时应用输液泵，确保及时准确地输入液体。③大量快速输液时，液体应加温至37～38℃，以免出现不良反应。④补液过程中应密切观察输液效果，快速补液期如出现烦躁、胸闷、咳嗽、心悸、颈静脉充盈、肺部啰音等，提示发生急性肺水肿，应立即报告医生并做相应处理。

2. 病情观察

(1)密切观察生命体征、神志的变化，每0.5～1小时记录1次；观察泻吐物的颜色、性状、次数和量，正确记录24小时出入液量。

(2)观察皮肤黏膜弹性、尿量、血压、神志等变化判断脱水程度；监测血清钠、钾、氯、钙、二氧化碳结合力等实验室检查结果变化，评估水、电解质、酸碱平衡情况，尤其注意有无低钾。

3. 饮食　剧烈泻吐时应暂禁食，随症状逐渐好转，可给予少量多次饮水。病情控制后可给予温热低脂流质饮食如米汤、果汁、淡盐水等，尽量避免饮用牛奶、豆浆等易加重肠胀气食物。

4. 生活照护　病人卧床休息，床边放置容器，协助床边排便，减少病人体力消耗。加强皮肤护理，尤其是臀部皮肤护理，以免局部皮肤发生糜烂和压疮。呕吐时协助病人头偏向一侧，避免造成窒息或吸入性肺炎，呕吐后给予温水漱口。病人的泻吐物需严格消毒。

(三) 恐惧

向病人及家属介绍疾病的发生、发展过程及病程、转归,说明严格隔离的重要性及隔离期限。具有同情心,理解病人,充满爱心地对待每一位病人,创造温馨、舒适的隔离环境,确保病人良好休息。积极与病人进行有效沟通,倾听病人的诉说,根据病人不同的个性特征、心理需求进行心理护理,满足病人心理需求。帮助病人及时清除排泄物、更换污染的床单,保持清洁舒适的环境,增强安全感,用镇静、娴熟的工作消除恐惧感。

(四) 健康教育

1. 疾病知识指导 向病人和家属解释疾病的致病原因、传播方式、临床表现等基本知识,指导其学会观察病情变化,说明养成良好卫生习惯的重要性,告知被病人污染的衣物、用具等必须消毒处理,并做好随时消毒和终末消毒。

2. 预防疾病指导

(1)控制传染源:做好疫源检索,发现病人应按甲类传染病严格隔离。与病人有接触者应严密检疫5 日,留粪培养并服药预防。

(2)切断传播途径:加强环境卫生和饮水、饮食的管理,对病人和带菌者的排泄物要彻底消毒,消灭苍蝇等传播媒介。

(3)保护易感人群:霍乱疫苗可用于保护地方性流行区的高危人群。WHO 于 1999 年推荐在高危地区口服 B 亚单位-全菌体疫苗 BS-WC。

海地暴发霍乱

2010 年 10 月海地暴发了地震后最严重的公共卫生事件:霍乱,当地恶劣的卫生条件(尤其是饮水卫生条件)可能是暴发霍乱的主要原因。霍乱蔓延至海地的各个省份,截止 2011 年 2 月,有超过 4500 人死于霍乱,24 万余人感染。泛美卫生组织/世卫组织和卫生合作伙伴向海地公共卫生与人口部提供支持,建立霍乱治疗中心,在医院层面设立霍乱治疗室,采取分诊做法并向霍乱治疗中心转诊重症病人,加强初级卫生保健机构,向病情不重的病人提供口服补液。到 2 月底海地霍乱疫情渐趋平缓。

思考题

病人,男,36 岁,1 天前曾有进食海鲜史,5 小时前突然腹泻达 15 余次而收住入院,入院后又腹泻 5 次,呕吐 2 次,均呈米泔水样。体格检查:T 36.6℃,P 88 次/分,R 24 次/分,BP 85/55mmHg,神志淡漠,皮肤干燥、无弹性,眼窝凹陷,腹部无触压痛,肠鸣音亢进。诊断为霍乱。回答下面问题:

1. 典型霍乱表现有哪些?
2. 如何隔离与检疫?
3. 目前最主要的护理问题是什么?
4. 如何做好补液护理?

五、流行性脑脊髓膜炎病人的护理

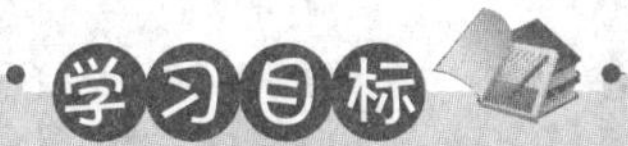

1. 了解脑膜炎奈瑟菌的特点、流行性脑脊髓膜炎的发病机制。
2. 熟悉流行性脑脊髓膜炎流行病学资料、临床表现、实验室及其他检查。
3. 掌握流行性脑脊髓膜炎的护理措施。
4. 具有关心、爱护、尊重病人的职业素质。

流行性脑脊髓膜炎(meningococcal meningitis)简称流脑，是由脑膜炎奈瑟菌经呼吸道传播所致的急性化脓性脑膜炎。主要临床表现为突发高热、剧烈头痛、频繁呕吐、皮肤黏膜瘀点、瘀斑和脑膜刺激征，脑脊液呈化脓性改变。严重者可有败血症休克及脑实质损害。

脑膜炎奈瑟菌侵入鼻咽部后，大多被迅速杀灭，当免疫力低下时，细菌可在鼻咽部繁殖，成为无症状带菌者或有轻微上呼吸道感染而获得免疫力。少数情况下，因机体免疫力显著低下或细菌毒力较强，细菌自鼻咽部进入血液循环形成暂时菌血症，多数无明显症状或仅出现皮肤黏膜瘀点、瘀斑，仅极少数病人发展为败血症，继而通过血脑屏障侵入脑脊髓膜引起化脓性脑脊髓膜炎。细菌释放的内毒素是致病的重要因素，内毒素激活补体，血清炎症介质明显增加，可产生循环障碍和休克；激活凝血系统可引起弥散性血管内凝血及继发性纤溶亢进，进而加重微循环障碍、出血和休克，造成多器官功能衰竭。细菌侵入脑脊液，释放内毒素可引起脑膜及脊髓膜化脓性炎症、颅内压升高，出现惊厥、昏迷，严重脑水肿还可引起脑疝。

【护理评估】

(一)健康史

1. 病原体　脑膜炎奈瑟菌(又称脑膜炎球菌)属奈瑟菌属，革兰染色阴性，呈肾形或豆形，常凹面相对成双排列或四联菌排列。按表面特异性荚膜多糖抗原的不同分为13个亚群，其中A、B、C 3个亚群最常见，我国目前流行的主要菌群是**A亚群**。脑膜炎奈瑟菌仅存在于人体，可自带菌者鼻咽部及病人血液、脑脊液、皮肤瘀点瘀斑中发现，对外界抵抗力弱，在体外能产生自溶酶而易自溶死亡，对干燥、寒冷、湿热、阳光、紫外线和常用消毒剂均敏感，温度低于30℃或高于50℃时易死亡。

2. 流行病学资料

(1)传染源：病人和带菌者均为传染源。病人仅自潜伏期末至发病后10日内具有传染性，治疗后细菌很快消失。而流脑隐性感染率高，流行期间人群带菌率可高达50%以上，且不易被发现，故作为传染源，**带菌者**比病人更重要。

(2)传播途径：病原菌主要通过咳嗽、喷嚏等随飞沫由**呼吸道**直接传播。2岁以下婴幼儿可通过密切接触，如同睡、怀抱、亲吻等方式而受到传染。

(3)人群易感性：普遍易感，5岁以下儿童尤其是**6个月～2岁**婴幼儿发病率最高，病后可获**持久**免疫力。

(4)流行特征：全年均可发病，多见于冬春季，3～4月为高峰。本病可呈周期性流行，一般3～5年小流行、7～10年大流行，我国自1984年开展A群疫苗接种后，未再出现全国性大流行，但近年来有上升趋势，尤其是B群、C群有增多的趋势。

脑膜炎奈瑟菌的分群

脑膜炎奈瑟菌可分为A、B、C、D、X、Y、Z、29E、W135、H、I、K、L共13个亚群。在全球范围内，脑膜炎奈瑟菌对磺胺类药物耐药比较严重，青霉素对脑膜炎奈瑟菌最低抑菌浓度有所升高，目前尚无对氯霉素耐药的报道。

(二) 临床表现

潜伏期1～7日，一般为2～3日。按病情和病程可分为4种临床类型。

1. 普通型流脑 最常见，占全部病例的90%以上。

(1)前驱期(上呼吸道感染期)：主要出现低热、咽痛、鼻塞、咳嗽等上呼吸道感染症状，持续1～2日，因起病急，进展快，此期易被忽视。

(2)败血症期：多数病人起病后迅速出现此期表现，有寒战、高热，体温迅速高达40℃以上，伴头痛、全身痛、精神委靡等全身中毒症状。幼儿常表现为拒食、哭闹、皮肤感觉过敏和惊厥。70%以上的病人皮肤黏膜出现**瘀点、瘀斑**，常见于眼结膜、软腭、四肢和臀等部位。本期常持续1～2日。

(3)脑膜脑炎期：除高热和全身中毒症状外，还出现剧烈头痛、频繁呕吐、烦躁不安、**脑膜刺激征阳性**，重者抽搐、意识障碍。经治疗常在2～5日内进入恢复期。

(4)恢复期：体温降至正常，神志逐渐清醒，瘀点、瘀斑吸收或结痂愈合，神经系统检查正常，一般在1～3周内痊愈。

2. 暴发型流脑 起病急骤、病势凶险，病死率高，以儿童较多见。可分3型：

(1)休克型：突起寒战、高热，严重者体温不升，伴头痛、呕吐，全身皮肤黏膜广泛性瘀点、瘀斑并迅速融合成片伴中央坏死。随后出现周围循环衰竭表现，如面色苍白、四肢厥冷、脉搏细速、血压下降、皮肤呈花斑状等，而脑膜炎表现多不明显。

(2)脑膜脑炎型：主要表现为脑实质损伤。以严重颅内高压为突出表现，出现剧烈头痛、喷射性呕吐、意识障碍迅速加深并陷入昏迷状态，可有惊厥、脑膜刺激征及锥体束征阳性，严重者可发生脑疝。

(3)混合型：为最严重的类型，可同时或先后出现上述两型表现。

3. 轻型 多发生于流脑流行后期，表现为低热、轻微头痛及咽痛等上呼吸道症状，皮肤黏膜可见少量出血点，脑膜刺激征阳性。

4. 慢性型 较少见，病程常迁延数周或数月，多见于成人。主要表现为间歇性发冷、发热，发作后成批出现皮疹，亦可出现瘀点，伴有关节痛、脾大，血液培养可为阳性。

流行性脑脊髓膜炎的并发症

流行性脑脊髓膜炎早期抗菌药物治疗后，极少发生并发症和后遗症。若出现并发症和后遗症，可表现为肺炎、中耳炎、心包炎、心内膜炎、化脓性关节炎、脑积水、眼病等，也可有癫痫、瘫痪、精神障碍等。

(三) 实验室及其他检查

1. 血象 白细胞总数显著增加，多在$(10～20)\times10^9/L$以上，中性粒细胞增高可达80%以上。并发DIC时血小板明显减少。

2. 脑脊液检查 是确诊的重要方法。典型表现为脑脊液压力增高，外观浑浊，白细胞数常>1000×10^6/L、以多核细胞为主，蛋白含量增高，糖和氯化物明显减低。

3. 细菌学检查　是确诊的重要手段。

(1)涂片：取皮肤瘀点处的组织液或离心沉淀后的脑脊液做涂片染色镜检，阳性率为60%～80%，瘀点涂片是早期诊断的重要方法。

(2)细菌培养：可取瘀斑组织液、血或脑脊液做细菌培养，应在抗菌药物治疗前收集标本以提高阳性率。

4. 其他　已用抗菌药物治疗、细菌学检查阴性时，可用血清免疫学检查检测脑膜炎奈瑟菌抗原，有助于诊断。

(四)心理-社会状况

在流脑流行期间，有与流脑病人密切接触或到过人多拥挤的公共场所的情况。病人因起病急、病情重、担心预后等，易出现紧张、焦虑、恐惧等心理反应。

(五)治疗要点

尽早、足量应用细菌敏感、能透过血脑屏障的抗菌药物。暴发型流脑除尽早使用有效抗生素外，应给予针对性治疗，如休克型流脑，应迅速纠正休克，高度怀疑DIC时及早应用肝素，并保护心、肝、肾、肺、脑等重要脏器功能；脑膜脑炎型流脑，应及早发现脑水肿，积极进行脱水治疗，迅速降低颅内压，防治脑疝和呼吸衰竭。

【常见护理诊断/问题】

1. 体温过高　与脑膜炎奈瑟菌进入血液循环大量繁殖释放内毒素有关。

2. 组织灌注无效：外周　与脑膜炎奈瑟菌内毒素导致微循环障碍有关。

3. 有皮肤完整性受损的危险　与脑膜炎奈瑟菌内毒素损伤皮肤小血管、意识障碍有关。

4. 潜在并发症：脑疝、惊厥。

5. 知识缺乏：缺乏流行性脑脊髓膜炎的预防保健知识。

【护理目标】

病人体温降至正常范围；组织灌注有效，表现为血压稳定，尿量正常，肢端温暖；皮肤瘀点、瘀斑消失，未发生破溃和继发感染。

【护理措施】

(一)体温过高

1. 隔离　执行呼吸道隔离直至体温正常后3日，病室空气新鲜、环境舒适。

2. 饮食　给予营养丰富、易消化的流质或半流质，鼓励病人少量多次饮水，高热、频繁呕吐者适当增加摄入量，进食不足者静脉补充水分和营养，昏迷者鼻饲。

3. 降温　高热时以物理降温为主，注意观察微循环状态，如有面色苍白、脉搏细速、四肢厥冷，禁用冷敷和乙醇拭浴。遵医嘱使用退热药物，注意观察出汗情况，避免大汗导致虚脱。

(二)组织灌注量改变

参见本章第三节中细菌性痢疾病人的护理。

(三)有皮肤完整性受损的危险

1. 观察皮肤　观察全身皮肤有无瘀点、瘀斑及其部位、范围、进展或好转情况。

2. 局部防护　①保护瘀点、瘀斑处皮肤，尽可能避免受压和摩擦，避免在病变处穿刺。皮肤如有破溃，应用无菌生理盐水清洗局部后涂以抗生素软膏，以防继发感染；②修剪并包裹病人指甲，以免抓破皮肤；③昏迷病人应定时翻身、拍背、按摩受压部位，以防发生压疮。

（四）潜在并发症：脑疝、惊厥

1. 病情观察 严密监测生命体征、瞳孔和意识状态，如发现意识障碍加重、两侧瞳孔不等大或有抽搐先兆等颅内高压症状或脑疝征象时，立即报告医生，迅速备好抢救用物，配合医生抢救和护理。

2. 配合处理

(1)休息和体位：病人应绝对卧床休息，注意保暖，尽量减少搬动以避免惊厥发生。颅内高压时应抬高头部，腰椎穿刺术后应去枕平卧4～6小时。

(2)遵医嘱用药

1)正确用药：抗菌药物常用**青霉素**，尽管不易透过血脑屏障，但加大剂量能在脑脊液中达到有效浓度。成人剂量800万U，每8小时1次；儿童20万～40万U/kg，分3次加入5%葡萄糖液静脉滴注，疗程5～7日。也可选用头孢噻肟、头孢曲松等第三代头孢菌素，不能使用青霉素病人也可选用氯霉素。

2)观察不良反应：①按医嘱使用有效抗菌药物，观察疗效及不良反应。使用青霉素应注意观察有无过敏反应；使用氯霉素应观察血象变化，注意有无骨髓抑制现象；使用磺胺类药物应鼓励病人多饮水，遵医嘱使用碱性药物以碱化尿液，以防血尿或磺胺结晶。②应用甘露醇等脱水剂应注意呼吸、心率、血压和瞳孔的变化，监测电解质，观察颅内高压有无好转表现。③应用肝素静脉滴注进行抗凝治疗时，不能与其他药物混合使用，注意观察有无过敏反应和出血。

(3)安全防护：意识障碍病人卧位时应头偏向一侧，避免呕吐物误吸引起吸入性肺炎。昏迷病人如有尿潴留应及时给予排尿，以防躁动引起颅内压增高。烦躁不安病人应加床栏或约束四肢，以防坠床。

(4)心理疏导：向病人解释疾病的临床过程、治疗方法及预后情况，耐心解答病人的各种问题，及时反馈与病人有关的信息。倾听病人的诉说，鼓励病人把自己的心理情绪表达出来，理解病人的痛苦，给予心理支持，鼓励他们主动参与到护理中。同时，向病人家属做好有关知识的讲解，使他们能正确对待疾病治疗的过程及预后，鼓励他们做好病人的思想工作，消除病人紧张、焦虑、恐惧等不良心理反应。

（五）健康教育

1. 疾病知识指导 流脑病人应住院治疗，按呼吸道隔离，直至体温正常、症状消失后3日，一般不少于病后7日，以防疫情扩散。对于少数病人留有神经系统后遗症，如失语、癫痫、运动障碍等，应指导家属帮助病人进行切实可行的功能锻炼和按摩等，促进病人早日康复，提高病人生活质量。

2. 预防疾病指导

(1)控制传染源：早期发现病人应就地隔离治疗，密切接触者应医学观察7日。

(2)切断传播途径：搞好环境卫生，保持室内通风。流行季节外出戴口罩，尽量避免携带儿童到人多拥挤的公共场所。

(3)保护易感人群：疫苗预防主要对象是15岁以下儿童。国内多应用脑膜炎球菌A群多糖菌苗，近年来由于C群流行，已开始采用**A+C结合菌苗**。与流脑病人密切接触者，应服用**磺胺甲噁唑**进行药物预防。

流脑疫苗的应用方案

A 群流脑疫苗用于预防 A 群脑膜炎球菌引起的流行性脑脊髓膜炎，为基础免疫接种流脑疫苗时必须使用的疫苗。A+C 群流脑疫苗用于预防 A 群及 C 群脑膜炎球菌引起的流行性脑脊髓膜炎，用于 2 周岁以后的儿童或成人。按照"扩大国家免疫规划实施方案"规定，流脑疫苗接种 4 剂，1、2 剂用 A 群流脑疫苗，儿童自 6 月龄～18 月龄接种第 1、2 剂，为基础免疫，两剂次间隔 3 个月；第 3、4 剂为加强免疫，用 A+C 群流脑疫苗，3 周岁时接种第 3 剂，与第 2 剂间隔时间不少于 1 年，6 周岁时接种第 4 剂，与第 3 剂接种间隔不少于 3 年。

【护理评价】

病人体温是否逐渐下降或已恢复正常，头痛、全身痛、烦躁等症状是否已消失；血压是否已稳定在正常水平，尿量有无增加，皮肤温度有无恢复正常；皮肤瘀点、瘀斑有无增多、减少，或已消失，皮肤有无破损或感染。

病人，女，10 岁，急起发热 2 日，伴剧烈头痛、呕吐，体查：T 40℃，P 100 次/分，R 26 次/分，神志模糊，皮肤散在瘀斑，脑膜刺激征阳性，初步诊断为流脑。回答下面问题：

1. 该病的传染源与传播途径是什么？
2. 该病的临床类型有哪些？
3. 简述普通型流脑的临床表现。
4. 如何预防流脑？

第四节　恙虫病病人的护理

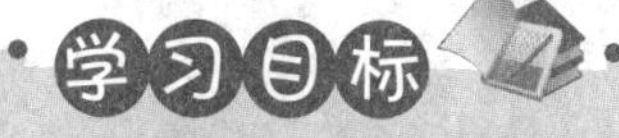

1. 了解恙虫病东方体的特点、恙虫病的发病机制。
2. 熟悉恙虫病流行病学资料、临床表现、实验室及其他检查。
3. 掌握恙虫病的护理措施及健康教育。
4. 具有关心、尊重病人的职业素质。

恙虫病（tsutsugamushi disease）又名丛林斑疹伤寒（scrub typhus），是由恙虫病东方体所致的急性自然疫源性传染病。临床上以叮咬部位焦痂（或溃疡）形成、发热、皮疹、淋巴结肿大、肝脾大以及周围血液白细胞减少等为特征。本病通过恙螨幼虫叮咬传播给人，鼠类是主要的传染源。

恙虫病东方体从恙螨叮咬处侵入人体，先在局部繁殖引起皮损，局部皮肤先充血、水肿形成小丘疹，继而成水疱，随后坏死和出血形成黑色痂皮，称为焦痂。焦痂脱落可形成溃疡。焦痂（溃疡）附近的淋巴结显著肿大、并可伴全身淋巴结肿大。继而病原体直接或经淋巴系统进入血液循环，形成恙虫病东方体血症和毒血症，引起全身毒血症状和多脏器病变，出现肝脾大、局灶性或弥漫性心肌炎、出血性肺炎、间质性肾炎、淋巴细胞性脑膜炎等。本病的基本病变为全身小血管炎、血管周围炎及单核吞噬细胞增生。

【护理评估】

(一) 健康史

1. 病原体 **恙虫病东方体**又称恙虫病立克次体，呈球形或球杆状，在细胞质内靠近核旁成堆分布，吉姆萨染色呈紫蓝色。恙虫病东方体各株间抗原性有所不同，对人的致病力也不相同。因其与变形杆菌 OX_k 株有交叉免疫原性，临床上利用变形杆菌 OX_k 株的抗原作病人血清的抗体检查，有助于临床诊断。恙虫病东方体抵抗力弱，对各种消毒方法均敏感，加热至 56℃ 10 分钟或 0.5%苯酚溶液即可杀灭，对氯霉素、四环素类和红霉素类极敏感，但能耐受青霉素类、头孢菌素类及氨基糖苷类抗生素。

2. 流行病学资料

(1)传染源：**鼠类**是主要传染源。国内以褐家鼠、黄胸鼠等为主，鼠类感染后多无症状而成为贮存宿主，在某些地区，家畜如猪、家禽及候鸟等也可成为此病的贮存宿主。病人被恙螨叮咬属偶然现象，作为传染源的意义不大。

(2)传播途径：**恙螨**是本病的传播媒介，主要是红纤恙螨和地里纤恙螨。恙螨因叮咬带病原体的动物而受感染，病原体在恙螨幼虫体内繁殖，经蛹、稚虫、成虫和卵传给第二代幼虫，当第二代幼虫叮咬人或动物时，即能传播恙虫病。恙螨生活地区常为鼠类活动区域。

(3)人群易感性：普遍易感。野外工作者、青壮年等因暴露机会多而发病率较高。病后对同一血清型的病原体有较持久的免疫力。

(4)流行特征：多见于**夏秋季**，以 6～8 月为高峰，常为散发，降雨量集中的季节易发生流行。

恙螨的生活习性

在我国恙螨有 500 多种，只有少数能成为恙虫病的传播媒介。恙螨多生活于温度较高、湿度较大的丛林边缘、草莽地带、河湖岸边及农田的土壤中，活动范围极小，呈点状分布聚于一处，形成“螨岛”。恙螨幼虫孵出后，在地面草丛活动，遇到宿主动物或人时即附于体表叮咬，3～5 天吸饱后落于地面。一般恙螨只在幼虫期叮咬宿主动物一次，获得东方体后经卵垂直传播，当子代恙螨叮咬人时传播本病。

(二) 临床表现

潜伏期 4～20 日，一般为 10～14 日。

1. 全身表现 起病急骤，体温在 1～2 日内迅速上升可达 39～41℃，呈弛张热型，持续 1～3 周。常伴有畏寒或寒战、剧烈头痛、全身酸痛、疲乏、食欲减退、恶心、呕吐等急性感染症状。病程进入第 2 周，病情常加重，可出现表情淡漠、谵妄、抽搐、昏迷、脑膜刺激征等中枢神经系统毒血症状；咳嗽、胸痛、气促等肺炎症状；以及心音弱、心率快、心律不齐等心肌炎表现。危重病例甚至出现严重的多器官损害。第 3 周后，体温渐降至正常，症状减轻、消失，病人逐渐康复。但若治疗不及时，部分病人可病重死亡。

2. 特征性体征 恙虫病有一些特征性体征，对于诊断具有重要价值。

（1）**焦痂与溃疡**：对诊断最具特征性。焦痂外观呈圆形或椭圆形，大小不等，直径多为4～10mm，边缘突起如堤围状，焦黑色，周围有红晕，若无继发感染，则不痛不痒，无渗液。痂皮脱落后，中央凹陷形成溃疡，基底部为淡红色肉芽创面。多数病人只有1个焦痂（或溃疡），多见于腹股沟、肛周、会阴、外生殖器、腋窝等处。体查时应细致，以免遗漏。

（2）**淋巴结肿大**：焦痂（或溃疡）附近的局部淋巴结明显肿大（可借此寻找焦痂），大者如核桃，小的如蚕豆，有压痛、可移动、不化脓，消退较慢。全身浅表淋巴结常轻度肿大。

（3）**皮疹**：见于病程第4～6日，直径约2～5mm，为暗红色充血性斑丘疹，少数呈出血性，不痒，散发于躯干和四肢，面部很少，手掌和足底更少。皮疹持续3～7日后消退，不脱屑，可留有少许色素沉着。

（4）**肝脾大**：10%～30%的病人肝大，30%～50%的病人脾大，质软，可有轻微触痛。

（三）实验室及其他检查

1. 血象　白细胞计数减少或正常；有并发症时则增多，常有核左移。

2. 血清学检查　斑点免疫测定、酶联免疫吸附试验等检测特异性IgM抗体，以及变形杆菌OX_k凝集反应（外斐反应）呈阳性结果有辅助诊断价值。

3. 病原学检查　①取高热病人全血0.3～0.5ml接种于小白鼠腹腔，死亡后取脾、肝或腹膜做涂片或印片，经吉姆萨染色找到病原体可以确诊。②用PCR技术检测血液中恙虫病东方体核酸，有助于早期诊断。

（四）心理-社会状况

病人多有在草莽地带、丛林边缘野外活动或河湖岸边、农田工作等情况。因急性发病常使病人出现紧张、焦虑、甚至恐惧等心理反应。

（五）治疗要点

氯霉素、四环素和红霉素对本病有良好疗效，服药后体温大多在1～3日内下降至正常。此外，多西环素、罗红霉素、阿奇霉素等亦有较好疗效。

恙虫病的护理评估要点

评估时详细询问发病前3周是否到过恙虫病流行区，有无野外活动史、与鼠类接触史和被恙螨叮咬史。了解病人的起病情况，有无畏寒或寒战、发热、焦痂或溃疡、淋巴结肿大。关注病人的心理反应。

【常见护理诊断/问题】

1. 体温过高　与恙虫病东方体血症有关。

2. 皮肤完整性受损　与恙螨叮咬后导致焦痂形成、皮疹有关。

3. 知识缺乏：缺乏恙虫病的预防保健知识。

【护理措施】

（一）体温过高

1. 休息与活动　发病初期病人出现高热、肌肉酸痛、全身乏力时，应卧床休息，减少机体消耗，防止并发症的发生。病情好转、全身症状缓解，可适当下床活动。

2. 饮食　宜进食足够热量及蛋白质、富含维生素、易消化的流质或软食，少量多餐，以补充机体营养需求。嘱病人多饮水，昏迷病人给予鼻饲饮食。

3. 心理疏导 护士应关心病人，耐心细致地与病人进行交流，了解病人所担忧的问题，开展针对性的健康教育。可向病人解释本病发生的原因和病情变化的特点，如：告知本病是人在野外活动时被恙螨叮咬而传染，日常生活中人与人之间不会发生直接传播；发热、头痛等症状在治疗后可迅速消失，痊愈后不留后遗症，避免病人因过度担心疾病及预后而产生焦虑、恐惧等不良情绪，鼓励病人树立战胜疾病的信心。

4. 降温 参见本章第二节中流行性感冒病人的护理。

5. 遵医嘱用药

(1)正确用药：**氯霉素**成人剂量为每日 2g，儿童每日 25～40mg/kg，分 4 次服，退热后剂量减半，再用 7～10 日。多西环素成人剂量为 0.2g，每日 1 次，连服 5～7 日。

(2)观察不良反应：①使用氯霉素时应注意血象的变化，出现粒细胞及血小板减少或皮肤紫癜等出血倾向应通知医生。②服用四环素族抗生素应观察消化道症状，注意有无过敏反应。四环素族药物不宜与牛奶同服，也不宜与含钙、镁、铁、铝、铋等成分的药物同服。**孕妇及7 岁以下儿童禁用**。

6. 病情观察 注意生命体征的变化，如出现心率增快、心律失常、咳嗽频繁伴胸痛、气促、神志改变以及谵妄、抽搐等表现，可能并发心肌炎、肺炎、脑膜炎等，应及时通知医生并配合处理。

(二) 皮肤完整性受损

1. 观察皮肤受损情况 对疑诊恙虫病的病人应仔细观察皮肤有无皮疹或溃疡，观察皮疹的性质、形态、分布及消长情况，注意焦痂或溃疡的部位、大小，是否继发感染。

2. 局部处理 焦痂和溃疡护理的关键是保持局部皮肤**清洁**，防止继发感染。可用 75% 乙醇涂擦溃疡周围皮肤，用过氧化氢溶液、生理盐水涂擦溃疡面，然后用庆大霉素注射液湿敷创面，每日 3 次，直至痊愈。如无自觉不适，皮疹无需特殊处理。

(三) 健康教育

1. 疾病知识指导 使病人和家属了解疾病的致病原因、传播方式、临床表现等基本知识，告知病人患病后应注意休息，严格遵医嘱服药，以防发生心肌炎、肺炎、脑膜炎等并发症。

2. 预防疾病指导

(1)控制传染源：主要是**灭鼠**。采取综合措施，利用捕鼠器与药物结合灭鼠。病人不用隔离，接触者不做检疫。

(2)切断传播途径：关键是避免恙螨幼虫叮咬。避免在草地上坐、卧，从事野外工作时应扎紧袖口、领口及裤脚口，在外露皮肤上涂抹防虫剂如邻苯二甲酸二苯酯，以防恙螨叮咬。注意改善环境卫生，清除杂草，消灭恙螨。

(3)保护易感人群：目前恙虫病疫苗尚处于实验研究阶段。

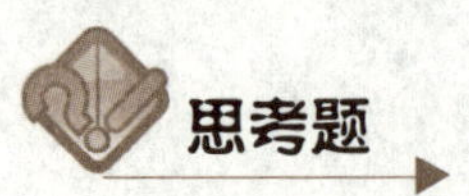

思考题

病人，男，31 岁，2008 年 6 月到野外露营游玩被虫叮咬，5 天后突然出现高热、头痛、全身酸痛来院就诊。体检：T 39℃，P 94 次/分，R 26 次/分，BP 130/80mmHg，意识清晰，急性面容，右腹股沟触及一肿大淋巴结，约 2cm×3cm，有压痛，并见一圆形焦痂，直径 8mm，焦黑色，周围有红晕。查血白细胞 3.5×10^9/L。初步诊断为恙虫病。如果你是该病人的床位护士，请问：

1. 病情观察时应注意哪些方面？

2. 如何做好焦痂的护理？

3. 病人认为自己身体一向健康，不明白为什么会突然生病，应做哪些指导？

第五节　钩端螺旋体病病人的护理

1. 了解钩端螺旋体的特点、钩端螺旋体病的发病机制。
2. 熟悉钩端螺旋体病的流行病学资料、实验室及其他检查。
3. 掌握钩端螺旋体病的临床表现、护理措施及健康教育。
4. 具有良好的职业素质和严谨细致的工作作风。

钩端螺旋体病(leptospirosis)简称钩体病，是由致病性钩端螺旋体(简称钩体)引起的动物源性传染病。主要临床特征为早期钩体败血症，中期各脏器损害和功能障碍，后期各种变态反应后发症。重者可并发肝肾衰竭和肺弥漫性出血，常危及生命。鼠类和猪是本病的主要传染源，经皮肤和黏膜接触疫水而感染。

钩体穿过正常或破损的皮肤与黏膜进入血流，迅速在血中大量繁殖，形成钩体败血症，产生钩体毒素，引起全身毛细血管感染中毒性损伤，导致早期钩体败血症的中毒症状。此后，钩体侵入内脏器官造成中期多个器官损伤。多数病人为单纯败血症，内脏损害轻，少数伴有较重的内脏损害，出现肺出血、黄疸、肾衰竭、脑膜脑炎等；后期可因免疫病理反应而引起后发热、眼及神经系统后发症等。本病临床表现复杂，病情轻重差别很大，主要与钩体型别和机体免疫力有关。入侵钩体毒力强或初入疫区、未接受过预防接种、缺乏免疫力者可出现严重临床表现。

【护理评估】

(一) 健康史

1. 病原体　钩体呈细长丝状，约 6～20μm，有 12～18 个螺旋，一端或两端有钩，旋转运动，穿透力较强。钩体革兰染色阴性，镀银染色呈黑色或褐灰色，用含兔血清的培养基培养或接种于幼龄豚鼠腹腔内可分离到病原体。钩体抵抗力弱，对寒冷、干燥、酸碱、消毒剂均敏感，但在适宜的条件下(如 pH 7.0～7.5 的潮湿土壤和水)能存活 1～3 个月。根据钩体群和型特异性抗原不同分 24 个血清群和 200 多个血清型，新菌型仍在不断发现中。我国有 19 群 74 型，常见的有波摩那群(分布最广、引起雨水型洪水型流行)、黄疸出血群(毒力最强、引起稻田型流行)等。

2. 流行病学资料

(1)传染源：多种动物可感染和携带钩体，但在本病流行中的意义不大，传染源主要是**鼠类和猪**。黑线姬鼠是稻田型钩体病的主要传染源，猪为洪水型钩体病的主要传染源。病人尿中排出钩体很少，故作为传染源的可能性很小。

(2)传播途径：主要通过**直接接触**传播。带钩体动物排尿污染稻田中的水和土壤，易感者接触疫水时，钩体直接侵入皮肤黏膜而感染。此外，通过接触患病动物的皮毛、排泄物等也可被感染。

(3)人群易感性：普遍易感。常与疫水接触者如从事农业、渔业劳动者和新入疫区者发病率高。感染后对同型钩体有较强的免疫力。

(4)流行特征：本病的流行具有明显的季节性、地方性、流行性和一定的职业性。我国大多在夏秋季(6～10月)发病，以西南和南方各省多见。在秋收季节(稻田型)或洪水多雨季节(洪水型)，可有短期流行或大流行，非流行期间常为散发病例。

钩体病的主要流行类型及特点

我国是受钩体病危害严重的国家，曾发生过几十次大规模的钩体病流行，其中有9次发生在洪涝灾害之年。20世纪90年代后钩体病流行呈下降趋势，但每年仍在不同地区出现暴发疫点。钩体病主要有三种类型：稻田型、雨水型和洪水型，主要特征见表10-6。

表10-6 钩体病主要流行类型及特点

	稻田型	雨水型	洪水型
主要传染源	鼠类	猪和犬	猪
主要菌群	黄疸出血型	波摩那群	波摩那群
传播因素	鼠尿污染	暴雨积水	洪水淹没
感染地区	稻田、水塘	地势低洼村落	洪水泛滥区
国内地区	南方水稻耕作区	北方和南方	北方和南方
临床类型	流感伤寒型、肺出血型、黄疸出血型	流感伤寒型	流感伤寒型、少数脑膜脑炎型

(二)临床表现

潜伏期一般为7～14日，长至28日，短至2日。典型的临床经过可分为3期，即早期、中期和后期。

1. 早期(钩体败血症期) 在起病后3日内，为钩体病各型早期共有的钩体败血症阶段，主要为**全身感染中毒**表现。

(1)发热：急起发热，体温39℃左右，稽留热，部分为弛张热，热程约7日，也可达10日。

(2)疼痛：头痛明显，一般为前额部。全身肌肉酸痛，包括颈、胸、腹、腰背肌和腿肌，以**腓肠肌**为甚，第1病日即可出现疼痛，重者疼痛剧烈不能行走，甚至拒按，有一定特征性。

(3)乏力：全身乏力、肢体软弱，尤其是腿软明显，甚至难以下床站立和行走。

(4)结膜充血：发病第1日即可出现，无分泌物，随后迅速加重，可发生结膜下出血。

(5)淋巴结肿大：发病第2日出现浅表淋巴结肿大、压痛，以腹股沟和腋下淋巴结群常见。

2. 中期(器官损伤期) 起病后3～10日，为症状明显阶段。临床表现因临床类型不同而表现不一。

(1)**流感伤寒型**：最多见。是早期临床表现的继续，无明显器官损害，经治疗热退或自然缓解。病程一般5～10日。

(2)肺出血型：在早期败血症的基础上，于病程3～4日开始，出现不同程度的肺出血。①肺出血轻型：表现为痰中带血或咯血，肺部少许湿性啰音。②肺弥漫性出血型：在渐进性变化的基础上突然恶化，来势猛，发展快，是近年无黄疸型钩体病的常见死因。以迅速发展的广泛**肺微血管出血**为特点，先有咳嗽、痰中带血，短时间内可大量咯血、甚至口鼻涌血，可出现进行性加重的呼吸、循环功能障碍。

(3)黄疸出血型：于病程第4～8日出现进行性加重的黄疸、出血和肾损害。轻型病人以轻度黄疸为主，无明显出血倾向和肾损害；严重者可出现肝衰竭、肾衰竭及出血性休克，其中急性肾衰竭是本型最主要的死亡原因。

(4)肾衰竭型：各型钩体病都可有不同程度的肾损害表现，黄疸出血型的肾损害最为突出，单纯肾衰竭型较少见。

(5)脑膜脑炎型：本型少见。常出现头痛、呕吐、颈项强直等脑膜炎表现，或意识障碍、瘫痪、昏迷等脑炎表现，重者可出现脑水肿、脑疝和呼吸衰竭。脑脊液中易分离出钩体。

3. 后期(后发症期或恢复期) 少数病人在发热消退的恢复期可再次出现症状和体征，如后发热、眼后发症、反应性脑膜炎和闭塞性脑动脉炎等，称**钩体后发症**。

(三) 实验室及其他检查

1. 一般检查 血白细胞总数和中性粒细胞增高或正常；尿常规轻度蛋白尿，镜检可见红细胞、白细胞或管型。

2. 血清学检查 常用显微凝集试验检测血清中的特异性抗体，抗体效价≥1∶400，或早、晚期两份血清相比，抗体效价上升4倍即有诊断意义，是目前国内最常用的血清学诊断方法。国外也应用酶联免疫吸附试验测定血清钩体IgM抗体。

3. 病原学检查 ①病人的血液可进行钩体培养，阳性率为20%～70%，但需时较长，对急性病人帮助不大。②应用PCR技术检测全血、血清、脑脊液或尿液中的钩体DNA，有助于早期诊断。

(四) 心理-社会状况

病人在洪水、多雨或秋收季节，或因职业关系，有接触被钩体污染的水或土壤的情况。大多突然发病，症状较重，常有焦虑、抑郁等心理反应，出现出血后，病人常有恐惧、甚至濒死感，情绪极度低落。

(五) 治疗要点

早期应用有效的抗生素，对于病情较重者宜常规给予镇静剂，肺出血型强调及早使用镇静剂及激素，黄疸出血型可参照病毒性肝炎的治疗，眼后发症可酌情应用肾上腺糖皮质激素。

钩体病的预后

钩体病的预后与病情轻重、治疗早晚及正确与否有关。轻症者预后良好，病死率低；重症者，如肝、肾衰竭，肺弥漫性出血型或未及时正确处理者，预后不良，病死率高。本病平均死亡率10%左右，如能于起病2日内接受抗生素和对症治疗，病死率可降至6%以下。葡萄膜炎和脑内动脉栓塞者可遗留眼部和神经系统后遗症。

【常见护理诊断/问题】

1. 体温过高 与钩体败血症有关。

2. 急性疼痛:肌肉酸痛 与钩体毒血症和肌肉损害有关。

3. 潜在并发症:出血。

4. 知识缺乏:缺乏钩端螺旋体病的预防保健知识。

【护理措施】

(一) 体温过高

1. 休息与活动 病人应卧床休息,卧床期间协助做好生活护理,如口腔护理、皮肤护理等,以减少病人的体力消耗及缓解不适。恢复期不宜过早活动,直至临床症状体征完全消失后方可下床活动,逐渐增加活动量和活动时间。

2. 饮食 急性期给予高热量、高维生素、适量蛋白、低脂、易消化的饮食,每日水分摄入量保持在2500～3000ml,必要时予以静脉补液。

3. 心理疏导 护士应与病人进行有效沟通,向病人讲解有关本病的知识,耐心解答病人的疑问,使其对疾病有正确的认识。主动关心病人,安慰、鼓励病人,介绍有关治疗方案与注意事项,解释本病在人与人之间不会传播,无需特殊隔离,解除病人和家属的思想顾虑,使病人以积极的心态接受并配合治疗和护理。

4. 降温 高热时可给予冰敷和温水擦浴,一般不用退热剂。如有皮肤出血倾向,避免酒精擦浴。

5. 遵医嘱用药

(1)正确用药:杀灭病原菌是治疗本病的关键和根本措施,首选**青霉素**,常用剂量40万U肌肉注射,每6～8小时肌肉注射1次,疗程7日,或至热退后3日。有时也采用首剂小剂量与分次给药的方案以预防赫氏反应。青霉素过敏者可选用庆大霉素、四环素等。

(2)观察药物反应:部分病人在接受首剂青霉素后半小时至4小时可发生**赫氏反应**,出现寒战、高热、头痛、全身痛、心率和呼吸加快等,严重者出现体温骤降、四肢厥冷。因此,首剂抗菌药物注射后,需严密观察病人体温、脉搏和血压变化,用药6小时内加强监护。一旦发生赫氏反应,应积极配合医生采用镇静、降温、给氧等抢救措施,遵医嘱应用糖皮质激素,降低机体的应激反应。

(二) 急性疼痛

向病人解释疼痛的原因,指导病人深呼吸或分散注意力以缓解疼痛,对严重疼痛伴全身肌肉酸痛者,遵医嘱给予止痛药,局部肌肉疼痛严重者可予热敷。

(三) 潜在并发症:出血

1. 病情观察 ①有无失血性休克:注意病人生命体征的变化,有无呼吸和心率加快、血压下降等失血性休克表现。②有无皮肤、黏膜、内脏出血:观察皮肤、黏膜有无出血点及瘀斑,有无鼻出血、呕血、便血、血尿等内脏出血征象,重点观察有无肺出血征象,如病人突然面色苍白、烦躁不安、痰中带血、呼吸急促、心率加快、肺部出现湿啰音等,提示肺出血,应立即报告医生并配合抢救。③及时进行血常规、凝血功能检查。

2. 配合处理 肺出血是本病常见的死亡原因之一,应特别重视,一旦发生,应注意:

(1)病人绝对静卧,遵医嘱立即给予镇静剂,避免不必要的检查、操作或搬动,以免加重出血。

(2)吸氧。

(3)保持呼吸道通畅,如病人出现呼吸困难、发绀、烦躁等呼吸道阻塞的征象,应及时吸出血块,必要时配合医生施行紧急气管切开。

(4)遵医嘱使用氢化可的松、止血药等。静脉补液时速度不宜过快,以免增加心脏负担。

(5)出血严重或有失血性休克者,应及时配血,遵医嘱少量多次输新鲜血,用低分子右旋糖酐等补足血容量,纠正循环衰竭。

(6)做好病人及家属的心理护理,以和蔼的态度、娴熟的技术,积极配合医生采取紧急救治措施,使其减轻恐惧、焦虑情绪。

(四)健康教育

1. 疾病知识指导　向病人及家属介绍疾病的相关知识,指导病人出院后仍需加强营养,避免过度劳累。如在病后6个月内出现发音不清、视力障碍、肢体运动障碍,可能是钩体病的"后发症",应及时就诊。

2. 预防疾病指导

(1)控制传染源:重点加强猪、犬、牛、羊等家畜粪、尿的管理,消灭田鼠。

(2)切断传播途径:疫区从事生产劳动人员应加强个人防护,减少和防止不必要的疫水接触。

(3)预防接种:在疫区流行季节前半月至1个月,可预防接种**钩体多价菌苗**,皮下注射2次(成人第1次1ml,第2次2ml,间隔15日),当年保护率可达95%。在疫水接触期间,可每周口服多西环素200mg,有80%以上的保护率。对高度怀疑已受钩体感染者,可用青霉素G20万～40万U肌肉注射,每天2～3次,连续2～3日,可预防发病。

思考题

病人,男,25岁,农民,因发热、全身酸痛、软弱无力4日而入院。体检:T 39.7℃,P 120次/分,R 30次/分,腓肠肌压痛,双侧腹股沟淋巴结肿大,肺部散在湿啰音。发病前常参加水田农作,初步诊断为钩端螺旋体病。

1. 请简述该病的传染源和传播途径。

2. 应如何做好用药的护理?

3. 入院第2天,病人有咳嗽、痰中带血,很快出现大咯血、口鼻涌血,请问该病人发生了什么情况?应如何配合医生处理?

第六节　原虫感染性疾病病人的护理

一、疟疾病人的护理

学习目标

1. 了解疟原虫的特点、疟疾的发病机制。
2. 熟悉疟疾流行病学资料、临床表现、实验室及其他检查。
3. 掌握疟疾的护理措施及健康教育。
4. 具有关心、爱护、尊重病人的职业素质。

疟疾(malaria)是由人类疟原虫感染引起的寄生虫病,主要由雌性按蚊叮咬传播。临床特点为反复发作的间歇性寒战、高热,继之大汗后缓解。

疟原虫随按蚊叮人吸血进入人体，经血流侵入肝细胞内、红细胞内繁殖并不引起症状，当成批被寄生的红细胞破裂、释放出裂殖子及其代谢产物时，它们作为致热原引起临床发作。释放的裂殖子部分可侵入新的红细胞，继续发育、繁殖，形成周期性临床发作；部分可为单核-吞噬细胞系统消灭，导致周围血单核细胞增多。病人可获得一定的免疫力，成为带疟原虫者，此时虽有小量疟原虫增殖，但无疟疾发作的临床表现。

恶性疟原虫在红细胞内大量繁殖，使受感染的红细胞体积增大成球形，彼此黏附成团，引起微血管局部管腔变窄或堵塞，导致局部病理改变，若发生于脑、肺、肾等重要器官则可引起严重的临床表现，如脑型疟疾。

【护理评估】

(一) 健康史

1. 病原体 感染人类的疟原虫有间日疟原虫、卵形疟原虫、三日疟原虫和恶性疟原虫4种。4种疟原虫的生活史相似(图10-1)，包括在人体内和在按蚊体内两个阶段，人是中间宿主，蚊为终末宿主。

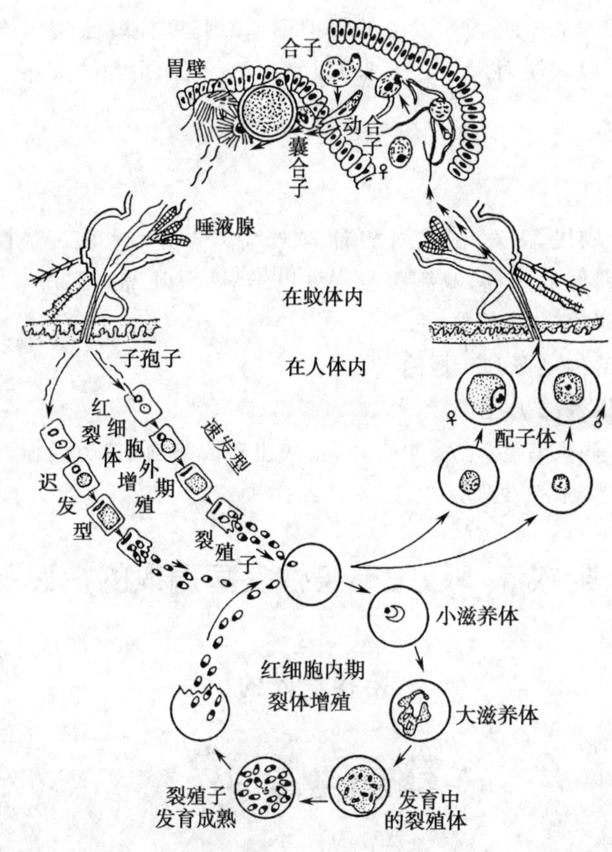

图 10-1 疟原虫生活史

(1)在人体内发育阶段：①肝细胞内的发育：感染性子孢子随雌性按蚊唾液进入人体，经血液循环迅速侵入肝细胞内发育成裂殖体。②红细胞内的发育：裂殖体释放出大量裂殖子进入血液循环侵入红细胞开始无性繁殖，先后发育成早期滋养体(环状体)、滋养体、裂殖体，裂殖体内含数个至数十个裂殖子，当红细胞破裂可释出大量裂殖子，引起临床典型疟疾发作；小部分裂殖子侵入未被感染的红细胞重复新一轮无性繁殖，引起疟疾周期性发作(因不同疟原虫裂殖体成熟的时间不同，其发作可有不同的周期和间歇期）。间日疟和卵形疟有部分子孢子为迟发型，在肝细胞内发育缓慢，需 6～11 个月才能成熟并感染红细胞，成为复发的根源。部分疟原虫裂殖子在红细胞内增殖 3～6 代后发育为雌、雄配子体，在按蚊吸血时，进入蚊体即开始有性繁殖。

(2)在蚊体内发育阶段：雌、雄配子体在蚊体内进行有性繁殖发育为雌、雄配子，结合形成合子，经动合子发育成熟为囊合子、孢子囊(内含数千个具有感染性的子孢子)。当按蚊再次叮咬人时，子孢子便进入人体继续繁殖。

2. 流行病学资料

(1)传染源：**疟疾病人**及**带疟原虫者**。

(2)传播途径：**雌性按蚊**为传播媒介，经叮咬人体传播。少数病例可因输入带疟原虫的血液或经母婴传播而感染。

(3)人群易感性：人群普遍易感，感染后有一定免疫力，但不持久。各型之间无交叉免疫性。

(4)流行特征：主要流行于热带和亚热带，其次是温带。我国以**间日疟**流行为主，但云南、海南两省为间日疟及恶性疟的混合流行区。三日疟和卵形疟少见。发病以**夏秋季**多见，在热带地区则较少受季节影响。

疟疾全球流行情况

本病在全球致死性寄生虫病中居首位，其次是血吸虫病和阿米巴病。目前，全球约有 20 亿人居住在疟疾流行区，每年新发的疟疾病人为 3 亿～5 亿例，病死约 300 万例，其中约 100 万例为儿童，多为 5 岁以下的幼儿。在某些疟疾流行区，儿童死亡约有 10%是死于疟疾。

(二) 临床表现

潜伏期：间日疟和卵形疟 13～15 日，三日疟 24～30 日，恶性疟 7～12 日，输血后疟疾 7～10 日。

1. 典型发作 特点是突发性寒战、高热和大量出汗，病程可分 3 个阶段：

(1)寒战期：出现寒战，面色苍白，唇指发绀，持续 20～60 分钟。

(2)高热期：体温迅速上升，可达 40℃以上，伴头痛、全身酸痛、乏力，但神志清楚，持续 2～6 小时。

(3)大汗期：高热之后全身大量出汗，体温骤降至正常，自觉症状明显好转，但仍感乏力、口干。

约持续 30～60 分钟后进入间歇期。早期病人间歇期可不规则，数次发作后才逐渐变得规则。间日疟和卵形疟间歇期为 48 小时，三日疟为 72 小时，恶性疟为 36～48 小时。

各型疟疾反复发作造成大量红细胞破坏，可出现不同程度的贫血和脾大。

2. 脑型疟 病情凶险，病死率高，是恶性疟严重的临床类型，偶见于间日疟。主要临床表现为剧烈头痛、发热和不同程度的意识障碍，如谵妄、嗜睡、昏睡、昏迷，严重者可因脑水肿、脑疝、呼吸衰竭而死亡。

3. 再燃和复发 再燃是由血液中残存的疟原虫引起，4 种类型疟疾都有发生再燃的可能性，多见于病愈后 1～4 周，可多次出现。间日疟、卵形疟可于初病痊愈后 3～6 个月再次发作，称为复发，与肝细胞内的迟发型子孢子有关。输血后疟疾因无肝细胞内繁殖阶段，缺乏迟发型子孢子,不会复发。

4. 并发症

(1)**黑尿热**:因急性血管内溶血引起,表现为急性寒战、高热、腰痛、酱油色尿、贫血、黄疸,严重者发生急性肾衰竭,多因使用抗疟药物(奎宁和伯氨喹)而诱发。

(2)急性肾衰竭:多见于成人恶性疟,因短期内大量被疟原虫感染的红细胞破坏,诱发血红蛋白尿,导致肾损害。

(三)实验室及其他检查

1. 血象 疟疾多次发作后,红细胞及血红蛋白下降,白细胞计数一般正常,但单核细胞相对增高。

2. 病原学检查 外周血涂片和骨髓涂片染色后直接镜检,查见疟原虫可确诊,以骨髓涂片阳性率为高。

3. 血清学检查 抗疟抗体在感染后3~4周才出现,4~8周达高峰,以后逐渐下降,仅用于流行病学调查。

(四)心理-社会状况

病人有在疟疾流行区被蚊虫叮咬或近期接受过输血的感染史。疟疾初次发作时,因起病急骤,病人常有紧张心理;间日疟病人因多次复发而产生焦虑情绪;恶性疟病人因病情较重,易产生恐惧心理。

(五)治疗要点

疟疾治疗中最重要的是杀灭**红细胞内**的疟原虫。脑型疟疾常静脉给药,同时使用低分子右旋糖酐、肾上腺皮质激素,并针对高热、脑水肿等做相应处理。

【常见护理诊断/问题】

1. 体温过高 与疟原虫感染、大量致热原释放入血有关。

2. 潜在并发症:黑尿热。

3. 知识缺乏:缺乏疟疾的预防保健知识。

【护理措施】

(一)体温过高

1. 隔离 执行**虫媒隔离**措施。

2. 休息 发作期卧床休息,间歇期增加休息时间,以减少机体能量的消耗。

3. 饮食 应给予高热量、高蛋白、高维生素和富含铁质的食物,以补充消耗、纠正贫血。发作期能进食者给予流质或半流质饮食,间歇期可进普通饮食。鼓励病人多饮水,必要时静脉补液。

4. 心理疏导 护士应耐心、细致地讲解疟疾病程发展规律,告知疟疾是可治性疾病,只要配合治疗可以治愈,消除恐惧心理。主动与病人进行有效沟通,引导病人倾诉、宣泄负性情绪,给予同情和理解。在实施各种药物治疗和护理前应向病人讲清目的和意义,用娴熟的操作技术和细致的生活护理,增加病人的信任感,增强战胜疟疾的信心。

5. 降温 寒战期注意保暖,可加盖毛毯、棉被或用热水袋;发热期因高热可致抽搐,应给予积极的物理降温或药物降温,体温控制在38℃以下较宜;出汗后用温水擦浴,及时更换内衣裤及床单,避免受凉。

6. 遵医嘱用药

(1)正确用药:**氯喹**常用于控制临床发作,可杀灭红细胞内裂体增殖疟原虫,口服,首次

1g,6～8小时后再服0.5g,第二日、第三日各0.5g,总剂量2.5g。**磷酸伯氨喹**主要用于防止复发,可杀灭红细胞内疟原虫配子体和肝细胞内迟发型子孢子,口服,成人13.2mg,每日3次,连服8日。若出现脑型疟疾,可选用青蒿琥酯、氯喹、奎宁、磷酸咯萘啶等静脉给药,国内最常用**青蒿琥酯**静脉注射。

(2)观察不良反应:①氯喹,口服可引起食欲不振、胃肠道反应、头晕、皮肤瘙痒等,应嘱病人**饭后**服用可减少对胃肠道的刺激;静注可引起血压下降、心脏传导阻滞,严重者出现心脏骤停,故使用时应**控制滴速**,以每分钟40～50滴为宜,并监测血压和脉搏的变化。如出现严重反应立即停止静脉滴注,禁忌静注。②伯氨喹联合应用,应注意有无头晕、恶心、呕吐、发绀等不良反应及急性血管内溶血表现,一旦出现严重毒性反应,立即报告医生停药,嘱病人多饮水或静脉补液,促进药物排泄。

7. 病情观察　观察生命体征,定时记录体温,注意热型。观察面色,注意有无贫血的征象。

(二)潜在并发症:黑尿热

1. 病情观察　若病人出现急起寒战、高热、腰痛、尿量骤减、排酱油样尿、进行性贫血和黄疸等表现,提示黑尿热的发生。密切观察生命体征,记录24小时出入液量,监测血生化指标,及时发现肾衰竭。

2. 配合处理

(1)立即停药:停用奎宁、伯氨喹等诱发溶血反应、导致黑尿热的药物。

(2)给予吸氧。

(3)遵医嘱用药:应用氢化可的松、5%碳酸氢钠等药物,减轻溶血和肾损害。

(4)减少不必要的搬动,避免诱发心衰。

(三)健康教育

1. 疾病知识指导

(1)对病人进行疾病知识教育,说明疾病传染过程、主要症状、治疗方法、药物不良反应和复发原因等。

(2)指导病人坚持服药,定期随访,反复发作时应迅速到医院复查。1～2年内有疟疾发作史或血中查到疟原虫者,在流行季节前1个月,给予抗复发治疗,以后每3个月随访1次,直至2年内无复发为止。

2. 预防疾病指导

(1)控制传染源:健全疫情报告,根治疟疾现症病人和带疟原虫者。

(2)切断传播途径:主要是消灭**按蚊**,应清除按蚊孳生场所,广泛应用杀虫药物,个人防护可用驱避剂或蚊帐,防止被按蚊叮咬。

(3)保护易感人群:对疟疾高发区人群及流行区的外来人群,可口服氯喹进行药物预防。

世界疟疾日

2007年5月,第六十届世界卫生大会通过决议,决定从2008年起将每年4月25日设为"世界疟疾日",要求各成员国、有关国际组织和民间团体,以适当形式开展"世界疟疾日"防治宣传活动。结合我国的实际情况,卫生部决定将每年4月26日作为"全国疟疾日",要求各地卫生行政部门以"全国疟疾日"为契机,组织开展防治宣传活动。

病人，男，24岁，从海南打工回湖南，出现间歇畏寒、寒战、发热，热退大汗，间歇期一般情况良好，初步诊断为疟疾。病人一向身体健康，家庭经济条件较差，患病后情绪低落，整日唉声叹气。请回答下面问题：

1. 疟疾发作时的典型表现有哪些？

2. 若病人突然出现寒战、高热、腰痛、酱油色尿，应考虑病情发生了什么变化？如何护理？

3. 如何对该病人进行健康教育？

二、阿米巴病病人的护理

1. 了解溶组织内阿米巴的特点、阿米巴病的发病机制。
2. 熟悉阿米巴病流行病学资料、临床表现、实验室及其他检查。
3. 掌握阿米巴病的护理措施及健康教育。
4. 具有关心、爱护、尊重病人的职业素质。

阿米巴病(amebiasis)是溶组织内阿米巴感染所致疾病，按病变部位和临床表现不同，分为：①肠阿米巴病(intestinal amebiasis)，又称阿米巴痢疾(amebic dysentery)，病变在结肠；②肠外阿米巴病(extraintestinal amebiasis)，病变在肝、肺或脑，以阿米巴肝脓肿(amebic liver abscess)最常见。

人摄入被溶组织内阿米巴包囊污染的食物和水，在胃内未被胃液杀死的包囊随食物到达小肠下段，经胰蛋白酶的作用脱囊而逸出4个滋养体，寄生于结肠肠腔内。在人体免疫力下降时，滋养体发育并侵入肠壁组织，吞噬红细胞和组织细胞，损伤肠壁，形成溃疡性病灶。滋养体亦可分泌具有肠毒素样活性的物质，引起腹痛、腹泻。病变部位依次多见于盲肠、升结肠、直肠、乙状结肠、阑尾和回肠末段。典型病变初期为散在的、细小的浅表糜烂，继而形成许多孤立而色泽较淡的小脓肿，破溃后形成边缘不整、口小底大的烧瓶样溃疡，基底为结肠肌层、腔内充满棕黄色坏死物质，内含溶解的细胞碎片、黏液和滋养体。溃疡间黏膜正常。如溃疡不断深入，广泛破坏黏膜下层、累及肌层、浆膜层甚至血管时，可并发肠穿孔、肠出血。慢性期，组织破坏与修复并存，致肠壁肥厚，可有肠息肉、肉芽肿或呈瘢痕性狭窄等。

阿米巴肝脓肿可发生于溶组织内阿米巴感染数月或数年后。寄生在肠壁的滋养体经门静脉、淋巴管或直接蔓延侵入肝脏，大部分被消灭，当机体抵抗力低下、肝组织营养障碍、淤血及细菌感染时，少数存活者继续繁殖，引起小静脉炎和周围静脉炎，进而造成肝组织局灶性坏死液化，形成微小脓肿并逐渐融合成肝脓肿。肝脓肿大多位于肝右叶顶部，脓肿中央为坏死物质呈巧克力酱样，含红细胞、白细胞、脂肪、坏死组织及夏科-莱登结晶，壁上附着尚未彻底液化的坏死组织。阿米巴肝脓肿可不断扩大，逐渐浅表化，向邻近体腔(如心包腔、腹腔)或脏器穿破,引起相应的阿米巴病变。继发细菌感染时,脓液呈黄色或黄绿色,含大量脓细胞,有臭味。

【护理评估】

(一) 健康史

1. 病原体　溶组织内阿米巴的生活史有**滋养体**和**包囊**两个期。

(1)滋养体:为溶组织内阿米巴的致病形态,直径 10～60μm,运动缓慢。胞质分内外质两层,分界明显,内质呈颗粒状,可见被吞噬的红细胞和食物,外质透明,运动时向外伸展形成伪足,做定向变形运动侵袭组织,形成病灶,有时亦可形成包囊随粪便排出体外。

(2)包囊:为溶组织内阿米巴的感染形态,直径 10～16μm,呈无色透明的类圆形,外层为透明囊壁,内含 1～4 个核。包囊能起传播作用,抵抗力强,能耐受人体胃酸、常用化学消毒剂,但不耐热,50℃数分钟即死亡。

2. 流行病学资料

(1)传染源:**慢性病人**、**恢复期病人**和**无症状包囊携带者**是主要的传染源,可于粪便中持续排出包囊。

(2)传播途径:主要是**经口感染**,通过进食被包囊污染的水和食物而受感染。水源污染可导致地方性流行,苍蝇、蟑螂等也可引起间接传播。

(3)人群易感性:人群普遍易感,婴儿和儿童发病机会较少,营养不良、免疫力低下及接受免疫抑制剂治疗者发病机会较多。感染后产生的抗体对机体不具保护作用,故可重复感染。

(4)流行特征:本病遍及全球,以热带、亚热带和温带地区多见。我国急性阿米巴痢疾和阿米巴肝脓肿已少见,仅个别地区有散发病例。

(二) 临床表现

潜伏期一般为 3 周,亦可短至数日或长达 1 年以上。

1. 肠阿米巴病

(1)无症状型(包囊携带者):通常临床不出现症状,多次粪检可发现阿米巴包囊。免疫力降低时可转变为急性阿米巴痢疾。

(2)急性阿米巴痢疾

1)轻型:症状较轻,表现为腹痛、腹泻,粪便中有滋养体和包囊。机体抵抗力下降时,可出现痢疾症状。

2)普通型:起病缓慢,全身症状轻,无发热或仅有低热,呈间歇性腹泻,典型表现为大便呈**果酱样黏液血便**,量中等,有腥臭味,每日 3～10 余次,内含滋养体。可伴有腹痛或轻中度腹痛,右下腹部轻度压痛。上述症状可历时数日至数周后自行缓解,未经治疗者或治疗不彻底者易复发或转为慢性。症状轻重与病变程度有关,黏膜溃疡较轻时,仅有便次增多,偶有血便;溃疡明显时表现为典型阿米巴痢疾;直肠受累明显时,可出现里急后重。

3)重型:此型少见,多见于感染严重、体质衰弱、营养不良、孕妇或免疫功能低下者。起病急,中毒症状重,出现高热、剧烈肠绞痛,随之排出黏液血性或血水样便,每日 10 余次,粪便量多,伴里急后重、恶心、呕吐。可出现不同程度的脱水、电解质紊乱,甚至循环衰竭,易并发肠出血、肠穿孔或腹膜炎。如不及时治疗,可于 1～2 周内死亡。

(3)慢性阿米巴痢疾:急性阿米巴痢疾临床表现若持续 2 个月以上,则转为慢性。症状可持续存在或有间歇,表现为腹泻反复发作,或与便秘交替出现,常伴有食欲不振、腹胀、贫血、乏力,如在间歇期,可无任何症状。体检肠鸣音亢进、右下腹压痛较常见。

(4)肠道并发症:有肠出血、肠穿孔、肠梗阻、阑尾炎和直肠-肛周瘘管等。

肠阿米巴病的主要并发症

①肠出血:肠黏膜溃疡侵袭肠壁血管可以引起不同程度的出血。小量出血表现为血便,大量出血较少见,一旦发生,病情严重,常因大量出血而致休克。②肠穿孔:急性肠穿孔是最严重的并发症,多发生于严重的肠阿米巴病病人。穿孔部位常见于盲肠、阑尾及升结肠,穿孔后肠内容物进入腹腔,引起局限性或弥漫性腹膜炎。

2. 阿米巴肝脓肿 临床表现常与肝脓肿的部位、大小和有无继发细菌感染等有关。

(1)一般表现:起病大多缓慢,体温逐渐升高,以弛张热型居多,清晨体温较低,黄昏体温最高,夜间热退出现盗汗,伴食欲不振、恶心、呕吐、腹胀及体重减轻等。**肝区疼痛**是本病的重要症状,深呼吸及体位变化时加剧,可为钝痛、胀痛、刺痛、灼痛等。

(2)局部表现:①肝脓肿向肝顶部发展时,可刺激右侧膈肌引起右肩背痛;②左叶肝脓肿,疼痛类似溃疡病穿孔表现或有中上腹、左上腹包块;③脓肿位于肝右下部,常有右上腹痛或腰痛,部分病人右下胸部或上腹部饱满,肝区有叩击痛;④脓肿压迫右肺下部引起肺炎、反应性胸膜炎时,可出现气急、咳嗽、右侧胸腔积液。

(3)并发症:少数病人可并发肝脓肿向邻近器官或组织穿破,如向右胸腔溃破致脓胸,向腹腔溃破引起急性腹膜炎,向心包溃破发生心包填塞等。也可继发细菌感染,是阿米巴肝脓肿的重要并发症。

(三)实验室及其他检查

1. 血象检查 轻型和慢性肠阿米巴病,血白细胞总数和分类均正常;伴有细菌感染或为重型时,白细胞总数和中性粒细胞均增高。阿米巴肝脓肿,血白细胞总数及中性粒细胞均增高,急性感染时增高更显著,病程较长时白细胞总数大多正常;并有红细胞、血红蛋白减少,血沉增快。

2. 粪便检查 粪便呈暗红色果酱样,腥臭,含血及黏液,加生理盐水涂片镜检,可见较多红细胞、少量白细胞和夏科-莱登结晶,若查见**包囊**或伸展伪足活动、吞噬红细胞的**滋养体**可以确诊。

3. 血清学检查

(1)检测特异性抗体:常用酶联免疫吸附试验(ELISA)、间接血凝试验(IHA)、间接荧光抗体试验(IFAT)等方法,肠阿米巴病时阳性率达 80%~90%,可作为诊断依据。若 IgG 抗体阴性,一般可排除本病。

(2)检测特异性抗原:应用单克隆抗体、多克隆抗体检测粪便中阿米巴滋养体抗原,阳性可作确诊依据。

4. 分子生物学检查 DNA 探针杂交技术、聚合酶链反应可用于检测粪便、脓液和血液中阿米巴滋养体 DNA,是特异和灵敏的诊断方法。

5. 纤维肠镜检查 结肠可见大小不等的散在溃疡,溃疡间的黏膜正常,溃疡边缘部分涂片及活检可检出滋养体。

6. 影像学检查　B超、CT、磁共振检查等对阿米巴肝脓肿有较大诊断价值，可了解脓肿部位、大小、数目，以指导穿刺抽脓或手术治疗。

7. 肝脓肿穿刺液检查　典型脓液为棕褐色或巧克力色，黏稠带腥臭味，若找到阿米巴滋养体或测到其抗原，可明确诊断。

（四）心理-社会状况

病人多有不卫生的饮食、饮水习惯，或有营养不良、免疫力低下、接受免疫抑制剂治疗的病史；常因出现黏液脓血便、肠出血、肠穿孔，或发生阿米巴肝脓肿而出现紧张、焦虑的心理反应，少数重型病人可因全身中毒症状严重或出现并发症而产生恐惧心理。

（五）治疗要点

应用**抗溶组织内阿米巴药物**进行病原治疗是治疗的主要措施，合并细菌感染时应用抗菌药物。同时，积极治疗并发症，肠出血时应及时补液或输血；肠穿孔应在抗阿米巴药和抗菌药物治疗后尽快手术治疗。阿米巴肝脓肿时选用组织内杀阿米巴药为主，辅以肠腔内抗阿米巴药，以达根治，并对肝脓肿实施穿刺引流，必要时外科手术引流。

阿米巴病的评估要点

评估时详细询问发病前是否有不洁饮食史或与慢性腹泻病人密切接触史。了解病人的起病缓急及腹痛、腹泻情况，是否排暗红色果酱样便或黏液血性便、有无腥臭味，有无明显乏力、发热等毒血症状或肝区疼痛等表现。了解病原学及其他检查结果。关注病人的心理反应。

【常见护理诊断/问题】

1. 腹泻　与溶组织内阿米巴滋养体分泌的具有肠毒素样活性成分有关。

2. 急性疼痛：腹痛或肝区痛　与阿米巴感染导致肠壁受损或肝脏液化、坏死、脓肿形成有关。

3. 知识缺乏　缺乏阿米巴病的预防保健知识。

【护理措施】

（一）腹泻

1. 隔离　执行消化道隔离措施。

2. 休息与饮食　急性期应卧床休息，以减少机体消耗。腹泻症状明显时给予流质饮食，腹泻严重时适当补液、纠正水、电解质紊乱，症状改善后给予富含营养、易消化的少渣饮食，避免刺激性食物。

3. 遵医嘱用药

(1)正确用药：①首选**硝基咪唑类**药物治疗肠内、外各型阿米巴病，对阿米巴滋养体有强大的杀灭作用。常用甲硝唑，成人口服每次0.4g，每日3次，10日为一疗程；重型病人可给予静脉滴注。也可选用替硝唑、奥硝唑等。②**二氯尼特**是目前最有效的杀包囊药物，轻症和无症状带包囊者常用二氯尼特，口服每次0.5g，每日3次，疗程10天。③抗菌药物可作用于肠道共生菌而影响阿米巴的生长，常选用巴龙霉素或喹诺酮类抗菌药物。

(2)观察不良反应：**甲硝唑**不良反应较轻，主要以胃肠道反应为主，如恶心、腹痛、腹泻、口中金属味等，偶有一过性白细胞减少及头昏、眩晕、共济失调等神经系统障碍。妊娠期、哺乳期妇女及有血液病史和神经系统疾病者禁用。

4. 病情观察

(1)观察生命体征的变化,注意每日大便次数、量、颜色、性状、气味。

(2)严密监测有无并发症的发生,如有无大便出血等肠出血表现,有无突发的腹痛、腹肌紧张、腹部压痛等肠穿孔表现。

(3)重症病人因频繁腹泻致水和电解质大量丢失,应密切观察有无并发脱水和休克的征兆。

5. 粪便标本采集 为提高粪便检查阳性率,采集标本时应注意:①宜采取**新鲜脓血便**,因为滋养体在黏液脓血部分易于发现。②留取标本的容器应清洁,不能混有尿液及消毒液,留标本后应注意保温并立即送检。③气温低时,便盆先用温水冲洗维持一定温度,以免滋养体失去活力或死亡而影响检查结果。④对服用油类、钡剂、铋剂者,应在停药3日之后方可留取粪便标本送检。

(二) 急性疼痛

1. 病情观察

(1)观察生命体征,尤其是体温的变化。

(2)注意疼痛的部位、性质、持续时间及有无放射痛。

(3)观察肝肿大的进展情况,有无压痛及叩击痛。

(4)观察有无脓肿向周围组织穿破的征兆,如咳嗽、气急、局部软组织水肿、腹膜刺激征等。

2. 缓解疼痛

(1)频繁腹泻伴明显腹痛时,应遵医嘱给予阿托品等抗胆碱药,采用腹部热敷等方法以缓解不适。

(2)阿米巴肝脓肿病人肝区疼痛时,采取适当的体位避免肝区受压可缓解不适,必要时遵医嘱给以镇静剂和止痛剂。

3. 心理疏导 护士对待病人应亲切、和蔼,通过多种形式分散病人对疼痛的注意力。根据病人的不同性格特点,了解其心理活动,向病人介绍阿米巴病的有关知识,说明发病特点,鼓励其积极配合治疗,予以精神支持,增强战胜疾病的信心,消除紧张、焦虑心理。

4. 配合肝穿刺引流术 肝穿刺引流抽脓可防止脓肿溃破,加速愈合,应配合医师做好护理:①术前向病人解释肝穿刺引流的目的、方法及术中注意事项,使病人主动配合穿刺。②术中严格无菌操作,密切观察病人的生命体征及反应,记录脓液的性质、颜色、气味和量,及时将抽出的脓液送检。③术后嘱病人禁食 2 小时,卧床休息 6～8 小时,监测血压、脉搏及面色,发现异常及时报告医生。

(三) 健康教育

1. 疾病知识指导

(1)向病人解释有关阿米巴病的基本知识,嘱病人遵医嘱坚持用药,执行消化道隔离措施,须在症状消失后连续做 3 次粪便检查,滋养体或包囊均阴性方可解除隔离。

(2)告知病人治疗期间应加强营养,防止暴饮暴食,禁饮酒,避免受凉、劳累,以防复发或诱发并发症。出院后 3 个月内应每月检查粪便 1 次,以追踪有无复发。

2. 预防疾病指导

(1)管理传染源:检查和治疗从事餐饮业的排包囊者和慢性病人,确认痊愈后方能恢复原饮食业工作。

(2)切断传播途径:防止食物被污染,饮水应煮沸,不吃未洗净或未煮熟的蔬菜。注意个人卫生,饭前便后要洗手。做好卫生宣教工作。

病人,男,30岁,农民,腹痛、腹泻15天,大便次数6～10次/天,量多,暗红色,有腥臭,肉眼可见血液及黏液,无发热,右下腹隐痛。初步考虑可能为急性阿米巴痢疾,医嘱进行粪便检查。请回答以下问题:

1. 简述该病的流行病学资料。
2. 病人以前从未听过该病,非常焦虑,如何做好疾病指导?
3. 护士在留取粪便标本时应注意哪些问题?

第七节　蠕虫感染性疾病病人的护理

一、日本血吸虫病病人的护理

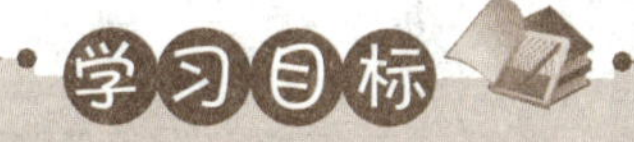

1. 了解日本血吸虫的特点、血吸虫病的发病机制。
2. 熟悉血吸虫病流行病学资料、临床表现、实验室及其他检查。
3. 掌握血吸虫病的护理措施及健康教育。
4. 具有关心、尊重病人的职业素质和良好的团队合作能力。

日本血吸虫病(schistosomiasis japonica)简称血吸虫病(schistosomiasis),是日本血吸虫寄生于门静脉系统而引起的疾病。急性期表现为发热、腹痛、腹泻或脓血便,肝大和压痛,血嗜酸性粒细胞显著增多;慢性期以慢性腹泻或肝脾大为主;晚期以门静脉纤维化病变为主,可发展为肝硬化、巨脾和腹水等。

血吸虫病的主要病变是虫卵沉积在肝和结肠内形成虫卵肉芽肿所致,其中央坏死,形成嗜酸性脓肿。血吸虫病引起的肝纤维化是在肉芽肿的基础上产生的。急性期结肠黏膜充血、水肿,黏膜下层有堆积的虫卵结节,溃破后形成浅表溃疡,出现腹痛、腹泻,排出脓血便,此为体液与细胞免疫反应的混合表现。慢性期由于纤维组织增生,肠壁增厚,可引起息肉样增生与结肠狭窄;早期即有肝大,后期因纤维组织不断增生,形成肝纤维化,出现门静脉高压。慢性和晚期血吸虫病的免疫病理变化属于迟发性变态反应。

【护理评估】

(一) 健康史

1. 病原体　寄生于人体的血吸虫主要有5种,在我国主要是日本血吸虫。日本血吸虫成虫雌雄异体,常合抱寄生于**门静脉系统**(主要在肠系膜下静脉),在肠壁黏膜下层末梢静脉内产卵,大多数虫卵沉积于肠黏膜和肝组织内,少数虫卵随病人或病畜粪便排出体外,入水后如温度适宜(25～30℃)即孵化成毛蚴。毛蚴浮游于水中,遇中间宿主钉螺时则钻入其体内,发育成具有传染性的尾蚴并逸出。当人、畜接触疫水时,尾蚴很快从皮肤或黏膜侵入,脱尾形成童虫,随血流经心、肺至肝门静脉,发育成成虫,再逆血流移行至肠系膜下静脉产卵,完成其生活史。在日本血吸虫的生活史中(图 10-2),人是终末宿主,钉螺是必须的唯一中间宿主。

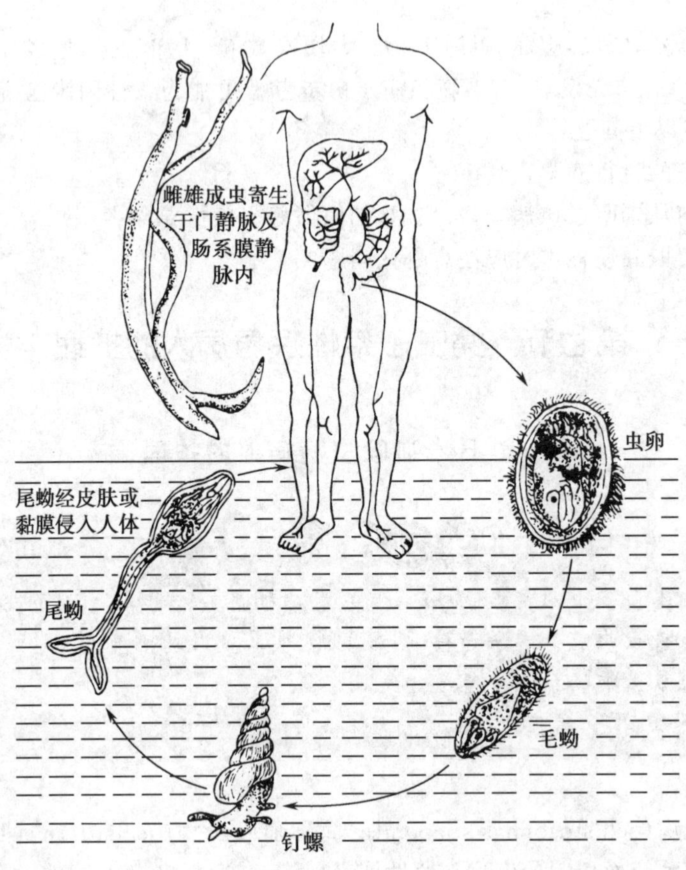

图 10-2　日本血吸虫生活史

2. 流行病学资料

(1)传染源:主要是受感染的人和动物,如牛、羊、猪、野鼠等。**病人和病牛**是重要的传染源。

(2)**传播途径**:带虫卵的粪便入水,钉螺的存在、孳生,以及接触疫水是导致疾病传播必备的三个条件。人或动物主要通过皮肤黏膜接触含尾蚴的疫水而感染。

(3)人群易感性:人群普遍易感,以男性青壮年农民和渔民感染率最高。感染后可获得部分免疫力。

(4)流行特征:由于钉螺孳生的自然环境和气候条件构成了本病的地区性分布,以长江流域流行较广,**夏秋**季节为感染高峰。非流行区无免疫力的人和儿童初次感染大量血吸虫尾蚴易发生急性血吸虫病。集体感染后可发生暴发流行。

日本血吸虫病的流行情况

寄生于人体的血吸虫主要有：日本血吸虫、曼氏血吸虫、埃及血吸虫、间插血吸虫和湄公血吸虫。目前全球约有6亿人受血吸虫感染的威胁，约2亿人被感染。我国日本血吸虫病病人数为84.2万(2004年疫情调查统计)，主要分布在长江沿岸及其以南十二省、市、自治区(包括江苏、浙江、湖南、湖北、安徽、江西、福建、云南、四川、广东、广西、上海市)的湖沼、水网和山丘地区，以湖沼区血吸虫病流行最严重。

(二) 临床表现

大多数病人潜伏期30～60日，平均40日。临床表现复杂多样，因感染的程度、时间、免疫状态及治疗是否及时而异，可分为急性、慢性、晚期血吸虫病和异位损害。

1. 急性血吸虫病　病程一般不超过6个月。在接触疫水后数小时至2～3日内，尾蚴侵入部位可出现尾蚴性皮炎，表现为有瘙痒感的蚤咬样红色点状丘疹，可自行消退。童虫移行至肺，可引起低热、咳嗽、痰中带血，1～2周内自行消失。在接触疫水后1个月左右急起发病，表现为：

(1)发热：为主要症状。以间歇热、弛张热多见，早晚波动可很大，一般无寒战，热退后自觉症状良好。重症可出现缓脉，伴严重贫血、消瘦、恶病质，甚至死亡。

(2)过敏反应：以荨麻疹较常见，还可出现血管神经性水肿、全身淋巴结肿大、支气管哮喘等。

(3)消化道症状：多有食欲不振、轻微腹痛、腹泻，少数有脓血便，重症可出现腹水。90%病人有肝大伴压痛，半数病人有脾大。

2. 慢性血吸虫病　病程可长达10～20年甚至更长，在流行区占绝大多数。多数病人无明显症状；部分病人有慢性腹泻、黏液脓血便；病程长者可出现贫血、消瘦、体力下降等；重者可有内分泌紊乱。主要体征有肝脾肿大。

3. 晚期血吸虫病　病程多在5～15年以上，主要表现为血吸虫性肝纤维化，临床可分为4型：

(1)**巨脾型**：最常见，占晚期血吸虫病绝大多数。脾脏进行性增大，可达脐下或盆腔，常伴有脾功能亢进。

(2)**腹水型**：是严重肝硬化的重要标志，腹水多呈进行性加剧，致腹部膨隆、腹壁静脉曲张，易并发上消化道出血、肝性脑病或感染而死亡。

(3)结肠肉芽肿：以结肠病变为突出表现。病人经常腹痛、腹泻、便秘，或腹泻与便秘交替出现，大便可为水样便、血便或黏液脓血便。左下腹可触及肿块。

(4)侏儒型：极少见，因幼年期慢性反复感染引起内分泌腺萎缩，影响生长发育，表现为身材矮小、第二性征发育不全，但智力大多正常。

4. 异位血吸虫病　虫卵沉积在门静脉系统以外脏器所引起的损害，以脑型和肺型多见，可出现类似脑膜脑炎症状或癫痫发作、肺间质性病变。

(三) 实验室及其他检查

1. 血象　急性期以嗜酸性粒细胞显著增多为主要特点，可达20%～40%甚至90%以上；慢性期一般轻度增多；晚期常因脾功能亢进引起红细胞、白细胞和血小板减少。

2. 病原学检查　粪便中查见**虫卵**或孵出**毛蚴**是确诊的直接依据，也可进行直肠黏膜活检查找病原体。

3. 免疫学检查 如环卵沉淀试验、间接血凝试验、酶联免疫吸附试验、循环抗原酶免疫法等，对诊断有参考价值。

4. 肝功能检查 急性期血清球蛋白增高，血清 ALT、AST 轻度增高。晚期血清白蛋白降低、球蛋白增高，常出现白蛋白、球蛋白比例倒置。

5. B 超检查 有助于判断肝纤维化程度及肝脾大小。

（四）心理-社会状况

病人有在流行地区、感染高峰季节、无防护措施的情况下，皮肤或黏膜接触疫水史，或曾长期生活在血吸虫流行区。慢性及晚期血吸虫病病人常因劳动力减退和对预后缺乏了解而感到焦虑，或因并发上消化道出血、肝性脑病而产生恐惧、绝望。

（五）治疗要点

病原治疗首选药物是**吡喹酮**，可用于各期各型血吸虫病病人。急性血吸虫病全身症状明显者应住院治疗，重症病人应给予补液，维持水、电解质平衡。慢性和晚期血吸虫病应及时治疗并发症，加强营养。

【常见护理诊断/问题】

1. 营养失调：低于机体需要量 与结肠、肝脏病变致营养吸收、合成障碍有关。

2. 知识缺乏：缺乏日本血吸虫病的预防保健知识。

【护理措施】

（一）营养失调

1. 休息与活动 急性期有明显发热、腹痛、腹泻者，应卧床休息。慢性期病人可适当活动，避免劳累。肝硬化失代偿期病人以卧床休息为主。

2. 饮食

(1)急性期病人给予高热量、高蛋白、高维生素、少渣、低脂易消化饮食，避免油腻、煎炸、产气食物。高热、中毒症状严重者，应供给充足的水分。

(2)慢性病人可给予营养丰富易消化食物，少量多餐，避免进食过热、粗糙、坚硬、多纤维、刺激性食物。消瘦、贫血、营养不良性水肿明显时，可遵医嘱补充血浆、白蛋白或输血。

3. 遵医嘱用药 **吡喹酮**对血吸虫各个发育阶段均有不同程度的杀灭作用，尤其是杀成虫作用大。应指导病人按时、按量坚持服药，并观察服药后的反应，若出现轻微的头晕、头痛、乏力、恶心、腹痛，一般不需要处理，多数可在数小时内消失；若出现心律失常，应立即停药，报告医生及时处理。

4. 心理疏导 护士应根据病人患病的程度、年龄及个性特点等进行心理护理，向病人介绍血吸虫病发病特点，及时解释出现的症状，告知治疗和护理的计划、方案，消除病人的顾虑。要关心、理解病人，倾听病人诉说，掌握其情绪变化，发现不良情绪及时给予疏导，鼓励病人尤其是晚期病人积极配合治疗，并给予精神上的安慰。

（二）健康教育

1. 疾病知识指导 向病人和家属介绍有关疾病的基本知识，告知其在出院休养期间应注意休息，避免劳累，增加营养，戒除烟酒，避免使用损肝药物。定时到医院随访检查，如出现发热、腹痛、腹胀等情况时，应及时到医院就诊。

2. 预防疾病指导

(1)控制传染源：在流行区坚持每年对病人、病畜进行普查普治。

(2)切断传播途径：消灭**钉螺**是预防本病的关键，可采用物理灭螺法（如土埋法），结合化学灭螺法（如氯硝柳胺）。做好粪便无害化处理，防止污染水源，提倡饮用自来水和井水。

(3)保护易感人群：避免接触疫水，无法避免时应采取个人防护措施，穿着长筒胶靴、防护裤、戴手套和使用防尾蚴剂涂抹入水肢体。必要时可预防性服药。

血吸虫病监控新方法

鄱阳湖是中国第一大淡水湖，也是最严重的血吸虫病流行地区之一。由于三峡工程投入全面运行后带来的鄱阳湖水位变化有可能使疫情产生新的变数，在2008年美国地球物理联合会召开的年会上，美国俄亥俄州立大学的科学家介绍，他们正通过把目光投向外太空，利用来自太空的卫星数据，把水位变化的数据与钉螺行为的生物学信息结合起来，确定中国鄱阳湖变化的水环境是否会为钉螺生长提供适宜的环境，希望能根据计算出的关于钉螺栖息地的预测，指出血吸虫病传播的最危险区域。

病人，男，25岁，渔民。因持续高热、咳嗽15日而入院。病人于病前1个月曾下湖游泳、采河蚌，发病以来食欲下降，有腹痛、腹泻。查体：T 39℃，肝脾轻度肿大。初步考虑为日本血吸虫病。

1. 简述日本血吸虫病的主要传播途径。
2. 晚期血吸虫病的主要表现有哪些？
3. 如何预防日本血吸虫病？

二、钩虫病病人的护理

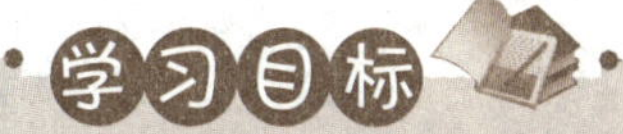

1. 了解钩虫的特点、钩虫病的发病机制。
2. 熟悉钩虫病流行病学资料、临床表现、实验室及其他检查。
3. 掌握钩虫病的护理措施及健康教育。
4. 具有关心、尊重病人的职业素质和严谨的工作作风。

钩虫病(ancylostomiasis，hookworm disease)是由十二指肠钩虫和(或)美洲钩虫寄生于人体小肠所引起的肠道寄生虫病。主要临床表现为贫血、营养不良和胃肠功能失调。轻者可无症状，称钩虫感染；重者因严重贫血可致发育障碍和心功能不全。

丝状蚴侵入人体皮肤后，局部出现钩蚴性皮炎，表现为红色丘疹、充血、水肿及细胞浸润的炎症反应。当蚴虫移行至肺部时，可引起肺泡点状出血及炎症产生支气管肺炎，若沿支气管向上移行至咽部，可引起支气管炎和支气管哮喘。钩虫口囊咬附在小肠黏膜绒毛上皮，并不断更换吸附部位，以摄取黏膜上皮与血液为食，同时分泌抗凝血物质，使黏膜伤口渗血，终因慢性失血而导致贫血。长期严重贫血与缺氧可引起心、肝、肾等重要脏器出现不同程度的脂肪变性及退行性变。儿童期严重感染可导致生长发育障碍。

【护理评估】

(一) 健康史

1. 病原体 钩虫成虫寄生在小肠上段，产卵后随宿主粪便排出，在温暖、潮湿、疏松的土壤中经24～48小时发育为杆状蚴，再经5～7日后发育为具有感染性的丝状蚴，丝状蚴对外界的抵抗力较强，可在土壤中生存数周之久。当丝状蚴接触人体皮肤、黏膜时即可侵入人体，经微血管随血流经右心至肺，穿破肺微血管进入肺泡，沿支气管上行至咽部，随吞咽活动经食管、胃到达小肠，发育为成虫，附着于肠黏膜寄生在体内，并交配产卵。从感染性蚴虫侵入皮肤至成虫成熟产卵一般约需4～7周。多数成虫在1～2年内排出体外，但亦有寿命长达5～7年者。

2. 流行病学资料

(1)传染源：主要是**钩虫病病人**和**钩虫感染者**。钩虫病病人粪便排出的虫卵数量多，故其作为传染源的意义更大。

(2)传播途径：主要是丝状蚴经**皮肤**侵入人体而感染，**农田作业**是感染的重要来源，亦可因进食含有丝状蚴的生蔬菜或饮用生水经口腔黏膜感染。

(3)人群易感性：普遍易感，且可多次重复感染。以青壮年农民感染率为高，儿童较少，感染者大多数为菜农、桑农、茶农、棉农、矿工和砖厂工人。

(4)流行特征：钩虫感染遍及全球，尤以热带和亚热带地区最普遍。农村感染率明显高于城市，**夏秋季**为感染高峰季节。

钩虫病流行情况

全球约10亿以上人有钩虫感染，在感染高度流行区感染率达80%以上，一般感染率为5%～30%。国内除新疆、青海、西藏、内蒙古、黑龙江等省外，其他地区均有不同程度的流行，尤其在四川、浙江、湖南、广东、广西、福建等省较重。

(二) 临床表现

轻度感染大多无临床症状，较重者可出现轻重不一的临床表现，包括幼虫和成虫两个阶段。

1. 幼虫引起的临床表现 主要包括钩蚴性皮炎和钩蚴性肺炎。

(1)**钩蚴性皮炎**：俗称“粪毒”、“粪疙瘩”、“地痒疹”。在丝状蚴侵入的皮肤，如指(趾)间、足缘、下肢或臀部等处，出现红色点状丘疱疹、奇痒，通常7～10日后自行消失，皮损愈合。若皮肤抓破，易继发细菌感染。

(2)**钩蚴性肺炎**：感染后1周左右，病人出现咳嗽、咳痰、咽部发痒，重者痰中带血，伴哮喘、低热，可持续数周。

2. 成虫引起的临床表现 主要是慢性失血所致的贫血症状和肠黏膜损伤引起的消化道症状。

(1)**贫血症状**：是钩虫病的主要症状，可有不同程度的缺铁性贫血的表现，如头昏、眼花、耳鸣、乏力、活动后心悸与气促等，重度感染者常有异食癖。严重者出现心脏扩大，甚至心力衰竭，可伴有下肢水肿、腹水等营养不良性水肿表现。

(2)消化系统症状:多在感染后1～2个月,逐渐出现食欲减退、消化不良、上腹隐痛、腹泻、消瘦等,偶可发生消化道大出血,易被误诊为十二指肠溃疡出血。

(3)其他:婴儿患病贫血多严重,易并发明显水肿及感染,可因心力衰竭而死亡。儿童长期患病,可引起生长发育障碍。孕妇感染易引起流产、早产或死胎,新生儿死亡率也增高。

(三)实验室及其他检查

1. 血象　常有不同程度的血红蛋白降低,呈**小细胞低色素性贫血**。网织红细胞数正常或轻度增高,嗜酸性粒细胞略增多。血清铁浓度显著降低,一般在9μmol/L以下。

2. 骨髓象　显示造血旺盛,但红细胞发育受阻于幼红细胞阶段,中幼红细胞显著增多。骨髓贮铁减少,游离含铁血黄素与铁粒细胞减少或消失。

3. 病原学检查　常用粪便直接涂片法和饱和盐水漂浮法,查见钩虫虫卵是确诊本病的直接依据。亦可做钩蚴培养。

(四)心理-社会状况

流行地区人群有将未经无害化处理的新鲜粪便施肥、赤手裸足下地劳动或生吃蔬菜的不良习惯,故感染率明显增高。患病后因慢性贫血及劳动能力下降,易产生紧张、焦虑不安心理。

(五)治疗要点

应用**苯咪唑类**药物进行驱虫治疗,并可用软膏涂擦局部皮肤治疗钩蚴性皮炎。同时进行对症治疗,如补充铁剂,纠正贫血,孕妇和婴幼儿病人贫血常较严重,可少量输血。

【常见护理诊断/问题】

1. 活动无耐力　与钩虫病引起贫血、食欲减退、营养吸收障碍有关。

2. 皮肤完整性受损　与钩蚴引起局部皮肤损伤有关。

3. 知识缺乏:缺乏钩虫病的预防保健知识。

【护理措施】

(一)活动无耐力

1. 休息与活动　贫血程度较重者应卧床休息,严重贫血者应加强生活护理,防止继发感染。

2. 饮食　给予高热量、高蛋白、高维生素、含铁丰富的食物,以增强机体抵抗力。驱虫期间宜给予半流质饮食,忌食油腻及粗纤维食物。

3. 心理疏导　主动与病人进行有效沟通,建立良好的护患关系,取得病人的信任。向病人及其家属讲解钩虫病发生的相关知识、贫血的治疗方法和效果,解除病人的思想顾虑,改变不良习惯,积极配合治疗。

4. 遵医嘱用药

(1)正确用药:苯咪唑类药物具有杀死成虫和虫卵的作用,一般于治疗后3～4日排出钩虫,作用虽缓慢,但驱虫效果好。常用阿苯达唑、甲苯达唑,或复方阿苯达唑、复方甲苯达唑。用法:阿苯达唑,400mg,每日1次,连服2～3日。甲苯达唑,200mg,每日1次,连服3日。注意孕妇忌用。

(2)观察不良反应:苯咪唑类药物不良反应轻而短暂,仅少数病人有头昏、恶心、腹痛等表现,一般不需特殊处理。严重贫血病人应先纠正贫血后再驱虫治疗,以免加重不良反应。在输血或输液时,每分钟滴速应控制在30滴以内,以防诱发心力衰竭。

阿苯达唑的作用机制

阿苯达唑别名肠虫清，是广谱驱肠道线虫药，能选择性和不可逆性抑制寄生虫摄取葡萄糖，导致虫体糖原耗竭，并抑制延胡索酸脱氢酶，阻碍腺苷三磷酸产生，致虫体死亡，具有杀死成虫和虫卵的作用。可用于防治钩虫、蛔虫、鞭虫、蛲虫等肠道寄生虫病。

5. 病情观察 观察局部皮疹、病人食欲和进食情况，观察贫血的症状体征及纠正的情况，注意有无精神神经症状、呼吸系统症状，严重贫血病人应注意心功能的变化，发现有心力衰竭立即报告医生并配合处理。

（二）皮肤完整性受损

观察指（趾）间、足缘、下肢或臀部等处皮肤有无丘疱疹。告知病人局部皮肤瘙痒时，不可用手搔抓，以防抓破皮肤而引起继发感染。指导病人在感染后 24 小时内，局部皮肤涂敷左旋咪唑涂肤剂或 15%阿苯达唑软膏，每日 2～3 次，重者连用 2 日。

（三）健康教育

1. 疾病知识指导 向病人及家属介绍钩虫病的临床经过、治疗方法，指导病人正确服药，告知病人注意休息、补充营养和按时服药的重要性。嘱病人于驱虫治疗后1 个月内复查大便，如仍有钩虫卵，应重复驱虫 1 次。

2. 预防疾病指导

（1）管理传染源：在疫区进行大规模的驱虫治疗或选择高感染率人群进行重点治疗。

（2）切断传播途径：推广粪便无害化的处理，加强个人防护，改变耕作方法，尽量避免赤足下田劳动，不生吃蔬菜，防止钩蚴侵入皮肤、黏膜引起感染。

（3）保护易感人群：开展群防群治钩虫病的宣传教育工作，在钩虫感染率高的地区开展集体驱虫治疗。

思考题

病人，男，28 岁，菜农。因头昏、眼花、耳鸣 2 年，劳动后心悸气促 4 个月入院。既往有过多次双足趾皮疹，当时奇痒，几天后又自愈。血常规：血红蛋白 60g/L，初步考虑为钩虫病。请问：

1. 钩虫成虫引起的临床表现主要有哪些？
2. 如何治疗钩虫病？
3. 如何做好钩蚴性皮炎的护理？

三、肠绦虫病病人的护理

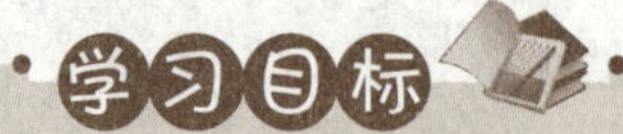

学习目标

1. 了解肠绦虫的特点、肠绦虫病的发病机制。
2. 熟悉肠绦虫病流行病学资料、临床表现、实验室及其他检查。
3. 掌握肠绦虫病的护理措施及健康教育。
4. 具有关心、尊重病人的职业素质。

肠绦虫病(intestinal cestodiasis)是各种绦虫寄生于人体小肠所引起的肠道寄生虫病的总称。在我国以**猪带绦虫**和**牛带绦虫**最为常见,主要表现是粪便中有白色带状节片排出。

猪带绦虫以小钩和(或)吸盘吸附在小肠黏膜上,牛带绦虫仅以吸盘吸附于小肠黏膜,均可引起肠黏膜损伤和炎症,导致胃肠运动功能障碍。多条绦虫寄生偶可因虫体结团引起不完全性肠梗阻。

【护理评估】

(一)健康史

1. 病原体　绦虫雌雄同体,猪(牛)带绦虫成虫寄生于人体小肠上部,其妊娠节片内充满虫卵,可随粪便排出体外,被中间宿主猪(牛)吞食后,在十二指肠内孵出六钩蚴并钻破肠壁,随血流散布至全身,主要在骨骼肌内发育成囊尾蚴。人进食生的或未经煮熟的含有活囊尾蚴的猪肉("米猪肉")或牛肉后,囊尾蚴在体内经10～12周可发育为成虫。人也可成为猪带绦虫的中间宿主,误食其虫卵,可患囊尾蚴病。

2. 流行病学资料

(1)传染源:**病人**是猪(牛)带绦虫病唯一的传染源。

(2)传播途径:因进食含活**囊尾蚴**的猪肉或牛肉而感染。

(3)人群易感性:普遍易感,以青壮年农民多见,男性多于女性。

(4)流行特征:在我国分布较广,猪带绦虫病多见于东北、华北、西北一带,多为散发,地方性流行仅见于云南;牛带绦虫病在西南各省及新疆、西藏、内蒙古等地均有地方性流行。

绦虫分类及特点

寄生于人体的绦虫有四大类:带绦虫、膜壳绦虫、棘球绦虫和裂头绦虫。在我国猪带绦虫和牛带绦虫最为常见,其次为膜壳绦虫。短膜壳绦虫病主要见于华北和东北地区。猪(牛)带绦虫成虫扁长如带状,猪带绦虫长2～4m,牛带绦虫长4～8m,可分为头节、颈节和体节3部分,体节又可分为未成熟、成熟、妊娠3种节片。猪带绦虫在人体内存活可达25年以上,牛带绦虫可达30～60年以上。

(二)临床表现

猪(牛)带绦虫病潜伏期一般为8～12周,主要表现为:

(1)便中出现**白色带状节片**:为最初的唯一症状。牛带绦虫的节片因蠕动能力强,常从病人肛门自行逸出,可有轻度肛门瘙痒。

(2)消化系统症状:半数病人有上腹或脐周疼痛、恶心、呕吐、食欲改变等症状。

(3)神经系统症状:偶有失眠、磨牙、神经过敏、癫痫样发作与晕厥等表现。

(4)并发症:猪带绦虫病的主要并发症是囊尾蚴病,牛带绦虫病的主要并发症是肠梗阻和阑尾炎。

(三)实验室及其他检查

粪便检查找到**绦虫卵**或**妊娠节片**可确诊为绦虫病,依据妊娠节片还有助于鉴别绦虫种类。

(四)心理-社会状况

在流行地区有生食或半生食猪(牛)肉史,或尝生肉馅、生熟食炊具不分等饮食习惯。病人可因消化道和神经系统症状而出现焦虑情绪。

（五）治疗要点

主要为驱虫治疗，首选**吡喹酮**，也可应用苯咪唑类药物。

南瓜子与槟榔治疗肠绦虫病

南瓜子主要作用于绦虫的中段和后段，槟榔主要作用于绦虫的前段。先服南瓜子可使虫体中、后段瘫痪变软，再服槟榔煎剂使头节失去吸附力，最后服硫酸镁加速已瘫痪成虫排出。具体方案：清晨空腹服南瓜子仁粉，2 小时后服槟榔煎剂，30 分钟后服 50%硫酸镁 60ml。虫体最快 15 分钟，最慢 8 小时即可排出，多数在 5～6 小时排出虫体。当只有部分虫体排出时，切勿用力拉扯，可用温水坐浴，让虫体慢慢排出，以免虫体前段和头节留在消化道内。

【常见护理诊断/问题】

1. 急性疼痛：腹痛　与绦虫寄生于小肠致胃肠功能障碍有关。

2. 知识缺乏：缺乏肠绦虫病的预防保健知识。

【护理措施】

（一）急性疼痛：腹痛

1. 病情观察　观察腹痛的部位、性质、持续时间以及粪便中节片的排出情况，注意有无恶心、呕吐、腹泻等症状，有无肠梗阻、阑尾炎等并发症表现。

2. 心理疏导　护士应主动与病人交谈，了解病人的心理状态，鼓励病人说出自己的不适，转移其注意力。要向病人介绍疾病的相关知识，使病人认识到早期治疗的重要性，增强病人战胜疾病的信心。

3. 遵医嘱用药

(1)正确用药：猪(牛)带绦虫病吡喹酮剂量为 15～20mg/kg，清晨空腹顿服，有效率达 95%以上。也可选用甲苯达唑每次 300mg，每日 2 次，疗程 3 日，或阿苯达唑 8mg/kg，疗程 3 日。

(2)观察不良反应：吡喹酮不良反应轻，偶有腹痛、头晕、恶心等不适，停药后可自行缓解。甲苯达唑、阿苯达唑不良反应轻，但有致畸作用，孕妇禁用。

(3)注意事项：①服药前一日晚餐应进流质饮食，服药当日晨**禁食**。②猪带绦虫病病人服药前应按医嘱给予止吐药，避免因恶心、呕吐反应导致绦虫妊娠节片反流至十二指肠或胃，引起内源性感染囊尾蚴病。③注意保持排便通畅。天冷时便盆内应加温水，以防止绦虫遇冷回缩。排虫过程中勿拉扯虫体，以免拉断。必要时可用温水灌肠，使虫体完整排出。④服药后应留取**24 小时**粪便，以便寻找绦虫虫体和头节。⑤注意观察服用驱虫药后的反应，粪便中节片排出的情况。

（二）健康教育

1. 疾病知识指导　服用吡喹酮后，教育病人注意个人卫生，防止虫卵污染水、食物和手而感染自体或他人。驱虫后粪便中未找到头节时，应告知病人定期复查、复治，若半年内无节片排出，虫卵转阴，则为痊愈。

2. 预防疾病指导

(1)控制传染源：在流行区开展普查普治，早期、彻底治疗绦虫病病人，加强人粪管理，防止猪或牛感染。

(2)切断传播途径：向病人和社区人群宣传绦虫病的危害性，应改变烹饪生熟不分的习惯，不吃生的猪肉或牛肉。卫生防疫部门应加强肉类检疫，严禁带囊尾蚴的肉类上市。在流行区，可对猪、牛采用氯硝柳胺进行预防性治疗。

不同民族的饮食习惯

人体感染猪带绦虫主要是因进食含活囊尾蚴的猪肉所致。如广西、云南等少数民族地区有食生肉、半生肉的习俗。白族的“生皮”是把整猪连毛皮在火上烧焦，刮去烧焦的皮毛后取肉切片蘸料生吃；傣族的“剁生”则是将猪肉剁成肉泥拌佐料生吃；哈尼族的“噢嚅”是用生猪肉片拌凉菜。云南的“过桥米线”、福建的“沙茶面”，也都是仅在热汤中稍烫生猪肉片后，即蘸佐料、拌米粉或拌面条食用。

思考题

病人，男，27 岁，农民。近日来自觉上腹疼痛，大便中出现白色带状节片，怀疑为肠绦虫病。请问：

1. 确诊肠绦虫病的依据是什么？
2. 肠绦虫病是如何传播的？
3. 如何做好驱虫治疗的护理？

四、华支睾吸虫病病人的护理

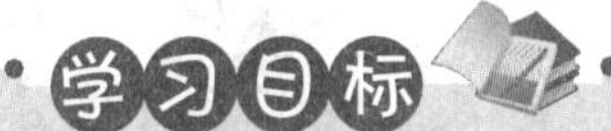

1. 了解华支睾吸虫的特点、华支睾吸虫病的发病机制。
2. 熟悉华支睾吸虫病流行病学资料、临床表现、实验室及其他检查。
3. 掌握华支睾吸虫病的护理措施及健康教育。
4. 具有关心、爱护、尊重病人的职业素质。

华支睾吸虫病（clonorchiasis sinensis）又称肝吸虫病，是华支睾吸虫寄生于人体肝内胆管引起的寄生虫病。其临床特征为上腹隐痛、腹泻、肝大等。

感染后发病与否及病变程度与成虫寄生在胆管中的数量密切相关，感染轻者，虫数少，无临床症状；感染较重者，虫数多，可达数千条以上，肝内胆管充满虫体和虫卵，可发生胆管阻塞、胆汁淤积等病变。其发病与虫体机械性阻塞、虫体以胆管的上皮细胞为食并吸血致胆管局部损害、黏膜脱落，虫体代谢产物、虫体直接刺激致局部胆管炎症、继发性细菌感染，以及宿主年龄、营养、抵抗力等有关。

【护理评估】

（一）健康史

1. 病原体 华支睾吸虫成虫外形似葵花籽仁，虫体扁平，半透明，雌雄同体，寄生于肝内胆管中。虫卵外形似灯泡，是寄生于人体最小的蠕虫卵，内含毛蚴。成虫产卵，虫卵随胆汁进入肠道后与粪便一起排出体外。虫卵入水后被淡水螺如沼螺、豆螺等（第一中间宿主）吞食，在螺体内孵出毛蚴经胞蚴、雷蚴发育成尾蚴后逸出螺体。尾蚴在水中侵入淡水鱼、虾

(第二中间宿主)体内发育为**囊蚴**,人或哺乳动物(终宿主)进食未煮熟的含有囊蚴的淡水鱼、虾而感染。囊蚴内含一条幼虫,在十二指肠内脱囊逸出后,经胆总管进入肝内胆管发育为成虫(图 10-3)。从感染囊蚴至成虫成熟产卵约需 1 个月。

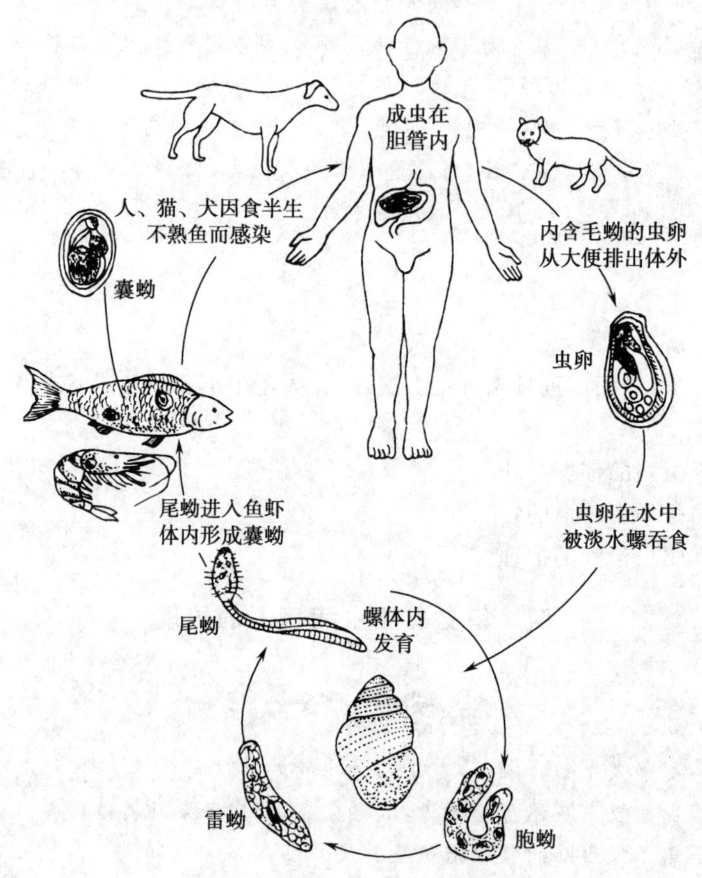

图 10-3　华支睾吸虫生活史

2. 流行病学资料

(1)传染源:感染华支睾吸虫的**人**和**哺乳动物**(如猫、狗、猪等)是主要传染源。

(2)传播途径:人因进食未煮熟的含有华支睾吸虫**囊蚴**的淡水鱼、虾而感染。

(3)人群易感性:普遍易感。感染率高低与居民生活、卫生及饮食习惯有密切关系。

华支睾吸虫病的流行情况

华支睾吸虫病主要分布于东南亚和东亚,如越南、日本、朝鲜半岛、中国等。我国除西北地区未见报告外,有 24 个省、市、自治区均有本病的发生或流行,是目前我国最严重的食源性寄生虫病之一。感染方式因各地饮食习惯而异,如广东、广西等地居民有吃"鱼生"(生鱼片)和"鱼生粥"(生鱼片加热粥)的习惯;东北地区朝鲜族人也有食生鱼佐酒的习惯;全国许多地区吃"全鱼"是煎烤整条鱼,常外皮焦黄但内部鱼肉未熟透,即囊蚴未杀死而被感染。

(二)临床表现

潜伏期 1～2 个月。

1. 轻度感染者　多无症状，或仅在餐后有上腹部饱胀、重压感，食欲下降，或轻度腹痛，容易疲劳。

2. 普通感染者　有不同程度的食欲不振、腹部不适、肝区隐痛、腹痛、腹泻、肝大（以左叶明显）伴压痛和叩击痛等消化道症状。部分病人可出现贫血、营养不良、全身水肿等全身症状。

3. 较重感染者　起病较慢，除普通感染者的症状外，可出现头晕、乏力、失眠、精神不振、记忆力减退等神经衰弱症状。偶可因大量成虫堵塞胆总管而出现阻塞性黄疸、胆绞痛。

4. 严重感染者　可急性起病，突发寒战、高热、食欲下降、厌油腻饮食、肝大伴压痛，少数有脾大，数周后进入慢性期。

5. 慢性反复感染者　严重病例可有肝硬化及门脉高压征。严重感染的儿童，可出现营养不良和生长发育障碍，甚至侏儒症。

6. 并发症　以急性胆管炎和胆囊炎最常见。还可引起胆结石、胰腺炎，或诱发肝胆管癌。

（三）实验室及其他检查

血液检查可有轻度贫血，白细胞总数和嗜酸性粒细胞轻、中度增加。粪便和十二指肠引流胆汁检查发现华支睾吸虫的**虫卵**具有确诊价值。严重病例有肝功能异常。

（四）心理-社会状况

病人多有生食或半生食鱼、虾的饮食嗜好，或近期曾有进食生鱼、虾的经历。患病后常有紧张、焦虑情绪。

（五）治疗要点

病原治疗首选**吡喹酮**，也可选用阿苯达唑。同时给予支持治疗，如加强营养、纠正贫血、保护肝脏。有急性胆囊炎、胆石症、胆道梗阻等并发症时，应给予抗菌药物和手术治疗。

【常见护理诊断/问题】

1. 营养失调：低于机体需要量　与消化、吸收功能紊乱有关。

2. 知识缺乏：缺乏华支睾吸虫病的预防保健知识。

【护理措施】

（一）营养失调：低于机体需要量

1. 休息　嘱病人注意休息，病情重者应卧床休息，以减少消耗，减轻肝脏负担。

2. 饮食　告知病人加强营养对促进病情恢复的重要性。症状明显时，给予清淡易消化的食物；恢复期或营养不良者，应给予高蛋白、高维生素饮食；有贫血时，需添加含铁丰富的食物。

3. 心理疏导　护士应关心病人，倾听病人的诉说，及时疏导不良情绪，给予精神上的安慰。向病人介绍疾病的相关知识，鼓励病人积极配合治疗，消除其紧张、焦虑的不良情绪。

4. 遵医嘱用药

（1）正确用药：吡喹酮每次20mg/kg，每日3次，连服2～3日，具有疗效高、毒性低、代谢快等优点，虫卵转阴率几乎达100%。阿苯达唑每日10～20mg/kg，分2次服，7日为一疗程。

（2）观察不良反应：吡喹酮的副作用一般轻微，服药期间如出现头痛、头晕、乏力、心悸、恶心、腹泻等，可向病人解释此反应是短暂的，不影响治疗。若胆管内华支睾吸虫被大量驱出，有时会引起胆绞痛，应注意观察有无突发的剧烈腹痛，及时报告医生处理。

5. 病情观察 注意观察病人生命征的变化，有无黄疸、急腹痛症状，一旦出现异常，应及时报告医生处理。

(二) 健康教育

1. 疾病知识指导 宣传华支睾吸虫病的传播方式及危害性，告知病人本病可重复感染，强调预防的重要性。

2. 预防疾病指导

(1)控制传染源：开展对本病的流行病学调查，及时治疗病人病畜。

(2)切断传播途径：加强粪管、水管，不用未经处理的新鲜粪便施肥，不随地大便，禁止在鱼塘上或河边建厕所。开展卫生宣教，改变不良饮食习惯，不食生的或未熟透的鱼、虾，厨房里的刀具、砧板要生熟分开使用，以防再次感染。

预防华支睾吸虫病最有效的措施

不吃未经煮熟的鱼或虾是预防本病最有效措施。实验证明，含有囊蚴的 1mm 厚的鱼肉在 98℃的热水 1 秒囊蚴即死亡，70℃中 5 秒即死亡，如含有囊蚴的鱼肉厚 2～3mm，在 70℃的水中需 8 秒才死亡，因此鱼肉越厚，需加热时间越长。而囊蚴对调味品的抵抗力较强，在醋中经 2 小时死亡，在酱油中经 5 小时死亡。因此，未经煮熟的鱼肉都有传播本病的可能，日常生活中不要吃烤鱼、焙鱼或生的鱼干。

思考题

病人，女，34 岁，广东佛山人，喜食生鱼片，近 1 月来上腹不适，肝区隐痛。查体：肝脏肿大，有压痛和叩击痛。血液检查见白细胞总数和嗜酸性粒细胞轻度增加。初步考虑可能为华支睾吸虫病。请问：

1. 该病的主要临床特征是什么？
2. 可能会引起哪些并发症？
3. 如何做好吡喹酮用药的护理？

(李　萍　陈　玲)

附 录

附录一 预防接种

疫苗	性质	接种对象	初种剂量与方法	免疫期与复种	保存与有效期
麻疹活疫苗	活/自/病毒	主要为8个月以上的易感儿童	三角肌附着处皮下注射0.2ml，注射丙种球蛋白后，至少1～3个月才能注射	免疫期4～6年，7岁加强1次	2～10℃暗处保存，冻干疫苗有效期1年，液体疫苗2个月，开封后1小时内用完
水痘减毒活疫苗	活/自/病毒	1～2岁儿童和免疫功能低下的高危人群	上臂皮下注射0.5ml，可与其他儿童期疫苗同时使用，但须在不同部位。15岁以上间隔6～10周2次注射	随接种时间而降低	2～8℃保存，有效期2年
风疹减毒活疫苗	活/自/病毒	12个月～14岁及青春期少女、育龄期妇女，接种3个月内避免妊娠	三角肌处皮下注射0.5ml，可与其他儿童期疫苗同时使用，但必须在不同部位	10～28天产生抗体，维持10～20年 10～12岁时复种一次	2～8℃保存，或0℃以下保存，有效期1.5年
腮腺炎减毒活疫苗	活/自/病毒	8月龄以上的易感者	三角肌处皮下注射0.5ml	免疫期10年	2～8℃保存，或0℃以下保存，有效期1.5年
麻疹、腮腺炎、风疹减毒活疫苗	活/自/病毒	8月龄以上的易感者	三角肌处皮下注射0.5ml	免疫期11年，11～12岁复种	2～8℃避光保存
脊髓灰质炎糖丸活疫苗	活/自/病毒	3个月～4岁	冬春季服三联混和疫苗，连服3次，间隔1个月	免疫期3～5年，4岁加强1次	－20℃保存，有效期2年，2～10℃保存5个月，20～22℃保存12天，30～32℃保存2天

续表

疫苗	性质	接种对象	初种剂量与方法	免疫期与复种	保存与有效期
甲型肝炎减毒活疫苗	活/自/病毒	1岁以上儿童/成人	上臂皮下注射，1次1.0ml，注射过丙种球蛋白者，需8周后注射	保护期5年	2～8℃暗处保存，有效期3个月，－20℃以下有效期1年
甲型肝炎灭活疫苗	死/自/病毒	1岁以上儿童/成人	1～18岁0.5ml，19岁以上1.0ml三角肌注射	14天产生保护性抗体，维持1年，在6～12个月加强免疫，可保护20年	2～8℃保存，有效期3年，严禁冻结
乙型肝炎疫苗（重组酵母疫苗）	自/抗原	新生儿及易感者	全程免疫：10μg按0、1、6个月各肌肉注射1次，新生儿首次应在出生后24小时内注射，部位以三角肌为宜。HBsAg、HBeAg均阳性母亲的新生儿可先注射HBIG 2～4周后再开始0个月，1个月，6个月方案注射	全程免疫后抗体生成不佳者，可再加强免疫1次30μg，免疫期5～9年，必要时可加强免疫1次	2～8℃暗处保存，有效2年，严禁冻结
甲型流感疫苗	活/自/病毒	主要为健康成人	疫苗按1∶5生理盐水稀释后，每侧鼻孔喷入0.25ml，稀释后4小时内用完	免疫期6～10个月	2～8℃暗处保存，冻干疫苗有效1年，液体3个月
流行性乙型脑炎疫苗	死/自/病毒	6个月～10岁	皮下注射2次，间隔7～10天，6～12月龄每次0.25ml，1～6岁每次0.5ml，7～15岁每次1.0ml，16岁以上每次2.0ml	免疫期1年，以后每年加强注射1次	2～10℃暗处保存，冻干疫苗有效1年，液体3个月
肾综合征出血热双价疫苗	死/自/病毒	流行区易感人群及其他高危人群	0、7、28天注射3次，每次1ml，高危人群6～12个月加强1针		4℃保存，有效期28个月
森林脑炎疫苗	死/自/病毒	流行区的人群及来自非流行区的人员	间隔7～10天皮下注射2次，2～6岁、7～9岁、10～15岁、16岁以上每次分别为0.5ml、1.0ml、1.5ml和2.0ml	免疫期1年，以后每年加强注射1次，剂量同初种	2～10℃暗处保存，有效期9个月，25℃以下有效期1个月

续表

疫苗	性质	接种对象	初种剂量与方法	免疫期与复种	保存与有效期
人用狂犬病疫苗(地鼠肾组织培养人用疫苗)	死/自/病毒	被狂犬或其他患狂犬病动物咬、抓伤及被病人唾液污染伤口者	于咬伤当日和3、7、14、30日各注射2ml,5岁以下1ml,2岁以下0.5ml,严重咬伤者可在注射疫苗前先注射抗狂犬病血清	免疫期3个月,全程免疫后3～6个月,再次被咬伤需加强注射2次,间隔1周,剂量同左,若超过6个月再次被咬伤则需全程免疫	2～10℃暗处保存,有效期6个月,冻干疫苗有效1年
冻干黄热病疫苗	活/自/病毒	出国到黄热病流行区或从事黄热病研究人员	以无菌生理盐水5ml,溶解冻干疫苗,皮下注射1次0.5ml,水溶液保持低温,1小时内用完	免疫期10年	－20℃保存有效期1.5年,2～10℃有效期6个月
流行性斑疹伤寒疫苗	死/自/立克次体	流行地区的人群	皮下注射3次,每次间隔5～10天,14岁以下分别为0.3～0.4ml、0.6～0.8ml、0.6～0.8ml,15岁以下分别为0.5ml、1.0ml、1.0ml	免疫期1年,以后每年加强免疫1次,剂量同第3针	2～10℃暗处保存,有效期1年,不得冻结
Q热疫苗	死/自/立克次体	畜牧、屠宰、制革、肉、乳加工及实验室、医院工作人员	皮下注射3次,每次间隔7天,剂量分别为0.25ml、0.5ml、1.0ml		2～10℃暗处保存
卡介苗	活/自/细菌	新生儿及结核菌试验阴性的儿童	于出生后24～48小时内皮内注射0.1ml	免疫期5～10年	2～10℃保存,液体疫苗有效期6个月,冻干疫苗有效期1年
霍乱菌苗	死/自/细菌	根据疫情,重点为水陆口岸人员,环境卫生、饮食业、医务、防疫人员及水上居民点	皮下注射2次,间隔7～10天,6岁以下0.2ml,7～14岁0.3ml,15岁以上0.5ml,第2针分别为初次的倍量,应在流行前1个月完成	免疫期3～6个月,以后每年加强注射1次,剂量同第2针	2～10℃暗处保存,有效期3年

续表

疫苗	性质	接种对象	初种剂量与方法	免疫期与复种	保存与有效期
伤寒、副伤寒甲、乙三联菌苗	死/自/细菌	用于水路口岸及沿线的人员及部队、环卫、饮食业人员	皮下注射3次，间隔7～10天，1～6岁0.2ml、0.3ml、0.3ml，7～14岁0.3ml、0.5ml、0.5ml，15岁以上0.5ml、1.0ml、1.0ml	免疫期1年，以后每年加强注射1次，剂量同第3针	2～10℃暗处保存，有效期1年
霍乱、伤寒副伤寒甲、乙四联菌苗	死/自/细菌	同上	同上	同上	同上
流脑A群多糖菌苗	死/自/细菌	1～15岁儿童及少年，流行区成人	三角肌皮下注射1次，25～50μg	免疫期0.5～1年	2～10℃保存，有效期1年
布氏菌菌苗	活/自/细菌	疫区畜牧、兽医、屠宰、皮毛加工员、疫区防疫及有关实验人员	儿童：上臂外侧皮肤上滴1滴菌苗，其上皮肤划成“井”字痕，划痕长1cm，成人划2个“井”字间距2～3cm。严禁注射	免疫期1年，需每年接种1次	2～10℃保存，有效期1年
鼠疫菌苗	活/自/细菌	重点用于流行区的人群，非流行区人群接种10天后才可进入疫区	皮下法：1次注射，15岁以上1ml，6岁以下0.3ml；划痕法：(菌液浓度与上不同)15岁以上3滴，7～14岁2滴，6岁以下1滴，在每滴处各划一个“井”字，两滴之间隔2～3cm。皮下法难以形成对空气感染的免疫	同上	同上
炭疽菌苗	活/自/细菌	牧民、屠宰、兽医和皮毛加工人员	皮肤划痕法：滴2滴菌苗于上臂外侧，间距3～4cm，于其上划“井”字，痕长1～1.5cm，严禁注射	同上	2～10℃暗处保存，有效期2年，25℃以下有效期1年
钩端螺旋体(单价或多价)	死/自/螺旋体	流行区人群	间隔7～10天三角肌皮下注射2次，14～60岁0.5ml、1.0ml，7～13岁减半，1年后加强1针，剂量同第2针	接种后1个月产生免疫，维持1年	2～8℃保存，有效期1年
吸附精制破伤风血清	自/类毒素	发生创伤机会较多的人群	全程免疫：第1年间隔4～8周肌肉注射2次，第2年1次，剂量均为0.5ml	免疫期5～10年，每10年加强注射1次0.5ml	2～10℃暗处保存，有效期3.5年，不可冻结

续表

疫苗	性质	接种对象	初种剂量与方法	免疫期与复种	保存与有效期
百、白、破混合制剂（百日咳菌苗、白喉、破伤风类毒素）	死/自/细菌和毒素	3个月～7岁	全程免疫：第1年间隔4～8周肌肉注射2次，第2年1次，剂量均为0.5ml	免疫期同单价制品，全程免疫后不再用百白破混合制剂，7岁用白破或百白二联制剂加强免疫	2～10℃保存，有效期1.5年
吸附精制白喉类毒素	自/类毒素	6～12岁	皮下注射2次，每次0.5ml，间隔4～8周	免疫期3～5年，翌年加强1次0.5ml，以后每3～5年复种1次0.5ml	25℃以下暗处保存，有效期3.5年，不可冻结
精制白喉抗毒素	被/抗毒素	白喉病人，密切接触又未受过白喉类毒素免疫者	治疗：依病情决定，3万～10万U肌肉或静脉（滴）注射；预防：皮下或肌肉注射1次1000～2000U，亦可同时与白喉类毒素0.5ml分两处注射	免疫期3周	2～10℃暗处保存，液状制品有效期2～3年，冻干制品3～5年
精制破伤风抗毒素	被/抗毒素	破伤风病人及创伤后有患破伤风危险的人	治疗：新生儿24小时内1次或分次肌肉注射2万～10万U，余者不分年龄均为5万～20万U肌肉注射或静注，以后视病情决定追加用量及间隔时间；预防：不分年龄均为每次1500～3000U，皮下或肌肉注射，伤势严重者剂量加倍	免疫期3周	2～10℃暗处保存，液状制品有效期3～4年，冻干制品5年
多价精制气性坏疽抗毒素	被/抗毒素	受伤后有发生气性坏疽的可能者及气性坏疽病人	预防：皮下或肌肉注射1次1万U；治疗：3万～5万U静注，同时，适量注于伤口周围组织内，以后依病情而定	免疫期3周	同上
精制肉毒抗毒素	被/抗毒素	肉毒中度或可疑有肉毒中毒者	治疗：1万～2万U肌肉注射或静注，以后视病情决定；预防：1000～2000U皮下或肌肉注射1次	免疫期3周	同上
精制抗狂犬病血清	被/免疫血清	被患狂犬病的动物咬伤者	成人0.5～1.0ml/kg，儿童0.5～1.5ml/kg，半量肌肉注射，半量伤口局部注射，愈早应用愈好	免疫期3周	同上

续表

疫苗	性质	接种对象	初种剂量与方法	免疫期与复种	保存与有效期
乙肝疫苗免疫球蛋白(HBIG)	被/免疫球蛋白	HBsAg阳性母亲(尤其HBeAg阳性)所产新生儿,医源性或意外受HBsAg(+)血污染者	新生儿出生后24小时内和2个月龄各肌肉注射1次,每次1ml(100U),医源性污染后立即肌肉注射5ml	免疫期2个月	2～10℃有效期2年
人丙种球蛋白	被/球蛋白	丙种球蛋白缺乏症病人,麻疹或甲型肝炎密切接触者	治疗:丙种球蛋白缺乏症,每次肌肉注射0.5ml/kg;预防麻疹0.05～0.15ml/kg,1次肌肉注射(不超过6ml);预防甲型肝炎:儿童0.05～0.1ml/kg,1次肌肉注射,成人为3ml	免疫期3周	2～10℃有效期3年

注:活:活疫(菌)苗;自:自动免疫;被:被动免疫

附录二　常见传染病的潜伏期、隔离期及观察期

病种	潜伏期		隔离期	观察期及处理
	常见	最短～最长		
甲型病毒性肝炎	30天左右	15～45天	自发病之日起3周	密切接触者检疫45天,每周检查ALT一次,以便早期发现,观察期间可用丙种球蛋白注射:接触后1周内应用有效
乙型病毒性肝炎	60～90天	45～160天	急性期最好隔离至HBsAg转阴。恢复期不阴转者按HBsAg携带者处理。有HBV复制标志的病人,应调离接触食品、自来水或幼托工作。不能献血	急性肝炎的密切接触者应医学观察45天。幼托机构发现病人后的观察期间,不办理入托、转托手续。疑诊肝炎的幼托和饮食行业人员,应暂停原工作
丙型病毒性肝炎	40天左右	15～180天	急性期隔离至病情稳定。饮食行业与幼托人员病愈后需HCVRNA阴转方能恢复工作	同乙型肝炎
丁型肝炎	重叠感染 混合感染	3～4周 6～12周	同乙型肝炎	同乙型肝炎

续表

病种	潜伏期		隔离期	观察期及处理
	常见	最短～最长		
戊型肝炎	40 天左右	10～75 天	自发病之日起 3 周	密切接触者应医学观察 60 天，丙种球蛋白注射无预防效果
细菌性痢疾	1～3 天	数小时～7 天	急性期症状消失，粪便阴性后，连续 2 次粪培养阴性可解除隔离	医学观察 7 天。饮食行业人员观察期间应送粪培养 1 次。阴性者解除观察
脊髓灰质炎	5～14 天	3～35 天	自发病之日起隔离 40 天。第一周为呼吸道及消化道隔离。第二周以后为消化道隔离	密切接触者应医学观察 20 天。观察期间可用活疫苗进行快速免疫
霍乱	1～3 天	数小时～6 天	腹泻停止后 2 日，隔日送大便培养 1 次，连续 3 次阴性解除隔离	密切接触者或疑似患者应检疫 5 日，并连续送粪便培养 3 次，若阴性可解除隔离观察
伤寒、 副伤寒甲、乙 副伤寒丙	8～14 天 6～10 天 1～3 天	3～60 天 2～15 天	临床症状消失后 5 日起，间歇送粪便培养 2 次阴性解除隔离。无培养条件时体温正常 15 日解除隔离	密切接触者应医学观察：伤寒 23 日，副伤寒 15 日。饮食行业人员观察期间应送粪培养 1 次，阴性者方能工作
流脑	2～3 天	1～7 天	症状消失后 3 日，但不少于发病后 1 周	医学观察 7 小时。密切接触的儿童可服磺胺或利福平预防
钩端螺旋体病	10 天左右	2～28 天	隔离至治愈	密切接触者不检疫，但有疫水接触者医学观察 2 周，观察期间可注射青霉素做预防性治疗
疟疾 间日疟 三日疟 卵型疟	 13～15 天 21～30 天 7～15 天 13～15 天	 2 天～1 年 14～45 天 7～21 天	病愈后原虫检查阴性可解除隔离	不检疫
乙脑	10～14 天	4～21 天	隔离至体温正常	接触者不检疫
出血热	7～14 天	4～46 天	隔离期 10 天	不检疫
狂犬病	4～8 周	10 个月～10 年以上	病程中隔离治疗	被狂犬或狼咬伤者应进行医学观察，观察期间应注射免疫血清及狂犬疫苗

续表

病种	潜伏期 常见	潜伏期 最短～最长	隔离期	观察期及处理
阿米巴痢疾	7～14天	4天～1年	症状消失后连续3次粪便检查,未找到滋养体或包囊者,可解除隔离	接触者不隔离。但从事饮食行业的人员发现本病时,其他人员应做粪便检查,发现滋养体或包囊者应调离饮食工作岗位
流行性感冒	1～3天	数小时～4天	热退后2天解除隔离	大流行时集体单位应进行检疫,出现发热等症状时应早期隔离
艾滋病	15～60天	9天至10年以上	病毒感染者及病人均应隔离至病毒或P24核心蛋白从血液中消失。不能献血	密切接触者应医学观察2年

附录三　172项护理诊断
(2005年NANDA按字母顺序排列分类)

(一)现存的护理诊断

A:

1. 活动无耐力
2. 调节障碍
3. 清理呼吸道无效
4. 焦虑
5. 自主神经反射失调

B:

1. 身体意象紊乱
2. 大便失禁
3. 母乳喂养有效
4. 母乳喂养无效
5. 母乳喂养中断
6. 低效型呼吸型态

C:

1. 心输出量减少
2. 照顾者角色紧张
3. 语言沟通障碍
4. 有沟通增强的趋势
5. 社区应对无效
6. 有社区应对增强的趋势
7. 社区执行治疗方案无效
8. 急性意识障碍
9. 慢性意识障碍
10. 便秘
11. 感知性便秘
12. 防卫性应对
13. 应对无效
14. 有应对增强的趋势

D:

1. 对死亡的焦虑
2. 决策冲突
3. 无效性否认
4. 牙齿异常
5. 腹泻
6. 缺乏娱乐活动

E:

1. 能量场紊乱
2. 认识环境障碍综合征

F：

1. 成人身心衰竭
2. 妥协性家庭应对
3. 无能性家庭应对
4. 有家庭应对增强的趋势
5. 家庭运行功能不全：酗酒
6. 家庭运行中断
7. 有家庭运行增强的趋势
8. 家庭执行治疗方案无效
9. 疲乏
10. 恐惧
11. 有体液平衡增强的趋势
12. 体液不足
13. 体液过多

G：

1. 气体交换受损
2. 预感性悲伤
3. 功能障碍性悲伤
4. 生长发育延迟

H：

1. 维护健康无效
2. 寻求健康的行为
3. 持家能力障碍
4. 绝望
5. 体温过高
6. 体温过低

I：

1. 婴儿行为紊乱
2. 有婴儿行为能力增强的趋势
3. 无效性婴儿喂养模式
4. 颅内适应能力下降

K：

1. 知识缺乏
2. 有知识(具体说明)增加的趋势

L：

1. 乳胶过敏反应
2. 静态生活型态

M：

1. 记忆力受损
2. 床上活动障碍
3. 躯体活动障碍
4. 轮椅活动障碍

N：

1. 恶心
2. 不依从行为
3. 营养失调：低于机体需要量
4. 营养失调：高于机体需要量

O：

1. 口腔黏膜受损

P：

1. 急性疼痛
2. 慢性疼痛
3. 父母角色冲突
4. 养育受损
5. 有养育增强的趋势
6. 自我认同紊乱
7. 创伤后综合征
8. 无能为力感
9. 防护无效

R：

1. 强暴创伤综合征
2. 强暴创伤综合征：复合反应
3. 强暴创伤综合征：沉默反应
4. 宗教虔诚度受损
5. 有宗教虔诚度增强的趋势
6. 迁居应激综合征
7. 无效性角色行为

S：

1. 自理缺陷

   自理缺陷:沐浴/卫生

   自理缺陷:穿着/修饰

   自理缺陷:进食

   自理缺陷:如厕

2. 有自我概念增强的趋势　　3. 长期自尊低下

4. 情景性自尊低下　　5. 自伤

6. 感知觉紊乱

   感知觉紊乱:听觉

   感知觉紊乱:味觉

   感知觉紊乱:运动觉

   感知觉紊乱:嗅觉

   感知觉紊乱:触觉

   感知觉紊乱:视觉

7. 性功能障碍　　8. 无效性性生活方式　　9. 皮肤完整性受损

10. 睡眠剥夺　　11. 睡眠型态紊乱　　12. 有睡眠增强的趋势

13. 社交障碍　　14. 社交孤立　　15. 长期悲伤

16. 精神困扰　　17. 有精神健康增强的趋势

18. 术后康复延迟　　19. 吞咽受损

T：

1. 执行治疗方案有效　　2. 执行治疗方案无效　　3. 有执行治疗方案增强的趋势

4. 体温调节无效　　5. 思维过程受干扰　　6. 组织完整性受损

7. 组织灌注无效:心肺　　8. 组织灌注无效:脑　　9. 组织灌注无效:胃肠道

10. 组织灌注无效:外周　　11. 组织灌注无效:肾　　12. 转移能力障碍

U：

1. 单侧性忽视　　2. 排尿障碍　　3. 有排尿功能增强的趋势

4. 功能性尿失禁　　5. 反射性尿失禁　　6. 压力性尿失禁

7. 完全性尿失禁　　8. 急迫性尿失禁　　9. 尿潴留

V：

1. 自主呼吸受损　　2. 功能障碍性撤离呼吸机反应

W：

1. 行走障碍　　2. 漫游状态

(二)“有……的危险”的护理诊断

A：

1. 有活动无耐力的危险　　2. 有误吸的危险　　3. 有自主神经反射失调的危险

B：

1. 有体温失调的危险

C：

1. 有照顾者角色紧张的危险　　2. 有便秘的危险

D：

1. 有发育迟缓的危险　2. 有失用综合征的危险

F：

1. 有摔倒的危险　2. 有体液不足的危险　3. 有体液失衡的危险

G：

1. 有功能障碍性悲伤的危险　2. 有不成比例生长的危险

I：

1. 有婴儿行为紊乱的危险　2. 有感染的危险

3. 有受伤的危险

L：

1. 有乳胶过敏的危险　2. 有孤独的危险

N：

1. 营养失调:有高于机体需要量的危险

P：

1. 有父母-婴儿/儿童依恋关系受损的危险

2. 有养育能力受损的危险

3. 有围术期体位性损伤的危险

4. 有外周神经血管功能障碍的危险

5. 有中毒的危险

6. 有创伤后综合征的危险

7. 有感到无能为力的危险

R：

1. 有宗教虔诚度受损的危险　2. 有迁居应激综合征的危险

S：

1. 有情景性自尊低下的危险　2. 有自伤的危险

3. 有皮肤完整性受损的危险　4. 有精神困扰的危险

5. 有婴儿猝死综合征的危险　6. 有窒息的危险

7. 有自杀的危险

T：

1. 有创伤的危险

U：

1. 有急迫性尿失禁的危险

V：

1. 有对他人施行暴力的危险　2. 有对自己施行暴力的危险

内科护理学教学大纲

（供五年一贯制护理学专业用）

一、课程任务

内科护理学是中等卫生职业教育涉外护理专业的一门重要专业课程。本课程的主要内容包括内科及传染病常见病、多发病病人的护理。本课程的任务是使学生树立“以人的健康为中心”的护理理念，掌握内科护理的基本理论、基本知识和基本技能，具有良好的学习、工作态度，能运用护理程序对内科常见病、多发病病人进行整体护理，为服务对象提供减轻痛苦、促进康复、预防疾病、保持健康的服务。

二、课程目标

1. 掌握内科常见病病人的护理评估及护理措施的主要内容。

2. 熟悉内科常见病病人常见的常见护理诊断/问题，并了解相应的护理目标及护理评价。

3. 熟悉内科常见急危重症病人的抢救原则，能在教师指导下，对急危重症病人进行初步应急处理和抢救配合。

4. 具有对内科常见病病人实施整体护理的能力。

5. 具有对内科常见病病人的病情变化、心理变化和治疗反应进行观察和初步分析及处理的能力，并能正确书写内科护理记录。

6. 具有配合医生实施内科常用诊疗技术操作的能力。

7. 具有向个体、家庭、社区提供保健服务和开展健康教育的能力。

8. 培养良好的职业素质，在内科护理实践中关心、爱护、尊重病人，具有团队意识及协作精神。

三、教学时间分配

教学内容	学时		
	理论	实践	总学时
一、绪论	2	0	2
二、呼吸系统疾病病人的护理	22	8	30
三、循环系统疾病病人的护理	22	10	32

续表

教学内容	学时		
	理论	实践	总学时
四、消化系统疾病病人的护理	20	8	28
五、泌尿系统疾病病人的护理	10	4	14
六、血液系统疾病病人的护理	14	6	20
七、内分泌代谢疾病病人的护理	14	6	20
八、风湿性疾病病人的护理	4	2	6
九、神经系统疾病病人的护理	20	8	28
十、传染病病人的护理	26	10	36
合计	154	62	216

四、教学内容和要求

单元	教学内容	教学要求	教学活动参考	参考学时	
				理论	实践
一、绪论	(一)内科护理学的特色与内容	熟悉	理论讲授	2	
	(二)内科护理学的学习目的与方法	熟悉			
	(三)内科护理的发展趋势	了解			
二、呼吸系统疾病病人的护理	(一)概述		理论讲授	22	
	1. 呼吸系统的解剖结构和生理功能	了解	多媒体演示		
	2. 呼吸系统疾病常见症状和体征护理	掌握	讨论		
	(1)咳嗽与咳痰		案例分析		
	(2)咯血		角色扮演		
	(3)胸痛		情景教学		
	(4)肺源性呼吸困难				
	3. 呼吸系统疾病常用诊疗技术	了解			
	(二)慢性阻塞性肺疾病病人的护理				
	1. 概述	了解			
	2. 护理评估	掌握			
	3. 常见护理诊断/问题	熟悉			
	4. 护理目标	了解			
	5. 护理措施	掌握			
	6. 护理评价	了解			

续表

单元	教学内容	教学要求	教学活动参考	参考学时	
				理论	实践
	(三)支气管哮喘病人的护理				
	1. 概述	了解			
	2. 护理评估	掌握			
	3. 常见护理诊断/问题	熟悉			
	4. 护理目标	了解			
	5. 护理措施	掌握			
	6. 护理评价	了解			
	(四)肺炎病人的护理				
	1. 概述	了解			
	2. 护理评估	掌握			
	3. 常见护理诊断/问题	熟悉			
	4. 护理目标	了解			
	5. 护理措施	掌握			
	6. 护理评价	了解			
	(五)支气管扩张病人的护理				
	1. 概述	了解			
	2. 护理评估	掌握			
	3. 常见护理诊断/问题	熟悉			
	4. 护理措施	掌握			
	*(六)肺脓肿病人的护理				
	1. 概述	了解			
	2. 护理评估	掌握			
	3. 常见护理诊断/问题	熟悉			
	4. 护理措施	掌握			
	(七)肺结核病人的护理				
	1. 概述	了解			
	2. 护理评估	掌握			
	3. 常见护理诊断/问题	熟悉			
	4. 护理目标	了解			
	5. 护理措施	掌握			
	6. 护理评价	了解			

续表

单元	教学内容	教学要求	教学活动参考	参考学时	
				理论	实践
	*(八)胸膜炎及胸腔积液病人的护理				
	1. 概述	了解			
	2. 护理评估	掌握			
	3. 常见护理诊断/问题	熟悉			
	4. 护理措施	掌握			
	(九)呼吸衰竭病人的护理				
	1. 概述	了解			
	2. 护理评估	掌握			
	3. 常见护理诊断/问题	熟悉			
	4. 护理目标	了解			
	5. 护理措施	掌握			
	6. 护理评价	了解			
	(十)急性呼吸窘迫综合征病人的护理				
	1. 概述	了解			
	2. 护理评估	掌握			
	3. 常见护理诊断/问题	掌握			
	4. 护理目标	熟悉			
	5. 护理措施	掌握			
	6. 护理评价	了解			
	实践:慢阻肺及呼吸衰竭病人的护理	熟练掌握	临床见习		8
	实践:肺炎病人的护理	熟练掌握	病例分析		
	实践:肺结核病人的护理	熟练掌握	技能实践		
	实践:呼吸系统常用诊疗技术(体位引流、纤维支气管镜检查术、胸腔穿刺术)	学会			
三、循环系统疾病病人的护理	(一)概述		理论讲授	22	
	1. 循环系统的解剖结构和生理功能	了解	多媒体演示		
	2. 循环系统疾病常见症状和体征护理	掌握	讨论		
	(1)心源性呼吸困难		角色扮演		
	(2)心源性水肿		情景教学		
	(3)心悸				
	(4)心前区疼痛				
	(5)晕厥				

续表

单元	教学内容	教学要求	教学活动参考	参考学时	
				理论	实践
	3. 循环系统疾病常用诊疗技术				
	(二)心力衰竭病人的护理				
	1. 概述	了解			
	2. 护理评估	掌握			
	3. 常见护理诊断/问题	熟悉			
	4. 护理目标	了解			
	5. 护理措施	掌握			
	6. 护理评价	了解			
	(三)心律失常病人的护理				
	1. 概述	了解			
	2. 护理评估	掌握			
	3. 常见护理诊断/问题	熟悉			
	4. 护理目标	了解			
	5. 护理措施	掌握			
	6. 护理评价	了解			
	(四)心脏瓣膜病病人的护理				
	1. 概述	了解			
	2. 护理评估	掌握			
	3. 常见护理诊断/问题	熟悉			
	4. 护理措施	掌握			
	(五)慢性肺源性心脏病病人的护理				
	1. 概述	了解			
	2. 护理评估	掌握			
	3. 常见护理诊断/问题	熟悉			
	4. 护理措施	掌握			
	(六)原发性高血压病人的护理				
	1. 概述	了解			
	2. 护理评估	掌握			
	3. 常见护理诊断/问题	熟悉			
	4. 护理目标	了解			
	5. 护理措施	掌握			
	6. 护理评价	了解			

续表

单元	教学内容	教学要求	教学活动参考	参考学时	
				理论	实践
	(七)冠状动脉粥样硬化性心脏病病人的护理				
	1. 概述	了解			
	2. 心绞痛				
	(1)护理评估	掌握			
	(2)常见护理诊断/问题	熟悉			
	(3)护理目标	了解			
	(4)护理措施	掌握			
	(5)护理评价	了解			
	3. 心肌梗死				
	(1)护理评估	掌握			
	(2)常见护理诊断/问题	熟悉			
	(3)护理目标	了解			
	(4)护理措施	掌握			
	(5)护理评价	了解			
	(八)感染性心内膜炎病人的护理				
	1. 概述	了解			
	2. 护理评估	掌握			
	3. 常见护理诊断/问题	熟悉			
	4. 护理措施	掌握			
	(九)心肌病病人的护理				
	1. 概述	了解			
	2. 护理评估	掌握			
	3. 常见护理诊断/问题	熟悉			
	4. 护理措施	掌握			
	(十)心包炎病人的护理				
	1. 概述	了解			
	2. 护理评估	掌握			
	3. 常见护理诊断/问题	熟悉			
	4. 护理措施	掌握			
	实践:心力衰竭病人的护理	熟练掌握	临床见习		10
	实践:心律失常病人的护理	熟练掌握	案例分析		

续表

单元	教学内容	教学要求	教学活动参考	参考学时	
				理论	实践
	实践:原发性高血压及冠心病病人护理	熟练掌握	技能实践		
	实践:循环系统常用诊疗技术护理(心脏电复律、人工心脏起搏、心血管介入诊疗术)	学会			
四、消化系统疾病病人的护理	(一)概述		理论讲授	20	
	1. 消化系统的解剖结构和生理功能	了解	多媒体演示		
	2. 消化系统疾病常见症状和体征护理	掌握	讨论		
	(1)恶心与呕吐		角色扮演		
	(2)腹胀		情景教学		
	(3)腹痛		案例分析		
	(4)腹泻				
	3. 消化系统疾病常用诊疗技术				
	*(二)胃食管反流病病人的护理				
	1. 概述	了解			
	2. 护理评估	掌握			
	3. 常见护理诊断/问题	熟悉			
	4. 护理措施	掌握			
	(三)胃炎病人的护理				
	1. 概述	了解			
	2. 护理评估	掌握			
	3. 常见护理诊断/问题	熟悉			
	4. 护理措施	掌握			
	(四)消化性溃疡病人的护理				
	1. 概述	了解			
	2. 护理评估	掌握			
	3. 常见护理诊断/问题	熟悉			
	4. 护理措施	掌握			
	(五)溃疡性结肠炎病人的护理				
	1. 概述	了解			
	2. 护理评估	掌握			
	3. 常见护理诊断/问题	熟悉			

续表

单元	教学内容	教学要求	教学活动参考	参考学时	
				理论	实践
	4. 护理措施	掌握			
	(六)肠结核及结核性腹膜炎病人的护理				
	1. 概述	了解			
	2. 护理评估	掌握			
	3. 常见护理诊断/问题	熟悉			
	4. 护理措施	掌握			
	(七)肝硬化病人的护理				
	1. 概述	了解			
	2. 护理评估	掌握			
	3. 常见护理诊断/问题	熟悉			
	4. 护理目标	了解			
	5. 护理措施	掌握			
	6. 护理评价	了解			
	(八)肝性脑病病人的护理				
	1. 概述	了解			
	2. 护理评估	掌握			
	3. 常见护理诊断/问题	熟悉			
	4. 护理目标	了解			
	5. 护理措施	掌握			
	6. 护理评价	了解			
	(九)急性胰腺炎病人的护理				
	1. 概述	了解			
	2. 护理评估	掌握			
	3. 常见护理诊断/问题	熟悉			
	4. 护理措施	掌握			
	(十)上消化道大出血病人的护理				
	1. 概述	了解			
	2. 护理评估	掌握			
	3. 常见护理诊断/问题	熟悉			
	4. 护理目标	了解			
	5. 护理措施	掌握			

续表

单元	教学内容	教学要求	教学活动参考	参考学时	
				理论	实践
	6. 护理评价	了解			
	实践:消化性溃疡病人的护理	熟练掌握	临床见习		8
	实践:肝硬化及肝性脑病病人的护理	熟练掌握	案例分析		
	实践:消化系统常用诊疗技术护理(纤维胃镜检查、纤维结肠镜检查、双气囊三腔管压迫止血、腹腔穿刺术)	学会	技能实践		
五、泌尿系统疾病病人的护理	(一)概述		理论讲授	10	
	1. 泌尿系统的解剖结构和生理功能	了解	多媒体演示		
	2. 泌尿系统疾病常见症状和体征护理	掌握	讨论		
	(1)肾性水肿		角色扮演		
	(2)肾性高血压		情景教学		
	(3)尿异常		案例分析		
	(4)膀胱刺激征				
	(二)肾小球病病人的护理				
	1. 概述	了解			
	2. 护理评估	掌握			
	3. 常见护理诊断/问题	熟悉			
	4. 护理目标	了解			
	5. 护理措施	掌握			
	6. 护理评价	了解			
	(三)尿路感染病人的护理				
	1. 概述	了解			
	2. 护理评估	掌握			
	3. 常见护理诊断/问题	熟悉			
	4. 护理目标	了解			
	5. 护理措施	掌握			
	6. 护理评价	了解			
	(四)慢性肾衰竭病人的护理				
	1. 概述	了解			
	2. 护理评估	掌握			
	3. 常见护理诊断/问题	熟悉			
	4. 护理目标	了解			

续表

单元	教学内容	教学要求	教学活动参考	参考学时	
				理论	实践
	5. 护理措施	掌握			
	6. 护理评价	了解			
	实践:尿路感染病人的护理	熟练掌握	临床见习		4
	实践:慢性肾小球肾炎及慢性肾衰竭病人的护理	熟练掌握	病例分析		
	实践:透析病人的护理(血液透析、腹膜透析)	学会	技能实践		
六、血液系统疾病病人的护理	(一)概述		理论讲授	14	
	1. 血液的组成及血细胞的分化	了解	多媒体演示		
	2. 血液病的分类	了解	讨论		
	3. 血液病常见症状和体征护理	掌握	角色扮演		
	(1)贫血		情景教学		
	(2)出血		案例分析		
	(3)继发感染				
	4. 血液系统疾病常用诊疗技术				
	(二)缺铁性贫血病人的护理				
	1. 概述	了解			
	2. 护理评估	掌握			
	3. 常见护理诊断/问题	熟悉			
	4. 护理目标	了解			
	5. 护理措施	掌握			
	6. 护理评价	了解			
	(三)再生障碍性贫血病人的护理				
	1. 概述	了解			
	2. 护理评估	掌握			
	3. 常见护理诊断/问题	熟悉			
	4. 护理措施	掌握			
	(四)出血性疾病病人的护理				
	1. 概述	了解			
	2. 护理评估	掌握			
	3. 常见护理诊断/问题	熟悉			
	4. 护理措施	掌握			

续表

单元	教学内容	教学要求	教学活动参考	参考学时	
				理论	实践
	(五)白血病病人的护理				
	1. 概述	了解			
	2. 护理评估	掌握			
	3. 常见护理诊断/问题	熟悉			
	4. 护理目标	了解			
	5. 护理措施	掌握			
	6. 护理评价	了解			
	*(六)淋巴瘤病人的护理				
	1. 概述	了解			
	2. 护理评估	掌握			
	3. 常见护理诊断/问题	熟悉			
	4. 护理措施	掌握			
	实践:贫血病人的护理	熟练掌握	临床见习		6
	实践:急性白血病病人的护理	熟练掌握	病例分析		
	实践:血液系统疾病常用诊疗技术的护理(骨髓穿刺术、骨髓移植术)	学会	技能实践		
七、内分泌与代谢疾病病人的护理	(一)概述		理论讲授	14	
	1. 内分泌腺及其生理功能	了解	多媒体演示		
	2. 内分泌与代谢疾病病人常见症状和体征护理	掌握	角色扮演 自学讨论		
	(1)身体外形改变		示教		
	(2)性功能异常				
	(3)消瘦				
	(4)肥胖				
	3. 内分泌代谢病常用诊疗技术	了解			
	(二)甲状腺疾病病人的护理				
	1. 单纯性甲状腺肿	了解			
	2. 甲状腺功能亢进症	掌握			
	3. 甲状腺功能减退症	熟悉			
	(三)肾上腺皮质疾病病人的护理				
	1. 皮质醇增多症	掌握			
	*2. 原发性慢性肾上腺皮质功能减退症(艾迪生病)	熟悉			

续表

单元	教学内容	教学要求	教学活动参考	参考学时	
				理论	实践
	(四)腺垂体功能减退症病人的护理				
	1. 概述	了解			
	2. 护理评估	掌握			
	3. 常见护理诊断/问题	熟悉			
	4. 护理措施	掌握			
	(五)糖尿病病人的护理				
	1. 概述	了解			
	2. 护理评估	掌握			
	3. 常见护理诊断/问题	熟悉			
	4. 护理目标	了解			
	5. 护理措施	掌握			
	6. 护理评价	了解			
	(六)痛风病人的护理				
	1. 概述	了解			
	2. 护理评估	掌握			
	3. 常见护理诊断/问题	熟悉			
	4. 护理措施	掌握			
	(七)骨质疏松症病人的护理				
	1. 概述	了解			
	2. 护理评估	掌握			
	3. 常见护理诊断/问题	熟悉			
	4. 护理措施	掌握			
	实践:甲状腺疾病病人的护理	熟练掌握	临床见习		6
	实践:糖尿病病人的护理	熟练掌握	病例分析		
八、风湿性疾病病人的护理	(一)概述		理论讲授	4	
	1. 风湿性疾病的概念及特点	了解	多媒体演示		
	2. 风湿性疾病常见症状和体征的护理	掌握	角色扮演		
	(1)关节损害				
	(2)皮肤损害				
	(二)系统性红斑狼疮病人的护理				
	1. 概述	了解			
	2. 护理评估	掌握			
	3. 常见护理诊断/问题	熟悉			
	4. 护理目标	了解			

续表

单元	教学内容	教学要求	教学活动参考	参考学时	
				理论	实践
	5. 护理措施	掌握			
	6. 护理评价	了解			
	(三)类风湿关节炎病人的护理				
	1. 概述	了解			
	2. 护理评估	掌握			
	3. 常见护理诊断/问题	熟悉			
	4. 护理措施	掌握			
	实践:系统性红斑狼疮病人的护理	熟练掌握	临床见习 案例分析		2
九、神经系统疾病病人的护理	(一)概述		理论讲授	20	
	1. 神经系统的解剖结构与生理功能	了解	多媒体演示		
	2. 神经系统疾病常见症状及体征的护理	掌握	角色扮演		
	(1)头痛		情景教学		
	(2)感觉障碍		讨论		
	(3)运动障碍				
	(4)意识障碍				
	(5)语言障碍				
	3. 神经系统疾病常用诊疗技术	了解			
	(二)周围神经疾病病人的护理				
	*1. 面神经炎	了解			
	2. 三叉神经痛	了解			
	*3. 多发性神经病	了解			
	4. 急性炎症性脱髓鞘性多神经根病	掌握			
	*(三)急性脊髓炎病人的护理				
	1. 概述	了解			
	2. 护理评估	掌握			
	3. 常见护理诊断/问题	熟悉			
	4. 护理措施	掌握			
	*(四)多发性硬化病人的护理				
	1. 概述	了解			
	2. 护理评估	掌握			
	3. 常见护理诊断/问题	熟悉			
	4. 护理措施	掌握			

续表

单元	教学内容	教学要求	教学活动参考	参考学时	
				理论	实践
	(五)急性脑血管疾病病人的护理				
	1. 概述	了解			
	2. 护理评估	掌握			
	3. 常见护理诊断/问题	熟悉			
	4. 护理目标	了解			
	5. 护理措施	掌握			
	6. 护理评价	了解			
	(六)帕金森病病人的护理				
	1. 概述	了解			
	2. 护理评估	掌握			
	3. 常见护理诊断/问题	熟悉			
	4. 护理措施	掌握			
	(七)癫痫病人的护理				
	1. 概述	了解			
	2. 护理评估	掌握			
	3. 常见护理诊断/问题	熟悉			
	4. 护理目标	了解			
	5. 护理措施	掌握			
	6. 护理评价	了解			
	*(八)肌肉疾病病人的护理				
	1. 概述	了解			
	2. 护理评估	掌握			
	3. 常见护理诊断/问题	熟悉			
	4. 护理措施	掌握			
	实践:脑血管疾病病人的护理	熟练掌握	临床见习		8
	实践:癫痫病人的护理	熟练掌握	病例分析		
	实践:神经系统常用诊疗技术的护理(腰椎穿刺术、高压氧舱)	学会	技能实践		
十、传染病病人的护理	(一)概论		理论讲授	26	
	1. 感染与免疫	了解	多媒体演示		
	2. 传染病的基本特征及临床特点	掌握	角色扮演		
	3. 传染病的流行过程及影响因素	掌握	情景教学		
	4. 传染病的预防	掌握	讨论		

续表

单元	教学内容	教学要求	教学活动参考	参考学时	
				理论	实践
	5. 传染病常用诊疗技术	了解			
	(二)流行性感冒病人的护理				
	1. 概述	了解			
	2. 护理评估	掌握			
	3. 常见护理诊断/问题	熟悉			
	4. 护理措施	掌握			
	(三)病毒性肝炎病人的护理				
	1. 概述	了解			
	2. 护理评估	掌握			
	3. 常见护理诊断/问题	熟悉			
	4. 护理目标	了解			
	5. 护理措施	掌握			
	6. 护理评价	了解			
	(四)流行性乙型脑炎病人的护理				
	1. 概述	了解			
	2. 护理评估	掌握			
	3. 常见护理诊断/问题	熟悉			
	4. 护理措施	掌握			
	(五)肾综合征出血热病人的护理				
	1. 概述	了解			
	2. 护理评估	掌握			
	3. 常见护理诊断/问题	熟悉			
	4. 护理措施	掌握			
	(六)狂犬病病人的护理				
	1. 概述	了解			
	2. 护理评估	掌握			
	3. 常见护理诊断/问题	熟悉			
	4. 护理措施	掌握			
	(七)艾滋病病人的护理				
	1. 概述	了解			
	2. 护理评估	掌握			
	3. 常见护理诊断/问题	熟悉			

续表

单元	教学内容	教学要求	教学活动参考	参考学时	
				理论	实践
	4. 护理措施	掌握			
	(八)细菌性痢疾病人的护理				
	1. 概述	了解			
	2. 护理评估	掌握			
	3. 常见护理诊断/问题	熟悉			
	4. 护理措施	掌握			
	*(九)伤寒病人的护理				
	1. 概述	了解			
	2. 护理评估	掌握			
	3. 常见护理诊断/问题	熟悉			
	4. 护理措施	掌握			
	(十)霍乱病人的护理				
	1. 概述	了解			
	2. 护理评估	掌握			
	3. 常见护理诊断/问题	熟悉			
	4. 护理措施	掌握			
	(十一)流行性脑脊髓膜炎病人的护理				
	1. 概述	了解			
	2. 护理评估	掌握			
	3. 常见护理诊断/问题	熟悉			
	4. 护理措施	掌握			
	(十二)钩端螺旋体病病人的护理				
	1. 概述	了解			
	2. 护理评估	掌握			
	3. 常见护理诊断/问题	熟悉			
	4. 护理措施	掌握			
	*(十三)疟疾病人的护理				
	1. 概述	了解			
	2. 护理评估	掌握			
	3. 常见护理诊断/问题	熟悉			
	4. 护理措施	掌握			
	*(十四)阿米巴病病人的护理				
	1. 概述	了解			
	2. 护理评估	掌握			

续表

单元	教学内容	教学要求	教学活动参考	参考学时	
				理论	实践
	3. 常见护理诊断/问题	熟悉			
	4. 护理措施	掌握			
	*(十五)血吸虫病病人的护理				
	1. 概述	了解			
	2. 护理评估	掌握			
	3. 常见护理诊断/问题	熟悉			
	4. 护理措施	掌握			
	实践:传染病区护理管理和消毒与隔离	学会	临床见习		10
	实践:病毒性肝炎病人的护理	熟练掌握	病例分析		
	实践:艾滋病的健康教育	熟练掌握	技能实践		
	实践:细菌性痢疾病人的护理	熟练掌握			
	实践:流行性脑脊髓膜炎病人的护理	熟练掌握			

五、大纲说明

(一)本教学大纲主要供五年一贯制护理专业教学使用,总学时为216学时,其中理论教学154学时,实践教学62学时。带*的内容为选学内容,各学校可根据实际情况安排教学。

(二)教学要求

1. 本课程对理论部分教学要求分为掌握、熟悉、了解3个层次。掌握:指对基本知识、基本理论有较深刻的认识,并能综合、灵活地运用所学的知识解决实际问题。熟悉:指能够领会概念、原理的基本含义,解释护理现象。了解:指对基本知识、基本理论能有一定的认识,能够记忆所学的知识要点。

2. 本课程重点突出以能力为本位的教学理念,在实践技能方面分为熟练掌握和学会2个层次。熟练掌握:指能独立、规范地按照护理程序解决内科病人的护理问题,完成内科护理技术操作。学会:指在教师的指导下能初步按照护理程序要求实施整体护理,配合医生实施内科诊疗技术操作。

(三)教学建议

1. 理论教学应注重联系实际,力争做到学习与岗位"零距离"接触,积极采用多媒体演示、讨论、情境教学等多种教学方法,启迪学生思维,培养其分析、解决临床实际问题的能力。

2. 实践教学中常用诊疗技术护理主要在实训室进行,并结合临床见习;常见病病人的护理主要采用案例分析,多媒体演示、临床见习及模拟实践等多种形式在实训室或医院进行。

3. 教学过程中,可通过测验、提问、实验报告、技能考核和理论考试等多种形式对学生的知识、能力及态度进行综合考评。

中英文名词对照索引

G

H

J

K

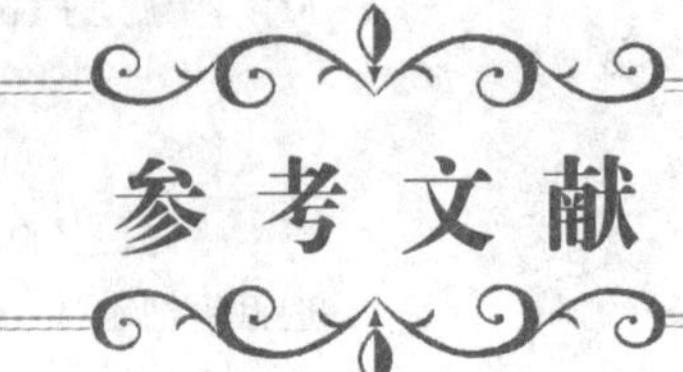

参考文献

1. 尤黎明. 内科护理学. 第4版. 北京:人民卫生出版社,2006
2. 李秋萍. 内科护理学. 第2版. 北京:人民卫生出版社,2007
3. 陆再英,钟南山. 内科学. 第7版. 北京:人民卫生出版社,2008
4. 马秀芬. 内科护理学. 北京:人民卫生出版社,2008
5. 王维治. 神经病学. 第5版. 北京:人民卫生出版社,2006
6. 李丹. 成人护理. 北京:人民卫生出版社,2006
7. 夏泉源. 内科护理学. 北京:人民卫生出版社,2004
8. 贾建平. 神经病学. 第6版. 北京:人民卫生出版社,2008
9. 柏树令. 系统解剖学. 第7版. 北京:人民卫生出版社,2009
10. 金中杰. 内科护理. 第2版. 北京:人民卫生出版社,2008
11. 徐淑秀. 护士常用药物手册. 第2版. 北京:人民卫生出版社,2006
12. 杨绍基. 传染病学. 第7版. 北京:人民卫生出版社,2008
13. 杨宝峰. 药理学. 第7版. 北京:人民卫生出版社,2008
14. 姚泰. 生理学. 第7版. 北京:人民卫生出版社,2006
15. 刘华平. 内外科护理学. 北京:人民卫生出版社,2006
16. 全国护士执业资格考试用书编写专家委员会. 全国护士执业资格考试指导. 北京:人民卫生出版社,2011

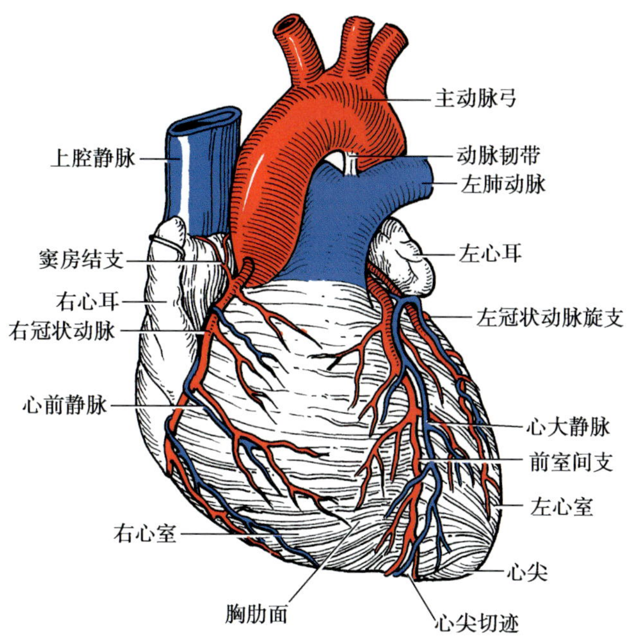

图 3-1　心的外形和血管(前面)

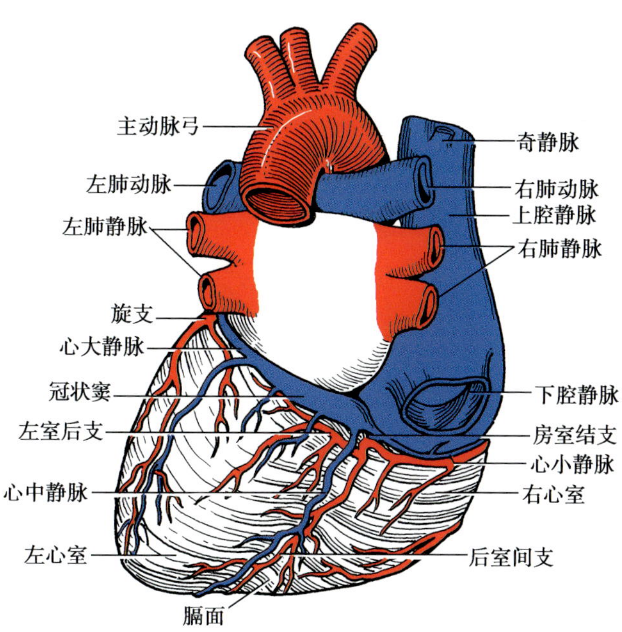

图 3-2　心的外形和血管(后面)

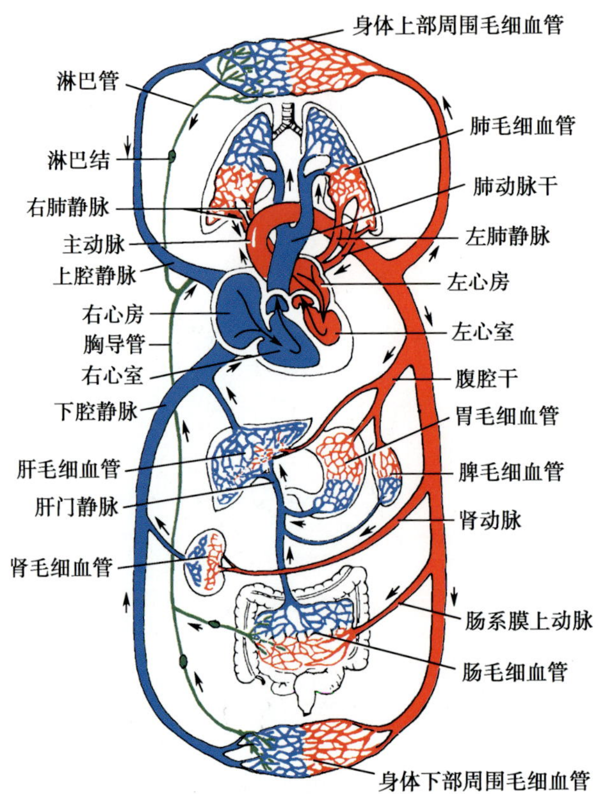

图 3-4 血液循环示意图

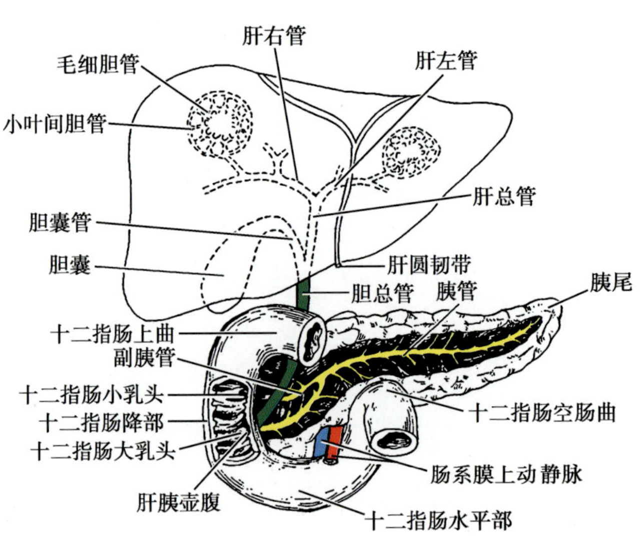

图 4-3 肝、胆、胰腺和十二指肠